军队伤病残康复

主　编　徐　莉　陈活良

副主编　鱼　敏　刘　勇　敬建军　闫炳苍

编　者　（以姓氏笔画为序）

马　静	王全新	王国臻	毋　琳	平兴团
卢建军	田　强	朱　霞	刘　勇	刘喜文
刘朝晖	闫炳苍	杜　锋	杜建伟	李　静
李　嘉	李立新	李博霞	杨敏清	杨瑞华
肖　玮	吴智钢	汪　英	张　珺	张昆龙
张洁琼	张恩达	张献志	陆　洲	陈活良
陈继强	鱼　敏	胡　强	胡雪军	段建强
侯晓宏	贺　超	贺　嫒	袁　华	柴　啸
徐　莉	唐　迪	海　妮	黄振俊	曹智刚
崔建华	梁岚萍	董　玲	敬建军	裴志刚

第四军医大学出版社·西安

图书在版编目（CIP）数据

军队伤病残康复／徐莉，陈活良主编. —西安：
第四军医大学出版社，2020.3
ISBN 978 - 7 - 5662 - 0947 - 4

Ⅰ. ①军… Ⅱ. ①徐… ②陈… Ⅲ. ①军事医学 – 康
复医学 Ⅳ. ①R82

中国版本图书馆 CIP 数据核字（2019）第 273481 号

JUNDUI SHANGBINGCAN KANGFU

军队伤病残康复

出版人：朱德强　　　责任编辑：曹江涛　杨耀锦

出版发行：第四军医大学出版社
　　　　　地址：西安市长乐西路 17 号　邮编：710032
　　　　　电话：029 – 84776765　　　传真：029 – 84776764
　　　　　网址：https：//www.fmmu.edu.cn/press/

制版：西安聚创图文设计有限责任公司
印刷：陕西天意印务有限责任公司
版次：2020 年 3 月第 1 版　2020 年 3 月第 1 次印刷
开本：889×1194　1/16　　印张：36　　字数：890 千字
书号：ISBN 978 - 7 - 5662 - 0947 - 4/ R·1759
定价：112.00 元

序 FOREWORD

　　康复医学的概念由 WHO 于 1969 年提出。20 世纪初康复医学的概念始现端倪,20 世纪中期,康复医学才发展成为一门独立的学科。近年来,随着科技的进步、社会的发展,以及人们生活质量的提升,康复医学得到越来越多的关注,形成了快速发展的大趋势。军队是伤残人员的主要来源,理所当然地应当高度关注,大力支持这一领域的发展。

　　战争促进了康复医学发展。第二次世界大战期间,美国军队在诺曼底战役中,产生了许多伤残军人,腊斯克发现对他们在特定区域施以综合康复措施,可显著减少并发症的发生。同期,法国、苏联卫生部门对各类伤员进行了广泛的理疗和体疗,也积累了较丰富的战伤康复经验。第二次世界大战后期,苏联军队设立康复中心,伤病员经过康复治疗,72.3%的人员重新回到战斗岗位。之后,苏联军队在其三线医疗机构伤员救治体系中,在二级医疗机构驻军医院、基地医院加入专科治疗、医学康复和医学鉴定,并规定在军队医疗康复中心,对伤病员进行专门的康复治疗;大量伤员在伤愈后转入康复疗养机构进行康复治疗。苏联国防部军医进修学院建立了康复和理疗专业,设立了临床教学基地、临床医院及一些专门化的康复疗养中心,逐渐形成了完整的伤病残康复体系。近年来,美国军队卫勤保障目标开始向强健促进方面转变。2009 年成立陆军伤员康复司令部,建立伤员康复营、伤员康复旅,还在本土外建立了军队的康复机构,越来越重视伤病员的医疗护理、保健和康复。德国也相继建立了康复机构,发挥军地力量为伤病残军人康复服务。

　　我军的康复工作是从解放初期的荣军康复医院开始的。其目的是为解决抗日战争、解放战争 1~4 级伤残军人的康复和集中供养而建立的,但没有形成康复医疗体系。在抗美援朝、对越自卫反击战时期,我军没有在战略后方独立组建康复医院,致使大批不需特殊治疗的伤残人员长期积压在医院,影响了医院的床位周转和伤残人员的及时安置。有的伤残人员甚至常年住在所在部队,给部队增加了负担。20 世纪 80 年代,随着我国康复医学事业的不断发展和军队面对的新形势下的新任务、新问题,我军根据不同地域、环境、任务特点逐渐建立了康复专科、康复中心,我军的康复事业开始走向规范化、专业化。

近年来,全军改革转型中为适应现代战争"促战力""鼓士气""保打赢"的需要,将康复工作定为急性伤病残救治、慢病康复治疗的重要环节,并对其在军队康复医学中的主体地位和重要作用进行了明确。康复医疗是战伤救治工作的一个重要环节。应将康复理念融入战创伤救治、治疗、后送及后期治疗的各个环节,前移战伤康复技术,使伤残者、慢性伤病员得到最大限度的康复治疗,使其身体残留部分的功能得到充分的发挥,尤其对于战伤晚期治疗复杂、有残废可能的伤员,康复治疗应尽可能恢复其战斗力和自理能力,提高其生活质量。因此,康复医疗工作应狠抓平时、着眼战时,缩短战时伤病员康复周期,促进战时伤病员机体功能恢复,发挥疗养机构战时职能作用,减轻战时野战医院、后方医院医疗压力,为促进战时伤病员康复、提高部队战斗力服务。此外,还需要不断加强战伤康复理论与技术的研究,力争在新概念武器伤、心理应激创伤、特殊军事作业环境伤等康复技术上取得突破。

徐莉、陈活良等一些长期从事康复与疗养研究实践的同志,历经多年基层调查与研究探索,查阅了大量资料,编写了这本《军队伤病残康复》专著。本书从康复医学发展对新时期军事条件下平战伤病残康复作用、最新的康复治疗技术及军事训练伤康复措施、战伤救治早期康复理念、特勤人员特殊作业伤病康复,以及我军伤病残康复管理和伤病残鉴定工作等方面,较全面地介绍了军队伤病残康复领域的基本知识、基本理论和重点技术,是一本理论与实践结合、教学与临床结合的著作。相信本书的出版将对军队康复医学的教学和临床实践提供有益的帮助,也将为推动我军康复事业的发展起到积极的作用。

郭银民

2019 年 12 月

前言 PREFACE

目前,无论是管理层还是基层官兵,包括卫生系统自身,对康复医学的作用和地位的认识还比较模糊,甚至一些患者对接受康复治疗心存疑虑,认为康复就是健身、理疗、推拿和按摩;加之我军尚无完善的康复体系,一些术后、伤残和患有慢性病需要康复治疗的官兵,没有及时接受康复服务,或者是错过了最佳康复时机,给官兵健康和部队建设带来了一定的影响。近年来,全军改革中加大了为军事斗争后勤准备的力度,将康复工作制定为急特伤病残救治、慢病康复治疗的重要环节,并明确了其在军队康复医学中的主体地位和重要作用。康复医学作为未来战时不同时期战略后方卫勤保障的重点,是伤病残救治中的重要环节,尤其在战伤晚期复杂残疾伤员康复治疗及善后处理工作中将发挥重要的作用。因此,在战时做好战略后方伤病员的康复治疗,对提高伤病员的救治质量、康复水平,维护部队战斗力具有重要意义。

2014 年我们有幸承担了兰州军区后勤科研创新研究项目——"西北战区部队伤病残原因调查及康复策略研究",与兰州军区卫生部医学鉴定办公室、第四军医大学预防医学院卫勤教研室联合攻关,经过三年努力,项目于 2017 年 1 月结题。当前正值我军深化改革之时,加之国际局势变化,军事斗争准备迫切。为适应现代战争"保打赢"的需要,课题组组织研究人员和相关专家编写本专著,供大家参考。

本书共分七篇,第一篇概论介绍康复医学发展对新时期军事条件下平战伤病残康复的作用及伤病残康复内容,第二篇介绍常用康复治疗技术,第三篇介绍战创伤康复技术应用,第四篇介绍军事训练伤防治与康复技术应用,第五篇介绍神经运动系统损伤康复技术应用,第六篇介绍特殊作业岗位伤病康复技术应用,第七篇介绍伤病残康复管理。该专著力求体现新时期平战时伤病残特点规律和现代康复医学减低伤病残的作用,伤残人员的管理与安置并重,注重军事领域前沿动向和医疗康复实用性结合,是一本有较强实践性和应用性的军队医学参考专著。

　　本书在编著过程中得到多位专家教授的支持与帮助。衷心感谢空军军医大学(第四军医大学)赵铱民教授给予的指导并为本书作序,感谢全军康复与理疗专业委员会李玲、牟翔主任委员等专委会专家的帮助,感谢全军多位康复专家、教授及部分同学的大力支持。由于军队平时、战时伤病残康复还存在很多未知领域,加之时间紧,我们在编写过程中难免会出现许多问题和不足,希望广大读者能够及时发现并批评指正。

编　者

2019 年 12 月

目录 CONTENT

第一篇 概 论

第一章 未来战争对部队伤病发生的影响 ……………………………………… 2

第一节 战场环境及其对部队伤病发生趋势的影响 ……………………… 2

第二节 武器装备发展对部队伤病发生的影响 ………………………… 7

第二章 军队伤病残的特点 …………………………………………………… 10

第一节 战时伤病的特点 ………………………………………………… 10

第二节 平时作业官兵伤病残发生特点 ………………………………… 12

第三章 康复医学与官兵伤病残康复 ………………………………………… 14

第一节 康复医学概述 …………………………………………………… 14

第二节 疾病、伤残与康复医学 ………………………………………… 17

第三节 康复医学对伤病残康复的作用 ………………………………… 20

第四节 康复医学与部队伤病残康复 …………………………………… 24

第四章 残疾学及军人伤残现状 ……………………………………………… 26

第一节 残疾学概述 ……………………………………………………… 26

第二节 军人伤残流行病学调查分析 …………………………………… 30

第五章 康复医学及其在伤病残中的应用 …………………………………… 36

第一节 康复医学的手段 ………………………………………………… 36

第二节 康复医学的工作方法 …………………………………………… 39

第三节 伤病残康复措施及其进展 ……………………………………… 41

第二篇　常用康复治疗技术

第一章　物理治疗 ··· 46

第一节　虚拟现实训练系统与康复机器人 ································· 46

第二节　神经肌肉促进技术 ··· 53

第三节　关节活动度训练技术 ·· 58

第四节　肌力训练技术 ··· 61

第五节　牵引技术 ·· 65

第六节　平衡和协调训练技术 ·· 66

第七节　有氧运动训练技术 ··· 72

第八节　牵张训练技术 ··· 74

第九节　呼吸训练技术 ··· 76

第十节　电疗法 ··· 78

第十一节　光疗法 ·· 82

第十二节　温热疗法与冷疗法 ·· 84

第十三节　磁疗法 ·· 87

第十四节　超声疗法 ··· 89

第十五节　水疗法 ·· 90

第十六节　体外冲击波治疗技术 ··· 92

第十七节　振动疗法 ··· 94

第十八节　肌内效贴（软组织贴扎）技术 ··································· 97

第二章　作业疗法 ··· 103

第一节　概述 ··· 103

第二节　作业疗法的有关评定 ·· 105

第三节　作业疗法的功能训练 ·· 105

第三章　言语疗法 ··· 110

第一节　基本概念 ·· 110

第二节　言语 - 语言障碍的分类与治疗 ····································· 112

第四章　心理治疗 ··· 122

第一节　概述 ··· 122

  第二节 心理治疗方法 ………………………………………………… 124

第五章 军事医学康复工程 ……………………………………………… 134

  第一节 康复工程概述 ………………………………………………… 134

  第二节 代偿器械 …………………………………………………… 136

  第三节 工程技术特点 ………………………………………………… 146

第六章 中医传统康复治疗 ……………………………………………… 147

  第一节 针刺疗法 …………………………………………………… 147

  第二节 推拿疗法 …………………………………………………… 154

  第三节 拔罐疗法 …………………………………………………… 156

第七章 营养治疗 ……………………………………………………… 157

  第一节 创伤后机体的代谢变化 …………………………………… 157

  第二节 创伤的营养支持 ……………………………………………… 159

第八章 疗养康复 ……………………………………………………… 161

  第一节 疗养学概述 ………………………………………………… 161

  第二节 现代疗养事业的发展 …………………………………… 163

  第三节 疗养因子在康复中的应用 ……………………………… 168

第九章 康复护理 ……………………………………………………… 179

  第一节 康复护理内容、方法与技术 ………………………………… 179

  第二节 战创伤康复护理 ……………………………………………… 181

  第三节 康复病房管理 ………………………………………………… 181

第三篇 战创伤康复技术应用

第一章 战伤康复概述 ……………………………………………… 184

  第一节 战伤后早期康复理念 …………………………………… 184

  第二节 战伤救治中的早期康复 ………………………………… 187

  第三节 美军战伤康复的卫勤保障 ……………………………… 192

  第四节 战伤康复的常用方法 …………………………………… 195

第二章 高新技术与大规模杀伤武器损伤的康复 …………………… 198

  第一节 高新技术武器的发展趋势 ……………………………… 198

  第二节 高技术常规武器损伤的康复 …………………………… 201

  第三节 核武器损伤的康复 …………………………………… 204

  第四节 化学武器损伤的康复 ··· 210

  第五节 生物武器损伤的康复 ··· 215

  第六节 新概念武器损伤的康复 ·· 217

第三章 战伤心理障碍及战斗应激的康复 ······························· 221

  第一节 战斗应激的预防 ·· 221

  第二节 急性应激反应的防治 ··· 224

  第三节 战伤伤员心理障碍的康复 ······································ 230

  第四节 创伤后应激障碍的康复 ·· 232

第四篇 军事训练伤防治与康复技术应用

第一章 军事训练伤概述 ··· 240

  第一节 军事训练伤的原因分析 ·· 240

  第二节 军事训练伤住院疾病谱调查及治疗情况分析 ············ 243

  第三节 军事训练伤的预防 ··· 245

  第四节 军事训练处方 ·· 248

第二章 军人体适能评价 ··· 249

  第一节 体适能概述 ··· 249

  第二节 体适能检测与评定 ··· 251

  第三节 军人身体运动功能评估 ·· 255

第三章 功能性训练 ··· 261

  第一节 概述 ··· 261

  第二节 设计训练方案 ·· 262

第四章 军事训练伤的防治原则 ··· 270

  第一节 军事训练伤的诊断 ··· 270

  第二节 军事训练伤的防治原则 ·· 271

  第三节 军事训练伤的康复治疗性操练 ······························ 275

第五章 疼痛康复技术 ··· 283

  第一节 中医治疗 ··· 283

  第二节 物理因子治疗 ·· 286

  第三节 肌内效贴贴扎治疗 ··· 291

第六章　常见训练伤的康复 ·· 308

第一节　肩袖损伤的康复 ·· 308

第二节　肩关节脱位的康复 ·· 310

第三节　桡骨远端骨折的康复 ·· 311

第四节　舟骨骨折的康复 ·· 312

第五节　腰椎间盘突出症的康复 ·· 314

第六节　半月板损伤的康复 ·· 315

第七节　膝关节交叉韧带损伤的康复 ··· 318

第八节　踝关节扭伤的康复 ·· 319

第五篇　神经运动系统损伤康复技术应用

第一章　脑损伤的康复 ·· 322

第一节　脑出血的康复 ·· 322

第二节　颅脑外伤的康复 ·· 349

第二章　神经损伤的康复 ·· 357

第一节　脊髓损伤的康复 ·· 357

第二节　周围神经损伤的康复 ·· 361

第三章　骨关节疾病及创伤的康复 ·· 378

第一节　颈椎病的康复 ·· 378

第二节　腰椎病的康复 ·· 384

第三节　肩周炎的康复 ·· 388

第四节　运动损伤及其康复 ·· 394

第五节　骨折的康复 ·· 398

第四章　手损伤的康复 ·· 402

第一节　手损伤的康复 ·· 402

第二节　手部肌腱损伤的康复 ·· 406

第三节　手功能损伤的康复 ·· 412

第五章　截肢的康复 ·· 418

第一节　截肢概述 ·· 418

第二节　截肢的康复治疗 ……………………………………………………………… 422

第四节　截肢后临时假肢康复 ………………………………………………………… 427

第六篇　特殊作业岗位伤病康复技术应用

第一章　特殊作业岗位人员伤病特点及康复保障策略 ……………………………… 432

　　第一节　新军事斗争准备对特勤人员的影响 ……………………………………… 432

　　第二节　特勤人员伤病特点及康复策略 …………………………………………… 433

第二章　航空人员特殊伤病康复 ……………………………………………………… 436

　　第一节　飞行员伤病现状、原因及其康复 ………………………………………… 436

　　第二节　空中晕厥的康复 …………………………………………………………… 440

　　第三节　空晕病的康复 ……………………………………………………………… 443

　　第四节　飞行错觉的康复 …………………………………………………………… 444

　　第五节　跳伞伤的康复 ……………………………………………………………… 446

　　第六节　飞行事故伤的康复 ………………………………………………………… 448

　　第七节　加速度耐力不良的康复 …………………………………………………… 450

　　第八节　气压损伤性中耳炎的康复 ………………………………………………… 452

　　第九节　气压损伤性鼻窦炎的康复 ………………………………………………… 454

第三章　航海与海潜人员伤病康复 …………………………………………………… 455

　　第一节　航海与海潜的环境对机体的影响 ………………………………………… 455

　　第二节　晕船的康复 ………………………………………………………………… 459

　　第三节　海洋生物伤的康复 ………………………………………………………… 461

　　第四节　水下爆炸伤的康复 ………………………………………………………… 462

　　第五节　海水浸泡伤的康复 ………………………………………………………… 464

　　第六节　潜水减压病的康复 ………………………………………………………… 468

　　第七节　肺气压伤的康复 …………………………………………………………… 471

　　第八节　潜水员挤压伤的康复 ……………………………………………………… 473

　　第九节　耳气压伤的康复 …………………………………………………………… 474

　　第十节　潜水员缺氧症的康复 ……………………………………………………… 476

　　第十一节　潜水员二氧化碳中毒的康复 …………………………………………… 478

第四章　涉核人员伤病康复 …………………………………………………………… 481

　　第一节　涉核人员健康现状 ………………………………………………………… 481

第二节 涉核人员接触推进剂中毒的康复 ······························ 484

第三节 涉核人员甲状腺损伤的康复 ································· 487

第四节 涉核人员眼部损伤的康复 ·································· 490

第五节 涉核人员血液疾病的康复 ·································· 491

第六节 涉核人员肺部损伤的康复 ·································· 493

第五章 高原人员疾病康复 ·· 496

第一节 高原环境对人体生理功能的影响 ···························· 496

第二节 急性轻型高原病的康复 ···································· 500

第三节 高原肺水肿恢复期的康复 ·································· 503

第四节 高原脑水肿恢复期的康复 ·································· 507

第五节 高原红细胞增多症的康复 ·································· 511

第六节 高原心脏病的康复 ·· 514

第七节 高原衰退症的康复 ·· 517

第八节 高原高血压的康复 ·· 519

第七篇 伤病残康复管理

第一章 战时医疗机构伤病康复管理 ······························ 526

第一节 战时康复医院概况 ·· 526

第二节 战时康复医疗机构职能任务 ································ 530

第三节 战时疗养康复机构伤病康复保障 ···························· 532

第二章 我军伤病残鉴定 ·· 536

第一节 我军伤病残评定的发展 ···································· 536

第二节 伤病残评定政策依据适用范围和性质认定 ···················· 537

第三节 残疾等级评定权限与补办和等级调整 ························ 538

第四节 伤病残医学鉴定及管理 ···································· 539

第三章 伤残人员的管理与安置 ···································· 542

第一节 战时军人伤亡保险 ·· 542

第二节 伤残人员退伍管理 ·· 544

第三节 国内外残疾军人康复立法 ·································· 547

第四节 我国残疾人社会保障 ······································ 552

参考文献 ··· 555

第一篇

概　论

　　康复医学在国内外皆有悠久的历史。它诞生于第一次世界大战期间，但它作为一个系统的专业学科还是在第二次世界大战后。当时有许多国家为适应战伤残疾的需要，采用了某些行之有效的康复医疗手段，因此它才有了较全面的发展。20 世纪 70 年代世界卫生组织（WHO）大力发展康复事业，让更多的患者摆脱痛苦，重返社会。康复医学在服务对象、治疗目标和采用的手段等主要方面，都明显不同于预防医学和临床医学。21 世纪 WHO 对康复又有了新的定义，康复医学已成为现代医学不可缺少的一个组成部分。

　　随着世界各国新军事变革的推进和科技的快速发展，军事医学不断取得新的进展。从宏观层面追踪分析世界主要国家军事医学发展的战略调整、管理创新、技术和装备进展对我军军事医学发展转型具有重要现实意义。部队是一个特殊的武装集团，承担着保卫祖国安全和维护人民生命财产安全的艰巨任务，在训练和作战过程中，不可避免地会发生伤病残问题，做好部队伤病残防治工作，对于稳定军心，提高部队战斗力至关重要。

　　现代卫勤建设发展和战时卫勤保障体系的需要，促生了早期康复理念，提出前移战伤康复技术，逐步建立评估、预防、治疗、训练和心理疏导等技术，提升平战康复水平，使伤残者、慢性伤病患者得到最大限度的预防与恢复，使其身体功能得到充分发挥，以最大可能地恢复战斗力和达到能做力所能及的工作的能力。全军对康复医学发展有了整体规划和顶层设计，根据不同地域、环境、任务特点逐渐建立专科和专病康复中心，为部队平战时提供康复场所。因此，康复医疗工作应狠抓平时、着眼战时，缩短战时伤病员康复周期，促进战时伤病员身体功能恢复，减轻战时战略战役区域医疗救治与伤病康复压力，发挥医疗机构战时服务战斗力的职能作用，为促进战时伤病员康复水平、提高部队战斗力做准备。

第一章 >>>

未来战争对部队伤病发生的影响

随着世界各国新军事变革的推进和科技的快速发展,军事医学不断取得新的进展。从宏观层面追踪分析世界主要国家军事医学发展的战略调整、管理创新、技术和装备进展对我军军事医学发展转型具有重要现实意义。部队是一个特殊的武装集团,承担着保卫祖国安全和维护人民生命财产安全的艰巨任务,在训练和作战过程中,不可避免地会发生伤病残问题。做好部队伤病残防治工作,对于稳定军心、提高部队战斗力至关重要。

第一节　战场环境及其对部队伤病发生趋势的影响

人与环境互相依存、互相制约。人类长期的社会实践不断改变着环境,同时,环境的变化又潜移默化地影响着人类的生活。战争作为一种独特的社会实践方式,给人类生存的环境带来巨大的冲击,这种冲击又不断地影响到人体自身,造成个体生理、心理紊乱。随着战争形态的不断演变,高技术条件下的战场环境将会日趋多样化和复杂化。

战场环境是指进行战斗行动地域周围及其中的情况、影响或势力。战场环境分为自然环境、人工环境、心理环境。自然环境是指进行战斗行动自然地域周围及其中的各种情况、影响或势力。人工环境是指进行战斗行动的人工空间的各种情况、影响或势力。心理环境是指战场自然环境和人工环境对作战军人心理产生影响的情况或势力。

军人在战场环境下的健康状况是影响未来战争胜败的关键因素之一。为此,军事医学的研究重点从以往的战伤救治、恢复和保存战斗力,发展为预防医学、康复医学。

一、未来战争战场环境的特点

未来高技术局部战争具有空间扩大、纵深加大、突然性增大、高速度、高毁伤、全领域、全方位、全天候(时)、全军种和全战法等特点。未来高技术局部战争以信息战为中心,战场环境增加由信息网络构成的信息战场,空间空前扩大、战场上部队机动速度和距离空前提高、战场受常规武器的综合破坏效应增大,战场处于广阔的电磁环境中,战争将在核化生武器的威慑下进行。

（一）自然环境的特点

1. 战场前后方界限模糊，战场的自然环境范围明显扩大　在未来高技术局部战争中，高新技术武器射程远、航程大，作战侦察距离增大，兵力机动能力提高，战场向大纵深发展，因此实施打击的范围更加广泛，传统观念的后方可能是首先被打击的对象。如被认为是未来高技术局部战争雏形的海湾战争，就是在多国部队对伊拉克进行了38天的后方空袭之后，才开始进行面对面的地面进攻的。海湾战争和伊拉克战争中美国和其他多国部队的胜利，启示对后方的打击往往能够收到奇佳的效果，因此战场的前后方界线变得模糊，不像以往战争中那样作战双方对峙，具有明显的敌我区分的战线。战场向大纵深发展，战场的范围包括了前、后方地域，战场上自然环境的范围，也扩大为前、后方广阔地域的各种自然环境。

2. 作战部队频繁机动　未来高技术局部战争具有爆发性强、地点不确定、作战部队快速远距离机动作战能力强等特点，因此作战部队必须而且有可能快速从一个地区转移到另一个地区、从一种自然环境转移到另一种自然环境，这样作战官兵就可能在各种不同的自然环境之间频繁转移。如作战部队可能必须在短时间内从高寒地区转移到热带沙漠地区、从丛林地区转移到高原地区、从沿海地区转移到山岳丛林地区、从沙漠缺水地区转移到热带雨林地区，部队会在短时间内经历两种或两种以上的自然环境。

3. 气象武器的使用将恶化战场自然环境　未来战争中，作战一方可能利用现代科学技术，特别是现代气象科学技术，如人工控制风云、雨雾、寒暑及光照等天气因素，使其利于己方而不利于敌方，或摧毁敌人的抵抗能力，或直接以改变了的气象条件为武器，破坏对方武器装备和杀伤其有生力量，以取得战争的胜利。气象武器将对战场的自然环境产生很大的影响。

随着气象科学技术的发展，人工影响天气成功的可能性越来越大，气象武器在军事上的作用也越来越重要。未来战争的非线性、非接触作战样式，为气象武器的使用提供了可能性。这样，处于强势地位的一方在战争中使用气象武器的可能性更大，使得未来战争中弱势一方的自然环境更加恶劣。综上所述，未来高技术局部战争作战部队所处的自然环境会频繁转换，未来战争爆发性的特点和气象武器的使用，将使部队在更加恶劣的自然环境条件下作战，对部队的适应能力、防病和康复及重返战场能力将是一个严峻的考验。

（二）人工环境的特点

1. 人工环境的数量将增加　未来战争中，由于大量高新技术武器的广泛使用，大量的人工空间将会出现。以往战争中人工构筑的各种工事（战壕、坑道）依然存在；新的人工空间，如舰艇和潜艇内，飞机及航天飞机内，各种指挥系统内，各种坦克和装甲车内，各种进行电子战的场所内，各种导弹发射场所内，各种进行侦察、监视、目标搜索系统内等，均是作战部队活动的人工小空间，它们在战场上形成许多相对独立甚至完全独立的人工小环境，使得人工环境的种类和数量均较以往战争时的大大增加。

2. 人工环境中的危害因素将增加　未来高技术局部战争中，人工环境大量增加，这些人工环境中的对作战官兵身体健康有害的因素也大大增加。在各种人工小环境中，以往战争存在的各种危害因素如高温、高湿、空气污染、震荡等依然存在，并且有的还更加严重，如一些新的空气污染因素增加，武器装备的高速机动而形成的震荡也更加剧烈。同时，人工小环境中还出现许多新的危害因素，如微波武器装备的直接或间接漏能辐射，战场空间的各种电磁干扰，电磁辐射与电离辐射武器的危害，各种武器系统产生的噪声及次声武器的危害，导弹推进剂及各种物质燃烧产生的危害健康的化学副产品，贫铀弹的战场污染等。与以往战争的人工环境相比，未来高技术局部战争危害因素的数量和危害的程度都有所增加。

总之,未来战争不但人工环境的数量大大增加了,而且人工环境中的危险因素也大大增多了。人工环境的多样性和复杂性,严重影响着军人的作业效能,进而影响部队的战斗力。

(三)心理环境的特点

1.主观上作战官兵心理更趋紧张 未来战争作战官兵主观上对战争的感知、认识和思考更加深入、活跃,同时,模糊和不确定的情况与因素又大量存在,因此心理上将更趋紧张。

(1)各种新式武器将增加作战官兵的心理恐惧感 未来高技术局部战争中各种高新技术武器层出不穷,交战双方都可能会在战场上出其不意地使用一些新式武器,而且对对方所使用的新式武器的性能和危害等都不甚了解。由于高新技术武器的杀伤力将比以往战争中的常规武器的杀伤力大得多,高强度、大规模综合火力的全方位袭击在战斗开始前将实施,这些将使作战官兵对未来战争中战场上使用的新式武器产生恐惧心理。

(2)快速机动将增加作战官兵的紧张感 未来高技术局部战争发生的突然性,要求作战部队从一个地区快速机动到另一个地区并立即投入战斗,将使作战官兵有一种辗转疲劳之感。这种作战行动的快节奏和作战部队面对新的、陌生的环境,又将增加作战官兵的紧张感。

(3)核、生、化武器的威慑作用将使作战官兵产生巨大的心理压力 未来战争中,使用核、生、化武器的不确定性很大,核、生、化武器作为一种威慑力量,始终会对作战官兵造成巨大的心理压力。海湾战争中,处于绝对优势的多国部队官兵也对伊拉克可能有核、生、化武器产生了恐惧。

(4)来自敌方的宣传将涣散作战官兵的作战信心 电子和网络技术的高度发展,各种无线电和网络传媒的广泛使用,使得通信、侦察、监视能力提高,这些可能会被敌方利用以进行反面的宣传,从而使作战官兵对战争的正义性产生动摇心态、对战局的进展情况产生错觉、对战争的结局产生悲观情绪,这都将涣散作战官兵的作战信心和决心。

2.战场客观因素将更激烈地恶化作战部队官兵的心理环境 未来高技术局部战争的客观实际情况,也将对作战官兵的心理环境产生不良的刺激。

(1)战斗的激烈程度增大 一般来说,战斗越激烈,士兵的心理压力就越大。在未来高技术局部战争中,战斗的激烈程度将比以往战争的大得多,官兵心理压力也会大得多。

(2)战斗持续的时间缩短 未来高技术局部战争持续的时间可能会比以往战争持续的时间短得多,一方面作战官兵的厌战情绪少;另一方面官兵的适应时间也短,没有作战经验的官兵多,对战争的恐惧感大。

(3)战局的不确定性增加 战局的发展变化会对作战官兵造成心理压力。未来战争中,战局的进展比以往战争的更不确定、更不可预测,将增加作战官兵的心理负担。

(4)睡眠不足 适当的睡眠对保持战时军事人员的体、脑作业能力极其重要。而未来战争的一个重要特点是连续作战,这必然使参战人员的睡眠时间少于平常,睡眠不足对战时军事人员的体、脑作业能力的损害明显,同时也会影响作战官兵的心理状态,给其造成很大的心理压力。

(5)食物、营养缺乏 未来高技术局部战争具有前后方区别淡化、界线不明显的特点,甚至在战争一开始,就大规模地袭击后方,使得后方的交通、供应被切断,后方的供应中心遭受较严重的破坏,食物、营养缺乏可能比以往战争的情况要严重得多,这将使人体的生理和心理受到比较严重的负面影响。

未来战争中作战官兵所处的自然环境将频繁转换,气象武器将使其更加恶劣,人工环境的数量和其中的危害因素将大大加重作战官兵的心理压力,官兵的心理环境主观上将更加紧张,客观上将更加恶化。

二、未来战争战场环境对部队伤病发生趋势的影响

（一）自然环境的变化对部队伤病发生趋势的影响

1. 作战部队致病因素增多，影响程度加重 未来战争中，由于作战部队频繁、快速远距离转移，会出现三方面影响。一是部队官兵短期内深受舟、车、飞机等辗转颠簸的劳累之苦，使自身的抵抗力下降。二是在各种自然环境的转换过程中，可能会遇到自然环境条件差别很大的情况，如从沙漠干旱地区到热带丛林地区或高原严寒地区，作战部队对这些不同自然环境的快速适应能力受到严峻的考验，对自然环境不适应，可能导致大量的疾病减员。在人体疲劳和温差、湿度变化大的情况下，流行性感冒和其他呼吸系统疾病就极易发病并出现暴发流行，从而对部队战斗力产生较大的影响。三是传染病的发病仍占主导地位。作战官兵频繁、远距离机动，引起疲惫导致抵抗力下降；经常处于陌生环境，不适应和对当地疫源不了解；飞机和远程导弹的大纵深袭击，造成大量建筑物倒塌、设施破坏、环境严重污染、饮水和食品缺乏及污染等等，都使得传染病可能在部队广泛流行。

2. 极端的自然环境因素诱发伤病，影响作战能力 在未来战争中可能会遇到一些极端的自然环境情况，如酷暑、严寒、缺氧等气候情况，导致作战官兵中暑、冻伤、急性高山病等发病率较以往战争的高得多，极易引发各种疾病，同时伴有并发症，例如急性高原肺水肿、急性脑水肿，危及生命，严重影响战斗力。

3. 气象武器可能对部队伤病发生趋势产生影响 气象武器的使用，将使战场的自然环境变得十分恶劣，不但会影响部队的军事行动，而且还会对作战部队人员的身体健康造成一定的影响。如在天气炎热的地区进行人工降雨或降雪，导致天气突然变冷，可以使大部分作战官兵发生感冒等呼吸系统疾病；大量的人工降雨会导致作战部队所处地区出现水涝，使作战地区的环境卫生状况极度恶化，各种传染源会伺机污染各种水源，从而引发大量的传染病流行，特别是霍乱、细菌性痢疾等胃肠道传染病的发病率会大大增加。

（二）人工环境变化对部队伤病发生趋势的影响

1. 人工环境数量的增加扩大了对部队伤病发生的影响范围 未来战争中，人工环境的数量比以往战争的大大增加，处于人工环境中的作战部队人数也将大幅增加。如坦克部队大多数人员处在坦克舱内，空中作战部队人员处在飞机或航天飞机的机舱里，舰艇和潜艇中的人员处在舱室内，各指挥部队人员处在指挥室内，导弹部队人员处在导弹发射基地的人工环境内，有的作战部队人员还处在各种电磁环境中，因此人工环境对部队伤病发生影响的范围扩大了。

2. 人工环境危害因素的增多加大了对部队伤病发生的影响程度

（1）噪声的危害 未来战争机械化程度和各种武器装备的威力空前提高，各种武器装备系统产生的噪声类型多、强度大。噪声可分为空气动力性噪声（如爆炸、火炮发射等）、机械性噪声（如坦克行驶时车轮、履带发出的噪声）、电磁性噪声（如发电机、变压器发出的声音）。军事噪声的主要特点是以脉冲噪声为主，其空气动力性噪声常伴有冲击波。

（2）空气污染的危害 战场人工环境中的空气污染历来就有，但在未来战争中，由于核燃料、新型导弹推进剂、多种有机物以及室内新材料的广泛使用，战场人工环境中空气污染的因素增多，污染的程度加重。这些污染成分主要有苯（C_6H_6）、汞蒸汽（Hg）、硫化氢（H_2S）、臭氧（O_3）、氯气（Cl_2）、一氧化碳（CO）、氟化氢（HF）、甲醛（$HCHO$）、氯化氢（HCl）、硫酸蒸汽（H_2SO_4）、二氧化硫（SO_2）、汽油（C_xH_y）、氯仿（$CHCl_3$）、二氧化

碳（CO_2）、乙醛（CH_3CHO）、氢（H_2）、氮（N_2）、氨（NH_3）、乙醇（C_2H_5OH）、甲烷（CH_4）、肼、偏二甲基肼、四氯化二氮以及核裂变产生的^{144}Ce、^{144}Pr、^{101}Mo、^{134}I、^{101}Tc、^{131}Te、^{135}Cs、^{84}Br等。它们在空气中以气溶胶的形式存在，对人体主要产生毒性作用，如急性中毒（惊厥、昏迷、溶血性贫血及急性肾衰竭等）、慢性中毒（导致肝炎、皮炎、贫血、白内障及氟骨症等）、刺激作用或腐蚀作用（结膜炎、角膜炎、鼻炎、咽喉炎等）、过敏及变态反应（皮炎、湿疹、荨麻疹、血管神经性水肿、支气管哮喘等），还有致癌、致畸、致突变作用及窒息作用。这些都可对作战官兵产生暂时性的作用，造成官兵战斗效能降低，有的甚至导致因呼吸系统疾病造成的疾病减员，从而丧失战斗力。

（3）震荡的危害　未来战争的快速机动必然会产生震荡，机动速度的加快，将使震荡的危害加重，发生率增高。震荡的危害主要是引起晕动病。一般按诱发的环境和运载工具不同，分成晕船、空晕、晕车、宇宙病等；按产生的症状分成神经型晕动病、胃肠道型晕动病、心血管型晕动病和混合型晕动病。主要症状有眼球震颤、旋转感觉、眼旋转错觉、头晕、运动失调等感知觉和运动反应，出汗、面色苍白等心血管反应，恶心、呕吐、唾液分泌增加等胃肠道反应，严重的可以出现脱水、衰竭、嗜睡、淡漠现象。虽然大多数的晕动病不会造成疾病减员，但会对作战部队官兵的战斗效能产生影响，严重的甚至会导致战斗力暂时丧失。

（4）电磁辐射的危害　未来战争中，广泛使用的电子装备及电磁设备会产生大量的对人体有危害的电磁辐射，特别是雷达等电子装备所产生的强烈的电磁辐射，会对部队官兵的身体健康造成极大的危害。一般会产生头晕、头痛、乏力、失眠、嗜睡、噩梦、急躁、四肢麻木、心悸、胸闷、胸痛、食欲不振、恶心、腹痛、消瘦、脱发、记忆力差、视物模糊等主观症状，以及外周血细胞减少和电解质紊乱等，这些将会严重影响作战官兵的战斗力。

（5）微波的危害　未来战争中，微波武器的使用成为可能。在战争过程中，来自敌方的高功率微波会对人体产生危害，而来自己方微波武器装备的漏射，也同样会对人体产生危害。高功率微波作用于中枢神经系统，可能导致学习、记忆等认知行为失能；作用于免疫系统和循环系统，可造成外周血白细胞数量发生改变，使人体抵抗力下降，易发感染；作用于内分泌系统，可使皮质酮上升，促甲状腺素和生长素下降；此外，它对眼的危害和对男性生殖毒性，也应予以重视。这些对人体的损害，有的可能较轻，但也会影响作战部队的战斗效能，有的还可以导致一些继发性损害，不能忽视。

3.发生在人工环境中的一般危害的特殊性　一些由自然环境引起的疾病，发生在人工环境条件时，其发病有不同的特点，因为人工环境狭小、低氧、潮湿的空间，可以诱发并加重这些疾病的病情。如在坦克内发生的中暑，就比较多而且重；在高原高寒环境中发生的冻伤，也具有多而且重的特点。在人工环境中发生的传染病具有传播速度快、传播面广的特点。

综上所述，在未来战争中人工环境下，作战部队发病的范围会有所扩大、程度会有所加重，部队受其影响，发病率和减员率亦将增加。

（三）心理环境变化对部队伤病发生趋势的影响

未来战争中，作战官兵对新式武器产生的畏惧心理，快速机动给作战官兵造成的紧张感，核、生、化武器威慑给作战官兵造成的巨大心理压力，敌方的宣传涣散作战官兵的信心等对作战官兵主观上造成的心理影响，将成为作战官兵发生战斗应激反应的主要应激源。随战斗激烈程度加大而增大的心理压力，战局的进行对弱势方的巨大心理压力，高强度对抗导致的睡眠不足，大规模空袭造成的后方交通、物资供应中断所致的食物、营养缺乏，高新技术武器的操作使作战官兵消耗更多的脑力等客观因素对作战官兵造成的心理压力，将成为作战官兵发生战斗应激反应的次要应激源。这些因素共同作用将使作战部队官兵出现更多的战斗应激反应,成为影响部队战斗力的最重要的因素。

从以往的几次局部战争可以看出,由于心理环境引起的战斗应激反应,虽然在不同的军队、不同的战争,其战斗应激反应占伤病的比例会有高有低,但是总的趋势是逐渐升高的(图1-1-1)。在1973年第四次中东战争中,以军官方材料报道其精神失常减员占卫生减员的10%;法军估计以军实际的比例可能是30%;英军军事演习预案里规定其比例为30%。美陆军估算常规武器战争中,精神减员与伤员之比是1:(4~5),激烈战斗中的比例是1:2,使用核、化、生武器的战斗中的比例是1:(1~3),使用致命毒剂时该比例可能高达2:1。

总之,在未来战争中,由于战场环境发生了很大的变化,作战部队的发病和疾病减员也将发生相应的变化,特别是一些新的致病因素会导致一些新的疾病出现,将对部队战斗力产生一些新的影响,已引起卫勤部门和军事医学研究部门足够的重视。

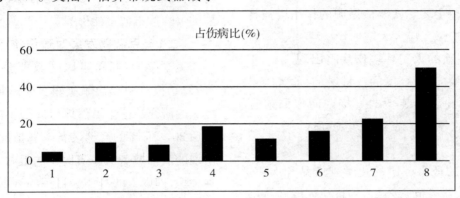

图1-1-1　几次战争中战斗应激反应占伤病的比例

1.美军二战;2.美军朝鲜战争;3.美军越南战争;4.以军第四次中东战争;5.英军马岛战争;6.我军对越自卫还击战;7.以军以色列侵略黎巴嫩战争;8.多国部队海湾战争

(徐 莉 鱼 敏 刘 勇)

第二节　武器装备发展对部队伤病发生的影响

未来战争中,由于大量高新技术武器的广泛使用,将使作战方式及战场环境发生较大的变化,从而使作战部队的伤病发生趋势出现一些新的变化。

一、高新技术武器条件下的伤病发生趋势

(一)传染病的发病仍占主导地位

未来战争中,战场环境的范围扩大,受传染病威胁的人员增多;气象武器使自然环境更加恶劣,传染病病源增多;作战官兵频繁、远距离机动,引发疲惫导致抵抗力下降;经常处于陌生环境,不适应和对当地疫源不了解;飞机和远程导弹的大纵深袭击,造成大量建筑物倒塌、设施破坏、环境严重污染、饮水和食品缺乏及污染等等,都可能造成传染病在部队广泛流行,特别是霍乱、腹泻(细菌性痢疾、阿米巴痢疾)等肠道传染病容易出现暴发流行。

(二)过度战斗应激反应将大大增加

未来战争中,主要应激源(战场对参战人员的心理威胁)程度加重,交战双方可能在战场上出其不意地使用一些新式武器,高新技术武器的杀伤力大,高强度、大规模的综合火力打击,将使作战

官兵产生恐惧心理;同时作战时间短,作战官兵的适应时间也短,没有作战经验的官兵多,对战争的恐惧感加大;作战部队到达新的、陌生的环境将增加作战官兵的紧张感;此外,核、化、生武器威慑始终会给参战官兵造成巨大的心理压力。次要应激源(使士兵自身对应激的"免疫防御"能力削弱的因素)将更加突出,高强度对抗导致的睡眠不足将比以往任何时候都强;多种高新技术武器的使用,要求参加操作的部队官兵必须消耗更多的脑力;未来战争的突然性和快节奏将使作战官兵出现辗转疲劳感。这些主要和次要应激源的作用增强将导致过度战斗应激反应大大增加。

(三)一些新的人工环境伤病将出现

未来战争中,人工环境的数量增加,危害因素增多。包括微波武器装备的直接或间接漏能辐射,战场空间的各种电磁干扰、电磁辐射、电离辐射,各种武器系统产生的噪声,导弹推进剂及各种物质燃烧产生的危害健康的化学副产品和次声、激光、粒子束武器等危害因素,都将使作战部队出现新的人工环境伤病。

从以上对未来战争中战场环境特点及其对部队发病趋势影响的分析可见,未来战争中战场的自然环境、人工环境和心理环境都有不同程度的恶化,它们对部队发病趋势的影响将会更加严重。但未来战争中作战部队的发病趋势会不会遵循历次战争中作战部队发病呈逐渐下降趋势的规律,将取决于作战部队改造环境,特别是适应环境的能力。最重要的是科学技术的进步及预防工作的落实情况,如果科技进步解决了对抗上述环境因素恶化手段的问题,又在卫勤保障工作中落实各种预防措施,作战部队疾病发病率可望遵循以往历次战争中发病逐渐下降的总趋势。否则,战场环境对部队发病和疾病减员的影响将加重,进而对部队战斗力的影响将增大,甚至是将会出现一些新的疾病。

二、武器装备发展对致伤特点的影响

从冷兵器、热兵器、热核兵器到信息化兵器,武器装备发生了几次重大革命,同时引起了军事医学从金创救治、火器伤救治,到新的物理、化学和生物损伤救治等几次重大变革。俄军、美军武器发展使致伤特点发生了巨大的变化。

(一)俄军武器发展对致伤特点的影响

俄军医上校巴边科研究了近40多年来世界上发生的局部战争和武装冲突的武器致伤特点,在《当代武器的致伤特点》研究报告中列举了一些新型武器,并提出一些重要的研究结论。"聚能装药地雷,不但其破片、珠弹具有杀伤力,而且其强烈的爆炸冲击波也能引起重伤"。

(二)美军武器发展对致伤特点的影响

美军第15届军事医学教育会议(2001年6月)总结报告中提出了美军关于武器发展与致伤特点的研究结论。虽然该研究还不能清晰地描述今后20~30年的武器装备发展情况,但它将正在出现的武器装备对军事医学的威胁分成了4个基本类型,即以人的身体为目标的、以人的精神为目标的、以设备(硬件)为目标的、以软件为目标的。每一种威胁都会对目标造成不同程度的影响,包括短期失能、长期失能、全部破坏、死亡。对医学有潜在影响的新的或经重大改进的武器包括增效碎片武器、燃料空气和热压冲击波武器、激光武器、定向能武器和含有贫铀或其他重金属的现代反装武器等,其中许多并不是新的或"特种类型"的武器,但今后20~30年内,它们的使用频率会越来越快。还有一些正在出现的武器,它们的作用是使人失能,而不是造成躯体损伤或将其杀死。这种失能可能是躯体失能,或精神失能,或二者兼而有之。

另外,大量的改进型武器,或新武器(包括非致死性武器)的出现将可能使致伤模式和类型发生变化。这些武器的使用将改变当前的创伤流行病学及其类型,并将产生全新的创伤病理学。新的失能性、"非致死性武器"的引入会造成独特的伤型,具体包括多处伤、小碎片伤和聚能弹药伤的伤员数量增多,以四肢伤居多。"隐蔽伤"发生率增大,主要是冲击伤、吸入伤和长期中毒(重金属,包括贫铀)。防弹服的改进和大口径武器的使用,使"防弹服后钝器伤"伤员的数量增多。由武器(温压武器与其他武器)和燃烧的燃料、塑料和轻金属等造成的烧伤频率增大;由小碎片造成的眼伤频率增大;由于作战单位规模小,每个参战人员都是完成军事任务的有生力量,因此在前线救治的需求增大,快速诊断、治疗和康复归队非常重要。虽然未来战争可能出现几种新的武器系统,产生新的致伤机制,或造成失能(如反物质脉冲激光),但弹道伤(穿透伤)仍将是最常见的伤型。致伤方式和伤型将继续发生变化。近来,战伤机制的发展趋势是烧伤和眼伤的发生率提高。这主要是由于战斗方式的改变和常规武器类型的增加,而不是研制了新的特种武器。随着热压武器和空气燃烧炸弹等加强型冲击性武器使用频率的增加,原发性冲击伤的发生率将会提高。

三、武器装备发展对军事医学的影响

俄军、美军对战创伤客观事实的研究总结,值得我们在制定卫生勤务、战创伤救治、军队临床医学研究策略时参考,尤其是战创伤病理损伤加重、重伤员比例增大、多发伤增多、颅脑伤和眼伤增加、新武器的使用将改变卫生减员的组成和结构等结论须研究。更要关注新的或有重大改进的武器装备所带来的新的损伤类型和医学问题,如肢体多发性、小破片等多类型损伤增多,冲击伤、吸入伤、重金属中毒伤增多,钝性损伤增多,温压弹、燃烧弹、高温冲击波弹等所致烧伤增多,激光、定向能武器损伤增多,心理或生理失能性损伤增多等,值得我们在制定军事医学研究规划,尤其是野战外科和军队临床医学、康复医学研究谱系时认

真研究和参考。

21世纪提高新一代武器装备的人-机综合效能将成为军事医学的重要任务之一。精神环境医学和信息环境医学已成为亟待研究的重大问题,新概念武器的医学防护是军事医学战略规划应重视的问题,电炮损伤的医学防护已成为军事医学面临的现实问题,高功率微波武器在攻击目标时是否连带造成人员伤害有待深入研究,对新的定向能武器和新杀伤弹药的发展及其新的致伤机制必须继续追踪。非致命性武器的医学防护问题,对于我军以战备为指导的近期计划并非十分急迫,但对其发展及其对军事医学的影响要重视追踪。水面舰艇的战创伤救治、潜援救生等仍是海军医学的重要问题。海军新型武器装备发展过程中的人-机-环境相适应的生物医学问题和医学防护问题将更加突出。科学技术的发展是无限的,理论上,只要有军事战略需求,武器装备的发展就是客观必然的,但人的生理和心理潜能是有限的。随着武器装备技术的发展,武器系统对人的素质要求也越来越高。人对武器装备系统的适应能力已成为部分高性能武器装备战斗效能发挥的主要制约因素。不管武器装备如何发展,人仍然是武器系统中最重要的因素,同时也是武器系统中最脆弱的因素。因此,军人健康和作业效能的保障及快速康复重返岗位具有重要战略意义。

军人在战场环境下的伤病率提高,因此快速康复重返战场尤为重要。康复医学从一战、二战伤病残康复研究至今,对于保障军事活动条件下军人的康复,着眼于部队战斗力的再生、保护和提高,对其重返岗位、回归家庭和社会起到重要作用。

(徐　莉　陈活良　张昆龙)

第二章 >>>

军队伤病残的特点

伤病残的发生，严重影响了部队战斗力和日常生活管理。由于各种原因，军队出现了部分长期滞留的官兵，消耗了国家、军队大量的人力、财力、物力。所以，解决伤病残问题成为部队关注的重点。因此，研究原因和制定防治措施，可以从源头上减少伤病残的发生，从而解决一系列的后续问题。下面我们从部队平战时不同环境特点分析伤病残情况及其影响因素。

第一节 战时伤病的特点

随着武器装备呈现信息化、微型化、精确化和一体化趋势，新的战争形态和作战样式初露端倪，战时卫勤保障出现了新的特点和趋势。外军在伊拉克战争和阿富汗战争中的伤病救治经验能够为我们提供重要借鉴。

一、战场伤病救治特点

从外军战场伤病特点看，战场的前后方概念更为模糊，伤员的规模和受伤程度更加不确定，因此应急支援保障需求增加。战争通常是在核、化、生武器威慑及新概念武器的背景下进行的，特别强调特种损伤防护与救治。从外军战场伤病救治的发展趋势看，卫勤力量配置灵活，向小型化、独立性方向发展，体现了高度的机动性和灵活性；规范和简化伤员分类程序，保证对伤员救治的连续性，以降低伤死率和伤残率；强调救治时效，突出强调现场急救，而现场急救最关键的人员是战地卫生员；注重伤员空运后送，采用空运后送最大限度地缩短伤病员到达确定性治疗机构的时间；加强伤员后送途中救治，使用先进的伤病员后送平台，确保伤病员从伤病的地点到确定性治疗机构途中得到不间断的治疗。

二、战场伤病分布特点

1. 疾病与非战斗损伤出现了与以往战争不同的特点　美陆军部队在伊拉克战争期间的疾病和非战伤情况有如下新特点：①疾病和非战伤造成的减员比战伤减员高75%；②疾病和非战伤造成的死亡率比过去明显降低；③士兵、女军人发生疾病和非战伤的可能性高，士兵比军官高50%，女军人高出男军人3倍多；④怀孕成为女军人被后送的突出原因；⑤肌肉骨骼伤和精神疾病发生最多,两类伤病员占伤病员总数的74%;⑥战斗应激问题比较突出。

2. 伤类分布发生明显变化　爆炸伤与多发伤发生率明显增加,2001—2006年从伊拉克空运后送美军伤员的统计结果显示,创伤伤员占后送伤病员总数的75%。在所有创伤伤员中,创伤部位依次为:四肢伤、头面部伤、胸部伤、神经损伤、腹部伤、颈部伤、眼外伤。在所有创伤伤员中,伤类分布依次为:多发伤、爆炸伤、碎片伤、枪弹伤。另外,伤员中64%具有软组织损伤,其中机动车撞伤伤员占8%。与越南战争相比,伤类分布发生了较明显变化。越战中炸弹碎片伤占62%,枪弹伤占23%,多发伤占5%,爆炸伤占3%。伊拉克战争中,爆炸伤与多发伤发生率明显提高,而碎片伤和枪弹伤的比例则有所下降。研究认为,武器装备和战争形式的巨大变化使爆炸伤和多发伤增加了数十倍。

三、战场医疗后送疾病谱发生转变

对2004年1月至2007年12月美军从伊拉克和阿富汗后送伤员的病因进行分析的结果显示,医疗后送前五大病因分别是:肌肉骨骼和结缔组织疾病(24%)、战伤(14%)、神经系统疾病(10%)、心理障碍类疾病(9%)和脊椎疼痛(7%)。然而,前五位病因在4年中呈现出动态变化,心理障碍类疾病和神经系统疾病所占比例呈现增长趋势,在2007年超过战伤成为因伤病后送的主要原因。这显示战场医疗后送的疾病谱已从以战伤、传染病、呼吸系统和胃肠疾病为主转变为以肌肉骨骼疾病和结缔组织疾病、神经系统疾病、心理障碍疾病为主。如何应对伤病谱的变化并管理部署相关医疗资源,将是部队卫勤准备和部署需要考虑的重要问题。

四、战时卫勤组织与战伤救治特点

1. 俄军战时卫勤经验总结　俄联邦卫生部总结了俄军20世纪后半期的战争行动,与车臣战争

的卫勤保障情况相比较,得出如下原则。

(1)卫生减员取决于战争特点和武装冲突的强度　与第二次世界大战相比,车臣战争中轻伤员增加了近50%,头部伤增加了近30%。伤员中,合并伤占28%,多发伤占20%。

(2)按伤情轻重组织伤病员归转具有重要实践意义　车臣战争中,轻伤占38%,治疗时间20天;中度伤占27%,治疗时间60天;重度伤占28%,治疗时间60天以上;危重伤占7%,治疗时间90天以上。

(3)加强一线快速救护和伤员空运后送　俄在车臣战争中,伤员伤后5~15分钟内初救率达93%(其中,自救3%、互救91.7%、卫生员救护2.6%、助理军医救护1%、医生救护1.7%)。从团一级开始广泛采用直升机后送50%~70%的伤员。

俄军在车臣战争卫勤保障中派遣了"医疗加强组",在战地医院加强对伤员的麻醉和复苏救护。从实践看,该级救治机构要解决的主要问题是伤员血容量低和急性呼吸衰竭,伤员死亡的主要原因是脑损伤和急性大出血。

2. 美军21世纪初战场伤员救治　美军21世纪初确定的未来战场伤病员救治策略是在战区只给予必要的救治,然后快速空运后送到确定性医疗机构,后送途中保持优质治疗。将战区伤病员救治和管理分为四个阶梯:第一反应(伤后5~10分钟在战创伤初发地点为伤情稳定者给予必要的初救)、前方复苏手术、战区住院治疗、后送途中救治。美军21世纪初的战伤救治研究计划,侧重研究危及伤员生命的战伤的救治,研发战场前沿和后送途中使用的救治技术与装置,重点研发医疗技术和材料。对危及生命的战伤进行早期治疗,延长"黄金时间"救治时限,降低失血阵亡率和伤死率,在提高军事医疗能力的同时减少医疗后勤需求。

外军的卫勤保障经验对军事医学的发展有重要启示作用,即卫生减员随战争强度、军事实力对

比、作战样式、持续时间等不同而差距很大;合并伤和多发伤呈增多趋势,失血、脑损伤和急性呼吸衰竭是主要伤死原因;群体伤员救治应作为野战外科研究的重要问题;按伤情轻重组织伤员归转具有重要实践意义;加强一线救护和伤员空运后送是通过战时卫勤保障降低卫生减员率的一条成功经验。

(陈活良　徐　莉　张昆龙)

第二节　平时作业官兵伤病残发生特点

一、军队作业的特殊环境

军队是一个纪律严明的机构,和平时期训练强度大,节奏快的生活氛围,与地方生活方式相差很大。现在官兵独生子女居多,入伍前没有经受过高强度训练,心理承受能力也相对较弱。谭玉军等人对武警某部进行调查分析,结果表明:其伤残的发生率明显高于病残的。且1年兵伤病残发生率最高。另外,士兵伤残率远远高于军官伤残率,这主要是因为在部队的训练、公差、勤务中,士兵是主要参与者。尤其新兵刚入伍,对一些训练没有做好功课,受伤可能性也大大提高,再加上训练强度大等原因,伤残必然是致残的最大因素。李进还针对调查部队的情况,分析出病残中泌尿系统疾病居多(32.1%),伤残中四肢伤最多(55.4%)。因而加强了这些方面的健康教育和临场指导,可减少伤病残的发生。致残原因各异,可参考而不可照搬,主要是因为各个部队性质、承担的任务不一样,致残部位、因素等都会不同,要针对自身的特点找原因。像兵种之间的区别也会影响伤病残的发生,李进军在文献中指出:在调查中机械化步兵致残率最高。刘传瑞对某工程部队的调查发现,重度伤残中,脊柱伤、头部伤致残率较高,工程作业致残率(52.04%)比军事训练致残率(4.70%)高等,都体现了部队任务的多样性影响着伤病残的发生。

值得注意的是,在逐年的调查中,精神类疾病越来越引起研究者重视。王雍在文献中指出,在181名患者中精神类疾病占19.34%。2004年,国家四部委下发了《军人残疾等级评定标准》,首次将精神病纳入等级评定。精神病不仅是一个致残率高的疾病,而且难以治愈,所以应高度重视精神病的防治工作。

二、平时作业官兵伤病残发生原因分析

1.入伍体检问题　对部分战士进行入伍体检时,有时出现体检标准要求不高,体检不到位,疏漏或没能诊断清楚体征不明显的一些疾病,造成许多患有慢性病、隐形病的人员被应征入伍,影响了部队的战斗力。

2.科学训练问题　部分基层干部,缺乏科学训练的思想观念,体能训练时未充分做好准备活动,有时空腹或饭后即进行剧烈活动。部队应严格按照《中国人民解放军军事训练条例》《部队军事训练健康保护规定》等要求,合理安排训练科目、进度和强度。另外,对训练场地要派相关人员进行危险因素排查,责任要落实到个人。

3.心理问题　随着社会的发展,心理问题已成为全社会比较关注的话题,研究中多处提到如今心理疾病致残的官兵逐渐增多。在军队这种训练强度大、生活方式单一、纪律严明的地方,更应提高对心理疾病的防范。应密切关注官兵的行为举止、言行,对可疑的人员及时进行疏导,知兵爱兵,以防病情恶化。

三、卫勤保障的特点分析

除了军队特殊环境的因素外,卫勤保障不到位也是军队伤病残的主要原因之一。在实训前,官兵没有掌握其全部要领,导致在实施过程中发生意外,因此要努力抓好防治工作,深入训练场加强指导,严格遵守操作规程。训练结束后要进行安全讲评,避免官兵在组织训练中盲目蛮干。

1. 健康教育与宣传力度要加强　要定期面向官兵开展讲座,学习有关自我防护的知识,增强官兵对自己的保护意识。可展开卫生防疫知识板报评比活动、知识竞赛活动等,增加官兵的防疫知识。从而树立健康安全第一的大卫生观。各个部门也要认真落实查体制度。

2. 做到及早康复治疗　要经常深入训练场,观察官兵的身体状况,要立足早发现、早诊治、早解决,及时组织救治。据病历记载,许多官兵受伤后不能及时得到处治,错失了最佳的治疗和康复时机,造成残疾。所以,官兵受伤后不及时就诊亦是造成残疾的重要因素。

3. 基层医生的业务能力要提高　治疗方法错误与治疗延误都会给患者带来痛苦。曾有文献指出,在 130 例肱骨骨折患者中,采用石膏、夹板等非手术疗法治疗的 93 例,退伍评残占 2.2%;采取切开复位钢板或髓内钉固定等手术疗法治疗的 37 例,退伍评残占 21.6%。可以看出,治疗方法对致残的影响甚大。基层医生是官兵受伤后的第一责任人,要高度重视对基层医生的培训,提高其业务能力,并做好经常巡诊与定期会诊工作,更好地服务于官兵。

针对伤病特点,分析数据找出原因,要从源头减少伤病残的发生,降低部队一些常见病、多发病的发生率。伤病残军人为国防和军队建设做出重要贡献,应当受到国家和社会的尊重、优待。因此,应从致残原因和康复防治两个方面入手,不断探索有效措施,保障官兵身体健康。

(徐　莉　张昆龙　胡雪军)

第三章 >>>

康复医学与官兵伤病残康复

我军的康复工作从最初的荣军医院开始展开,经过了50多年的发展壮大,为促进官兵健康、提高部队战斗力做出了重要贡献。特别是近年来,在军委、总部和各级党委的正确领导下,面对21世纪军队根据新形势下面临的新任务、新问题,积极加强医院、疗养院的康复机构建设。各医疗机构发挥康复工作优势,在平时和特殊环境下的卫勤保障中逐渐发挥了重要作用,建立了全军、军区(现为战区)的康复专科中心,率先研究探索康复理论与技术的应用,从而发挥由平时的"保健康"扩展到战时"保打赢"的职能作用。

全军对康复医学发展有了整体规划和顶层设计,根据不同地域、环境、任务特点逐渐建立专科、专病康复中心,力争在新概念武器伤、心理应激创伤、特殊军事作业环境伤等康复技术上取得突破,研究制定康复机构、人员、装备、建筑和床位经费标准,为部队平战时提供康复场所。

第一节 康复医学概述

一、康复

1. 康复(rehabilitation)的定义 随着康复的不断发展,其定义也在不断完善。1993年WHO提出康复是综合、协调地应用各种措施,消除或减少病、伤、残者身心、社会功能障碍,达到和保持生理、感官、智力精神和(或)社会功能上的最佳水平,从而使其借助某种手段,改善生活,增强自立能力,使病、伤、残者能重返社会,提高生存质量。康复医学是一门对伤、病、残者在医学上进行康复的学科。所谓康复就是应用所有的措施,目的在于减轻残疾和残废带来的后果,使残疾和残废者能够重新参与到社会生活中去。到了21世纪WHO对康复又重新定义,指不仅使残疾人功能提升到最高的水平回归社会,而且是运用一切可能的技术手段,使已经发生和将要发生功能障碍的人功能水平提升到最高。该定义提出康复的对象不再指残疾人,康复是为所有人服务的一项专门技术,可以为发病前、发病急性期或发病后状态服务。

2. 康复的内涵　康复的措施包括医学、工程、教育、社会、职业的一切手段，分别称为医疗康复（medical rehabilitation）、康复工程（rehabilitation engineering）、教育康复（educational rehabilitation）、社会康复（social rehabilitation）、职业康复（vocational rehabilitation），以上这些措施构成全面康复（comprehensive rehabilitation）。

康复针对病伤残者的功能障碍，以提高局部与整体功能水平为主线，以整体的人为对象，以提高病、伤、残者生活质量最终回归社会为目标。康复工作应尽早进行，使病、伤、残者所丧失或削弱的身心、社会功能尽快并最大限度地恢复、代偿或重建，以达到最佳状态，使病、伤、残者能担负起可负担、应负担的社会职能。康复不仅是训练残疾、残障者提高其功能以适应环境，还需要环境和社会作为一个整体来参与，以利于残疾、残障者重返社会。康复服务计划的制订和实施，要求患者本人、其家庭及所在社区参与。康复也是一种理念、指导思想，必须渗透到整个医疗系统，包括预防、早期识别、门诊、住院和出院后患者的医疗计划。

二、康复医学

（一）康复医学的定义

康复医学（rehabilitation medicine）是主要利用医学的措施，治疗因外伤或疾病而遗留功能障碍，并导致生活、工作能力暂时或永久性地减弱或丧失的残疾人，使其功能得到最大限度的恢复，为他们重返社会创造条件的医学学科。

康复医学是医学的一个重要分支，具有独特的理论基础、功能评定方法及治疗技术，促进人体病、伤后的恢复，研究功能障碍的预防、评定、治疗等问题，帮助残疾人提高生活质量，回归社会。康复医学是一门跨学科的应用科学，它以运动医学、神经生理学为理论依据，在物理治疗、医疗体育和整形外科的基础上，配合应用作业治疗、语言矫治、心理治疗、假肢和矫形支具的装配等，对伤病员进行多科性的综合治疗，从而构成了一门新的医学学科，即康复医学。近些年来，由于医学生物工程学的进步、用于功能检查和康复医疗的电子仪器不断涌现，又为康复医学增添了新的内容，同时也使康复医学的发展获得了新的动力。再加上疗养地自然因子的广泛应用，使许多慢性病的康复卓见成效，也更加丰富了康复医学的内容。

军事康复医学属康复医学的一个分支。军事康复医学是研究军队人员战伤及精神障碍的功能评定和康复治疗的专门学科，其目的是促使伤病员尽快恢复健康和战斗能力，以便重返部队。

外军据统计结果表明，第一次世界大战期间伤员重返前线的比率：俄国40%、德国60%、法国80%。法国伤员恢复战斗力的比率最高，主要原因之一是法国各级医疗单位广泛应用物理治疗伤病员，促其康复。第二次世界大战期间，苏联卫生部门对保障各类伤员的理疗、体疗和治疗极为重视，各类疗养院均接受伤员疗养治疗和康复，从而苏联伤员归队率达到72.3%，军人病员有90.3%重返岗位。苏联 Voen Med Zh 报道：1941—1945年的卫国战争期间俄国选择疗养院对患者和伤者进行治疗，并在军队建立医疗康复中心，组建神经外科、胸腹科、创伤、普通外科、烧伤、生理神经等康复科，对参加局部战争和武装冲突中军队受伤人员组织到疗养院进行康复治疗，取得良好的效果。第二次世界大战时，英军正式设立康复中心，经过康复治疗，77%的战士重新回到战斗岗位。此后，康复医学在西方国家得到较快发展。

在长期的战争实践中，军事康复医学履行了再生和保护部队战斗力的功能，在新的历史时期，战争的信息化、军事作业的技术密集化趋势，给部队战斗力的发展提出了新的要求。加大对战场环境相关因素的研究，以增强作业效能、降低疾病发生率、增进军人健康来提高部队战斗力对康复医学的发展提出了新的挑战，同时也为军事预防医学开拓出极为宽广的发展空间。

（二）康复医学的范畴

1. 康复与康复医学二者是不同的概念，虽然两者之间有着很密切的关系,但用康复来表述康复医学是不确切的。康复的范畴很广,涉及医学康复、教育康复、职业康复和社会康复,康复医学只是其中的一个部分。医学康复的对象是各类永久性残疾人。康复医学的对象是暂时性和永久性残疾人。康复的方法包括医学、工程、教育、职业和社会等各个方面的手段,需要从事医学、教育、职业、社会的所有人员共同完成。康复医学则主要采取医学的手段,主要由从事康复医学工作的各类人员完成。残疾人康复工作的完成与康复医学有十分紧密的关系,但康复与康复医学不是等同的概念。康复是恢复残疾人的功能和权利的过程,而康复医学本质上是功能医学,它主要是研究患者的功能障碍、伴发功能障碍而产生的各种残疾,以及提高康复治疗效果、改善患者功能障碍、提高患者的生活自理能力。因此,这两个概念应加以区别,正确理解其含义。

2. 康复医学知识体系的构成 康复医学是一门综合性的医学学科,它的知识内容由康复基础学、残疾学、康复评定学和康复治疗学四部分构成。

(1)康复基础学 其主要内容包括人体发育学、运动学、运动生理学、神经系统解剖学、神经生理学、神经病理学、骨骼肌肉系统解剖学等。

(2)残疾学 其内容包括神经系统残疾学、循环系统残疾学、呼吸系统残疾学、运动系统残疾学、精神心理残疾学、功能障碍学等。

(3)康复评定学 其内容包括躯体功能评定、听力语言功能评定、心理功能评定、职业能力评定和社会功能评定等。

(4)康复治疗学 其内容包括康复治疗学基础理论、医学基本知识及其相关自然科学知识。

(三)康复医学的基本对策

康复治疗手段介入的时间,因疾病的种类、疾病的程度、患者的不同状态等而有所不同。总的原则是只要患者病情稳定,无禁忌证,康复治疗越早越好。康复手段的介入,不应该在功能障碍形成以后,而应该在障碍出现前就开始。康复介入可分几个步骤。第一步,通过康复知识的宣教、康复预防措施的实施,防止造成残疾的疾病出现;第二步,一旦疾病出现,即刻采取积极有效的康复医疗措施,避免或减少残疾的出现;第三步,如果出现残疾,应及时通过科学的康复治疗手段,控制残疾的程度,避免造成严重残疾,并解决残疾带来的一切问题。只有这样,才能把康复医学的方法和措施应用到残疾的防治中去,这是一个很重要的医学观念。整体康复是康复医学的一个原则,采取的康复措施具有多学科性、广泛性和社会性,充分体现出康复医学是具有"生物 - 心理 - 社会"学模式的医学模式。

各种原因导致的功能障碍表现在三个层面,即器官水平的障碍、个体水平的障碍、社会水平的障碍。康复医学应针对不同层面的功能障碍,采取不同的对策进行处理。以脑出血为例:脑出血后肢体瘫痪为器官水平障碍;由于脑出血所致瘫痪、认知障碍、失语等原因,影响了患者生活自理能力等,这种情况为个体水平障碍;这类患者除了躯体疾病外,他们参与社会活动也受影响,即为社会水平障碍。对于器官水平的功能障碍在促进功能恢复的同时,还应对并发症、废用综合征、误用综合征采取措施。如用轮椅及其他辅助器等,以辅助患者实现整体功能,提高其日常生法活动能力。对于社会水平障碍的对策,除了提高患者的个人能力外,还应改善其生活和工作环境,可让其进行适应社会生活的训练,以便顺利地回归社会。对残疾儿童、少年应确保其接受教育;对残疾成年人应促使其就业;对老年人要使他们过有意义的生活,构造健康的社会生活环境。

(四)康复与适应理论

康复治疗的根本目的是增强机体对外界环境的适应能力,从而提高残疾者的生活、工作和社会活动的能力水平。适应理论对理解康复治疗的这一基本作用机制提供了理论依据。

适应是生物在生存竞争中为适应环境条件而

形成一定性状的现象,因此机体对外界环境的适应是生命的基本性能和特征。生物系统对各种环境因子、外在的人工作用因子的反应是通过适应机制实现的,即以适应的内容和形式反映其作用的效果。人类的适应是复杂的社会-生物活动过程,表现在机体为适应变化了的外界环境条件,逐渐形成新的动态的功能模式,以保证正常的生命活动和劳动能力。适应过程涉及从机体和器官到细胞和分子的各层次功能水平。健康的实质是在保持生命期最长的条件下,发展人的生物学功能、精神活动功能、适当的劳动能力和社会活动能力,即机体对外界生存条件和其他所接触条件的适应,因此从最广义的角度讲,生命即适应!人类各种疾病的发生,实质是机体对外界环境条件发生了适应障碍或已有的适应被破坏。近年有学者指出:"适应论对认识疾病的发生和指导疾病的治疗是十分重要的"。适应理论对了解残疾的根本性质和指导残疾者的康复同样具有重要的作用。

残疾者是机体结构或功能发生了改变,结果必然引起机体对外界各种环境条件的适应障碍。采用综合性的康复治疗手段的目的就是加强和改善残疾者机体对外界环境的适应能力。并且给残疾者的适应创造有利的条件,相应地改进和改造其所处的外界环境(物质的和精神的),以保证残疾者良好地适应其生活、工作及社会环境。适应理论为阐明这一过程奠定了一定的理论基础。

(徐　莉　张昆龙)

第二节　疾病、伤残与康复医学

一、康复医学与疾病

(一)疾病概述

1. 疾病的概念　疾病(disease)是在一定病因作用下自稳调节紊乱而发生的异常生命活动过程,并引发一系列代谢、功能、结构的变化,表现为症状、体征和行为的异常。在疾病状态下,人体的形态和(或)功能发生一定的变化,正常的生命活动受到限制或破坏,在不同的阶段表现出相应的症状。这种状态的结局有恢复正常、长期残存和死亡三种情况。未来战争中人工环境对作战部队发病趋势影响的范围有所增加,程度有所加重,部队受其影响发病率将增加。

2. 疾病的种类

(1)传染性疾病　传染性疾病是生物病原体引起的疾病。病原体包括病毒、立克次体、细菌、真菌、原虫、蠕虫、节肢动物等。病原体均具有繁殖能力,可以在人群中从一个宿主通过一定途径传播到另一个宿主,使之产生同样的疾病。未来战争中,战场环境的范围扩大,受传染病威胁的人员增多;气象武器使自然环境更加恶劣,传染病病源增多;烈性传染病常可造成人员大批死亡。

(2)非传染性疾病　平战时期随着传染病的逐渐控制,非传染性疾病的危害相对增大,如外伤、脑出血、心理疾病等,这些疾病在死因分析中都居于前三位。非传染性疾病按成因分为以下几类。

①物理和化学损伤所致疾病:损伤可以是急性的,如化学物质的中毒、烧伤等,其症状、体征可以立即显示出来,病因十分清楚;也可以是慢性的,须经过多年,以至下一代才表现出来,这种病因须经调查研究才能确定。人类的慢性中毒可出现于天然状态下,但更多的疾病是人工环境和武器损伤造成的,例如物理因素造成的冻伤、烧伤、电击伤、放射性损伤、高原病、潜水病等。

②免疫性疾病:指免疫反应紊乱所致的疾病,又可分为两大类:一是对外部或环境中某种抗原物质反应过强;二是免疫系统对自身的组织或细胞产生不应有的免疫反应,称为自身免疫。

③营养性疾病:因体内各种营养素过多或过少,或不平衡,引起机体营养过剩或营养缺乏以及营养代谢异常的一类疾病。

④心因性疾病:亦即精神障碍。可分为器质

性及非器质性心因性疾病两大类。器质性心因性疾病有明显的遗传倾向，特别是精神分裂症，常有家族史。非器质性心因性疾病是人面临生活中的压力而表现出来的精神症状，常见的是焦虑和抑郁。非器质性心因性疾病可由全身各个系统疾病引起，除了原发疾病的临床表现外，还有心因性疾病的症状。

（二）康复医学在疾病治疗中的作用

1. 康复医学在疾病的系统治疗中发挥作用
康复医学是医学的分支，所采用的方法是医学学科中的专门技术，是使由于伤病导致功能障碍者的潜在能力和残存功能得到充分发挥的医学科学体系。由于疾病的特点和各个医学学科的局限性，决定了康复医学与其他临床医学有着不可分割的联系。绝大多数疾病会出现不同程度的功能障碍，在其临床治疗过程中需要康复治疗的参与。由此看来，康复医学的治疗方法已经融入疾病的临床治疗中。

从另外一个角度讲，康复医学的治疗手段是综合性的，需要多学科的合作，采取综合措施才能起作用。特别是疾病的早期治疗，其中药物、手术治疗的成功与否，对以后的系统康复治疗效果有着非常重要的影响。例如，对脑出血的患者，急性期可进行手术清除血肿、药物活化脑细胞等治疗，康复治疗在患者病情稳定后开始介入。系统康复治疗过程中同样需要进行药物治疗，加强整体治疗效果，对诸如足下垂等情况，必要时需要手术矫治。所以，康复医学的方法与其他医学专业的方法在疾病的治疗过程中是相互渗透、相互联系，共同完成治病任务的。临床学科的发展，促进了康复医学的发展，同样，康复医学的发展，也推动了临床学科的发展。

2. 康复医学在疾病治疗中具有特殊性　康复医学已经作为一门独立的学科，主要研究和治疗各种功能障碍，如神经系统功能障碍、言语功能障碍、循环系统功能障碍、呼吸系统功能障碍、运动系统功能障碍等。这些功能障碍是由疾病引起

的，可以是存在的，也可以是潜在的；可以是可逆的，也可以是不可逆的；可以是部分的，也可以是完全的；可以与疾病共同存在，也可以独立存在等。解决这些问题，需要采取康复医学的特殊手段，如物理疗法、作业疗法、言语疗法、心理治疗、社会康复等，发挥其在疾病治疗中的特殊作用。

康复医学涉及各个系统疾病，与其他各学科有密切的联系，共同构成了康复医学体系。疾病的临床治疗阶段也恰是康复治疗的阶段，两者的协同作用是疾病得以恢复的必要条件。康复医学的特殊性决定了其与临床医学的区别。临床医学治疗的主要目的在于挽救生命、消除病因和逆转疾病的病理过程，采取的主要方法是药物、手术等。康复医学治疗的主要目的是恢复因伤病所致的各种功能障碍，预防继发性残损，提高患者生活自理能力，促进其回归家庭和社会，采取的主要手段是多学科、综合性的，针对的病种是多系统的。因此，康复医学具有多学科性、广泛性、社会性的特征。目前普遍认为，康复治疗最好在疾病发生后，估计出现功能障碍之前就开始进行。早期康复治疗有利于促进患者整体及早恢复。

（三）康复医学在疾病治疗中的内容

1. 针对原发损伤的治疗　大量基础和临床研究证明，康复医学的治疗方法不是简单的运动疗法，它是依据疾病的发生、发展规律形成的科学治疗方法。这种方法对原发疾病造成的损害有明确的治疗作用。如康复医学的方法对脑血管病所致的偏瘫、言语功能障碍、认知功能障碍等均有治疗作用，而这种治疗作用是大脑功能恢复的直接结果，其恢复机制与中枢神经系统的可塑性和功能重组有关。

2. 对继发损伤有防治作用　康复医学的治疗方法对预防和治疗疾病后各种原因造成的继发损伤有较好的效果。这些继发损伤包括废用综合征、误用综合征等。

（1）废用综合征（disuse syndrome）　是指长期卧床不活动或活动量不足或各种刺激减少的患

者,由于全身或局部的生理功能衰退而出现继发性结构、功能障碍。如肌萎缩、骨萎缩、骨质疏松、关节挛缩、体位性低血压、静脉血栓、坠积性肺炎、压疮等。这些问题可造成机体的二次损伤,严重时会形成继发性残疾,应加强防治。多数废用综合征是可以运用合理的康复方法预防的,废用综合征的防治应从疾病的早期开始。

(2)误用综合征(misuse syndrome) 是指不正确、不科学的治疗方法导致的人为的继发性损害。如治疗方法不当造成肌肉、关节、韧带损伤,痉挛加重,错误的运动形式出现等,这种情况可以通过正确的康复治疗方法预防和治疗。

康复治疗的早期介入可以有效地减少许多可能发生的并发症,对提高患者的整体治疗效果,促进其功能恢复具有十分重要的意义。

二、康复医学与残疾

(一)残疾对人类的影响

残疾多是由伤病造成的。它可以与伤病同时存在,也可以发生在伤病之后。前者是残疾与疾病共存的功能障碍,这种功能障碍随着伤病的控制可以逐渐康复;后者是伤病后遗留的功能障碍,给患者带来各种不利影响。残疾也可以与伤病无关,是可独立存在的功能障碍,如先天性畸形或肢体、脏器缺失等,各种情况所致的残疾对人类的影响基本是相同的,一般有以下几个方面。

1. 对残疾人本身的影响 残疾可导致残疾人器官水平的功能障碍,对躯体造成直接影响,如脑血管病患者的肢体运动功能障碍。残疾对残疾人的个体产生影响,造成他们生活自理能力下降,给日常生活带来不便。残疾对残疾人参与社会活动产生影响,使他们学习、工作、经济收入及参与其他社会活动的能力下降,对社会产生不利影响。这些不利因素的影响,最终导致的结果是残疾人的生活质量下降。

2. 对残疾人家庭的影响 残疾人作为家庭的一员,他们所发生的问题不仅是个人问题,还不可避免地要产生家庭问题。许多残疾人需要家庭成员照料,使得家庭关系发生了变化。残疾人在家庭中的角色发生了变化,增加了家庭的负担。

3. 对社会的影响 残疾人是社会的一分子,残疾除了可以影响残疾人参与社会活动外,也同样会给社会带来影响。社会需要根据残疾人的实际情况,制订相应的政策、法规,组织相关的人力、物力、财力去解决残疾人生活、学习、工作等问题,恢复残疾人的各种权利,因此,残疾不可避免地会给社会带来负担。

针对这些影响,如何预防残疾的出现、改善残疾人的躯体功能、提高其生活自理能力、减轻家庭和社会负担是摆在康复医疗工作者面前十分艰巨的任务,也是康复医学的重要工作内容。

(二)康复医学对残疾的预防作用

残疾预防是指在伤、病、残发生前后采取措施,防止残疾发生或减轻功能障碍的程度。残疾的预防是康复医学的重要内容,也是减少残疾的有效手段之一。残疾的预防应在残疾的发生、发展过程中不失时机地进行,应在人类发生、发育、成熟、衰老的不同时期进行。残疾预防即康复预防,与康复治疗互补,是康复医学的组成部分。我国医疗卫生工作的方针是预防为主,残疾人的康复医疗工作也同样遵循这一原则。残疾的预防对保障人民健康、节约人力资源、提高身体素质、推动社会发展具有十分重要的定义。

人类的残疾具有发生的普遍性、后果的严重性、预防的可能性等特点。残疾并不是注定要发生的,随着人们预防意识的加强、科学的进步、康复医学的发展,会有更多致残因素得到控制,残疾能够得到预防。

残疾预防从层面上分一级预防、二级预防、三级预防。一级预防的主要目的是预防造成残疾的疾病出现;二级预防的主要目的是疾病发生后,防止残疾出现;三级预防的主要目的是残疾出现后,防止发生严重残疾。

预防医学和康复医学的技术在残疾的预防过

程中是相互渗透、相互联系的。一般的预防手段失去作用后，康复医学的方法的作用就显得尤为重要，并贯穿在残疾三级预防的全部过程中。大量的临床实践证明，运用康复医学的方法可减少造成残疾的疾病出现、疾病出现后可减少残疾的出现、残疾出现后可减少严重残疾的出现，是其他方法替代不了的。

（三）康复医学对残疾的治疗作用

1. 对各种疾病所致残疾的治疗作用　康复医学的主要研究和治疗对象是各种类型的残疾人。康复治疗的范围包括肢体残疾人、智力残疾人、视力残疾人、听力语言残疾人、精神残疾人等。

躯体疾病所致残疾方面，除了肢体残疾外，康复治疗对各种脏器疾病所致功能障碍也有较好的治疗效果。如神经系统疾病中的脑血管病、颅脑损伤、帕金森病、格林-巴利综合征、去皮质状态、缺氧性脑病、周围神经疾病、儿童脑性瘫痪、脊髓损伤、脊髓灰质炎后遗症等，骨关节肌肉疾病中的截肢与假肢佩戴、骨折、人工关节置换、关节炎、运动损伤、脊柱侧弯、周周炎等，其他疾病中的肿瘤、疼痛等疾病所致的残疾已有了较好疗效，并总结出治疗经验。

康复医学对各类残疾的治疗手段是康复医学所特有的，方法是综合性的。其基本方法有物理治疗、作业治疗、言语治疗、心理治疗、中医治疗、康复工程、康复护理及残疾人的特殊教育或训练等。治疗目标是限制或降低残疾程度，克服由于残疾所导致的各种障碍，改变残疾造成的不利状态。

随着科学技术的发展、康复治疗技术的更新，康复医学的治疗谱会不断扩大，对各种疾病所致残疾的治疗必将发挥越来越重要的作用。

2. 对残疾整体治疗的作用　残疾所带来的问题涉及身体、心理、精神、家庭、职业、社会等多方面，也体现出残疾治疗的整体性。要想达到有效的康复治疗目的，必须针对性地采取各种康复措施，包括医学的、工程的、教育的、职业的、社会的

等一切可利用的手段和方法，致力于功能水平的全面提高。这些治疗措施组成了康复治疗的主要内容，构成了康复工作的领域。由于残疾的多样性，决定了康复措施的多学科性和综合性。

康复医学是残疾整体治疗的基础，与教育康复、社会康复、职业康复的方法结合，构成了残疾的整体治疗体系，是残疾人生活自理、回归家庭和社会的必要条件。康复医学能够在残疾的整体治疗中发挥重要作用，其原因是康复医学的方法可以解决残疾人身体、心理、精神等方面的问题。而教育康复、社会康复、职业康复的前提是残疾人有能够适应这些训练的身体基础。康复医学的特殊手段，决定了其在残疾整体治疗中的特殊地位。医疗康复的治疗效果，决定了残疾人的康复治疗周期和其他康复手段的介入时机，影响着其他康复治疗的成效。但在残疾的整体治疗中，各环节不是孤立存在的，医疗康复与教育康复、社会康复、职业康复的方法相互联系、密切配合，共同完成残疾整体治疗的目标。

（徐　莉　张昆龙）

第三节　康复医学对伤病残康复的作用

一、国际康复医学的发展

康复的概念应用于残疾人事业是在20世纪初，直到20世纪中叶，康复医学才成为一门独立的学科。康复医学发展的道路走过了一段漫长的历程。归纳起来，康复医学的发生发展经历了萌芽期、形成期、确立期、发展期等几个阶段。

（一）萌芽期

1910年以前为康复医学的萌芽期。人类自古就有利用自然因子（如日光、水、温度等）、身体运动、被动活动、牵引等各项措施来治疗伤病和强身健体的传统。公元前，希腊人利用温泉、日光、海

水、矿泉、磁石、按摩等治疗慢性疼痛、风湿、损伤等疾患。公元1世纪,古罗马采用运动、阅读、对话及音乐治疗心理障碍。公元2世纪,希腊医生认为垂钓、造房、造船等劳动都可以用于治疗。2世纪后,Caelius Auelianue提出用滑轮悬挂肢体、步行训练、温泉中运动治疗瘫痪患者。5世纪,英国神经学者提出通过主动与被动训练治疗各种瘫痪。6世纪,Ambmise parey用动静结合的方法治疗骨折,通过运动疗法促进功能恢复。12—17世纪,欧洲创立了许多大学,同时也建了许多医院,兴起了科学研究工作,作业疗法重新被人们重视。在应用于精神科领域的同时,还将骑马等娱乐性活动用于便秘、腹痛、痛风等内科系统疾病。18世纪,Joseph - Clement Tissot提出用作业疗法、医疗体操进行治疗。19世纪,一些物理因子(光、电、磁等)应用到医学领域。这一阶段,初期的作业疗法、运动疗法、理疗等开始萌芽,精神残疾人的心理治疗、盲人和聋哑人的特殊教育、残疾人的职业训练等工作开始进行。我国在春秋战国时代已将温热和按摩用于治疗疾病,汉代已用医疗体操或运动疗法进行医疗保健,我国古代武术运动被视为世界上较早的运动疗法之一,这一阶段的主要治疗对象为轻型外伤后遗症、风湿性疾病、聋人与盲人的特殊教育等。

(二)形成期

1910年至1946年为康复医学的形成期。这一期间,两次世界大战和世界范围的脊髓灰质炎大流行产生了许多残疾人,也推动了康复医学的发展。1910年开始,康复一词正式应用在残疾人身上,人们开始关注残疾人的康复治疗。1917年,最早的康复机构美国陆军身体功能重建部和康复部成立。同年成立了美国作业疗法振兴协会。1918年,美国国会通过了战伤者康复法,为战伤者创建了许多治疗设施,同时进行职业康复训练。

1919年,美国开设了波士顿作业疗法专科学校。随后其他地区也相继开办了此类学校,这些学校以后大多发展为大学。

1920年,确立了职业康复方法(Smith - Free法),产生了对战伤者的治疗和职业训练的一些专用名词,如重建(reconstruction)、再调整(recondition)、再教育(reeducation)、恢复期护理(convalescent care)、康复(rehabilionation)等,同年美国成立了物理治疗师协会。

1920—1930年,由于脊髓灰质炎(小儿麻痹症)的流行,许多医务工作者致力于脊髓灰质炎的治疗,出现了手法肌力检查法、增强肌力的运动疗法、矫形器等,物理治疗师的数量有所增加。1922年,《作业疗法与康复》杂志诞生。1923年,成立了美国作业疗法协会,同时发行了该机构的杂志Archieves。1930年,英国的第一所作业治疗师学校成立。

1932年,英国成立了作业治疗师协会,美国作业疗法协会制定了教育、资格认定和会员注册方法,318名会员在严格考核下登记注册。

1934年召开了第一次英国作业疗法会议。

1938年组织了第一次作业治疗师公认资格考试,作业疗法开始有组织地进行。

1942年,全美康复讨论会给康复下出了第一个定义。

1943年,英国发表公告,承认了康复的概念。

1944年,《物理医学文献》杂志诞生,康复学术体系逐渐形成。第二次世界大战后出现的大量残疾人,进一步提高了社会对康复医学重要性的认识,促进了康复医学的全面发展。

(三)确立期

1947年至1970年为康复医学的确立期。这一期间,开始形成了比较完整的康复医学理念,提出了多学科合作。让残疾人身体 - 心理 - 社会全面恢复的理论,并配合有一系列综合、全面的训练技术和方案。康复医学的基本方法、康复医疗机构、康复医学学术性组织、各种管理体系基本完善。陆续在西方国家建立起一大批康复中心,并使康复医学在原有物理医学的基础上,发展成为一个新的学科。

第二次世界大战期间及以后，以美国医学家Howard. A. Rusk为代表的康复医学先驱者们做了出色的工作，确立了康复医学的地位。Ruek教授首先在美国创办了纽约大学医学中心康复医学研究所，这是世界最著名的康复中心和康复人才培训基地。

1947年，美国物理医学会更名为美国物理医学与康复医学会，同时制定了康复医学专业医师的培养制度，出现了专业康复医师。1948年，成立了世界物理治疗联合会（World Confederation for Physical Therapy，WCPT）。1950年，Rusk. H. A.等，将其治疗对象限定为运动功能障碍和部分内脏功能障碍者。将康复医学定义为从医学角度提供的康复手段，并以小组工作的形式向全美推广。同年，成立了国际物理医学与康复联盟（Internaionnnal Federation of Physical Medicine and Rehabiliation，IFPMR）。1952年，在英国6个会员国代表讨论，制定了加盟该组织的条件、作业治疗师的教育标准及该组织的有关章程。作业疗法与康复杂志更名为美国物理医学杂志。1954年，成立了世界作业治疗师联合会（World federation of Occupational Tharpists，WFOT）。同年，物理医学杂志更名为物理医学与康复。1955年，Rusk教授在美国成立了世界康复基金会（World Rehabilitation Foundation，WRF）。1956年，全世界注册了52所作业治疗师培养学校。1922年建立的国际伤残者协会于1969年更名为康复国际（Rehabilitation International，Rl）。同年，成立了国际康复医学会（International Rehabilitation Medicine Association，IR－MA）。这一阶段，脊髓损伤康复获得了完整经验。治疗中枢性瘫痪的Brunnstrom技术、Bobath技术、Rood技术等神经生理学与神经发育学治疗方法得到广泛应用。康复工程的方法纳入康复治疗手段。心肺疾病康复开始进行，社区康复的概念逐渐形成。这些工作表明，康复医学的发展已日臻成熟。

（四）发展期

康复医学的发展期为20世纪70年代以后。

这个时期，在世界范围内康复医学的医疗、教育、科研诸方面都取得了很大的成就，康复医学正向深度发展，已进入神经康复、骨关节康复、内脏系统康复、慢性疾病处理、儿童康复、老年康复等各个领域。在伤病早期，如有功能障碍存在即有康复医学方法的介入，使患者得到及时的治疗，既治愈疾病又获得良好的身体功能。康复医学已成为现代医学不可分割的一部分。现代康复医学和康复事业迅速发展，全面康复的技术水平有了极大提高，保健、预防、医疗、康复紧密结合，互相渗透，为人类的健康提供全面的服务。这个时期，在世界范围内建立了大量的康复治疗、康复研究、康复教育等机构。许多国家通过立法的形式，保证了康复医疗工作的顺利进行。许多发达国家建立了康复医学数据库，各项康复治疗向着规范化方向发展。康复技术人员的培养、准入制度和方法日臻完善。康复医学的行业组织、学术组织，在康复医学的普及和发展中发挥了越来越重要的作用。1976年，实现残疾儿童全面就读。1981年，定为"国际残疾人年"。1983年至1992年为"国际残疾人10年"，以"完全参加与平等"为宗旨，积极地推动了康复事业的发展。康复医学在残疾的防治工作中发挥着不可取代的作用，将为人们平等参与社会、构建和谐的社会氛围做出贡献。

二、我国康复医学发展开创新时代

我国20世纪80年代初引进了现代康复的概念，国内许多专业人员先后去国外学习，促进了国内康复医学发展。国家重视康复医学发展，中共中央政治局2016年8月26日召开会议，审议通过《"健康中国2030"规划纲要》，由国务院于2016年10月25日印发并实施；2017年1月9日公布印发《"十三五"深化医药卫生体制改革规划》的通知，1月10日公布了《"十三五"卫生与健康规划》。特别是中国共产党第十九次全国代表大会，进一步强调没有全面健康就没有全民小康的思想，开启了全面建设社会主义现代化国家新征程，也为中国康复医学打开了跨越式发展的大门。

（一）临床－康复一体化得到重视和发展

"健康中国 2030"规划纲要提出"早诊断,早治疗,早康复"的思想,通过缩短医疗过程,提升疗效,减少无效医疗行为,从而把康复医疗的入口前移,使康复早期介入逐步形成常态。同时在医改大潮中,由于药品和耗材的零差价政策,临床科室的收入结构出现新的变化,促使临床医务人员意识到发展早期康复的复合价值。临床学科与康复医学科紧密合作的骨科康复、神经康复、儿童康复、老年康复、心脏康复、呼吸康复、重症康复、肿瘤康复、产科康复等都逐步开始在各级医院出现。这种局面不仅可以极大地提升临床效果,而且有利于减少无效医疗,改变医疗结局的观念,同时也为全面实现预防－治疗－康复三结合的医疗方针提供基础。

（二）功能成为临床结局关键指标

世界卫生组织最近提出,临床结局的关键指标不仅是死亡率和发病率,而且必须包括功能。此处所指的功能不是静态的,而是动态的。功能可以恶化,也可以改善。好的医疗应该是致力于改善功能,而不是功能恶化,或者不变。康复医疗通过改善－代偿－替代的路径,可以使大部分慢病患者的功能得到改善,提升生活质量和回归社会。其价值不仅在于减少疾病加重和再次发作的几率,也在于减少相应的医疗费用。例如国际多中心研究已经证明,冠心病、高血压、糖尿病等慢病的康复训练,可以有效地减少药物使用,提升运动能力和生活质量,减少并发症,并降低再发作率。

（三）功能评定工具正在深入研究

世界卫生组织颁布的《国际功能、残疾和健康分类》(International Classification of Functioning, Disability and Health, ICF)的临床应用研究正在深入进行,特别是通用组合(generic set)和康复组合(rehabilitation set)可望成为有效的临床功能评价工具。由我国学者编制的通用组合指南和相应的临床研究取得积极进展,可望成为医院通用性疗

效评价,医疗质量管理与控制、医保给付、失能评价和社会保险给付等方面有价值的指标。

（四）有氧能力成为新的生命体征

生命体征包括体温、脉搏、呼吸、血压,已经使用多年,可以代表一个人活着,但是无法代表生命的能力和价值。因此,国际上提出将有氧能力作为新的生命体征。有氧能力是指人体进行氧化代谢的能力,与心肺、血液、组织代谢、内分泌等功能密切相关,是综合反映人体持续活动能力的关键指标,也是人生出彩的基础。

（五）运动锻炼是提升有氧能力的关键途径

"健康中国 2030"规划纲要特别提出要发展医体融合,正是看到了将体育运动与医疗结合的价值。康复医疗是医体融合最好的结合点。自发性增长的马拉松热潮证明人民群众对运动锻炼认识的提升。中国田径协会注册备案的马拉松赛事近年来急剧增长,涵盖了全国 30 个省(自治区、直辖市)的 133 个城市,参赛人次近 280 万,2017 年预计超过 600 场,参赛人次超过 500 万。随之而来的运动安全和科学训练正是我们需要积极面对的新挑战。由此催生的各类运动与康复训练营已经开始出现,成为医体融合的新业态。

（六）大健康产业是推动康复医疗发展的强劲动力

"健康中国 2030"规划纲要提出大健康产业的概念,指出其规模在 2020 年达到 8 万亿,2030 年达到 16 万亿,成为国民经济的支柱产业(超过 20% GDP)。这个产业不仅包括健康相关的各类医疗机构,还包括以药品和食品、器械和器材、用品和用具、康复辅具,也包括康养融合、医体融合、医教融合、医工融合等新业态。21 世纪涌现的各类先进科技都将融入这个新兴的产业范畴,例如康复机器人、虚拟情景、可穿戴装备、移动医疗、智能化诊断、评定和训练设备以及新兴材料等。国家康复机器人研究项目正在为我们开创人机共融、多模态控制、软体、轻便、适用的机器人时代。可穿戴装备将成为发展社区和居家康复的重要抓

手,并通过互联网＋的方式使我们的医疗进入大数据分析的时代。各种形式的移动医疗手段将极大促进分级诊疗制度的实现和完善,从而协助医疗体制改革进行到底。

(七)康复医疗机构建设迅速发展

积极推动二级医院向康复医院转型,要求所有三级医院全部建立康复医学科。1月1日实施《上海市基本医疗保险医疗康复项目医保支付规范》,康复项目增加至43项,收费标准大幅度提升。在国家政策的大力支持下,社会资本对医疗的投入大幅度增长,特别是在康复医疗相关的领域。关注的焦点包括康养融合方向(养老、康复、护理一体化)、康复专科医院、康复护理院等。

(八)康复医疗人才培养走向多层次、多渠道、多元化的轨道

在康复医疗机构迅速发展的时代里,人才成为行业发展最主要的瓶颈。康复医学学历教育迅速发展,包括大专、本科、硕士和博士层次。2017年康复治疗学硕士和博士点终于设立,归置于医学技术(专业代码1010),就此意味着高校招生专业目录可以看到医学技术(康复治疗学)的招生信息。从渠道看,除了学历教育之外,由国家卫计委主持的康复住院医师规培已经逐步走上轨道;由中国康复医学会康复护理专委会主导的康复护士规培取得了积极的成效;各地的康复治疗师规培也在不同程度地推进。此外,国家卫计委下属的能力建设与继续教育中心成立了康复医疗专家委员会,正在从能力建设和继续教育的角度发展康复专业人才的终身教育,强调这类教育不仅要关注医学知识和技能,还要关注职业素养、沟通能力、团队合作能力、终身学习能力、创新能力和领导力的维度。康复医学教育的多元化投资热潮在悄然兴起,各类社会资本开始关注各类康复医学的培训空间。

(九)康复医学相关的科研资助力度大幅度增长

2017年度国家自然科学基金在康复医学方向资助53项(面上27项,青年26项),2017年国家科技部机器人重点项目"脑卒中康复机器人"为南京医科大学第一附属医院医院获得并展开研究。

(袁　华　徐　莉　张昆龙)

第四节　康复医学与部队伤病残康复

一、康复医学对部队伤病残恢复的重要性

据报道,1978年117医院骨科接收由前线医院转入对越自卫还击作战伤员39名,对其中35名伤员进行了功能锻炼,取得了满意的效果。说明战伤伤员进入康复期后病情虽稳定,但致残及功能障碍较为普遍,必须重视功能锻炼,以减轻致残程度。从以上功能锻炼的效果可以看出,战伤伤员进入康复期加强功能锻炼的必要性,能减轻致残程度,是护理中一项不可忽视的重要工作。锻炼中医护人员应向伤员说明功能锻炼的重要性,使其主动配合,有利于疗效的提高,避免出现问题。由于以往经验不足,一例右肱骨下端缺损骨痂形成的伤员,在进行被动屈伸肘关节运动时,因疼痛而突然坐起,致骨痂出现裂缝,又经石膏固定一个月后愈合,加重了患者的痛苦。另外应注意,被动运动的手法要轻柔,以不引起疼痛为原则。何启德曾在1979—1987年对1 455例战伤后遗症伤病患者进行康复治疗,发现战伤后遗症的治疗是康复治疗的重要环节,不管是瘢痕形成,还是神经损伤都会给患者带来功能障碍。康复治疗应抓住重点,尽早进行,这样才能取得较满意的效果,也是降低伤残率的有效途径。

一场战争,一次武装冲突,乃至一次突发性自然灾祸,不仅可能使很多人丧生,而且往往留下大批残疾和精神创伤患者。这类人员若得不到适时的医疗康复,会长期受到病痛折磨,同时也给军队和社会造成沉重负担。因此,战争和局部武装冲

突参加者的战后医疗康复问题越来越引起有关部门的注意。例如,阿富汗战争时发生的战伤、外伤、挫伤人数约5万人,其中有2 000人截肢。此外,每5个伤员中就有1人属地雷爆震伤,这类伤通常伴有挫伤。这次战争受挫伤的人中,50%的人以后会发生高血压。在整个发病率结构中,传染病占68.7%,其中病毒性肝炎、伤寒、副伤寒感染、疟疾和阿米巴病占57.2%。在一个集团军中每天有1/3的人员患上述传染病中的一种疾病。阿富汗战时,苏军中约50%的患者患的是肠炎、胃炎、胆囊炎、胰腺炎等消化系统疾病。据1990年初统计,这次战争造成苏军11 700人残废。要指出的是,即使是战时没有发生伤病的人员战后也需要康复,原因之一就是为了预防与经历战争和灾祸有关的疾病。例如,参加过二战、越战、阿富汗战争等历次战争的军人,战斗精神创伤在长达几十年的时间里对他们一些人的健康产生了不良影响,战斗应激因素影响并不随撤出险境而消失,常在很大程度上有所加重。战争精神创伤患者常发生神经精神活动紊乱,对社会生活难以适应。有些参战人员战后长时间内发生睡眠障碍、容易激动、爱发脾气、注意力不集中等症状,特别是他们难以服从未曾在战区服务过的指挥员的命令。确定军人战时各器官和系统病变远期影响的规律对制订医疗康复措施有重要意义。

二、康复医疗促使伤病残军人重返部队

曾在阿富汗服役过的很多人内脏器官和系统功能发生障碍。从他们到阿富汗第二天开始的整个服役期间,红细胞数(平均到5.3×10^{12}/L)、血红蛋白、红细胞比容(达05)增加,转氨酶(丙氨酸转氨酶和天冬氨酸转氨酶)活性升高。相反,血浆中钠、镁、氯等元素含量则下降。15%的军人查出房室传导阻滞一类的心电图变化,不少人体重减轻。值得注意的是,与中枢神经系统损伤有关的

伤病员的感觉(视、听)、运动(瘫痪、麻痹)和精神(记忆、语言)功能障碍将直接影响到他们退役后的工作和生活,这既是军事医学问题,又是全民医疗保健问题。苏军曾在阿富汗战时服役的人员约有100万人,其中90%的人年龄在30多岁,不少人发生过战斗精神创伤,这些退役人员的医疗康复更迫切。因战时兵员补充困难,经医疗康复再次服役人员成为重要补充来源,因此,对这些进行合格鉴定非常重要。对待这一问题须有科学观点,需要军事医学和劳动鉴定机构制订新的评残条例。以往俄军军医鉴定,将缺眼少腿、肢体瘫痪伤员都定为"严重缺陷",将因伤病导致"严重缺陷"的军人列入残废组,这些人都要从部队复员转业。然而随着当代军事技术的发展,军人的劳动负荷与过去战争相比无论在劳动性质,抑或体力紧张程度都有很大差别,现代军事活动主要用脑力,而不是增加体力强度。因此,许多有身体缺陷的伤员愈后仍能完成自己的任务。苏联卫国战争的经验也肯定了这一论点。对现役军人及战争参加者不同阶梯医疗康复问题统一认识具有重大的实践意义,这样便可以根据医疗机构的业务和它所处的位置适时向伤病员提供必要的康复措施,保证各医疗阶梯康复措施的连续性和继承性。

利用科学的康复综合措施,对处在伤病过程各个阶段伤病员医疗康复的效果进行控制和评价,这一点很重要。俄军卫勤专家建议,在军内组建包括各类专科医疗机构和战争参加者康复研究所在内的康复系统。有些医院、疗养院最好建成战争参加者康复医院,而康复研究所则发挥指导中心的作用。将战争和局部武装冲突参加者的健康状况资料存入数据库,利用电子计算机查明具体伤病造成远期后果的规律性,以便确定对战争参加人员健康状况预测和诊治的综合任务。

(徐 莉 陈活良 张洁琼)

第四章 >>>

残疾学及军人伤残现状

残疾是一种心身状态。处于这种状态的伤残军人,由于躯体功能或精神心理的障碍,不能或难以适应正常社会的生活和以往的工作,因此康复就显得尤为重要。康复过程中,评定是康复医学的特征之一,是康复流程中的重要环节,是康复治疗的基础,没有评定就无法规划治疗,无法评价治疗效果。评定指导治疗,治疗检验评定。各专业人员应根据本专业的需要,设计不同的评定内容,通过评定,详细、正确地掌握患者的障碍现状、残存功能和潜在能力,为设定康复目标和制订康复计划提供基本素材。

第一节 残疾学概述

一、定义

1. 残疾(disability) 是指因外伤、疾病、发育缺陷或精神因素造成明显的身心功能障碍,以致不同程度地丧失正常生活、工作和学习的一种状态。广义的残疾包括病损、残障在内,是人体身心功能障碍的总称。

1980 年 WHO 按照残疾的性质、程度和影响,把残疾分为残损、残疾和残障。残损是指身体结构和功能(生理、心理)有一定程度的缺损,身体和精神与智力活动受到不同程度的限制,对独立生活或工作和学习有一定程度的影响。残疾是指由于身体组织结构和功能缺损较严重。身体和精神、智力活动明显障碍,以致患者不能以正常的方式独立进行日常生活活动(如穿衣、洗漱),其影响在个体水平上,造成个体活动能力障碍。残障是指由于形态功能缺损和个体能力障碍严重,不但个人生活不能自理,甚至影响到生活、学习和工作等。

2001 年 WHO 在《国际功能、残疾和健康分类》中提出,健康和残疾均属于人体的生活状况,只不过处于不同的功能水平,受背景因素的影响。如果一个人的身体、活动和参与能力各种功能都正常,即为健康。反之,这三种因素任何一项不正常即为残疾。残疾可表现为人体结构功能缺损、活动受限或参与局限,而且所谓功能应是一个包括所有的身体、活动和参与能力状况的总称。功能、健康和残疾三种情况,实际上是三项相互独立又彼此关联的因素,在患者身上可同时存在,又可互相转化。

按照ICF的概念,残疾是一个包括损伤、活动受限或参与的局限性在内的术语。同时,在认识和说明残疾的概念时提出了"医学模式"与"社会模式"两个方面。"医学模式"认为,残疾是有关人的问题,是直接由疾病、创伤或其他健康状况造成的结果,应对残疾的重点是治疗或个体的调适和行为改变,因而医疗保健被当作主要的问题。另一方面,残疾的"社会模式"认为,残疾主要是由社会引发的问题,而且基本上是个体融入社会的问题。残疾不仅是个体的属性,而且是多种条件的复杂综合,其中的许多问题是由社会环境所造成的,所以,控制这种问题需要社会行动起来,从大范围讲这是社会的集体责任。

2.带有弱能的人(残疾者) 是指心理、生理、人体结构上某种组织缺失、功能丧失或者异常,使得部分或全部失去以正常方式从事个人或社会生活能力的人。包括视力障碍(残疾)、听力障碍(残疾)、语言障碍(残疾)、肢体障碍(残疾)、智力障碍(残疾)、精神障碍(残疾)、内脏障碍(残疾)、多重障碍(残疾)和其他障碍(残疾)的人。

3.残疾学 研究残疾的各种原因、流行、表现特点、发展规律、后果及评定、康复与预防的学科,是自然科学与社会科学结合的产物。

二、军人伤病残的原因

军人职业的特殊性,决定了伤病残的不可避免性。新时期军队卫勤保障目标主要围绕"提高部队战斗力,降低伤病残率"展开,这给卫生勤务人员提出了更高的要求。军人伤病残原因如下:

1.伤残原因 我军伤残原因多与训练有关,军事训练强度大、健康教育落实不到位、训练场地不规范、训练不科学、医务人员治疗不及时、业务能力有限等均可造成伤残。此外,新兵是部队训练、公差、勤务任务的主要参与者,加上新兵群体安全意识淡薄,所以伤病残易在此类人群中发生。由此可见,要降低伤残率须加强对训练伤的预防

和对人员的健康教育。

2.病残原因 病残原因多与入伍把关不严、个人卫生习惯不良、心理压力大等有关,因各军兵种卫生部门管理强度的大小而存在差异。如有带病入伍的现象发生,要及时清退相关人员;部分单位健康教育制度落实不够,教育针对性不强,官兵自我保健意识和卫生防病能力不强,未能养成良好的个人卫生习惯;随着社会竞争日益激烈,在部队这种纪律性强、组织严谨、训练强度大的环境下,患心理疾病的官兵增多。

三、伤病残现状

调查发现,由于所调研部队的专业、人员类别、军龄、性别等不同,其伤病残情况都有所不同。

1.伤病残比例 李明贤等通过对某部120名官兵评残情况的调查得出结论:总体上伤残比例(76.7%)远大于病残比例(23.3%)。

2.人员类别 大量文献都反映了新兵是致残率最高的人群。

3.等级分布 三等乙级的评残比例最高,占46.6%。

4.致残因素 徐茂云报道,致伤残作业性质以军事、体育训练为主,占评残人数的62.48%;其次为生产劳动,占14.78%。刘传瑞等人所著的文献指出,致残因素以工程作业为主(52.04%)。

5.年代分布 李进军等对伤病残官兵按年代分布进行了比较:2001年84人(8.7%),2002年118人(12.2%)等。

6.专业分布 某部2001—2006年评残情况中,机械化步兵335人,占34.7%;步兵216人,占22.4%。

7.军龄分布 李明贤等人所著的文献指出,1年兵受伤致残者的人数明显多于军龄≥2年者。

8.致残部位 某工程部队致残部位上肢最多。导致官兵伤残的原因主要为训练伤和劳动伤。训练伤致伤科目通常是通过障碍、器械体操、投弹、5km越野、擒敌术等。

病残在伤病残中所占比例较小,所以文献中几乎没有专门针对这部分的研究报道。文献调查某部 120 名评残官兵的病残情况是:泌尿系统 9 人,占 32.1%;神经系统 7 人,占 25.0%;血液系统 3 人,占 10.7%。可见须加强对心、肝、肾等重要脏器疾病和精神类疾病的重视。

四、残疾标准与评定方法

残疾标准的制定要参照 ICF 国际分类,ICF 是 WHO 应用于与卫生有关领域的分类系统之一。ICF 分类系统的最终目的是要建立一种统一的、标准化的术语系统,以对健康状态的结果进行分类,提供参考性的理论框架。该分类系统依据的是在身体、个体和社会 3 个水平的健康状态所发生的功能变化及出现的异常。ICF 不是对疾病、障碍或损伤进行分类,而是采用不同的方法试图把握与卫生状态有关的事物。卫生状态是个体的一种健康状态,它会影响到日常生活,并且与卫生服务密切相关。非健康状态可能是患急性或慢性疾病,身体失调、损伤或创伤,也可能是与健康有关的其他一些状态。上述列举的这些健康状态可以用《国际疾病分类标准》(International Classification of Disease, ICD)进行分类,而健康状态的结果可以用 ICF 进行分类。因此,ICD 和 ICF 是相互补充的,如有必要,可以同时使用这两种分类方法。此外,联合国《残疾人权利国际公约》、世界卫生组织《残疾,包括预防、管理和康复》决议和《有关残疾和康复的行动计划(2006—2011 年)》、亚洲及太平洋经济社会委员会《琵琶湖千年行动纲要》等国际社会的重要文件也是制定残疾标准的重要指导文件。

残疾评定方法是应用不同学科的理论与方法建立的残疾评定方法体系,包括评定工具与量表、评定程序、评定量化的方法,以及评定的信度、效度等,以保障残疾评定的科学性与有效性。同一种残疾可以采用不同的评定方法进行评定,例如智力残疾可以采用适应性行为评定方法,也可以采用智商(IQ)评定方法。以第二次全国残疾人抽样调查残疾评定方法为例,智力残疾评定工具为韦氏智力量表,采用 IQ 评定方法对智力残疾进行评定。

在残疾标准的基础上,要开发简便易行,使用可操作的评定工具和量化的信度效度评定指标。残疾标准及其在社会政策与社会服务、教育、就业等领域的应用,要求残疾分类分级以及评定的标准要有很强的可操作性,这种操作性不仅要保障评定的公正性,还要求能够让专业医务工作者、社会工作者理解和实施相关的分类分级与评定工作,同时也要求能够让残疾人理解和接纳残疾分类分级以及评定的方法,这也是保障残疾人权利的重要措施。

五、伤残的分类与分级

残疾标准是残疾的分类分级依据。由于残疾标准与社会福利、社会服务、残疾调查统计、残疾人注册登记制度及法律诉讼等方面密切相关,因此残疾标准的制定与实施对相关领域有着重要的社会影响。本研究根据 ICF 的理论与方法,在考察分析国际有关残疾问题文件的基础上,对制定残疾标准的相关问题进行理论探讨。

一个完备的残疾标准的主要内容应该包括:残疾定义、残疾分类、残疾分级、残疾评定方法及应用范围与应用方法说明。

残疾标准应有明确和完备的残疾定义,总的残疾定义要与各类残疾定义相一致,残疾定义不能与国际社会有关残疾的文件、国家有关残疾的法律政策发生矛盾,并且不同类型的残疾的定义要保持一致性,残疾的定义不仅要反映出残疾人的身体结构与功能状态,还要反映出残疾人的日常生活和社会参与状况,更要反映出与环境间的相互作用和影响。特别值得注意的是,许多国家制定了残疾人权益保障的法律,例如我国的《中华人民共和国残疾人保障法》、美国的《残疾人法》(ADA)等,这些法律是保障残疾人权益的基本法律,有关残疾的定义,特别是用于残疾调查与统计和残疾人登记的相关残疾分类及分级标准要与这些法律保持一致。国家其他相关法律和制度以及其他领域的标准应该逐渐过渡,保持与该法律的一致性。例如第二次全国残疾人抽样调查肢体残疾定义为人体运动系统的结构、功能损伤造成四肢残缺或四肢、躯干麻痹(瘫痪)、畸形等而致人体运动功能不同程度的丧失以及活动受限或社会参与受限。肢体残疾包括:上肢或下肢因伤、病或发育异常所致的缺失、畸形或功能障碍;脊柱因伤、病或发育异常所致的畸形或功能障碍;中枢、周围神经因伤、病或发育异常造成躯干或四肢的功能障碍。这个定义与《中华人民共和国残疾人保障法》有关残疾人的定义保持一致。

(一)残疾分类

残疾分类是为了区分不同类别的残疾,区分各类残疾的内涵与外延。不同的残疾标准依据不同的因素对残疾进行分类。传统上,由于大多采用医学模式,因此,残疾分类主要以损伤为依据。随着科学研究的发展,人们对残疾问题的认识也逐渐深入。也由于残疾人运动的发展,以及对人权特别是残疾人权利的重视,使越来越多的残疾标准不再单独以损伤为分类依据,而更重视残疾与环境之间的交互作用,以及残疾对残疾人日常生活和社会参与的影响。世界卫生组织和联合国统计署等机构均倡导应用ICF的理论与方法,采用ICF有关残疾的模式和残疾分类系统,进行残疾的分类工作。这种分类体系中强调了从身体结构与功能、活动和参与以及环境因素三个方面对残疾进行分类,ICF已经成为国际社会有关残疾分类的国际标准。一部完备的残疾分类分级系统,要保持各种残疾定义的标准是一致的,定义的方法是相同的。第二次全国残疾人抽样调查中所采用的残疾分类分级标准参照ICF的理论与方法,将残疾分为:视力残疾、听力残疾、言语残疾、肢体残疾、智力残疾、精神残疾等。凡有两种及两种以

上残疾的,列为多重残疾。

(二)残疾分级

残疾分级是对残疾严重程度的一种度量与划分,根据ICF分类与限定值应用方法,残疾分级主要依据残疾损伤的严重性及其对个体及社会生活所造成的影响。分级可以将残疾的严重程度进行量化,残疾的分级依赖于残疾的评定工具与方法。残疾分级分为三级、四级或者五级甚至十级系统。分级的差异主要是由于分级的目的不同,采用的分级方法以及分级的依据不同所致。不同残疾的分级也应该保持一致。以第二次全国残疾人抽样调查标准为例,各类残疾均分为四级。如肢体残疾按照身体结构与功能以及日常生活表现,分为四级:

肢体残疾一级——不能独立实现日常生活活动;

肢体残疾二级——基本上不能独立实现日常生活活动;

肢体残疾三级——能部分独立实现日常生活活动;

肢体残疾四级——基本上能独立实现日常生活活动。

六、残疾分类分级标准应用范围

完备的残疾分类分级标准首先要说明其应用范围。如第二次全国残疾人抽样调查标准规定了残疾定义、分类、分级及评定方法,指出"本标准适用于第二次全国残疾人抽样调查中残疾程度的评定。"在具体类别残疾评定中残疾标准也存在应用范围和方法问题,针对不同年龄人群对象,筛查和残疾评定的方法也不同。残疾标准应用还应该考虑相关的伦理道德问题,即不能对残疾人造成伤害。

七、现代残疾分类分级标准的要求

残疾问题是一个复杂的综合性社会问题。各

国制定残疾标准不仅要考虑身体结构、功能等生物学领域，更要以"权利为本"的观点综合认识残疾问题和残疾标准。残疾标准和评定是把"双刃剑"，评定残疾是为了更好地服务于残疾人，但这也可能带来对残疾人进行不恰当"标记"类似的负面社会影响。因此对残疾标准的伦理学要求十分重要。对残疾的分类、分级很多时候应用于向残疾人提供社会福利及社会服务，所以残疾标准要以残疾人功能与结构、社会活动与参与及环境因素为评定依据，以确保标准更加公正、公平，让残疾人机会均等地参与社会生活。

八、残疾的预防

残疾预防应在平战时期，包括各种训练、工作、维稳、作战等不同层次进行，应在新兵入伍开始到执行不同任务等不同时期进行。

1. 一级预防　应放在首位，目的是减少各种病损的发生。效果：最为有效，可降低70%的残疾发生率。措施：预防各种致残因素；积极防治老年病、慢性病，合理营养、合理用药；防止意外事故；加强卫生宣传教育、注意精神卫生。

2. 二级预防　目的是限制或逆转由病损造成的残疾。效果：可降低10%～20%的残疾发生率。措施：早期发现、早期治疗。适当的药物治疗如给予结核、高血压治疗药物等；基本的手术治疗如平战创伤、骨折、白内障手术等。

3. 三级预防　目的是防止残疾转化为残障。效果：减少残疾残障给个人、部队、家庭和社会所造成的影响。措施：康复医疗，如运动治疗、作业治疗、心理治疗、语言治疗以及假肢、支具、辅助器、轮椅等；教育康复、职业康复、社会康复，还包括应有的社会教育。

（徐　莉　张昆龙　陆　洲）

第二节　军人伤残流行病学调查分析

随着我军任务持续增大，训练强度逐步增强，怎样提高部队的战斗力，保障官兵的身心健康，成为重要任务之一。相关部门通过对官兵病残因素调查，了解伤病发生规律和特点，采取相应的管理措施进行预防，提出有针对性的防治和康复办法，从而更有效地保障官兵身体健康，为恢复部队战斗力服务。

一、新时期伤病残现状

调查对象为某地区2009—2013年全部评残的官兵，共2 333人，年龄：27.10岁±8.30岁，军龄：8.69年±8.32年，致残原因包括训练、执行任务、劳动、车祸等。采取回顾性调查的方法，对每名评残者的资料整理统计后进行分析。其中残疾等级按照民政部、劳动和社会保障部、卫生部、原总后勤部《军人残疾等级评定标准》进行评定。伤残疾病谱发生调查结果如下

1. 2009—2013年伤残诊断分布情况　如表1-4-1所示，随着年份增长，伤残人数呈上升趋势。其中2009年211人，占伤残总人数的11.9%；2010年254人，占14.4%；2011年262人，占14.8%；2012年415人，占23.5%；2013年624人，占35.3%。2009年脊柱伤在诊断中所占比例逐年升高，共67人，占3.8%；2011—2013年骨创伤比例最高，分别为100人，占5.7%；159人，占9.0%；300人，占17.0%。

表1-4-1 2009—2013年伤残诊断分布情况

年份	伤残诊断									总计
	空缺	骨创伤	骨关节	脊柱	头面部	耳聋	精神疾病	骨肿瘤	其他	
2009	1(0.1)	56(3.2)	43(2.4)	67(3.8)	43(2.4)	—	—		1(0.1)	211(11.9)
2010	—	114(6.5)	14(0.8)	52(2.9)	25(1.4)	24(1.4)	5(0.3)		20(1.1)	254(14.4)
2011	—	100(5.7)	66(3.8)	28(1.6)	38(2.2)	—	17(1.0)	1(0.1)	12(0.7)	262(14.8)
2012	1(0.1)	159(9.0)	111(6.3)	54(3.1)	61(3.5)	2(0.1)	14(0.8)	1(0.1)	12(0.7)	415(23.5)
2013	2(0.1)	300(17.0)	130(7.4)	60(3.4)	28(1.6)	42(2.4)	17(1.0)	3(0.2)	42(2.4)	624(35.3)
合计	4(0.2)	729(41.3)	364(20.7)	261(14.8)	195(11.0)	68(3.9)	53(3.0)	5(0.3)	87(4.9)	1 766(100.0)

注:(　)内为所占百分数

通过对此次数据的归纳总结,我们可以看出,随着年份的增长,伤残人数呈上升趋势,其中以骨创伤、骨关节和脊柱伤残所占比例最高,分别占伤残比例的41.3%、20.7%和14.8%。考虑与部队的任务性质有关,由于此地区常年担负着我国重要战略保障任务,加上维稳处突的责任繁重,任务量较大,对官兵的身体素质要求提高,因而发生伤残的情况也比较突出。同时在新时期新阶段,部队迎来新军事变革,习主席号召"努力建设一支能打仗、打胜仗"的部队,各个单位对训练要求更加严格,各项任务也向作战倾斜,驻训、拉练等情况增多,因此出现伤残人数随年份增长呈上升趋势。同时可考虑是否存在随着年龄的增大,身体素质下降或由于兵龄增长,对训练的安全有些懈怠,自我保护意识淡薄,可做进一步的调查研究。

2. 2009—2013年伤残部位分布情况　如表1-4-2所示,伤残部位中,下肢伤882人,占伤残人数的49.9%;上肢伤216人,占12.3%;眼耳鼻喉202人,占11.4%;脊柱伤161人,占9.1%;头面颈部148人,占8.4%;躯干143人,占8.1%。其中2009年,下肢与脊柱部位所占比例最高;2010年,下肢与躯干部位比例最高;2011年,下肢与头面颈部部位比例最高;2012年,下肢与眼耳鼻喉部位比例最高;2013年,下肢与上肢部位比例最高(数据缺失14人)。

表1-4-2 2009—2013年伤残部位分布情况

年份	伤残部位							总计
	空缺	头面颈部	眼耳鼻喉	上肢	下肢	躯干	脊柱	
2009	2(0.1)	7(0.4)	35(2.0)	24(1.4)	70(4.0)	4(0.2)	69(3.9)	211(11.9)
2010	—	17(1.0)	30(1.7)	23(1.3)	144(8.2)	40(2.3)	—	254(14.4)
2011	1(0.1)	59(3.3)	3(0.2)	40(2.3)	118(6.7)	32(1.8)	9(0.5)	262(14.8)
2012	11(0.6)	22(1.2)	53(3.0)	36(2.0)	246(13.9)	6(0.3)	41(2.3)	415(23.5)
2013	—	43(2.4)	81(4.6)	93(5.3)	304(17.2)	61(3.5)	42(2.4)	624(35.3)
合计	14(0.8)	148(8.4)	202(11.4)	216(12.3)	882(49.9)	143(8.1)	161(9.1)	1 766(100.0)

注:(　)内为所占百分数

在伤残部位分布情况中,考虑为个人因素、训练强度、训练环境以及日常管理等多因素共同作用的结果,预防措施不到位、官兵安全意识淡薄、健康知识缺乏,无疑增大了致残的可能性。

3. 伤病残各衔职所占比例情况　通过非参数检验的 Kruskal - walls H 检验方法对各衔职的三种性质之比进行了差异性检验,结果如表 1 - 4 - 3 中数据显示,得出 X^2 为 129.47,P 值 <0.05,有统计学意义。伤残 1 766 人,占评残总人数的 75.7%;病残 421 人,占 18%;战残 18 人,占 0.8%。衔职为团以上的人数为 180 人,占 7.8%;团以下为 620 人,占 26.6%;士官 982 人,占 42.1%;义务兵 538 人,占 22.9%。

表 1 - 4 - 3　伤病残各衔职所占比例情况

衔职	性质			X^2	P	总计
	战残	伤残	病残			
团以上	163(7.0)	—	4(0.2)			180(7.8)
团以下	583(25.0)	—	10(0.4)			620(26.6)
士官	685(29.4)	236(10.1)	4(0.2)	129.47	0.00	982(42.1)
义务兵	324(13.8)	183(7.8)	—			538(22.9)
合计	1 766(75.7)	421(18.0)	18(0.8)			2 333(100.0)

注:(　)内为所占百分数,病残中士官只包括初级士官

表 1 - 4 - 3 数据说明,各衔职的三种性质之比有差异,与以往文献结果相同,这与部队的性质有关系。繁重的训练、艰巨的军事任务,势必导致伤残人员占主要致残原因。伤残中,战士的比例高于干部的比例,可看出由于士官与义务兵是训练的主要参与者,所以这两类人群的致残率较高。士官比例最高,可考虑是否存在随着年龄的增大,身体素质下降或由于兵龄增长,对训练的安全有些懈怠,自我保护意识淡薄,可做进一步的调查研究。

4. 伤残各衔职的诊断情况　表 1 - 4 - 4 所示,伤残诊断中,骨创伤 729 人,占伤残总人数的 41.3%;骨关节损伤 364 人,占 20.7%;脊柱损伤 261 人,占 14.8%;头面部损伤 195 人,占 11.0%;耳聋 68 人,占 3.9%;精神疾病 53 人,占 3.0%;骨肿瘤 5 人,占 0.3%;其他 87 人,占 4.9%。骨创伤在各衔职中比例最高(诊断,数据缺失 4 人;衔职,数据缺失 11 人)。

表 1 - 4 - 4　伤残各衔职的诊断情况

衔职	诊断									总计
	空缺	骨创伤	骨关节	脊柱	头面部	耳聋	精神疾病	骨肿瘤	其他	
空缺		2(0.1)	5(0.3)	1(0.1)	3(0.2)					11
团以上		58(3.3)	21(1.2)	28(1.6)	24(1.4)	13(0.7)	9(0.5)	1(0.1)	9(0.5)	163(9.2)
团以下	2(0.1)	219(12.4)	125(7.1)	102(5.8)	75(4.2)	20(1.1)	12(0.7)	1(0.1)	27(1.5)	583(33.0)
士官	1(0.1)	293(16.6)	148(8.4)	94(1.3)	67(3.8)	21(1.2)	24(1.4)		37(2.1)	685(38.8)
义务兵	1(0.1)	157(8.9)	65(3.7)	36(2.0)	26(1.5)	14(0.8)	8(0.5)	3(0.2)	14(0.8)	324(18.3)
合计	4(0.2)	729(41.3)	364(20.7)	261(14.8)	195(11.0)	68(3.9)	53(3.0)	5(0.3)	87(4.9)	1 766(100.0)

注:(　)内为所占百分数

在表1-4-4各衔职伤残诊断中,由数据可看出,骨创伤与骨关节损伤占前两位,考虑原因与表1-4-1的一样,与部队的任务性质有直接关系,同时随着年份的增长,伤残人数呈上升趋势。可通过分析每年各个单位的特点,有针对性地对主要问题加以预防。随着新军事变革,对训练要求更加严格,各项任务也向作战倾斜,驻训、拉练等情况增多,无疑对官兵的身体素质要求提高。在这

种情况下,由于预防措施不到位,官兵安全意识淡薄,健康知识的缺乏,无疑增大了致残率的可能性。

5.2010—2013年伤残原因分布情况 表1-4-5所示,由于体育训练原因致残的人数为623人,占39.4%;实弹训练137人,占7.8%;劳动致伤残为227人,占12.9%;车祸129人,占7.3%;其他361人,占20.5%。可明显看出,每年的致残原因中,体育训练比例最高(数据缺失1人)。

表1-4-5 2010—2013年伤残原因分布情况

年份	原因						总计
	空缺	体育训练	实弹训练	劳动	车祸	其他	
2010		101(5.7)	24(1.4)	58(3.3)	38(2.2)	33(1.9)	254(14.4)
2011		94(5.3)	5(0.3)	65(3.7)	42(2.4)	56(3.2)	262(14.8)
2012		154(8.7)	43(2.4)	42(2.4)	28(1.6)	145(8.2)	415(23.5)
2013	1(0.1)	347(19.6)	65(3.7)	62(3.5)	21(1.2)	128(7.3)	624(35.3)
合计	215(12.2)	623(39.4)	137(7.8)	227(12.9)	129(7.3)	361(20.5)	1 766(100.0)

注:( )内为所占百分数

原因考虑与表1-4-1的一致,与部队的任务性质是分不开的。在表1-4-5显示的伤残部位中,下肢伤占伤残人数的49.9%,上肢伤占12.3%,眼耳鼻喉占11.4%。要针对这些重点致残部位进行重点防护,以降低致残率。2009年,下肢与脊柱部位所占比例最高;2010年,下肢与躯干部位比例最高;2011年,下肢与头面颈部部位比例最高;2012年,下肢与眼耳鼻喉部位比例最高;2013年,下肢与上肢部位比例最高。每年的重点致残部位除了下肢外都有所改变,可根据各个单位情况进行统计分析,发现容易致残的部位,并进行防护。

军队一直以来承担着保卫国家领土完整、抵御外敌侵略的神圣职责。随着近年来军事任务愈加繁重,训练任务增多,势必会引起伤残的发生。要减少伤残的发生对基层医务人员的业务能力提出了更高的要求,作为医疗卫生人员,我们不仅要做到理论知识扎实,操作技能娴熟,还应该严格要

求自己,一心为兵,努力跟进时代要求,争做复合型人才。同时还需要各级领导重视与各部门配合,积极开展健康教育,不断提高官兵健康意识,减少伤病残的发生。

二、伤残康复与保障调查

(一)伤残人员康复情况调查

选择2016年5月在全军康复机构会议上进行问卷调查及专家访谈,调查对象为军医大学、总医院、驻军医院及疗养院等康复医疗机构和近60名专家,调查问卷内容主要为官兵伤病残康复地点选择情况;官兵伤病残康复经费及期限情况和官兵伤病残康复转归情况;官兵健康教育情况和伤残情况研究,内容包括致伤残原因、伤残部位、伤残等级和类别,以及费用保障情况等七个方面。

调查结果指出,各个康复机构主要是按照需要对患者进行健康教育。在致残原因中,主要原因为车祸、工作和军事训练。官兵损伤部位主要

为下肢,其次为躯干。根据康复科收治的伤残官兵分布等级情况分析,驻军医院伤残等级从一级到十级均有分布。而军医大/总医院和疗养院主要集中在二级到六级。总体来看,伤残等级以四级为主,且伤残类别以肢体最为多见,其次为躯干伤。伤残康复官兵医疗费用的主要保障方式为全免,其次为按照军人药品目录购药。在伤残患者疾病谱排列中,驻军医院主要以脑卒中、骨伤术后、颈椎病、腰椎病、肌肉劳损为主;军医大/总医院以脊髓损伤、腰椎间盘突出、脑卒中、关节损伤、软组织损伤等为主;疗养院主要为骨关节损伤、脑卒中、颈椎病、脑血管意外、腰肌劳损。

战士是部队任务的主要实施者,也是发生伤残的重要人群。针对这部分人群,需要专门做一些健康教育,以提高其对疾病、伤痛的重视程度,以免延误病情。通过数据分析可看出,除疗养院定期进行一次健康教育外,驻军医院和军医大、总医院主要是按照需要对患者进行健康教育。研究结果显示,要想提高官兵的大卫生观,减少伤病的发生,开展健康教育是提高官兵健康意识最有效的方式,因此需要各级领导的重视与各部门的配合,真正落实好健康教育的每项工作。其次,由于各个部队的任务不一样,训练项目也不一样,因此致伤残部位也都有不同。可根据单位自身情况,结合各个医疗机构的医疗水平和收治能力,对重点致残部位进行重点预防,有针对性地提出康复措施。

我军卫生改革以来,卫生服务水平一直稳步提高,保障水平也稳中有升,但随着军队担负使命任务越来越重,康复保障任务也逐步增强,怎样提高部队的战斗力,保障官兵的身心健康,成为重中之重。相信通过采取以上措施,可有效降低致残率,进而提高部队战斗力。

(二)伤残机构康复保障情况调查

1.调查内容 包括:①官兵伤病残康复地点选择情况;②官兵伤病残康复经费及期限情况;③官兵伤病残康复转归情况。采用流行病学横断

面的调查方法进行现状调查。在调查前取得调查对象的知情同意后,由调查员向调查对象讲解问卷内容及相关术语概念后发放问卷。对每个组随机选取专家访谈。其中残疾等级按照民政部、劳动和社会保障部、原卫生部、原总后勤部《军人残疾等级评定标准》进行评定。

2.官兵伤病残康复地点选择情况 通过调查,伤残官兵对于康复地点的选择,驻军医院、军医大、总医院以选择医院为主,疗养院则以选择疗养院为主,另外有少部分选择在单位进行康复。官兵伤残康复的双向转诊基本都可以得到保证。平时伤残官兵由医院向疗养院康复转诊协调方式以医院与疗养院机关之间和通过上级机关为主,而战时转诊主要为基地医院和野战医院向疗养院协调。对于伤残医疗鉴定首选经过系统康复评估后进行。

3.官兵伤病残康复转归情况 官兵康复后残疾一到六级转归主要措施是交地方民政部门安置和回单位休养,官兵康复后残疾七级到十级转归主要为参与力所能及的工作,其次为回单位休养。对伤病残官兵的转归,体现了国家和军队对伤病残军人的关怀与照顾。根据伤病残评定,对官兵采取不同的转归,既能保障伤病残官兵的合法权益,也能使官兵发挥自己的价值和作用,对于稳定部队,调动积极因素,解除官兵后顾之忧,具有十分重要的意义。

三、伤病残康复保障策略分析

针对部队官兵伤病残管理存在的问题和情况,可通过加强以下措施予以改善。

1.康复保障机制要运行顺畅 加快推进分级诊疗康复保障体系的建立,促进基层康复机构规范化,发挥综合医院康复学科保障作用,突出疗养院简化康复职能任务的地位,使得各医疗机构有机地结合起来,既各有侧重,又分工协作。针对不同的疾病以及致病因素,分类治疗,分级处理,康复保障覆盖全过程。使得基层单位接得住,大医

院转得出,疗养院简化康复通道流程,减少医疗资源浪费,促进"急慢分治、分级诊疗、分阶段康复"的康复保障机制顺畅运行。

2. 平战时卫勤保障能力要提升 提高战斗力,就要针对训练伤等常见疾病的发病原因,制订合适的康复治疗计划,明确防治措施。可建立起康复快速反应治疗体系,针对不同的伤病残,快速反应,提高康复治疗效率,缩短救治和康复时间,以最大限度地提高官兵的健康水平。在平时,可以采用速效催眠、兴奋药物、中草药等药物以及采用推拿、针灸等方法以达到抗疲劳、耐缺氧、提高免疫力、调节内分泌和情绪的目的。战时应树立早期康复理念,发展空运救护装备和医疗康复设备,以提高战时的救治效率。

3. 信息化建设与远程康复医疗要衔接 加快建立军兵种卫勤信息化康复治疗体系,各级医疗卫生机构建立数据交流共享平台,加强康复机构与部队卫生、门诊就诊信息管理,以及对战时医疗人员配置、伤病员统计、医疗后送、决策和指挥自动化提供有力的保障。通过信息化建设以达到远程早期医疗康复的目标,可以显著提高医疗水平,减少医疗资源浪费,降低伤残率。

4. 针对疾病谱要制定有效康复措施 针对致残原因、因素等采取相应的措施予以杜绝,从源头抓康复预防工作。定期开展健康教育及卫生知识教育,普及预防知识,提高自我保护意识。合理安排训练内容,严格按纲施训、科学训练、由易到难、循序渐进,杜绝打疲劳战、急于求成等倾向,减少伤病残诱因。

5. 要早期发现早期康复治疗 注意伤病残先兆,及时预防,充分警示,尽早发现,积极治疗,避免延误治疗,失去最佳救治时机。根据平战时不同特点规律,早期采取不同康复措施,能降低伤病残的发生率。

(徐 莉 张昆龙 张 珺)

第五章 >>>

康复医学及其在伤病残中的应用

康复医学作为一个独立学科,在康复治疗的手段、工作方法、康复对象的管理等方面形成了符合自身规律的特点。做好军人伤病残康复医疗工作,需要全面掌握康复医学的知识和康复治疗的手段、工作方法,按照规范的康复流程和康复医学的工作方式服务康复对象。

第一节 康复医学的手段

伤病残康复医学的手段包括康复预防、康复评定、康复治疗,下面分别介绍。

一、康复预防

康复预防是指在伤、病、残发生前后采取措施,防止残疾及功能障碍的发生、发展或减轻其程度,康复预防分为一级预防、二级预防、三级预防以及伤、病残预防。

(一)一级预防

一级预防又称初级预防,是指预防各种致残性疾病、损伤、发育畸形、精神创伤的发生。一级预防是康复预防的基础和关键,做好一级预防,可降低70%的残疾发生率。一级预防的主要措施有以下几个方面。

1. 进行健康教育,增强防病意识,建立良好的生活习惯,选择适宜的运动,促进心理健康。

2. 预防接种,防止某些传染病的发生。

3. 预防先天性疾病,防止近亲结婚,做好优生优育的宣传工作和围生期保健。

4. 减少慢性病及老年病的致病因素,及时诊治与康复,开展老年保健活动。

5. 防止意外事故的发生,制订安全措施,进行安全教育。

6. 合理用药,控制药物的副作用。

7. 合理营养,防治营养不良。

8. 限制或禁止吸烟、饮酒。

9. 改善社会环境,减少理化因素对机体的影响。

(二)二级预防

二级预防又称次级预防。在已发生伤病后,及早发现、早治疗,将疾病的损害控制在最低水平,防止残疾的发生。二级预防需要许多学科的临床工作者共同参与。做好二级预防可使残疾的发生率降低10%～20%,其措施如下。

1.早发现　定期、早期进行各种检查,做到早发现、早诊断。

2.早治疗　健全各级医疗卫生网络,在早发现、早诊断的基础上,尽早采取相应的治疗措施,防止残疾的发生。

3.控制危险因素　改良生活方式,有效地控制各种危险因素,遏制疾病发展和恶化。

4.预防并发症　在治疗原发病的基础上,预防并发症,避免继发性残疾出现。

5.早期康复治疗介入　康复治疗的早期介入有利于促进身心功能恢复,防止功能障碍。

(三)三级预防

当残疾出现后,应采取措施以防止发生严重残疾。三级预防主要包括以下几方面。

1.开展康复治疗　尽早、正确地选择和开展物理治疗、作业治疗、功能训练、心理治疗等康复治疗措施。

2.提高日常生活活动能力　在开展康复治疗的过程中,重视提高日常生活活动能力训练,增强康复治疗的实用性,帮助残疾人回归家庭和社会。

3.开展职业康复　通过职业咨询、指导、评价、训练、安置等手段,帮助残疾人重返工作岗位。

4.开展教育康复　为残疾人提供各种合适的教育机会,保障他们受教育的权利。

(四)伤残预防

针对军人伤残的种种原因,对重点人群、重点因素要加强防护,尤其不同军兵种军事训练伤种类会有所差别,不同的自然环境致残部位等也不一样,我军制定了相关预防措施。

1.加强健康教育,普及劳动卫生、训练伤预防知识　可采取讲座、板报评比、知识竞赛等形式。加强心理教育,每年都应根据新入伍士兵不同的文化水平、家庭背景、性格特点等情况,搞好分类教育和个别疏导。

2.做好医学监督　密切注意伤残先兆症状的出现,及时发现,尽早治疗。

3.注重安全教育　加强官兵卫生观,提高自我保护意识,加强组织领导,深入一线,检查安全保护执行情况,确保部队的安全稳定和官兵身心健康。

4.科学合理地安排军事训练计划是预防军事训练伤发生的重要环节　严格按照《中国人民解放军军事训练条例》《部队军事训练健康保护规定》等要求,上级领导要经常对基层干部进行统一指导学习,对训练场地要派相关人员进行危险因素排查,责任到个人。

5.提高基层医生的业务能力　基层医生是官兵受伤后予以治疗的第一责任人,上级医院要高度重视基层医生的培训,提高其业务能力,并做好经常巡诊与定期会诊工作。

(五)病残预防

病残原因相对集中,可从以下几点入手减少病残的发生。

1.要大力开展健康教育,加强卫生知识宣传,部队要组织开展卫生知识教育,使官兵养成良好的生活卫生习惯。认真落实官兵体检工作,特别是从事具有职业病危害专业的人员,做到"三早",即早预防、早发现、早治疗。

2.加强心理教育,重视心理训练,减少精神类疾病的发生。

3.严禁带伤、带病参训,减少积累性损伤和转化为慢性病的机会。

4.接新兵人员要严格把好接兵关,避免带病入伍的现象发生,防止伤病人员流入部队。卫生部门要加强新兵的体检工作,认真做好新兵入伍后的复检工作。在新兵复检中,坚持高标准严要求,不漏一人。对有可疑疾病的兵员及时送上级医院明确诊断,不留隐患,杜绝带病入伍的现象。

二、康复评定

康复评定(rehabilitation evaluation),是用客观、量化的方法有效和准确地评定残疾者功能障碍的原因、性质、部位、范围、严重程度、发展趋势、预后和转归。康复评定是康复医学的重要组成部分,是正确的康复治疗的基础。康复治疗过程中可能多次进行康复评定,且往往以康复评定开始,又以康复评定结束。

1.康复评定的内容　包括躯体功能、精神状态、言语功能和社会功能等,涉及器官或系统水平、个体水平和社会水平等不同层次的功能评定,也可以是以上各层次功能综合评定。

2.康复评定的目的和作用　了解残疾所致功能障碍的性质、部位、范围、严重程度、发展趋势、预后和结局,为制订康复治疗计划提供客观的依据。动态观察残疾的发展变化,评定康复治疗的效果,及时开发新的更有效的康复治疗手段。

3.康复评定的方法　包括运动功能评定,如肌张力评定、肌力评定、关节活动范围评定、步态分析、平衡与协调功能评定、感觉功能评定、心肺运动功能试验;日常生活活动能力与社会功能评定,如日常生活活动能力评定、独立生活能力评定、生存质量评定;言语与吞咽功能评定,如言语功能评定、吞咽功能评定;心理功能评定,如心理评定、智力测验、神经心理测定、人格测验、情绪测验等;电诊断,如肌电图、神经传导速度测定、神经反射检查、诱发电位、低频电诊断等。具体举例简述如下:

(1)肌力测定　肌力测定是测定受试者在主动运动时肌肉或肌群的力量,以评定肌肉的功能状态。肌力测定的主要目的是评价各种原因引起的肌肉功能损害的范围及程度,评定康复治疗的疗效。

(2)关节活动范围测定　关节活动范围测定的主要目的是发现关节活动范围障碍的程度。根据整体的临床表现大致分析可能的原因,为选择治疗方法提供参考,作为治疗效果的评定手段。

(3)平衡与协调功能评定

①平衡评定:平衡主要是了解有无平衡障碍,找出引起平衡障碍的环节,确定是否需要给予必要的治疗。评定方法包括主观评定(以观察和量表为主)和客观评定(通过平衡测试仪测试)。

②协调评定:协调主要是判断有无协调障碍,为制订治疗方案提供客观依据,评定方法主要是观察被测试对象在完成指定的动作中有无异常,如果有异常即为共济失调。

(4)日常生活活动能力评定　日常生活活动能力反映了人们在家庭(或医疗机构内)和社区中的最基本能力,因此是康复医学中最基本和最重要的内容。日常生活活动包括运动、自理、交流及家务活动等。日常生活活动能力评定对确定患者能否独立及独立的程度、判定预后、制订和修订治疗计划、评定治疗效果、安排返家或就业都十分重要。

(5)独立生活能力评定　独立生活能力是指个体在家庭中能否自我照顾和在社区中能否生存的能力,其与基本日常生活活动能力的区别在于不仅需要评定躯体功能,还要评定认知和社会交流能力。

(6)生存质量评定　在医学领域,生存质量是指个体生存的水平和体验,这种水平和体验反映了病、伤、残者在不同程度的伤残情况下,维持身体活动、精神活动和社会活动处于良好状态的能力和素质。生存质量评定至少包括六大方面:身体功能、心理状况、独立能力、社会关系、生活环境、宗教信仰与精神寄托。

(7)言语功能评定　言语功能评定主要是通过交流、观察或使用通用的量表(必要时还可以通过仪器对发音器官进行检查)来评定患者有无言语功能障碍并确定是否需要言语治疗。

(8)心理功能评定　康复心理学(rehabilitation psychology)是医学心理学的一个分支,随着康复医学的发展而形成,它将医学心理学知识与技术运用于康复医学的评定与治疗中,治疗对象主要是残疾人和一些心身疾病患者。

(9)电诊断　电诊断是神经生理学诊断,一般来说生理学和生化学的变化远早于形态学改变,电诊断为临床神经肌肉疾病功能障碍评定提供指标,并且能够对患者预后进行评价。方法包括肌电图、神经传导测定、神经反射检查、诱发电位、低频电诊断等。

三、康复治疗

对于伤病残康复患者常采用的医学康复措施如下。

1. 物理治疗　有直流电疗、低频电疗、中频电疗、超声治疗、水疗、热敷治疗、蜡疗、磁疗、光疗、生物反馈等。我国还常应用推拿、气功、太极拳、针灸等传统医学的康复手段，以及电针、激光针、穴位磁疗、中药离子导入等中西医结合的物理治疗手段。

2. 医疗体育　医疗体育是医疗性的体育运动方法。它是一种用体育锻炼来增强机体抵抗力，帮助患者战胜疾病、恢复健康或预防疾病的有效方法。其对象主要是健康、体格或活动功能上有缺陷的患者。常用的医疗体育手段是医疗体操和各项运动，以及器械治疗等来锻炼身体、增强体质、改善生理功能，促进身体康复。

3. 心理治疗　医务人员通过自己美好的语言、态度、表情与动作，并配合建设优美的医院环境和良好的社会影响，使残疾者和慢性病患者形成相应的心理反应，以达到治疗的目的。

4. 语言矫治　对失语、口吃、听觉障碍的患者进行训练，努力恢复其听说能力。

5. 作业治疗　作业分以下几种：

（1）日常生活动作训练　包括穿衣、进食，利用住房及其设备，步行及坐车，个人卫生及如厕等。

（2）职业技巧训练　如基本劳动或工作的技巧，做恢复工作前的训练。

（3）工艺劳动动作　如泥塑、陶器工艺、编织、美术等，主要改善手的细致功能活动。

（4）家务活动训练　如烹调、使用家用电器、洗熨衣服等。通过以上训练，使患者出院后能适应个人生活、家庭生活、社会生活和劳动的需要。

6. 营养治疗　针对残疾者的身体情况，拟定合理的膳食和营养食谱。

7. 康复工程　有些残疾按目前医学水平还不能得到满意的防治效果，要靠人工支具来补偿功能的不足，或靠某些用具来弥补其生活能力和感官的缺陷，这就需要应用电子、机械、材料等工艺为残疾患者设计和制作假肢、矫形器、特殊用具或为康复医学的诊疗来设计和制造特殊的器具。现今康复工程技术的发展和实际应用已成为提高和改善残疾者独立生活或工作能力的有力手段，如国外有的医院使用的"声控轮椅、气控轮椅"，轮椅可按照声音和呼吸的"指令"而启动、转换方向或停止。

（徐　莉　张昆龙）

第二节　康复医学的工作方法

在康复过程中采用特有的康复方法适合伤、病、残各种康复人员，尤其独特的工作方法、流程，并在康复实施前进行评估，制订切实可行的目的计划。

一、康复医学的工作方式

康复医学跨学科的特点决定了其团队的工作方式。也就是说，由多个学科的专业人员组成康复治疗组，在整个康复流程中始终是通过康复治疗组的集体治疗方式，来完成康复治疗工作。康复工作强调各专业之间的通力协作，这种合作包括学科间合作和学科内合作。康复医学主要是针对患者的功能障碍进行医疗工作。功能障碍可表现为躯体功能障碍、心理功能障碍、社会功能障碍等各个方面。要想解决这些问题，仅靠康复医学一门学科是难以完成的，需要保健医学、预防医学、临床医学、工程学、教育学、社会学等学科相互联系、相互渗透、相互配合，全方位地开展康复治疗工作，达到整体康复的目的，取得理想的康复治疗效果。在康复医学内部也是如此，单一的康复专业是不能解决患者所出现的诸多复杂问题的，同样需要康复医学各专业人员相互配合，围绕一个共同的康复治疗目标进行治疗，才有可能取得良好的康复治疗效果。

在康复治疗组中，康复医师是组织者和协调人，主要成员有物理治疗师、作业疗法师、言语治疗师、心理治疗师、康复工程师、文体治疗师、社会工作者等。康复治疗组是由康复医师接收患者后进行检查和评定，根据患者的康复问题点，选择相关的专业人员组成的。治疗初期，各种专业人员对患者进行检查评定，讨论患者功能障碍的性质、部位、严重程度、发展趋势、预后、转归等，提出各自对策（包括近期、中期、远期治疗方案与目标），形成完整的、分阶段性的治疗计划，由各专业分头付诸实施。治疗中期，对计划的执行结果进行评价、修改、补充。治疗结束时，对康复效果进行总结，并为下阶段治疗或出院后的康复提出意见。

二、康复流程

病伤痊愈往往不能马上恢复工作，因为痊愈出院不等于康复，康复工作必须从伤病的早期开始，直至回归岗位、社会或家庭。急性期的康复一般 1~2 周，其后需要经过相对长时间的康复治疗阶段，时间可能为数周至数月，使患者能达到生活、行动自理，进一步可以回归原来家庭或社区，直至恢复工作。而在回归家庭或社区之前，往往还需要一个过渡阶段。有些伤病者可能只经历某一阶段即可恢复工作，而有些伤残者虽经努力但仍不能生活自理，终生需要他人帮助。所以，整个流程中，各种机构均应设置良好的康复服务设施，以满足伤病者的需要。从医疗和社会结构方面，应该有相应的机构来解决伤病者的问题。不同的康复工作环境中的康复流程有所不同，大体上可分为专业康复流程和社区康复流程。

（一）专业康复流程

专业康复流程是指患者在康复医疗机构中接受康复治疗所要遵循的基本规律和程序，这些康复医疗机构有综合医院的康复医学科、康复中心、康复医院等。专业康复流程包括门诊康复流程和病房康复流程，两者程序基本一致，区别在于是否住院。

患者就诊后可在门诊接受治疗，也可以收入医院进行治疗，决定接受患者康复治疗后，康复治疗人员要和患者及家属进行交谈。谈话的目的是了解患者的疾病和治疗过程、既往病史、家族史、个人社会生活史、职业史、心理史、对康复的认识、今后的打算等，同时要介绍相关的康复医学知识、本次治疗的目的、治疗的基本方法、需要注意的问题等，以争取患者的配合，顺利完成康复治疗工作。

在康复治疗前要对患者进行系统、全面的康复评定。评定的方法包括体格检查、客观检查、康复医学的评估方法等。通过康复评定寻找患者的康复问题点，为制订康复目标和计划做准备。康复评定分各治疗成员的评定和康复治疗组的整体评定，康复治疗组的整体评定多通过康复评定会的形式进行。康复评定会一般分初期康复评定会、中期康复评定会、末期康复评定会。初期康复评定会重点讨论患者的康复问题点、康复的有利因素和不利因素、康复目标、康复计划、康复周期、康复预后、患者转归等。中期康复评定会重点讨论患者治疗后的变化情况、分析各种变化的原因、目前的问题点、是否要修订康复目标和计划、下一步的治疗方法等。末期康复评定会重点讨论康复目标和计划完成情况、目前状况、出院后指导等。召开康复评定会的时间根据患者的疗程确定，比如患者的疗程是 3 个月，可每个月召开一次，遇有特殊情况可随时召开。归纳起来专业康复医疗的整个流程如下：

接诊患者→交谈→检查、评估→确定康复问题点→组织康复治疗组→初期康复评定（制订康复目标、治疗计划，拟定康复处方）→康复治疗→中期康复评定（调整治疗方案）→继续康复治疗→……→完成治疗计划，达到康复目标→末期康复评定（出院后指导）→结束治疗→出院（回归家庭或社会）。

（二）社区康复流程

社区康复是依靠社区的社会化自身进行的，在社会化工作体系的基础上，制订社区工作计划和组织完成其计划的工作队伍，培训社区康复工作人员，根据康复需求情况，开展康复服务工作。但从康复治疗上讲，社区康复流程与专业康复流程有类似的地方，但其康复服务面、服务内容和所需的技术与专业康复有很大的不同，决定了社区康复流程的特殊性。首先，要对康复对象进行康复需求调查，进行康复评定。其次根据患者的康复需求，应该由康复专业人员在康复评定的基础上做出判断，以决定需要采取的康复服务内容。社区康复医疗应该与专业康复医疗之间建立联系，以保证患者整体治疗的连续性，共同构建康复治疗网络，提供双向转诊途径，提高康复治疗质量。

社区康复评定也可以定期或分次进行，分初期康复评定、中期康复评定和末期康复评定。评定内容和方法可参考专业康复的，但强调简洁、明了、易操作，社区康复治疗技术要简单、易行、实用、针对性强。军人伤残离开部队，回归家庭和社会，在社区康复治疗的过程中，更加强调各部门、各专业的协调配合，注重康复治疗的全面性，把提高家庭和社会生活质量作为主要目标。

三、制订康复目标与康复计划

康复目标和康复计划是在康复评定的基础上制订的。根据康复评定的结果，对患者存在的问题做出客观判断，制订出符合患者实际情况的康复目标和与之相应的康复计划。

（一）康复目标

康复目标要以患者为中心，致力于患者的功能恢复、日常生活能力的提高，使患者能够回归家庭和社会。康复目标因患者障碍的情况和程度不同而有所差异，确定康复目标也受患者年龄、性别、身体状况、职业的影响，需要注意的是各专业的康复目标要与整体的康复目标相一致，不能将恢复职业和经济自立作为康复的唯一目标，也不要因为康复目标的多样化而不去确立具体的康复目标。应尊重客观实际，制订合理的康复目标和治疗计划，争取最好的治疗效果。康复目标的分类有两种方法，两期分类法和四期分类法。目前，我国常用的是两期分类法。两期分类法分为长期目标和短期目标。长期目标是经过治疗上的最大努力，患者达到最好功能水平时的一个标准；短期目标是在完成长期目标的过程中某一阶段的治疗标准。四期分类法分为近期目标、中期目标、出院目标、远期目标。近期目标是康复治疗初步阶段应达到的目标，中期目标是康复治疗过程中分阶段应达到的目标，出院目标是患者治疗结束时应达到的目标，远期目标是患者出院后回归家庭和社会所能达到的目标。

（二）康复计划

康复计划要在针对障碍分躯体、心理、社会等方面问题进行全面评定的基础上，根据患者的年龄、性别、身体基础情况、交流能力、理解能力、文化水平、心理适应能力、家庭及社会构成等多方面情况进行制订。一般有以下几个原则：

1. 评定过程是制订治疗计划的基础。

2. 治疗计划因每位患者的实际情况不同而不同。

3. 治疗计划要周密、严谨。

4. 治疗计划要与实际技术水平相一致。治疗要有科学性。

5. 治疗计划要进行阶段性修订。

6. 治疗计划要围绕一定的目标进行。

（徐 莉 张昆龙）

第三节 伤病残康复措施及其进展

军人平战伤病残康复医疗工作需要康复治疗人员全面掌握康复医学的知识和方法，按照康复流程和康复医学的工作方式服务康复对象。同时,要注意伤残人员康复的特殊性,在康复治疗的手段、康复治疗的工作方法、康复对象的管理等方面形成符合自身规律的特点。

一、战伤康复方式

战伤康复不仅是单一的战伤后续治疗或训练,一些康复理疗措施已贯穿战伤救治的整个过程。为了充分发挥早期康复、减少残疾、重返部队的康复作用,基层医疗机构可以组建战伤康复的机动卫勤分队,支援野战医院开展早期康复治疗,有利于提高危重伤病员的存活率,减少残疾率。

(一)组建模块化战伤康复分队

1.战伤康复机动卫勤分队的标准设计 根据《军队医院机动卫勤分队建设暂行规定》中专科医疗队要满足组织、制度、装备、技术等四个方面的要求,可以将军队医院(疗养机构)康复科组建的康复分队视为专科医疗分队的技术模块。按照我军战伤救治后送的规定,康复专科分队可以前伸到集团军医院或战区基地医院,作为野战医院的一级或二级分支模块。康复分队模块在执行心理治疗或软组织损伤治疗等任务时,可配属师团部队单独执行任务。康复科收治的伤病种类较多,开展的治疗技术繁多,康复设备笨重无法携带,部分康复治疗或训练大多适合后方医院长时间住院患者,大部分康复理疗的技术设备并不需要也很难用于前方野战医院。康复分队模块人员组成精干,执行早期康复的特定任务;设备便携,开展的项目安全可靠起效快;对辅诊科室或其他分队的依赖少,任务内容主要为早期康复。根据上述特点,设计相应的技术配备、相应的设备,开展相应的人员培训和考核,建立战伤康复机动分队模块的实施标准,同时需要制定卫勤力量调配机制,与野战医院其他医疗模块建立双向转诊机制,以保证康复医疗分队的顺利运转。

2.战伤康复机动卫勤分队的设备配备 野战医疗设备有较多的特殊要求,康复设备的通用化、系列化和模块化是军用标准的要求,战伤康复分队使用的医疗设备主要为理疗设备。统一设计康复分队医疗设备的转运箱,其研制标准达到防碰撞、防潮防雨、耐高温、耐严寒;统一电源插口和电压标准,配备发电机或大功率移动电源,可利用野战救护车的电源展开工作,转运箱拼接摆放后可作为治疗台使用等。设计的一体式多功能移动理疗工作站,可满足康复分队的部分需求,设备采用高强度柜式结构,集成应用最广泛的超短波、脉冲磁、旋转磁、短波紫外线、中频电疗治疗设备,有定制的稳压电源,可由多种电源供电,可供康复设备应用。

3.战伤康复机动卫勤分队的工作流程

(1)检伤、康复评估及交接

①确定康复任务和工作目标:按照我军战伤医疗后送"三区七级"的规定,康复专科分队可前伸到集团军医院或战区基地医院作为野战医院的一级或二级分支模块,在野战医院实施早期康复,康复分队的任务是感染控制,伤口创面处理。参照我军,2006年版《战伤救治规则》,康复专科分队可协助外科分队进行康复治疗或留治2~3周能治愈归队和暂时不宜后送的伤病员。康复专科分队的任务还包括将伤病员后送到疗养院康复中心、康复科,对治疗终结的伤病员提出伤情鉴定,尤其是为后期残疾评定提供资料。

②检伤:检伤重点包括询问受伤经过,查看伤情纪录、伤票、清创手术记录、前期抢救记录、治疗记录等,检查软组织损伤程度、部位、数目及有无颅脑伤、胸腹伤,是否需要再次进行清创手术,确定有无肌腱断裂、神经血管损伤、肌肉萎缩等情况。

③康复评估:康复评估应认真检查引流管、敷料、外固定石膏托和夹板;因早期康复要进行各种理疗,须先确认有无金属内固定物、体内残留弹丸、弹片和部位、数量。再进行感觉评估、关节活动度评估、运动障碍评估、疼痛评估。

(2)拟定康复计划

①康复治疗过程中的临床处理:包括积极防治休克,尽可能迅速消除休克病因(如出血、张力

性气胸等),输液、输血、给氧等,为再次实施清创手术创造条件。

②早期给予抗生素防治感染:创面换药、清除显见易取的坏死组织和异物,交换敷料。

③书写康复病历:制订理疗方案,开具运动处方,指导制订康复护理计划。

二、战伤常见康复技术

1.感染控制

(1)伤口创面处理　西南边境作战时,我军尚无全面开展战伤康复的能力,但战伤理疗在伤员救治中发挥了重要作用。据金完成等报道:抗生素在控制创伤感染的过程中发挥了重大作用,但大肠埃希菌、铜绿假单胞菌、厌氧夹膜杆菌等的耐药性突出,增加了抗感染的难度,各野战医院均积极开展多种理疗,提高了治愈率,缩短了病程。外科感染早期理疗的目的是提高局部组织免疫功能、改善血液循环、增强局部药物浓度和效用、抑制病菌生长繁殖,从而控制感染,避免形成脓肿。紫外线疗法、超短波疗法、药物离子导入疗法在处理各种炎症和感染中有明确的疗效,可协助内、外科医疗人员救治严重感染的伤病员。上述治疗方法还可在肺部、腹部各脏器和五官科感染的控制中发挥重要作用。据统计我军和美军内科发病率居前位的病种分别为呼吸系统疾病、传染病及寄生虫病。西南边境作战中,我军出现"烂裆"皮肤病人员占轻伤员的50%。上述疾病多属于感染性疾病,均可使用紫外线、超短波或药物离子导入疗法提高抗感染的效果。

(2)抗休克、抗感染处理　抗休克、抗感染是一线战伤救治的重要环节,未来战争伤员伤口感染的控制受多种因素的影响,如海上战伤伤口被海水浸泡、丛林地雷伤伤口易受微生物感染、沙漠战伤合并严重脱水、高原战伤合并脑水肿等,增加了伤口愈合难度,易发生感染性休克,因此在创面处理上需要运用多种治疗手段。紫外线、超短波、药物离子导入等疗法除可用于处理各种火器伤

外,在烧伤、冻伤、毒虫咬伤等创面治疗中也能发挥重要作用。超短波疗法还可协助治疗各种严重感染、中毒、失血、烧伤等因素导致的急性肾衰竭。

2.神经外伤、运动系统伤(含软组织伤)的治疗

按照我军野战战伤救治体系,在集团军(医院船)医院一级的医疗机构设置轻伤病医院,后送分类医院,战伤康复分队模块可嵌入轻伤病医院治疗各种软组织闭合伤,开放性损伤的伤员,也可嵌入后送分类医院,承担脑外伤、脊髓外伤伤员的后送任务。

3.运动系统常见伤病及其早期康复

软组织闭合伤包括软组织挫伤与关节扭伤,皮肤完整、皮下及肌肉,筋膜以至内脏及其小血管,淋巴管等组织损伤称为挫伤;扭伤是关节过度伸展或屈曲使关节囊、韧带、肌肉、筋膜部分纤维断裂,伴有组织撕裂处出血、血肿,关节积液、积血。软组织开放性损伤包括擦伤、割伤、刺伤、撕裂伤、穿入伤、贯通伤、动物咬伤,以及各种火器伤、爆炸伤。手术后伤口开放性损伤具有不同程度的污染,易发生感染。

(1)急性腰扭伤　康复治疗可解除肌痉挛、镇痛、促进血肿及渗出物吸收、防止粘连和纤维性变、恢复腰部功能。在野战条件下可使用交变磁场、超短波、电兴奋、干扰电、间动电、超声波、热疗波、按摩疗法等。

(2)周围神经外伤　康复治疗可消肿、减轻疼痛、促进神经再生、防止粘连,可使用无热量超短波、紫外线、直流电碘离子导入、脉冲超声、红外线照射、音频电疗、电体操等疗法。

(3)骨折　理疗是骨折治疗中不可缺少的重要措施之一,康复治疗有助于镇痛、消肿,促进骨痂形成,改善全身状况,预防和控制感染,防止肌萎缩。骨折早期还可行超声、超短波、磁疗、药物离子导入等疗法,导入药物包括钙、碘、普鲁卡因、抗生素等。在西南边境作战中,伤员骨折后经紫外线照射,伤口感染率显著降低,骨痂形成时间显著缩短。

（4）中枢神经系统损伤　颅脑脊髓外伤的早期康复对挽救伤员生命和预防残疾具有重要意义。脑外伤是我军医院、疗养院康复科收治的主要病种之一，对其有着比较成熟的治疗技术。颅脑外伤包括脑震荡、脑挫裂伤，早期康复疗法包括对脑水肿、昏迷患者呼吸道管理，防治肺部、尿路感染，给予高压氧、神经营养、超短波、穴位药物注射及穴位电针等治疗。我们曾采用半导体激光照射椎动脉治疗脑外伤100余例，有效率80%以上。脊髓外伤的伤员在急性期（伤后10天内）可采用超短波、红外线及紫外线疗法。战伤康复分队尚需在后送过程中处理各种脑外伤和脊髓外伤的并发症。

（5）反心理战与战斗应激反应治疗　战斗应激反应伤员可达战场伤员总数的50%，以色列总结其中东战争中战斗应激反应伤员预后良好。美军针对战斗应激反应的救治组织了专门的卫生特遣队，美军2010年出台了《联合心理战条令》，美军心理战的发展方向是作战样式信息化、作战行动协同化、作战任务多样化、作战力量软实力化。医学心理学与医疗体育学、康复理疗学、疗养医学均为重要技术平台，心理治疗是常规工作。我军各康复中心及康复科室开展康复治疗项目是从脑血管病及脑外伤康复起步的，在各种神经精神症状的康复治疗中积累了丰富的经验，多数医务人员均接受过心理学专业培训，在心理学的临床应用和科研方面均有丰富的经验和人才资源，因而战伤康复分队具备开展心理治疗的基础条件，可配备各种理疗设备，将生物反馈疗法、高压氧治疗、静电疗法等用于心理治疗。战斗应激反应多集中发生在战斗的第1周，可造成大量减员，其救治主要在师救护所一级医疗机构完成，因此，战伤康复分队可进入师救护所支援。

总之，战伤康复可以分期分规模进行，康复分队除了完成感染控制与创口处理、神经外伤及软组织损伤治疗、战斗应激反应治疗的任务以外，还可协助野战医院各专科治疗分队对伤病员进行治疗，在轻伤员的治疗中扮演重要角色，战伤康复分队在抗震救灾等非军事行动中也可发挥重要作用。

三、提高伤病残康复防治的措施

为了更好地服务于伤病残官兵，康复医学还有很多地方不断需要研究完善。

1. 研究不同地域环境康复预防措施　根据不同地域的自然环境，加强不同军兵种伤病残致残因素与原因调查研究；针对高原、严寒、戈壁等恶劣自然环境和空军、海军、火箭军等不同军兵种，把原因分析建立在数据支撑上，制定相关预防措施，提高康复预防措施的操作性。

2. 推进康复医疗服务的规范化、标准化进程　可参考借鉴美军、德军已有的一些文件，制定全军统一的《常见伤病的临床康复治疗路径》《康复病人准入、准出标准》等规范性文件。康复手段包括加强生活与职业技能的训练，像木工、磨工、电工、钳工的技能锻炼等，为伤病残官兵回归社会后能很好地体现自身价值提供保障。

3. 发挥康复疗养对伤病残官兵健康恢复的重要作用　康复疗养为官兵健康促进、伤病残康复提供了非常好的环境和技术条件，并为军人残疾等级评定标准的科学严谨性提供依据。在军人伤残评定中规定的"军人于医疗期满后"评定，更为科学地为"军人于医疗康复期满后"进行等级评定。要加强对康复疗养的重视，这样既及时促进了官兵身心健康的恢复，又减轻了国家和军队的经费负担。

（徐　莉　张昆龙）

第二篇

常用康复治疗技术

　　康复治疗是康复医学的重要内容之一,是康复医学与其他临床医学治疗特征的区别之处。康复治疗是使病、伤、残者康复的重要手段,常与药物治疗、手术疗法等临床治疗综合应用。康复治疗前应先对病、伤、残者进行康复评定,然后制定一个康复治疗方案,由以康复医师为中心的、康复治疗师和临床医学相关人员共同组成的、康复治疗组去实施,并在实施过程中不断总结、评定、调整,直至治疗结束。

　　康复治疗技术近年来发展速度较快,作为康复医学的主要治疗手段,康复治疗技术是随着科技和社会的进步并在继承古今中外传统医学治疗手段的基础上逐步发展起来的。现代技术革命推动了康复治疗技术的现代化。可以说,具有特殊的、系统的理论及方法体系的现代康复治疗技术,正是在现代技术革命的推动下在 20 世纪逐步形成,特别是在 20 世纪 50 年代以后加速发展起来的。第三次技术革命正深深地引领和加快着现代康复治疗技术的发展。康复治疗技术虽脱胎于古今中外传统医学,但在数次技术革命的背景下都得到了快速发展。现代康复治疗技术已超出之前的狭义的概念和范围,涉及内容相当广泛,包括生物学、医学、工程技术,乃至社会学、心理学、法学等,涉及学科与技术领域则包括生理学、康复工程、生物医学工程、电子工程、生物力学、机械工程、辅助技术、康复咨询、康复评价、神经科学、言语病理学、作业疗法、物理疗法、特殊教育、法律、社会保障体系、社会学等。可以预见,现代技术革命将为康复治疗技术的发展提供可能,当然也会为临床提供更先进、更安全、更可靠、更智能化的康复治疗训练及评测系统,从而提高残障人员的生活质量,还会为军队伤残人员提供更科学、更便捷、更有效的健身产品,强化身体各项功能、延缓衰老。

　　随着康复医学向社会化、现代化、国际化方向发展,科学技术在康复治疗技术发展中起着越来越重要的作用:①科学技术的发展促进了康复治疗技术的兴起;②科学技术的发展促进了康复治疗技术水平的提高;③科学技术的发展促进了康复治疗技术向精确性、科学性方向发展。可以预见,康复治疗技术定将继续随着科学技术的发展而向着更精准、更智能化的方向发展。

第一章 >>>

物理治疗

应用各种物理因素作用于人体，以防治疾病的方法，称为物理疗法（physical therapy），简称理疗。物理疗法有悠久的历史，特别是在 20 世纪 70 年代以来，理疗的适应证逐步扩大，理疗效果得以提高。随着现代物理学的发展，更有效的物理疗法将不断充实到理疗学科中。物理治疗是将自然界或人工的物理因子以及传统医学中的物理方法作用于患病机体，引起体内一系列生物学效应，达到消除病因，消除或减轻疼痛，恢复生理平衡，增强机体防卫功能、代偿功能和组织的再生功能，使病患得到康复。

物理疗法包括运动疗法，运动疗法是针对患者机体障碍状况，选用合适的运动训练方式，促使患者受损功能尽最大可能恢复的主要康复治疗技术之一。运动疗法是康复治疗技术中的重要措施和手段，它依据患者的病情和身体各部功能的现状，利用生物力学的原理（躯体运动、牵引、按摩、借助康复器械的运动等），通过患者自身的力量或康复治疗师（或康复治疗士）的辅助操作（也可借助于康复运动器械及康复训练设备）所进行的主动运动或被动运动，以促进患者各种功能的恢复，使患者最大限度地恢复生活自理能力和劳动能力。

第一节　虚拟现实训练系统与康复机器人

20 世纪 60 年代早期，持续被动关节运动机器（continuous passive motion，CPM）开始用于外科手术后的康复。近年来，在 CPM 的基础上逐步研发了主动关节运动训练设备，该设备具备运动反馈功能，并实现了康复训练的智能化控制，初步具备了早期康复机器人的功能。康复机器人疗法最初集中在肌肉运动知觉反馈训练，在临床广泛使用的神经肌电生物反馈疗法的基础上，扩展到以功能电刺激和虚拟现实为基础的训练、治疗系统。康复机器人是智能化的康复训练设备，目前康复机器人在国内外有三个重要的研究方向：一是智能化的关节运动反馈训练系统，侧重于关节或任务导向性训练（task‑oriented approach）的康复训练；二是虚拟现实训练系统，侧重于精细运动、认知功能的康复训练及康复阶段的心理治疗；三是外骨骼康复机器人，是一种融合传感、控制、信息、融合、移动计算的智能化可穿戴的设备，类似"电脑化的假肢"，设备外形更像机器人，帮助患者进行康复训练或辅助完成步行、上肢的日常生活活动的动作。

康复机器人主要通过被动或者半被动方式协助患者进行训练。康复训练主要通过增强肌力达到康复治疗目的,训练方式分为被动训练、助力训练、主动训练和抗阻训练4种形式,其内部包含一套完整的辅助训练结构与控制系统,也可由外骨骼系统对患者肢体肌肉进行被动锻炼,逐渐恢复大脑运动中枢受损的神经系统,进而帮助患者恢复肢体运动功能。

20世纪90年代,机器人辅助康复训练技术快速发展,瑞士HOCOMA公司、韩国首尔国立大学、日本东京大学等都已研制出诸如LOKOMAT、LOKOMAT Pro、WALKBOT、Hart Walker等知名品牌机器人,康复机器人进入到全面发展时期。国内研究机构也在最近几年对康复机器人开始进行相关研究,也取得了很大成效。

Neville Hogan教授是上肢康复机器人研究的杰出代表。他在1995年获得的第一个康复机器人专利Interactive Robotic Therapist是专门针对手腕和手指康复进行设计的。该专利提供了一种手功能康复训练机器人设计原型,并提出了手功能康复机器人与患者交互训练方法。斯坦福大学工程学院康复工程实验室Charm Lab是可穿戴式外骨骼上肢康复机器人研究的开拓者之一。根据斯坦福大学2018年2月公布的最新研究进展,触觉与姿态界面系统是康复工程实验室正在开发的一款可穿戴上肢康复机器人。HAPI在一个静态平台的技术上,通过微广角摄像头,利用空间检测技术,检测可穿戴式康复训练设备的3D人体关节的空间运动特点,利用15个自由度的人体运动感应器实时记录胳膊运动时的位置信息,捕获人体姿势。

人机交互安全性问题是康复机器人帮助患者进行康复训练的最基本要求,也是目前康复机器人设计中存在的主要问题之一。但目前一些康复机器人由于结构、尺度以及界面设计的缺陷,造成康复作业者作业姿势不能很好地处于自然状态,导致危险事故发生;由于结构及材料限制,可穿戴机器人操作流程复杂及自重等问题使得康复作业难度加大,患者不能自主操作训练,导致大量人力、物力的浪费;辅助性操作程序过多,患者很难充分发挥其主观意识,加大了操作负荷;国内现有的康复器材大多出自国外,尺寸等并不十分符合中国大众的需求。

一、智能化的关节运动反馈训练系统

康复机器人的分类,按照运动方式,分为牵引式康复机器人、悬挂式康复机器人及外骨骼康复机器人3种形式;按照患者康复作业姿态类型,可分为:坐卧式康复机器人、直立式康复机器人及辅助起立康复机器人3种形式;按照结构形式及作业姿态,可分为跑步式步态训练机、脚踏板步态训练机、地面步态训练机、静止步态训练器以及踝关节康复系统5种类型。智能化的关节运动反馈训练系统是用于运动训练的康复机器人。

常用的运动反馈训练系统是以色列medi-Touch公司2010年面向全球推出的针对身体多关节及躯干进行主动康复运动训练和功能评定的系列产品,目前已在国内进入临床使用。设备配属电脑系统根据康复评估结果和临床运动处方,设计形成适合患者康复训练的图形指令及大脑分析指令,进行运动分析,制订运动计划,并发出运动执行信号,传递到肢体。肢体接收信号后进行指导性的训练。智能运动控制训练仪配置了生物力学传感相联系的智能软件,能有效控制患者运动力度和方向,通过设置的运动目标提供更多的更有趣的训练,避免因运动量不足而无法起到治疗的目的,也避免患者因训练的单调重复而感到疲倦。相较于传统的综合康复运动训练,智能运动控制训练更具有人性化及安全感并能同步进行视觉及听觉训练。

德国RECK公司生产的MOTOmed康复设备,是用于上、下肢训练的康复机器人,也是投入国内康复临床使用的设备。MOTOmed有三种运动方式:转速可调的被动运动、侍服电机驱动的助力运动、阻力可调的主动运动。MOTOmed 被动运动模式是：当患者完全丧失肌肉力量无法自己运动时，MOTOmed 可以通过电机带动患者进行上、下肢运动，从而避免或减轻缺乏运动带来的不良后果，如关节僵硬、肌肉萎缩、消化不良、骨质疏松、血液循环不畅等。MOTOmed 配备有痉挛控制系统，该控制系统可持续感应使用者的肌肉张力，自动探测可能发生的各种痉挛并加以处理。当使用者发生痉挛时机器运转会逐渐变慢直至停止，然后向反方向运动，缓解痉挛，放松肌肉，肌肉、关节不会有任何损伤，设备也不会翻倒。MOTOmed 的适应证是：痉挛、中风、多发性硬化、三瘫一截、肌肉萎缩、脑部损伤、脊髓损伤、帕金森综合征、骨质疏松症等。

Motion Maker 是由瑞士 Swortec 公司设计研发的世界上第一台使用功能性电刺激与控制锻炼协同治疗的康复训练机器人。在固定训练系统辅助下，患者可以在卧床状态时控制瘫痪肢体进行健身运动，利用预先确定的算法同步序列电刺激，模拟自然地面反作用力，将患者肢体附着在脚部矫形器上，由传感器实时反馈信号来控制练习模式及速率等。

M600 训练套装也是国内使用的康复训练设备。M600 关节活动范围和肌力生物反馈运动控制训练系统专为骨科、神经科的康复设计。具备一些创新的技术，可用于全身所有关节和部位的训练，如手指、手部、上下肢、头颈部和背部。M600 训练模块包括 Myo‒EX 和 AngleX 传感器。Myo‒EX 采用新的表面 EMG 设计，根据神经系统可塑性原理，强调早期干预的重要性，用于康复训练和生物反馈，能在早期介入主动康复。Myo‒EX 采用表面肌电信号进行计算机辅助康复、生物反馈、肌肉再学习和运动控制。通过 EMG 信号进行游戏，不需要关节活动即可进行康复训练。AngleX 训练模块用于抗重力训练，针对性训练肢体的运动模式、运动控制、姿势的控制等等，AngleX 是一个重力传感器，主要感应关节的主动抗重力运动（与重力方向的角度改变），配合计算机互动游戏一起使用，可用于整形外科和神经康复等方面。

临床研究发现，增加视觉反馈的上肢训练能更好地改善脑卒中患者前臂旋转和手背伸的能力。智能运动反馈系统能促进上肢和手部本体感觉的输入，提高手部精细控制能力。

智能运动反馈控制训练的优点在于：①通过视觉、听觉增加患者的运动感觉反馈，手部的精细活动可以成为图像直接显示在屏幕上，反复的运动感觉刺激有助于大脑加强对手部活动的控制能力。②智能运动反馈控制系统可以先进行康复评定，再选择合适的训练模式，这有助于建立有针对性的个性化训练方案。③通过游戏、环境模拟等方式，实现人机互动，以多种方式激励患者主动参与。让患者在游戏的氛围中接受功能训练，患者训练依从性更好。

二、虚拟现实训练系统

虚拟现实（virtual reality，VR）是一门借助计算机构建出一个与现实环境十分逼近的虚拟环境，是支持用户使用自然的技能亲身感受的人机交互技术，具有良好的康复效果。虚拟现实是新的人机界面，具有三维世界效果的模拟环境，同时通过各种传感设备使用户"沉浸"于该环境中，实现用户与该环境直接进行交互操作，并产生与现实世界中相同的反馈信息，使人们得到与在现实世界中同样的感受。虚拟现实训练在康复训练领域用于平衡和姿态训练、行走训练、上下肢康复训练和日常生活技能训练。通过模仿练习，运动障碍和认知障碍的患者可以在虚拟环境中完成针对性训练任务，学会运动技能。在虚拟环境中习得的运动技能可以迁移到现实世界的真实任务中。与传统康复训练方法相比，虚拟现实具有更安全、更有趣、针对性强、康复速度快、疗效好等优势。作为一种有效的运动康复技术手段，虚拟现实技术有很好的发展前景。

虚拟现实训练技术在运动障碍康复中的应用

研究,有四个重点研究方向:虚拟现实训练与康复机器人结合、虚拟人、基于触觉反馈和力反馈的虚拟现实康复训练平台以及游戏机类的训练平台。

(一)触觉感知的虚拟现实康复训练系统

触觉感知的虚拟现实康复训练系统的研发目前正进入临床试用阶段。河北工业大学机器人及自动化研究所将虚拟现实和机器人技术引入到踝关节的康复工程,研制出踝关节康复训练系统,实现了踝关节的运动控制,并构建了虚拟环境仿真平台;借助于触觉感知接口的力反馈作用可以使患者感觉到踝关节受到的作用力;建立了踝关节功能康复测评方法;北京交通大学研制了面向手部康复训练的虚拟现实平台,针对脑卒中患者腕部活动度低的病症设计虚拟现实训练平台,使患者在虚拟环境中扮演一个角色,成为虚拟环境中的一部分,通过训练动作与虚拟环境进行交互,达到逐渐恢复腕关节活动度的目的。该平台运用3ds Max制作虚拟场景中的模型,通过virtools进行模型的交互作用和整合,实现了面向手部康复训练的虚拟现实平台的构建。平台针对手部运动障碍患者设计了两个训练场景,第一个场景主要用于训练手腕的屈伸运动,第二个场景除训练手腕的屈伸运动之外增加手腕的平行方向的运动训练。每个场景具有三个递增难度训练任务供患者选择。训练动作完成后平台会根据训练情况自动进行动作评分。试验表明,该平台运行良好,具有实际应用价值,将在运动障碍康复领域扩展使用。

(二)应用虚拟现实游戏机进行康复训练

电子游戏机在国内康复界曾广泛应用,在言语矫治、认知训练、作业治疗、心理治疗及手指精细运动训练等方面取得较好的效果,国内开发了很多计算机辅助康复训练设备。据中山大学附属第二医院康复科报道,使用Minimize软件,接受虚拟现实训练脑卒中患者上肢功能的恢复程度、运动功能水平和日常生活能力的改善程度明显好于对照组。

康复运动训练中采用的生物反馈技术有视觉、听觉,以及电刺激等多种形式。一个好的虚拟游戏与普通的采用简单图表及动画的视觉反馈方式相比,具有以下几个优点:①内容的丰富性。虚拟游戏往往需要一个完整的游戏场景,这个场景中呈现的事物多种多样。目前虚拟游戏场景已由二维模式逐渐向三维模式发展,甚至将出现完全模拟现实环境的游戏场景。这样的场景所包含的信息量是普通反馈形式无法比拟的。②有明确的目的、明确的任务,再加上相应的奖惩措施,就可以使患者觉得生动有趣,在满足患者成就感的同时激励患者进行持续训练。③训练过程富于变化。清华大学等研究单位相继开发了虚拟现实训练软件。

(三)虚拟人与智能化的肌电假肢

张腾宇研究的上肢残肢以肌电信号为控制源的上肢运动康复虚拟现实训练方法,可以为患者提供有效的训练和评价。研究者建立肌电信号提取的方法,开发表面肌电测试系统。建立特定人真实感三维手部及上肢模型,研发人机自然交互系统,创建虚拟现实的训练场景,实现在虚拟现实环境中多自由度肌电手的动作训练,并设计科学的训练方法、评估系统。该方法可用于上肢截肢患者装配肌电假手前的康复训练。

(四)虚拟现实训练系统协同康复机器人的康复训练

1.虚拟游戏用于上肢康复运动训练设备 美国加利福尼亚大学的Robert J、Sanchez和Jiayin Liu等人研制了一套用于上肢运动康复的外骨骼训练系统T-WREX,该系统集成了上肢减重装置和虚拟现实游戏功能。值得一提的是,瑞士的Hocoma公司以T-WREX系统为原型,研制出了Armeo上肢康复运动训练器,并实现了将其商品化。

2.虚拟游戏用于下肢康复运动训练设备 日本香川大学智能机械系统与工程学系和学校医院的康复医学部门合作开发了一种用于运动治疗的虚拟现实滑雪系统,该系统可以为患者提供不同断的有趣的虚拟滑雪训练,患者通过下肢的左右摆动来控制虚拟的滑板。希伯来大学(Hebrew University)的 Rachel kizony 和 Liat Raz 等人,将带有视频动作捕捉的虚拟现实系统应用到截瘫患者的平衡训练中来,因而可以模拟身体在二维平面内多自由度的运动。他们设计了一系列能够与患者进行互动的、难度可以调整的游戏项目,以引导患者运动,训练患者的下肢平衡能力。加拿大蒙特利尔大学犹太康复医院和魁北克康复研究协会合作开发了一套应用了虚拟现实技术的多自由度反馈控制的下肢训练器。他们建立了一个需要患者过街的三维场景,场景中除表示患者本身的虚拟人外还有不受患者控制的行驶的汽车和行人等。他们希望通过应用这种具有实际意义的,并具有较强真实感的步行过街训练,达到提高患者的步态和步速,以及重返社会后独立生活的能力。

3. 基于虚拟现实的外骨骼机器人 李军强等研制了一套具有三种自由度的外骨骼远程康复系统,进行康复训练时,外骨骼系统可以带动人体上肢实现肩部的屈、伸运动,外摆、内收运动及肘部的屈、伸运动。应用虚拟现实技术制作了一个虚拟人和一个虚拟场景,虚拟人处于虚拟场景中,它可以跟随患者一起运动,并可以在虚拟场景中进行漫游,增加了康复训练的趣味性,获得了更好的康复效果。将网络技术应用于康复训练,设计了一套远程监控系统,医生可以通过虚拟人的运动对外骨骼的运动进行远程监控,进而了解患者手臂的运动,用虚拟人的运动再现患者的运动,实现监控功能,克服了因使用摄像头视觉反馈系统而需要大量图像数据传输的弊端。

东南大学针对脑中风偏瘫患者的康复训练,设计了一种基于运动想象脑电的上肢康复机器人系统。首先,利用肢体运动产生的三维动画刺激患者进行运动想象并通过 USB 脑电放大器采集运动想象脑电信号;然后,采用小波包算法进行特征向量的提取,并通过基于马氏距离的线性判别分类器分类;最后,PC 利用虚拟现实技术进行视觉反馈,同时控制康复机器人。该系统使用患者上肢的运动想象脑电信号直接控制康复机器人进行训练,在很大程度上促进了运动神经功能的康复。6 名受试者在该系统上进行了长时间的在线实验,初步证明了该系统的可行性。

沈阳工业大学针对传统康复训练方法的不足,进行了以全向移动下肢康复机器人为平台的康复训练系统的设计研究。研究的主要内容包括康复机器人的虚拟环境设计与导航研究。虚拟环境的设计改善了传统康复训练过程单调枯燥的状况,并且可以缓解患者的运动疲劳。本文设计的虚拟环境使用 VRML 语言建立,可以实现趣味化康复训练环境建立和标语自动提示功能。导航研究使康复过程更加科学、更加安全。导航研究包括:康复训练方式的设计、结合 T-S 型模糊神经网络的避障算法设计、机器人与虚拟环境同步控制方式的设计、步态检测系统与障碍物检测系统的设计。

三、可穿戴式康复机器人

助力机器人包括可穿戴在人体上各部位的机械装置、动力装置和控制装置以及检测人体运动信息的多种传感器,它们组成一个可提高人体相应部位运动功能与负荷能力的辅助机器人系统以及一个类似人类神经系统的局域网,是典型的人机一体化系统。

(一)可穿戴式下肢康复机器人

下肢康复机器人是康复训练机器人的一种,主要用于帮助有下肢运动功能障碍的患者进行康复训练。下肢康复机器人的结构构型与康复运动控制策略是目前研究的两个关键技术。近年来,下肢康复机器人在结构构型方面有了很大的发展。根据患者训练时的不同姿态,下肢康复机器人分为站立式下肢康复机器人、卧式下肢康复机器人和外骨骼下肢康复机器人三种。

1. 站立式下肢康复机器人 站立式下肢康复机器人的设计必须符合人体运动学的基本规律。

由于大多数患者的下肢功能较差,不能负载正常的体重,所以一般站立式下肢康复机器人都配有减重装置。

站立式下肢康复机器人的典型结构之一,是采用下肢外骨骼与医用跑台协调带动患者的下肢进行步态训练。广州一康复医疗设备公司生产的步态训练与评估系统 A3 是国内首先投入应用的站立式下肢康复机器人。该训练评估系统由外骨骼式下肢步态矫正驱动装置、智能减重系统和医用跑台组成,是将外骨骼式下肢步态矫正驱动装置连接到一个弹簧支撑的四边形结构上,辅助下肢运动障碍患者在医用跑步台上进行减重步行训练的产品。外骨骼是左右对称的机械腿,在机械腿的腰部机架和大腿的腿杆上分别安装电机,各驱动一套丝杆螺母机构,从而推动机械腿来完成步行动作。智能减重系统主要由固定支架提供支撑并使身体保持稳定,通过电机驱动,悬吊患者胸部绑带支撑部分体重。医用跑台的主要作用是与外骨骼下肢步态矫正驱动装置协调运动,为患者提供正常生理模式的步态训练,同时也可为患者提供部分体重支持(图 2-1-1)。

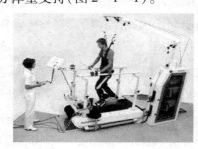

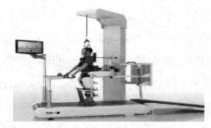

图 2-1-1 站立式下肢康复机器人

站立式下肢康复训练机器人典型结构之二,是采用控制脚踏板来带动整个下肢运动。采用悬吊方式来减轻患者体重以保持患者身体平衡。患者踩在可编程控制踏板进行康复训练,可编程控制踏板由两个完全对称但相互独立的机械臂组成,踏板安装在机械臂底部,可以提供各种可能的足部运动轨迹。机械臂安装在直线导轨上,踏板水平方向上由直线电机控制,竖直方向的位置由安装在机械臂 3 个关节处的电机控制。该系统通过位置控制能为训练者提供平地、上下楼梯等多种训练场景,以提高训练者的兴趣,提高训练的主动性。

2. 卧式下肢康复机器人 卧式下肢康复机器人有三个自由度,采用的是电机驱动,由主运动机构和姿态机构构成。患者在进行康复训练时可以躺在床上,在仰卧的姿态下进行。在进行康复训练时,患者躺在训练台上,把患者的大腿与曲柄滑块机构的连杆相贴合,并将两个滑块对称布置,固定在齿形带上。将患者的脚固定在滑块上,电机带动齿条带做往复运动,而固定在其上的滑块就一起运动,模仿正常人在仰卧时腿的屈伸动作,带动下肢做屈伸运动。脚踝的姿态可以自主设定,人机交互界面在康复过程中可以实现训练模式和参数的调整,使用时可设置符合患者自身病情的模式和参数(图 2-1-2)。

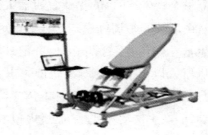

图 2-1-2 卧式下肢康复机器人

3. 外骨骼型下肢康复机器人 外骨骼型下肢机器人有步态预学习模式和步态生成模式两种控制策略,采用肌电信号,利用装在机架上的多种传感器,如脚底板的力传感器、躯体上的肌电传感器、各关节处的角度传感器等测量人体皮肤的脉冲来搜集人体步行时的肌电信号,再据信号信息的处理使驱动装置输入动力,减轻其肌肉负荷,达到助力的目的(图 2-1-3)。

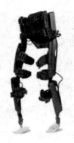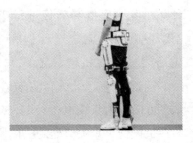

图 2-1-3 外骨骼型下肢机器人

（二）可穿戴式上肢康复机器人

上肢康复机器人可以分为两大类，一类为末端牵引康复机器人系统，另一类为外骨骼康复机器人系统。

末端牵引式康复机器人系统是一种以普通连杆机构或串联机器人机构为主体机构，使机器人末端与患者手臂连接，通过机器人运动带动患者上肢运动来达到康复训练目的的机械系统。机器人系统与患者相对独立，其末端仅与患者手部相连，其结构简单、易于控制、价格低廉。工业机器人为成熟产品，整个系统可靠性更高，早期的上肢康复机器人系统大都为此种系统。

外骨骼康复机器人系统上肢康复训练是通过机械结构模拟人体上肢的整个手臂，如广州一康复医疗器械公司生产的 A6 型康复机器人，该装置有六个自由度及四种训练模式。其中预定轨迹模式为医生指导患者进行手臂运动，并记录下轨迹，其后由机器人以不同速度对该轨迹予以重复；预定义治疗模式是在预定的几种标准治疗练习中进行选择训练；在主被动模式中，通过虚拟游戏与患者互动，由机器人对患者肢体进行支撑和引导完成训练，在训练过程中患者的引导力可以通过系统进行调整（图2-1-4）。

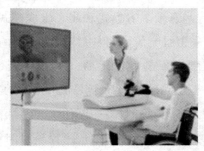

图 2-1-4 上肢康复机器人

（三）可穿戴式手功能康复机器人

华中科技大学以自行研制的穿戴式手功能康复机器人为基础，对其本体机械结构及控制系统设计、驱动器的建模与控制、人手表面肌电信号的辨识等关键技术展开了深入的研究。西安交通大学樊琛等制作了手部外骨骼康复机器人的模型，并运用 Rhinoceros 5.0 对机构进一步优化建模。实验验证所设计的模型具有机构简单、穿戴方便、控制有效等特点，能较好地实现食指 0°～90°弯曲运动，满足关节运动及韧带拉伸的康复训练需求。2010 年，香港理工大学 TONG 等研制了一套基于肌电信号控制的外骨骼手指康复机器人。在康复训练中，该机器人将检测到的患者的肌电信号进行处理，然后控制机器实现手指弯曲和伸展运动。采用该机器人系统，中风患者可以在机器人的辅助下按自己意图完成一些日常生活活动。

2011 年，北京航空航天大学发明了一种外骨骼手指康复机器人，该机器人根据安装在关节处的传感器反馈的数据来实现主动式康复治疗，其手指关节单元采用小型的平行滑动模块结构，通过外置的驱动结构控制腱鞘式钢丝传动来实现手指关节弯曲运动。

2012 年，谭旭晖运用生物机械学理论法进行运动学分析，找出了人体日常运动的规律，为康复机器人的设计提供依据，对现有的上肢康复机器人进行分类和比较，设计了一种新型多杆欠驱动机械手指，并对其进行了运动学和静力学分析校核。2012 年，于美丽等根据人类手指的运动特点，对康复机器人进行了模块化设计，建立了类人日常活动的机器人仿真模型，并在 Adams/Hydraulic 模块进行运动学仿真满足了手部功能暂时缺失或永久缺失人员的部分需求，对临床康复有指导意义。

四、康复机器人研究面临的问题与展望

在各种类型的机器人研究中，能源问题是必

须面对的一个重要问题,由于电池容量、体积以及技术上的限制,很难对下肢外骨骼提供持久的能源。例如日本研制的 P3 型机器人,体质量 130kg,电池质量达 30kg,而其活动 25 分钟后,电量即被耗尽。为了提高下肢外骨骼机器人的待机时间,各个国家都在努力研制用于下肢外骨骼机器人的有效能源与驱动技术。外骨骼需要具有良好的可穿戴性,碳纤维、稀土永磁等新型材料以其轻便,且具有足够的强度和韧性,同时不会影响穿戴者的健康等特点,将逐渐被应用到康复机器人领域。外骨骼机器人的驱动器应满足体积小、轻便、低功耗、大功率输出等要求,同时具有响应快、低惯性、高精度和高安全性等性能。人机智能系统控制新技术应用于康复机器人,实现整个外骨骼系统的控制,需要快速的信息传感技术以获取所需的控制信息,并对多信息进行高效快速融合,发出控制指令,研究人的智慧在整个控制系统中的作用,需要建立全新的人机智能系统控制理论。

下肢外骨骼康复机器人对患者肢体运动功能的恢复和提高起到了非常重要的作用。康复机器人作为一种自动化的设备,可以帮助患者进行科学而有效的康复训练,使患者的运动功能得到最大化的恢复。随着机器人技术、机电工程、微能源技术、微驱动技术、材料技术和控制技术等学科的发展,外骨骼康复机器人研究关键技术必将实现突破,可使神经损伤患者下肢功能最大化的恢复成为可能。

（刘朝晖 曹智刚）

第二节 神经肌肉促进技术

神经肌肉促进技术,是根据神经生理与神经发育的规律,应用促进和抑制的方法改善脑病损者运动控制能力的一类康复治疗方法。促进技术主要利用特殊的运动模式、反射活动、本体和皮肤刺激等手段促进运动功能恢复。在康复治疗中应用较普遍的有:Bobath 技术、Brunnstrom 技术、神经肌肉本体促进技术(PNF)、Rood 技术、运动再学习方法(MRP)等。

一、Bobath 技术

Bobath 技术是英国治疗师 Berta Bobath 夫妇于 20 世纪 40—50 年代创立的一种主要用于治疗儿童脑性瘫痪及成人偏瘫的治疗方法。当中枢神经系统反射弧通路受到损害或发生停滞,丧失了正常运动功能,患者出现异常姿势反射时,Bobath主张首先避免异常姿势发生或以反射性抑制加以改善,以维持正常的运动功能。

1. 控制关键点(key point,KP) 关键点是治疗师为改变患者异常的运动模式,降低痉挛,引导患者进行主动运动时操纵患者的关键部位。近端常用的关键点有颈、脊柱、肩、肩胛角、骨盆、胸骨柄等,远端常用的关键点有指、腕、趾、踝等。

2. Bobath 握手方式 让患者双手掌心相对、十指交叉的握手,患指在掌指关节处伸展,促进伸腕指。患侧拇指在上,使患侧拇指有较大程度的外展。此种握手方式可防止前臂旋前。

3. 反射性抑制模式(reflex inhibiting pattern,RIP) 异常运动广义指一切非正常运动,此处指痉挛、异常姿势反射活动或联合反应。反射性抑制模式是专为治疗中枢性瘫痪而设计的治疗技术。

(1)上肢 RIP 使上肢处于外展、外旋、伸肘、前臂旋后、伸腕、张开各指并伸展、拇指外展位,以对抗上肢内收内旋、肘屈曲、前臂旋前、腕指屈曲和拇内收的异常屈曲痉挛的模式。

(2)下肢 RIP 下肢内收内旋、轻屈髋和膝、背屈踝、趾,以对抗下肢外展、外旋、髋膝过伸、踝跖屈、骨盆上抬等异常屈曲痉挛的模式。

(3)躯干 RIP 让患者侧卧,病侧在上,治疗师一手扶其肩向前推,另一手扶其髋向后拉,使肩和髋做相反方向运动,躯干随之旋转,以牵伸病侧痉挛的躯干侧屈肌。

（4）平衡反应的促进　平衡反应是当人体突然受到外界刺激导致重心位置改变时，四肢、躯干出现下意识的、自发的运动以恢复原有稳定状态的一种反应。平衡反应训练应在监护下进行，先将患者被动移动到失衡或接近失衡的点上，然后让他自行返回中位或平衡的位置上。训练可在肘撑俯卧位、手膝位、跪立位和站位下进行。

二、Brunnstrom 技术

（一）基本原理

Brunnstrom 技术认为脑卒中后出现的原始姿势反射、刻板协同动作和联合反应等在人体发育的早期是正常的，在恢复早期应将其作为偏瘫患者运动功能恢复过程中的正常部分加以促进和利用，以诱发一些运动反应。可以通过本体感觉刺激、皮肤刺激、感觉与视觉反馈等方法来诱发这些动作，这些协同动作能较随意和自由地进行。再训练患者控制、修正、最终摆脱这些模式而变为正常模式，最后争取恢复独立、自主的随意运动。

（二）训练方法与技术

1.躯干　躯干需要早期开始训练，以获得躯干运动控制。训练的内容主要有增强躯干平衡与躯干肌肉活动能力两个方面。

（1）增强躯干平衡能力　首先，将坐位的患者推离平衡位，即向前、向后、向侧方轻推患者，以引出平衡反应，重点是推向患侧以促进健侧躯干肌收缩，从而纠正侧倾倾向。

（2）增强躯干肌肉活动能力　依次增强躯干屈曲、伸展、旋转活动能力。训练躯干前屈时需要辅助，让患者双前臂交叉，将健手置于患肘下，以健侧前臂托住患臂，治疗师面向患者而坐，用双手托住患者双肘，并在患者躯干前屈时予以帮助，但要避免对肩部的任何牵拉。自躯干前屈位回到原位由患者主动进行。随后在斜方向进行躯干左、右前屈，最后患者支撑其患臂进行躯干旋转练习。躯干旋转时，头部运动方向与其相反，如躯干转向右，头部则转向左。

2.上肢　Brunnstrom 将脑损伤后的异常运动模式分为屈曲模式和伸展模式，根据脑损伤后运动功能恢复过程六阶段理论，对偏瘫上肢在不同时期采取不同的训练手法。

（1）Brunnstrom 第Ⅰ～Ⅱ阶段，通过对健侧肢体的活动施加阻力引出患侧肢体的联合反应或共同运动。

（2）Brunnstrom 第Ⅲ阶段，治疗目的是学会随意控制屈、伸共同运动，促进伸肘，并将屈、伸共同运动与功能活动和日常生活活动结合起来。

（3）Brunnstrom 第Ⅳ阶段，治疗目的是促进上肢共同运动的随意运动。

（4）Brunnstrom 第Ⅴ阶段，治疗目的是脱离共同运动，增强手部功能。

3.下肢

（1）伸肌协同动作的引出　患者仰卧，下肢伸直，让其健足做背屈运动，治疗师对其施加阻力，通过联合反应即可引起患侧下肢的伸肌协同动作，为了加强，可让患者脸转向患侧。

（2）屈肌协同动作的引出　患者仰卧，伸直健腿，让患者足跖屈，治疗师从足底对健侧跖屈足施加阻力，即可引出患侧的屈肌协同动作。脸转向健侧，可使病侧屈曲得到加强。

（3）下肢外展的促进　患者仰卧，健侧下肢用力外展，对抗治疗师施加的阻力，患侧下肢也外展。

（4）下肢内收的促进　患者仰卧，使双下肢外展，然后让患者用力内收健侧下肢，对抗治疗师对其内收施加的阻力，患肢也内收。

（5）整个下肢异常协同运动模式的分离　患者仰卧，治疗师立于其足端，不加牵拉轻轻地将其双足提离床面约30°，轻柔小范围地左右摆动其双下肢，即可收到协同动作分离的效果。

（6）桥式运动　患者仰卧，双上肢伸直，放于体侧，双膝屈曲，利用双足蹬床和伸髋等使臀部离开床面，从侧面看其形状如桥，因而称桥式运动。进行桥式运动可打破下肢屈和伸的异常协同模式,促进下肢协同运动模式的分离。

三、神经肌肉本体促进技术

神经肌肉本体促进技术(proprioceptive neuro-muscular facilitation,PNF)是利用本体感觉刺激如牵张、关节压缩和牵引、施加阻力等方法和应用螺旋、对角线状运动模式来促进运动功能恢复的一种治疗方法。

(一)基本理论

1.姿势和运动的发育按一定顺序　最早表现为双侧对称模式,其次为双侧不对称、双侧反转(交互)模式,最后是单侧分离模式。对角线型运动是屈伸、内外旋、内外展三对拮抗肌的结合运动,是正常发育的最后部分和最高形式,并且所有对角线型运动都越过中线,可促进身体两侧的相互作用。在治疗中要重视这一发育程序,以设计治疗训练。

2.操作中要注意运动开始时肢体的起始位
由于刺激总是使处于伸长状态的肌肉首先出现反应,因此在运动开始时,应尽量使被训练的肌肉处于肌纤维最长的位置。

3.运动行为的改善取决于运动学习　感觉刺激与环境刺激相结合促进了运动学习,因而在进行 PNF 练习时要增加视觉、听觉、触觉的刺激。要应用频繁的刺激和反复的练习,促进、保持运动学习成就和发展力量与耐力。还要把目的性的功能活动与本体促进技术结合起来,并把对能够加快实现自理活动的总体模式学习过程作为重点。

(二)手法技巧的应用

1.节律性　其目的是帮助启动运动,改善运动的协调和感觉,使运动的节律趋于正常。具体方法:先给患者进行数次被动运动,通过口令来调整节律,然后给患肢进行数次自主的辅助运动,再让患者自己试做主动运动,成功后可做轻的抗阻运动。

2.等张收缩组合　一组肌肉(主动肌)持续向心、离心、稳定收缩。其目的是控制和协调主动运动,增加主动的关节活动范围,增强肌力,并控制离心运动的功能性训练。具体方法:对患者施加阻力,让其在关节活动范围中做向心性抗阻力收缩,在运动的终末端患者保持该位置(稳定性收缩),稳定后,治疗师加大阻力,使其缓慢地回到开始收缩的位置(离心性抗阻力收缩)。

3.拮抗肌逆转　在不停顿的运动过程中,主动改变运动的方向(从一个方向到另一个方向)。其目的是增加主动的关节活动范围,增强肌力,发展协调性,预防或减轻疲劳。具体方法:患者在某一方向上做抗阻力运动,当接近运动的终末端时,治疗师改变阻力的方向,在肢体的背侧施加阻力,患者达到主动的关节活动范围的终末端时,随即(不停顿)改变运动的方向,向新的阻力反方向运动。

4.稳定性逆转　通过改变阻力的方向来改变等长收缩的方向,但关节不运动或运动范围很小的是增强肌力,增加关节的稳定性和平衡性。具体方法:治疗师在一个方向上施加阻力,患者抗阻力收缩,但关节不发生运动;当其完全抗阻力时,治疗师改变手的位置,在相反方向上施加新的阻力,患者抗新的阻力收缩。

5.重复牵拉　通过牵拉肌肉,增强肌张力,以诱发肌肉的牵张反射。其目的是促进运动的开始,增加主动的关节活动范围,增强肌肉力量,引导关节按照既定的方向完成运动。具体方法:治疗师先牵拉肌肉至最大范围,然后快速拍打拉长的肌肉,以诱发牵拉反射,患者同时主动收缩肌肉,治疗师再对肌肉施加阻力,即进行反射性和自主性抗阻力运动。

6.收缩-放松活动　受限的关节等张抗阻力收缩,然后放松。其目的主要是增大被动的关节活动范围。具体方法:患者先活动关节至终端,治疗师施加阻力让其主动抗阻力收缩,10~15 秒之后,完全放松;患者再活动关节到新的范围,再次主动抗阻力收缩,然后再放松,反复多次,直至关节活动范围不再增大。

7. 保持收缩－放松 肌肉等长抗阻力收缩后放松。其目的是增大被动的关节活动范围,减轻疼痛。具体方法:治疗师先活动患者的关节至终端或受限处,施加阻力并缓慢增加,患者抗阻力做等长运动(关节不发生运动)5～10秒,然后逐渐放松;治疗师再活动患者的关节至新的终末端,重复上述步骤。

四、Rood 技术

Rood 技术又称多种感觉刺激技术,是由美国治疗师 Margaret Rood 于 1956 年提出的一种方法,可用于任何有运动障碍患者的治疗。Rood 技术的特征是在肌腹的皮肤区域施以温和的机械刺激或表面温度刺激,诱发骨骼肌运动,使之能完成对某一动作或姿势的控制过程。它具有坚实的神经生理学基础。

(一)皮肤刺激

诱发肌肉反应的感觉刺激方法包括促进和抑制两类方法。感觉刺激必须按 Rood 技术明确规定的方法进行:刺激必须迅速更换,刺激的持续时间在任一区域限于 3～5 秒,在每一区域上刺激只能运用 2～3 次。任何效果均在刺激后 30 秒才出现。

1. 促进的方法 适用于弛缓性瘫痪、收缩力弱等情况。

(1)触觉刺激 常用的有快速擦刷和轻微触摸。①快速擦刷:用一手握住软毛刷,以每分钟 80～100 次的速度擦刷刺激肌肉表面的毛发或皮肤 3～5 秒,如果 30 秒后仍无反应,则重复刺激 2～3 次。②轻微触摸:是用手指轻微触摸或轻敲患者的指或趾蹼背面皮肤,或轻微触摸其手掌或足底。该法可引起受刺激肢体的回缩运动。

(2)温度刺激 主要应用冰刺激,用一棒状冰块压在刺激部位 3～5 秒,可促进肌肉收缩。一般来说,快速强冷刺激起兴奋作用,而持续强冷刺激则起抑制作用。如痉挛的手浸入冰水中 30 秒后会变软。

(3)本体感觉刺激 常用的方法有:①快速而轻微牵伸肌肉。②轻叩以促进肌肉的肌腱或肌腹感觉。③挤压肌腹。④在关节活动末期继续牵伸。⑤牵伸手或足的内部肌。⑥抗阻收缩。⑦强力挤压关节:能促进关节周围肌肉的协同收缩。可通过患者在肘卧位、手卧位、四肢着地位与站立位时抬起一个或两个肢体,使其他力量较弱的肢体负重来增加关节压力,或通过增加重量来增加关节压力。⑧对骨突处加压:如在跟骨外侧加压时促进内侧踝背屈肌收缩,在跟骨内侧加压时促进外侧踝背屈肌收缩。

2. 抑制的方法 适用于肌肉痉挛和其他肌张力增高的情况。

(1)挤压关节 轻柔挤压关节可抑制痉挛的肌肉,例如:用此法来减轻偏瘫患者因肩部肌痉挛所致的肩痛时,可提住患者肘部,将臂外展,然后轻柔地把肱骨头推入关节窝并保持在这一位置,从而可使肌肉放松,缓解疼痛。

(2)加压肌腱附着点处 如在手的屈肌腱上持续加压可使痉挛的肌肉放松。

(3)推摩与挤压 缓慢推摩与轻微挤压背侧脊神经区。治疗师用双手交替从患者头后部开始,沿脊柱向下,缓慢推摩脊旁肌的皮表并轻微挤压直至骶尾部,每次 3～5 分钟。这一方法可抑制肌肉紧张并使患者放松。

(4)缓慢转动 治疗师扶住患者的肩部与髋部,缓慢地转动患者,将患者由仰卧或俯卧慢慢转至侧卧。这一方法一般起抑制作用,但若转动速度快,就会借助前庭刺激而起促进作用。

(5)中度温热刺激 包括中温刺激、不感温局部浴、热湿敷等,使用的温热不能高于体温,否则要抑制的肌肉反而会被促进。

(6)持续牵伸 持续牵伸方法可使肌梭呈较长状态,治疗中有时需要这种延长状态,例如当屈肌明显痉挛时,可用石膏管型或夹板使其处于延长范围数周,其肌梭就恢复到较长状态,从而减轻痉挛。

（7）远端固定、近端运动　适用于手足徐动症等情况。如让患者取手膝位保持手膝不动，做躯干前、后、左、右和对角线运动。

（二）负重

负重是在关节两端沿肢体长轴向关节施加深的压力，这就促进了深部的姿势肌肉，抑制了痉挛的肌肉。如为促进伸指、伸腕，可在手根部和肘部对腕关节施加压力，就是使腕关节负重。若在此负重前加上手和前臂背面的推摩，就可以促进腕、指的伸展。

（三）运动

运动是指在负重完毕之后，在负重肢体的远端做一些简单运动。如上述促进伸腕、伸指后即进行一些需推动或挤捏的动作。

（四）运动控制的顺序

Rood 已证明了几种运动控制顺序。其中常用的一种与运动控制发育水平有关，即运用个体发育规律促进运动的控制能力。从个体发育规律来说，运动的控制能力发育一般是先屈曲后伸展，先内收后外展，先尺侧后桡侧，最后才是旋转。

五、运动再学习技术

运动再学习技术（motor relearning program, MRP）是 20 世纪 80 年代由澳大利亚学者 Janet H. Carr 提出的一种运动疗法。MRP 把中枢神经系统损伤后运动功能的恢复训练视为一种再学习或再训练的过程。此法利用了学习和动机的理论，应用了运动科学、生物力学、神经生理及行为科学，在强调患者主观参与和认知重要性的前提下，着重按照运动学习的方法，对患者进行再训练，使其恢复运动功能。此法主要用于中风患者，也可用于其他运动障碍的患者。

（一）基本理论与训练要点

1. 早期训练　重获运动作业能力是一个再学习过程，功能恢复的训练不仅是治疗，更是一种再学习的过程。早期训练有关的运动动作可促进偏瘫患者大脑的功能重组。

2. 限制不必要的肌肉活动　运动再学习是由激活较多的运动单位和抑制不必要的肌肉活动两方面组成的，既要训练又要抑制。治疗不是为了增强肌肉力量而是为了增强对运动的控制能力。运动学习过程中要保持低水平用力，并按运动发生先后顺序对完成动作的肌肉进行训练。

3. 强调反馈　反馈对运动控制极为重要，除了眼、耳、皮肤等外部反馈和本体感受器、迷路等内部反馈外，还包括脑本身信息的反馈。动机、意志等在动作技巧的形成和改善中起重要作用，此法还强调在运动学习中利用视觉和语言反馈的重要性。

4. 姿势调整　要在完成作业中动态地调整姿势，掌握平衡。

5. 为应用而学习　选取合适的环境进行训练，并逐渐把训练贯彻到日常生活中去。多练习与日常生活功能相联系的特殊作业，要为将来的生活自理做好准备，而不是只为学习某种运动模式。

6. 重视认知训练　充分重视认知在训练中的重要性，让患者了解自己的主要问题及解决对策，集中注意力训练中指令要明确、简练。整体训练和分解训练相结合。

7. 加强患侧训练　避免只用健侧不用患侧等错误的训练。正确对待疲劳，可通过适当休息来解除正常范围的疲劳。

（二）实施步骤

运动再学习方法包括日常生活中的基本运动功能，即上肢功能、口面部功能、从仰卧到床边坐起、坐位平衡、站起与坐下、站立平衡、步行等。每部分均按照下列 4 个步骤进行。

1. 观察、比较、分析　根据正常的活动规律及运动成分对作业进行观察、比较来分析缺失的成分和异常表现。

2. 练习丧失的运动成分　练习中可使用解释、指示、练习、语言和视觉反馈及手法指导等方法。

3. 作业的练习　除解释、指示、练习、语言和视觉反馈、手法指导等以外，还要在经过一段时间的治疗后进行再评定,经常给患者以鼓励等。

4.将训练转移到日常生活中去 为保证患者能将所学的运动技能应用于各种日常生活活动中去,须在各种各样的实际场合中进行训练,应采用下述方法:

(1)创造良好的学习环境,使学习和训练连贯、持续和深入。

(2)训练的内容要与日常生活需要紧密结合。

(3)有亲属和有关人员的参与。

(4)练习中要学会自我监控,以便在各种场合中能独立活动。

（曹智刚　徐　莉　卢建军）

第三节　关节活动度训练技术

一、关节活动度训练的含义

关节活动度,又称关节活动范围(ROM),是指关节运动时所通过的运动弧。而关节活动度训练就是维持关节正常活动范围或促进运动受限关节功能恢复的康复技术。通常不仅关节本身的外伤或疾病可以出现关节活动度受限,而且关节以外的损伤也可能继发关节活动度的受限。如果患者尚未发生关节活动度受限,但其病症有可能导致关节活动度受限时,在康复临床治疗中就应该采取相应的预防措施,防止患者产生关节活动度受限。所以关节活动度训练的含义还可理解为从防止产生关节活动度受限所采取的预防措施开始,到对已出现的关节活动受限所采用的康复矫正技术为止的运动治疗训练的总称。

二、关节活动度受限的原因

1.关节、软组织、骨骺病所引起的疼痛与肌肉痉挛。

2.制动、长期保护性痉挛、肌肉力量不平衡及慢性不良姿势等所引起的软组织缩短与挛缩。

3.关节周围的软组织挛缩、瘢痕与粘连。

4.关节内损伤与积液、关节周围水肿。

5.关节结构异常、骨质增生、关节内游离体。

6.各种伤病所致的肌肉瘫痪或肌无力、运动控制障碍。

7.关节感染或骨性关节炎。

三、恢复关节活动度的常用方法

（一）一次性手法松解治疗

临床上有时采用手法松解粘连挛缩的关节,即在麻醉下施行手法,一次性撕断挛缩的关节囊、关节韧带及粘连的瘢痕组织,以恢复关节的活动度,对于较严重的纤维性关节活动障碍可酌情采用。这种方法将造成新的创伤,可能形成新的挛缩和粘连,同时被撕裂的组织无法精确选择控制,骨化性肌炎、不必要的韧带撕裂、撕脱性骨折都有可能发生。因此,一次性手法松解治疗有进一步加重损伤的风险,须慎用。如果仅有小范围的纤维挛缩,小块或条索状的瘢痕粘连,不必首选手法松解治疗,运用关节活动度训练同样能达到目的,且可避免损伤,减轻患者痛苦。

（二）手术松解治疗

患者关节挛缩十分严重,关节内外存在广泛而致密的瘢痕粘连,致使关节活动度训练没有疗效,或者不能使关节活动度达到功能活动所要求的范围,可以采用手术松解治疗方法。有选择地切开挛缩或粘连组织,必要时做肌腱延长术或肌肉成形术,以恢复和达到必要的关节和肌肉的活动度。手术后可被动运动、主动运动和连续被动运动及理疗,并开始进行关节活动度训练,防止再次粘连,绝不能等切口愈合或渗出物完全停止后再训练。关节手术松解治疗方法的手术指征要根据功能活动的实际需要、患者的职业、业余活动及个人要求等严格掌握。

（三）关节活动度训练

1.关节被动运动

(1)关节可动范围内的运动　由康复治疗师

或护理人员完成的被动运动。运动操作要在关节活动的各个方向进行，范围要尽可能大些，须动作缓慢、小心，根据患者疼痛感觉，控制用力程度，切忌施行暴力。

（2）关节松动术　关节松动术是现代医学康复技术手段之一，根据关节运动的生物力学原理，术者双手作用于患者的关节，在关节面施以微小活动，通过推动、牵拉、旋转等被动活动，引起关节较大幅度的活动，达到缓解疼痛、松解粘连、改善功能的目的。

关节松动技术是在关节可动范围内进行的一种针对性很强的手法操作技术，可治疗关节功能障碍，如僵硬、可逆的关节活动受限、关节疼痛。治疗师用手法使组成关节的骨端能在关节囊和韧带等软组织的弹性所限范围内发生移动。

1）关节松动术的作用

①缓解疼痛：关节松动术能有效地促进人体关节液的流动，改善关节软骨和软骨盘无血管区的营养，缓解疼痛。关节松动的神经作用可以限制脊髓和脑干致痛物质的释放，提高痛阈。

②改善关节活动范围：关节松动术中的Ⅲ、Ⅳ级的手法可以直接牵拉关节周围的软组织，有改善关节活动范围的效果。

③增加本体感觉反馈：关节松动术可以强化本体反馈机制，将位于关节囊、关节处的神经感受传递至人体中枢神经部位，强化人体的运动感觉与位置感受。

2）关节松动术手法：关节松动术的基本手法包括摆动、滚动、滑动、旋转、分离和牵拉，可分为四级。

Ⅰ级：治疗师在关节活动的起始端，小范围、节律性地来回推动关节。

Ⅱ级：治疗师在关节活动允许范围内，大范围、节律性地来回推动关节，但不接触关节活动的起始端和终末端。

Ⅲ级：治疗师在关节活动允许范围内，大范围、节律性地来回推动关节，每次均接触到关节活

动的终末端，并能感受到关节周围软组织紧张。

Ⅳ级：治疗师在关节活动的终末端，小范围、节律性地来回推动关节，每次均接触到关节活动的终末端，并能感受到关节周围软组织紧张。

上述四级手法中，Ⅰ、Ⅱ级手法用于治疗因疼痛而引起的关节活动受限；Ⅲ级手法用于治疗关节疼痛并伴有僵硬；Ⅳ级手法用于治疗关节因周围组织粘连、挛缩而引起的关节活动受限。

3）手法操作要点

①运动方向：治疗平面指垂直于关节面中点旋转轴线的平面，治疗时，运动方向应平行或垂直于治疗平面的方向。一般关节分离垂直于治疗平面，关节滑动和长轴牵引平行于治疗平面。

②治疗力度：手法操作力度要达到关节受限处。操作中手法要平稳有节奏，不同的松动速度产生不同的效果，小范围、快速度可以抑制疼痛，大范围、慢速度可以缓解紧张或挛缩。

③治疗强度：不同部位的关节，治疗时手法操作的强度有区别，一般活动范围大的关节如肩关节、髋关节等，手法的强度可以大一些，移动的幅度要大于活动范围较小的关节，如手腕部关节和颈椎。

④治疗时间：应用关节松动术治疗时，每种手法可以重复3~4次，每次治疗总时间为15~20分钟，根据患者对治疗的反应，每天或隔1~2天治疗一次。

4）临床应用：关节松动术是一种以低速度、不同振幅的生理运动和附属运动为治疗手段，以改善和恢复关节生理运动和附属运动为目的的被动手法操作技术。在临床上，关节松动术已经被广泛地应用于肩周炎、膝关节炎、中风、颈椎病、腰椎间盘突出及骨折引起的关节功能障碍。

肩周炎是临床应用关节松动术最多的一种疾病，关节松动术针对性强，可以根据肩关节的不同功能障碍和肩周炎的不同时期，采取不同的手法分级治疗，并且多配合理疗、推拿或中药等疗法，共同治疗，效果更好。

关节松动术治疗颈椎病,可以改善和恢复颈椎的生物力学结构,促进关节液流动,保持和增加关节的伸展性,改善关节活动范围。关节松动术治疗颈椎病,常与牵引、中医推拿、针刺等方法联合进行,治疗效果更好。

关节松动术是一种康复治疗技术,临床用于治疗疾病和损伤所导致的关节疼痛和功能障碍,其具有针对性强、见效快、患者痛苦小、容易接受等优点,对于改善患者关节活动范围、关节活动受限或关节僵硬有很好的疗效。在临床中,往往和其他康复治疗方法联合应用,可以达到更好的效果。

(3)关节功能牵引 应用力学原理,通过康复器械借用适当的重力装置,按功能所需扩大关节的活动范围,做持续一定时间的重力牵引,使关节和纤维组织得到持续的牵伸,从而解除肌肉痉挛和改善关节挛缩,以恢复关节功能。关节功能牵引的基本操作是将患者挛缩关节的近端肢体用支架或牵引器固定于适当的位置,然后在其远端肢体按关节需要扩大活动的方向做重力牵引(所用重力适当),并要求患者充分放松关节周围肌群。牵引重力以引起一定的紧张或轻度疼痛的感觉,患者可以从容忍受,不引起反射性痉挛和事后疼痛为宜。一次牵引时间持续15分钟左右,不同关节和不同方向的牵引可依次进行,坚持每天锻炼1~2次,具有较好的关节活动度疗效。

2. 关节助力运动

(1)外力引导 由康复治疗师根据患者的具体情况,沿着关节活动方向帮助引导患者进行关节活动,并逐渐减少外部辅助力量,尽力促使患者主动用力,帮助患者维持和改善关节活动度。

(2)器械训练 根据杠杆原理,以简单康复运动器械为辅助力,带动活动受限的关节进行运动,如体操棒、肋木、肩关节练习器等。

(3)悬吊训练 利用挂钩、绳索和吊带网架装置将要运动的肢体悬吊起来,使患肢在减去自身重力的前提下进行主动运动。

(4)水中运动 水中运动是助力运动中增强关节活动度较好的运动方法,利用水的浮力,使较严重无力的肌群和关节无须使用多大的力即可进行运动。

3. 关节主动运动 当患者肌力、关节活动度有相当恢复时,应鼓励其主动完成运动,主动运动最常用的是各种医疗体操。关节主动运动有利于改善血液循环、牵拉挛缩的纤维组织、松解肌肉、肌腱和韧带的粘连,有利于维持和增大关节活动度。

4. 关节抗阻运动 采用关节抗阻运动(又称关节负重运动),一定要待患者的肌力和关节可以承受相当大的外来阻力的前提下才能实施。在关节抗阻运动中,患者要克服康复治疗师给予的外来阻力,或运动器械的重力而完成关节运动训练。

(四)关节持续被动活动仪训练

关节持续被动活动仪(continues passive motion,CPM)能帮助外伤后、手术后及神经功能障碍的肢体恢复关节活动功能,并可预防下肢静脉血栓,已广泛应用于临床。应用CPM进行上、下肢关节功能恢复训练,安全实用无痛苦,患者易于接受。关节活动范围大,能有效消除关节粘连,对坏死关节成活、伤口愈合、关节软骨损伤后的自身修复、移植骨膜转化成透明关节软骨等均有明显促进作用。

1. 训练操作特点

(1)对不同的腿长和手、指长度,可按需要对支架长度进行调节。

(2)能适用于各种肢体关节的康复。

(3)关节活动角度和速度调节范围大,可满足病员需要。

(4)实行微电脑控制,操作自如,支架角度可记忆。

(5)低压直流传动,安全可靠,低噪声。

(6)背光大屏幕液晶中文显示角度,清晰直观。

(7)具有病员手控器,病员在康复训练过程中,若感到不适,只要操作手控器,便可使训练暂停或改变支架行走方向。

2.适用范围

(1)上、下肢骨折,包括关节内骨折、长骨干骨折和干骺端骨折,经切开复位、加压钢板螺丝钉内固定或闭合复位、髓内针、ENDER针内固定。

(2)关节囊切除或关节松解术后,包括创伤性关节炎、活动受限或粘连性强直;关节外挛缩或粘连;类风湿关节炎和血友病性关节病;行滑膜切除术后。

(3)下肢髋关节和膝关节置换术后。

(4)关节软骨大面积缺损、自体游离骨膜移植修复术后,包括创伤性或感染后关节强直、关节软骨缺损、先天性髋关节脱位,经牵引关节成型后移植修复、髌骨软化症。

(5)急性化脓性关节炎、手术切开清创,引流术后。

(6)肌腱损伤修复和肌腱重建固定术后。

(7)脑血管意外后遗症及截瘫患者的康复。

(8)关节镜检查和治疗后。

(五)智能运动反馈控制训练

智能运动反馈控制训练仪是针对身体多关节及躯干进行智能化控制的主动康复运动训练及功能评定的系列化康复训练设备,包括手指及腕关节训练器、肘及肩关节训练器、膝及髋关节训练器和全身多关节训练器。常用的智能运动反馈训练仪是以色列Meditouch公司2010年面向全球推出的针对身体多关节及躯干进行主动康复运动训练及功能评定的系列产品,目前已在国内投入临床使用。设备配属电脑系统根据康复评估结果和临床运动处方,设计形成适合患者康复训练的图形指令,大脑分析指令,进行运动分析,制订运动计划,并发出运动执行信号,传递到肢体,肢体接收信号后进行指导性的训练。智能运动控制训练仪配置了与生物力学传感相联系的智能软件,能有效控制患者运动的力度和方向,通过设置的运动目标提供更多的更有趣的训练,避免因运动量不足而无法起到治疗的目的,也避免患者因训练的单调重复而感到疲倦。相较于传统的综合康复运动训练,智能运动控制训练更具有人性化及安全感,并能够同步进行视觉及听觉训练。

德国RECK公司生产的MOTO med康复设备,也是国内临床常用的康复设备。MOTO med有三种运动方式:转速可调的被动运动、侍服电机驱动的助力运动及阻力可调的主动运动。MOTO med被动运动模式:当患者完全丧失肌肉力量而无法自己运动时,MOTO med可以通过电机带动患者进行上、下肢运动,从而避免或减轻缺乏运动带来的不良后果,如关节僵硬、肌肉萎缩、消化不良、骨质疏松、血液循环不畅等。MOTO med具有痉挛控制系统,该控制系统可持续感应使用者的肌肉张力,自动探测可能发生的各种痉挛并加以处理。当使用者发生痉挛时机器运转会逐渐变慢至停止,然后向反方向运动,缓解痉挛,放松肌肉,肌肉、关节不会有任何损伤,设备也不会翻倒。MOTO med适应证:痉挛、中风、多发性硬化、三瘫一截、肌肉萎缩、脑部损伤、脊髓损伤、帕金森病、骨质疏松症。

(曹智刚 徐 莉)

第四节 肌力训练技术

为恢复和增强肌肉力量,应根据患者肌肉现有肌力水平,依据运动医学的原理,分别采用被动运动、助力运动、主动运动或抗阻运动的锻炼方式,使肌肉在一定负荷下收缩,而且所给的负荷应略高于肌肉现有能力水平,才能有效增强肌肉力量。

一、肌力训练的含义

肌力是指人体肌肉收缩时所产生的力量。肌力训练是指采用运动手段,促使肌肉反复收缩,使之产生适应性改变,提高肌肉收缩力量的锻炼方法。有目的地进行肌力训练,能有效地恢复肌肉功能和增强肌肉力量,而且强有力的肌力,还可以保护关节、支撑脊柱、防止其他继发性损伤。

二、肌力训练的适应范围

1. 预防和治疗肌肉失用性萎缩,特别是因伤病固定肢体后的肌肉萎缩。

2. 预防和治疗因创伤,特别是四肢创伤,炎症引起的疼痛所致反射性地抑制脊髓前角细胞的肌肉萎缩。

3. 肌力训练能帮助维持肌肉伤病时的肌肉收缩功能,促进关节和神经系统受损后的肌肉力量恢复。

4. 肌力训练可以增强肌肉力量,调整肌力平衡,对脊柱弯曲、平足等骨关节畸形起到矫正治疗作用。

5. 有针对性地选用肌力训练方法,能增强躯干肌肉和调整腹背肌力平衡,以改善脊柱应力分布,达到增加脊柱的稳定性,防治颈椎病及各种腰腿疼痛病症的目的。

6. 增强肌力和改善拮抗肌的平衡,能加强关节的动态稳定性,防止负重关节的退行性改变。

7. 在肌力训练中选用适当的训练方法,增强腹肌和盆底肌肉的训练,对防止内脏器官下垂、改善呼吸及消化功能都具有一定的积极作用。

三、肌力训练的基本方法选择

肌力训练的具体训练方法很多,应根据个体肌肉现有肌力水平和运动能力而制定。肌力练习时,首先要进行肌肉功能测试,根据肌力所评定的等级,有针对性地选择肌力训练方法,分别采用被动运动训练、助力运动训练、主动运动训练、抗阻运动训练。

1. 被动运动训练　肌力评定为 0～1 级时,通常由康复治疗师施加外力或康复治疗器械对肌肉进行刺激。采用被动运动训练方法,应用推、揉、拿、捏等进行传递神经冲动的练习,以延缓肌肉萎缩和引起瘫痪肌肉的主动收缩。

2. 助力运动训练　肌力评定为 1～2 级时,可以采用助力运动训练方法,即在肌肉主动收缩的同时施加外力给予帮助,以便完成较大幅度的肌肉和关节运动。助力训练时要注意强调患者主动用力,康复治疗师仅给予患者最低限度的助力,防止以被动运动替代助力运动。外部助力可通过患者健肢、治疗师或其他器械引力及水的浮力来提供。助力运动训练方法有徒手助力运动与悬吊助力运动两大类。

(1)徒手助力运动　指不借用其他运动治疗器械,由康复治疗师辅助患者进行主动活动,随着肌肉力量的逐步增加,患者主动活动能力的逐步改进,应逐渐减少给予帮助的力量。

(2)悬吊助力　指利用带子、挂钩、滑轮等运动器械,将要训练的肢体悬吊起来,以减轻肢体的自身重量,然后在水平面上进行主动运动(免阻力负荷运动)。此方法的助力来自悬吊运动器械或康复治疗师所施加的力量,其大小依据患者的肌力而定。

3. 主动运动训练　肌力评定为 2～3 级时,通过患者主动的肌肉收缩来完成运动或动作的训练方法。主动运动的方法很多,简便易操作,对肌肉、关节和神经系统功能恢复作用明显,在康复治疗中应用广泛。

4. 抗阻运动训练　肌力评定为 4～5 级时,此时肌肉不但能负担自身重力,而且具有充分抗阻力的能力,即可进行抗阻练习。主要是在肌力训练中利用康复运动器械(如哑铃、沙袋、拉力器、其他肌力训练器具等)增加阻力,促使肌纤维增粗,肌肉力量增强,对恢复肌肉的形态和功能具有良好的疗效。抗阻运动在康复临床治疗中应用十分广泛,现介绍几种常用的抗阻训练方法。

(1)等张抗阻练习方法　肌肉在抵抗阻力收缩时,肌纤维长度改变,张力不变,并且关节发生运动,是动力性练习。其特点是阻力主要来自运动器械,阻力的大小易于控制。可改善肢体血液、淋巴循环,提高肌肉运动的神经控制,能有效地增强肌力。还可采用向心性收缩和离心性收缩的肌肉运动训练形式。

(2)渐进抗阻练习方法 这种等张练习方法是采用逐渐增加阻力进行训练。肌肉工作能力提高时运动负荷量也随之增加,使肌力训练能取得良好的疗效。其方法是:肌力训练之前,须先测定受训练肌群对抗最大阻力,能连续完成10次重复动作,将此作为此肌群的最大负荷值,该值称为10RM(repeatmax)值。安排每天训练一次,先后用10RM值的1/2、3/4和全量依次各做10次动作,即每天做三组练习,每组之间间隔休息1分钟以便调整负荷。以后每周重新测定10RM值,并相应调整负荷量,使其随肌力的增长而增加,作为下周训练的基准。也可将每天训练程序改为负荷量由大到小,训练顺序为10RM值的3/4、1/2,但训练前准备活动应充分。

(3)Thera - Band 渐进式抗阻训练 Thera - Band 包括弹力带、弹性球。这种训练用的弹力带共有8种型号,以不同颜色区分。每种型号的弹力带拉伸至初长度的2倍时,弹力依次为1.1kg、1.4kg、1.7kg、2.1kg、2.6kg、3.3kg、4.6kg、6.4kg。该训练用于偏瘫患者的肢体训练,改善髋关节对平衡和姿势控制的影响,有效减轻髋关节的疼痛、降低偏瘫侧痉挛程度、改善制动引起的软组织粘连、调整异常步态,并用于颈椎病、肩周炎、非特异性下腰痛等疾病的康复训练。Thera - Band 训练方式如下:

①Thera - Band 弹性带斜角提举:站立位,双手握训练带,旋转身体拉训练带,使训练带穿过身体而举至头顶上方,保持6秒后缓慢返回初始位。

②Thera - Band 弹性带斜角下拉:旋转身体向下拉训练带使其穿过身体,保持6秒后缓慢返回初始位。

③负重牵拉 Thera - Band 弹性带体侧回摆:手握弹力带,身体向一侧倾斜,将 Thera - Band 弹性带踩于脚下,同侧手握住弹力带,躯干、臀和膝处于额状面,然后,身体向对侧摆动,保持6秒后缓慢返回初始位。

④伸展背部:Thera - Band 弹性带固定于胸背部,俯卧在床垫上,腹部与下肢触及床垫,上肢抬起背部伸展,挺胸抬头。

⑤坐 Thera - Band 弹性球:臀部坐在 Thera - Band 弹性球上,双脚踩于地面,双手握 Thera - Band 弹性带,保持身体平衡。

⑥蜷身滚动:仰卧,蜷身,双臂抱紧双腿,前后滚动,腰背臀触地。

(4)等长抗阻练习方法 利用肌肉的等长收缩所进行的肌力训练,训练时不会引起明显的关节运动,是静力性练习。在等长抗阻练习中肌肉张力大幅度升高,对肌力可产生明显的训练疗效,同时操作简便。对于肢体被固定、关节活动明显受限或存在某些关节损伤和炎症等情况,还可采用多点等长收缩训练(避开痛点所进行的等长收缩训练),能有效预防肌萎缩和促进肌力恢复。另外也可采用"短促等长抗阻"的练习方法,具体操作方法是让受训练的肌群在能承受的最大负荷下进行等长收缩,并负重持续6秒,每次间隔30秒,重复20次为一个训练周期,每天完成一个训练周期。

(5)短暂最大负荷练习方法 这是一种等张抗阻练习与等长抗阻练习联合应用的肌力训练方法,即在最大负荷量下肌肉以等张抗阻收缩完成关节运动,并在完成动作时接着做等长收缩若干秒(6秒以内为宜),重复做6~8次为一个训练内容。并在可能的情况下每天略增大负荷量(如0.25~0.5kg)。

(6)等速抗阻练习方法 这是一种较为先进的肌肉抗阻性练习方法。等速抗阻肌力训练必须在专门的训练器上进行,它以恒定的速度进行肌力锻炼,速度依据患者的肌肉功能而调整,并以一定的阻力相配合。即康复治疗师事先设定等速训练器的运动速度,肌力训练中当肌体启动并达到设定速度后不会再产生加速度,肌肉收缩产生的运动力矩由训练器产生同样大小的阻抗力矩加以抗衡,并且力矩的大小可由训练器同步显示。等速抗阻训练为动力性练习方法,可以改善肢体血液循环和关节软骨营养,运用不同速度训练或模拟功能性速度训练,并能对运动量产生科学的信息反馈,训练效率高,安全系数可靠。但等速运动训练操作技术要求较为复杂。

(7)循环抗阻训练(circuit resistance training,CRT) 是一种由多种抗阻训练动作组合的、多重复次数、中低等负荷的抗阻练习,按顺序完成组合内的所有抗阻训练动作,通常为6~10种,涉及全身的大肌群,构成一个循环。在单个循环中,每个动作间无停顿或短暂停顿,如运动时间:停顿时间=2:1,通常停顿时间为15秒。循环之间休息时间可稍延长至数分钟。锻炼者可根据自己的身体素质、练习阶段和训练目的,重复完成2~6个循环系列。

CRT可整体增加全身大肌群的肌肉力量和肌肉耐力,但是对肌肉体积的增大不如专门针对某一肌群进行的力量训练效果明显。长期的CRT可提高机体的有氧能力,增强心肺功能。这是一种节省时间、变化多样的训练方式,它能控制疾病的危险因素如肥胖、糖耐量异常和糖尿病、血脂异常等。其在预防疾病以及促进疾病方面的康复应用包括:肥胖、轻度高血压病、高血脂、骨质疏松及其他骨病患者、截瘫患者、冠心病和慢性心力衰竭患者以及慢性肺部疾病患者的康复训练等。能够较精准控制运动强度的功率自行车是康复科选用的主要运动工具。

(五)核心肌群训练

核心肌群是位于脊柱、骨盆、髋关节周围,并在人体运动时维持姿势、保持平衡的一组肌肉,由腹肌、髂腰肌、臀大肌等29块肌肉构成。依其作用不同,可分为核心大肌群和核心小肌群,核心小肌群占据主导地位。

1.训练目的与原理 核心肌群训练在康复医学中应用广泛,可以提高脊柱和骨盆的稳定性,维持正常姿势;增强人体躯干的控制力、平衡能力及稳定性;增强肌力,为上、下肢力量的产生及传递提供能量。

核心肌群训练腰椎间盘突出症患者的治疗原理包括:通过减轻腰椎的负荷来提高脊柱的稳定性,以减轻疼痛及预防损伤。核心机群训练可以增强腰椎间盘周围韧带的机械应力、松解粘连及维持脊柱稳定,进而减轻疼痛和增加骨密度;通过增强腰部肌肉力量,协调腰部肌群的稳定性,扩大椎间隙,使突出的椎间盘回缩,减轻对神经的压迫,降低肌张力,改善神经痛;通过腰部核心肌的训练,也可以促进局部血液循环,增加致痛及炎症物质的释放,从而减轻疼痛。

核心肌群训练改善脑卒中患者的平衡及行走能力,并可预防跌倒。脑卒中患者具备一定的平衡能力之后,才能恢复行走的能力。在坐位时,上肢运动表现为以髋为轴的躯干屈伸运动,需要骨盆和躯干肌肉的稳定性发挥作用;在站立位时,头、臂、躯干运动需要将重心保持在支撑面内,尤其是在步行过程中,髋与骨盆间的连接为负重髋以上的身体平衡提供支持,骨盆稳定性又得益于骨盆和躯干的协调。

2.适应证 脑卒中、脑外伤和脑瘫,腰部外伤、腰椎间盘突出症、慢性腰痛、膝骨关节炎等。

3.训练方法 关于核心力量的训练多采用不稳定训练,借助动态不稳定的支撑面创造一个动态的训练环境,使患者在不稳定性支撑面上保持静力性姿势去激活躯干深层的肌肉来训练核心稳定性。治疗师也可以对患者进行触觉诱导,鼓励患者学会主动去激活躯干的一些肌肉。训练中也要时刻强调脊柱直立,提高其训练效果。通过治疗师的指导,患者实现在中枢控制下关节稳定,肌肉之间的相互协调,完成理想的有质量的运动。

4.脑卒中患者的核心稳定性训练方法

(1)患者取长坐位,治疗师协助患者缓慢后倾骨盆,维持10秒,随后再前倾骨盆,维持10秒。

(2)仰卧位,屈髋屈膝,足平放在床上,做桥式运动。

（3）俯卧位，双肘部支撑，双膝屈曲（不能完成时可辅助），使躯干抬离床面，维持 5～10 秒，缓慢放松，躯干下落至床面。

（4）在相对不稳定的支持面上做抗阻运动，如仰卧起坐、腰部系沙袋做屈伸和旋转运动等；于核心肌群的悬吊训练。

（5）仰卧位，双手 Bobath 握手，在床上练习左右侧翻身动作，可以很好地训练躯干肌。

（6）仰卧位，治疗师一手放在膈肌处，提示患者尽量腹式呼吸，手随其呼吸节律交替性加压或放松，另一手以叩击或拍打手法刺激腹肌使其收缩。

（7）患者坐位，双手扶膝，治疗师双手控制患者躯干进行骨盆前倾、后倾训练，然后训练患侧躯干伸展和躯干侧屈辅助主动运动。

（8）应用 Bobath 球训练躯干的屈曲、伸展、侧屈及旋转控制，然后返回中立位。

（9）仰卧位，屈髋屈膝，双膝及双足并拢，做躯干的旋转运动并维持平衡。

（曹智刚　徐　莉）

第五节　牵引技术

牵引治疗是应用力学中的作用力与反作用力的原理，将外力施加于患者身体的一定部位，通过牵伸关节和软组织达到治疗目的的一种康复疗法。目前临床上主要用于治疗颈椎、腰椎疾病，以及四肢关节的功能障碍。其作用在于使相应的椎间隙和椎间孔增大，从而改变神经根受压程度，解除压迫症状；使紧张和痉挛的肌肉放松，牵伸挛缩肌群，改善血液循环，缓解疼痛；改善僵硬关节的活动范围。常用牵引方法有手法牵引、滑轮牵引、电动牵引、倒立牵引、自动牵引等。临床常根据牵引部位不同而分为颈椎牵引、腰椎牵引、四肢关节的功能牵引等。

一、颈椎牵引

多采用颌枕吊带牵引法。牵引带由两部分组成，一条托住下颌，另一条托住后枕部，牵引时应注意重量务必落到后枕部。如重量在前，常可导致下颌部疼痛，同时牵引带不宜夹住颞部，否则会导致头部胀痛不适。颈椎牵引也可采用手法牵引或滑轮牵引。滑轮牵引方法简单，可在家中进行。

1. 体位　通常采用坐位牵引，便于操作，而且易和其他疗法配合。也可采用仰卧位牵引，适用于年老体弱、眩晕或病情较重者。

2. 牵引方法与时间　坐位牵引时，头前倾约15°～20°，并以患者感觉舒适且能减轻症状为准，要使牵引力作用在钩椎关节和椎体后缘，使椎间隙和椎间孔得以增宽，从而减轻神经根受压和椎动脉扭曲。但脊髓型患者采用垂直位牵引，以免加重脊髓受压，牵引重量视患者体重和病情而定，为 2～6kg（一般不超过体重的 1/10）。初用时可由轻加重，偏大易引起颞颌关节痛、牙痛、头痛等不适。牵引重量增加过快、过大亦有可能造成肌肉和韧带、关节囊等软组织损伤。牵引时间每次 20～30 分钟，每日 1～2 次，2 周为一疗程。颈椎牵引通常采用持续牵引法，亦可应用电动自控牵引设备进行间歇牵引，即牵引若干秒（例如 20～30秒）、放松若干秒（例如 2～10 秒），反复交替，每次治疗 20 分钟。

二、腰椎牵引

1. 分类　腰椎牵引按牵引持续性不同，可分为持续牵引与间歇牵引；按牵引体位不同，可分为卧位牵引、立位牵引与倒立位牵引（采用倒立架，利用身体自身重量进行牵引）。

2. 牵引方法　卧位持续牵引应用最广，多采用仰卧位（亦可采俯卧位），用两个牵引套分别固定骨盆和胸部或腰部进行对抗牵引。每侧牵引的重量约是体重的 1/4 左右，一般两侧牵引的总重量是 25～35kg，每日牵引 1～2 次，每次 20～30 分钟。牵引中患者应感到疼痛减轻或有舒适感,如疼痛加重或难以忍受,应检查牵引方法是否正确或是否适合应用牵引。

三、四肢关节功能牵引

为使挛缩及粘连的纤维组织产生更多的塑性延长,增大关节活动范围,取得更好的练习效果,可行四肢关节功能牵引。将受累关节近端肢体适当固定,在其远端肢体按需要的方向(屈、伸、内收、外展、内旋、外旋)用适当重量进行牵引。牵引中肌肉逐步松弛,牵引力持续,集中作用于粘连与挛缩组织。每次牵引时间为 15 分钟左右,每日可进行数次。牵引重量不宜过大,重量的大小以引起可耐受的酸痛感觉、不致产生肌肉痉挛为宜。

四、悬吊运动锻炼技术(S－E－T)

"S"代表悬吊技术。它是通过克服自重状态下人体在水平面上根据需要进行主动、被动和抗阻力训练。"E"代表运动。本体感觉运动是运动中一种重要的反馈调节机制。运动感觉在肌肉受损下减退,造成运动协调稳定效率降低,运动功能丧失。感觉运动控制训练让人体在不稳定的环境训练下达到神经肌肉反馈重建。"T"代表锻炼。根据人的不同疾病特征运用合适的运动方法和运动量,以保持功能重建的治疗运动。系统的运动训练可引起肌肉的适应性形态、功能的改变。可增强有氧代谢的酶含量降、酶活性、收缩蛋白及糖原,从而提高肌肉的摄取及利用氧的能力。肌肉的动静脉氧量增多而对血液量需求则有所减少,肌力、肌耐力增强。

S－E－T 的治疗原理是运用悬吊式治疗(被动)和悬吊式锻炼(主动),通过人体在失重和不稳定环境下主动训练,能够最大程度唤醒和调动机体潜能,激发躯干肌肉和身体各大肌群之间的神经肌肉协调能力,使患者在无痛的状态下提高感觉运动的控制能力,增强局部肌肉的稳定性,提高肌力,恢复神经肌肉的有序性。

该训练方式用于骨科手术后,尤其是关节及关节周围骨折术后的康复,多用于关节活动度、肌力的训练和稳定性训练。而悬吊运动锻炼技术是针对骨骼肌肉的稳定性训练,是军事训练伤的重要康复训练技术。

(曹智刚 徐 莉)

第六节 平衡和协调训练技术

一、平衡训练

平衡是指人体所处的一种稳定状态,在不同环境中,能在静止、运动或受到外力作用时,自动地调整并维持姿势的能力。平衡训练就是维持和发展这种功能所采取的锻炼方法。当感觉、运动或前庭系统受损时,平衡均有可能受到影响。

(一)平衡训练的基本原则

1. 平衡训练要使患者从最稳定的体位开始,通过训练逐步过渡到最不稳定的体位。训练时应从静态平衡(一级平衡)过渡到自动动态平衡(二级平衡),再逐步过渡到他动动态平衡(三级平衡)。

2. 平衡训练时要逐步缩减人体支撑面积和提高身体重心,在保持稳定性的前提下逐步增加头颈和躯干运动,从睁眼训练逐步过渡到闭眼训练。

(二)分类

1. 静态平衡 主要依靠肌肉相互协调时等长收缩维持身体的平衡。在静态平衡训练中先从比较稳定的体位开始,逐步过渡至较不稳定体位。

2. 动态平衡 有两种维持平衡的方式,一是调整肌张力保持平衡,二是改变姿势或体位以保持平衡。在动态平衡训练中可以在各种体位下,支撑面可由大到小、重心由低到高,逐渐减少所施加的外力来提高维持动态平衡的能力。这种外力可以由他人施加,也可采用各种设施。常用的器具有三种:可摇晃的平衡板圆棍(上铺塑料布)及大小不同的充气球。在这些设施上,可进行不同体位的平衡练习。

(三)训练方法

1. 坐位平衡训练 坐位平衡训练应循序渐进,由静态一级平衡逐步达到动态三级平衡。

(1)患者取端坐位(坐椅坐位),在治疗师的保护下完成重心转移、躯干屈曲、伸展、左右倾斜及旋转运动。

(2)患者坐在高台上,治疗师手握患者的小腿轮流向两侧摆动,破坏身体的平衡,诱发患者头部、躯干向正中线调整和一侧上、下肢外展的调整反应。

(3)当患者能独立保持坐位时,让其取双手胸前抱肘位,治疗师在其身旁施加外力破坏患者坐位的稳定,诱发头部及躯干向正中线的调整反应。

2. 立位平衡训练

(1)患者用双下肢支撑体重保持站立位,必要时治疗师可用双膝控制患者的下肢呈外展、外旋位,也可使用支架帮助固定和支持。

(2)治疗师双手置于患者髋部,协助完成骨盆前后倾运动。

(3)随着骨盆前后倾运动幅度加大,体重逐渐向患侧下肢转移,此时,骨盆运动不得终止。在骨盆持续进行前后倾运动的同时,慢慢将健侧下肢抬起。此时髋、膝关节不得摆动,以免因出现代偿而妨碍患侧躯干肌的运动。

(4)患侧单腿站立,将健侧下肢踏在面前矮凳上面,治疗师前推患侧骨盆,辅助髋关节伸展。另一手置于健侧躯干,协助将重心转移到患侧,然后返回原处随着平衡能力的提高,可以增加踏凳的次数和延长负重时间。

(5)当以上动作可以正确地反复进行时,将矮凳换成高凳,治疗师一手置于患者背部,另一手置于胸骨下方,辅助患者躯干伸展,提高躯干上部的稳定性。

3. 在平衡板上的训练

(1)为确保患者安全,开始时平衡板可置于平行杠内,患者与治疗师均立于平衡板上。治疗师双手调整保持患者的站立姿势并指导其进行双下肢重心的转移,然后用双足缓慢地摇动平衡板破坏身体的平衡,诱发患者头部及躯干的调整反应。

(2)旋转90°,站立于平衡板上,缓慢摇动平衡板,诱发患者头部及躯干向中线调整及一侧上肢外展的调整反应。训练时治疗师可双手协助控制患者骨盆。

(四)注意事项

1. 初期先练习静态的姿势控制,适应后增加难度,施加外力破坏姿势的稳定,诱发调整反应,达到动态平衡。

2. 在他人施加外力时注意不应施加过强的力,只要能诱发姿势反射即可。任何动态平衡练习均应注意保护患者。

二、协调性训练

协调是指个体在完成一项活动或运动时产生平滑、准确、有控制的随意运动能力,所完成运动的质量应包括按照一定的方向和节奏,达到准确的目标等。协调性训练主要用于深部感觉障碍,小脑性、前庭迷路性和大脑性运动失调,以及因震颤等不随意运动所致的协调运动障碍。其基础是利用残存部分的感觉系统以及利用视觉、听觉和触觉来管理随意运动。

1. 协调性训练的种类 可分为上肢协调性训练、下肢协调性训练和躯干协调性训练。

2. 训练要点

(1)轻症或重症患者都应从卧位练习开始,在熟练掌握要领后再开始坐位、站位、步行中进行训练。

(2)应先从简单的单侧动作开始,逐步进行比较复杂的动作,如单双侧同时、上下肢同时、上下肢交替,以至两侧同时做互不相关的动作,如一侧上肢前举,对侧下垂;一侧前举,对侧侧举;一侧上举,对侧侧举;一侧上肢做捶击动作,对侧上肢做抚摸动作等。

（3）在运动的范围和速度上,先做活动范围大的和快速的动作,熟练后再做活动范围小的、缓慢动作练习。因为活动范围大的动作、快速的动作更容易完成。

（4）有残疾者进行协调性练习时,如两侧轻重不等,应先从轻的一侧开始,如两侧相同程度残疾,则原则上先从右侧开始。

以上练习,每个动作要重复 3～4 次。练习完成后要用相等时间进行休息。所有练习要在正常可动范围内进行,并应注意保护。

三、运动控制训练

（一）概念

运动控制是肢体精确完成特定活动的能力。狭义指上运动神经元体系对肢体运动的协调控制,涉及大脑皮质、小脑、脑干网状结构、前庭等。广义还包括下运动神经元病变、骨关节病变和神经－肌肉病变的参与。运动控制的基本要素包括力量、速度、精确和稳定。运动控制障碍特指具有一定的肌力和运动条件,但是无法控制动作的精确性和靶向性的临床现象。上运动神经元病变往往导致下运动神经元失控（过度兴奋或易化）,由于肌肉痉挛或过度活跃、肌肉/关节挛缩、肌肉无力或麻痹、骨关节畸形,致使运动功能失衡,或运动控制障碍,影响患者活动。神经支配的躯体运动形式包括反射性运动和模式化运动及随意运动,高水平的康复训练要促使患者从随意运动向新的模式化运动发展,甚至向有控制的反射性运动发展。运动控制的能力是由中枢神经系统运用现有的及以往的信息将神经能转化为动能并使之完成有效的功能性活动水平。运动控制既是调节或者管理动作的能力,也是肢体精确完成特定功能活动的能力。

（二）运动控制障碍的评定内容

1. 肢体运动功能水平所处的阶段。

2. 原始反射对于中枢神经系统损伤患者运动功能的影响。

3. 肌张力异常是否存在及其分布。

4. 有无异常运动模式。

5. 有无功能性活动的关键成分的缺失、过多或时空错误。

6. 患者功能性活动能力的水平,包括患者的翻身、坐起、转移、站起及行走等功能水平。

（三）运动控制训练的适应证

1. 瘫痪（偏瘫、脑瘫）伴有粗大运动模式和异常运动模式。

2. 中枢神经系统损伤引起的肌张力障碍。

3. 反射异常或伴有原始和病理反射。平衡反射消失。

4. 伴有括约肌障碍的疾病。

5. 共济失调型疾病。

（四）训练方法

1. 肌力及肌张力控制训练　Brunnstrom 技术、Rood 技术、PNF 技术以及 Bobath 的 NDT 治疗技术均以运动控制的等级模式理论为基础,认为脑卒中后主要的运动控制障碍是痉挛和张力性原始反射占优势为主要原因。康复训练计划的制定原则是抑制大脑皮质运动功能障碍所导致较原始的脑干和脊髓反射脱抑制而产生的运动控制障碍,以降低肌张力、减少异常的原始反射活动和抑制异常的运动模式为康复训练的主要目的。运动再学习疗法（MRP）以运动生物力学和运动行为学为基础,功能评定以观察日常生活中最基本的功能活动的基本成分为主要内容,分析运动控制中缺失的成分、各成分之间错误的时间顺序、缺失的肌肉活动、过多或不必要的肌肉活动以及代偿行为等。治疗主要集中在训练和练习丧失的成分,抑制过度的肌肉活动或运动成分上。

2. 关节活动度控制训练。

（1）髋关节稳定性训练　体位:患者仰卧位,两脚平放于床面,使髋关节屈曲约45°、膝关节屈曲约90°。第一阶段将健侧腿保持稳定,患侧膝关节远离健侧膝关节的动作,在此过程中足和臀部在床面位置保持不变,患侧髋关节做外展外旋和内收内旋的动作。第二阶段患侧腿稳定不动,健侧膝关节远离患侧膝关节的动作。动作要点:动作缓慢匀速,骨盆、躯干、患侧腿稳定。

(2)膝关节稳定性训练 卧位下,股四头肌做弯弓式练习。动作要点:动作缓慢,减少共同运动和痉挛的发生。站立位做下蹲动作,使膝关节逐渐减小屈曲范围至10°～15°,并做躯干向健侧、患侧旋转的动作。动作要点:要求患者在躯干旋转过程中保持膝关节角度,患者屈伸膝关节使膝关节达到治疗师指示位置。

(3)上肢运动控制训练方法 首先做上肢被动活动,放松上肢各关节和上肢各块肌肉,再进行运动控制训练:①患者健侧卧位,松动肩胛骨,一手固定肩胛骨上缘,一手使肩胛下角做肩胛骨向上、向下、内旋、外旋等运动;耸肩时,治疗师一手控制肩胛骨,一手控制患侧肘关节屈曲＜20°,肩关节位于0°,有利于上肢处于放松状态。②患者取仰卧位:治疗师一手与患者掌指关节交叉相握,使其四指伸展,拇指外展,另一手控制患者肘关节背侧,缓慢持续牵拉使肘关节伸直,并且前臂旋转,保持腕关节背伸及肘关节、手指伸展,然后轻提患肢。③患者坐位:做肩关节前屈或肩关节外展、肘关节伸直、腕关节背伸的上肢控制训练,一手控制肩部,一手控制腕关节;做肩胛带及上肢的姿势控制训练,一手控制肩部,一手控制肘关节。④肩、肘、腕关节和手与日常生活相结合的姿势控制训练,以及各方向抗阻训练,首先控制单个关节,后控制多个关节。⑤患者坐位,躯体驱向患侧,肩关节略外展、肘关节伸直、腕关节背伸、拇指外展,其余四指伸直,做患侧上肢负重训练。

(4)肩胛骨运动控制训练

①盂肱关节松动技术:使用 Maitland 手法在盂肱关节休息位下,保持肩关节外展55°,水平内收30°,前臂置于水平面上使用Ⅱ级手法持续牵张关节面。对于疼痛的关节,给予持续平移性间歇性关节牵张7～10秒,中间休息数秒,可多次重复进行;对于运动受限的关节,给予最少10秒的牵张,接着放松3～4秒,重复进行慢速的间歇性牵张。如果关节疼痛加重,则手法降低至Ⅰ级,如果无不适且为增加关节活动,则可进展到Ⅲ～Ⅳ级手法。

②肩胛骨的运动控制训练:首先进行肩胛骨运动训练,当关节活动受限明显时,选择在侧卧位下,用枕头将患肢支撑在旋转中立位下,治疗师一手固定肩关节,另一手置于肩胛下角辅助患者进行肩胛骨的主动抬举、下沉、前伸、后缩训练,以无痛为原则,活动改善后继而过渡至仰卧位,在肩胛平面上进行肩胛骨内收、外展活动训练及相应的手法抗阻训练,如果患者病情允许,可逐渐过渡到坐位下进行以上训练,肩胛骨的充分活动对于肩肱节律的恢复和改善肩关节活动度有着至关重要的作用。

在进行活动度训练的同时应该增加患者肩胛骨运动控制和稳定性训练,可选择动态闭链训练,如在一个倾斜45°的桌子上进行稳定治疗球训练,先在双肩前屈60°时下压治疗球支持体重,逐渐改变治疗桌角度至双肩前屈至90°,再进展到患者单臂支持。同时借助弹力带进行肩胛骨周围肌力训练。以上肩胛骨运动控制治疗,根据患者病情,每日或隔日1次,治疗4周。

3.本体感觉,运动反馈训练 本体感觉在姿势平衡的维持中起主导作用,并且随平衡条件的不同,"平衡三联"(即视觉、前庭觉及本体感觉)中各感受器在平衡中的作用不断变化,存在着复杂的中枢调节机制。踝关节的本体感觉最敏感,尤其是踝关节外侧副韧带中有大量丰富的本体感受器,韧带损伤后多存在本体感觉障碍。

目前常用的本体感觉的训练方法有:本体感觉神经肌肉促进技术训练法,PRO-KIN 平衡仪训练,经皮神经电刺激疗法配合本体感觉神经肌肉促进技术,平衡板训练,半蹲抛接球训练,正常步态训练,步行灵活性训练,阶梯训练,康复体操,运动疗法,中草药疗法,针灸,按摩,Biodex 等速测试仪,移动式平板训练,表象训练,生物反馈,迷你蹦床,以及平衡气垫、Thera‑band 平衡垫及 Moto‑med 智能运动训练系统。

4.转移训练 转移训练是人体从一种姿势转换到另一种姿势的过程,包括卧位转换以及卧位与坐位、坐位与立位之间的相互转换。

(1)偏瘫患者的翻身训练

①辅助下完成向健侧翻身训练:将患者患侧下肢放于健侧下肢上,由健手将患手拉向健侧。治疗师于患侧帮助抬起患者肩胛、骨盆,翻身至健侧。

②独立完成向患侧翻身训练:将患者患侧上肢外展防止受压,屈起健侧下肢;头转向患侧,健侧肩上抬,健侧下肢用力蹬床,将身体转向患侧。

③独立完成向健侧翻身训练:双手十指交叉(Bobath)握手,患手拇指位于健手拇指之上,健腿插到患腿下面,双上肢伸直举向上方做水平摆动,借助摆动的惯性翻身。

(2)偏瘫患者的坐起训练

①辅助下的坐起训练:患者的健侧下肢插到患侧下肢下面,将双下肢移到床沿外;治疗师辅助患者将患手放到治疗师肩上,扶住患者双肩,同时嘱患者健侧肘关节伸直,坐起并保持。

②独立的坐起训练:健手握住患手,双腿交叉,用健侧腿将患侧下肢放至床边,同时颈部前屈,身体转向健侧;双腿放至床下,健手放开患手;健侧肘于体侧撑起身体,抬头;肘伸直,坐起至床边呈坐位状态。

(3)偏瘫患者的起立训练

①辅助下的起立训练:患者挺直躯干坐于床边双足平放于地面上,患足在前或在后;治疗师用膝顶住患者膝部,双手抓住患者腰部;患者躯干前倾、重心前移,在治疗师的帮助下伸髋、伸膝慢慢站起。

②独立的起立训练:患者先将足跟移动到膝关节重心线的后方,双手十指交叉相握,患侧拇指在上;双臂前伸;上身前倾,重心前移,臀部离开床面;然后将手臂突然上举,利用手臂上举的惯性和股四头肌收缩,完成站立动作。

5.平行杠内训练

(1)平行杠内站立训练 轮椅靠近平行杠,治疗师正对患者,患者握住轮椅扶手,借助上肢力量支撑身体向前移动,当足跟接触地面后双臂抱住治疗师颈部。治疗师双手分别置于患者左、右臀下,用双膝抵住患者双膝或双股,将患者的重心移至预备站立位。然后转到患者侧面,一手扶持患者胸部,使其躯干伸展,另一手将患者臀部向前推,使其髋关节充分伸展。鼓励患者努力控制身体平衡并维持站立位。训练初期,患者可用手扶持平行杠以助站立。

(2)平行杠内重心移动训练

①患者站立于平行杠内,双髋关节充分伸展,腹部前突,站稳后先练习左、右手交替离开平行杠,然后练习双手离开平行杠。当能独立站稳后,再练习躯干前屈、后伸。如此反复练习,直至熟练掌握躯体重心移动。

②保持髋关节过伸、腹部前突位,先双手握按平行杠使躯干和下肢分别向前、向后倾斜,再两手交替单手握杠,练习前、后倾斜。

③双手握压平行杠,向上支撑躯干使双脚离地,再返回地面。如此反复进行。

(3)平行杠内步行训练

①四点步行:患者立于平行杠内,左手向前伸出握杠,躯干向右前方倾斜,利用腰方肌的力量将右下肢抬起迈出。接着再以同样的方式,练习伸右手和迈左下肢的动作。如此反复练习。

②二点步行:患者站于平行杠内,左手和右足支撑身体,躯干向前倾斜,右手和左下肢同时向前伸出,接着躯干向左侧倾斜,左手和右下肢伸出。如此反复练习。

6.持拐步行训练

(1)拐的分类 常用的拐可分为腋窝支撑型拐(腋拐)、肱三头肌支撑型拐(上臂拐)和前臂支撑型拐(肘拐)。

(2)持拐步行训练

①迈至步:开始步行训练时常用此法,主要利

用背阔肌的力量进行。首先双拐同时向前迈出，然后患者重心前移，利用上肢支撑力使双足离地，下肢同时向前摆动至拐脚附近落地。此种步态虽然较慢，但比较稳定，适宜于道路不平、人多、拥挤的场合。

②迈越步：常在迈至步成功后再进行训练。首先双侧拐同时向前方伸出，支撑躯干，重心前移。利用上肢支撑力使双足离地，双下肢向前摆动至拐脚前方处着地。

③四点步：先伸左拐，迈右足，再伸右拐，迈左足。如此反复训练。此步行训练方式适宜于骨盆上提肌肌力较好者。步行环境与迈至步相同。

④两点步：一侧拐与对侧足同时伸出、着地，然后另一侧拐与其对侧足同时伸出、着地。如此反复进行。

⑤三点步：先伸出双拐，再迈出患足，最后迈出健足。如此反复进行。三点步实用于一侧下肢病患不能负重者。

（3）持手杖步行训练　持手杖的步行训练常是持双拐步行练习后向独立步行的过渡。主要有三点步和两点步两种方式。

①持手杖三点步行健侧手持杖。先伸出手杖，再迈出患肢，最后迈出健肢。

②持手杖两点步行仍健侧手持杖。手杖与患肢同时伸出，然后迈出健肢。

7. 平板减重训练及助力康复机器人步态训练

平板减重训练已经较多地应用于临床并逐步成为康复中心的常规训练技术，下肢外骨骼康复机器人已用于神经损伤患者的肌肉力量和运动协调性恢复训练。人类步态是一种典型的重复性功能运动，减重平板训练对脊髓损伤患者或脑卒中患者的康复训练起到了很好的作用。

2007年日本东京大学机械工程学院 Hiroshi 等研制出了一种动力型康复器械 Hart walker（HW），它由两个竖直的膝踝足矫形器（knee-ankle-foot Orthosis，KAFO）和一个四轮车组成，由于腰部是连接在康复器械的竖直杆上，减少了患者摔倒的风险，而且在保证正确姿态的同时患者的双手也是自由的，可以进行一些辅助操作。韩国西江大学的步行助性器（intelligent walking assistive robot），其设计目的是为了扩大体弱和行走不便老人的运动范围和活动能力。该外骨骼结构上的显著特点是整个装置由两个部分组成：外骨骼和手推车。所有的驱动元件，包括电池和马达，以及控制器等较重的周边设备都布置在手推车中，这样一方面可以减轻操作者的负担，另一方面亦可以保证老年人的行走平衡。在控制方面，他们采用类似于肌电信号（EMG）的肌纤维收缩信号，利用绑在大腿和小腿上的气囊内气体的压力变化来测得，而在人腿自由摆动、肌纤维不收缩时，可利用关节处的电位计式角度传感器的信号来触发驱动器的动作。传感器信号的融合和处理是通过便携式计算机中的模糊控制来实现的。

Lokomat 步态康复训练机器人由瑞士 HOCOMA 医疗器械公司与瑞士苏黎世 Balgrist 医学院康复中心合作推出，主要由步态矫正器、体重支持系统和跑台组成。Lokomat 的髋关节和膝关节受一个完整的外骨骼式结构驱动。患者的髋关节和膝关节都受 Lokomat 系统软件控制，确保以预设的生理步态曲线进行训练。利用机器人辅助的步态模式是根据患者的情况制订的，适当的传入感觉输入可以使患者更具有积极性。患者和治疗师都可实时了解患者自身的肌肉活动性和外骨骼式结构的工作情况。

减重平板训练作为脊髓损伤患者或脑卒中患者的常规疗法已经十余年。研究表明，减重平板训练可以改善运动失调患者的步态和下肢运动功能，尤其对于轻偏瘫患者，减重平板训练可以改善患者的平衡能力、步行速度力。国内王彤等研究表明，脊髓损伤和脑损伤造成的下肢长期瘫痪的患者经过阶段性减重平板训练，步行能力也有所改善。杜巨豹等研究表明，脑卒中偏瘫患者早期在传统的康复治疗基础上应用减重步行训练，能更大程度提高下肢运动功能、步行能力及日常生活能力。减重平板训练对多发性硬化、帕金森病和脑损伤也有一定效果。但是减重平板康复训练有一定的局限性:首先需要至少3个康复师相互配合;其次训练时间较少,达不到最佳治疗效果所必需的时间;第三,传统减重活动平板训练步态模式不可重复并没有对患者进行直接反馈。下肢康复训练应用康复机器人的疗效和训练技术尚在临床研究和观察阶段。

(曹智刚 徐 莉)

第七节 有氧运动训练技术

一、有氧训练的定义

有氧运动又称为有氧代谢运动,是指人体在运动过程中所需的能量主要依靠细胞有氧代谢提供,运动方式为中等强度的大肌群、节律性、长时间、周期性运动,是以提高机体有氧代谢能力为目的的运动。由于有氧运动是以中等强度、长时间、长距离运动为特点,因此又称为耐力运动。

有氧运动主要依靠糖原、脂肪的有氧代谢来供能。有氧运动由于强度较低,运动时可以得到较充足的氧气供应,糖和脂肪可以完全氧化分解为二氧化碳和水并释放出大量能量,所以运动可以持续很长时间,这就是将低强度、长时间、长距离运动称为"有氧运动"的原因。

二、有氧运动的原则

1. 循序渐进 有氧运动一定要按照循序渐进的原则逐渐增加运动量。运动强度由小变大、运动时间由短变长、动作内容由简变繁,使患者逐渐适应。这点对于老年人和平时运动量不足的人群尤其重要。

2. 因人而异 根据不同疾病、不同人群、不同训练目的制订相应的有氧运动处方。通常制订有氧运动处方时要考虑的因素有年龄、基础疾病、运

动习惯等。对于老年人和有慢性心脏疾病的患者,最好根据运动试验结果来制订有氧运动处方。

3. 持之以恒 只有长期坚持有氧运动,才能使治疗效果逐步积累并显现出来,不可随意间断,以免影响治疗效果。

4. 密切监测 有氧训练过程中必须密切观察训练情况,观察有无不良反应,是否已经达到训练要求,对不能达到要求的要查明原因,调整训练计划。对有心功能不全的患者,刚开始有氧运动最好在心电监护下进行。

三、常见的有氧运动的方式

常见的有氧运动有医疗步行、快走、慢跑、爬山、游泳、水中步行、骑自行车、太极拳、各类健身舞、瑜伽、跳绳、做韵律操等等。不同人群要根据自身生理特点和病理状况选择,既要达到有氧运动的目的,又要注意安全。

(一)有氧训练的运动程序

1. 预备运动 也称热身运动或准备活动,它可以使人体各器官功能从相对安静状态逐步过渡到运动兴奋状态,可提高大脑皮质神经细胞的兴奋性,更好地调节各器官系统的功能,为全身耐力运动训练做好生理准备。

2. 训练运动 这是全身耐力训练的核心部分,患者可按照康复治疗师所制定的运动处方,按选择的运动方式、运动强度、运动频度和运动持续时间进行训练以激发患者机体的内在功能得到逐步调整和提高。运动训练中要求达到靶心率(THR)的运动时间不得少于15分钟。

3. 整理运动 在运动训练结束时不要马上停止活动,应做一些放松的整理运动练习,以保持良好的静脉回流,维持一定的心血输出量,从而防止出现直立性低血压或诱发心血管意外。同时,使呼吸和血液循环畅通,氧供应充分,运动训练中所产生的代谢产物得以尽快消除,有利于消除疲劳和避免患者机体产生上述不良反应。

(二)有氧训练的基本方法

1. 医疗步行 医疗步行是采用在平地或有不

同坡度的地段上所进行的定量步行。医疗步行是有氧训练的主要方法之一,是一项简便易行的有氧训练方法。临床上已被广泛用于手术后早期下床活动和年老体弱、重病初愈的患者;也可用作其他康复治疗前的预备运动或运动训练后的整理运动;还可作为对某些代谢性疾病、心血管疾病和神经系统疾病康复治疗的重要方法。

2. 健身跑　跑步可促进心肺强有力的工作,而且还需要人体全身大部分肌群协调参加活动,从而增加肺的通气量,活跃新陈代谢和气体交换,能使人体的机能得到全面提高,跑步对增强耐力和提高心肺功能的作用较步行更为明显。在康复运动治疗中,跑步的应用形式是健身跑,即用于健身锻炼的慢跑,一般适用于增强有氧训练或用以防治某些慢性疾病。为了充分发挥健身跑的健身疗效,要运用正确的跑步方法,掌握适当的运动强度。

四、有氧运动的治疗作用

(一)增强心肺功能

有氧运动的最主要的作用是改善心肺功能,提高全身耐力,其具体作用主要有以下几个方面:

1. 有氧运动可以降低安静和运动时的心率和收缩压,从而降低心肌耗氧量。

2. 有氧运动增加血容量,改善心肌收缩力,从而提高心脏做功的能力。

3. 有氧运动增强副交感神经活性,从而增加心功能储备、冠脉侧支循环和心肌血管密度。

4. 有氧运动增加内皮依赖性血管扩张,增加一氧化氮合成酶的基因表达,改善纤溶系统活性,从而有利于外周血液循环。

5. 有氧运动提高肺活量,改善呼吸效率和气体交换。

6. 有氧运动改善呼吸肌耐力,使吸气和呼气功能明显改善。

(二)改善代谢,控制体重

除了增强心肺功能,有氧运动另一大重要作用就是对物质代谢的调节作用。有氧运动可以通过胰岛素受体途径和受体后途径增强机体胰岛素敏感性,起到调节血糖和血脂代谢的作用。这一作用也跟有氧运动预防和治疗慢性心脑疾患密切相关。此外,长期坚持有氧运动者运动器官较为发达,肌肉内毛细血管密度较大而脂肪含量较少,骨密度较高。这对调节物质代谢、预防心脑血管慢性疾病和代谢性疾病具有重要意义。因此,长期坚持有氧运动是预防和治疗糖尿病和高脂血症的重要手段。而减肥者如果在合理安排食物的同时,结合有氧运动,不仅能够减肥成功,而且减肥后的体重也会得到巩固。

(三)增强体质,促进健康

如上所述,有氧运动可以增强耐力,改善代谢水平。此外,有氧运动还可以提高免疫功能,降低慢性低度炎症状态,改善情绪。长期坚持有氧运动还能增加体内血红蛋白的数量,提高机体抵抗力,抗衰老,增强大脑皮质的工作效率,对身心健康起到促进作用。

五、有氧运动的适应证和禁忌证

(一)有氧运动的适应证

1. 不同年龄的健康人群的健身运动。

2. 各类亚健康人群的健身运动。

3. 常见的可以进行有氧运动的疾病

(1)心血管疾病　稳定性心绞痛、陈旧性心肌梗死、隐性冠心病、轻中度原发性高血压、轻度慢性充血性心力衰竭、心脏移植术后、冠状动脉腔内扩张成形术后、冠脉分流术后等。

(2)代谢性疾病　糖尿病、单纯性肥胖症。

(3)肺结核恢复期、胸腔手术后恢复期、慢性呼吸系统疾病,如慢性阻塞性肺疾病和慢性支气管炎、肺气肿、哮喘(非发作状态)。

(4)其他慢性疾病　慢性肾衰竭稳定期、慢性疼痛综合征、慢性疲劳综合征、长期缺乏体力活动及长期卧床恢复期。

（二）有氧运动的禁忌证

1.癌症晚期及恶病质。

2.感知认知功能严重障碍。

3.主观不合作或不能理解运动,精神疾病发作期间。

4.临床上要求制动的各类患者,如脊髓损伤、颅脑外伤、骨折愈合期、手术伤口愈合阶段、严重感染期、发热、严重骨质疏松,活动时有骨折的危险的患者。

5.各种疾病急性发作期或进展期。

6.心血管功能不稳定阶段,包括:未控制的心力衰竭或急性心衰、严重心律失常(室性或室上性心动过速,多源性室性期前收缩,快速性房颤,Ⅲ度房室传导阻滞等)、不稳定型心绞痛、增剧型心绞痛、近期心肌梗死后非稳定期、急性心包炎、心肌炎、心内膜炎、严重而未控制的高血压、急性肺动脉栓塞或肺梗死、确诊或怀疑主动脉瘤、严重主动脉瓣狭窄、血栓性脉管炎或心脏血栓。

(李搏霞　李嘉　董玲)

第八节　牵张训练技术

牵张训练是指运用外力(人工或机械/电动设备)牵伸短缩或挛缩组织并使其延长,利用该技术能明显改善组织的短缩或挛缩状态,以达到重新获得关节周围软组织的伸展性、降低肌张力、改善或恢复关节活动范围的目的。

一、牵张训练的方法

(一)被动牵张

当患者放松时,采用徒手或机械外力拉长挛缩组织的方法。它不但可以暂缓痉挛及保持痉挛肌的长度,还可以维持关节的活动范围,防止关节挛缩变形。适用于有轻度关节粘连或肌痉挛的患者,也适用于神经损伤引起肌肉瘫痪的患者,有利于维持关节正常活动范围。

1.手法牵张　治疗师应用外在的力量,通过控制牵伸方向、速度、强度和持续时间,来增加挛缩组织的长度和关节活动范围。手法被动牵伸是最常用的牵伸技术。与关节被动活动的不同点是:软组织的被动牵伸是使活动受限的关节活动范围增大,而关节的被动活动是在关节活动未受限、可利用的范围内进行活动的,目的是维持关节现有的活动范围,但无明显增加关节活动范围作用。

2.机械牵张　是借助机械装置,增加小强度的外部力量,较长时间作用于缩短组织的一种牵伸方法。在临床上,当手法牵伸没有效果时,可采用机械设备进行牵伸。其通过重力牵引、滑轮系统或系列夹板而发生作用,强度超过手法牵伸强度。牵伸时间至少持续20分钟,甚至数小时,才能产生治疗效果。还要注意安全和积极配合主动运动。

(二)主动牵张

主动牵张又称自我牵张,是患者自己完成的一种肌肉伸展性训练,牵伸力量为自身重量,牵伸强度和持续时间与被动牵伸(徒手、器械)的相同。指导患者应在稳定而舒适的体位下进行牵伸训练,教会患者自我调整牵伸参数,这是巩固疗效的主要措施。以常用的下肢牵张练习方法举例,上肢的牵张练习可据此类推。

1.髂胫束牵张练习　患侧向墙,侧身离墙站立,一手叉腰,一手撑墙,做侧向推墙动作。患侧髋部尽量接触墙壁,即可牵张该侧的髂胫束,重复10~20次,每次保持5秒左右。需注意两脚平放于地而不要离地,离墙壁距离可逐渐增加。

2.股内收肌群牵张练习　双足分开站立,距离可根据需要增加或缩小。两手叉腰,重心移向健侧,同时稍屈膝,患侧股内收肌群即被牵张。重复10~20次,每次维持5秒左右。如两侧均需牵张,可左右侧分别练习。

3.股四头肌牵张练习　两膝跪地,取躯干后伸位,亦可取屈膝屈髋的跪坐位,两手向后撑床或地面,然后做挺腹伸髋练习。注意两膝不要离地,重复 10～20 次,每次维持 5～10 秒。

4. 腘绳肌牵张练习　坐位,将双足搭在前面的凳子上(屈髋伸膝坐位),或在站立位上进行,身体尽量前屈。注意足跟不要离地、不能屈膝,重复 10～20 次,每次维持 5～10 秒。

5. 小腿三头肌和跟腱牵张练习　有两种方法。第一种方法是面向墙壁,离墙壁站立,离墙距离可根据需要调整,两手支撑墙,身体向前尽量使腹部接近墙壁,重复 10～20 次,每次维持 5～10 秒,注意两足跟不要离地。若只需牵张一侧小腿肌,可将健侧腿靠近墙,身体前面(腹部)靠墙时,患侧小腿肌即受到牵张。第二种方法是健腿在前,患腿在后,做屈膝下蹲动作,这样,对患腿的牵张力大于健腿的,重复 10～20 次,每次维持 5～10 秒。注意足跟不要离地,可逐渐增加下蹲深度。

(三)主动抑制

主动抑制是指患者在实施牵张训练之前或过程中,有意识地放松该肌肉,此时进行牵伸的阻力最小。主动抑制技术只能放松肌肉组织中具有收缩性的结构,而对结缔组织尤其是挛缩组织没有作用。这种牵伸主要用于肌肉神经支配完整、患者能自主控制的情况下,不能应用于存在肌力减退、痉挛或瘫痪的患者。

1. 收缩—放松

(1)将紧张的肌肉置于一个舒适的拉长位置。

(2)紧张或挛缩的肌肉先进行等长抗阻收缩约 10 秒,使肌肉感觉疲劳。

(3)让患者主动放松。

(4)治疗师被动活动肢体,通过增加活动范围以牵伸肌肉。

(5)休息几分钟后重复上述过程。休息时要求患者将肌肉处于舒适的拉长体位。

2. 收缩—放松—收缩

(1)前三步与"收缩—放松"技术相同。

(2)紧张肌肉的拮抗肌做向心性肌肉收缩,以对抗挛缩肌肉并帮助关节运动,使受限的肌肉放松、被拉长,使肢体的关节活动范围增加。须注意:在无痛状态下完成紧张肌肉的等长抗阻收缩。牵伸前,挛缩或紧张的肌肉不需要进行最大强度的等长抗阻收缩,亚极量、较长时间的等长康复收缩可以有效地抑制紧张肌肉。

3. 拮抗肌收缩

(1)被动拉长紧张的肌肉到一个舒适的位置。

(2)让患者拮抗肌等张收缩。

(3)对收缩肌肉施加轻微阻力,但允许关节活动。

(4)当关节运动时,由于交互抑制作用的结果,紧张的肌肉被放松。须注意:避免施加太大的阻力,因其可以引起紧张肌肉的张力扩散而限制关节运动或引起疼痛。当肌肉痉挛限制了关节运动时,也可以用此技术。如果患者不能在"收缩—放松"技术中完成紧张肌肉无疼痛范围内的强力收缩,用主动抑制技术会很有帮助。

二、其他辅助方法

与牵张训练相配合,可以帮助肌肉放松,提高牵张效果主要的辅助方法如下:

1. 热疗及冷疗　在牵伸肌肉之前,局部可先进行热疗。其方法有高频电疗(超短波、微波)、传导热疗(蜡疗、水疗)、红外线照射、超声波等方法,加热后的肌肉更容易放松和被牵伸,牵伸时患者的感觉比较舒服,以增加组织的伸展性以及降低发生损伤的可能性。在牵伸后给予冷敷,以减轻软组织牵伸后的肿痛,以促进关节活动范围的改善。

2. 按摩　采用轻手法按摩、擦揉,特别是深部按摩,可以增加局部的血液循环,降低肌痉挛和肌紧张。如再配以热疗后按摩,更能使软组织放松以改善其伸展性。

3. 关节松动术　牵伸前,应用关节松动术的轻手法,如:关节分离牵引,可以缓解关节疼痛和关节周围软组织痉挛,具体操作参照有关章节。

4. 支具　牵伸治疗后,次日被牵张的关节功能会出现反弹,可在牵伸之后应用支具或动力夹板,使肌肉保持在最大有效长度,进行长时间持续牵伸,达到牵伸挛缩部分、增加关节活动度的目的。并配合作业疗法和日常生活活动训练,用以巩固治疗效果。

三、牵张训练的适应证和禁忌证

(一)适应证

1. 适用于肩部、肘部、腕指部和髋部、膝部、踝足部以及颈腰部的短缩和挛缩组织的牵张训练。如肩关节周围炎(冻结肩)、各种原因引起的关节炎(类风湿关节炎、骨关节炎、强直性脊柱炎)。

2. 预防由于固定、制动、失用造成的肌力减弱和相应组织短缩等结构畸形的发生。如:骨折、肌腱损伤经制动或固定后,外周神经炎或外周神经损伤所致的失用性肌无力造成的挛缩等。

3. 缓解软组织挛缩、粘连或瘢痕形成,如烧伤、软组织、皮肤严重挫伤后所致的粘连和瘢痕,尤其位于关节周围的损伤影响到肢体的活动。

4. 中枢神经病变或损伤的患者,如脑血管意外、小儿脑瘫、脊髓损伤、颅脑损伤等由于肌张力异常增高而导致的肌肉痉挛或挛缩。

5. 体育锻炼前后牵张训练,预防肌肉和骨骼损伤,减轻运动后肌肉疼痛。

(二)禁忌证

患者有严重的骨质疏松;骨性限制关节活动;神经损伤或神经吻合术后1个月内;关节活动或肌肉被拉长时疼痛剧烈;挛缩或软组织短缩已经造成关节固定,形成了不可逆性挛缩;新近发生的骨折、肌肉和韧带损伤,组织内有血肿或其他创伤因素存在时;关节内或关节周围组织有感染性炎症、结核或肿瘤,特别是各种炎症的急性阶段;严重肌无力患者,为了维持关节的稳定性、保持一定的肌肉力量而发生代偿性挛缩时,应慎用牵张治疗。

四、牵张训练的注意事项

1. 明确目标 通过评估明确需要牵张的肌肉和关节,明确需要限制可能出现代偿作用的肌肉

和关节。

2. 避免过度牵张 过度牵张是指牵拉超过正常的关节活动度,导致运动过度。长时间制动或不活动的组织已经失去了正常的张力,若使用大强度、短时间的牵伸更容易引起损伤,会造成关节不稳定,又增加了骨骼肌再次损伤的风险。

3. 避免牵伸水肿组织 水肿的组织比正常的组织更容易受到损伤,同时,牵伸后水肿加剧,会加重疼痛和肿胀。

4. 避免过度牵张肌力较弱的肌肉 对肌力较弱的肌肉,应与肌力训练结合起来,使患者在伸展性和力量之间保持平衡。

5. 避免挤压关节,对关节可先稍加分离牵引力,牵张力量要适度、缓慢、持久,一般不采用跳跃性牵张,避免因弹动关节而诱发牵张反射,导致反射性收缩。

6. 患者须放松被牵张部位,使牵张力作用在治疗部位。了解治疗反应,牵张后肌肉酸痛不能持续超过24小时。要教会患者牵张后保暖,以巩固牵伸效果。

(曹智刚 平兴团)

第九节 呼吸训练技术

呼吸训练是指通过锻炼和协调各呼吸肌功能,增大肺活量,增加吸氧量,改善呼吸功能所采取的治疗措施。呼吸训练已广泛用于呼吸系统疾病的恢复期,以及各种疾病的早期康复阶段。

一、呼吸训练的体位选择

应选用能使患者放松、舒适的体位,并应根据患者的体力和练习时的需要进行选择。如身体虚弱者可取仰卧位或半卧位,以放松腹部;支气管哮喘患者可采用向前倚靠式坐位姿势,即在桌上放上2~3个枕头,头向前靠在枕上,两前臂置于枕下,这一体位可固定并放松肩带,减少上胸部活

动,有利于进行腹式和下胸式呼吸练习;需加强患侧的胸式呼吸时可采取患侧在上的侧卧位;对体力较好者可采用前倾站位。

二、呼吸相关的肌肉及其运动方式

呼吸最主要和膈肌相关,没有膈肌就没有呼吸。膈肌的肌腱起点附着在肋骨、胸骨,以及脊椎上,结束点在膈肌自身的中心腱上。当肌腱所附着的肋骨不动,中心腱向下移动时,为腹式呼吸,当中心腱不动,肋骨活动时为胸式呼吸。不管是胸式呼吸还是腹式呼吸,膈肌都收缩,两种呼吸都会使得胸腔体积变大,而压强减小,于是气体进了肺部,呼气时,膈肌还原,胸腔变小,压强大,气体就从体内排出,而膈肌不是完全的主动肌,它受其他肌肉的影响而出现了收缩,膈肌与腹后侧筋膜及心包膜,胸膜都有直接的力学关系。因此锻炼膈肌,要先锻炼与之相关的腹肌。

三、呼吸训练方法

1.腹式呼吸训练　患者取卧位或坐位,腹肌充分放松,双手置于两肋弓下。用鼻深吸气,吸气时双手随腹部膨隆而向外扩张;用口呼气,呼气时需要噘嘴将气缓慢吹出,同时双手感知肋弓下沉变小。要尽可能地把呼气时间延长,将肺底部的残余气体排出体外。

2.局部呼吸训练　这是用于活动胸部某一部位的专门的呼吸方法,医务人员或患者把手放于所需训练肺叶的体表位置,在吸气时施加压力。如肺尖局部训练,手应摆放于同侧锁骨下方,吸气时对抗加压的手;后方肺部训练时应借助于一条宽幅绷带,一头由外向内放于大腿下部固定,另一头从身体前方沿着剑突水平由后向前绕过躯干,用对侧手握住。呼气末和吸气过程中均衡用力收紧绷带。吸气时对抗此束紧的布带,扩张局部,同时将布带逐渐松开。

3.长吸气或呼气对抗阻力呼吸法　可用吹瓶呼吸、吹球囊呼吸和发音呼吸等训练方法,无论采用何种呼吸方法,需要反复练习,直至达到治疗目的或使呼吸恢复自然为止。

四、注意事项

1.在呼吸练习时,若痰液较多,可配合使用叩打法或震颤法等康复训练手法或结合体位排痰等训练方法进行。

2.肺气肿患者由于胸廓处于扩张位,难以将气体呼出,应加强以呼气为主的呼吸训练。

3.腹式呼吸的注意事项　呼吸过程中不要紧张也不要刻意勉强,如果是初学者就更应该注意练习的过程和其对身体的影响,吸气时,感觉气息开始经过鼻腔、喉咙充分地集中于肺部,当肺部容积逐渐增大,而保持胸廓不动,就会迫使横膈膜下沉,同时腹部略向外鼓起;呼气向内收回腹部,横膈膜向上提升,使大量浊气呼出体外。

把腹部当皮球,用鼻吸气使腹部隆起,略停一两秒后,经口呼出至腹壁下陷。每分钟有五六次即可。一般每日两次,在城市可选在上午10时和下午4时进行,每次约10分钟。

腹式呼吸的关键是:吸和呼都要尽量达到“极限”量,即吸到不能再吸,呼到不能再呼为度;同理,腹部也要相应收缩与胀大到极限,如果每口气直达下丹田则更好。

五、呼吸肌家庭锻炼指导

1.呼吸训练具体方法　双脚分开站稳,双手自然放下,胸部自然挺起,两唇微微靠拢,舌体放松,吸气前将肺里的余气吐净,用鼻子吸气的同时,两手臂向前平行上举,上举速度与吸气速度相同,当吸气停止时两臂正好举到头部最高点,呼气时两臂与气流以同等速度于身体两侧慢慢下垂,当呼吸停止时两臂正好于身体两侧放下。早期训练时,呼和吸的速度同等,开始时速度可慢一点,当训练到一定程度时,吸气速度尽量快而深,呼出的气流要慢、平稳而有力量,呼气的时间要长,呼和吸要避免有摩擦音。

2.呼吸操练习

第一节:双手上举吸气、放下呼气,10~20次。

第二节:双手放于身体侧面,交替沿体侧上移下滑,上移吸气,下滑呼气,10~20次。

第三节:双肘屈曲握拳,交替向斜前方击拳,出拳吸气,还原呼气,10~20次。

第四节:双腿交替抬起,屈膝90°,抬起吸气,放下呼气。

第五节:吹蜡烛训练,以能使距离口唇15~20cm蜡烛火焰随气流倾斜、不致熄灭为度,10~20次。

以上五节训练,每日2次。

3.老年慢性支气管炎患者进行呼吸训练时首先需要放松。以增加膈肌的使用效率,减少无效呼吸,并使胸部肌肉放松,改善呼吸困难,配合呼吸运动、调整呼吸会收到更好的效果。

最常用的姿势是:坐着时,背部、肩膀及手臂放松,身体向前微倾,肘部靠在膝盖上支撑身体的重量;如果站立,则双脚略分开,身体向前微倾,下背部及臀部靠墙,肩膀及手臂自然下垂,颈部放松。具体方法为:将手放于腹部,全身、需要肩部放松;由鼻子缓慢吸气,吸到饱,吸气时使腹部同时突起;噘起嘴唇,像吹口哨一样,缓慢将气由嘴吐干净,腹部配合吐气向内凹陷;尽量将吐气时间控制在吸气时间的2倍左右。每天早晚各练一组,每组次数可量力而行。

4.养生五步呼吸法

(1)仰头吸气 盘坐、端坐、站立,最好是瑜伽盘坐式,收腹吸气,同时肩胛骨上提后夹,脊柱后弯,将气吸足。应用鼻孔吸气时量力而行,循序渐进。初练期,仰头不宜太过,吸气量不能太多,防止产生头晕现象。

(2)屏气 吸气后暂停动作,此为过度运气状态,空气不再进出。屏气时间不宜太长,否则也会头晕。

(3)头正沉气 在口鼻不漏气前提下,肩胛骨上提、向前、下放,同时松肩塌腰(关键诀窍),吸进大量之气即自然下沉丹田。沉气时一定要身心放松,才能达到良好的松肩和塌腰,轻松自然地缓慢将气沉入丹田。

(4)屏气 气沉丹田后暂停呼吸状态。

(5)吐气 屏气至功效恰到好处时,缓慢将吸进之气吐出,也可轻发"啊"音吐出。

(徐 莉 平兴团)

第十节 电 疗 法

一、直流电离子导入法

离子导入法又称为离子电泳法,是利用连续性直流电流,以同电性相斥的原理,将离子或带电的化学药物送至体内,而达到消肿、止痛、美容等疗效的治疗方法。

1.治疗原理

(1)某些物质如酸、碱、盐等溶于水时,会在水中分解成带正电荷和负电荷的离子,当我们置入通过连续性直流电的正负两个电极时,带正电荷离子会远离正极向负极移动,而带负电荷的离子则离开负极向正极移动,离子在水中转移,形成电流通路。利用上述观念,把离子导入治疗仪两电极分别置放,以人体表面作为两电极沟通的介质,利用同电性相斥,在离子移动时就会进入人体,达到将药导入的疗效(图2-1-5)。

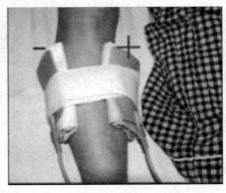

图2-1-5 离子导入法治疗膝部疾病

（2）离子穿透体表程度 在人体皮肤可耐受的情况下,电场强度或电流密度越高,效果越好。反之体表组织对电流的阻力越高,或药物亲脂性及分子量越大,越不易导入,效果越差。

2.治疗方法 将离子导入治疗仪的电极片如棉花或海绵,浸泡于要导入的药水中,假设导入药物带负电,就把药放在负极,反之亦然,利用同电性相斥,通入直流电,使药物进入体内。

3.治疗作用及适应证 物理治疗可用来止痛、消炎、消除水肿、取代组织中钙化的物质、用于伤口的杀菌、预防感染等。临床常用于局部麻醉、消除水肿、皮肤疾患、原发性多汗症、开放性溃疡、真菌感染、减少瘢痕组织、卡波西肉瘤等。

4.注意事项 在选用离子导入法治疗时,要向患者解释治疗步骤和疗效。要了解患者的状况,询问病史、药物史及有否过敏反应等。选择正确的治疗计划和仪器设备,离子种类、电极片、电流强度、病患位置等。治疗前后应检查皮肤,看伤口状况、发炎程度,同时也要确认患者的感觉是否正常。注意并发症如灼烧伤、化学性烧伤、热烧伤等。

5.禁忌证 不要使用患者会过敏的药物。对阿司匹林过敏者,使用水杨酸时要特别小心。气喘者,不可以使用乙酰胆碱。对金属过敏者,不可以使用铜、锌或镁离子。对海鲜过敏者,或静脉注射有不良反应者,不要使用碘离子。

二、低频电疗法

低频电疗法是将频率1000Hz以下的电流输入人体,用于治疗急、慢性疼痛的方法称为低频电疗法。其特点是电流均为低压、低频,而且可调;无明显的电解作用;对感觉、运动神经都有强的刺激作用;有止痛作用但无加热作用。目前常用的低频电疗法有:神经肌肉电刺激疗法、经皮神经电刺激疗法、间动电疗法、低频高压电疗法等。

（一）神经肌肉电刺激疗法

神经肌肉电刺激疗法是应用低频脉冲电流刺激神经或肌肉使其收缩,以恢复其运动功能的方法。这种方法主要用以刺激失神经肌肉、痉挛肌和平滑肌,亦可用于治疗失用性肌萎缩。

1.治疗作用 当下运动神经元麻痹后,肌肉即失去神经的支配而出现肌肉萎缩变性,为了减缓这种变化,应根据不同的病情,选择不同的脉冲电流,刺激肌肉或肌群,使之发生被动的节律性收缩。通过锻炼,保留肌肉的功能,延缓萎缩及变性的发展（图2-1-6）。

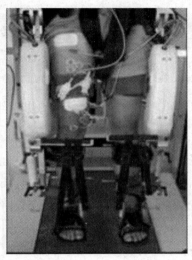

图2-1-6 神经肌肉电刺激疗法治疗股四头肌萎缩

2.治疗方法 一般主张用双极法。失神经支配后头一个月,肌肉萎缩速度最快,因此宜及早进行电刺激。每日治疗4~6次,若无条件,应每日至少治疗1次,每次使每条病肌收缩10~15次,可休息3~10分钟后再使之收缩相同次数,如此反复4次。病情好转,宜每周治疗3次。但在进行电刺激之前,均应判明肌肉是否有恢复神经支配的可能。

3.适应证 脑血管意外后遗留轻度偏瘫（神经肌肉电刺激可提高脑卒中患者上肢功能,特别是在训练腕及手指的背伸功能方面应用越来越广泛）、儿童脑性瘫痪、产伤引起的痉挛性瘫痪、多发性硬化瘫痪、脑脊髓伤病引起的痉挛性瘫痪、帕金森病等。

4.禁忌证 体内安装有起搏器,患有偏瘫痉挛肌、肌萎缩侧索硬化症、多发性硬化的病情进展恶化期等。

（二）经皮电刺激神经疗法

经皮电刺激神经疗法是以一定技术参数的低频脉冲电流，经过皮肤输入人体（图2-1-7），用于治疗急、慢性疼痛。

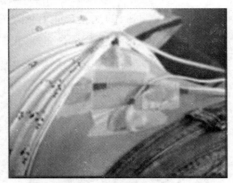

图2-1-7　经皮神经电刺激疗法

1. 作用原理

（1）镇痛机制。电刺激有疼痛症状的感觉神经，激活闸门机制和（或）内源性的阿片肽系统。

（2）产生镇痛作用的经皮电刺激神经疗法的强度往往只兴奋脊髓后角中的胶质细胞。

（3）治疗急性疼痛常用于软组织损伤、神经痛、手术后的止痛，治疗慢性疼痛常用于腰背痛、关节炎、神经源性疼痛、头痛。

3. 治疗方法　电极的放置部位比较灵活，常用的方法有：

（1）电极置于疼痛区、运动点、扳机点、穴位上。

（2）电极置于病灶同节段的脊柱旁，沿着周围神经走向、病灶上方节段、病灶对侧同节段上，两个电极或两组电极的放置方向有并置、对置、近端－远端并置、交叉形等。

（3）电极放在术后切口两旁。一般情况治疗时间，每次治疗30～60分钟，每日1～2次，每周3～6次。

4. 适应证　急慢性疼痛、短期疼痛、周围循环障碍、长期疼痛、用于小手术及止痛性操作过程中加强镇痛效果。

5. 禁忌证　带有心脏起搏器者、严禁刺激颈动脉窦、孕妇的腹部和腰骶部、眼睛部位、脑血管意外的患者头部、电极置于人体体腔内的治疗等。

三、中频电疗法

中频电疗法是应用频率为1000～100 000Hz的脉冲电流治疗疾病的方法。临床常用的有干扰电疗法、调制中频电疗和等幅正弦中频（音频）电疗法3种。随着计算机技术的应用，已有电脑中频电疗仪（图2-1-8）、电脑肌力治疗仪问世，并应用于临床。

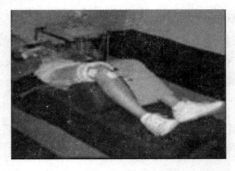

图2-1-8　电脑中频电疗仪

1. 特点

（1）收效快　中频电疗法治疗肌痉挛，常能立刻收效，患者顿时感到轻快。

（2）无痛苦　由于中频电疗法奏效迅速，具有无损伤、无痛苦的特点，因此许多患者能很快适应这种疗法。

（3）副作用少　中频电疗法很少引起身体不适或过敏反应。

（4）疗效持久　一般地说，通过口服、注射途径进入体内的给药方法，经过几小时药物就从体内排除殆尽。而中频电药物导入疗法则不同，它效果持久，经过反复多次治疗，可以产生一种多次叠加和积累的作用。几次治疗加起来，比一次治疗效果好。

2. 治疗作用

（1）镇痛作用　中频电疗治作用的局部，皮肤痛阈明显增高，临床上有良好的镇痛作用（图2-1-9）。尤其是低频调制的中频电疗法作用最明显。

（2）促进血液循环 中频电流特别是 50 ～ 100Hz 低频调制的中频电流，有明显的促进局部血液和淋巴循环的作用，可使皮肤温度上升，小动脉和毛细血管扩张，开放的毛细血管数目增多等。

（3）锻炼骨骼肌 低频调制的中频电流与低频电流的作用相仿，能使骨骼肌收缩，因此常用于锻炼骨骼肌，且较低频电流更为优越，对皮肤感觉神经末梢的刺激小，又无电解作用，较有利于长期治疗。人体对此电流耐受好，电流进入深度大，对深部病变效果特别好。

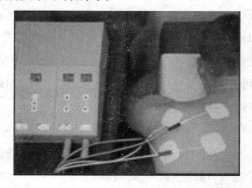

图 2 - 1 - 9　电脑中频疗法治疗肩部疼痛

（4）软化瘢痕 等幅中频电流（音频电）有软化瘢痕和松懈粘连的作用，临床上广为应用。

3. 电流的频率不同而产生不同的生理效应

（1）对运动神经和肌肉的生理效应 1 ～ 10Hz 可引起肌肉单收缩，25 ～ 50Hz 可引起肌肉强直收缩，100Hz 可引起肌肉收缩减弱或消失。

（2）对感觉神经的生理效应 50Hz 震颤感明显，100Hz 止痛。

（3）对血管的生理效应 1 ～ 20Hz 提高血管张力，50 ～ 100Hz 扩张血管。

（4）对自主神经的生理效应 4 ～ 10Hz 兴奋交感神经，20 ～ 40Hz 兴奋迷走神经，100 ～ 150Hz 抑制交感神经。

4. 适应证 神经炎、神经痛、神经根炎、肌萎缩、扭伤、肩周炎、腱鞘炎、肌劳损、关节炎、雷诺病、手足发绀症、胃下垂、习惯性便秘等。

5. 禁忌证 急性化脓性炎症，有出血倾向，局部有金属固定物，体内植入心脏起搏器者等。

四、高频电疗法

频率大于 100kHz 的交流电称为高频电流。它以电磁波形式向四周传播。电磁波在空间传播的速度等于光速，为 3×10^8 m/s。应用高频电作用人体达到防治疾病目的的方法称高频电疗法（图 2 - 1 - 10）。

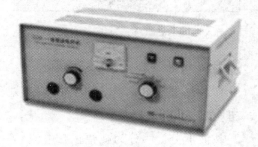

图 2 - 1 - 10　高频电疗法 - 超短波治疗仪

1. 特征

（1）不产生电解 由于高频电流是交流电，是一种正负交替变化的电流，所以它不会产生电解作用。

（2）作用神经肌肉时不产生兴奋作用 由于高频电流的频率很高，在正常情况下，无论通过多少个周期，一般均不引起神经肌肉兴奋而产生收缩反应。

（3）高频电通过人体时能在组织内产生热效应和非热效应 在低中频电流中，由于通过组织的电流较小，不能产生足够的热量。但在高频电时，由于频率上升，通过人体的电流可急剧增加，高频电组织内可产生热效应。此外，高频电在以不引起体温升高的电场强度作用人体时，也可改变组织的理化特性和生理反应，称为非热效应。

（4）高频电疗时，电极可以离开皮肤，在电极离开皮肤时，皮肤与电极及两者间的空气隙形成了一个电容，皮肤和电极相当于电容器的两个导体，空气则相当于介质，高频电流完全可以顺畅地通过电极、空气与皮肤三者形成的电容。所以，治疗时电极可以离开皮肤，而达到治疗效果。而在低、中频电疗时，电极必须与皮肤密切接触，否则电流不能通入人体(图2-1-11)。

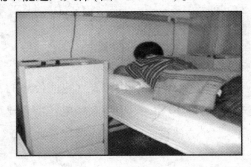

图2-1-11 超短波治疗腰部疼痛

2.高频电疗的分类

(1)按波长分类 医疗上所用的波长划分为短波、超短波、分米波、微波。

(2)按波形分类 分为减幅正弦电流、等幅正弦电流、脉冲正弦电流。

3.适应证 炎症、疼痛、急性损伤等。如骨关节炎、风湿性关节炎、肩周炎、坐骨神经痛、颈椎病、肌肉韧带损伤、软组织损伤等。

4.禁忌证 恶性肿瘤患者、孕妇的腰腹部、心脏起搏器携带者、体内局部金属异物、出血或有出血倾向者。

(梁岚萍)

第十一节 光疗法

一、红外线疗法

在光谱中波长为0.76~1000μm的一段称为红外线,红外线是不可见光线。医用红外线可分为两类:近红外线与远红外线,近红外线又称短波红外线,波长0.76~1.5μm,穿入人体组织较深,深度为5~10mm;远红外线又称长波红外线,波长1.5~1000μm,多被表层皮肤吸收,穿透组织深度小于2mm。

1.红外线的治疗作用

(1)缓解肌肉痉挛 红外线照射可以降低骨骼肌和胃肠道平滑肌的肌张力。因红外线使皮肤温度升高,通过热作用可使骨骼肌肌梭中的γ传出神经纤维兴奋性降低,牵张反射减弱,致使肌张力降低,肌肉松弛。同时,红外线照射腹壁浅层时,皮肤温度升高,通过反射作用使胃肠道平滑肌松弛、蠕动减弱,可用于治疗肌肉痉挛、劳损和胃肠道痉挛等病症。

(2)镇痛作用 对多种原因所致的疼痛,红外线均有一定的镇痛作用,其作用机制是多方面的,如对于组织张力增加所致的肿胀性疼痛,红外线可通过促进局部渗出物吸收,减轻肿胀而镇痛;对于肌痉挛性或缺血性痛,可通过缓解肌肉痉挛,改善局部血液循环,降低肌张力而止痛;对于神经痛,可通过降低感觉神经兴奋性,提高痛阈和耐痛阈值而镇痛。

(3)改善血液循环、促进炎症消散 红外线照射可改善血液循环和组织营养,提高吞噬细胞的吞噬能力,增强人体免疫功能,有利于慢性炎症的吸收及消散,因此具有消肿作用。可用于治疗各种类型的慢性炎症。

(4)促进组织再生 红外线照射损伤局部,通过改善血液循环、增强物质代谢,使纤维细胞和成纤维细胞的再生增强,促进肉芽组织和上皮细胞的生长,增强组织的修复功能和再生功能,加速伤口、溃疡的愈合。

(5)减轻术后粘连、软化瘢痕 红外线照射能减少烧伤创面或压疮的渗出,减轻术后粘连,促进瘢痕软化,减轻瘢痕挛缩,还能促进组织肿胀和血肿的消散,用于治疗扭挫伤。

2.注意事项

(1)治疗时患者不得改变体位,以防止烫伤。

(2)照射过程中如有感觉过热、心慌、头晕等反应时,须立即告知工作人员。

(3)照射部位接近眼或光线可射及眼时,应用纱布遮住双眼。

(4)患部有温热感觉障碍或照射新鲜的瘢痕部位、植皮部位时,应用小剂量,并密切观察局部反应,以免发生灼伤。

（5）血液循环障碍部位,较明显的毛细血管或血管扩张部位一般不用红外线照射。

（6）使用时要保护眼睛,防止烧伤。

3. 禁忌证

（1）急性炎症如急性肺炎、急性软组织感染、急性化脓性感染等疾病。

（2）高热　各种原因导致的体温大于39℃者。

（3）恶性肿瘤　照射区内有恶性肿瘤病变的,在远离肿瘤的部位可以选择性照射。

（4）活动性结核

（5）活动性出血或倾向　如急性创伤性出血、血液系统疾病导致的出血。

4. 红外线的慎用情况

（1）老年人或幼儿（小于4岁）应在成人监护下使用,防止发生意外。

（2）水肿可能被加热所加重者,建议采用抬高患肢、低强度治疗剂量和加强监督等措施。

（3）感觉缺失,不能明确判定热感觉程度的患者,若必须采取远红外线治疗,则须加强监督。

（4）若患者有意识障碍,而治疗又必须进行,需要格外警惕和加强监督。

二、紫外线疗法

紫外线是指波长在280～380μm的不可见光。紫外线是一种电磁波,光能量高。紫外线疗法俗称黑光疗法,是利用紫外线照射人体来防治疾病的一种物理治疗技术（图2-1-12）。

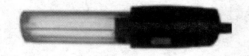

图2-1-12　紫外线治疗仪

1. 紫外线的光化学效应

（1）红斑反应　一定剂量的紫外线照射皮肤一定时间后,皮肤会上呈现边界清楚、均匀的充血反应,个别光敏者有可能会出现皮炎、水疱等症状,一般一周左右自行恢复。因此,治疗中要遮盖好光敏部位,如眼睛、腋下等。

（2）色素沉着作用　紫外线可以激活表皮下方的黑色素细胞,使黑色素细胞体积增大、树突延长、酪氨酸酶活性增强,黑色素细胞形成黑色素的活动加强,合成的黑色素增多。紫外线配合光敏剂是治疗白癜风的一种有效疗法。

（3）紫外线的杀菌作用　超强红斑量紫外线可以消毒、清洁创面、治疗皮肤、黏膜、伤口、窦道、瘘管等的各种感染;弱红斑量紫外线可以促进DNA合成和细胞丝状分裂,可以促进肉芽、上皮生长和伤口愈合。

（4）穿透程度　紫外线进入皮肤的深度很浅,大部分被皮肤的浅层所吸收。正常人体有自我修复功能,因此,一般紫外线照射不会引起癌变,但患有着色性干皮症患者,缺乏修复功能,照射紫外线有可能致癌。

（5）对RNA和蛋白合成的影响　紫外线对DNA、RNA的抑制作用,可以治疗银屑病等增殖性皮肤病。

（6）脱敏作用　紫外线照射会刺激组织胺酶产生,足够的组织胺酶能够分解血液内过多的组织胺,从而引起脱敏作用。因此,紫外线多次反复照射可以治疗支气管哮喘、泛发型湿疹等过敏性皮肤病。另外,紫外线可以促进钙离子的吸收,钙离子有降低血管通透性和神经兴奋性的作用,可以减轻过敏反应,这是紫外线脱敏的机制之一。

（7）对免疫功能的影响　刺激网状内皮细胞系统,激活皮肤结缔组织中的巨噬细胞、淋巴组织中的网状内皮细胞、血液中的单核细胞,使其吞噬功能增强,可以提高机体的免疫防御功能,可用于玫瑰糠疹、神经炎等治疗。

2. 紫外线的治疗作用

（1）杀菌作用　紫外线照射感染创面,可直接杀灭病原体或改变微生物生存环境,抑制其生长繁殖。紫外线的杀菌作用与其波长有关,不同波长紫外线杀菌能力不一。丹麦医师Niels Finsen使用人工紫外线治愈了寻常狼疮和皮肤结核,因此获得了1903年的诺贝尔生理学或医学奖。

（2）促进维生素D合成作用　是紫外线辐射皮肤后的重要生理作用。这不仅对佝偻病和软骨症有预防和治疗作用，对预防老年人骨质疏松症也有积极意义。

（3）促进局部血液循环作用　紫外线照射区血管舒张，局部营养状况改善，可加快炎症介质清除，缺氧和酸中毒情况得到缓解。

（4）止痛作用　紫外线治疗有明显的镇痛效果。照射区痛阈升高，感觉时值延长，对炎症性和非炎症性疼痛均有良好的缓解作用。

（5）消炎作用　紫外线可促进局部血液循环，动员和加强机体免疫功能，刺激网状内皮系统并激活其功能。红斑量局部照射对各种皮肤和黏膜炎症性疾病都有良好的治疗效果。中、短波紫外线的消炎作用强于长波的。

（6）促进伤口愈合作用　紫外线有促进细胞生长、分裂和增殖作用以及改善血液循环、改善组织细胞营养和再生条件等作用，均有利于伤口的愈合。临床上可用于治疗各种感染创面、迁延不愈的伤口和皮肤溃疡等。

（7）色素沉着作用　既有利于增强皮肤的耐晒能力，提高皮肤对紫外线的抵抗力，又可使皮肤色素沉着，可用于治疗白癜风。

（8）皮肤角质增厚　紫外线照射可促使皮肤角质增厚，最高增厚达2~3倍，从而增强皮肤的屏障作用，减少有害化学物质及过敏原渗入皮肤。此外，一定强度紫外线照射体表，可使皮肤色素沉着、角质增厚，皮肤屏障防御能力增强，也可增强体质，提高人体对环境变化的适应能力和对某些疾病的抵抗能力，如可用于防治压疮、毛囊炎、疖病等。

（9）脱敏作用　在多次紫外线照射下，机体产生少量组胺，从皮肤中不断进入血液，刺激组胺酶产生，当后者有足够量时，就能分解过敏反应时血中过多的组胺，而起到脱敏作用。因此临床上可用于防治I型变态反应为主要发病机制的疾病。

研究证实，紫外线照射对IV型变态反应，如接触性皮炎也有防治作用。

（10）免疫调节作用　人体皮肤受到紫外线辐射时，即使辐射剂量相对较低，也会改变表皮朗格汉斯细胞的形态和功能，诱生特异性抑制性T淋巴细胞，或是诱发机体的免疫抑制，影响角质形成细胞的免疫活性。

（11）其他作用　用紫外线照射矿工和运动员等特殊人群，可增强体力，减轻疲劳，提高耐力。紫外线还具有显著的促进皮下瘀斑吸收和促溶栓效果，可用于防治冻疮，治疗营养不良性溃疡、早期的血栓性闭塞性脉管炎等。此外，有报道称紫外线照射可显著缓解艾滋病患者皮肤瘙痒症状，有利于提高患者的生存质量。紫外线还有致肿瘤细胞凋亡的作用。

3.适应证

（1）各种顽固性疾病　慢性湿疹、泛发型神经性皮炎、特异性皮肤病。

（2）色素脱失白癜风

（3）红斑鳞屑病　银屑病、副银屑病、掌跖脓疱、玫瑰糠疹。

（4）其他　色素性紫癜性皮肤病、硬化性萎缩性苔藓、蕈样肉芽肿等。

4.禁忌证

（1）心力衰竭、心肌炎、肾炎、尿毒症等重症患者。

（2）中毒伴发热、发疹的传染病者。

（3）光敏性皮肤病患者如急性湿疹、红斑狼疮等患者。

（4）肿瘤患者等。

（梁岚萍）

第十二节　温热疗法与冷疗法

一、温热疗法

温热疗法简称热疗，就是通过用稍高于体温

温度(40℃~60℃)的热源的物理性刺激(直接接触皮肤的热源温度在46℃以下),将热量直接传导于机体,从而达到治疗疾病以促进康复的一种治疗方法。热源物体,一般要求保温时间长,又不致烫伤皮肤。比较经典的有热水袋疗法、石蜡疗法、泥疗法、沙疗法、蒸汽疗法、坎离沙疗法、化学热袋疗法、酒疗法和电热疗法。温热疗法的特点是设备简单、操作容易、应用方便、疗效较好,可在各种医疗机构或家庭中进行。

1. 温热作用机制

(1)对皮肤的作用 皮肤为温热治疗首先作用的部位,皮肤的血管丰富,对机体血液分布影响较大。热作用于皮肤,使局部皮肤的血管扩张、充血,同时刺激神经系统,使远隔部位血管扩张,皮肤血液循环加快,局部营养得到改善、代谢增强,分泌和排泄功能提高,修复与生长能力增强,免疫功能提高。

(2)对心血管的影响 皮肤血管和内脏血管对温热反应不同,受热时皮肤血管收缩而内脏血管扩张。温热对内脏的作用表现为心率增加,收缩率增强,而温度较高作用时间又较长,则引起心率增加而收缩力降低。

(3)对神经系统的作用 局部短时间的温热作用可使神经感应性提高;作用较久则神经感应性降低;若作用时间较长、热量又高,则神经感应性被阻抑。温热作用于局部通过反射又作用于全身,这在温热治疗中很重要。

(4)对肌肉系统的作用 适当量的温热能松弛肌肉,改善血液循环,促进代谢产物排泄,对肌肉(包括平滑肌)有解痉作用。

(5)对血液的作用 一般情况下,热作用能增加血液中的抗毒素、溶菌素及其他抗体。若出汗较多可能影响血液浓度。

(6)对呼吸系统的作用 短时间弱热刺激后,开始时呼吸加深,继之呼吸加深加快。若热刺激量大而且作用时间又长,则呼吸变浅。

(7)对代谢的作用 热作用于局部,使组织温度升高,在一定范围内组织细胞的生命活动变得活跃,化学反应过程加速,氧化过程增加,血管扩张,血流加速,代谢旺盛。若高温作用时间过长,使血液循环的调节功能丧失,局部组织发生代谢障碍甚至引起组织破坏。

(8)对排泄功能的作用 热作用于人体后出汗增多,增加代谢产物的排泄,适量的温热可使排尿量增加。

2. 常用的温热疗法

(1)热水袋疗法 在医疗机构或家庭中常用,主要以热水袋盛热水,操作简单,应用方便。除炎症性局部疼痛疾患外,一般性疼痛均可应用热水袋进行止痛与进行局部治疗,治疗时间10~20分钟,水温45℃~55℃,以皮肤能耐受为宜。皮肤感觉减退者,老人、小儿及昏迷患者,不宜过热。该疗法适用于肌肉、肌腱、韧带扭伤和挫伤,瘢痕形成,手术后粘连,冻伤,烧伤,神经炎等。

(2)石蜡疗法 医用石蜡为白色半透明无水的固体,无臭、无味,呈中性反应,熔点50℃~60℃,沸点110℃~120℃,热容量大,导热系数小,故应用60℃~70℃的石蜡也不至烫伤皮肤。加热的石蜡冷却时放出大量的热能。石蜡热容量大,导热差,又因石蜡冷却后体积可缩小10%~20%,紧贴皮肤,产生机械压迫作用,使皮肤表面毛细血管轻度受压,促使温热作用达到深部组织,提高温热效应,使皮肤保持柔软和弹性,提高皮肤的紧张度,减轻因瘢痕挛缩而引起的疼痛。石蜡疗法适用于肌肉、肌腱、韧带扭伤和挫伤,瘢痕形成,术后粘连,冻伤,烧伤,神经炎。

(3)沙浴疗法 以大小均匀的洁净沙粒为介体的温热疗法。广泛应用于海滨和有沙粒资源的地方。有温热及机械作用,分全身及局部疗法。局部又分沙袋法和局部沙浴法,沙袋法即把加热好的细沙粒装入布袋里扎紧袋口,敷于患部,其温热程度以患者感舒适为限。局部沙浴法即把加热好的细沙粒倒入浴盆或木桶里,然后将要治疗的足、手、前臂和腿部浸入热沙中,温度以患者能耐受为宜。全身沙浴可去海滨、河岸、日光浴场的沙浴场中进行，患者躺在地面的热沙上，身上又覆盖热沙，亦可躺在箱中，再往身上撒以热沙。一般每日治疗一次，每次治疗时间为20～30分钟，10～20次为一个疗程。沙浴后以温水清洗皮肤。适应证为慢性关节炎，肌肉风湿痛，肌痉挛，肌肉、关节、韧带劳损，神经炎和神经痛等。

（4）桑拿浴或称芬兰式蒸汽浴　特点为全身性的冷热交替刺激。传统方式为于密闭的小室内往烧红的小石上淋水形成大量的蒸汽，室内放置阶梯式长木凳，愈高处气温愈高，患者入浴后可自己选择高度。室内蒸汽温度达70℃～100℃，治疗时间5～15分钟。出浴后患者立即跳入冷水池中游泳。现在的治疗设备要求可调节温度，在热室中坐或卧位停留5～12分钟，然后用淋浴的方式降温。视个体条件可重复进行2～3次，每周一次，20～30次为一个疗程。适应证为慢性风湿性疾病、高血压、肝炎、肥胖症、周围血管系统和运动系统疾病，也可用以预防感冒，锻炼自主神经系统功能，促进肌肉松弛等。禁忌证为恶性肿瘤、癫痫、急性炎症、心肺功能不全。

3. 适应证　风湿性关节炎，各种肌肉、肌腱和韧带的扭伤和挫伤，外伤性关节疾病，手术后粘连瘢痕和瘢痕挛缩，新鲜创面，慢性炎症和溃疡、冻伤、神经炎、神经痛、慢性盆腔炎等。

4. 禁忌证　高热、化脓性炎症、结核性疾病，心肾功能不全和出血倾向者。

二、冷疗法

冷疗法是利用低于人体温度的物质作用于机体的局部或全身，以达到止血、止痛、消炎和退热等疗效的治疗方法。

1. 目的

（1）减轻局部出血　冷刺激可以使局部血管收缩，血流减慢，血液的黏稠度增加，有利于血液凝固而控制出血。适用于扁桃体摘除术后、鼻出血、局部软组织损伤的初期等。

（2）减轻组织肿胀和疼痛　冷刺激可以抑制细胞活动，减慢神经冲动的传导速度，降低神经末梢的敏感性而减轻疼痛；同时冷刺激使血管收缩，血管壁的通透性降低，渗出减少，减轻由组织肿胀压迫神经末梢引起的疼痛。适用于烫伤、局部组织挫伤、急性损伤初期。头部冷疗，可降低脑细胞代谢，提高脑组织对缺氧的耐受性，减少脑细胞损伤。

（3）控制炎症　冷刺激使局部血流减少，降低细胞的新陈代谢和细菌的活力，限制炎症的扩散，适用于炎症早期。

（4）降低温度　冷刺激直接与皮肤接触，通过传导与蒸发的物理作用，使体温降低。头部使用冰帽可降低头部温度，防治脑水肿，适用于高热、中暑等。

2. 分类　根据冷疗面积及方式，冷疗法可分为局部冷疗法和全身冷疗法。局部冷疗法包括使用冰袋、冰囊、冰帽、冰槽、冷湿敷法和化学制冷袋等；全身冷疗法包括温水擦浴、乙醇擦浴、冰盐水灌肠等。

3. 常用的冷疗法

（1）冰袋（冰帽）冷敷法

①将冰袋放入冰箱冷冻室，冷冻几小时即可使用或备用。取出经过冷冻后的冰袋置放身体需要部位。可两个冰袋交换冷冻使用。如冰袋太凉，可加绒布套包裹。冰袋的使用目的是降低体温，局部消肿、止血，阻止发炎或化脓，减轻疼痛。

②冰帽用于头部降温，防治脑水肿，减轻脑细胞损害。将冰袋剪裁至合适尺寸后，装入冰帽。冰帽内侧放一层干敷布后，放置头部，使头部除面部外，埋入其中，可迅速降温。

③随时查看冰袋（冰帽）有无漏水及被敷部位皮肤情况，防止冻伤。

④注意事项。高热患者可放置于前额头顶或体表大血管处。头部降温期间应密切观察患者病情及体温变化，一般体温不宜低于36℃。

（2）温水擦浴法

①备齐用物，包括32℃～34℃温水1盆，内浸

纱布或小毛巾2块,大毛巾、冰袋、热水袋。携带至床前,向患者做好解释,头部放冰袋(以助降温并防止因擦浴时体表血管收缩,血液集中到头部,引起充血),脚下置热水袋。

②协助患者露出擦拭部位,肢体下垫大毛巾,拧干浸湿的小毛巾缠在手上成手套式,以离心方向边擦边按摩。其顺序是:首先露出一侧上肢,自颈部沿上臂外侧擦至手背,自侧胸部经腋窝内侧至手心,同法擦拭另一侧上肢;使患者侧卧,露出背部,自颈部向下擦拭全背部,擦干后穿好上衣;然后露出一侧下肢,自髋部沿腿的外侧擦至足背,自腹股沟的内侧擦至踝部,自股下部经腘窝擦至足跟;同法擦拭另一侧下肢。擦干后穿好裤子,盖好被子。

③30分钟后测量体温,并记录于体温单上,如体温降至38.5℃,应取下头部冰袋。

④进行全身擦浴,通过蒸发和传导作用来增加机体的散热,达到全身降温的目的。

⑤注意事项。擦拭过程中,应观察患者全身情况,如有寒战、面色苍白、脉搏、呼吸异常,应立即停止,通知医师。中暑、高热患者可同时置冰袋于颈、腋、腹股沟等处,协助降温。禁止擦胸前区、腹部、后颈,这些部位对冷刺激敏感,易引起不良反应。擦拭腋下、掌心、腹股沟、腘窝、脚心等部位,用力可略大,时间可稍长,有利于降温。

4.冷疗法的禁忌证

(1)局部血液循环不良患者禁用。冷疗会加重血液循环障碍,可出现组织变性及坏死,如大面积受损、休克、微循环障碍等患者禁用。

(2)慢性炎症或深部化脓性病灶时用冷疗可使局部血流量减少,妨碍炎症吸收。

(3)水肿部位禁用冷疗。遇冷可使血管收缩,血流减少,影响细胞间液的吸收。

(4)对冷过敏、心脏病及体质虚弱者均应慎用冷疗。

(5)冷疗的禁忌部位。枕后、耳郭、阴囊处用冷疗易引起冻伤,心前区用冷疗易引起反射性心率减慢、心律不齐,腹部用冷易引起腹痛、腹泻,足底用冷疗可引起反射性的冠状动脉收缩。

(梁岚萍)

第十三节　磁疗法

磁疗法是利用磁场作用于机体或穴位而治疗疾病的方法。其作用机制是通过磁场对机体内生物电流的分布、电荷的运行状态和生物高分子的磁矩取向等多方面的影响而产生生物效应和治疗作用。

一、作用

1.止痛作用　磁场有明显的止痛作用,其机制是通过改善微循环和组织代谢,提高疼痛物质水解酶的活性,降低神经兴奋性的作用。

2.镇静作用　磁疗可改善睡眠状态,缓解肌肉痉挛,减轻面肌抽搐等,这可能与提高磁场物质水解酶的活性,降低神经兴奋性等作用有关。

3.消炎、消肿作用　磁场有明显抗渗出作用。实验观察表明,磁场既有降低炎性物质(组织胺等)水平和使血管通透性增加的作用,又有加速蛋白质从组织间隙转移的作用,说明磁场的消肿作用与其影响通透性和胶体渗透压有明显关系。

二、几种常用的磁疗法

1.恒定磁场法　磁场强度和方向保持不变的磁场称为恒定磁场或恒磁场法。

2.交变磁场法　磁场强度和方向有规律变化的磁场。

3.脉冲磁场法　脉冲磁场是指磁场强度有规律变化而磁场方向不发生变化的磁场。脉冲磁场是间歇出现磁场,磁场的变化率、波形和峰值可根据需要进行调节。

三、适应证

临床上常用于治疗急性胃炎、慢性结肠炎、急性软组织损伤、肩周围炎、网球肘、腱鞘炎、血肿、滑囊炎、三叉神经痛、枕大神经痛、眶上神经痛、单纯婴儿腹泻、颞颌关节功能紊乱、冠周炎等。

四、禁忌证

磁疗法目前尚无绝对禁忌证，但有下列情况者一般不用磁疗。

1. 白细胞总数在 $4.0 \times 10^9 / L$ 以下者。

2. 出血或有出血倾向者。

3. 高热者或孕妇。

4. 体质衰弱或过敏体质者。

五、应用新进展——重复经颅磁刺激（rTMS）

连续可调重复经颅磁刺激（rTMS）在临床精神病、神经疾病及康复领域得到广泛应用。重复经颅磁刺激通过改变它的刺激频率而分别达到兴奋或抑制局部大脑皮质功能的作用。高频（>1Hz）主要是兴奋的作用，低频（≤1Hz）磁刺激则是抑制的作用。因其无痛、非创伤的物理特性，可以影响大脑运动功能及一些高级认知功能。rTMS 与 PET、FMRI、MEG 并称为"二十一世纪四大脑科学技术"。

1. 适应证

精神分裂症（阴性症状）、抑郁症、强迫症、躁狂症、创伤后应激障碍（PTSD）等精神疾病，以及脊髓损伤、帕金森病、癫痫、脑卒中后失语康复、吞咽障碍、慢性脑卒中患者下肢痉挛状态康复、外周神经康复、神经性疼痛等。

2. 治疗方法

（1）脊髓损伤（SCI）恢复期治疗　董璐洁等报道，使用频率为 10Hz、刺激强度为 90% RMT 的 rTMS 作用于 M1 区（下肢区），18 例不完全性 SCI 患者（ASIAB－D 级）治疗前后 ASIA 残损分级中有 2 例发生变化，16 例无变化；伸膝肌、屈膝肌 MAS 量表评分较治疗前差异明显；1 例患者在治疗后可引出动作电位。2009 年《在临床实践和研究中使用经颅磁刺激的安全性，伦理考虑和应用指南》提出

rTMS 刺激强度安全的范围是 90% ~ 130% RMT。线圈类型的选择，目前"8"字形线圈临床应用较为普遍，锥形线圈刺激深度更深入，对于下肢功能与步行能力的改善，锥形线圈的治疗效果可能会更好。rTMS 在临床应用中有不良反应的报道，比如：头皮不适、轻微头痛等，其中最严重的不良反应是癫痫发作，其与频率、强度密切相关。针对有可能出现的严重不良反应，进行 rTMS 治疗时应配备专门的抢救小组，以及让有经验的从业者进行治疗。

（2）脑卒中失语症治疗　有学者使用低频 rTMS 刺激右侧半球，在语言治疗前后进行功能影像学研究，提示左半球新的激活。有研究者对皮质下失语症患者使用 rTMS 治疗，在 Broca 区对应镜像区右额下回刺激，每周 2 次，共 6 周，结果显示非流利型失语症患者的图画命名改善，Castel - Lacanal 等应用低频（1Hz）rTMS 对左侧脑梗死后非流利型失语的右利手患者的右侧 Broca 区镜像区进行 10 次治疗，所有患者语言功能得到明显改善。Winhuisen 等对右利脑卒中后失语患者的右侧额下回进行高频（4Hz）r TMS 治疗，PET 显示 2 例患者右侧额下回呈高代谢，兴奋性增加，所有患者语言功能均改善。有研究对非流利型失语症患者右额下回实施 1Hz rTMS 治疗，每天 20 分钟，共 10 天，图画命名明显改善。Martin 等对重度非流利型失语症患者行 rTMS 治疗，显示了 rTMS 有远期疗效。

（3）吞咽障碍的治疗　Verin Kim 等通过低频 rTMS（1Hz，强度 120% MT）刺激健侧大脑半球来治疗病程 >6 个月的脑卒中吞咽障碍患者，患者吞咽功能显著好转。Lim 等将病程 < 3 个月的脑卒中合并吞咽障碍患者予以常规吞咽治疗联合 1Hz rTMS 刺激健侧咽部皮质代表区，表明 rTMS 治疗在改善液体进食方面较常规治疗疗效好。2009 年 Khedr 等给予患者每天 10 分钟的 3Hz rTMS 刺激受损侧皮质，连续治疗 5 天后患者吞咽功能障碍较前改善。脑干梗死患者，予以高频 rTMS 刺激双侧大脑半球发现高频 rTMS 刺激后有利于提高大

脑半球兴奋性而促进吞咽功能的恢复。2013 年 Park 等选择（病程 > 1 个月）偏瘫脑卒中患者，予 rTMS（5Hz，强度为 90% MT）刺激健侧咽部皮质代表区，每天 10 分钟，持续治疗 2 周。研究表明高频 rTMS 刺激增加健侧半球皮质的兴奋性，提高延髓运动神经元投射到咽部的刺激，进而完整吞咽皮质的重组，促进吞咽功能的恢复。目前国内关于采用 rTMS 治疗脑卒中后吞咽障碍多是采用 rTMS 与低频电刺激和针刺联合干预。

（4）nTMS 治疗的导航定位系统 为了保证 TMS 的刺激功能和定位精度，通常从刺激频率、强度、聚焦面积、穿透深度进行考量。商品化的 TMS 导航系统大多采用光学辅助导航，主要由光学摄像头、位置传感器、跟踪装置以及成像软件构成。林雨、李帅等领导的团队利用导航经颅磁刺激（navigated transcranial magnetic stimulation，nTMS），完成了对汉语语言功能区以及手运动功能区的定位。肖东升等利用带有导航定位系统的 nTMS（Brain Sight，英国 Magstim）对三叉神经术后非典型面痛（atypical facial pain，AFP）患者进行了治疗，通过导航系统，在治疗过程中可以清楚地看到线圈与被试者脑内相对位置的变化，使得整个刺激过程实现了可视化操作，增加了刺激的准确性和治疗的针对性。Sollmann 等将 DTI 神经纤维追踪和图像导航 nTMS 相结合，成功地用于脑肿瘤切除手术。导航经颅磁刺激对定位双手运动功能区准确、操作简便、易获得受试者的配合，可用于术前定位运动功能区和运动功能重塑研究。导航经颅磁刺激联合 fMRI 和 DTI 等影像学技术实现多模态融合成像将为神经功能研究提供更可靠的证据。

（梁岚萍　曹智刚）

第十四节　超声疗法

利用频率在 800～1000kHz 的超声波以各种方式作用于人体从而治疗疾病的方法称为超声疗法。人体组织结构不同、声阻各异，并在不同组织间构成许多界面。超声波在均匀的人体组织中的传播路径呈直线，但遇上界面则发生折射或反射。传播过程中，超声波对组织产生明显的机械作用和热作用，在体内引起一系列理化改变，故能调整人体机能，改善或消除病理过程，促进病损组织恢复。

超声治疗还可以与其他疗法同时应用（如超声间动电疗法、超声中频电疗法）或配合应用（如先行超声疗法，随后进行运动治疗），以提高疗效。超声药物透入疗法和超声雾化吸入疗法，临床上应用效果良好。超声加温治癌、超声碎石、超声手术（利用超声的振动能和局部转换的热能切割组织）也属超声治疗范围。

一、治疗作用

1. 镇痛与解痉　在超声作用下神经传导受抑制，肌肉兴奋性下降，从而收到镇痛与解痉的效果。

2. 软化和消除瘢痕组织　超声能软化和消除瘢痕组织，常用于松解粘连，治疗增生性瘢痕、关节挛缩、外伤或手术后的粘连、肌腱和腱鞘炎性增厚等。

3. 加速局部血流　超声可增加细胞膜的通透性，促进物质交换，提高代谢过程。故可促进病损组织的再生和修复，消退炎症引起的水肿，加速外伤或术后血肿的吸收。

4. 使局部组织温度升高　恶性肿瘤瘤体内血流量低于周围正常组织，采用超声使肿瘤内热量积蓄，温度升高，达到杀伤恶性肿瘤细胞的目的。

5. 其他作用　利用超声可将药物透入完整的黏膜和皮肤，效果良好；超声还能把药液雾化，经呼吸道吸入，治疗呼吸道疾病。超声波对人体作用的大小与所用超声剂量关系密切，剂量大小则取决于仪器输出的超声强度。

二、适应证

软组织损伤、血肿、关节挛缩、关节周围炎、滑囊炎、肌腱及腱鞘炎、乳汁淤积、幻肢痛、瘢痕及粘连、脑血管病、周围神经损伤及炎症、血栓闭塞性脉管炎等。超强剂量的超声波可用于恶性肿瘤局部加温治疗。

三、禁忌证

重症心力衰竭、恶病质、高热、出血性疾病、急性化脓性炎症、局部严重循环障碍等。

（梁岚萍）

第十五节　水　疗　法

水疗是物理治疗中的方法之一,在处理各种肌肉骨骼系统功能障碍时被广泛地运用。

一、水的物理特性

1. 浮力　由于浮力可减少载重状态时关节受压迫的程度,在水中运动既可以减少关节所承受的压迫力,又可达到肌力训练的效果。

2. 静水压　静水压可以帮助静脉回流以减少水肿,促进末端血流回流。

3. 比重　由于人体与水的比重相近,人在水中会浮在接近水面的地方。

4. 黏滞性　与阻力液体的黏滞性是因其分子相互的结合力或吸引力所带来的摩擦阻力。阻力则是由液体的黏滞性所造成的,同时也和物体在其中动作速度成正比。

5. 比热　水的比热是1,一般以水的比热当作设定其他物体比热的标准。

二、生理效应及治疗效果

水疗时因水温的变化可提供湿热或冷的治疗效果。

1. 热效应

（1）因为局部组织对养分需求而使局部血管扩张造成充血。

（2）促进肌肉放松及提高软组织的柔软性。

（3）微温的水有帮助神经镇定的效果,减少疼痛感。

2. 冷效应

（1）因血管收缩而使血压升高,且心肌张力增大。

（2）降低组织发炎反应及水肿的现象。

（3）减少疼痛感。

3. 机械效应

（1）对皮肤的感觉神经产生刺激效果,阻断疼痛感的传入。

（2）增加静水压,可以促进淋巴循环。

4. 水疗疗效

（1）促进肌肉放松及提高软组织的柔软性,增加关节活动度,并使牵张治疗的疗效更佳。

（2）降低疼痛感。

（3）水中运动时提供阻力或助力,增强肌力。

（4）心肺功能训练。

三、适应证

1. 肌力不足者利用水中运动以训练肌力。

2. 心肺功能训练,但不适用于高危人群。

3. 心血管疾病,但水温要注意。

四、禁忌证

1. 高热。

2. 急性炎症。

3. 内脏疾患、高血压病患、呼吸系统障碍患者。

4. 大小便失禁者。

五、注意事项与安全准则

1. 水中运动疗法应在餐后1~2个小时进行。

2. 患者肺活量在1500ml以下不宜在深水中进行活动。

3. 调节水温,温度以36℃~38℃为宜。

4. 训练时间和次数根据患病种类及个体情况

灵活掌握,一般每次 10 ~ 15 分钟,如患者体弱,可缩短时间。训练次数每周最少 2 次,身体强者可每周 6 次。

六、各式水疗应用原则与方法

1. 水疗桶的种类 水疗桶的种类是依治疗部位不同而设计的。四肢用水疗桶,多用于上肢;高桶多用于大腿以下;长桶,多用于下半身水疗,患者可坐于桶中;全身用水疗桶,多为哈柏氏桶,其蝴蝶状设计便于治疗师在治疗中接近患者,以帮助患者在水中活动。全身用水疗桶,多自备有病患升降机,使用其他水疗桶者若有需要时可利用活动式病患升降机。

2. 水疗池的结构 水疗池大小因各治疗部门之规模不一而不同,通常面积为 15 ~ 20m²,池深 1.0 ~ 1.2m。较一般游泳池浅。水疗池硬件的结构类似一般的游泳池,对于治疗专用的,必须增添下列设备:入水是斜坡设计或阶梯。灯光要明亮,四周有扶手,并设有斜坡、平行杠,甚至是固定式脚踏车等运动器材;池边有升降机,承载病患的担架或轮椅必须可浸水。为了水中运动方便,要准备各式浮力设备,如浮板、浮手、救生圈及重量训练的器材等。

3. 使用各式水疗的原则与方法 冷热交替疗法:这是应用水疗的特殊疗法之一,主要使用于四肢末端。

(1)热水温度 37.8℃ ~ 44.4℃,冷水温度 10℃ ~ 18.3℃。

(2)开始时,肢体先浸于热水中 10 分钟,然后浸于冷水中 1 分钟,热水中 4 分钟,一直冷热水交替至 30 分钟才停止。除了开始浸于热水的 10 分钟,后面 20 分钟浸于冷热水中时间的比例,冷:热多为1:3或 1:4。

(3)治疗以肢体浸于热水中开始,结束时也是浸于热水中。

(4)冷热交替疗法是应用冷热水使血管交替收缩与舒张而达到促进血液循环的目的。

七、水中运动

1. 水中运动的原则方法 水中运动时(图 2 - 1 - 13),常采用的姿势包括站姿、坐姿、跪姿与平躺姿;利用水的特性当作运动的阻力或助力而达到不同的训练目的。以髋关节外展为例可分为下列的训练阶段。

(1)站姿,下肢加上浮力设备,放松,即可做被动活动髋关节外展的动作。

(2)逐渐减少设备的辅助,可做有助力的主动髋关节外展的动作。

(3)在没有浮力设备的情况下,尽快做髋关节外展的动作。此时,水提供的是阻力。

(4)在运动的过程中,可由治疗师提供人为的阻力或助力,达到特定训练的效果。

Bad Ragaz 技术(亦称为救生圈训练法)是由瑞士发展而来的水中运动技术之一。此方法的要点就是把浮力作为支撑力量来帮助患者训练,将许多浮力圈套在身上,包括躯干、四肢,使患者浮在水面上。治疗师给予各种运动训练,如多角度的等张收缩、牵张治疗、本体感觉神经肌肉诱发技巧等。

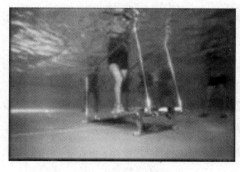

图 2 - 1 - 13 水中运动

2. 水中运动的临床应用

(1)骨折后遗症 骨折后如不及早进行功能训练,肢体的功能往往不能满意地恢复,但早期训练时患者常因害怕疼痛而影响训练的进行。这时可利用水的温度和浮力来克服。①下肢骨折:在去除外固定物、伤口愈合后,即可考虑进入池中进行水中训练。主要方法如下：训练下肢负重,活动僵硬的关节,增强肌力。②上肢骨折:前臂和腕的骨折很少用水中运动治疗。肱骨骨折常引起肩关节活动功能障碍,水中运动就是很好的训练方法,尤其是肱骨外科颈的嵌顿性骨折。

（2）脊髓损伤患者　低位不完全性脊髓损伤患者很适合水中运动疗法。此法可缓解肌肉痉挛、增进 ROM、提高肌力及肢体运动功能,还对患者的心理起到积极影响。对不完全性 SCI 患者,开始训练时不应加重痉挛。患者身体要用游泳圈或漂浮物稳定地托起,以免突然运动或他人碰撞而诱发痉挛。

（3）脑卒中　偏瘫脑出血发病后 3 周、脑梗死发病后 1 周,只要病情稳定,即可进行水疗。脑卒中偏瘫水疗的目的在于调节机体功能,改善肢体血液循环,借助浮力进行关节运动。在水中,患者难以维持平衡,因水中无坚实的支托,故很难抑制病理的共同运动模式。因此患者多在水中平衡训练较好以后,再进行下一步训练。

（梁岚萍）

第十六节　体外冲击波疗法

体外冲击波疗法（extracorporeal shock wave therapy,ESWT）:冲击波是指在介质中传播的机械波。医疗用体外冲击波的物理学特性专指单个脉冲声波,而非连续的超声波,在 20 世纪 80 年代进入临床,最初用来治疗泌尿系统结石,近年来发现冲击波疗法对肌肉骨骼疼痛也有很好的疗效,尤其在肩周炎、筋膜炎、肌腱炎、软组织损伤、骨不连等疼痛方面效果明显,广泛应用于疼痛康复,以至于一些冲击波生产厂家将冲击波治疗仪归类于疼痛治疗仪。尽管冲击波治疗法是一种非侵入性治疗技术,但冲击波治疗破坏缺血组织的微结构,启动或促进生理性修复过程,也属于微创治疗,是一种致炎治疗而非消炎治疗。

一、冲击波类型

目前常用的冲击波仪器输出的能量波形有聚焦式冲击波和发散式冲击波。

1. 聚焦式冲击波具有光的传播特性,可以通过特定的半椭圆球反射体将冲击波机械聚焦,经过水囊内液体传递,作用于病患局部。

2. 气压弹道式冲击波是由压缩气体推动金属弹子撞击前端冲击波探头产生的机械波,属于发散式冲击波。

二、适应证与治疗方法

1. 适应证　骨折延迟愈合及骨不连,股骨头坏死,膝骨性关节炎,髌骨软化症,肱骨外上髁炎,胫骨外缘综合征,肌筋膜综合征及肌筋膜炎,肩部钙化性肌腱炎,膝骨韧带疾患,跟腱痛,足底筋膜炎等。各种肌肉痉挛,创面;心血管疾病。

2. 治疗方法　一般第一次与第二次治疗间隔 2~3 天,3~5 次为一疗程。股骨头坏死等 3~10 次为一疗程。

（1）骨组织疾病　ESWT 适用于大部分的骨折延迟愈合及骨不连,禁忌证为大段骨缺损、急性感染性骨不连、病理性骨不连、骨折断端严重营养不良性骨不连者。体外冲击波促进骨痂生长的原理是促进多种骨诱导因子的形成,高能量的冲击波作用于骨皮质时可以导致骨膜下血肿,并且可产生大量的细胞生长因子,如骨形态发生蛋白、胰岛素样生长因子、血小板衍性生长因子和血管内皮生长因子等。Alkhawashk 报道,用 ESWT 治疗 49 例骨折不愈合患者,骨折愈合率 75.5%。周忠等研究证实了 ESWT 治疗可促进骨痂生长、缩短愈合时间,无明显血管、神经损伤及其他全身并发症发生。有临床报道,ESWT 在股骨头坏死的治疗中显示出良好的效果,冲击波用于治疗骨关节病变疗效确切。华国昌报道了冲击波治疗膝骨性关节炎方法:每 3 天 1 次,共 3~5 次,每个痛点作用次数一般为 600~1200 次。也有研究表明,中等能量(能量密度 $0.093\,\mathrm{mJ/mm^2}$)的冲击波治疗剂量对膝骨性关节炎的治疗效果较低能量(能量密度 $0.040\,\mathrm{mJ/mm^2}$)的更好。杨杰华等用冲击波治疗髂骨致密性骨炎,治疗后患者腰部疼痛和功能障碍缓解显著。实验证明体外冲击波干预能够对骨质疏松被处理区域骨小梁的改建起到促进作用,增加骨质密度。

肌筋膜综合征及肌筋膜炎是骨科常见病、多发病,是以慢性肌肉疼痛且伴有 1 个或多个触发点为主要特征的常见软组织疾病。Park 等用低能量冲击波治疗足底筋膜炎取得良好疗效。研究表明,ESWT 比超声波更有效。罗宏柏等用冲击波治疗颈背肌筋膜综合征取得良好疗效,尤其是对颈椎横突及颈椎棘突的治疗,殷琴等用冲击波联合星状神经节照射治疗颈椎病可有效缓解疼痛。韩为华采用体外冲击波穴位冲击疗法治疗腰椎间盘突出症中,选穴包括夹脊穴 4 个、秩边、环跳、委中、阳陵泉、承山、昆仑、悬钟等,取得满意疗效。鉴于颈腰椎疾病患者众多,冲击波疗法有效、无创、副反应轻微,应用前景十分广阔。康新国等用冲击波治疗强直性脊柱炎亦取得了一定疗效,其还将冲击波治疗部位应用于脊柱正中部位,未发现不良反应。

三、体外冲击波在心血管疾病中的应用

体外心脏冲击波(cardiac shock wave therapy, CSWT)能量仅为冲击波碎石的 1/10,可以促进缺血心肌部位血管新生,促进各类生长因子上调,改善心肌功能及临床症状,并且不会导致心肌损伤及其他严重并发症,因此在心血管疾病的临床康复中得到了较大发展。

1. 临床适应证

(1)经过严格内科治疗无效或经血运重建(PCI 或 CABG)后仍有心肌缺血表现,经相关检查证实存在心肌缺血证据且有存活心肌的患者。

(2)经相关检查证实存在心肌缺血证据且有存活心肌,但无血运重建指征的患者。

(3)经相关检查证实存在心肌缺血证据且有存活心肌,但因其他原因无法接受血运重建的患者。

2. 禁忌证

(1)心肌梗死 3 个月以内者。

(2)施行血运重建 3 个月内者。

(3)心脏移植术后。

(4)金属瓣膜置换术后。

(5)心腔内血栓。

(6)严重的难以控制的心衰及血流动力学不稳定者。

(7)LVEF<30%。

(8)室颤或心率<40 次/分或>120 次/分。

(9)治疗区域皮肤破溃、湿疹或感染。

(10)严重阻塞性肺疾患及肺大疱。

(11)原发性恶性肿瘤或左侧有硅胶移植物。

(12)孕妇。

3. 相对禁忌证

(1)严重凝血机制障碍或血小板减少。

(2)远离冲击波治疗区域的主动脉瘤。

4. 治疗方法

(1)缺血性心衰 Vasyuk Y. A. 等首次将冲击波用于缺血性心衰患者,得出冲击波治疗有益于这部分患者心脏康复的结论。崔洁等用冲击波治疗缺血性心肌病心力衰竭,方法:采用美国超声心动图学会的 17 节段分段法,并由超声专科医师对可逆性缺血的节段心肌进行治疗定位,给予 ESWT(100 击/点,能量为 $0.09\,\mathrm{mJ/mm^2}$,3~6 点/次),3 次/周,3 次治疗为 1 组,间隔 3 周进行 1 组治疗,共治疗 9 周。结果表明经 ESWT 治疗后,NYHA 心功能分级显著下降,左室射血分数显著提高,提示 ESWT 在改善缺血性心肌病心力衰竭患者的心功能方面具有潜在应用价值。

(2)冠心病 王钰等相关临床研究使用 1 月密集治疗方案,即每个月治疗 3 周,每周 3 次,分别在治疗周的第 1、第 3、第 5 天,接受累计 9 次冲击波;经过体外心脏冲击波治疗后,冠心病患者左心

室舒张末直径(left ventricular end diastolic diameter, LVEDD)及 LVEF 显著提高,而心绞痛减少、心肌灌注及代谢显像分数显著提高。2014 年梅奥医学中心一项多中心前瞻性研究表明,难治性心绞痛患者在接受累计 9 次冲击波治疗后,患者的运动能力显著改善,心肌血流储备量提高。在外周动脉疾病治疗方面,Ciccone 等用 ESWT 治疗外周动脉疾病患者,患者无痛行走的距离、疼痛程度明显改善,通过观察血管壁超微结构,发现 ESWT 治疗后血管壁狭窄程度明显减轻。

四、体外冲击波处理创面和肌肉痉挛

ESWT 作为创面治疗的可能机制包括促进创面血管生成,增加组织血流灌注,刺激创面细胞增殖、分化和再生,抑制早期的炎症反应,减少创面细菌定植,募集间充质干细胞和内皮祖细胞至创面等方面。Arnó 等将 ESWT 应用于深 II 度及 III 度烧伤患者创面的治疗并获得了良好的效果。ESWT 治疗糖尿病足溃疡,治疗后,创面大小和溃疡愈合所需的平均时间明显缩短,并且无不良反应。有报道称 ESWT 在治疗糖尿病足溃疡方面优于高压氧疗法。ESWT 适用于各种原因所造成的肌肉痉挛,Gonkova 等对 40 组跖屈肌进行单次放散式体外冲击波治疗,治疗部位为腓肠肌、比目鱼肌肌腹,治疗强度 1.5 Bar,频率 5 Hz,脉冲次数各 1500 次,结果显示治疗后被动关节活动度、肌张力、足跟压力峰值和足底接触面积改善;Manganotti 等对脑卒中患者应用 ESWT 缓解上肢高肌张力,将 ESWT 作用于腓肠肌治疗脑卒中后踝关节跖屈痉挛的研究表明,ESWT 后踝关节的跖痉挛明显改善。

冲击波疗法作为一种有效、低廉、非侵入性的治疗方法,其临床应用领域在不断扩展,随着对 ESWT 的作用机制的不断深入研究,其在康复领域的应用范围会越来越广泛。

(曹智刚　梁岚萍)

第十七节　振动疗法

全身振动训练(whole body vibration training, WBVT)是震动疗法的常用训练类型,是在振动平台上或其他震荡设备上进行康复训练和康复治疗的技术。WBVT 是放置于地面上的专门振动台(可供双脚或单脚站立、双手支撑或坐姿)产生振动,使其释放的冲击性振动刺激通过肢体传递到肌群上,进而增加主动肌的激活程度并提高高阈值运动单位的生物学活性,引起参与运动单位肌群以高频率放电,而达到神经肌肉系统兴奋性提高的训练效果。

一、原理

1. 直接作用生理效应　增强肌肉力量、刺激呼吸功能、改善通气血流比、促进痰液排出、增强胃肠蠕动、调节血液黏度、促进静脉血回流、加快淋巴液回流、增加排尿量、增强韧带载荷、皮肤组织弹性等等,但其最为主要的生物学作用是生物动力学效应,与振动频率和振幅有关,即募集更多的肌肉运动单元参与肢体活动、强化肌肉协调性,增加肌肉的爆发力;

2. 间接生物学效应生理效应　通过神经反射使呼吸加深,同时引起血液成分变动,反射性排尿量增加;并且刺激皮肤感受器后,反射性地使局部皮肤温度升高。

二、分类

1. 按震动部位分类　可分为局部振动疗法、区域型振动疗法和全身振动疗法。

(1)局部振动疗法　躯体的单个节段接触振动器械,而人体的其他部分不产生振动,一般是仅作用于肌腹、肌腱和足底等身体局部的振动元件。

(2)区域型振动疗法　振动刺激的范围超过单一节段的区域(如下肢等)受到振动刺激的影响,一般是作用于身体某节段的哑铃状或带状的振动器。

（3）全身振动疗法　由人的足部或臀部接触振动器械，通过下肢或躯干将振动传导至全身，一般是振动平台。

2. **按振动作用于人体的方向分类**　可将振动疗法分为三种：

（1）振动方向与人体头足轴平行的垂直振动疗法　康复科常将其用于神经肌肉的本体感觉训练，适用于偏瘫、膝踝关节损伤患者，也是机械排痰机的常用震动方法。

（2）振动方向与人体胸背轴平行的横向振动疗法　是脊柱疾病的常用训练方法。

（3）振动方向与人体左右轴平行的侧向振动疗法　由于重力的影响，人体易于吸收上下方向的垂直振动。垂直方向上会产生最大的振幅，更易诱导肌肉产生收缩，康复科常将其用于平衡训练。

3. **从产生振动的能量来源分类**

（1）机械振动疗法　因机械原因产生的振动，如偏心轮振动器、电磁振动器、手法产生的振动等。

（2）电致振动疗法　因交变电流产生的振动，如低频电流导致的肌纤维颤动。

（3）磁致振动疗法　因交变磁场产生的振动。

三、应用

1. **振动疗法在脑卒中患者康复中的应用**　中医推拿手法中的"拍法""抖法"和"振法"也是振动疗法，这些方法方便、安全、有效。

李沐阳采用振动疗法改善脑卒中偏瘫患者上肢功能障碍，患者的下肢跪于地面，上肢支撑在自制的振动台上，屈肘10°，上肢受到频率为80Hz、振幅为3mm的垂直上下振动刺激，结果显示早期振动训练结合运动能有效提高脑卒中偏瘫患者上肢肌力，改善肢体运动功能。同时，对于振动刺激对脑卒中偏瘫步行功能的改善方面也有许多研究。Chan等和李哲等用全身振动疗法改善脑卒中偏瘫患者踝关节跖屈肌痉挛，研究表明全身振动疗法可降低脑卒中偏瘫患者踝关节跖屈肌痉挛，改善步态，提高步行功能和日常生活活动能力。李林等探讨了下肢区域性振动刺激患者下肢，频率为16Hz、振幅为4mm的振动刺激，研究显示下肢区域性振动刺激会对脑卒中偏瘫患者步行速度与稳定性产生积极影响。Miyara等对下肢痉挛患者实施全身振动疗法后，显著改善了患者的运动功能和行走能力。振动刺激作用于脑卒中偏瘫患者的本体感觉系统，作为一种无创性的康复手段，改善其上下肢运动功能和步态，缓解痉挛。曹智刚等通过研制以区域震动法为原理的平衡训练机，可增强患者平衡能力，适用于脑卒中偏瘫患者、脑干疾病、眩晕症、颈椎病患者。

全身振动训练是一种较好的神经肌肉本体感觉训练方法，不同频率的机械性振动传导至人体，刺激皮肤感受器、肌梭、关节机械性刺激感受器，导致前庭系统、大脑活动和神经传导等改变。

2. **振动疗法治疗骨质疏松症**　振动疗法最早在国外应用于解决太空中失重引起的肌肉萎缩及骨钙流失，提高宇航员在太空中的骨密度及肌容量储备，增强肌肉力量。由于其具有无创伤且不良反应小的优点而逐步应用于临床。Verbovoǐ等研究发现，6个月的全身振动训练增加了绝经后女性骨质疏松症患者的下肢肌肉力量和髋部骨密度。Rubin、陆铁等对绝经后妇女（47～64岁）采用频率为30Hz、加速度0.2g、每天20分钟、共12个月的全身振动进行干预，结果显示振动组较非振动组的股骨颈骨密度增加2.13%，脊柱骨密度增加1.5%。全身振动疗法能够显著提高绝经后骨质疏松妇女的骨密度、改善骨痛，同时增加患者肌力、改善机体平衡能力，减少跌倒和骨质疏松性骨折的发生。由于骨质疏松症是一种好发于绝经后妇女的慢性骨代谢疾病，其传统的非药物治疗主要依靠体育锻炼，这些研究表明了振动疗法能够提高绝经后妇女的骨密度，是一种非药物治疗骨质疏松症的可行方式。机械振动同样对男性骨质疏松症患者也有影响,Wang、方斌、李志香等对低位卧床、骨质疏松患者进行6个月的全身振动治疗发现,全身振动可提高老年男性骨质疏松症患者腰椎和股骨颈的骨密度,并且在缓解疼痛、对抗骨丢失、改善功能、提高生活质量方面有一定的效果。

3. 体外震动排痰机治疗肺部疾病 体外震动排痰机采用垂直方向震荡模式,治疗力产生的叩击、震颤可促使呼吸道黏膜表面的黏液和代谢物松弛和液化;水平方向治疗力产生的定向挤推、震颤后气管内的黏液可按照选择的方向排出体外。可减少抗生素的使用,加快患者呼吸功能康复,控制肺部炎症,预防窒息。市场销售的部分机械排痰机配有超声雾化吸入功能、吸痰功能和电脑控制的震荡模式。体外震动排痰机的振荡频率为10~60Hz(600~3000r/min),连续可调;其定时时间为1~60分钟,连续可调,数字显示;配有各种型号震荡背心和各种叩击头,是康复科、呼吸科、重症监护病房等各临床科室常用设备。

四、适应证

1. 气管切开术后 机械排痰可减少分泌物聚集与呼吸困难,清除气管内分泌物、保持呼吸道通畅、防止窒息。

2. 哮喘 因支气管平滑肌痉挛、黏膜水肿及分泌物增加,引起气管狭窄分泌物难以排出,需要协助排痰的哮喘患者。

3. 支气管扩张症 机械排痰机协助患者排出大量脓痰和咯血残留物,肺部气管分泌物。

4. 慢性阻塞性肺气肿、慢性支气管炎急性发作期,出现黏液脓性或脓性痰者。

5. 慢性肺炎产生肺部炎症痰液增多、胸腔积液、新生儿肺炎。

6. 职业性肺部疾病 直接接触化学物质、尘埃和有机物所致的呼吸系统损害,及其他职业性肺部疾病等所造成的肺功能退化与呼吸不规则。

7. 老年病患者及长期卧床患者 呼吸肌功能减退,肺组织弹性及咳嗽反射降低。

8. 昏迷 由于昏迷的患者对外界反应差,抵抗力减弱,肺内分泌物不易排出,极易合并感染,机械排痰和手工翻身进行叩背排痰是昏迷患者的常规护理。

9. 烧伤 伴有呼吸道内烧伤,分泌物增多,较黏稠,不易排出者。

10. 呼吸衰竭 机械排痰保持呼吸道畅通,在治疗中占重要的地位。

11. 肺不张 患者手术后或存在异物痰块及炎症等原因,引起气道阻塞造成肺不张者。

12. 脑卒中 咳嗽反射降低者或合并肺部感染者。

五、禁忌证

1. 局部皮肤破损、感染患者。

2. 肺部、肋骨、脊柱肿瘤及血管畸形患者。

3. 肺结核、肺脓肿、气胸、胸壁疾病患者。

4. 血功能异常患者或出血性疾病患者。

5. 肺栓塞、咯血或者肺出血患者。

6. 急性心肌梗死、心内血栓、心房颤动不能耐受震动的患者。

六、全身振动训练治疗的进展

Pleguezuelos等发现,全身振动疗法可以提高慢性阻塞性肺疾病(chronic obstructive pulmonary disease,COPD)患者的肺容量,增加呼吸肌的肌力,改善患者的生存质量。Furness等也发现,全身振动治疗可以提高患者的6分钟步行能力及氧饱和度,并且使血氧不足的发生情况平均下降4%;全身振动治疗可以提高COPD患者3m站起走计时测试(13%)和轮椅转移测试(18%)能力,还可以促进COPD的气体交换并改善肺循环,并且有效缓解COPD患者的呼吸困难。全身振动可以促进某些肺部疾病,如老慢支、COPD 患者运动功能的提高,值得临床推广及应用,但是应同时注意其可能会加快患者心率,并且让患者对于无氧环境更易疲劳。

1.局部振动疗法 目前,市场上用于临床康复的局部振动治疗产品除了电动按摩棒外,主要分为三种:

(1)通过高速地剧烈振动来增加疼痛阈值,借以减轻疼痛的设备,主要是针对体内软组织进行治疗,如钙化或非钙化侵犯性综合征、足跟痛综合征等。典型的产品如美国 FITMENT 公司研制的深度肌肉刺激器。

(2)通过高速的振动来缓解或增加肌筋膜张力的设备,主要针对肌肉张力不协调进行治疗,如肌筋膜疼痛综合征、振动排痰等。典型的产品如韩国 super massage 公司研制的振动按摩枪。

(3)通过高压静电在一个水下电极放电而发生电液冲击波,主要针对皮肤及体内软组织和骨骼进行治疗的设备,如钙化或非钙化侵犯性综合征、骨不连和延迟愈合等。典型的产品如德国 MTS Europe Gmb H. 公司研制的骨科冲击治疗仪(Ortho Wave)。

七、注意事项

合理利用全身振动训练会对机体带来有益的生物学效应,而不适宜的机械振动可能会造成器官及组织的损伤或功能性损害。频率为 30Hz 或 250Hz 的振动易引起血管痉挛,并伴有神经、肌肉系统的障碍;全身振动训练的频率与引起振动不良反应的频率有明显重叠,探索针对不同疾病、不同部位肌群进行特定训练的适宜频率、振幅、加速度和接振方式,对康复医学具有重要意义。

有学者发现频率为 60Hz 以上的振动作用于人体,人体可能会出现神经失调、内分泌紊乱等症状。低频全身振动会导致心率加快和血压升高,较大振动强度会引起严重的血流动力学改变和心

肌结构损害,30Hz 频率的垂直振动作用于人体后,人体心电图中可出现 ST 段升高或降低。也有研究发现,低频全身振动训练能使心肌耗氧量增加,较大振动强度可导致心肌结构损伤,高振幅振动可引起乳头肌收缩和左心室收缩抑制,振动所致外周血管的损伤(包括血管收缩、痉挛及管腔变细、小血栓形成等)和神经损伤包括神经传导功能和体感诱发电位的异常等,因目前全身振动训练对心肺疾病和全身各脏器的不良影响的研究较少,全身振动训练对老年患者应谨慎使用。特别是目前各种电动按摩棒、按摩椅、按摩床、减肥机、甩脂机等健身设备、保健设备大量使用,对公众存在潜在的危害,需要康复医师广泛开展健康教育。

(曹智刚 卢建军)

第十八节 肌内效贴(软组织贴扎)技术

一、概述

(一)起源

肌内效贴起源于绷带。有人将胶水涂在绷带上,制成了可黏性胶布——贴布。逐渐各种贴布相继被开发出来,如白贴布、功能性筋膜贴扎、麦克康奈尔贴扎、肌内效贴等,目前有弹性、具有特定材质的肌内效贴应用最广,肌内效贴是由日本整脊治疗师加濑建造博士(Dr. Knenso Kase)于 1979 年发明,经过 40 余年的发展,从 2008 年北京奥运会到 2016 年巴西奥运会,肌内效贴应用越来越广泛,越来越被人们所熟知,已经广泛应用到医疗、美容、运动等领域。

(二)肌内效贴构造

肌内效贴主要由面料、胶水、隔离纸三部分构成,三者的占重比例是 50% : 20% : 30%。

1.面料 主要由棉和氨纶丝组成,各品牌的

比例不一样,常规的比例是棉占 97% ~98%,氨纶丝占 2% ~3%。

2. 胶水　是肌内效贴中的重要组成部分,各品牌的上胶率也不一样,一般胶水的占重比是 20%(以 70g 干胶计算),胶水胶面呈水波纹状(指纹状),水波纹的宽度约 0.15cm,间隙约 0.35cm,波长约 6cm,振幅 1.6cm 左右,使它具有超过自身 40% 以上的拉伸力。目前使用的胶水是医用亚克力胶(医用丙烯酸胶)。

3. 隔离纸(离型材料)　厚度一般为 12 丝(1 丝 = 100nm),常规隔离纸的克重数是 100 g/m²。有超过自身 40% 以上的拉伸力。便于贴布撕离及治疗师操作,同时可与外界隔离,避免胶水污染或破坏。

(三)胶布的规格和颜色

临床上常用的胶布尺寸是每卷 5cm × 5m,同时还有 Y 型、I 型、X 型、爪型等各种形状、大小的预切胶布。胶布传统的颜色有四种:黑色、肤色、粉红色、蓝色,近年出现了更多的色彩,还有花色。各种色彩在材料上没有本质区别,但通过色彩学原理的应用能够提高治疗效果,如黑色给人带来强硬、稳固的安全感,暖色调使人兴奋,促进运动表现,冷色调给人放松、镇静的感觉,肤色给人安全、保护的感觉。

(四)肌内效贴物理特性

肌内效贴不添加任何药物,它所起到的作用都是由其本身的物理特性实现的,所以又被称为"绿色疗法"。肌内效贴的主要物理特性包括弹力、张力、应力、切力及黏着力等。

1. 弹力　弹力为贴布被拉伸后本身具有的弹性回缩力即肌内效贴布从隔离纸分离后,自然缩短的特性。在贴布与隔离纸分离后,贴布会自然回缩,较隔离纸缩短的部分为原长的 5% ~10%。

弹力主要是指经向的弹力,当施加外力后,贴布本身能被拉长,但根据胡克定律,一旦外力超过弹性极限时,贴布的弹性就会遭到破坏,回缩能力就会下降甚至消失。目前标准的弹力比是 1:1.6,

就是 10cm 长的贴布全部拉开后,是否能够拉伸到 16cm,如果误差超过 5% 就是不合格产品。

2. 张力　张力为贴布受到外力作用时,贴布本身具备的延展性即离心力。

3. 应力　为软组织受到贴布的外力作用时产生的对抗力或软组织单位面积所受到的来自贴布的垂直力量,此力可以上下稳定筋膜的流动。

4. 切力　切力为贴布单位面积的横向力量,可以水平牵动皮肤皱褶走向。

5. 黏着力　肌内效贴不同于其他胶布的一个主要特点就是肌内效贴需要粘贴在患处起到治疗作用,这就需要强大的黏着力,黏着力为贴布的黏胶附着于皮肤的力量,黏胶太黏,会导致过敏可能性增大,且缺乏横向切力,稳定性相对较高,使得贴布移除困难,而黏胶不黏则不易拉起皮肤,稳定性较差。

另外,黏胶也有相应的保质期限,过期可能会变质,且外界环境也会对胶布黏着度造成影响。相对湿度在 30% ~40% 是最理想的贴扎状态,相对湿度大于 50% 的潮湿环境会影响贴扎效果。在高温时,黏胶物质会软化,低温时则会硬化。洗澡时或雨天常规使用一般不会影响贴布的物理特性,不过汗液属于内生水,可能从内部破坏黏胶,容易使贴布失去效用。

(五)肌内效贴常用术语

目前肌内效贴的理论不尽相同,有多个流派,在实际应用中,肌内效贴形成了一些专有名词和术语,常用的有以下几个术语:

1. 摆位　是肌内效贴技术的重要环节,指贴扎开始前,贴扎区相应肢体体位的摆放。一般情况下应为拉伸状态,个别治疗的摆位为屈曲状态。

2. 锚点　是贴扎最先固定端。治疗时起到稳定贴布的作用,一般不施加外力,而在止痛贴法、池穴效应等应用中,先将贴布中间作为最先固定端时,通常不存在锚点的概念,仅称为贴扎起始部位。

3. 基底　将延续于锚点的主要贴扎段称为基

底,基底通常覆盖主要治疗区域。

4. 尾端 锚点及基底贴好后,在远端预留的一部分贴布延伸为尾端。

5. 延展方向 指锚点或贴扎起始部先固定后,起始部位指向尾端的方向。

6. 回缩方向 指贴布尾端向起始部位弹性回缩的方向(可产生或不产生形变),通常是小质量部向大质量部回缩、后贴扎部向先贴扎部回缩。

7. 拉力 可用自身绝对拉伸长度(即拉伸长度/原长度×100%)或相对长度(即拉伸长度/最大拉伸长度×100%)换算。以绝对拉伸长度为例,自然拉力指对贴布不施加任何外加拉力或仅施加小于10%的拉力(理论上,淋巴贴布0%~20%,肌肉贴布5%~10%)。

一般而言,贴布不加外力拉伸隔离纸贴扎的拉力为20%,也就是正常治疗的拉力。需要特别提醒的是,肌内效贴的核心理论是贴扎与人体之间的力学互动与感觉输入,摆位、拉力大小及方向往往是体现技术的关键。牵伸状态摆位及自然效力是产生良好效应的关键,而关于贴扎的方向,与传统非弹性贴布不同,一般贴布由尾向锚的弹性回缩方向是可能的作用方向。

(六)贴布的选择

效能优良的贴布是获得良好治疗效果的关键,因此应对贴布予以了解并筛选。使用贴布之前,应检测其切割是否均匀、外缘是否粗糙、孔眼是否一致及水波纹的覆盖面大小(黏胶是否均匀、有无断裂)等。一般而言,若贴布整体切割不均,尤其是最外缘的线间断,常不能维持良好的张力,也说明厂家的质量控制欠佳。同时还要简单测试其自然回缩力(回弹特性),贴布从背亲纸离开后有5%~10%的自然回缩均提示符合使用要求,过大、过小的弹性均不能良好地体现贴布的应用特性,包括可能导致不需要的动作模式、可穿戴性不足等。还要注意检查厂家各批次产品的力学特性有无明显差异。

二、作用机制与适应证

(一)作用机制

肌内效贴虽然已经应用了40余年,但至今它的作用机制仍需要继续研究。目前有关的作用机理主要有:仿生学原理(仿皮肤、静脉瓣)、淋巴导流、促进血液循环、池穴效应、理顺筋膜组织、加强和放松肌肉组织等。

1. 仿生学原理 从总体来讲,肌内效贴是仿生学的范畴,一是产品面料仿人体皮肤,即产品的面料,从弹力、厚度到柔软性均是在仿人体皮肤的特性。二是胶水仿人体筋膜组织液及静脉瓣。首先是胶水,采用半液态的医用丙烯酸胶,该胶水的特性与人体皮下的筋膜组织液特性接近,采用半液态的医用丙烯酸胶后,能够有效地与人体筋膜组织液形成互动,并且实现相互作用。其次是胶水的纹路,采用水波纹的形态,从正面看,在每两条胶条中间,就会存在一个连续的空隙。当贴于皮肤后,如果胶条压进了皮肤,那么这个空隙的皮下空间就大于胶条下面的空间(图2-1-14)。三是应用中的拉伸贴合,仿人体静脉瓣(图2-1-15)。

图 2 - 1 - 14

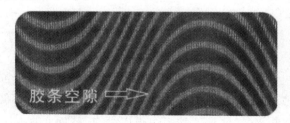

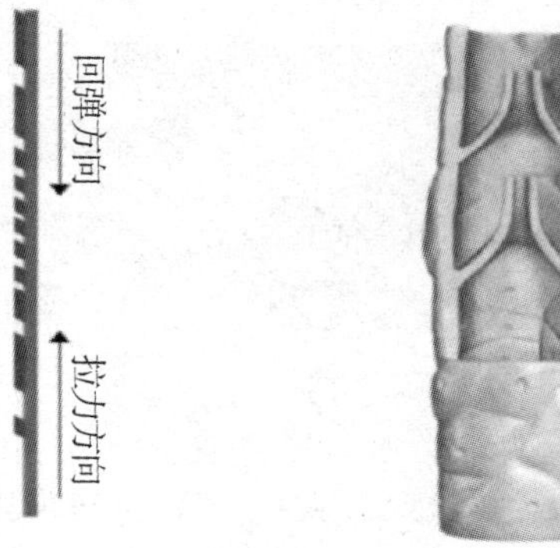

图 2 - 1 - 15 拉伸贴合,仿人体静脉瓣

2. 导流　肌内效贴贴于人体后，当从 A 点贴向 B 点时，导流方向是从 B 点导向 A 点（图2-1-16），根据人体血液的流向，也可以得出结论，如果我们需要处理血液问题，例如肿胀的消除，那么导流的方向就应该从远心端导向近心端，贴合方向就是从近心端贴向远心端。

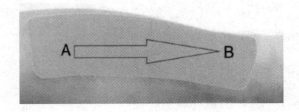

图 2-1-16　导流

3. 促进血液循环　当将人体组织液从 A 点导向 B 点时，实现了导流功能，但如果在某一区域，实现了多方向的导流，这就实现了血液循环的功能，所以说，血液循环的功能，实际上是导流功能的叠加（图2-1-17）。

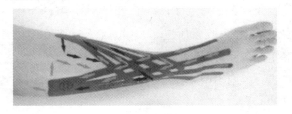

图 2-1-17　促进血液循环

4. 池穴效应　根据中医"通则不痛"的原理，如果打开皮下粘连，使组织液得以流通，那么疼痛感就会降低，而肌内效贴通过一定的手法，能够使皮肤提升，使粘连的组织得以分离，从而实现某点的导通（图2-1-18）。

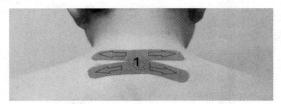

图 2-1-18　池穴效应

5. 理顺筋膜组织　人体皮下的筋膜组织是无序的，这就造成了皮下的组织液流动也是无序并且没有方向性的，而炎症、淋巴液等大量存在于筋膜组织中，无序的流动就会使得炎症得不到及时消除，也会在筋膜组织中产生各种对人体有害的物质，如果筋膜组织具有方向性，按照我们的要求实现流动，并且与淋巴结相连。那么，在流通过程中所涉及的炎症、血液、酸性物质类就能够得到及时处理与改善，前面我们知道肌内效贴具有导流的功能，而这个功能与刚刚所述的目的相组合，就能够理顺筋膜组织（图2-1-19）。

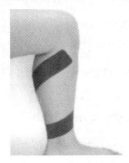

图 2-1-19　理顺筋膜组织

6. 加强和放松肌肉组织　如果在贴扎的方法中实现了导流或血液循环功能，当在处理肌肉问题时，如果血液流向与肌肉内的血液流向一致，就相当于在单位时限内增加了肌肉内的血液流量，而血液流量的增加，也等同于在单位时限内增加了肌肉的血氧含量，这样，就间接地增加了肌肉的力量；反之处理，就是强行放松了肌肉。如图2-1-20中，B 的贴合方向是增加血氧含量，A 的贴合方向是强行抵制血液流速，即放松肌肉。

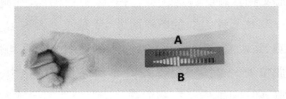

图 2-1-20　加强和放松肌肉组织

7. 门阀理论　人体体表有着无数个神经感应细胞，收集着来自体表的痛感与触感，并且输送至我们的大脑，根据痛感与触感神经细胞浓度与传送速度的不同，我们就能感受到痛或不痛。在单位时间内，我们给体表输入强烈的触感信号，那么就相当于我们稀释了痛感的信号,这时,大脑对痛的感受度就会降低,而且,在向大脑传输信号的过程中,触感的速度大于痛感的速度,所以如果能够增加触感输入,就能够在一定程度上减轻疼痛感(图 2 - 1 - 21)。

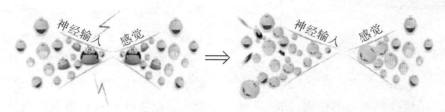

痛感与触感输入输出平衡,感觉疼痛 ⟹ 增加触感输入,痛感被排挤

图 2 - 1 - 21　门阀理论

(二)适应证

肌内效贴用来治疗运动损伤、功能障碍,促进运动功能,以达到良好的运动效率。该技术仍是国内外长期以来主要的研究重点之一,如在世界锦标赛、奥林匹克运动会及各类大型竞技运动中,已经成为训练伤预防、康复、辅助运动训练不可或缺的一部分,而在骨科、外科、妇科、神经内科、老年医学科中也因其特色的治疗及术前术后促进自我康复的理念,成为各大医院与康复中心的常规项目。其主要适应证如下。

1. 骨科及运动损伤　颈椎病、腰椎间盘突出症、腰肌劳损、姿势不良、膝骨关节炎、踝关节扭伤、足底筋膜炎、跟腱损伤、网球肘、腱鞘炎及其他软组织急、慢性损伤等。用以改善肿胀、疼痛,改善感觉输入,提高运动能力。

2. 神经科疾患　周围及中枢神经系统病损后感觉、运动功能异常,脑卒中常见并发症,肩关节半脱位,肩手综合征等。用以改善感觉输入,消除肿胀,促进下肢伸直协同动作并促进躯干旋转,帮助患者维持腹压及躯干的稳定性,同时可增进患者呼吸功能及其他整体运动功能。

3. 儿科疾患　小儿脑瘫,可提高肩关节稳定性,促进上臂上举,诱发对掌动作,提高抓握表现;改善腹部前突姿势,增进腹肌收缩;改善下肢痉挛,强化下肢伸直动作。对发育迟缓儿童,也可改善其站立平衡控制,引导正确站立姿势,以及改善感觉输入等。

4. 其他疾患　乳腺增生,妇女月经不调,痛经,产前、产后腰痛、下肢水肿等,头痛,乳腺癌根治术后淋巴引流等。

三、基本操作技术

1. 导流手法　导流手法一般用于处理血液、淋巴液以及皮下的其他组织液,常用于活血化瘀、消肿引流以及炎症去除等。基本手法为:将肌内效贴剥开后,先贴于某一点,然后边拉纸边贴合,要保证整个肌内效贴与人体的密合过程顺畅、连续、无间断(图 2 - 1 - 22)。

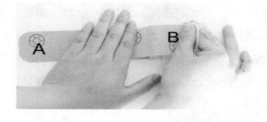

图 2 - 1 - 22　导流手法

2. 肌肉手法　对肌肉的处理,例如肌肉加强或放松,对痛点进行包裹捆扎等。基本要求是:将肌内效贴隔离纸剥开后,先贴某一固定点,然后拉开肌贴,再贴另一固定点,两点贴完后,再用手贴合两点中间的部分(图 2 - 1 - 23)。

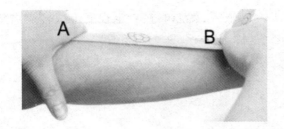

图 2 - 1 - 23　肌肉手法

3. 经络手法　使用经络手法时，要求是肌内效贴贴于人体后，尽量降低导流的作用，同时将对肌肉的影响降到最低，目的仅仅是对某一个神经点或经络线形成刺激。基本手法为：将肌内效贴一点先固定，然后以类似导流的手法边拉纸边贴，所不同的是，在跟进贴合时，先贴肌内效贴中间的一条线，等中间贴完后，再贴肌内效贴宽度方向的两边（图 2 - 1 - 24）。

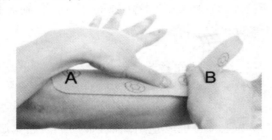

图 2 - 1 - 24　经络手法

在肌贴的常规应用中，除了上述三种基本贴法独立使用外，还可以把上述三种贴法进行组合运用，即在同一条中可以实现几种贴法的混合；也可以在同一条中实现同一种手法重复。需要注意的是，在处理肌肉时，如果使用肌肉手法，在同一条肌贴上，根据最后压合肌内效贴时手的顺序，可以实现肌肉的放松与加强。

四、注意事项

1. 贴扎时间　运动前的防护贴合，一般建议运动后即撕除，在受伤后的康复过程中，使用常规肌内效贴，一般建议不超过 2 天，超过 2 天容易引起皮肤发痒或破损。使用升级后的肌内效贴贴合时间可以是 7~10 天。升级后的肌内效贴可以实现对皮肤的自动保护。贴扎过久贴布会产生形变、弹性下降，可导致作用减退。在夏季、游泳、水疗、大量出汗、对材料过敏或贴于暴露部位时，应适当缩短更换的周期。

2. 洗澡与出汗对贴扎的影响　贴布一般在洗澡后 15 分钟之后能干，升级后的产品 1~2 分钟能干，目前最新产品可以直接防水。洗澡时，若水温不高、使用淋浴且时间较短，可用干毛巾、纸巾等吸干贴布表面的水分，对正常使用并不产生太大影响。但汗液容易导致凝胶变性和脱胶，故大量出汗后应及时更换贴布。另外，不建议在使用贴布时泡澡或高温洗浴过久，也不建议用电吹风等过热机器烘烤。

3. 贴布过敏性问题　肌内效贴不添加任何成分，因此极少出现过敏，贴布的过敏性与贴扎部位、方法、贴扎时间及贴布的凝胶种类有关。如果患者为过敏体质，建议贴扎层次不宜过密，单次贴扎以 24 小时或更短时间为宜，且使用低敏系列的贴布。移除贴布时尤其要小心，不要过快地暴力撕离。如果发生明显过敏现象，应暂停贴扎，待皮肤修复后再酌情使用。

4. 毛发过多是否影响贴扎　原则上在毛发过密处贴扎时，应先剃除毛发，否则会影响贴布的附着，且会造成移除时不适，在移除胶布时可以适当地用温水沾湿胶布，以减少移除时的不适感。

5. 贴布脱落的处理　对于新一代的贴布可以允许重复贴扎，但对于质量差的胶布，一旦脱落就会影响到肌内效贴的效果，这样的胶布建议丢弃，使用新胶布重新贴扎。

6. 影响贴扎疗效的因素　包括贴扎的技术、皮肤的状态、皮下脂肪的厚度、贴扎环境、贴扎后的活动等。避免锐物、出汗等影响到贴布的凝胶面；某些运动损伤患者贴扎后，若能保持适度的主、被动活动（非过度负重、爆发性活动），会因为贴布与软组织间有益的交互作用而提高贴扎疗效。

（张恩达）

第二章 >>>

作业疗法

每个人都有很多对于我们的健康和幸福必须要做的作业活动。作业指的是个人每天在家庭、社区内所进行的有意义、有目的的活动，包括：需要做的事情、想要做的事情、被期望做的事情。作业治疗是一个以患者为中心的卫生专业促进健康和幸福的专业，目的是使患者最大限度地恢复或提高独立生活和劳动能力，以使其能作为家庭和社会的一员过着有意义的生活。这种疗法对功能障碍患者的康复有重要价值，可使其障碍的功能得以恢复，改变异常运动模式，提高生活自理能力，缩短其回归家庭和社会的过程。

第一节 概 述

作业治疗是康复医学的重要组成部分，是一个相对独立的康复治疗专业。其宗旨是协助残疾者和患者选择、参与、应用有目的性和有意义的活动，预防、恢复或减少与生活有关的功能障碍及促进最大程度的功能，达到最大限度地恢复躯体、心理和社会方面的适应，增进健康，预防能力的丧失及残疾的发生，使人可以在生活环境中得以发展。

一、作业治疗的作用

1. 改善躯体功能。
2. 改善心理状态。
3. 提高日常生活活动能力和生活自理程度。
4. 提高职业技能，达到自力、自立。
5. 生活环境的改造有利于恢复正常生活和工作。

二、作业治疗的适应证和禁忌证

1. 适应证
(1)神经科疾病 中风、脑外伤、脊髓损伤、中枢神经系统退行性病变、帕金森病、老年性痴呆、周围神经疾患等。
(2)内科疾病 类风湿关节炎、骨关节病、冠心病、心肌梗死、糖尿病。
(3)儿科疾病 脑瘫、小儿麻痹后遗症、发育迟缓。
(4)外科疾病 骨折、截肢医学教育网搜集整理、手外伤、股骨头置换术后，腰腿痛、手术后瘢痕、烧伤后瘢痕、关节僵硬与挛缩、功能障碍。
2. 禁忌证 意识不清、严重认知障碍不能合作者、危重症、低热等。

四、作业疗法的目的和流程

（一）目的

1. 在疾病的早期或急性期，作业疗法的活动不能太大，在此期间必须注意作业疗法的强度及幅度要小，其目的是减轻肿胀、疼痛、防止患者肢体出现失用性萎缩。

2. 当疾病处于稳定期与后期，作业疗法的强度与幅度可适当加大，但在开始时活动强度及幅度不能太大，而要逐步增加活动强度及幅度，否则患者难以适应。

3. 在进行作业治疗过程中，要密切注意患者病情变化，根据病情变化情况，随时调整作业治疗活动。

4. 在进行作业治疗活动时，治疗师要注意患者的活动是否合乎要求，并随时纠正其不正确的动作。

5. 对年老体弱、行动不便、感觉障碍的患者，要特别注意照顾；对心功能不全者，在进行作业治疗活动时，要注意其心脏功能情况。对上述患者，尤应注意其安全。

（二）流程

1. 评定　评定可概括为数据的收集和处理，即收集患者有关资料，逐项分析、研究其意义，作为设定预期目标、制定治疗程序时的判断数据。针对具体活动障碍可以采用活动分析，而不是进行简单的徒手肌力评定或日常生活活动测试。

（1）收集数据，完成评定　要收集有关患者的性别、年龄、诊断、病史、用药情况、社会经历、工作、护理记录等数据，先对患者有一个大概的了解。然后，对患者进行有目的的评定，以确定患者目前的功能水平、病程阶段等。

（2）问题分析　将上述数据进行全面分析，找出最明确的需要解决的问题。这些问题主要反映功能受限最明显或影响生活最突出的困难所在，妨碍其恢复的各种可能因素和（或）导致畸形及个人社交能力产生不良适应的症结。另外，还要仔细分析引起这些问题的实质和最终解决目标是什么。

2. 设定预期目标　在评定中将各种有价值的数据综合在一起，分析其残存功能，确定妨碍恢复的因素（恢复阻碍因素），从而预测出可能恢复的限度，这就是预测目标的设定。目标分为最终目标（长期目标）和近期目标（短期目标）。其步骤如下：

（1）了解必要的最低残存能力。

（2）发现妨碍因素，进行进一步核查。

（3）灵活运用个人经验。

3. 制定治疗方案　在详细了解患者残疾程度及功能障碍基础上，可确定出大体上能达到的目标。根据残疾评定实验亦可预测出可能出现的继发性畸形以及痉挛等，以此制定一个包括预防对策在内的，为达到目标的治疗程序。确定治疗程序后，对每一近期目标提出具体的作业治疗方法，并用简明的形式表示出来。

4. 治疗的实施　根据处方或确定的治疗程序，与各专科治疗师密切联系，按照医师总的治疗方针，并运用自己的专业技术，进行治疗。治疗师可依评定时的结果和自己的补充评定，结合自己的经验及技术水平选择最佳治疗手段。可以分步骤、分阶段完成。

5. 再评定　根据处方或指定的治疗方案进行治疗后，患者逐渐恢复，但也可能与预期相反，并未接近目标。因此要进行客观的复评，要不断观察并记录，这就是再评定。要定期检查患者的治疗情况，并和原来的结果进行比较，观察治疗方案是否正确。如未能完成预定目标，要检查原因，修正治疗方案。

6. 决定康复后去向　通过反复再评定，确认患者恢复已达极限、症状已固定之后，则要决定患者今后的去向。

（刘朝晖　海妮）

第二节 作业疗法的有关评定

一、评定内容

1. 运动功能 感觉、肌力、肌张力、关节活动度、运动控制及协调性、平衡能力和耐力等。

2. ADL 能力、BADL、LADL

3. 认知能力 定向力、专注力、计算力、记忆力、推理及解决问题的能力等。

4. 社会心理能力 情绪、病后抑郁等。

5. 环境

二、ADL 评定

1. ADL 定义 人们为了维持生存和适应生存环境而每天必须反复进行的、最基本的、最具有共性的活动。

2. ADL 评定量表 ①bathel 量表;②日常生活活动分析量表。

3. 评定的实施及注意事项

(1) 直接观察、间接评定

(2) 评定过程中的注意事项:交代评定目的、口令清晰、用品准备。

三、上肢功能评定

1. 运动再学习(MRP) 上肢功能的十个基本动作。

2. 量表评定 ①手臂功能:活动测试;②上肢部分(FUgl-Meyer)。

四、其他功能评定

1. 认知功能评定 NCSE、MMSE、Rivermed 行为记忆测试等。

2. 环境评估 生活环境、工作环境。

五、作业疗法中的活动分析

活动分析是在治疗过程中对一项治疗性活动的基本行为构成以及患者能够完成该活动所应具备的功能水平的一个分析认识的过程。治疗中评定治疗性活动包括抛圈、磨砂板和日常生活活动。

活动分析时,由于需要评定的项目是由治疗师指导下在治疗场景中完成的治疗性活动。故只需要目前的能力与该项治疗活动所需要的最低水平相符合。在临床治疗过程中,也可以选择比目前患者水平稍高的治疗活动,可以保证治疗活动对患者的挑战性、趣味性。但需要注意的是,在进行治疗活动时,尽可能保证患者经过努力后能够完成,以满足其活动后的成就感。在治疗活动中的安全也必须注意。同时,对于肌肉骨骼运动系统损伤的患者,可以采用生物力学的方法辅助进行作业活动分析;而对于中枢神经系统损伤的患者则可依据神经发育原理进行活动分析。

(刘朝晖 海 妮)

第三节 作业疗法的功能训练

一、常规训练

常规训练是康复最常用的方法之一,以患者的主动训练为主,如双手夹举木钉、推磨砂板、推滚筒等(图2-2-1)。

1. 肌肉松弛训练 练习屈曲肩和屈曲肘关节时,应先放松提肩肌肉。将提肩肌肉尽量收紧,然后去感受降肩时的放松。以后练习抓握时,应间歇放回拉开屈腕肌肉的姿势,避免积聚屈曲之力。患肢手指对指活动训练,学习患肢的手指活动及掌的小肌肉控制。

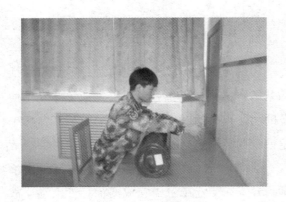

图 2 - 2 - 1 推滚筒

训练肩、肘、手及手腕的协调性并配合手指细微的抓握活动。双手操作训练，以双手同时进行不同动作，增强各关节活动的力量及耐力。

2. 徒手训练 徒手训练是通过被动和主动的方式有效地放松患者的肌肉与关节，从优势肌开始诱发，进而进行有规律的进阶式训练。在这个阶段，主要是被动活动患肢，维持正常关节活动范围，预防肩胛骨及患肢僵硬(图 2 - 2 - 2，2 - 2 - 3)。

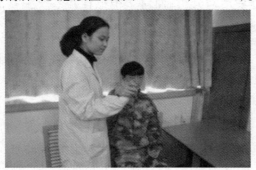

图 2 - 2 - 2 徒手训练患者的肌肉和关节

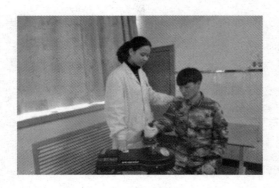

图 2 - 2 - 3 患者被动活动患肢

训练独立肌肉的分离活动，例如：肩、肘、手的活动，手指抓握和放松。由此级别起，在训练患侧

上肢肌肉及功能时，应防止及纠正不正常的肌肉运动，包括肌肉不对称、任何共同运动、手肘屈曲或上臂内旋等倾向。另外，可以加深患肢直臂支撑训练。治疗师直接接触患者的手，通过引导患者的手做某个动作，使手与环境相互作用，让患者体验手与不同物体接触的感觉，体验如何才能运动得更好、更省力。要注意，徒手训练必须以目标为导向，患者必须知道其运动目标(图 2 - 2 - 4，2 - 2 - 5)。

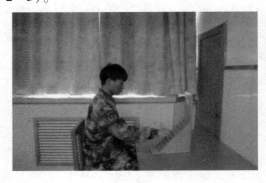

图 2 - 2 - 4 患者体验手与物体接触的感觉

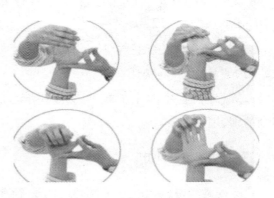

图 2 - 2 - 5 治疗师直接接触患者的手

二、作业疗法的技能训练

1. 生产活动 木工作业、金工作业、制陶作业。

2. 手工艺活动 手工编织、剪纸、豆贴画。

3. 艺术活动 音乐、绘画、书法。

4. 园艺活动(图 2 - 2 - 6)

5. 体育活动(图 2 - 2 - 7)

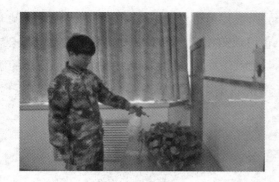

图 2 - 2 - 6　花木种植、花木欣赏

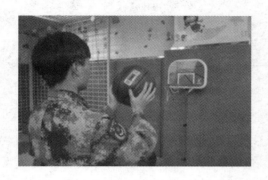

图 2 - 2 - 7　打篮球

6. 休闲娱乐(图 2 - 2 - 8)

7. 游戏(图 2 - 2 - 9)

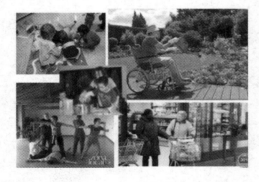

图 2 - 2 - 8　娱乐、购物、休闲

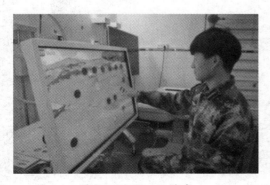

图 2 - 2 - 9　玩游戏

8. 辅具应用(图 2 - 2 - 10 ~ 2 - 2 - 13)

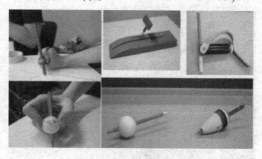

图 2 - 2 - 10　书写辅具

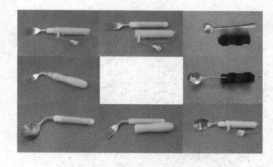

图 2 - 2 - 11　特制进食辅具

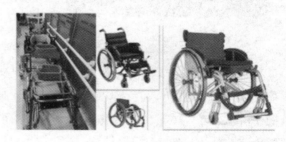

图 2 - 2 - 12　移动辅具

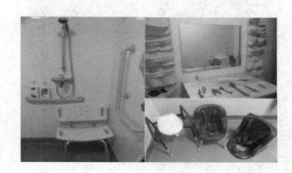

图 2 - 2 - 13　盥洗辅具

三、作业疗法的仪器治疗

1. 针灸配合理疗,旨在通过刺激弛缓肌肉收

缩,使功能加速恢复,很大程度上协助了治疗师的操作(图2-2-14,2-2-15)。

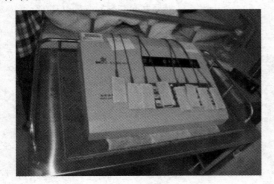

图2-2-14 电脑中频刺激

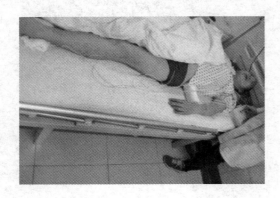

图2-2-15 电针刺激

2.上肢生物反馈刺激仪,既可刺激弛缓肌肉收缩,又可降低肌张力,很大程度上协助了治疗师的操作(图2-2-16)。另外,振动及有热作用的理疗均可帮助放松肌肉。

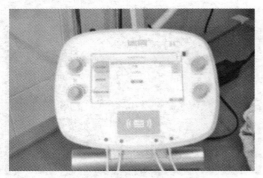

图2-2-16 上肢生物反馈刺激仪

3.现代化的仪器设备结合作业训练,很好地增加了训练的趣味性,调动了患者的积极性、持久性,并且节省了康复治疗需要的人力。OT数字化

训练平台,以简单易操作的游戏,可训练单手控制能力,也可训练双手协调能力,真正将游戏和训练相结合。由此,上肢运动控制训练系统可通过简单的游戏,帮助患者增强上肢控制能力(图2-2-17)。

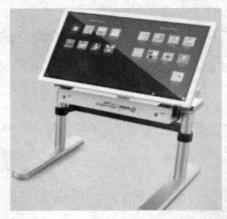

图2-2-17 OT数字化训练平台

智能模拟ADL训练系统,结合虚拟情景互动软件模拟正常的生活场景进行日常ADL训练,根据使用者的状态,进行个性化的训练,可以有效地提高使用者的认知功能以及日常生活活动能力(图2-2-18)。

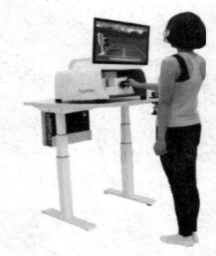

图2-2-18 智能模拟ADL训练系统

4.神经肌肉电刺激仪 将低频电作用于肌腹,使肌肉收缩,改善肌肉功能的同时给予大脑相关信息的反馈,促进患者意识好转(图2-2-19)。

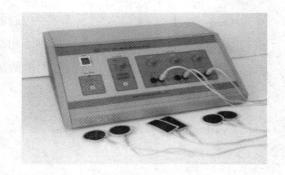

图 2 - 2 - 19 神经肌肉电刺激仪

5. 经颅磁刺激仪 将强电流产生的无衰减磁场穿过颅骨作用于大脑皮质,可改善患者意识状态(图 2 - 2 - 20)。

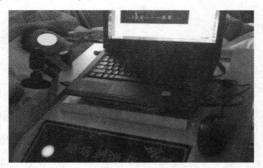

图 2 - 2 - 20 经颅磁刺激仪

6. 虚拟情景互动评估与训练系统(图 2 - 2 - 21)

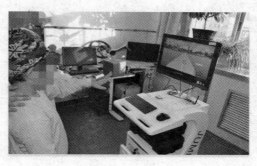

图 2 - 2 - 21 虚拟情景互动评估与训练系统

(刘朝晖 海 妮)

第三章 >>>

语言疗法

言语治疗是由言语治疗专业人员对各类言语障碍者进行治疗或矫治的一门专业学科。原指一套为矫正发声和构音缺陷而设计的与行为有关的技术和方法,如矫正口吃。现在也指用于失语症的康复和处理发育性言语障碍的技术与方法。失语症是言语获得后的障碍,是由于大脑损伤所引起的言语功能受损或丧失,常常表现为听、说、读、写、计算等方面的障碍。成人和儿童均可发生构音障碍,应采用言语疗法治疗,例如:呼吸训练、放松训练、构音运动训练、发音训练、应用交流辅助系统等。

第一节　基本概念

一、言语和语言的概念

在日常生活中,言语和语言往往混用,虽然不会影响意思的理解,但从言语治疗学的角度来说,就有区别。

言语是音声语言(口语)形成的机械过程。为使口语表达声音响亮发音清晰,需要有与言语产生有关的神经和肌肉参与活动。当这些神经和肌肉发生病变时,就会出现说话费力或发音不清。代表性的言语障碍为构音障碍,临床上最多见的是假性延髓性麻痹所致的构音障碍。

语言是指人类社会中约定俗成的符号系统,人们通过应用这些符号达到交流的目的。语言包括对符号运用(表达)和接受(理解)的能力,也包括对文字语言符号的运用(书写)、接受(阅读)以及姿势语言和哑语。代表性的语言障碍是失语症和语言发育迟缓。

区分言语与语言主要是为了使言语治疗人员能够对各种言语和语言障碍正确理解并进行康复治疗。为了本书用词的简化,而又不失强调和突出言语－语言障碍的性质和特点,在失语症和语言发育迟缓中区别使用言语和语言,在其他章节仍用言语一词代表言语和语言。

二、听力和听觉

在声音语言发育处理过程中,听觉刺激是最

主要的因素,也就是听觉记忆的发育是以听觉刺激为基础,理解口语符号,形成概念,再用符号来表现概念。听力和听觉是两个不同概念,在人类的交流中,都起着极其重要的作用。

听力是人们听声音的能力,是先天具有的,主要依赖完整的听觉传导通路现实。

听觉是人们听清、听懂声音的能力,是人们对听到的声音进行理解记忆选择后形成声音概念的能力,是在具备听力基础上,协调运用多种感觉器官功能、认知功能等,在大脑皮质高级中枢的参与下对声音进行综合处理的过程。

三、言语－语言生成的基础

(一)口语生成的一般问题

1. 口语生成的两次编码和转换活动　人在清醒状态下,无时无刻不在进行着思考活动。为了达到互相交流、互相理解的目的,人们需要借助语言这一交际工具来表达思考的过程和结果。语言生成就是人们利用语言表达思想的心理过程。一般来说,一个人的思想在用语言表达出来之前,别人是无法感知的,只有借助于语言这个工具,思想才能为人所获知。口语生成的两种主要信息的编码和转换活动包括以下方面:

(1)口头语言的生成　口头语言的生成是将说话者头脑中要传达的语义转变成声音,需要进行口语生成的第一次编码,即从思想代码到语言代码的转换。说话者运用语言知识将他所要表达的意义进行编码,使其转换成具有句法和语音结构的言语信息,这一过程主要是符号处理的过程。

(2)口头言语的生成　口头言语的生成需要进行第二次转码,即从言语符号代码到生理的运动代码的转化。为了发出句子的声音,说话者必须将语言符号表征转换成一套运动指令,由运动指令来规定产生系统的各个生理机制,特别是发音器官(喉头、声带、口腔、鼻腔、肺部)的活动,发出每个因素的声音。

2. 口语生成过程分析　一般认为,口语生成

过程包括:说话者在说出话语之前先形成思想(即要表达的意义),然后经过言语编码,将思想转化成一种具有言语结构的信息,然后通过声波的传导将这一信息"传送"到听话者那里,由听话者进行译码,使其成为和说话者相同或极其相似的思想。具体包括以下阶段:

(1)构思阶段　说话者根据自己的目的在头脑中产生所要表达的思想,确定说话的内容,即"说什么"的问题。口语的生成是一种有目的的活动,它的基本目的是获取信息、回答问题、发出指令、影响别人等。为了达到这一目的,顺利完成交际的过程,说话者必须确定说话的内容。

(2)转换阶段　说话者运用句法规则将所要表达的思想转换成言语信息。说话者为了表达思想,必须选择适当的言语形式。这就要对内部的抽象命题表征进行言语编码,使其转换成言语信息。在这一转换阶段,言语产生的转换机制主要完成以下几项操作:

①为命题中的每一个成分选择适当的词汇项目。这一过程称为"词汇化",是通过词典列出每个成分词汇项目来完成的。

②为每一成分规定语法。

③为每一成分分配相对的位置,确定在将要说出的句子中每一成分应处的位置。

④引出单词的词缀和功能词。这主要是指有单词形态变化的言语,例如英语。

⑤给出一个语调。

⑥经过前四项操作之后,命题表征被转换成一个具有语法规则的词汇系列。

这里需要指出的是,语言生成转换操作不同于生成语法中的各种转换规则的操作。在生成语法中的转换操作是将句子的潜在结构当成一个整体并转换成它的表层结构,而在语言生成机制中却是将命题的各个成分转换成言语信息。

(3)执行阶段　将头脑中的言语信息变成口头语言的过程。语言生成系统输出的是一系列的连续的声音,在语言生成的最后阶段,系统要通过

各个发音器官的运动,产生句子的声音。这一过程是通过另一种转换活动来完成的,即将言语信息的抽象的语音表征转换成一套运动指令,由运动指令支配着各个器官运动,形成连续的肌肉运动,产生言语信息的声音序列。

(二)书面语言生成的一般问题

书面语言的生成是指人们利用文字来表达思想情感的过程,即通常所说的写作过程。人们在写作时,首先要构思,并且把思想转换成有组织的言语代码;其次,人们还要把言语代码转换成无声的言语,把思想保留在短时记忆中;最后,再选择文字符号把意义表达出来。由此可见,书面语言的生成和口头语言的生成既有区别,又有联系。口语的生成由对话情景来支持,通常无严格的句法需要,完成得非常快。而书面语言的生成要求无语法错误,详略得当,字斟句酌,因此进度较慢。

语言生成是说话者或作者把意义变成声音文字的过程,包括用词选择、句法组织或语义组织等活动。语言理解是听众或读者接受别人的语言刺激,把声音或文字转变为意义的过程,它包括语言识别、句法分析、推理、语义整合等环节。

(刘朝晖 海妮)

第二节 言语－语言障碍的分类与治疗

一、言语－语言障碍的分类

1.失语症 失语症是言语获得后发生的障碍,是由于大脑损伤所引起的言语功能受损或丧失,常常表现为听、说、读、写、计算等方面的障碍。

2.构音障碍 构音障碍表现为用词正确但发音不清楚,不同于失语症患者,可分为运动性构音障碍、器质性构音障碍和功能性构音障碍。

由于神经肌肉病变引起构音器官的运动障碍,出现发声和构音不清等症状,称为运动性构音障碍。常见病因有脑血管病、脑外伤、脑瘫、多发性硬化等。

由于构音器官形态结构异常所致的构音障碍称为器质性构音障碍。其代表为腭裂,可以通过手术来修补缺损,但部分患儿还会遗留有构音障碍,通过言语训练可以改善或治愈。

功能性构音障碍多见于学龄前儿童,指在不存在任何运动障碍、听力障碍和形态异常的情况下,部分发音不清晰,通过训练这种障碍可以完全恢复。

3.听力障碍所致的言语障碍 从言语康复的观点来看,获得言语之前与获得言语之后的听觉障碍的鉴别很重要,不经过听觉障碍鉴别和言语康复治疗,克服言语障碍会很困难。

4.口吃 口吃是言语流畅性发生障碍。口吃的确切原因目前还不十分清楚,部分是在言语发育过程中不慎学习了口吃,或与心理障碍等因素有关。口吃可表现为重复说初始的单词或语音、停顿、延长等。部分可随着成长自愈;没有自愈的口吃常常伴随至成年或终生,通过训练大多数可以得到改善。

5.发声障碍 发声是指由喉头(声门部)发出音波,通过喉头以上的共鸣腔产生声音,这里所指的"声"是嗓音。多数情况下,发声障碍是由于呼吸器官及喉头存在器质性或功能性异常引起的,常见于声带或喉的炎症、新生物以及神经的功能失调。发声异常作为喉头疾病的表现之一,在临床上具有重要意义(图2－3－1)。

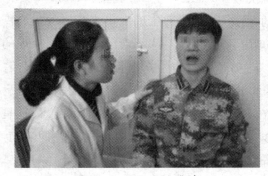

图2－3－1 喉头检查

二、言语－语言障碍的治疗

（一）治疗原则

言语的康复治疗原则是要遵循言语形成的规律，重建言语形成。人的言语形成首先要求人在语言声音的环境中，加之通过视力和其他感觉而对周围事物包括实物、图片、文字等产生认知，形成听觉，对语言产生概念。这种概念在脑中经过联想、思维形成言语符号并由言语来表达思维和意愿。言语首先是发音，主要是音素和音节的表现；其次是词，它包括了声音语言和词内容的表达和理解；再次是语法结构，由简单的语句逐渐形成复杂的语句。声音语言的形成也伴随了肢体语言、文字语言及图片认知的发展，它们与声音语言之间存在着相互支撑和影响的关系。也就是说语言的康复要先会听，才会说，从简单的发音经历幼儿语到成人语，肢体语言、文字语言及图片认知都是康复过程中不可缺少的伴行能力。功能损害到哪，就从哪开始训练，要逐步进行、反复训练，才可取得成功的硕果。

（二）治疗途径、要求及注意事项

1. 途径　言语障碍患者的治疗途径，包括训练和指导、手法介入、辅助具等。

2. 要求　①治疗场所的要求；②治疗次数和时间的要求。

3. 注意事项　①抓住训练时机；②注重反馈；③关注患者状态；④确保交流手段；⑤合理安排好训练次数和时间；⑥做好原发病、并发症及意外事故的预防；⑦搞好言语训练中的卫生管理；⑧尊重、理解、关爱患者。

（三）治疗方法

1. 吞咽障碍患者康复治疗，对家属进行健康教育　当患者有吞咽障碍时，会让患者发生很多改变。在这一时期，应对吞咽障碍患者及其家属进行健康教育和指导，接受有关预防吞咽障碍并发症的教育，并指导家属如何协助医护人员帮助

患者，会对患者恢复有所帮助。家属可提供的帮助包括以下几个方面。

（1）熟悉患者的吞咽治疗项目和吞咽指导步骤。

（2）和工作人员沟通。

（3）在患者进行吞咽治疗过程中给予患者支持和鼓励。

（4）按治疗师的要求，为患者提供相应性状的食物和液体。

（5）一般情况下患者进食时需要坐起，除非治疗师有特别的要求。

（6）鼓励患者小口进食。

（7）允许患者有足够的进食时间。

（8）在进食更多食物时要确信患者前一口食物已经完全吞咽。

（9）如果患者出现窒息倾向，要立即停止喂食。

（10）一般进餐后让患者坐位休息 20～30 分钟。

2. 吞咽器官运动训练　吞咽器官运动训练的目的是加强双唇、下颌、舌运动、软腭及声带闭合运动控制，强化肌群的力量及协调，从而改善吞咽的生理功能。

（1）下颌、面部及腮部练习　加强上下颌的运动控制、力量及协调，从而提高进食咀嚼的功能。

①把口张开至最大，维持 5 秒. 然后放松。

②将下颌向左右两边移动，维持 5 秒，然后放松，重复做 10 次。

③把下颌移至左/右边，维持 5 秒，然后放松，或夸张地做咀嚼动作。重复做 10 次。

④张开口说"呀"，动作要夸张，然后迅速合上。重复做 10 次。

⑤紧闭嘴唇，鼓腮，维持 5 秒，放松，再做将空气快速地在左右面颊内转移动作。重复做 5～10 次。

⑥颌肌痉挛的训练方法：小心地将软硬适中的物体插入患者切齿间令其咬住，逐渐牵张下颌

关节使其张口,持续数分钟至数十分钟不等。轻柔按摩咬肌,可降低肌紧张。训练下颌的运动,开口与闭口时均做最大阻力运动,如用力咬住臼齿及开口时给以最大阻力。

⑦咀嚼器训练:这是为吞咽障碍患者专门设计的一套口部肌肉训练方法。应用不同厚度的咀嚼器(牙胶)进行咬合运动训练,根据患者的情况进行单侧、双侧、横咬合,以增加下颌骨稳定性及张口的能力,增强咬肌的力量(图2-3-2)。

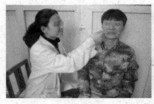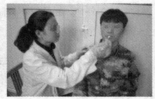

图2-3-2 增强咬肌力量训练

(2)唇部练习 目的是加强唇的运动控制、力量及协调,从而提高进食吞咽的功能。

①咬紧牙齿,说"衣"声,维持5秒。做5次。

②拢起嘴唇,说"乌"声,维持5秒。做5次。

③说"衣"声,随即说"乌"声,然后放松。快速重复5~10次。

④闭紧双唇,维持5秒,放松。重复做5~10次。

⑤利用口部吞咽训练器中的压舌板辅助训练:双唇含着压舌板,用力闭紧及拉出压舌板,与嘴唇抗力,维持5秒放松。重复做5~10次。唇咬合力,然后放右面再做。重复做5~10次。

⑥重复说"爸"音10次。

⑦重复说"妈"音10次。

⑧闭紧嘴唇,然后发"音拍"。重复做10次。

⑨吹气练习:吹气、吹风车、吹肥皂泡、吹哨子等。

⑩唇肌张力低下时的训练方法:用手指围绕口唇轻轻叩击,用冰块迅速敲击唇部3次,用压舌板刺激上唇中央,令患者在抗阻力下紧闭口唇。

⑪将一个栓线的纽扣放置于嘴唇与牙齿之间,检查者用手轻轻拉线,让嘴唇进行抗阻运动,以增强双唇力量。

⑫在唇间涂不同的食物,如酸奶、花生酪,鼓励患者闭唇抿食物。

(3)舌训练 加强舌的运动控制、力量及协调,从而提高进食及吞咽功能。包括训练做舌肌的侧方运动、练习舌尖和舌体向口腔背部升起、面颊吸入、舌体卷起、抗阻等动作。具体方法如下(图2-3-3):

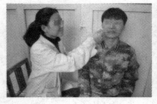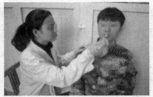

图2-3-3 舌训练

①把舌头尽量伸出口外,维持5秒,然后缩回,放松。重复做5~10次。

②使舌头尽量贴近硬腭向后回缩口腔内,维持5秒,然后放松。重复做5~10次。

③快速地伸缩舌运动。重复做5~10次。

④张开口,舌尖抬起到门牙背面并伸出,维持5秒,然后放松。重复做5~10次。

⑤张开口,舌尖抬起到门牙背面,贴硬腭向后卷,即卷舌。连续做5~10次。

⑥舌尖伸向左唇角,再转向右唇角,各维持5秒,然后放松。连续做5~10次。

⑦伸出舌头,将压舌板压向舌尖,与舌尖抗力,维持5秒。重复5~10次(抗力时尽量不用牙齿夹着舌尖来借力)。

⑧把舌头伸出,舌尖向上,用压舌板压着舌尖,对抗力,维持5秒。重复5~10次。

⑨把舌尖伸向左唇角,与压舌板抗力,维持5秒,随即把舌头转向右唇角,与压舌板抗力,维持5秒,然后放松。重复连续做5~10次。

⑩重复说"da"音10次。

⑪重复说"ga"音10次。

⑫重复说"la"音10次。

⑬重复说"da、ga、la"音10次。

⑭"爆米花"练习。指示患者维持中等程度张口位,将一粒爆米花或相类似的食物放在上齿龈之上,用舌尖顶在爆米花上5秒。5秒以后,患者可以吃掉或吐出爆米花。每一次维持5秒,连续重复这个练习5次。

⑮运用舌运动训练器辅助训练,引发舌尖向前、中、后三个方向运动,增加舌的运动。

(4)腭咽闭合训练

①口含住一根吸管(封闭另一端)做吸吮动作。感觉腭弓有上提运动为佳。

②两手在胸前交叉用力推压,同时发"ka"或"a"音。或按住墙壁或桌子同发声,感觉腭弓有上提运动。

③寒冷刺激。用冰棉棒刺激腭咽弓,同时发"a"音,可起到以下作用:提高对食物知觉的敏感度;减少口腔过多的唾液分泌;通过刺激,给予脑皮质和脑干一个警戒性的感知刺激,提高患者对进食吞咽的注意力。方法是可将喉镜(或棉签)在碎冰块中放置数秒,用冰喉镜(或棉签)刺激软腭、腭弓、咽后壁及舌后部,应大范围(上下、前后)、长时间地接触刺激部位,并慢慢移动棉棒前端,左右交替,每次20~30分钟,然后做一次吞咽,这样可使咽期吞咽快速启动。如出现呕吐反射,则应中止刺激。

(5)咽和喉部功能训练 咽和喉部功能障碍主要表现在吞咽的咽期,由于咽及喉肌收缩力弱,声门关闭不全,导致咽相吸入障碍。为克服吞咽的咽期障碍,应训练患者闭气时关闭声门,其方法如下:

①经鼻咽深吸气。

②深吸气后闭气5秒,双上肢屈曲,双手交叉置于胸前,呼气时双手用力挤压胸部。

③重复训练数次、令患者发"啊"音。

④重复第③项5次后令患者突然关闭声门发"啊"音5次。

⑤闭气5秒,反复5次后咳嗽。若以上训练不能完成,可改用以下方法训练并观察声门关闭功能:闭气5秒后,置一面小镜子于鼻下,令患者缓慢呼气,观察声门关闭情况。

上述训练方法均为喉部上提的训练,喉部上提功能的改善,可强化气道的关闭功能,利于食管上端括约肌的开启,从而使食团易于通过增宽的咽部转运至食管。

此外,牵张和促通舌体上部肌肉亦是训练喉部上提的有效方法,具体为:伸展头颈部,施阻力于颏部持续5秒,以促进低头的出现,有利于吞咽;舌体背伸抵于软腭;用假声发声上提喉部;吸吮吹气。

(6)呼吸训练 正常在吞咽时,呼吸停止,而吞咽障碍患者有时会在吞咽时吸气,引起误咽。另外,有时由于胸廓过度紧张或呼吸肌肌力低下、咳嗽力度减弱,无法完全咳出误咽。

呼吸训练的主要目的如下:

①通过提高呼吸控制能力来控制吞咽时的呼吸。

②为排出气管侵入物而咳嗽:强化腹肌,学会随意地咳嗽。

③强化声门闭锁。正常吞咽的情况下,当食物通过咽部时,声带关闭,由此而来阻挡食物进入气管,并保证咽部内压。而吞咽障碍患者由于肌肉麻痹及肌力低下,声带闭锁往往不够完全。此法可以训练声门的闭锁功能、强化软腭的肌力,而且有助于除去残留在咽部的食物。

④通过学习腹式呼吸来缓解颈部肌肉(呼吸辅助肌)过度紧张。

呼吸训练的具体方法如下:

①腹式呼吸:患者卧位屈膝,治疗师两手分别置于患者的上腹部,让患者用鼻吸气、以口呼气,呼气结束时上腹部的手稍加压于上方膈部的方向,患者以此状态吸气。单独练习时,可在腹部放上1~2kg的沙袋,体会吸气时腹部膨胀、呼气时腹部凹陷的感觉。卧位腹式呼吸熟练掌握后,可转为坐位练习,逐渐增加难度,最后将腹式呼气步骤转换为咳嗽动作。强化咳嗽力量有助于除去残

留在咽部的食物。

②缩口呼吸：以鼻吸气后，缩拢唇呼气（或缩拢唇发"u"音、"f"音），呼气控制时间越长越好。此原理是缩紧肩部时肺内压力增大，有助于增大一次换气量，减少呼吸次数和每分钟呼气量。这种方法能调节呼吸节奏、延长呼气时间，使呼气平稳。呼气与吸气的比例为1:2。

③强化声门闭锁：具体操作方法是患者坐在椅子上，双手支撑椅面做推压运动和屏气。此时胸廓固定、声门紧闭。然后，突然松手、声门大开、呼气发声。此运动不仅可以训练声门的闭锁功能、强化软腭的肌力而且有助于除去残留在咽部的食物。

（7）其他增强吞咽运动的训练方法

①口部运动训练中的器械辅助训练：口部运动训练器是针对口颜面吞咽器官的不同运动特点而设计的运动辅助器具，常见的有咀嚼器、舌尖运动训练器、舌前运动训练器、舌后位运动训练器、下颌运动训练器、悬雍垂运动训练器、舌肌刺激器、膈肌刺激器、套指型乳牙刷、压舌板、软腭运动训练器、发声器、负压吸引器、冰手指等。它们对构音器官（包括下颌、唇、舌、悬雍垂等）进行各个方向位置的主动、辅助和被动三种形式的功能训练，起到促进下颌分离、提高两侧咬肌肌力、舌的灵活性、口腔控制能力及口部运动能力的作用，从而改善吞咽功能。

②Shaker训练法：Shaker训练法即头抬升训练（head lift exercise，HLE），也称等长/等张吞咽训练。目的是增强有助于上食管括约肌（upper esophagcal sphincter，USE）开放的肌肉力量，通过强化口舌及舌根的运动范围，增加USE的开放；同时还可以降低下咽腔食团内的压力，使食团通过USE入口时阻力较小，改善吞咽后食物残留和误吸。具体方法是让患者仰卧于床上，尽量抬高头部，使眼睛看自己的足趾，但肩不能离开床面，重复数次。此动作可使舌骨上肌、颏舌肌、甲状舌骨肌、二腹肌等收缩，使舌骨、喉联合向上向下运动，对咽食管段施以向上向前的牵拉力，使食管上括约肌开放，从而减少因食管上括约肌开放不良而导致吞咽后的食物残留和误吸的发生。

③Masake吞咽训练法：Masake吞咽训练法又称为舌制动吞咽法。目的是在吞咽时，通过对舌的制动、使咽后壁向前突运动与舌根部相贴近，增加咽部的压力，使食团推进速度加快。具体训练方法是吞咽时，将舌尖稍后的小部分舌体固定于牙齿之间或治疗师用手拉出一小部分舌体，然后让患者做吞咽动作，患者咽壁向前收缩。此方法主要运用于咽后壁向前运动较弱的吞咽障碍患者。但此方法因会增加渗漏或误吸的危险，故不能运用于进食过程中。

3.温度刺激训练

（1）感觉促进综合训练和冷刺激训练　在患者吞咽之前给予各种感觉刺激，使其能够触发吞咽，称感觉促进法。对于吞咽失用、食物感觉失认、口腔期吞咽延迟起始、口腔感觉降低或咽期吞咽延迟启动的患者，通常在进食吞咽前增加口腔感觉训练。

（2）把食物送入口中时，增加汤匙下压舌部的力量。

（3）给予感觉较强的食物，例如冰冷的食团，有触感的食团，或有强烈味道的食团。

（4）给予需要咀嚼的食团，借助咀嚼运动提供最初的口腔刺激。对于咽期吞咽延迟或咽肌收缩无力的患者，食团大小应适宜，一般直径不超过3cm。咽期吞咽延期或咽肌收缩力弱的患者常需2~3次吞咽才能将食团咽下，如吞咽物的容积过大、通过的速度过快，吞咽物即会滞留于咽部并发生误吸。此类患者只要进食时小口慢咽，即可避免误吸。

（5）鼓励患者自己动手进食，可使患者得到更多的感觉刺激。对于吞咽失用、食物感觉失认的患者鼓励多用此法。

（6）冰棉棒刺激或冰水漱口。此法适用于口腔感觉较差的患者。在吞咽前，在腭舌弓给予温度触觉刺激。进食前以冷却刺激进行口腔内清洁,或冷热食物交替进食,亦可将大小为 00 号的反光喉镜(或棉签)在碎冰块中放置数秒后置于患者口内前咽弓处并平稳地做垂直方向的摩擦 4~5 次,然后做一次空吞咽或让患者进食吞咽,如出现呕吐反射,则应中止。冰刺激具有以下作用:①提高对冰块知觉的敏感度;②减少口腔过多的唾液分泌;③通过刺激,给予脑皮质和脑干一个警戒性的感知刺激,提高对进食吞咽的注意力。

4. 嗅觉、黑胡椒、薄荷脑刺激

(1)嗅觉刺激 又称芳香疗法,嗅觉刺激可改善感觉和反射活动。研究发现运用缓冲生理溶液刺激嗅觉,是治疗老年吞咽障碍最新的一种治疗方法,这可能与右侧岛叶皮质活动有关。这种嗅觉刺激不会有副作用,也不需要患者有遵从口头指示的能力,只是经鼻吸入有气味的气体,对于老年人来说是简便易行的训练方法。对于气管切开术或插胃管等严重吞咽障碍的患者有一定帮助。

(2)黑胡椒刺激 黑胡椒是一种常见的调味品,其味道来自胡椒碱,是与辣椒辣素相似的瞬时 TRP 受体激动剂,每天刺激可引起皮质重塑,从而更易引发吞咽反射。

(3)薄荷脑刺激 研究表明,薄荷脑刺激和冷刺激都能使吞咽障碍患者吞咽反射的敏感度恢复。让患者餐前嘴里含化一颗含有薄荷脑的片剂,或在液体、食物中加入薄荷脑,能改善其吞咽反射的敏感度,有助于防止吞咽障碍患者误吸性肺炎的发生。

5. 摄食直接训练 摄食直接训练措施即进食时采取的措施,包括进食体位和姿势、食物的形态、食团入口位置、食物性状、一口量、进食速度、吞咽辅助手法及进食时提醒、进食环境等,并注意进食前后清洁口腔、排痰。

(1)体位及姿势 培养良好的进食习惯很重要。最好定时、定量,能坐起来不要躺着,能在餐桌上进食不要在床边进食。但由于口腔阶段及咽腔阶段同时存在功能障碍的患者较多,因此进食的体位应因人因病情而异。开始训练时应选择既

有代偿作用又安全的体位。对于不能保持坐位的患者,一般至少取躯干 30° 仰卧位,头部前屈,偏瘫侧肩部以枕垫起,喂食者位于患者健侧。此时进行训练,食物不易从口中漏出、有利于食团向舌根运送,还可以减少向鼻腔逆流及误咽的危险。颈部前屈也是预防误咽的一种方法,因为仰卧时颈部易呈后屈位,使与吞咽活动有关的颈椎前部肌肉紧张、喉上抬困难,从而容易发生误咽。

对于许多不同类型吞咽障碍患者,使用改变进食的姿势可改善或消除吞咽误吸症状。其原理是在吞咽食团时,让患者的头部或身体改变某种姿态即可解除吞咽障碍的症状。

①头颈部旋转:头颈部向患侧旋转可以关闭该侧梨状窝,使食团移向患侧,并且有利于关闭该侧气道。头部前倾并向患侧旋转,是关闭气道最有效的方法。适用于单侧咽部麻痹(单侧咽部有残留)的患者。

②侧方吞咽:头部向健侧倾斜,使食团由于重力的作用移向健侧。同时,该侧梨状窝变窄,挤出残留食物,对侧梨状窝变浅,咽部产生高效的蠕动式运动,可去除残留物。头部向患侧侧倾,可使患侧梨状窝变窄,挤出残留物。适用于一侧舌肌和咽肌麻痹的患者。

③低头吞咽:采取颈部尽量前屈姿势吞咽,可将前咽壁向后推挤,对延迟启动咽期吞咽、舌根部后缩不足、呼吸道入口闭合不足患者是一个较好的选择。在这种姿势下吞咽的作用是:使会厌谷的空间扩大,并让会厌向后移位,这样可避免食物溢漏入喉前庭,更有利于保护气管;收窄气管入口;咽后壁后移,使食物尽量离开气管入口处。适用于咽期吞咽启动迟缓(食团已过下颌,咽部吞咽尚未启动)患者。

④从仰头到点头吞咽:颈部后屈时会厌谷变得狭小,残留食物可被挤出,接着,颈部尽量前屈,形状似点头,同时做空吞咽动作,可改善舌运动能力不足以及会厌谷残留。适用于舌根部后推动力不足(会厌谷残留)的患者。

⑤头部后仰吞咽：头部后仰时，由于重力作用，食物易通过口腔至舌根部，适用于食团口内运送慢（舌的后推力差）者。训练时，指导患者将食物咀嚼并混合成食团后，头部即可后仰并吞咽。头颈部的前倾和后仰能解决食团在口腔内的保留及运转，当食团转运至咽部仍不能触发吞咽时，应教会患者随意关闭气道。

⑥空吞咽与交互吞咽：当咽部已有食物残留，如继续进食，则残留积累增多，容易引起误咽。因此，每次进食吞咽后，应反复做几次空吞咽，使食团全部咽下，然后再进食。亦可每次进食吞咽后饮极少量的水（1～2ml），这样既有利于刺激诱发吞咽反射，又能达到除去咽部残留食物的目的，称为交互吞咽。

（2）食物的形状和黏稠度　根据食物的性状，一般将食物分为五类，即流质（如水、果汁等）、半流质（如米汤、羹等）、糊状（如米糊、芝麻糊等）、半固体（如软饭）、固体（如饼干、坚果等）。食物的性状应根据吞咽障碍的程度及阶段，本着先易后难的原则来选择。容易吞咽的食物特点是密度均匀、黏性适当、不易松散、通过咽和食管时易变形且很少在黏膜上残留。临床实践中，应首选糊状食物，因为它能较满意地刺激触、压觉和唾液分泌，使吞咽变得容易。此外，还要兼顾食物的色、香、味及温度等。

根据吞咽障碍影响吞咽器官的部位而因地制宜地选择适当食物并进行合理配制，可使用食物增稠剂来调节食物的性状。食物增稠剂主要成分为麦芽糊精、增黏多糖类、氯化钠等，在国外广泛用于吞咽障碍患者，国内称为易凝、凝水宝等。其特点是常温下能快速完全溶解、稳定性佳，不会因放置时间长而改变浓度，无色无味，用于调制食品时不会改变食品口味等。

（3）食团在口中位置　进食时应把食物放在口腔最能感觉食物且最适宜促进食物在口腔中保持及输送的位置。最好把食物放在健侧舌后或健侧颊部，这样有利于食物的吞咽。这种做法不仅

适合部分或全部舌、颊、口、面部有感觉障碍的患者，也适合所有面舌肌肉力量减弱的患者。

（4）一口量及进食速度　一口量即最适合于吞咽的每次摄食入口量。一般正常人每口量：流质1～20ml，果冻5～7ml，糊状食物3～5ml，肉团平均为2ml。对患者进行摄食训练时，如果一口量过多，食物将从口中漏出或引起咽部残留导致误吸；过少，则会因刺激强度不够，难以诱发吞咽反射。一般先以少量试之（流质1～4ml），然后酌情增加。为防止吞咽时食物误吸入气管，可结合声门上吞咽法训练，以使吞咽时声带闭合更好后再吞咽，吞咽后紧接着咳嗽，可除去残留在咽喉部的食物残渣。为减少误吸的危险，应调整合适的进食速度，前一口吞咽完成后再进食下一口，避免二次食物重叠入口的现象。另外，还要注意餐具的选择，应采用边缘钝厚、匙柄较长、容量约5～10ml的汤匙为宜，便于准确放置食物及控制每匙食物量。

食团的大小和进食速度对于某些患者能否顺利吞咽有一定的影响。某些延迟启动咽期吞咽或咽缩肌无力的患者常需2～3次吞咽才能将食团咽下，如食团过大、进食速度过快，食物容易滞留于咽部并发生误吸，因此，咽缩肌无力的患者慎用或禁用大食团。另外，根据患者吞咽功能情况，指导患者改变和适应饮食习惯，如进食速度过快，提醒患者放慢速度，以防误咽。

（5）吞咽辅助方法　吞咽辅助手法（swallow maneuver）目的是增加患者口、舌、咽等结构本身运动范围，增强运动力度，增强患者对感觉和运动协调性的自主控制。此法需要一定的技巧和多次锻炼，应在吞咽治疗指导和密切观察下进行。此手法不适用于有认知障碍或严重的语言障碍者。吞咽辅助手法主要有以下几种。

1）声门上吞咽法：适用于吞咽反射触发迟缓及声门关闭功能下降的患者。目的是在吞咽前及吞咽时关闭声带，保护气管，避免误吸发生，由于患者表现为吞咽前及吞咽中咽喉肌不能充分收

缩,可指导患者练习。操作方法:深深吸一口气后闭住气—保持闭气状态,同时进食一口食物—吞咽—呼出一口气后,立即咳嗽—再空吞咽一次—正常呼吸。这些步骤需先让患者吞口水做练习,如果患者在没有食物的情形下,能正确遵从上述步骤练习数次,再给予食物练习则比较稳妥。若采取以上方法不能立即关闭声门,则应反复训练喉肌收缩(即闭气)。

2)超声门上吞咽法:在正常吞咽中,是利用喉部上抬来完成杓状软骨向前倾至会厌软骨底部,喉部上抬可使杓状软骨接近会厌软骨的后侧表面。因此,杓状软骨向前移动的幅度可以减少一些。这是关闭呼吸道入口的正常机制。超声门上吞咽法的目的是让患者在吞咽前或吞咽时,将杓状软骨向前倾至会厌软骨底部,并让假声带紧密闭合,以使呼吸道入口主动关闭。操作方法:吸气并且紧紧地闭气,用力向下压。当吞咽时持续保持闭气,并且向下压,当吞咽结束时立即咳嗽。超声门上吞咽法可在吞咽法开始时,增加喉部上抬的速度,对于颈部做过全程放射治疗的患者特别有帮助。超声门上吞咽法也可当作一种运动,对于有正常解剖构造的患者,可以改善其舌根后缩的能力。

3)用力吞咽法:用力吞咽法是为了在咽期吞咽时,增加舌根向后的运动而制定的。用力使舌根后缩,增加舌根力量,从而使食团内压增加,改善会厌清除食团的能力,此法可帮助患者最大限度地吞咽。操作方法:当吞咽时,所有的肌肉用力挤压。这样可以让舌头沿着硬腭向后的每一点以及舌根部都产生压力。

4)门德尔森(Mendelsohn maneuver)吞咽技术。门德尔森吞咽技术是为增加喉部上抬的幅度与时长而设计的,并且可以提升舌肌和喉肌,增加环咽肌开放的时长与宽度,使食管上端开放。此手法可以改善整体吞咽的协调性。具体操作方法如下。

①对于喉部可以上抬的患者,当吞咽唾液时,

让患者感觉有喉向上提时,设法保持喉上抬位置数秒;或吞咽时让患者以舌部顶住硬腭、屏住呼吸,以此位置保持数秒,同时让患者食指置于甲状软骨上方,中指置于环状软骨上,感受喉结上抬。

②对于上抬无力的患者,治疗师用手上推其喉部来促进吞咽,即只要喉部开始抬高,治疗师用拇指和食指置于环状软骨下方,轻捏喉部并上推喉部,然后固定。注意要先让患者感到喉部上抬,上抬逐渐诱发出来后,再让患者有意识地保持上抬位置。此法可增大吞咽时喉提升的幅度并延长提升后保持不降的时间,因而也能增加环咽段开放的宽度和时间,起到治疗的作用。

(6)进食时提醒 进食时给予提醒以促进患者吞咽,帮助患者减少吸入性的危险。主要有以下五种方法。

①语言示意。例如,照顾者在患者旁边,在患者进食时说"吞"以提醒患者适时吞咽。

②手势示意。例如,照顾者指着自己的嘴唇以提醒患者在吞咽期保持嘴唇闭紧。

③身体姿势示意。例如,使用下巴和头的支撑器以提醒患者保持正确的身体姿势。

④文字示意。例如,利用文字不断给患者和照顾者提供提醒,注意预防并发症。

(7)进食环境 通常进食和吞咽是一种日常活动,并不需要更多的思考。然而,存在吞咽问题的患者则需要多加注意以促进吞咽和防止误吸。吞咽困难患者需要在安静环境下进食,避免分心,这是非常重要的。进餐时讲话,会使患者忘记吞咽动作,从而影响吞咽。

(8)进食前后清洁口腔、排痰 正常人每2分钟左右会自然产生吞咽一次,把口腔及咽部分泌物吞入食管处理。进食后,口腔及咽部如有残留物则会有异物感,能反射性咳出及清除。吞咽障碍患者口腔及咽部感觉、反射差,环咽肌功能障碍患者唾液无法进入食管,通常容易流进呼吸道;进食后残留在口腔及咽部的食物容易随呼吸进入呼吸道,导致进食后潜在的肺部感染。因此,进食前

后口腔与咽部的清洁对于吞咽障碍患者预防肺部感染是一项重要措施。口、咽癌患者因放射线治疗破坏了唾液腺，导致唾液分泌不足而口干、口腔溃疡、蛀牙等。因此需要患者用清水或漱口水漱口，保持口腔湿润和清洁，以改善上述症状。在进食过程中，应用交互吞咽，可清理残留物。而对于分泌物异常增多的患者，在进食前需清理分泌物后再进食，进食过程中如分泌物影响吞咽也应清理，以保持进食过程的顺畅。

6. 电刺激 随着电子技术的发展，电极的更新，颈部电刺激技术已作为吞咽障碍治疗的重要手段被广泛应用。主要的电刺激包括神经肌肉低频电刺激技术和肌电生物反馈技术（图2-3-4）。

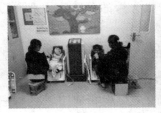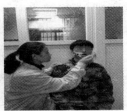

图 2 - 3 - 4

（1）神经肌肉低频电刺激技术 神经肌肉低频电刺激技术是使用一种专门针对吞咽障碍治疗的电刺激器，经过皮肤对颈部吞咽肌群进行低频电刺激，帮助维持或增强吞咽相关肌肉的肌力，并通过增强肌力和提高速度来改善喉提升功能，从而改善吞咽功能。

1）治疗参数：吞咽障碍电刺激治疗仪属低频电刺激范畴，其刺激参数为双向方波，波宽700微秒，输出强度0～15mA，频率为变频固定，有固定通断比，使用专用体表电极，电极在颈、面部放置，有4种方法可供选择。此治疗仪的输出波形虽为双向方波，但在正负半波（各为300μs）之间有500ms的间歇。这种输出波形与常用的低频电疗有明显不同。

2）适应证：各种原因所致神经性吞咽障碍是该项治疗的首选适应证，其次是头、颈、肺癌症术后的面、颈部肌肉障碍。

3）注意事项与禁忌证

①严重痴呆并不停说话的患者：持续说话会导致经口摄食试验期间发生误吸。

②由于使用鼻饲管而严重反流的患者，此类患者易于反复发生吸入性肺炎。

③药物中毒所致吞咽困难的患者：药物中毒的患者经口摄食试验期间可能发生误吸。

④不要直接在肿瘤或感染区域使用：因为刺激会导致局部代谢率增加，加重病情。

⑤带有心脏起搏器的患者慎用。

⑥带有其他植入电极的患者慎用：包括埋藏式复律除颤器等植入电极的患者，因为植入电极的电流可干扰吞咽障碍电刺激治疗仪的信号，导致功能紊乱。

⑦癫痫发作患者慎用。

⑧不要直接在颈动脉窦处使用电极，因该区域受电刺激可导致血压波动。

（2）肌电生物反馈技术 在进行一系列食团吞咽和气管保护训练的同时，使用SEMG生物反馈可以明显提高吞咽训练的疗效。电脑生物反馈训练仪能无创探测到吞咽时喉上抬的幅度，实时显示在电脑屏幕上，并能与正常人的喉上抬动作比较。训练时要求患者尽力吞咽使喉上抬幅度尽量增加，达到正常的幅度。值得一提的是，对于运动和协调性降低所致生理性吞咽障碍的患者，生物反馈训练可作为首选方法，而对于解剖结构破坏的患者，如头颈部癌症导致的吞咽障碍，其功能恢复的可能性较小。

7. 球囊扩张术 球囊导管扩张术是20世纪80年代中期发展起来的介入技术，其操作简单、损伤小，对如先天性狭窄、术后吻合口狭窄、化学灼伤性狭窄、肿瘤放疗后单纯瘢痕性狭窄、消化性狭窄、贲门失弛缓症等治疗效果较好。球囊导管扩张术包括一次性球囊导管扩张术和分级多次球囊扩张术，临床上多采用后者。对于中风、放射性脑病等脑损伤所致环咽肌痉挛（失弛缓症），治疗首选也是局部扩张术。

传统方法是选用不同直径的管子,通常球囊导管直径在8~40mm,长度在30~100mm,球囊内的压力最大可达10个大气压,自上而下插入,通过食管上括约肌,使环咽肌逐渐扩张。一般由胃肠外科或耳鼻喉科医生进行。近年来,我国窦祖林等利用改良的球囊扩张管进行环咽肌痉挛(失弛缓症)扩张治疗,取得了比较满意的效果。

8.针灸治疗 针灸是我国的传统治疗方法,中医理论认为,脑卒中致病机制多因气血亏虚,心肝肾三脏阴阳失调,加之忧思恼怒,生活起居失宜,以致脏腑功能失常,气机逆乱,气血上逆,夹痰:流窜经络,蒙蔽清窍。现代医学认为由于两侧皮质延髓束受到损害而引起假性延髓麻痹。假性延髓麻痹引起吞咽功能障碍,是由于咀嚼肌、舌肌、口唇肌、颊肌、腭和咽肌的无力,使食物不能充分搅拌成为食团,同时不能将食物送到咽部,软腭的麻痹和喉口遮盖不完全(即会厌软骨盖住喉口不完全),常常造成食物或液体进入喉口而引起剧烈呛咳。取穴天突、廉泉、丰隆。操作:天突穴在胸骨上窝正中直刺,后转向下方,沿胸骨后缘气管前缘向下进针,捻转泻法,使针感沿任脉下行至上腹部廉泉穴向舌根斜刺;丰隆穴施提插捻转强刺激,使针感上行至下腹部。耳穴贴压:取穴神门、交感、皮质下、食道、贲门。操作:取上述耳穴,每次贴压一耳,隔日一换,每日施行一次,10次为一疗程。

9.药物治疗 目前吞咽障碍无特效药可以治疗。临床上采用抗胆碱酯酶药溴吡斯的明治疗脑干梗死导致咽期吞咽启动延迟及回缩肌收缩无力

患者,有一定疗效。该药为胆碱酯酶抑制剂,使胆碱神经末梢释放的乙酰胆碱破坏减少,突出间隙中乙酰胆碱聚集,出现的毒蕈碱样和烟碱样受体兴奋作用对运动终板上的烟碱样胆碱受体有直接兴奋作用,并能促进运动神经末梢释放乙酰胆碱,从而提高胃肠道、支气管平滑肌和全身骨骼肌的肌张力,一般用量一次60mg,一日3次。

10.采用辅助具进行口内矫治 因口腔器官(舌、下颌)器质性病变行手术治疗后,口腔器官有缺损的患者或双侧舌下神经麻痹的神经性疾患者,导致软腭上抬无力,影响进食吞咽功能,可应用口腔辅助具(如腭托等)等代偿性方法改善吞咽功能。这些辅助具需要与口腔科合作制作。主要方法如下。

(1)腭提升术将软腭提升至较高位置,适用于咽肌麻痹的患者,可以改善腭咽反流及构音清晰度。软腭切除术的患者可用软腭填充器,以补充切除的软腭。

(2)腭成形术可补充硬腭的缺陷,使之能与舌配合,有效地控制和推动食团吞咽。

11.手术治疗 手术治疗应用于保守治疗无效的患者。在临床中,较广泛应用于环咽肌功能障碍导致吞咽障碍的患者。对于环咽肌不能松弛的患者,采用环咽肌切断术;对于喉上抬不良的患者可施行甲状软骨上抬,下颌骨固定术或舌骨固定术;对于软腭麻痹导致鼻咽闭锁不能、吞咽时食物逆流上鼻腔的情况下,可施行咽瓣形成手术,以加大吞咽的压力。

(刘朝晖 海妮)

第四章 >>>

心理治疗

战伤的救治任务是躯体康复、功能康复及心理康复治疗,其中躯体和功能康复已受到广泛重视和研究,心理康复的研究虽起步较晚,但发展迅猛。事实上,心理治疗与功能康复始终贯穿于整个救治过程,二者互为补充、缺一不可。心理治疗是一种专业性的助人活动。首先,实施这种帮助的是受过专门训练、精通人格形成和发展的理论以及行为改变理论和技能的治疗师。其次,这种帮助是在专业的架构下进行的,包括此种专业活动为法律或法规所认可,活动的场所和程序有一定规程,并受行业规范的监管,等等。

第一节 概 述

心理治疗(psychotherapy)是指在心理学理论指导下,以良好合适的医患关系为基础,应用语言和非语言交往的心理学技术,解除患者各种心理痛苦或行为障碍,以增强患者适应环境的心理整合能力,从而达到恢复身心健康的过程。

一、心理治疗的适应证

心理治疗的疗效是有目共睹和毋庸置疑的,有时甚至会出现出乎意料的效果,但我们也要看到心理治疗的局限性。对于人这种高级生命体而言,心理活动只是生命活动的一部分。心理治疗就像药物治疗一样,并非万能。有关心理治疗的适应证可以从三个层面来描述。

1. 医学整体观 现代医学模式为生物－心理－社会模式。任何疾病均呈现出心理学侧面,即使那些纯生物学因素引发的疾病,在病情的转归和康复过程中,也适合于辅以心理疏导、安慰、劝解、鼓励和积极的暗示等心理治疗手段。从广义的角度讲,心理治疗对所有的疾病都是普遍适用的。当然,对于绝大多数躯体疾病还是应首先考虑药物、手术和其他治疗措施,心理治疗仅作为辅助治疗和综合治疗的一部分。

2. 心理疾病的角度 心理疾病的病因学表明,许多心理疾病是由生物、社会、心理等方面的因素共同作用引起的。实践证明,一些心理疾病目前仍以药物治疗最有效,如器质性精神障碍、精神分裂症、情感障碍等。这类心理疾病在病情间歇期或康复期,也可应用心理治疗来巩固疗效,提高社会适应能力和心理整合水平。其他轻型精神疾病均适用心理治疗。

3. 心理治疗本身　不同的心理治疗方法在临床实践中有相应的适应证。例如行为疗法中的系统脱敏疗法和暴露疗法治疗恐惧症、焦虑症、抑郁性神经症、适应障碍和神经性畏食疗效较好,认知疗法治疗焦虑症、轻中度抑郁症和神经性厌食症效果较好,生物反馈疗法治疗心身疾病有效,森田疗法对神经症疗效较好等。还有许多治疗方法在不断探索之中。需要强调的是,现代心理治疗正在走向融合。在应用心理治疗的过程中,如果有必要,可以考虑合用其他治疗,包括药物治疗等。

二、心理治疗的实施程序

尽管心理治疗的理论模式各不相同。治疗技术条件有所侧重,但治疗程序大体一致,可分为三个阶段。

第一阶段:这一阶段主要任务有收集资料、确定心理诊断和设计初步治疗方案。收集资料的内容包括收集病史、个人史、过去史、工作生活情况、家庭文化背景等。内容尽量详实,以便做出下一步诊断。心理诊断的任务是医生根据上述资料对患者是否患有心理疾病及心理疾病的类型、程度做出判断。如有心理疾病,则应判断是否适用心理治疗或应用哪类心理治疗方法。选定心理治疗方法后可设计初步治疗方案。除了上述三个任务外,这一阶段还是建立良好医患关系的重要阶段。

第二阶段:在上一阶段的基础上充分运用心理治疗技术对患者实施治疗。这一阶段任务最重,主要是与患者一起分析认识其心理障碍的性质及因果关系,然后帮助患者消除心理症状、重整心理状态,达到治疗目的。在这一阶段里治疗师

要根据患者的病情和新近掌握的资料不断调整和充实治疗计划,并由易到难,由浅入深地将患者的心理问题逐个解决。

第三阶段:这一阶段为巩固治疗期,当治疗的主要目的已经实现后,医生可与患者商定治疗结束时间,鼓励患者在日常生活中注意巩固心理治疗成效,保持心理健康水平。

三、心理治疗与心理咨询的联系与区别

心理咨询(counseling)是一个与心理治疗既相互联系又相互区别的专业领域。心理咨询与心理治疗的相似之处主要有:①二者采用的理论和方法常常是一致的。②二者进行工作的对象常常是相似的。③在强调帮助来访者成长和改变方面,二者是相似的。④二者都注重建立帮助者和来访者之间的良好的人际关系,认为这是帮助来访者改变和成长的必要条件。

心理咨询与心理治疗工作的区别主要在于(图2-4-1、表2-4-1):①心理咨询的工作对象主要是正常人,心理治疗则主要针对患有心理障碍的人进行工作。②心理咨询着重处理的是正常人遇到的各种问题,如人际关系、职业、学业问题等;心理治疗的适应范围则主要为某些心理障碍、行为障碍、心身疾病等。③心理咨询一般用时较短,而心理治疗费时较长,治疗由几次至几十次不等,甚至更长时间。④心理咨询工作的目标是针对某些具体问题,而心理治疗工作不仅针对具体问题的改善,而且注重人格的成长。

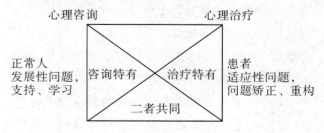

图2-4-1　心理咨询与心理治疗的区别

表 2-4-1　心理治疗与心理咨询的区别

	心理治疗	心理咨询
工作对象	可称患者,主要为精神病、神经症、心身疾病、心理障碍等患者	可称来访者,在适应和发展方面发生困难的正常人
工作者	精神医生、医学心理学家	临床咨询心理学家
工作任务	人格障碍、行为障碍、心身疾病、性变态	人际关系、学习、升学、婚姻
工作方式	强调人格的改造和行为的矫正,费时较长,数周至数年	强调教育与发展,费时较少,一次至数次

（肖　玮　朱　霞　毋　琳）

第二节　心理治疗方法

心理治疗方法包括精神分析治疗、以人为中心疗法、行为治疗、认知疗法、家庭治疗、集体心理治疗、森田疗法、催眠治疗、交互分析治疗等。

一、精神分析治疗

1. 基本技术手段

（1）治疗联盟　治疗联盟为"患者与在分析情景下对其治疗有促进作用的治疗师之间的非神经症性的、合理的、可以理解的和谐关系"。弗洛伊德认为治疗联盟是:"分析师与患者,基于他们自己对真实外部世界薄弱的自我,必须将他们自己结合起来,形成抵御外敌的一体,对抗来自本我的本能性要求及来自超我的良知性要求。相互以合约的形式进行缔结……可以让其自我重新掌握其失去的精神生活领域的主权。这种合约便构成了分析情景。"在临床精神分析中,"治疗联盟"或"工作联盟"的概念为患者与分析师之间为保证治疗工作的成功而需要存在的联盟。

（2）移情　弗洛伊德认为移情是全部人际关系,此观点被绝大多数精神分析家所认同。也就是说,不仅仅在精神分析治疗时,无论何时何地,

人际关系都是人们重要情感关系的重现。移情反应在本质上是过去客体关系的再现,它最初来源的客体是儿童早年中的重要人物。我们可以这样理解上述概念的意义:人的心理是由个人既往记忆所形成的。这些集合在一起的记忆被称为"客体表现"。无论何时,只要一个人初次遇见另一个人,就会开始形成一个新的客体表现。观察者就会在自己的记忆中扫视,将新认识的人与过去的客体表现进行比较和评价。这样新的和旧的客体表现在心理上联系在一起。因而,对新认识的人的看法和感情实际上就是对老朋友、亲属、所爱的人或仇敌的看法和情感,而这个过程一般是意识不到的,是在潜意识中完成的。

由此可见,对于移情无论承认与否,它都存在于人际关系中,当然也会存在于治疗关系中,并且它在治疗关系中起着重要的作用。弗洛伊德认为,在进行精神分析时,被分析者的情绪会回到童年时代,他们会将分析师当作幼年经历中某个客体的替身,成为他们爱或恨的对象,这就是移情。若表现为对客体的依恋,则称之为正移情;若表现为对客体的怨恨,则称之为负移情。

（3）反移情　反移情是指治疗师对患者的情感反应,是治疗师对患者的移情,就像所有移情一样,治疗师的反移情也是潜意识冲突的结果。然而,这些未解决的冲突是治疗师的,不是患者的。反移情又有"一致的"和"互补的"两种形式,前者是指治疗师与患者的感情认同,后者是指治疗师与患者过去生活中的某一个人(通常是父母的一方)认同。

（4）阻抗　又称"抗拒作用",指来访者有意识或无意识地回避某些敏感话题,有意无意地使治疗重心偏移,也可以看作是阻止那些使自我过分痛苦或引起焦虑的欲望、情绪或记忆进入意识的力量。有意识的阻抗可能是来访者对治疗师不信任,或担心自己说错话等造成的,经治疗师的说明即可消除;无意识阻抗表现为对治疗的抵抗,而来访者自己则并不能意识到也不会承认,来访者往

往口头上表示迫切希望早日完成治疗,但行动上却并不积极热心。产生阻抗的根源是潜意识里有阻止被压抑的心理冲突重新进入意识的倾向。当自由联想的谈话接近这些潜意识的事实时,潜意识的抗拒就发生了作用,从而这些事实真实地表述就被阻止,因此阻抗的发生常常是来访者问题之所在,是问题的核心或真正致病症结所在的信号。为避免阻抗的产生,治疗师应在治疗前说明心理分析的特点、大体内容与步骤,并保证保密,以使来访者有一定的心理准备;为消除或克服阻抗现象的出现,治疗师应冷静地用同情与温和的态度加以安抚,进一步说明自由联想与解决心理痛苦的关系,促其思索引起烦恼、妨碍顺利联想的原因,指出其不愿想的地方,后面可能隐藏着与疾病关系最为密切的因素。当潜意识中所有阻抗被战胜时,心理问题也就随之解决。

(5)自由联想　具体做法:让来访者在一个安静、光线适当的房间里或躺或坐在沙发床上,治疗师或站或坐在其后,然后让来访者打消顾虑,随意进行联想,把自己想到的一切都说出来。来访者不要害怕难为情或使治疗师感到荒谬、奇怪而有意加以修改。不论其如何微不足道、荒诞不经、有伤大雅,治疗师保证为来访者保密。在进行自由联想时要以来访者为主,治疗师不要随意打断他的话,当然在必要时,治疗师可以进行适当引导。治疗师的工作在于帮助对方回忆从童年起所遭遇到的一切或精神创伤与挫折,对其所报告的材料加以分析和解释,从中发现那些与病情有关的心理因素。特别是来访者所谈的内容出现停顿或避而不谈时,往往可能是关键之处,有可能成为心理分析的突破口。在弗洛伊德看来,浮现在头脑中的任何东西都不是无缘无故的,都是有一定因果关系的,因此可以从中找到来访者无意识中的矛盾冲突,把它带到意识中来,使来访者对此有所领悟,并重新建立现实性的健康心理。其中,自由联想的作用就是把引起来访者焦虑的潜意识心理冲突带到意识领域中,发掘潜意识中的症结所在。

自由联想的治疗时间较长,一般要进行几十次,每周3～5次,持续时间为几个月到半年以上。

(6)解释与重建　在精神分析中,解释是指分析师对患者的表达和行为的潜意识意义的推断和结论,通过分析师对患者的说明,来增加患者关于自己的知识,而这些知识是治疗师从患者自己的思想、情感、言语和行为中提炼出来的。或者说,解释是使潜意识的意义、资源、经历、模式和特定心理事件的原因变为意识。这一般需要多次操作。

重建是指将患者和他过去的环境中的重要人物置于现实的背景下,这包括重建在过去各个时期的自我形象。

2.治疗过程　治疗过程一般分为准备期、预备治疗期和治疗一至三期。

(1)准备期　主要工作是按照适应证来选择治疗对象。心理分析法的适应证为癔症、强迫症、恐怖症和性变态等神经疾病的治疗,同时也要求来访者要受过适当的教育,能理解治疗师的解释和说明。接受心理分析较适宜的年龄大约介于12～50岁之间,年龄过小则难以具备接受理性的能力,年龄越大虽然理性相对越强,但也在一定程度上增加了内部"抗拒改变"的程度,使分析变得困难。确定来访者之后,还要向其讲清楚心理分析法的治疗时间较长,每次50分钟,每周3～5次,一般治疗3个月或更长的时间;选择一个相对隔离的地方,既要安静舒适,又不能有其他人在场,以免受到干扰。治疗前还要进行严格的身体和精神检查,患有幻觉、妄想和严重行为紊乱的精神病患者,不能使用心理分析法,因为他们思维不清,难以理解治疗师的解释。另外,还要求来访者在治疗过程中要遵守治疗原则,对生活中的重要的事情暂不做决定,待治疗结束后再考虑;要求来访者必须随时把浮现在脑子里的观念、想法全部说出来。

(2)预备治疗期　在正式治疗前还要先进行2周左右的试验性分析和联想,以进一步确定诊断,排除精神病。

（3）治疗一期　主要目的在于建立并维持治疗上的同盟关系，使来访者在欲望上得不到满足的情况下保持对治疗的基本信任。

（4）治疗二期　主要是移情的出现及其解决。随着自由联想的进行，移情开始出现和发展，此时治疗师要适时地予以解释，使来访者明白被移情歪曲了的现实，能区别治疗师的实体和出自幼儿感情对治疗师歪曲了的形象，区别和治疗师之间的治疗同盟，以达到领悟。

（5）治疗三期　即结尾期，使来访者能放弃把治疗师当作替身的态度，放弃治疗师是移情中幼儿期父母的形象，能承受与治疗师分离时的焦虑和丧失亲人般的痛苦。

二、以人为中心疗法

1. 主要内容　以人为中心疗法的治疗理论和方法来源于人本主义心理学。这种理论的基本假设是：人们有了解自己的问题的能力并有解决这些问题的资源；人们对咨询师的需要是理解、真诚、支持、接受、关心和积极的评价。因此，以人为中心疗法的治疗理论的价值取向是：心理治疗应把重点放在求助者身上，帮助求助者自我探索，发现自身的问题及挖掘自身的潜能，助人自助，让求助者不断获得自我概念，形成健康的人格，治疗师需要提供适宜的环境，设身处地地为求助者着想。

2. 常用方法　在治疗的时候，使用的主要技巧就是倾听，开放式询问，情感反映，澄清，简洁具体、同感地回应，接纳，对质，尊重，了解，分享，释义，鼓励，自我表露等。

（1）倾听　治疗师认真倾听，用当事人的眼光理解他，治疗师必须能够辨别当事人的感受，准确地听懂他们所传递的信息，以及反射出的他们所欲沟通的深层含义。主动倾听不仅能使听者真正理解一个人，而且对于倾诉者也有很好的效果。当倾诉者发现他真正被人理解时，会出现一系列变化：首先是觉得他终于能被人理解，消除了个人

的孤寂感并表现出内心的感激之情；然后，似乎是得到了一种解脱，会谈出更多的心里话。这正是向康复转变的开始。

（2）同感　同感的回应是指治疗师对当事人的内心世界有准确的了解，如同感受自己一样，并将他感受了解到的情感传达给对方。要达到同感，治疗师必须放下自己个人的参照标准，设身处地地从当事人的参照标准感受事物，无条件接纳当事人的感情、态度，并且能够通过语言与非语言的形式表达出自己对当事人的了解。具体表现为：体会患者的感受，将感受向患者传达，了解感受的意义，置于患者的处境尝试感受，协助患者表达、探索与了解，不同于同情（居高临下）。

（3）尊重　要做到尊重，应从以下几个方面入手：无条件尊重，非占有式关怀、接纳为先决条件，温暖的态度，关注、聆听与回应，不等于观点一致。

（4）真诚　要做到真诚，应从以下几个方面入手：真实、诚实、可靠；开明、开放、统合，心口一致，言行一致，自由与自然地表达真正的自己，可以表露自己的失败与过错，不流于表面化及过长自我表达。

（5）观察　为避免治疗关系受阻，治疗师必须提高自己的观察能力。观察是促进了解的前提和途径。治疗过程中，治疗师的观察表现在：从当事人的行为包括其他语言与非语言的表达来寻找线索，从当事人的话语特别是所用词汇了解他的情绪状况，注意当事人语调的缓急高低，通过当事人的面部表情、眼神、手势、坐姿等了解他的内心感受。

（6）对质　当治疗师发觉当事人的表达、认识出现不一致、不协调和矛盾的地方时，要向他提问，让其解释。

①对质的前提：是已经有接纳、尊重、同感、真诚和温暖出现，否则将会威胁治疗关系，导致危机出现。

②对质的功能：协助当事人对自己的感受、信念、行为及所处境况提高自觉、促进了解，协助当

事人发现和了解自己对他人的一些混淆的感受与态度。

③对质的目标：采取行动；指出当事人在运用资源时的矛盾，然后协助他使用被忽视的资源；帮助当事人不仅仅停留在领悟阶段，使当事人认识行动的重要性而采取行动。

三、行为治疗

行为治疗是指通过采用消退和抑制过程或经典性、操作性条件作用情境中的正负强化，以改变异常的或适应不良的行为模式的心理治疗方法。它是根据条件作用理论和社会学习理论改变个体不良行为的治疗方法和技术，起源于美国行为主义者华生和斯金纳提出的行为主义原理，其中大多基于操作条件作用的原则，少部分来源于班杜拉提出的观察模仿学习和示范作用等社会学习原理。其重点是行为本身，而非对潜在冲突或别的根源做分析或动力学的分析。人类行为主要被看作是对过去和现在状况的一种反馈，行为治疗在本质上是一个学习过程，它是一种赋予权能的治疗：当事人通过引起行为变化的活动，增加自尊获得对生命的荣誉感。

1.行为治疗的步骤　行为疗法是在心理咨询与治疗实践中，基于行为主义心理学的基本观点和理论发展起来的一种可操作性疗法。其主要观点是认为人的行为是通过学习而形成的，亦可以通过学习而改变。其操作步骤如下。

（1）界定问题　通过观察分析，弄清楚当事人不适当行为发生的时间、地点，以及是在什么情景下，针对何种刺激出现该种不良行为。

（2）个人身心发展的水平及成长背景　充分全面地了解当事人的各种情况，对其经历中的成功与失败，其人际关系、行为适应等应了如指掌。

（3）确定咨询目标　在咨询过程中，治疗师应对当事人的多种问题进行分析，了解问题所在，找出一些特别的关注点为依据，定出适当可行的咨询目标。

（4）选择适当的方法进行治疗。

2.常用方法

（1）强化奖励法　每当患者产生所期望的心理与行为反应时，立即给予奖励，以增强其反应继续发生。治疗师的微笑、口头嘉许、赞扬，给予鼓励，都是奖励方法。治疗师不但应立即反应，而且应当明确，让对方清楚明了什么样的反应可被鼓励、夸奖，以便获得强化的效果。

（2）处罚消除法　同样的道理，假如一个人表现出不期望的行为反应时，可以给予适当的惩罚，以便消除该反应。所谓处罚，其范围很广。可以是摇头反对、不给赞成的反应，或者直接给予批评或适当体罚等。最重要的是，要让患者了解治疗师为什么要给予处罚，而且处罚不得过重，避免发展成虐待患者。

（3）系统脱敏疗法　系统脱敏疗法的基本思想是：一个原可引起微弱焦虑的刺激，再次暴露在全身处于松弛状态下的患者面前时，会失去引起焦虑的作用。

系统脱敏疗法在实施时，先评定主观不适单位，让患者按一定的标准评定自己的主观感觉，给自己不同情景中的心情一个较为恰当的评分。接着让患者细心体会什么是紧张、什么是放松。领会了紧张与放松的主观感觉之后，才宜进行放松训练。最终要求受训者在日常生活环境中可以随意放松，达到运用自如的程度。放松训练可借助肌电生物反馈仪等仪器。设计不适层次表，让患者评定各种刺激因素的主观不适单位，并依次将各种刺激因素排列成表。刺激因素的确定和排序要得到患者认可。不适层次表的设计关系着治疗快慢和成败。完成上述准备工作后进行系统脱敏，让患者想象，松弛，再想象，再松弛，如此重复多次之后，患者在想象中面对刺激因素时的紧张感觉会逐步减轻。最终，患者示意在想象中已不再紧张，即算完成一级脱敏，然后逐步升级。在系统脱敏期间和之后，应不断在现实生活中练习。只有当新建立的正常反应迁移到日常生活中后，脱敏才算成功。

（4）冲击疗法　又称满灌疗法，是指患者迅速直接暴露于最害怕的场景，此时患者最大限度地体验恐惧感，并有相应的行为反应。冲击疗法大多是暴露于现实情境中的，并要求患者有很强的治疗动机和高度的承受力。当患者身处其中时，他体验着巨大的恐惧感，并认识到他所恐惧的后果（事故、死亡等）并没有出现，这时在恐怖症的治疗过程中就有了一个重要的突破。其他一些不太让他感到恐惧的场景就更容易被克服了。这种治疗模式的引进得到了应有的重视。这种高强度形式的暴露治疗对于预防病情波动也很有利：患者在体验中学习，评估未来，不再回避困难的场景。与逐级暴露相比，冲击疗法对后续的治疗更有利。

虽然冲击疗法通常在现实中进行，但也有例外。当在现实中不容易进入到令患者感到非常恐惧的场景时，就只能在想象中进行冲击治疗。冲击治疗的中心原则是习惯化：在一个足够长的时间里，生理刺激和认知刺激逐渐减弱。为了使这个学习过程稳定下来，一次冲击治疗是不够的，通常需要多次重复，直到恐惧感被克服为止。

（5）全身松弛法　假如一个人能让自己非常放松，他就可以应对紧张、不安、焦虑、气愤等情绪。从日常生活情形来看，我们遇到某些心理不舒适的情况时，身体会随之产生变化，即肌肉紧张、呼吸短促、心跳加快等。当造成紧张、不安、焦虑、气愤的事情过后，有些人往往仍不知把因紧张而引起的身体反应解除，继续维持全身肌肉紧张的状态，久而久之，肌肉慢慢酸痛起来。假如一个人能学习如何把全身肌肉随时松弛下来，也就可以免除这种因长期肌肉紧张而引起的酸痛不适。事实上，肌肉是随意肌，可以按我们的意志紧张起来，也可以按我们的意志松弛下来。所谓全身松弛法，就是训练一个人能系统地检查自己头部、颈部、肩部、背部、腰部、四肢的肌肉紧张情形，训练如何把紧张的肌肉放松下来。方法很简单，就是坐在椅子上，或躺在床上，半闭着眼睛，全神贯注于身体的各部分肌肉，并且依次指挥自己紧张的肌肉，让其松弛下来，以达到全身松弛的状态。利用各种方法放松全身肌肉，避免因肌肉紧张而引起的不适感。假如一个人在开会当中、考试当中、紧张工作当中能将全身肌肉放松，他就可以帮助自己减轻心理与身体的慢性紧张。

四、认知疗法

认知疗法是以纠正和改变患者适应不良性认知为重点的一类心理治疗的总称。这一疗法的核心是通过改变认知来改变情绪和行为。认知行为疗法认为个体的认知过程决定了其心境和行为，治疗通过纠正和改变个体的不良认知，继而使个体产生情感及行为的变化，达到改善个体情绪和行为障碍的目的。认知疗法又分为理性情绪治疗、自我指导训练、问题解决疗法及 Beck 认知疗法等种类。

1. 基本过程

（1）监察消极的自动化思想，并使来访者明确认识到，其思维方式、认知是不合理的，帮助来访者弄清楚为什么会变成这样，弄清不合理认知与其情绪困扰、非适应性行为三者之间的关系。

（2）向来访者指出，他们的心理问题之所以延续至今，不是由于早年生活的影响，而是由于他们现在的不合理认知。要让来访者认识到：是他们的不合理认知引起了情绪和行为的后果，而不是诱发事件本身；他们自己要对自己的情绪负责任；只有改变不合理的认知才能减轻乃至消除他们目前存在的各种症状。

（3）治疗师采用多种方法帮助来访者认识到自己的认知或信念无论在逻辑上，还是验证上，都有很多错误，使来访者放弃这些不合理的东西，改变自己的思想，以合理的认知代替不合理的认知，进而达到减轻乃至消除症状的目的。这是一个向来访者习惯化思维方式进行挑战的过程，治疗师可采用认知的、情绪的以及行为的各种方法。

（4）主要任务是帮助来访者巩固辅导的效果，

进一步摆脱旧的思维方式和不合理的信念,达到认知重建,强化新的信念和思维方式,以避免再做不合理认知的牺牲品。

2.治疗机制 认知疗法关注各种各样的信念:患者的期望、对事物的评价(或归因)和对因果关系或责任归属的看法。当患者注意到了自己认知反应的内容,就会被鼓励将其视为一个假设,而非事实,即这一个观点有可能是对的,但也并不绝对。把信念当成假设,被称为"拉开距离",指的是个体将自己与某一信念分离开来的方式,以便更客观地观察它。经过仔细地检查和思考,患者可以逐渐获得与以往不同的视角。信念改变了,情绪反应也就跟着改变了,即对某件事或某个问题的心烦意乱的情绪反应背后存在着认知基础,当这一基础减弱之后,情绪反应也将平息下来。

反复尝试识别并质疑患者对事件的反应内容,会产生一些效果。首先,患者减少了对近来的烦心事的担忧,因为他们不再对起初信念中令人烦心的方面抓住不放。担忧的减轻可以限制反思或回想这些事情时可能产生的消极情绪。结果便是情绪或心境的"基础"水平就没有那么消极了。其次,令人困惑的情绪反应变得容易被理解。采用认知模型之后所获得的掌控感、希望感和舒适感也普遍存在于很多其他形式的心理治疗中。通过采用一套组织原则或协调一致的世界观,患者开始看到"隧道尽头的曙光"。患者在认知疗法中所学的简单的、常识性的模型对达到这一效果尤其有帮助。第三,在成功地使用过认知疗法各种方法之后,患者就会开始将它们用于日常困难事件的处理上。如果使用得当,很多担忧便会得到改善,不然它们就有可能导致情绪的痛苦。由于认知疗法主要是一种基于技巧的治疗,因此患者最终需要独立运用这些技巧处理越来越多的问题。在最成功的案例中,患者在正式治疗结束后的很长时间,仍继续使用认知模型及其中的方法来对付困难的情境。

3.治疗技术 1985年Beck归纳了认知疗法基本技术,共有以下六种。

(1)识别自动性想法 识别自动性想法(identifying automatic thoughts)是介于外部事件与个体对事件的不良情绪反应之间的那些思想,大多数患者并不能意识到在不愉快情绪之前会存在着这些想法。这些想法已经构成他们思考方式的一部分。患者在认识过程中首先要学会识别自动性想法,尤其是识别那些在愤怒、悲观和焦虑等情绪之前出现的特殊想法。治疗师可以采用提问、指导患者想象或角色扮演来发掘和识别自动性想法。

(2)识别认知性错误 焦虑和抑郁患者往往采用消极的方式来看待和处理一切事物,他们的观点往往与现实大相径庭,并带有悲观色彩。一般来说,患者特别容易犯概念或抽象性错误。基本的认知错误有:任意推断、选择性概括、过度引申、夸大或缩小、全或无思维。大多数患者一般比较容易学会识别自动性想法,但要他们识别认知错误却相当困难,因为有些认知错误相当难评价。因此,为了识别认知错误,治疗师应该听取和记下患者诉说的自动性想法以及不同的情景和问题,然后要求患者归纳出一般规律,找出其共性。

(3)真实性检验 识别认知错误以后,接着同患者一起设计严格的真实性检验(reality testing),即检验并诘难错误信念。这是认知疗法的核心,非此不足以改变患者的认知。在治疗中鼓励患者将其自动性想法作假设看待,并设计一种方法调查、检验这种假设,结果可能发现,95%以上的调查时间里他的这些消极认知和信念是不符合实际的。

(4)去注意 大多数抑郁和焦虑患者感到他们是人们注意的中心,他们的一言一行都受到他人的"评头论足",因此,患者一致认为自己是脆弱的、无力的。如某一患者认为他的服装式样稍有改变,就会引起周围每一个人的注意和非难,治疗方法是要求他穿着不像以往那样整洁的衣服去沿街散步、跑步,然后要求他记录不良反应发生的次数,结果他发现几乎很少有人会注意他的言行,这就是去注意(decentering)。

（5）监察苦闷或焦虑水平　许多慢性甚至急性焦虑患者往往认为他们的焦虑会一成不变地存在下去，但实际上，焦虑的发生是波动的。如果人们认识到焦虑有一个开始、高峰和消退过程的话，即监察苦闷(monitoring distress)，那么人们就能够比较容易地控制焦虑情绪。因此，鼓励患者对自己的焦虑水平(anxiety level)进行自我检测，促使患者认识焦虑波动的特点，增强抵抗焦虑的信心，是认知疗法的一项常用手段。

（6）认知自控法　指导或教会患者在焦虑紧张或恐惧时对自己讲"SWAP"。SWAP是"停下来"(stop)、"等一下"(wait)、"专心注意"(absorb)于周围环境，以及当感到比较舒服后再慢慢"向前继续"(proceed)的4个英文单词的缩写，此即认知自控法(self - control of cognition)。

由于治疗方法的发展，认知矫正技术已从过去简单地识别自动性想法、检验自动性想法等技术发展到数十种疗效肯定的心理治疗技术。新发展起来的认知分析治疗，其理论假设是将精神和行为活动用程序模型(the procedural sequence model, PSM)来解释。治疗的基本过程为：①明确靶目标(可以是对外部事件的反映)；②检查靶目标与自己观念的一致性；③评估有关境遇、个人情感表现和可能出现的后果；④考虑可能的各种含义及作用并选择最佳可能；⑤行为活动；⑥评估活动的效果；⑦确立或修正认知的过程和目标。

五、集体心理治疗

集体心理治疗是指在集体情境中提供心理帮助的一种心理治疗(个人成长)的形式，在1~2位接受过专业训练的医师的指引下，使用心理治疗技术，对经过选择并确诊的有心理疾病的患者进行治疗，通过团体内人际交互作用，促使个体在互动中通过观察、学习、体验，认识自我、探讨自我、接纳自我、调整和改善与他人的关系，以期达到改善不良的情绪、纠正错误的行为、学习新的生活态度与行为方式、发展良好的生活适应并促进人格成长的目的。

1. 操作过程　小组第1次活动是治疗的开端，大家都带着疑虑而来，虽然之前做过一些说明，仍认为治疗师应该给大家一些有效的方法去解决问题。治疗师首先作自我介绍，介绍集体心理治疗的概况及本项活动的目的；小组内选出或自荐1名主持人，治疗师指导主持人带领小组成员作自我介绍，强调集体的相互作用和真诚的相互理解，要求大家将在小组中的收获应用于生活实践中，同时要求每个人对他人的秘密予以保密；结束前作积极的讲评和鼓励，再次强调小组的规则。第2阶段(第2~5次)是小组的发展阶段，经过组员对治疗师的依赖期，每个组员对自己的目的比较了解，但对小组的发展认识不足，虽然也试着帮助别人但又要小心地避免风险，进入冲突期后他们表达了自己的愤怒和不满，同时也渐渐感受到有更大的信心去承受困难和解决问题。亲密期组员之间的"互相靠拢"代替了"互相排斥"，表现出更大的信任，积极地关注并解决自己和同伴的问题，还对小组的情绪做分析和探讨，进行相互支持和鼓励。第3阶段结束治疗，处理分离情绪，组员间依依不舍，相约保持联系，更重要的是要把在小组中的学习经验应用于自己今后的生活实践中。

2. 治疗师的职责与作用　团体治疗是以一人应对一个集体，因而治疗师要有足够的经验与技巧。在集体会谈当中，治疗师一方面要注意整个集体的反应方式，同时也得关心每个人的状况。一般说来，治疗师应领导、激发集体人员，使大家有兴趣，开始相互谈话、批评、分析、研究、建议，而且能有适当亲近的情感来往与反应。治疗师宜避免自行演讲或说教，尽量提问题与启发，让集体中的人员做出反应，引起大家的兴趣。

治疗师必须注意大家谈论的中心与方向，并且随时适当地引导大家谈论有治疗作用的话题，不让大家随便聊天、变成一般茶会。假如有些人员过分活跃,总是滔滔不绝地发表意见,治疗师应适当地加以制止,或者帮助别人出来谈话。假如有些人过分畏缩,不参加谈话、反应,或被别人攻击,则随时加以保护。治疗师要有耐心和亲热的态度,但也要有坚定的立场与严格的态度,可让集体人员跟从,以便保持集体合作的精神。到了一个成熟阶段以后,在可能范围内,治疗师可采取旁观、被动的角色,让会员踊跃参加,采取自行自理的方式进行。如此可帮助参加人员提高自主独立功能。但是一旦需要,治疗师亦能随时加入,处理问题。

3. 集体治疗实施的技术

(1)与个别治疗相似的集体心理治疗技巧 集体心理治疗所运用的许多技巧与个体心理治疗相同,如倾听、共情、复述、反应、澄清、支持、解释、询问、对峙、自我表露等。

(2)促进集体互动的技巧 阻止、联结、运用眼神、聚焦、引话、切话、观察等。

(3)集体讨论的技术

①脑力激荡法(自由发挥、不评价、重数量、鼓励人人参与)。

②耳语聚会(小规模、交头接耳、自由发挥)。

③菲利普六六讨论法(六人一组,每人一分钟,主题明确)。

④揭示法(具体、可视、明确、澄清)。

(4)其他常用技术

①媒体运用:如录音、幻灯、影视、录像、投影片等。

②身体表达:如雕塑、解开千千结、成长的感受等。

③角色扮演:如心理剧、布偶剧、生活演练等。

④绘画运用:如自画像、家庭树、理想画、图画接力等。

⑤纸笔练习:如生命线、走出圈外、价值观探索等。

(5)运用各类促进组员互动的活动时应注意选择活动的基本原则

①使每个人都有机会表达自己的观点和爱好。

②每个人在团体中均拥有同等的时间与空间。

③每个人都需要拥有集体归属感。

④活动最好是指导者所熟悉的,且能确保稳定性与持续性。

(6)治疗结束的技术 结束预告、整理所得、角色扮演、修改行动计划、处理分离情绪、给予与接受反馈、追踪聚会、效能评估。

六、森田疗法

1. 森田疗法理论 森田疗法是日本慈惠医科大学名誉教授森田正马博士(1874—1938)于1920年前后提出的心理治疗方法。森田认为感觉过分敏锐是心理疾病患者发病的原因。如对各种欲望过分强烈,使得感觉更加敏锐,对普通人常有感受、情绪、想法过分反应并产生焦虑和苦恼等不良情绪。这种情绪持续一段时间就会形成顽固性兴奋灶,导致心理障碍。森田疗法理论科学地阐述了人类原有欲望、不安和情感的心理结构,其特点是不把人类所有不安和冲突视为异物而予以排除,而是一边与不安、冲突共存,一边努力使每天生活得更加充实。森田疗法不单纯改变症状,而是强调对症状态度的变化;不是消除烦恼,而是带着烦恼做应做的事,最终形成注重追求过程而淡化结果的处世态度。

2. 治疗原则 森田疗法的着眼点在于陶冶疑病素质,打破精神交互作用,消除思想矛盾。让患者接受自己的症状,不要把症状当作自己身心的异物,对症状应当不加排斥和抵抗,带着症状学习和工作。顺其自然,让自己的内心随着时间的变化而不加控制的任其按照原本的规律发展。"顺其自然"要求神经质症患者不去控制不可控制之事,"为所当为"则要求患者控制那些可以控制的事情,努力去做应该做的事。打破精神交互作用,让自己逐步建立从症状中解脱出来的信心。

森田疗法的治疗原则在于启发患者从现实出发，让现实生活充满活力，并且使患者充分认识到，症状只是情绪变化的一种表现，是正常心身变化的夸大。要求患者对待情绪及一切不适应的感觉，要顺其自然。患者要像健康人一样去生活去行动，用行动改变性格，行动正常了，心理也就健康了。森田疗法首先将神经质症者对于自我的认识从病态的逻辑思考中解放出来，意识到自己是一个独立的具有自我改善能力的主体；其次，让神经质症者体验到带着症状生活的意义，感悟人的自由必须存在并融入自然中才能最终实现。

表面看来，森田疗法采取消极退让的生活态度，实际上是十分积极的。人生应当"有所为，有所不为"，积极做好日常生活中必须做的事情，将自己能做的事情心无旁骛地尽全力做好，淡化那些不能消除的思绪，不断扩大行为的范围。

3.对神经症以外疾病的适应证　以前认为，森田疗法只适用于森田质神经症患者，近年来，临床实践中发现，对神经症以外的许多疾病也有很好的疗效。抑郁症和精神分裂症除了有某些器质性病因外，大部分原因还是心理因素。抑郁症和精神分裂症的患者在人格上都不同程度地存在着缺陷。抑郁症和精神分裂症必须通过药物治疗和心身的调整使患者的认知能力恢复到接近正常人的水平后才能采用森田疗法。抑郁症患者常常是什么也不想干，干什么都没有耐心，对什么都没有兴趣，自卑、懦弱。通过森田疗法的治疗，患者开始恢复对行动的兴趣，然后摆脱被情绪控制的状态，接着转变自己的价值观，最后恢复勇气和自尊心，从而达到心理治疗的目的。精神分裂症患者常常是什么也不想干，干什么都没有耐心，对什么都没有兴趣，对人有恐惧感。通过森田疗法的治疗，患者最后恢复勇气和自尊心，克服对人的恐惧心理，能正常进行与他人交往，从而达到心理治疗的目的。

4.治疗方法　森田疗法可分为门诊疗法和住院疗法两大种类。

(1)门诊疗法　门诊疗法多用于症状较轻的患者。以定期门诊的方式进行，治疗时以言语指导为主，要求患者原原本本地接受内心自然浮现的思想和情感，充分体验其感受，将一切思想、情感都看作是自然心态，全面接受并肯定其存在，不做任何价值判断。患者悟出这些道理后，则要求他逐渐进入现实生活，从当前面临的每件小事做起，学会处理身边事物，摒弃患得患失的观念。凡是自己能干的事绝对不让别人代替，通过高高兴兴地做好每件小事，来得到周围人员和医师的认可和表扬。

患者在接受医生指导的同时，还需要阅读有关森田疗法的书籍和材料，并且在治疗的过程中自始至终地坚持写日记，详细地记述自己的体会和病情的变化。日记由医生定期批阅和分析，并及时将日记返还给患者，以便纠正患者对自己病情和治疗方法的误解，逐步消除和放弃对症状的抗拒心理，真正达到顺其自然。在整个治疗过程中，医生必须取得患者及其家属的配合。要求患者家属不要向患者讲病、问病，不要将患者当患者对待，就像对待其他健康家庭成员一样，暗示和鼓励他们正常地生活和工作。

门诊治疗的疗程通常需要2~6个月，每周复诊2次，每次需0.5~1小时。部分患者仅通过几次指导，就可茅塞顿开，获得领悟，从而达到治愈。

2.住院治疗　住院治疗主要是住院后环境改变这一方便条件，让患者按一种特别规定来安排生活。这种生活有助于切断精神交互作用，体验顺应自然的生活态度。在住院期间，医生并不对当事人做多少说教式的谈话，甚至不直接触动当事人的主诉，只是患者在不断诉说痛苦和不安时，告诉他应顺其自然，老老实实地接受痛苦和不安，或根据具体情况，参考患者的日记，给予适当指导。其余工作都是放在安排住院期间的生活规定上，一切领悟、体验都等待当事人在遵守规定生活中自然发生。

住院治疗分四期：

第一期：绝对卧床期。这一期一般为 4～7天。在此期间禁止患者进行会客、读书、说话、吸烟等活动，也不对其进行任何安慰，除吃饭和大小便之外，保持绝对卧床。患者在此期间会产生各种各样的想法，或陷入更痛苦的状态。但他必须忍受这一切痛苦、烦闷，一切听之任之，不能采取任何措施，只能默默地忍受痛苦和烦恼。一般情况下，当患者刚入院后情绪上可出现暂时的安定，但随着终日卧床，各种想法会如潮而至，会对这种疗法的效果产生怀疑，有时极端苦恼，难以忍受，渴望起床。但随着继续坚持卧床，逐渐会出现安静倾向，患者可以尽可能去想自己的一切。此后，患者会出现一种无聊的感受，总想立刻起床去做点什么，出现这种无聊感之后，可以进入第二期。

第二期：轻微工作期。这一期一般为 3～7天。此期间仍不允许患者过多地与别人交谈，禁止外出、看书等，夜间卧床时间规定为 7～8 小时，白天可到室外活动或做些轻微的劳动。患者开始在晚上写日记。从第 3 天开始，逐渐放宽工作量的限制，让患者做各种体力劳动活。在第二期的开头，患者会体会到一种从无聊中解脱的愉悦感，但几天后，他会感到自己被愚弄了，甚至对治疗信心产生动摇。

第三期：普通工作期。时间也约为 3～7 天。患者可逐渐开始读书。在这期间，暂不理会患者不愉快的情绪，只让他努力去工作，以使其体会全心投入工作以及完成工作后的喜悦，培养忍耐力、信心和勇气。此期的工作强度要稍重一些，除了做些园艺、农活或手工艺工作外，也可进行体育锻炼、绘画、欣赏音乐等活动。还可读些历史、传记、科普类的读物，避免读哲学、文学类图书。

第四期：生活训练期。此期约需 1～2 周。此期为出院的准备期。这期间可做更重的工作，读书量亦可加大，必要时可允许患者外出，试行适应复杂的社会实践生活。

（肖 玮 毋 琳）

第五章 >>>

军事医学康复工程

康复工程是现代生物医学工程的一个重要分支,是指在康复医学临床实践中,利用工程学的原理和技术手段,通过功能代偿和适应途径来矫治畸形,弥补功能缺陷,预防功能的进一步退化,使患者能最大限度地实现生活自理并回归社会。军事医学康复工程的装备和技术方法以尽快和最大限度恢复伤残战士身体功能为目的,一切有利于恢复身体功能的康复装备和技术方法都可用于军事医学康复治疗之中。

第一节　康复工程概述

一、康复工程概念

1. 康复工程　康复工程(rehabilation engineering)是生物医学工程领域中一个重要的分支学科,是集医学、生物医学工程、功效学和仿生学为一体,以组织再生、功能重建和评价为主要研究内容。核心价值在于,应用人体仿生学原理,依靠现代工程学实现技术制作的各种康复器械,用以补偿由于意外事故、先天缺陷、疾病、战争和机体老化等因素造成的功能障碍或残疾,使其尽可能恢复或替代原有功能,最大限度地实现生活自理,乃至回归社会,以提高伤残人员的生活质量。

康复工程用工程的方法和手段使伤残者康复,促使其功能恢复、重建或代偿,是康复工程在康复医学中的主要任务。对由于脑血管意外和脊髓损伤,以及意外损伤造成的肢体伤残者,借助工程手段是主要的,有时甚至是唯一的康复方法。例如对各种原因造成的截肢的患者,他们肢体功能的恢复和代偿将主要依靠工程的方法来实现。因此,康复工程在康复医学中占有重要地位,有着不可代替的作用。从这个意义上说,一个国家康复医学水平的高低与康复工程技术的发展水平密切相关。

把残疾人使用的、特别生产或一般有效地防止、补偿、抵销残损(impairment,病损)、残疾(disablity,失能)或残障(handicap)的任何产品、器械、设备或技术系统均称为残疾人辅助器具,一般又称为"康复器械"(rehabilitation devices)。

2. 军事医学康复工程　是一门针对指战员因军事训练和作战所致器官伤害、功能缺失,开展残疾功能评定、恢复和补偿的军事医学工程学科。

我军现代战争战伤和训练伤常见四肢骨折或缺失伤、软组织挫伤、皮肤烧伤、五官科外伤、心肺伤、神经损伤以及心理应激损伤等。

康复工程从最初起步就和军事相联系。第一次世界大战出现一批伤残人员，促进了假肢行业在欧洲的兴起。第二次世界大战后，康复工程不仅在欧洲，而且在北美、亚洲等地区都有了发展，在内容上，不仅包括假肢，还包括感应装置、环境控制、康复护理、神经康复、功能评价等许多方面。康复工程设施的科技水平也从20世纪60年代以后日趋科学化、现代化。

二、康复工程与相关学科的联系

康复工程是生物医学工程领域中一个重要的分支学科。其目的是充分利用现代科学技术手段克服人类由于意外事故、先天缺陷、疾病、战争和机体老化等因素产生的功能障碍或残疾，使其尽可能代替原有功能，实现生活自理、回归社会，以提高人们特别是伤残人士和老年人的生活水平。为实现这个目标，需要众多学科相互支持与配合，因此康复工程学科又是一个典型的多学科交叉的综合性很强的学科。与它相关的学科相当广泛，包括生物学、医学、材料学、生物力学、机械学、电子学、控制论与信息科学等。

三、康复工程主要任务

康复工程服务的主要手段是提供能帮助残疾人独立生活、学习、工作、回归社会、参与社会的产品，即康复工程产品或称残疾人用具。残疾人用具从残疾人实际康复中提出问题、界定问题、提出设计、进行试制、临床试用、使用效果信息反馈、产品鉴定到批量投产、产品咨询、产品使用指导等，是个系统性工作。为做好残疾人用具的服务工作需要康复工作者，特别是医生在康复工程技术人员的分工合作。残疾人用具临床服务工作中，医生的主要任务如下：

1. 在熟悉残疾人、患者情况的基础上根据残疾人的总体治疗或康复方案开出假肢、矫形器、轮椅等残疾人用具处方。要求处方中写明诊断、残疾人用具品种、规格要求。如果是订制品则应写明关键部件选择和装配中的具体要求。

2. 让患者了解处方用品的使用目的、使用必要性、使用方法和使用中可能出现的问题，以提高患者使用的积极性，保证使用效果。

3. 负责所有用具的临床使用检查工作，以确保临床使用效果。

4. 残疾人用具使用效果的随访和提出修改意见。

四、残疾人辅助器具

1. 残疾人辅助器具的分类　残疾人辅助器具牵涉到人类生存发展的众多领域。不过从学科上来看，它还是属于生物医学工程中的康复工程范畴，又是现代康复中不可缺少的一个重要部分。在行业上，残疾人辅助器具既同医疗器械相互交叉，又是一个由一些相对独立的生产厂家及销售渠道构成的新兴行业。随着现代科学技术的发展及各学科领域的相互渗透，这一行业也得到了相当快的发展。当前，世界上已经为残疾人建立了多种特殊的界面/接口设备，并初步形成了衣、食、住、行、休闲娱乐、社会交往、教育、就业和创造发明等生存发展全方位多层次回归社会的辅助器具体系。国际标准化组织（ISO）在1992年颁布了国际标准ISO-9999《残疾人辅助器具分类》（*Technical Aids for Disabled Persons Clasification*），将残疾人辅助器具分为十大类。

(1)治疗和训练辅助器具；

(2)矫形器和假肢；

(3)生活自理及防护辅助器具；

(4)个人移动辅助器具；

(5)家务管理辅助器具；

(6)家庭及其他场所使用的家具及配件；

(7)通信、信息及信号辅助器具；

(8)产品及物品管理辅助器具；

（9）环境改善辅助器具和设备、工具及机器；

（10）休闲娱乐辅助器具。

2.常用残疾人治疗和训练辅助器具 治疗和训练辅助器具同一般医疗器械及健身器材最大的不同是在一般的基础上，加上一个残疾人能够识别与操作的特殊设备，以利于残疾人独自使用。

（1）呼吸辅助治疗用具，如通风机、人工呼吸装置、制氧机、呼吸肌训练器等。

（2）循环系统治疗用具，如抗水肿弹力压力袜、正负压治疗仪、压力衣等。

（3）光疗设备及防护用具。

（4）腹部疝气带。

（5）透析治疗设备，包括水质净化和软化设备。

（6）刺激器，如心脏刺激器、肌肉刺激器。

（7）冷热治疗设备。

（8）压疮预防辅助用具，如防压疮坐垫、防压疮定时闹钟、防压疮床垫。

（9）感觉训练辅助用具。

（10）视觉训练器。

（11）信息交流治疗用具。

（12）言语训练设备。

（13）语言训练设备。

（14）运动、肌力、平衡训练用具，如训练和测力自行车、平行杠、站立架。

（15）手指和手的练习器械，上肢和躯干练习器，斜板，运动、肌力、平衡训练，生物反馈装置。

（16）训练用节制性用具，如节制用闹钟。

（17）性活动辅助用具，如女性性器官按摩器、电动振器、人工阴茎辅助器、男用器官刺激器。

（徐 莉）

第二节 代偿器械

残疾人辅助器具属于生物医学工程中的康复工程范畴，是现代康复中不可缺少的组成部分。

在行业上，残疾人辅助器具既与医疗器械相互交叉，又相对独立。随着现代科学技术的发展及各学科领域的相互渗透，这一行业得到快速发展。当前，世界上已经为残疾人建立了多种特殊的界面/接口设备，并初步形成了衣、食、住、行、休闲娱乐、社会交往、教育、就业和创造发明等生存发展全方位多层次回归社会的辅助器具体系。

目前最常用的军事医学康复工程的代偿器械主要有假肢、矫形器、助行器、听力和视力补偿器、生活助具、轮椅等，涉及康复医学的运动/物理疗法、作业疗法、言语治疗、心理治疗等。

一、假肢

假肢也称为"义肢"，包括上肢假肢和下肢假肢，是用于弥补截肢者肢体缺损，代偿部分肢体功能的人造肢体。假肢的主要作用包括两个方面，一是获得肢体外形，以弥补结构上的缺陷；二是代偿肢体的部分功能，以弥补功能上的缺陷。假肢研究的重点是对于仿生控制源的选择。目前用于假肢控制的仿生控制信号主要有人体自身的肌电信号、脑电信号、神经电信号和声音等，利用脑电信号、神经电信号和声音进行假肢控制还处于实验室研究阶段。1957年苏联假肢中心科研所完成了世界上第一只实用肌电假手，从此之后肌电信号用于假肢控制成为一种趋势。而表面肌电信号由于滞后时间短和抗干扰能力强，仍然是假肢的主要仿生控制信号源。

假肢的品型繁多，常用的分类方法有按截肢部位分类、按假肢结构分类、按假肢的安装时机分类、按假肢的驱动力源分类、按假肢的主要用途分类、按假肢的组件分类。

（一）上肢假肢

上肢假肢是为上臂截肢者提供的类似于上肢功能的义肢。对上肢假肢的基本要求是外观逼真、动作灵活、功能良好、轻便耐用、穿脱方便，目的是便于残肢患者的生活和劳动操作。根据截肢的部位,各类上肢假肢如图2-5-1所示。

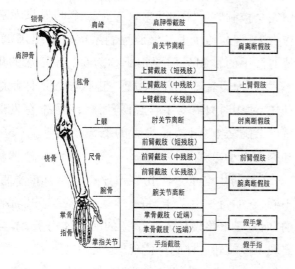

图2-5-1 上肢假肢分类

上肢假肢主要结构包括上肢假肢接受腔、手部装置、假肢关节、悬吊与控制系统(图2-5-2)。接受腔的臂筒中包容残肢的部分,它是人体上肢残肢部分与假肢连接的界面部件,也是人-机系统的接口。手部装置按功能分为装饰性手头、机械手头、工具手头和肌电手头。假肢关节主要有腕关节、肘关节、肩关节。悬吊和控制系统的悬吊装置功能是可以悬吊假肢,操纵手部装置的开合、肘关节的屈曲和肘关节的锁定。控制系统的功能取决于肩胛带活动度、残肢条件以及肌力状况。

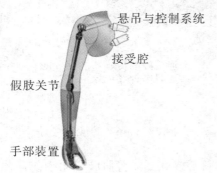

图2-5-2 上肢假肢结构

1.腕离断假肢 腕离断假肢适用于腕关节离断及残肢长度保留了前臂80%以上(通常距尺骨茎突5cm以内)的截肢者。腕关节离断后残肢保

留了前臂的旋前旋后动作,其范围可以达到前、后旋各90°。为了充分利用这一功能,通常采用插入式接受腔、挠性肘关节铰链,可以由残肢直接带动假手旋前、旋后。目前,临床上应用的腕离断假肢分为索控式机械手、肌电控制电动手、伺服电子手以及仿生电子手等。

(1)索控式机械手 索控式机械手具有手的外形,经过专门的训练后,穿戴者能熟练完成抓取、握取、勾取等基本动作(图2-5-3)。机械手以截肢者的肩部运动为动力来源,通过肩背带带动牵引索来控制手指的开闭以及肘关节的屈伸。索控式机械手分为随意闭合式和随意张开式两类,随意闭合式的手头,常态时处于开手位,取物时抓握的力量可由穿戴假肢者自行控制;随意张开式的机械手头,常态时处于拇指、食指、中指闭合的功能位,抓取物体时通过拉动牵引索打开手头,依靠弹簧的扭力闭合手头。

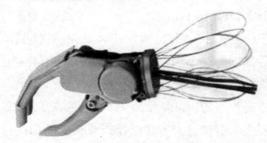

图2-5-3 索控式机械手

(2)肌电控制电动手 肌电控制电动手又称为肌电手,是由截肢者的大脑神经支配残肢肌肉运动产生肌电信号,再将肌电信号放大用来控制微型电机,带动传动系统,使肌电手能够按人的意志运动(图2-5-4)。由于肌电手的运动接受大脑指挥,可根据患者的习惯意识来控制假肢的动作(如利用残肢的伸肌和屈肌来控制假手的开闭),具有直感性强、控制灵活和使用方便等优点。肌电手是现代上肢假肢的发展趋势,也是当前上肢截肢患者的首选器械。

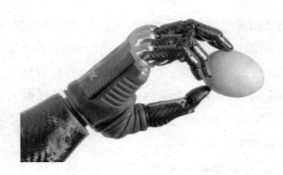

图2-5-4 肌电控制电动手

肌电手按其可控动作又分为单自由度肌电手和多自由度肌电手。单自由度肌电手是用一对电极控制手指开闭一种动作;多自由度肌电手有多对电极可以控制多种复杂动作,如手指的开闭加上旋腕、屈腕、屈肘等。目前,已成品化的多自由度肌电手主要有两自由度和三自由度两种,因为自由度太多,不仅制作复杂,而且难于控制,会因肌电信号的相互干扰而产生误动作。

(3)伺服电子手 伺服电子手是一种混合控制假手,外形逼真(图2-5-5)。伺服电子手与肌电手一样,拥有底盘、软质塑料外壳、机械驱动装置等部件,此外它也装配有类似的能量储存电子元件。伺服电子手是通过平衡两个传感器来对假手进行控制的,其中一个传感器安装在手上,另一个装上牵引索后安装在操作带或接受腔内。这条牵引索可以快速控制伺服电子手的开启和手指的位置。伺服电子手适用于所有上肢截肢患者,特别是残肢上没有明显肌电信号的患者,或者那些无法忍受肌电手接受腔的患者。

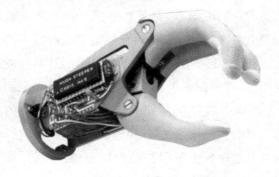

图2-5-5 伺服电子手

伺服电子手的另外一个突出的优点是,只要

利用传统的上肢假肢的背带系统和控制技术就可以完全控制假手,因此,患者无须太多训练即可操作自如,但与传统上肢假肢控制系统相比,伺服系统对假手的控制只需要很小的力量,动作幅度也不大,因而患者不会有不适感,也不需要做太大的动作,使用时只需要手臂轻微动作,该手的电动装置就会随之响应,按照患者的意愿控制手的张合和握力大小。

(4)仿生电子手 仿生电子手与腕离断假肢不同,它的每一根手指、每一个关节都是可以活动的,而且是严格模仿人类手指的活动能力的,不会出现360°旋转这样的滑稽现象。最重要的是,它能够与手臂上残留的肌肉和神经组织连接,直接感应脑部发出的信号,并做出相应的运动(图2-5-6)。通过手术,患者断臂残端处的神经被连接到胸部肌肉群上,再由胸部的电极将肌肉传送过来的电子脉冲信号发送给仿生手臂上的传感器,以此支配其运动。手臂中安装了锂电池,一个晚上就能充满电,外面则覆盖着一层仿真皮肤,这使得"仿生手"不仅能弯曲自如,还外表美观"逼真"。

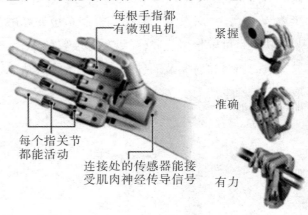

图2-5-6 仿生电子手

2.前臂假肢 前臂假肢是用于前臂截肢的假肢(图2-5-7)。前臂假肢适用范围为前臂残肢长度的35%~80%(通常为肘下8~18cm)的前臂截肢者,是一种装配数量最多、代偿功能较好的上肢假肢。根据患者残肢条件及经济条件可以选择装配索控式机械假肢、肌电或开关控制的电动假肢。

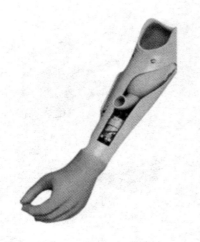

图 2 - 5 - 7　前臂假肢

索控式前臂假肢由机械假手、腕关节机构、接受腔及固定牵引装置构成。这是一种沿用至今的普通上肢假肢，该手的牵引装置通常是采用 8 字形牵引带拉动牵引索，腕关节机构可以被动屈伸和旋转。现代装配技术使其接受腔的制作得到很大改进，由过去皮革或塑料制的插入式接受腔，利用肘铰链和上臂环带进行悬吊，改为合成树脂抽真空成形制作的全接触接受腔，采用明斯特式接受腔口型，利用肱骨髁和尺骨鹰嘴悬吊。从而，使接受腔与残肢适配更为合理，减去了肘铰链和上臂环带，避免了对上臂的束缚，使佩戴使用变得轻便。

前臂电动假肢是一种利用蓄电池和微型电机驱动的假肢，不仅操纵省力，而且由于去掉了机械牵引装置，开手动作不受体位的影响，使其操纵的灵活性和应用范围远胜过机械假手。如果是采用肌电信号控制的肌电假手，假手的运动直接接受大脑指挥，更是具有直感性强、控制灵活的优点。因此，前臂肌电控制假肢是目前代偿功能最好的上肢假肢。

3. 肘离断假肢　肘离断假肢适用于肘关节离断或上臂残肢长度保留 85% 以上（通常为距肱骨外上髁 5cm 以内）的截肢者（图 2 - 5 - 8）。肘离断假肢的最大优点是，完整的上臂保证了足够的杠杆力，可利用上臂屈曲的惯性力来带动前臂的屈曲，再利用肘铰链锁定在一定的位置，操纵比较省力。

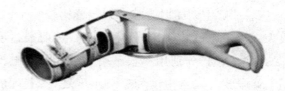

图 2 - 5 - 8　肘离断假肢

肘离断假肢的手部、腕关节部分与前臂假肢相同，结构上类似上臂假肢，只不过比前臂假肢多了一个肘关节。它的前臂筒多用塑料制成，上臂接受腔用皮革或塑料制成，与普通上臂假肢的接受腔相比有其特殊性，即前方开口或开窗，以便于膨大的肘离断残肢球根部的穿脱。由于肘关节离断后没有安装假肢肘关节的位置，通常采用侧面带锁的肘关节铰链，被动屈肘后，可使肘关节在几种屈肘位固定；松锁时可利用牵引索主动松锁，或利用肘关节铰链的特性，进行被动地过屈位松锁。

4. 上臂假肢　上臂假肢适用于上臂截肢，上臂残肢长度保留 30%～80%（通常为肩峰下 9～24cm）的截肢者（图 2 - 5 - 9）。其中，上臂残肢长度为肩峰下 9～16cm 者，需安装上臂短残肢假肢。

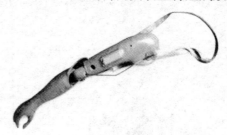

图 2 - 5 - 9　上臂假肢

上臂截肢后，由于失去了肘关节，上肢的功能丧失严重。装配的上臂假肢，虽具有能动的肘关节，但要能准确地实现肘的屈伸与假手的开闭相配合，不仅其控制系统比较复杂，实际操作也有一定难度。因此，上臂假肢的代偿功能远不及前臂假肢，而且其操作训练更为重要。

上臂假肢分为索控式上臂假肢、肌电控制或开关控制电动手、混合型上臂假肢。索控式上臂假肢的手部、腕关节与前臂假肢相同，前臂筒多用塑料制成，增设了带锁的屈肘机构——机械肘关节,患者能够主动屈肘。其牵引装置比较复杂,一般为三重牵引索控制,即开手、屈肘、锁肘通过肩部的不同运动,分别用三根牵引索控制。肌电控制上臂假肢有二自由度和三自由度之分,装配的前提条件是必须有不同的肌电信号用于控制手部装置和肘关节的活动。二自由度为手的开闭、肘的屈伸主动控制,三自由度为手的开闭、腕的屈伸(或旋转)、肘的屈伸主动控制。由于自由度越多,越难利用明显不同的肌电信号进行控制,越容易出现误动作,所以多数患者是安装二自由度的肌电假肢。混合型上臂假肢是将肌电控制手部动作与索控肘部动作相结合的假肢,由于屈肘时需要很大的杠杆力,若采用电动屈肘将消耗较大的电能,而利用肩背带拉动牵引索控制屈肘则可明显地延长电池的使用寿命。

5.肩离断假肢 肩离断假肢适用于肩关节离断、上肢带解脱术(肩胛骨和锁骨截肢)及上臂高位截肢、残肢长度小于30%(通常为肩峰下8cm以内)的截肢者。从结构上看,肩离断假肢比上臂假肢多了一个肩关节,如图2-5-10所示。

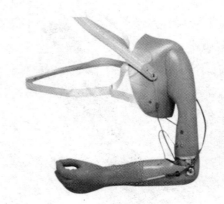

图2-5-10 肩离断假肢

由于肩离断患者的整个上肢功能已经丧失,难以利用普通的机械结构予以代偿,目前国内一般只采用装饰性假肢。主要部件由末端装置、腕关节、前臂、肘关节、上臂部分、肩部接受腔和悬吊固定装置组成,各关节活动都是被动的,受健手的支配。也有装配电动假肢的,但较难控制。

(二)下肢假肢

下肢假肢是指为了弥补截肢患者下肢的缺损,代偿其失去的下肢的部分功能而设计制作和装配在人体的假体。根据截肢的部位,各类下肢假肢,如图2-5-11所示。

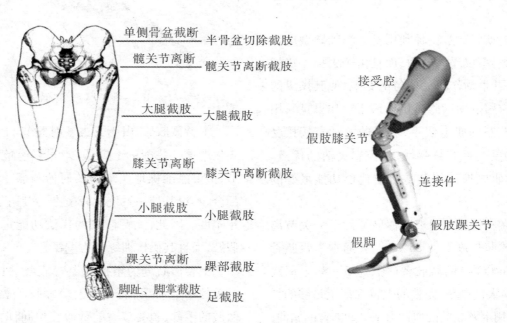

图2-5-11 各类下肢假肢

安装下肢假肢的目的是恢复正常外形,建立站立行走功能。按截肢部位划分,下肢假肢可分为足假肢、小腿假肢、膝离断假肢、大腿假肢、髋离断假肢。

1. 部分足假肢　部分足假肢又称"假半脚",是用于因创伤、疾病造成足部不同部位截肢,包括施行拇指、部分或全部足趾截肢,跖部截肢、跗跖关节离断、跗间关节离断或跗横关节离断等患者的假肢。部分足假肢大体分为足套式、鞋式、小腿式部分足假肢以及装饰性足趾套四种,如图 2-5-12 所示。

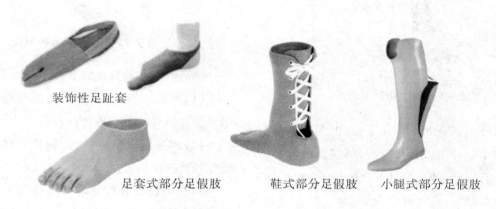

装饰性足趾套　　　足套式部分足假肢　　　鞋式部分足假肢　　小腿式部分足假肢

图 2-5-12　部分足假肢

(1)装饰性足趾套　装饰性足趾套又称假足趾,用于部分或全部足趾截肢的患者。因为失去足趾的患者,如果足底不疼痛,一般都能穿用普通鞋步行,所以采用硅橡胶或聚氯乙烯树脂模塑成型制作的假趾套,套在残足上只是进行装饰性补缺。

(2)足套式部分足假肢　足套式部分足假肢又称足套式假半脚,用于跖部截肢或跗跖关节离断的患者。主要的作用是补缺。传统的做法是按照石膏型用皮革制作残足接受腔,再与带底革垫的橡胶足端部和海绵(代偿跗跖关节)等材料黏合后制作成型,在后面或侧面开口,用带子系紧固定。现在多采用聚氨酯树脂模塑制作,不仅重量轻,易清洁,而且外形好,更便于配穿各种鞋。

(3)鞋式部分足假肢　鞋式部分足假肢又称靴形假半脚,是与矫形鞋配合使用的部分足假肢。多用于跖部截肢、跗跖关节离断,伴有足底疼痛或足部畸形的患者,也可根据患者(特别是穿惯皮靴的患者)的要求专门定做。它与普通补缺矫形鞋的不同之处在于,这种鞋要有跗跖关节的代偿功能;而且当穿用这种鞋步行中难于后蹬时,可在鞋底加装船型底(摇掌)或跖骨条。

(4)小腿式部分足假肢　小腿式部分足假肢是与小腿矫形器或小腿假肢结合起来的产品,多用于部分足截肢后足的功能损失严重或伴有足部畸形的患者。如跗跖关节离断、跗间截肢。这种截肢后往往导致脚后跟向里、向后歪,残肢的承重功能不好(残肢踩地痛、皮肤易破)。这种情况下应选用小腿矫形器式或小腿假肢式部分足假肢。小腿矫形器式部分足假肢以前多采用支架式,是采用皮革制作接受腔,与橡胶制的前足部粘连为一体,再用金属支条增强,用束紧带固定在小腿部。它存在着重量重、易使小腿肌肉萎缩的缺点。现多采用热塑板材制作,如鞋拔式。当残肢不能承重时,则需像制作小腿假肢那样,利用髌韧带承重,接受腔按照赛姆假肢的做法开有窗口,前足部采用聚氨酯或橡胶制的假半脚。这种部分足假肢实际上可看作是一种特殊的小腿假肢。

2. 小腿假肢　小腿假肢是用于小腿截肢的假肢,适用于膝关节间隙下 8cm 至内踝上 7cm 范围内截肢的患者(图2-5-13)。

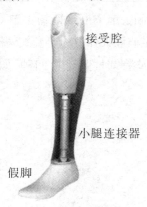

图2-5-13　小腿假肢

　　小腿假肢由接受腔、悬吊部分、小腿连接器、假脚和踝四个部分组成。接受腔是残肢和假肢间的纽带,它通过包容残肢的体积,来实现力和运动的传递。悬吊部分(膝上环带)使假肢悬吊在残肢上,假脚不仅要满足于美观,而且还要符合人体行走功能的要求。

　　小腿连接器把接受腔和假肢连接起来,具有以下功能:

　　(1)正确连接假脚和接受腔;

　　(2)将患者体重从接受腔传递到假脚上小腿假肢;

　　(3)使腿美观。

　　3.假脚和脚踝　假脚和脚踝分为静踝脚、单轴脚、万向脚等,如图2-5-14所示。

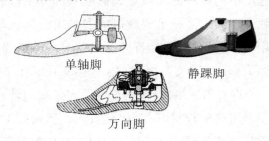

单轴脚　　　　静踝脚

万向脚

图2-5-14　假脚和脚踝

　　4.膝离断假肢　膝离断假肢又称膝部假肢,是为膝关节离断、大腿残肢过长(距膝间隙8cm)、小腿残肢过短(膝间隙下4cm左右),以及膝关节有严重屈曲挛缩的小腿截肢者装配的特殊大腿假

肢,如图2-5-15所示。

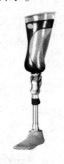

图2-5-15　膝离断假肢

　　膝离断假肢的特点如下:

　　(1)残肢末端承重,与大腿假肢相比,残肢末端承重比坐骨结节承重更符合人体的生理特点;

　　(2)髋部肌肉较完整,有较长的杠杆臂,残肢支配假肢的作用好;

　　(3)残肢长,装配一般假肢膝关节比较困难,需采用多连杆(如四连杆)机构的膝关节;

　　(4)由于膝离短残肢的末端比较粗大,在制作全接触式接受腔时,软衬套在髁上部要加厚、垫实。

　　5.大腿假肢　大腿假肢是用于大腿截肢的假肢,适用于从坐骨结节下10cm至膝关节间隙上8cm范围内的截肢者。按整体结构大腿假肢可分为传统式大腿假肢和现代组件式大腿假肢,又可分为外壳式大腿假肢和骨骼式大腿假肢。

　　(1)传统式大腿假肢　采用外壳式结构,接受腔为圆锥形插入式,需用腰带悬吊。根据接受腔用材,传统式大腿假肢主要有铝大腿假肢和皮大腿假肢。这类假肢虽然制作成本较低,但其装配技术较为陈旧,而且比较笨重,因此已基本被淘汰,只为少数特殊需求的患者制作。

　　(2)外壳式组件化大腿假肢　组件化大腿假肢在是20世纪80年代以后发展起来的,初期多为外壳式假肢,膝关节采用块状结构。这种假肢采用树脂复合材料抽真空成形接受腔,全面接触,重点部位承重;膝、踝、足及其连接件采用标准件,便于组装、调整和维修。接受腔的口型按生理解剖要求制作,承重合理;接受腔下端装有排气阀,利用接受腔与残肢间的负压悬吊假肢(又称为吸着式大腿假肢),不用腰带等悬吊装置,穿脱方便。对于残肢状况太差或穿不惯吸着式接受腔的患者,也可做成不完全接触(尤其是残肢末端)的接受腔,再加腰带进行悬吊。

(3)骨骼式组件化大腿假肢 组件式假肢普遍采用骨骼式结构,即标准组件化的关节、连接件、支撑件呈内骨骼状,外加装饰软泡和针织袜套,外形更加逼真。随着膝关节等组件不断向多功能、高强度和轻量化的改进,假肢的性能也大有提高。

6.髋离断假肢 髋离断假肢又称髋部假肢、髋假肢(图2-5-16)。髋离断假肢适用于髋关节离断、转子间截肢、半骨盆切除以及大腿残肢过短(坐骨结节下5cm以内)的截肢者。其中,为半骨盆切除安装的髋离断假肢又称为半骨盆切除假肢。

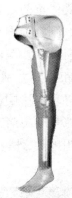

图 2-5-16 髋离断假肢

髋离断假肢是一种装配工艺比较复杂的假肢。早期主要是为髋离断(单侧)和半骨盆切除患者提供的假肢,步行时通常需要手杖辅助,现今随着组件式髋关节、膝关节性能的提高和装配工艺的改进,装肢后经过适当的训练,即使是半骨盆切除假肢,也可以实现徒手步行。髋离断假肢主要有加拿大式和骨骼式两类。

(1)加拿大式髋离断假肢 加拿大式髋离断假肢是一种外壳式的髋离断假肢,采用合成树脂抽真空工艺制作接受腔,接受腔的前下方装有髋

关节铰链;在接受腔底部装有髋伸展辅助弹性带,一直延伸到膝部,并有限制屈髋的作用;膝关节采用壳式结构组合件。加拿大式髋离断假肢的特点如下:

①接受腔的全接触承重性能和髂嵴上部悬吊性能好。

②通过对线方法可得到稳定的假肢,使髋关节一直处于髋轴的下前方,以保证正常步行的安全性。

③具有较宽的髋关节转动轴芯面,使接受腔和大腿间形成比较牢固的联结,有效地防止侧向弯曲。

④通过调整屈髋控制带,使脚跟着地时腿呈正常角度,不至于使骨盆向后倾斜。

⑤步行时,髋关节允许接受腔和大腿之间有大约15°的相对运动,以利于屈髋摆腿。

(2)骨骼式髋离断假肢 骨骼式髋离断假肢整体为内骨骼式结构,特点如下:

①接受腔的形式仍为加拿大式,但改用硬、软两种树脂复合材料制作(承重部分采用硬树脂材料,腰带部分由软树脂制成),既承重作用好,又容易穿脱。

②髋关节、膝关节采用标准组件式结构,便于对线调整,且具有良好的稳定性。

③髋关节固定在接受腔的前面,当患者坐位时可达最大的屈曲状态,且能避免骨盆的倾斜。

④髋关节带有伸展辅助装置,并可对髋关节的运动范围加以限制。

⑤外面包覆柔软的装饰套,外形美观。

二、矫形器

战伤或训练伤很容易导致各种关节、脊柱等的扭伤。矫形器是装配于人体外部,通过力的作用,以预防、矫正畸形,治疗骨关节及神经肌肉疾患,补偿其功能的康复器械。

1.使用矫形器的目的 保护关节、限制异常活动、矫正或预防变形、增强代偿功能和运动

能力。

2.矫形器分类

（1）上肢矫形器　手指矫形器、手腕矫形器、肘腕手矫形器、肩肘腕手矫形器,见图2-5-17。

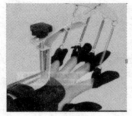
手指矫形器

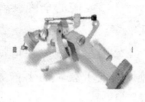
手腕矫形器

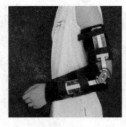
肘腕手矫形器

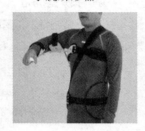
肩肘腕手矫形器

图2-5-17　上肢矫形器

（2）下肢矫形器　踝足矫形器、膝踝足矫形器、膝关节矫形器、腕关节矫形器;脊柱矫形器(颈椎矫形器、躯干矫形器、脊柱侧弯矫形器)和矫形鞋等,见图2-5-18。

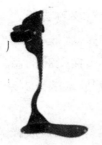
下肢矫形器

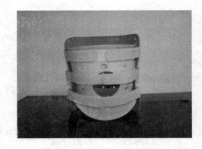
脊柱矫形器

图2-5-18　下肢矫形器

三、轮椅

轮椅用于协助下肢截肢或下肢功能丧失伤残者出行的需要,是一种代步工具。普通轮椅一般由轮椅架、车轮、刹车装置及座靠4部分组成。轮椅可分为一般轮椅、特制轮椅、电动轮椅,特殊用(运动用)轮椅和代步车,见图2-5-19。

选用轮椅时最重要的考虑因索是轮椅的尺寸。乘坐轮椅者承受体重的主要部位为臀部坐骨结节周围、股骨周围、腘窝周围和肩胛骨周围。轮椅的尺寸,特别是座位宽窄、深浅与靠背的高度以及脚踏板到坐垫的距离不合适,都会使乘坐者相关着力部位的血液循环受影响,发生皮肤磨损,甚至压疮。此外,还要考虑患者的安全性、操作能力、轮椅的重量、使用地点、外观等问题。

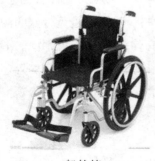
一般轮椅

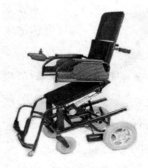
特制轮椅

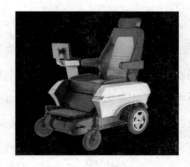
电动轮椅

图2-5-19　轮椅

四、助行器

使截瘫患者从轮椅上站起来,是康复工作者

的梦想,他们为此付出了艰辛的劳动。最基本的方法是自动力式步行器,或称活动矫形器、交替步态矫形器(图2-5-20),具有预防肌肉萎缩,减少骨矿物质损失和改善血液循环等优点。近十年来,国内外对步行器的研究与实验已成为新的热点,在英国和美国均形成了产品。

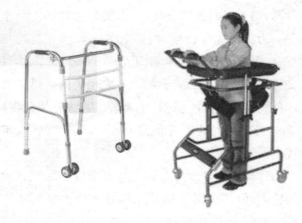

图 2 - 5 - 20 自动力式步行器

自动力式步行器的原理是当患者穿上这种矫形器后,利用手杖或其他地行装置使身体向一侧前方倾斜,在外一侧形成脚与地面的间隙。由于髋关节处装有摩擦力很小的铰链,腿部在重力作用下,可向前走一小步。髋关节和膝关节处均装有锁紧装置,以保证支撑腿的稳定性。当患者坐下时,只将膝关节在适当位置锁紧。自动力式步行器存在的问题是,步行时体力消耗大,因此不宜长时间使用。

外动力式步行器是利用电机驱动活动矫形器,实现有目的的摆动,这不仅可以减少体力消耗,还可以利用适当的机构,使膝关节在摆动期适当屈膝,以使脚与地面之间有足够的间隙,使步态更趋自然。外动力式步行器还可采用肌电信号控制,实现患者的自主控制。

五、功能电刺激

战伤及训练伤会导致一些神经功能受损。功能电刺激是应用电压或电流等电信号刺激神经肌肉,使丧失神经控制的肌肉收缩,达到康复治疗和功能重建的目的(图 2 - 5 - 21)。适用于肢体麻痹、尿失禁、脊柱侧弯、呼吸障碍等。目前它不仅用于神经系统伤残造成的肢体麻痹、尿失禁康复

等,也用于士兵训练的疲劳恢复和治疗肌肉劳损。

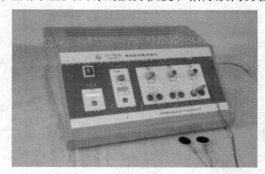

图 2 - 5 - 21 神经肌肉电刺激仪

六、视、听功能康复

战伤中经常有一部分战士失明或失聪。对失明者来说,导盲装置是这类伤员康复的主要手段。多年来,许多国家将高科技用于导盲装置,研究和生产了各种电子导盲装置。日本应用机器人技术,研制导盲的电子犬等。在科技高度发达的今天,运用微型摄像机、计算机及植入脑中电极,使盲人得到"电眼"恢复视觉的案例已有报道。此项成果,对于视觉康复具有划时代意义。

战伤中巨大的爆炸声会导致一些战士失聪。听觉康复方面,目前广泛应用的是助听器(图 2 - 5 - 22)。人工中耳是一种植入式小型助听器,它用振子直接驱动中耳中的镫骨实现声音传递。此外,基于耳蜗传递声音信号的生理原理,研究用电刺激方法恢复听觉,是目前使全聋患者康复的唯一手段。

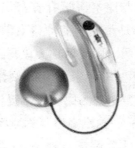

图 2 - 5 - 22 助听器

七、步态分析系统

步态分析系统也是军事医学康复工程中一项

重要的高技术装备。步态分析系统是检测人肢体宏观运动的设备,通过对利用普通、高速摄像机得到的人体运动图像进行图像处理,来进行步态分析的技术及装置。近代步态分析系统包括关节运动参数测量、关节力矩分析和动态机电信号的提取。可用于各种临床目的,如测定功能障碍的程度和康复效果的评定、康复措施和设备的生物力学分析乃至康复治疗方案和参数的确定等。

(漆小平)

第三节　工程技术特点

一、康复工程在康复中的应用特点

康复工程是工程学在康复中的应用,是利用工程学的手段(假肢、矫形器、环境家居改造等)代偿、弥补患者功能的不足,并为患者能最大限度地实现生活自理、回归社会创造条件。

康复工程主要涉及医学与工程学两大学科的若干专业,包括解剖学、生理学、康复医学、人体生物力学,运动生物力学、机械学、材料学、电子学、高分子化学等。

康复工程在康复医学中占的重要地位,起着不可代替的作用。一个国家康复医学水平的高低与康复工程技术的发展水平有着密切关系。

康复工程与康复医学有着密切的联系,两者的共同目标都是帮助功能障碍者消除功能障碍,回归社会和生活。康复医学为康复工程提供了目标和方向指导,并能直接应用于观察康复工程产品的效果。康复工程为康复医学提供了技术和工程方法,解决了一些原来康复医学范围内无法解决的问题。在实际临床过程中,落实医工结合的理念是康复工程技术取得康复疗效的关键之一。

二、康复工程和军事康复应用特点

康复工程和军事相联系,其目的是充分利用现代科学技术手段克服人类由于意外事故、疾病、战争等因素产生的功能障碍或残疾,使其最大限度地恢复或代替原有功能,实现最大限度的生活自理,乃至回归部队和社会,以提高患者的生活水平。为实现这个目标,需要众多学科相互支持与配合,因此康复工程学科又是一个典型的多学科交叉的综合性很强的学科。与之相关的学科相当广泛,包括生物学、医学、材料学、生物力学、机械学、电子学、控制论与信息科学。其有以下技术特点:

1. 使用简单方便　虽然高复杂度是现代技术的特点,但军事医学康复工程技术则力求简单方便。如前所述,由于现代战争特点的改变,现代军事伤残多以训练伤为主。因而,这类伤残的康复不需要过于复杂的技术。军人的身份特殊,其身体功能康复可以到专门的康复医院进行,也可以在部队营区内借助普通的设备完成。

2. 可以互相协助　同普通伤残患者相比,部队伤残患者具有相对集中的特点。如果伤残情况不重,不同伤残病员之间可以互相实施康复治疗,彼此配合,以更快恢复身体功能,如伤残患者互相采用中医推拿和气功治疗方法帮助对方进行康复治疗。

3. 便于个人掌握　军事医学康复工程是部队伤病员康复的一种特殊形式,其康复治疗场地基本在部队营区,因而其康复的时机、康复治疗手段的决定权由个人掌握。

4. 发展与展望　在科技更加发达的21世纪,军事医学康复工程也将随着科技的进步和社会的需求进一步提高而发展。人工智能、纳米技术、生物材料、组织工程、基因工程以及对人体自身功能的进一步认识,都会给康复工程注入新的活力。另外,由于战争形态的改变,传统康复医学方法也会大有用武之地。军事医学康复工程将为保证和恢复部队有生战斗力做出突出贡献。

(漆小平　徐　莉)

第六章 >>>

中医传统康复治疗

中医传统康复治疗是以"精气学说""阴阳五行学说"及"藏象、经络、气血津液"为理论基础,以整体观念为指导思想,以辨证论治为诊疗特点,以针灸、推拿、气功、拔罐、中药等为治疗方法的康复医疗体系。该体系在部队官兵平战伤病残康复治疗中具有良好的疗效和较为广泛的应用前景。下面就应用广泛的推拿、针灸及拔罐等在平战伤病残康复中的适应证、方法及注意事项进行具体介绍。

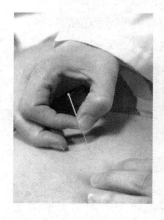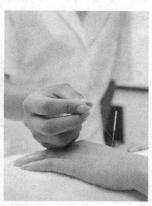

图2-6-1 针刺疗法

第一节 针刺疗法

针刺疗法是以中医理论为指导,运用针刺防治疾病的一种方法。针刺疗法具有适应证广、疗效明显、操作方便、经济安全等优点,深受广大官兵和患者欢迎(图2-6-1)。根据针具的不同形制、用途、刺激方式等,针刺疗法主要有以下几种:毫针刺法、皮肤诊疗法、皮内针疗法、火针疗法、水针疗法等。

一、适应证

骨关节炎、痛风、肌筋膜炎、纤维织炎、肩周炎、腰腿痛等外科疾病;风湿性关节炎或类风湿关节炎、面神经麻痹、胃下垂、胃肠功能紊乱等内科疾病;视、听、语言障碍疾患,如聋、哑、盲残疾者的视听语言能力的改善,以及精神病、癔症及其他神经官能症等。

二、主要作用

1.调节机体功能　针灸疗法对人的整体功能与局部功能均具有良好的调节作用。

147

2.提高机体免疫力 针灸对细胞免疫和体液免疫均有增强与调整作用。

3.镇痛 中医学认为经络气血不通则产生疼痛，而针灸可通经活络，使气血通畅，从而减轻或解除疼痛。

三、取穴的原则

1.循经取穴

（1）本经取穴 根据病变所在的脏腑、经络腧穴，尤其是取本经位于肘、膝的腧穴。

（2）表里经取穴 取与病症有关的表里经脉的腧穴。

2.局部或邻近取穴 由于每个腧穴都能治疗所在局部和邻近部位的病症，故当某一部位发生病变时，就可以在局部或邻近部位选取腧穴治疗。本法多用于器官、经脉、四肢关节等部位的病痛。

3.对症取穴 对症取穴是针对全身性的某些病症，结合腧穴的特殊作用而采用的一种取穴方法。本法包括各种特定穴的应用和经验取穴等。

4.其他 耳针、头针、腕踝针等亦各有其取穴原则，需区别对待。

四、针刺前的准备

1.针具的选择 现在临床上多使用不锈钢毫针。一般男性、体壮、形肥、病变部位较深者，用针可稍长稍粗；女性、体弱、形瘦、病变部位较浅者，则所选针具宜短、细。所用毫针的长度以刺入腧穴应至深度后，针身略露出皮肤为宜，不要把针体全部刺入皮肤，以防止折针等意外情况的发生。

2.体位的选择 患者在针刺时所用体位是否适当，对腧穴的正确定位、针刺的施术操作、持久的留针以及防止晕针等都有很大影响。如果病重体虚或精神紧张，坐位针刺容易引起疲劳甚至可能发生晕针等情况，因而采取卧位比较合适。选择体位的依据主要根据腧穴的所在部位，选择适当的体位，既有利于腧穴的正确定位，又便于针灸的施术操作和较长时间的留针而不致疲劳为原

则。在留针过程中，最好让患者保持体位不要变化，否则可能出现滞针、弯针等现象。

3.针具消毒 如果条件具备，最好选用一次性不锈钢毫针。若不能使用一次性针具，可将针具置于高压蒸汽锅内消毒，在15磅气压、120℃高温下15分钟，即可达到消毒目的；也可以用煮沸消毒法，将针具用纱布包好，放入清水锅中煮沸，一般在15～20分钟亦可达消毒的目的。此外，也可用药物消毒，即将针具置于75%乙醇内，浸泡30分钟，取出拭干即可备用。放置针具的器皿和镊子等可用2%来苏溶液或1∶1000升汞溶液浸泡1～2小时后应用。一些传染性疾病患者用过的针具，必须另行放置，严格消毒后使用。

4.皮肤消毒 对需要针刺的穴位，一般用75%的乙醇或安尔碘棉球拭擦即可。用乙醇和安尔碘棉球消毒时要注意从穴位的中心部位开始向四周呈环形擦拭，穴位消毒后，不要再接触污物，以免重新污染。

五、注意事项

1.饥饿、疲劳、酒醉者不宜针刺，精神紧张、体质虚弱者刺激量不宜过大。

2.出血性疾病者不宜针刺，皮肤感染、溃疡、瘢痕、肿瘤的部位不宜进针。

3.须避开血管进针，以防出血，针刺头面部、颈部胸腹部及腰背时，应防止刺伤重要器官。

4.施灸时应注意防止烫伤患者。

5.针灸后至少24小时内不得进行水疗或游泳，以防止针刺部位感染。

6.针刺眼球周围和颈项部的风府、哑门等穴位以及脊椎部的腧穴，要注意掌握一定的角度，更不要大幅度提插、捻转，也不要长时间留针，以免损伤重要组织器官。

六、针灸常用的经络和腧穴参考

1.十四经脉流注次序

（1）经络的含义 经络是"经"和"络"的统

称,包括经脉和络脉两个部分。经络是人体气血运行经过联络的通路,通常将十二经与任督二脉合称十四经。

一阴一阳、一手一足、一脏一腑交替循环流注的,任督二脉循行于腹背正中。其循行流注规律如图2-6-2所示。

(2)十二经脉循行流注的规律 十二正经是

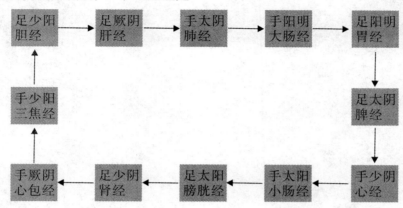

图2-6-2 十二经脉流注次序图

2.十四经脉循行及主治功效

(1)手太阴肺经 一侧有11个穴位,左右共22个穴位(图2-6-3)。主治咳、喘、咯血、咽喉痛等肺系疾患及经脉循行部位的关节疼痛和肌肉疼痛。

咽喉病、热病、皮肤病、肠胃病、神志病等及经脉循行部位的其他病证,如腹痛、肠鸣、泄泻、便秘、痢疾等。

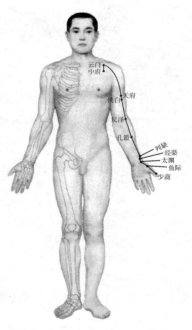

图2-6-3 手太阴肺经循行图

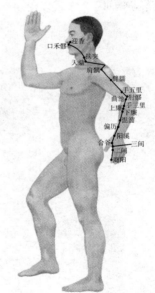

图2-6-4 手阳明大肠经循行图

(2)手阳明大肠经 一侧有20个穴位,左右共40个穴位(图2-6-4)。主治:头面五官疾患、

(3)足阳明胃经 一侧有45个穴位,左右共90个穴位(图2-6-5)。主治肠鸣腹胀、腹痛、胃痛、腹水、呕吐或消谷善饥、口渴、咽喉肿痛、鼻衄、胸部及膝髌等本经循行部位疼痛、热病、发狂等病证。

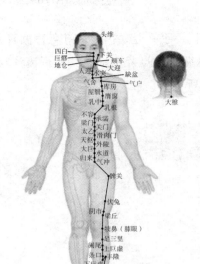

图 2-6-5　足阳明胃经循行图

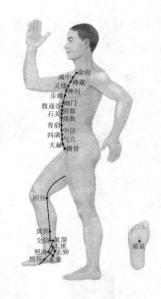

图 2-6-7　足少阴肾经循行图

（4）足太阴脾经　归属足太阴脾经的腧穴，共21 个穴位（图 2-6-6）。胃脘痛、腹胀、呕吐嗳气、便溏、黄疸、身体沉重无力、舌根强痛、膝股部内侧肿胀、厥冷等病证。

（6）足太阳膀胱经　本经共有 67 个穴位（图2-6-8）。主治泌尿生殖系统、精神神经系统、呼吸系统、循环系统、消化系统病证及本经所过部位的病证。例如：癫痫、头痛、目疾、鼻病、遗尿、小便不利及下肢后侧部位的疼痛等。

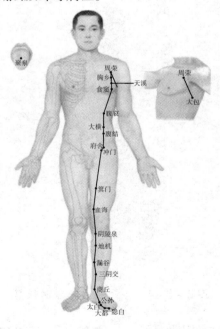

图 2-6-6　足太阴脾经循行图

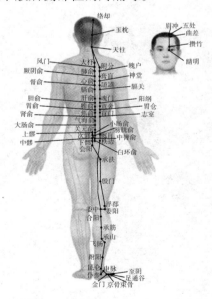

图 2-6-8　足太阳膀胱经循行图

（5）足少阴肾经　本经一侧 27 穴，左右共 54穴（图 2-6-7）。主要治疗妇科、前阴、肾、肺、咽喉病证。如月经不调、阴挺、遗精、小便不利、水肿、便秘、泄泻，以及经脉循行部位的病变。

（7）手少阴心经　位于手少阴心经上的穴位左右各 9 个，共 18 个（图 2-6-9）。主治咽干，渴而欲饮、胁痛、手臂内侧疼痛、掌中热痛、心痛、心机、失眠及神志失常等。

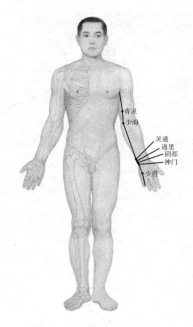

图 2 - 6 - 9　手少阴心经循行图

（8）手太阳小肠经　穴位左右各 19 个，共 38 个（图 2 - 6 - 10）。主治咽痛、颌肿、耳聋、目黄和肩部、上肢后边内侧、本经脉过处疼痛等。

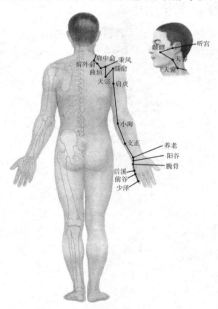

图 2 - 6 - 10　手太阳小肠经循行图

（9）手厥阴心包经　穴位左右各 19 个，共 38 个（图 2 - 6 - 11）。主治心血管系统疾病，如心律失常、心绞痛及胸闷等，其他如恶心呕吐、中暑、休克、胃痛胃胀，以及经脉循行部位的关节肌肉疼痛。

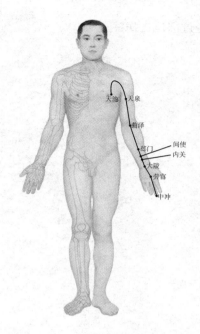

图 2 - 6 - 11　手厥阴心包经循行图

（10）手少阳三焦经　穴位左右各 19 个，共 38 个（图 2 - 6 - 12）。主治五官病，如耳鸣耳聋、腮腺炎、偏头痛、面神经炎、面神经痉挛等，以及肋间神经痛、便秘、感冒、肘关节屈伸不利和经脉循行部位的关节软组织病变。

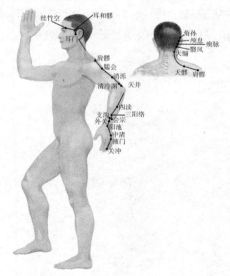

图 2 - 6 - 12　手少阳三焦经循行图

（11）足少阳胆经　穴位左右各 19 个，共 38 个（图 2 - 6 - 13）。主治胸胁、肝胆病症、热性病、神经系统病症和头侧部、眼、耳、咽喉病症，以及本经脉所经过部位之病症。

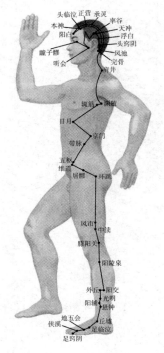

图 2-6-13 足少阳胆经循行图

（12）足厥阴肝经 该经一侧有 14 个穴位，左右两侧共 28 穴（图 2-6-14）。主治肝胆病证、泌尿生殖系统、精神神经系统、眼科疾病及本经所过部位的病证，如胸胁痛、少腹痛、疝气、遗尿、小便不利、遗精、月经不调、头痛目眩、下肢痹痛等。

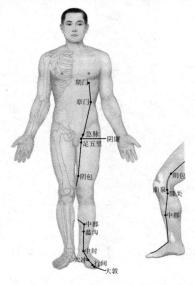

图 2-6-14 足厥阴肝经循行图

（13）督脉 共 28 个穴位（图 2-6-15）。主治神志病，热病，腰骶、背、头项局部病证及相应的

内脏疾病。如颈项强痛、角弓反张等证。

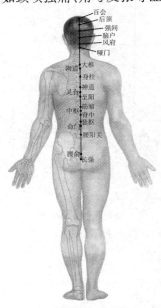

图 2-6-15 督脉循行图

（14）任脉 共 24 个穴位（图 2-6-16）。主治腹、胸、颈、头面的局部病证及相应的内脏器官疾病，少数腧穴有强壮作用或可治疗神志病。如疝气、带下、腹中结块等证。

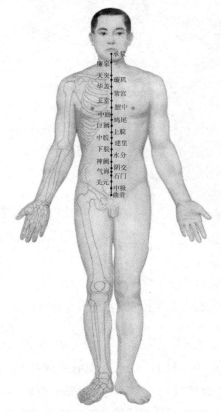

图 2-6-16 任脉循行图

七、电针疗法

电针疗法是针刺穴位得气后，配合应用不同频率的电流，以加强对腧穴的刺激，从而达到治疗疾病的一种治疗方法，其适应证与针灸方法相同，尤其适于慢性疾病、顽固性疼痛等。

八、常见针刺意外情况的处理及其预防

针刺治病一般比较安全，但如果针刺手法不适当，或对人体解剖部位缺乏全面的了解等，也可能会出现一些意外情况。应当绝对避免发生的意外有气胸、内脏损伤或内出血、断针等；另外，晕针、滞针、弯针以及皮下血肿等也应尽量避免发生。万一发生了意外情况，不要惊慌失措，要冷静、及时、果断地采取相应的补救措施。

1. 气胸　如果发生了气胸，轻者出现胸痛、胸闷、心慌、气短、呼吸不畅，严重的则有呼吸困难、心跳加快、发绀、汗出和血压下降等休克现象。患侧肋间隙变宽、胸部叩诊有过度反响、肺泡呼吸音减弱或者消失，甚至气管向健侧移位，如气窜至皮下，可于患侧颈部和胸前出现握雪音。X线胸透检查可进一步确诊，并可发现漏气多少和肺组织受压的情况。有的患者，针刺当时并无明显异常感觉，隔几小时后，才逐渐出现胸痛、胸闷、呼吸困难等症状，对此应及时采取治疗措施。

2. 内脏损伤或内出血　对于肝脾大及腹胀的患者，针刺腹部穴位时刺入深度不宜过深，同时不宜采用较大幅度的提插捻转手法，以免造成可能出现的肠穿孔或肝脾出血。对于尿潴留的患者，针刺下腹部穴位时同样应当避免膀胱的损伤。

3. 神经损伤　针刺哑门、风府、风池以及华佗夹脊等腧穴不宜深刺，同时不要强力提插捻转，以免伤及脑和脊髓。有个别针刺哑门穴引起蛛网膜下隙出血造成死亡的病例报告。

针刺神经干附近的腧穴如阳陵泉等也应避免强力刺激，以免引起周围神经损伤。如果针刺后局部或神经通路的远端出现了持续性的疼痛、麻木、感觉异常或肌肉萎缩，则可能是周围神经损伤。这时应暂时停止再针刺该穴位，并及时采取

理疗或适当的推拿手法进行治疗。

4. 断针　为防止断针现象的发生，针刺时切勿将针身全部刺入皮肤，留针时嘱咐患者尽量不要变换体位。如果断针后部分针体露于皮肤之外，嘱患者保持原有体位，以防残端向深层陷入，及时用镊子钳出。若折断针身残端与皮肤相平或稍低，可用左手拇、食两指在针旁按压皮肤，使残端露出皮肤，用右手持镊子将针拔出。若折断部分全部深入皮下须在X线下定位，施行外科手术取出。

5. 晕针　如果发生了晕针，应当立即停止针刺，迅速出针，让患者平卧，头部放低，松开衣带，注意保暖。轻者令其静卧，给其热茶、温开水或糖水喝，一般片刻即可恢复。重者在进行上述处理后，可选取水沟、素髎、内关、合谷、太冲、涌泉、足三里等穴以指腹按揉或针刺。亦可灸百会、气海、关元等穴。若仍人事不省、呼吸细微、脉细弱者，可考虑配合其他治疗或采用急救措施。

为防止晕针的发生，对于初次接受针灸治疗和精神紧张者，先做好解释工作，以消除其疑虑；注意患者的体质，尽量采取卧位，并选择舒适自然且能持久的体位；取穴宜适当，不宜过多，手法宜轻，切勿过重；对于饥饿、过度疲劳者，应待其进食、体力恢复后再进行针刺。医生在针刺治疗过程中，应密切观察患者的神态变化，询问其有无异常感觉。

6. 滞针　滞针的发生是由于患者精神紧张，当毫针刺入腧穴后，患者局部肌肉强烈收缩；或行针手法不当，向单一方向捻针太多，以致肌肉纤维缠绕针体所致；如果留针时间过长有时也可出现滞针。为了避免滞针的发生，对于初诊和精神紧张患者，要做好解释工作，消除其顾虑。进针时应避开肌腱，行针时手法宜轻巧，不可捻转角度过大，或单向捻转过多。若用搓法时，应注意与提插法配合应用则可避免肌纤维缠绕针身而防止滞针的发生。

7. 弯针　出现弯针后，不得再行提插、捻转等手法。如果是轻度弯曲，可按一般拔针法将针慢慢地退出；如果针身弯曲，应注意弯曲的方向，顺着弯曲方向将针退出；如果弯曲不止一处，须视针柄扭转倾斜的方向，以防断针；如果是患者体位改变造成的弯针，则应嘱咐患者恢复原来的体位，使

局部肌肉放松,再行退针。为了防止弯针的发生,医生针刺手法要熟练,指力要轻巧,避免进针过猛。留针期间患者不要随意变动体位。针刺部位和针柄应避免受外物碰压。

8.血肿 导致血肿的原因多为针尖弯曲带钩,使皮肉受损,或刺伤血管所致。若微量的皮下出血而出现局部小块青紫时,一般不必处理,可自行消退。若局部肿胀疼痛较剧,青紫面积大而且影响到活动功能时,可先冷敷止血后(24小时内),再做热敷(24小时后),以促使局部瘀血消散吸收。为防止血肿的发生,针刺前应仔细检查针具,要熟悉人体解剖部位,避开血管针刺。针刺手法不宜过重,切忌强力提插捻转。出针时立即用消毒干棉球揉按压迫针孔,尤其眼球周围等组织比较疏松部位,更应注意出针后充分按压针孔。

(马 静 卢建军)

第二节 推拿疗法

一、适应证

颈椎间盘突出症、腰椎间盘突出症、脊髓损伤、扭挫伤、急慢性劳损,颈腰椎骨质增生、关节脱位、腱鞘炎等外科疾病;神经衰弱、胃肠功能紊乱、胃下垂、感冒、头痛、失眠、呃逆、尿潴留等内科疾病,以及漏肩风、急慢性肌纤维组织炎、落枕、昏厥、面神经麻痹、关节运动障碍等。

二、禁忌证

1.患有急性传染病如伤寒、白喉等,皮肤病如湿疹、疥疮、皮炎等,烧伤或严重冻伤,恶性肿瘤,出血性疾病,精神分裂症,骨结核,脓毒败血症,开放性创伤及术后未拆线者禁用。

2.妇女怀孕或月经期,其腰部、腹部及下肢不宜推拿。

3.饱食后,极度疲劳、酒醉者,病情危急,推拿后可能造成不良后果者。

三、作用

1.温通经络,散寒止痛,调节脏腑功能。

2.调和营卫,通利气血。

3.调节神经功能。

4.增强体质及抗病能力。

四、推拿前的准备

1.患者应采取舒适且易于操作的体位。姿势应稳固,肌肉应放松,肢体肌肉于屈曲位较伸直位松弛,故肢体推拿时多取半屈曲位,并在推拿过程中保持体位不变。为此在推拿上肢时,多将上肢放于按摩小桌上;推拿下肢时,常于腘窝下垫以枕头。

2.被推拿部位皮肤应清洁、光整、健康,被推拿部位可裸露或不裸露。不裸露时可穿内衣并于其上敷以清洁的布单,于布单上进行推拿;被推拿部位如裸露时需要涂抹润滑剂。

3.推拿前应排尿排便,不可做剧烈运动,应安静休息20~30分钟后再开始治疗;不可饱食和饮酒。

另外,推拿常与其他理疗方法如石蜡疗法、水疗、光疗等结合进行,以增强疗效或作为推拿的准备疗法,一般推拿多在各种理疗方法后进行。

五、推拿手法

1.推揉类

(1)推法 用拇指或手掌在一个部位,一个穴位或沿一条经络上施压并向前推动的手法。推法常用于头面、四肢、胸腹及腹背部。

(2)揉法 用手指或手掌紧贴皮肤,并带动其来回或环形移动,使皮下组织发生摩擦的手法,此法适用于全身各部位。

(3)滚法 用小鱼际及手背部着力来回揉动,其作用深而广,常用于肌肉丰厚处。

(4)搓法 用双手在肢体上相对用力搓动,使各层组织发生摩擦,常用于上肢。

2.摩擦类

(1)摩法 用手指或手掌加压在皮肤表面滑动,其作用表浅,刺激轻柔缓和,常用于胸腹、胁肋部。

(2)擦法 用手指或手掌在体表迅速地擦动

直至皮肤发红。

（3）抹法 两手拇指向两边分开抹动,常用于头面部和穴位等处。

3．按拿类

（1）按法 用手指、手掌或肘部鹰嘴点在身体某处或穴位上用力向下按压。此法作用较深,刺激性较强,应和揉法结合应用。手指按法适应全身各穴位,掌按法常用于腰背及下肢,肘按法常用于胸背及臀部。

（2）拿法 用两指或数指拿住肌肉并稍用力向上提拿。此法刺激性强,常用于肌肉较多处或穴位上。

（3）掐法 用拇指、食指或中指在穴位上做下掐动作,使患者产生较明显的酸胀感觉,又称指针法。

（4）拨法 用拇指端按入某处软组织的缝隙中,然后做横向拨动。

（5）捏法 用手指抓住皮肤、肌肉,相对用力进行捏挤,并且边捏边向前推进,常用于四肢及腰部。

（6）踩跷法 用足底搓动或踩踏腰部或臀部或大腿,此法刺激量很大,应用时须慎重。

4．拍振类

（1）拍捶法 用指面或指掌,手掌尺侧缘或空拳拍打或捶击患处放松肌肉或提高兴奋性,常用于肩背、腰部及四肢。

（2）振动 用手指或手掌按住体表,做快速振动。常用以放松肌肉与止痛。

（3）叩法 用手指轻轻叩击患处,一般用于头面部与关节处。

5．摇动法

（1）屈伸法 以刚柔相济的手法被动屈曲关节,常用于肩、肘、膝等关节。

（2）摇法 顺势轻巧地做各关节的旋转、绕环等被动运动的一种手法,如摇肩、摇髋。

（3）抖法 用手握住肢体末端并略加牵引,然后,稍用力做连续的小幅度的上下抖动以放松肌肉,主要用于上肢。

（4）引伸法 是肢体放松时,突然施加轻巧的被动牵伸的一种手法,常起牵伸与复位作用。

六、注意事项

1．卫生要求

（1）推拿医生的指甲要经常剪修、磨光,以免伤及患者皮肤。推拿医生穿白衣、戴白帽,衣帽要整洁。给每个患者推拿治疗前后,都要洗手1次。医生每推拿一位患者后,应休息5～10分钟。

（2）推拿室温度要适宜,冬季应保持在18℃～20℃。推拿室空气要保持新鲜,特别是夏季,要经常通风换气。推拿单、床单、枕套要经常换洗、消毒。

2．介质 为了保护患者皮肤,常在施治部位盖一条布单或涂擦一些药液,如油、酒、水、汁、粉等物质。

（1）布单 半新的白布,洗净后折好备用。

（2）外擦止痛药水 将药水涂在医生手上,或涂在施治部位,然后推拿,多用于风湿痛、关节痛、筋络痛、腰痛、软组织的扭挫伤等,皮肤破损时禁用。

（3）常用油 麻油、冬青油等。

（4）常用酒 50%乙醇、白酒或烧酒,多用于高热的患者,有活血退热解表作用;药酒,即将所用中药浸泡于50%乙醇或白酒中,2周后取出浸泡液即成外用药酒。

（5）滑石粉 夏季推拿时,将滑石粉直接擦在施治部位,以保护皮肤,防止汗出黏滞,同时利于手法运动。

（6）其他 可用葱姜汁、冬青膏、鸡蛋白、松花粉、活络药水、玉树油、肉桂油等作介质。

3．操作顺序和手法规律

（1）操作顺序 一般顺序是先上后下,先左后右,先前再后,先头面后躯干,先胸腹后背部,先上肢后下肢。

（2）手法规律 ①手法的路径遵循由面到线、由线到点、由点到面的规律。施治开始从面上推拿,以缓解肌肉紧张,给患者舒适温快的感觉,随之循经络路线推拿,再取穴施以手法,最后还转到面上以结束推拿。②手法的力量遵循由轻到重、由重到轻的规律。推拿开始着力要轻,为探索患者对推拿力量所能承受的程度,逐渐加劲,同时使患者逐步适应需要施治的强度,维持一定时间后,慢慢减轻力量。③手法的动作遵循由慢到快、由快到慢的规律。推拿时要耐心，不能急躁从事，快慢适宜，渐变行之，一般动作起始慢，逐渐加快到一定速度（最快 200 次/分），再缓慢下来。④手法的功夫由浅入深，深入浅出，这和上述规律有关，一般是点上宜重、快、深，面上轻、慢、浅。

4. 用量 是指次数、时间、手法、强度、疗程。

（1）次数 每天 1 次，有的隔天 1 次或隔 2 天 1 次，也有 1 天推拿 2 次。

（2）时间 每次推拿为局部 15 分钟，少则 10 分钟，多则 20 分钟，全身推拿为 30～40 分钟。

（3）强度 以病情、胖瘦、年龄、性别、患者反应及接受程度而异。小儿一次 15 分钟左右即可。1 个疗程中，可进行推拿 6、8、12、15、30 等不同次数。有些慢性病的治疗时间要长，一个疗程结束后休息数天或 1 个月再进行第二个疗程，必要时可推拿 3～4 个疗程。

（马 静 卢建军）

第三节 拔罐疗法

一、适应证及注意事项

拔罐疗法常用于软组织急性扭伤、挫伤及慢性劳损、局部风湿痛等（图 2-6-17）。对于出血性疾病、水肿、消瘦者及毛发处不宜使用，拔罐时应选好拔罐部位，一般以肌肉丰满、皮下脂肪丰富的部位为宜。拔罐要注意防止烫伤患者皮肤，取罐时须先用指尖在罐旁按压使空气进入，不能硬抠，胸肋间及腹部勿用火罐拔，以免损伤肋间神经及发生肠梗阻。

二、主要作用

拔罐疗法可祛风散寒，祛湿除邪，温通经络，疏通血脉，并能活血散瘀，舒筋止痛。现代医学认为，由于罐内形成负压后吸力甚强，可使局部毛细血管扩张，甚至破裂，随即可产生一种类组胺物质，随体液周流全身，刺激各个器官，使其功能加强；另外负压的机械刺激，通过反射途径，可调节大脑皮质的兴奋与抑制过程；温热刺激能促进局部血液循环，加速新陈代谢，改善局部组织的营养状况，还可增加血管壁的通透性，增强粒细胞的吞噬能力。因此，拔罐疗法具有镇静止痛、消炎、消肿的作用。

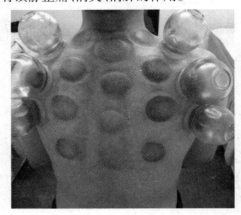

图 2-6-17 拔罐疗法

三、常用方法

由于拔罐用具、方法、形式等不断演变，因此拔罐疗法种类较多，其中常用的有：火罐、排罐、走罐、刺络拔罐。

1. 火罐 是最常用的一种拔罐法，可分为：①闪火法：用镊子夹住乙醇棉球，点火后在罐内燃烧片刻，立即拿出，迅速将罐叩在皮肤上。②滴酒法：向罐子内壁中部滴 1～2 滴酒精，将罐子转动一周，使酒精均匀地附着于罐子的内壁上（不要沾到罐口），然后用火柴将酒精燃着，将罐口朝下，迅速将罐子扣在选定的部位上。③投火法：用小纸条点燃后投入罐内，迅速将罐扣于治疗部位皮肤上。

2. 排罐 是在一个较大面积的部位（腰背、臂、大腿等），同时排列吸附较多的罐，其操作同闪火法。

3. 走罐 是在平整光滑的罐口边与治疗部位涂上一薄层凡士林后，将罐子按闪火法拔在病变部位，然后用力将罐子上下、左右推移。

4. 刺络拔罐 是刺血法、皮肤针法与拔罐法的综合应用，即在散刺、叩刺后进行拔罐。

（马 静 卢建军）

第七章 >>>

营养治疗

人体组织器官功能的维护与组织的修复只有在细胞得到适当的营养保障的条件下才能正常进行。当机体患有疾病或有严重创伤时,患者会出现高代谢状态,机体的分解代谢明显高于合成代谢,组织分解加剧,氮丢失增加,并且机体为修复创伤所需的营养物质增加,这种情况下就要给予相应的治疗。

第一节　创伤后机体的代谢变化

创伤是指人体受到外界某些物理性、化学性或生物性等致伤因素作用后所引起的组织结构的破坏。机体受到创伤刺激时,出现以神经内分泌系统反应为主,多个系统参与的一系列全身性反应。创伤所导致的病理生理变化涉及全身各系统与器官,带来机体代谢及营养方面的障碍,必要的营养支持可以在很大程度上改善病情,促进机体康复。

一、创伤期的代谢反应

在创伤初期,机体以低血容量休克为特征。表现为心排出量降低,氧消耗量减少,代谢率降低,血压下降,组织灌注量减少,以优先维持生命及内稳态为主。进而机体代谢转入升高的状态,表现为交感神经系统兴奋性增强,去甲肾上腺素及肾上腺素等儿茶酚胺类激素大量释放,同时有胰高糖素以及皮质醇类激素分泌增加,组织损伤局部炎症产生各种细胞因子、脂类介质,体内各种急性期蛋白、前列腺素、白介素(interleukin, IL)、肿瘤坏死因子(tumor mecrosis factor, TNF)等炎性因子增加,分解代谢增高。

高代谢是严重创伤时的主要特点。首先突出的症状是氧耗以及需求量增加,相应地心排血量及外周血管阻力下降,如果不能得到有效控制,这些变化将持续恶化,导致器官衰竭。

1. 能量代谢　机体静息能量消耗增加的幅度与疾病的严重程度有关,严重创伤、感染后机体能量代谢可增高 20% ~ 50% 。

2. 蛋白质代谢　创伤情况下,机体蛋白质合成减少而分解增加,尿氮排出增加,机体呈负氮平衡。蛋白质消耗与应激程度、患者年龄、创伤前营养状况以及创伤后营养补充相关,并在很大程度上受体内激素水平的制约。

蛋白质分解特别明显地表现在骨骼肌、结缔组织和肠道。创伤程度越重,负氮平衡越严重。整体蛋白质分解增加可达 40% ~ 50%,尤其是骨骼肌,其降解率增加 68% ~ 113%,引起明显的肌肉萎缩。研究报道,应激状态下骨骼肌蛋白质分解代谢除与神经 - 内分泌因素有关外,还与某些细胞因子的作用有关。如肿瘤坏死因子和白细胞介素等细胞因子。TNF 可增加代谢率,增加急性相蛋白合成,使氨基酸从骨骼肌丢失。IL 可使白蛋白合成减少,肌蛋白降解增加。研究发现,IL - 1 和 TNF 能减少白蛋白 mRNA 的转译,使白蛋白合成减少。同时 IL - 1、TNF 又可促进白蛋白由血管内向血管外间隙转运,从而导致低蛋白血症。而补充谷氨酰胺有利于改善负氮平衡和氨基酸代谢。

3. 脂肪代谢　创伤后机体内脂肪分解代谢明显增加,脂肪合成减少。血浆游离脂肪酸转化快,它是主要的供能物质之一,另外脂肪分解产生的甘油三酯以及酮体都可以为机体提供能量。创伤患者很大程度上依赖脂肪氧化供能,其脂肪氧化速度是普通人的 2 倍,游离脂肪酸的释放速度大于氧化能力,故血游离脂肪酸浓度增高。同时,脂肪代谢受激素的调节,肾上腺素、去甲肾上腺素以及生长激素可激活酯酶完成酯解作用,糖皮质激素则抑制脂肪合成。

4. 糖代谢　高代谢状态下,机体对糖的需要量增加,在肌肉和肝脏内的糖原很快分解,外周组织对葡萄糖的利用率下降,可出现暂时性血糖升高。糖异生作用加强,外周受体组织分解氨基酸,尤其是支链氨基酸。在分解激素的作用下进行脱氨,成为糖异生的主要来源。甘油、乳酸等也转化

为糖。另外,严重创伤下胰岛素在周围肌肉组织中的作用减弱,胰岛素抵抗导致糖的利用障碍。

二、创伤期的营养需求

1. 能量　创伤后能量需要量增加,可较平时增加 20% ~ 50%,在创伤愈合和治疗过程中提供充足而适当的热量至关重要。热量摄入不足可导致机体衰竭,热量过剩又会导致严重的代谢紊乱,同样对机体不利。

2. 蛋白质　创伤愈合需要正氮平衡,因此创伤期蛋白质需要量要达到 1.5 ~ 2g/kg。足量的蛋白质可促进伤口愈合,补充优质蛋白质,还有减少压疮发生的作用。

3. 碳水化合物　创伤期整个机体的能量消耗是增加的,碳水化合物作为人体主要的、最经济的能量来源,需要量大大增加,一方面为机体提供足够的热能,另一方面,足够的碳水化合物可防止体内脂肪和蛋白质分解引起的酮症。

4. 维生素　研究表明,创伤患者的维生素水平较低。缺乏维生素 C 可能影响胶原蛋白的合成,造成细胞间质中胶原蛋白纤维消失,血管通透性和脆性增加,导致出血、伤口不易愈合。维生素 A 是维持上皮组织正常功能所必需的营养素,参与组织间质中的黏多糖合成,维生素 A 缺乏可使黏膜上皮异常角化,使机体抵抗力降低,补充维生素 A 可以促进伤口愈合和组织修复。维生素 E 具有抗氧化作用,可以对抗自由基损伤,特别是保护神经细胞的过氧化损伤。B 族维生素与机体物质代谢特别是碳水化合物的利用有关,创伤后补充多种维生素不仅能够纠正机体的维生素代谢障碍,而且能改善机体的抗氧化能力,降低感染率和促进伤口愈合。

5. 无机盐　创伤急性期,机体对 Zn、Cu、Fe 等无机盐离子的需要量增加。

(杨瑞华)

第二节　创伤的营养支持

一、营养支持的作用

器官功能的维护与组织的修复有赖于细胞得到适当的营养底物,进行正常的代谢,维护细胞的功能。严重创伤患者伤后出现高代谢状态,机体的分解代谢明显高于合成代谢,组织分解加剧,氮丢失增加,并且机体为修复创伤所需的营养物质增加。饮食的质和量对创伤患者局部和全身的恢复起着重要的作用。在创伤早期,营养支持可以减轻营养底物不足,防止细胞代谢紊乱,维持细胞代谢,维护器官功能;调节免疫功能,增强机体抵抗力,进食可改善肠黏膜屏障功能,改善代谢紊乱。充足的营养支持可以减少营养不良,防止并发症的发生,促进创伤的愈合和改善预后。创伤后营养支持总的原则是:尽早支持、合理应用、宁缺毋滥、宁少勿多、全面支持。

二、营养状态评估

营养状态评估可以作为营养支持的依据,常用的营养状态评估指标如下。

1. 人体测量指标　体重、体质指数、肱三头肌皮肤折褶厚度、上臂围、生物电阻抗分析等,还可以通过观察伤口愈合情况进行辅助评估。

(1)体重　标准体重(kg) = 身高(cm) – 105。评价标准为体重占标准体重的百分数 ±10%,营养正常;<10% ~ 20% 为瘦弱;<20% 为严重瘦弱;>10% ~ 20% 为过重;>20% 为肥胖。

(2)体质指数　BMI = 体重(kg)/身高的平方(cm^2)。20 ~ 23.9 为正常;24 ~ 27.9 为超重;>28 为肥胖。BMI 与体脂密切相关。

(3)肱三头肌皮肤折褶厚度　男性 12.5mm,女性 16.5mm, >90% 正常。

2. 实验室检查指标　包括人血清白蛋白、白细胞百分比、淋巴细胞总数、肌酐/身高指数等,膳食与代谢蛋白质摄入量、氮平衡、基础能量消耗等。

3. 营养支持的途径　创伤后营养支持的途径包括肠内营养与肠外营养两大途径。创伤后营养物质从肠内途径给予较肠外途径效果好,且肠内营养开始愈早愈好。但严重创伤患者常伴有胃肠功能障碍,合并严重感染时,常需肠外营养支持。

(1)基本饮食　可进食的应鼓励进食,根据情况添加营养剂。

(2)肠内营养　创伤患者应激反应后,应积极地进行肠内营养,肠内营养可以保证肠黏膜细胞结构与功能的完整性,减少肠源性感染的发生,尤其当病情危重时,机体免疫力下降,肠道低血流量状态可导致肠黏膜营养性损害,肠内营养有助于维持肠道的机械、生物、免疫屏障;防止细菌及内毒素的易位;促进肠蠕动;改善全身营养状况;增强局部及全身免疫力;减少感染性并发症。

①肠内营养的时机:对严重的胸腹部钝、锐器伤、颅脑损伤的患者,经胃肠道直接小肠途径给予营养是营养成功的关键。颅脑损伤的患者在大约 3 ~ 4 天可以成功进行胃内营养,因为早期存在胃轻瘫。能够进行小肠营养的患者在给予小肠营养时有很好的耐受性。腹部钝、锐器伤的患者,小肠功能尚好时,在复苏完全、血流动力学稳定后大多数患者可以给予肠内营养。

②肠内营养的部位:胃与空肠。

③常见并发症:肠内营养常见的并发症包括恶心、呕吐、腹泻等胃肠道反应;在输入过多水分、脱水等情况下易出现非酮性高渗性高血糖,水、电解质和微量元素异常,肝功能异常代谢性并发症;亦会出现营养液及输注系统器械管道的污染所致的感染等问题。

(3)肠外营养

①肠外营养的输注途径:肠外营养可通过中心静脉和外周静脉两种途径给予。在选择时应考虑患者的营养需求、疗程的长短和是否存在危险因素。一般而言,对肠外营养支持时间不长(小于 15 天)、中心静脉置管有困难或有禁忌不能实施者,选用外周静脉营养。需要长时间进行肠外营

养支持的创伤患者,应选择中心静脉营养。中心静脉管径粗、流量大、流速快,输入液体不受浓度和pH值限制,可在很大程度上避免静脉炎和静脉血栓形成,能保证机体对能量和各种营养素需要量的输入。

②肠外营养的制剂类型:氨基酸为机体合成一系列蛋白质的氮源,其补充的量折合成热量可按总热量的15%～20%估算,在补充氨基酸时必须同时给予适量的糖、脂肪,以免氨基酸作为热量被消耗。葡萄糖是临床常用的能源,但对严重创伤应激患者,特别是合并多脏器衰竭者使用大量高渗葡萄糖作为单一能源会产生某些有害的结果。脂肪乳剂是当前较为理想的一种能源,它具有等渗、能量密度大、创伤后脂肪的氧化利用不受抑制和富含必须脂肪酸等优点。但是,全部依赖脂肪乳剂并不能达到节氮效应,如与葡萄糖合用可提供更多的能量并改善氮平衡。维生素、矿物质等虽不构成体内的能量来源,但它们是维持正常组织功能所必需的物质,对物质的代谢调节有极其重要的作用。目前提倡将脂肪乳、氨基酸、碳水化合物、电解质、维生素、微量元素等混合于一个袋子中输注,称为全营养混合液。各种营养成分同时均匀输入,有利于机体更好的代谢利用,其有较低的渗透压和较高的pH值,有利于减轻静脉内膜损伤和通过周围静脉输入。同时,其溶液稳定性好,输入时无须空气进入袋内,能减少营养液的污染及趋势性感染和血栓性静脉炎的发生。

③常见并发症:肠外营养易出现导管的局部感染或全身导管相关血流感染等感染性并发症;输注空气栓塞、血管神经损伤、导管并发症等以及糖、氨基酸、脂肪代谢紊乱、电解质、酸碱平衡紊乱和维生素、微量元素缺乏症等。

三、特殊营养素的应用

创伤患者应激后发生一系列特殊病理生理反应和代谢改变,如免疫功能下降、胃肠功能下降等,补充特殊营养素可以调节机体免疫、炎症反应和肠道功能,降低并发症和改善预后,特殊营养素的特殊药理作用逐渐成为临床营养支持的焦点。

1. 谷氨酰胺 谷氨酰胺是机体内含量最多的游离氨基酸,是合成蛋白质、氨基酸、核酸和许多分子的前体物质,在肝脏、肾脏、小肠和骨骼肌代谢中起重要的调节作用。许多研究表明,谷氨酰胺强化营养在促进蛋白质合成、维护肠黏膜屏障和改善机体免疫功能等方面起重要调节作用,并且有助于降低创伤、手术后感染性并发症的风险。

2. 精氨酸 精氨酸是鸟氨酸循环中的一个组成成分,具有极其重要的生理功能。精氨酸可影响应激后蛋白质代谢,参与蛋白质合成,有助于机体维持正氮平衡,并且具有促进细胞免疫功能,提高机体抵抗力,促进蛋白及胶原合成以及促进生长激素、胰岛素分泌等多种生物效应,对创伤后组织修复具有明显的促进作用。

3. ω-3多不饱和脂肪酸 已证实从深海鱼油中提取的ω-3多不饱和脂肪酸具有抗炎作用,并且能够促进巨噬细胞吞噬功能,改善免疫功能,减少创伤患者的感染和并发症发生率,缩短住院时间。另外,鱼油还具有抗氧化作用和保护细胞膜的完整性和稳定性等功能。

4. 生长激素 生长激素可促进蛋白质合成,降低蛋白质分解,促进伤口愈合。还具有提高呼吸肌力量,促进肠黏膜增生,改善肠道屏障功能等作用。

(杨瑞华)

第八章 >>>

疗养康复

疗养学在医疗卫生行业中贯彻预防、治疗、康复及健康促进的方针方面发挥着特殊作用。自20世纪50年代开始医学的发展促使在临床治疗阶段便及早地采用康复治疗措施，在康复治疗阶段采取更全面有效的综合治疗手段，其内容之一即选择合适的疗养地（疗养机构），积极采用自然疗养因子等综合措施，对慢性病的治疗、伤病残的康复起到非常好的促进作用。

第一节 疗养学概述

一、概念

1. 疗养学（kurortology） 是为增强体质、防治疾病、促进康复而研究自然疗养因子的性质、作用机制、作用效果、应用方法和科学地综合应用各种疗养措施的专门学科。疗养学是一门应用科学，是医学的一个分支学科。疗养学与预防医学、保健医学、临床医学、康复医学以及军事医学均有密切联系。

2. 自然疗养因子 即自然界具有医疗保健作用的理化学因子。现代疗养学所指的自然疗养因子包括日光、气候、海水、矿泉、治疗用泥、森林及景观，此外现今将花卉也列入其中。自然疗养因子在形成过程中，与以下理化学因子因素有关：

（1）宇宙因子 日光辐射、宇宙辐射（宇宙射线）、从日到年的节律变化等。

（2）大气因子 空气密度、空气离子饱和度、臭氧浓度、空气温度和湿度、大气压、风、降雨量、雪沉降量、云、雾、大气电等。

（3）地球因子 地理位置、地形、景观、植物和土壤的特点、水源、矿泉、湖泊、江河、海洋、地质放射性、地（球）磁场等。

人类与理化学因子的形成见图2-8-1。

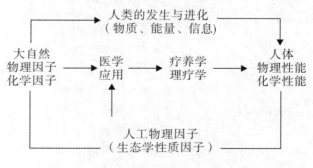

图2-8-1 人类与理化学因子的形成

3. 疗养地（kurort kypopt） 系指具有医用自然资源的地区，如有对人体良好作用的矿泉、治疗泥、气候特点等的地区,并且已被开发,建设了一定数量的疗养院,从而得到有效利用。如果在某一地区发现具有医用价值的自然资源,但尚未被开发利用,则不能称之为疗养地。

疗养地的内涵主要反映其具备的医用自然资源的性质;疗养区的内涵一方面反映其具备的医用自然资源,另一方面还反映其管理范围。在长期的疗养专业实践中,这两个称谓已可互相代替应用,并无根本的区别,例如大连疗养地也可称之为大连疗养区,气候疗养区也可称之为气候疗养地。对不同性质的疗养地可按地理特征、疗养因子、应用范围等三种方法进行分类(表2-8-1)。

表2-8-1 不同疗养地的分类

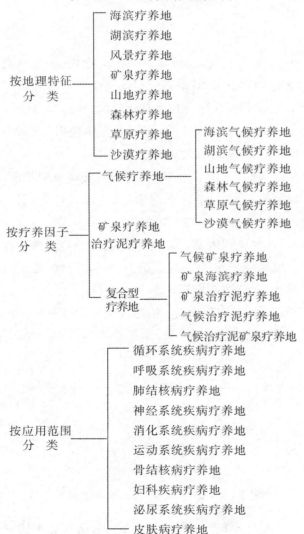

4.疗养院 疗养院是国家卫生事业的组成系统之一,即疗养系统的构成单位(图2-8-2)。要建立任何一个疗养院都必须具备以下三个基本条件:

(1)具有自然疗养因子;

(2)具备优美的景观和安静的环境;

(3)能制定科学的疗养制度与管理,并将其付诸实施。

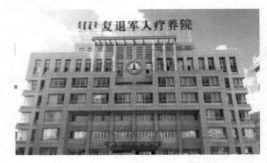

图2-8-2 我国复退军人疗养院

二、疗养事业发展情况

自20世纪中叶以来,即第二次世界大战后,世界上许多国家日益重视充分利用本国的自然资源,发展疗养事业,其原因主要有以下几个方面。

1.长期的实践证明疗养学与预防医学、临床医学、康复医学、祖国医学以及军事医学等有密切的关系,在医疗保健康复工作中发挥着日益重要的作用,取得了显著的成效。

2.各类自然疗养因子,如具有治疗作用的各种气候、海水、矿泉水、治疗用泥等具备康复治疗作用,合理应用可取得重大的社会效益和经济效益,疗养可提高劳动生产率、降低发病率、减少劳动力的丧失,康复疗养可以促进伤病残康复。

3.世界各地的气候不断发生急剧变化,使一些疾病的发生率有所增加(气象病理反应),康复疗养系利用自然界的理化学因子锻炼机体各系统的功能,可提高机体对外界环境的适应能力。尤其一些疾病的慢性型和变态反应性疾病可采用自然疗养因子防治疾病,增进健康。

4.战争时期,苏联军队干部疗养工作转入战时,许多疗养院改成了后送医院和野战医院。康复疗养为部队卫勤工作做出了贡献,如索奇疗养区疗养院在战时就使 50 多万伤员得到康复并归队。

5.部队疗养机构建立后,收治有消化道疾病、心血管疾病、轻度反应性心理障碍、骨关节疾病等许多慢性疾病的部队指战员,促使伤病人员康复。

6.疗养机构在康复预防方面发挥重要的作用,自然疗养因子是预防的有力手段,对功能障碍性疾病、早期慢性病,康复疗养治疗可巩固机体尚存的抵抗力,调动其后备力,防止疾病发展,促进疾病的康复。

三、自然疗养因子应用发展

自然疗养因子在疾病的预防、治疗和康复中广泛和深入的应用是当今疗养事业发展的重要特征。尤其是自然因子用于疾病康复治疗的发展取得了宝贵的经验,主要内容如下。

1.自然疗养因子治疗疾病已普及到所有临床各专业,其中包括口腔疾病、特殊职业病(如震颤病的矿泉疗法),以及军人亚健康、应激等。

2.过去开展的一些疾病的康复疗养,自 20 世纪 80 年代以来取得了新的进展,例如:冠心病、高血压、脑梗死、卒中、糖尿病、骨关节病、颈肩腰腿痛等一系列专科疾病的疗养治疗经验,提出了更为科学的康复疗养治疗方案。

3.提高康复疗养治疗的水平和效果,疗养机构专业医生不断提高临床医学、康复医学知识水平,以及正确的诊断、分型、分期等;同时强调康复疗养应当采取效果最好的方法,科学地确定各疗养地所具有的疗养因子的康复治疗的适应证和禁忌证。

4.重视全面制定各种疾病的疗效评定指标,并进行深入观察,以客观地掌握患者在康复疗养治疗过程中的反应、近期疗效及远期疗效;当今发展的趋势是许多疗养机构所采用的观察指标,与临床医院所采用的指标范围和水平基本同步。

(徐　莉)

第二节　现代疗养事业的发展

军队疗养机构作为我军中高级干部和特勤人员的疗养与康复基地,其服务功能是以维护部队战斗力的宗旨所决定的。疗养人员不仅希望在疗养院得到修身养性,更多的是希望得到医院所不能提供的在自然疗养因子治疗基础上的综合康复治疗,以达到促进伤病残康复的目的。特别是新时期,国防和军队改革启动以来,全军疗养系统坚决贯彻习主席和中央军委决策部署,紧紧抓住政治建军、改革强军和依法治军,深化疗养保障体系和政策制度改革,推进疗养机构转型转变,积极发挥其任务职能作用。

一、新时期疗养与康复保障模式

军队疗养机构是部队卫勤保障的一支重要力量。担负着我军干部保健、海勤、空勤和特种部队人员疗养以及部队伤、病、残人员的治疗和康复等重要任务。疗养机构采取以特勤疗养为牵引,以康复疗养为重点,以保健疗养为基础的保障模式。随着新军事变革的不断深入,未来战场呈现出高技术化的特点,参战人员体内各层次生理性的节律活动遭到破坏,因此可显著降低机体的适应功能和战斗力。传统的医疗保健模式需要创新来满足军人的健康需求,因此,全维战斗力医学保障和全维健康等理念应运而生。军队疗养机构引入全维保障理念,构建疗养全维保障模式,将疗养任务拓展为疗养人员战斗力的全维保护,包括平战或伤病前通过利用自然疗养因子以及生理、心理、体能训练和健康教育、体格检查、医学鉴定等达到预防、保健和康复的目的,对伤病员则通过自然疗养因子疗法、体育疗法、中医疗法、物理疗法和心理干预等加速伤病的痊愈;平战或伤病后通过疗养措施和功能性训练等促进功能康复和特殊军事作业能力的恢复(图 2-8-3)。

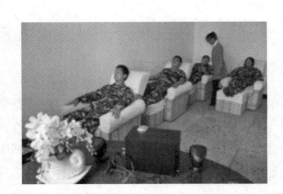

图2-8-3　特勤人员心理康复治疗

康复疗养保障服务模式进一步完善,提高伤病残的康复疗养保障水平,采取四种模式:一是"拓展服务"模式:从生活性服务,向提供康复医疗技术服务为主;二是"个性服务"模式:建立康复疗养技术服务保障标准,科学制定个性化康复疗养方案;三是"分类服务"模式:如航空航天、涉核、潜艇潜水、高原官兵的特殊伤病康复疗养保障模式的研究和应用;四是"疗医结合"模式:完善康复保障标准、制定实施方案,使医院与康复疗养机构(中心)实行双向转诊、双向坐诊、双向查房、双向代职的康复疗养运行机制(图2-8-4)。

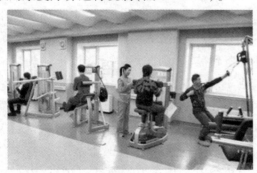

图2-8-4　疗养机构康复训练

二、疗养机构的在康复中的职能任务

1.强化疗养保障使命　全军疗养工作以需求为牵引,明确了方向、指明了道路。

(1)从解决影响和制约平战时疗养保障能力的重大现实问题入手,深化现代战争官兵作业能力、人机结合、康复疗养等保障机制研究,深化航空航天、潜艇潜水、航海高原、涉核涉推、网络空间等新型新质作战力量的康复疗养保障方法论证,促进保障能力的提升。

(2)准确把握全面深化改革总体要求,适应军队新型联勤保障体系,将疗养工作更好地融入军队建设和改革布局,从提高部队凝聚力、战斗力的高度,加强新形势下疗养机构建设规律探索,以改革为契机促进疗养机构康复保障内涵建设和促进转型发展。

(3)及时了解掌握康复需求新动态,研发疗养康复新技术,确保一切聚焦打仗、一切服务官兵,把疗养保障的制度标准严起来,把对疗养员身心康复体现在精细服务、精心保障的好作风好传统上,不断提升康复疗养保障的质量和水平。

2.构建一切为了打仗的康复疗养体系　在我军卫勤保障体系中,疗养机构与医院功能实现衔接互补,平时构成预防保健、医疗救治和康复疗养的医疗保障链,战时接续早期治疗、专科治疗和康复治疗的分级救治链。从使命任务上看,疗养是卫勤保障至关重要的组成部分,特别是康复疗养有助于伤残军人回归家庭社会,不仅是解决健康保障问题,更是在缓解战争带来的社会问题和政治问题(图2-8-5)。

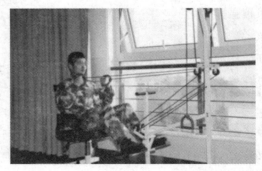

图2-8-5　疗养机构伤病残人员康复训练

(1)深化拓展疗养保障的军事斗争准备　研究战时伤病员疗养康复保障办法,着眼信息化战争作战样式和新型武器损伤,加紧平转战疗养保障组织管理和战创伤分类康复治疗方法研究,完善平时健康疗养基本内容和战时疗养康复技术服务体系,不断增强疗养保障的军事效能。

（2）着力构建疗养医学的学科技术体系 随着陆、海、空、火、天、网等各军兵种作战力量的建设与运用日臻完善，针对战时高强度、高负荷、高压力、高损伤的特点，加快构建包含空勤、海勤、涉核和高原等特殊岗位人群医学鉴定训练模式，丰富完善康复基础、康复评定、康复治疗和残疾康复等医学功能。

（3）尽快建立康复疗养救治后送关系 认真研究战术、战役、战略三级精干高效救治链条，结合推行康复伤病员医院疗养院"双向转诊"新模式，重点就疗养机构在这个链条中的具体位置、发挥作用和救治范围，以及如何与医院构建伤病员转送关系进行深入细致论证，进一步健全完善战时医疗救治后送链。

3. 提供优质的康复疗养服务保障 随着军队职能任务拓展，广大官兵工作任务重、节奏快、压力大，亚健康问题日益突出，慢性病年轻化趋势明显，对康复疗养保障的需求和期待值不断增长，必须全力以赴提高服务质量和水平。

（1）让疗养政策惠及更多官兵 积极采取集体专项疾病疗养模式，对执行重大任务、演习演训官兵和优秀基层官兵实施保障，最大程度将疗养政策覆盖一线部队和基层官兵。按照空勤、海勤、涉核、高原等特殊岗位，以及航天部队、网络空间等新质作战力量等保障需求，深入研究各类特勤康复疗养保障方法。

（2）让军人荣誉体现得更加充分 认真研究完善康复疗养待遇标准及配套办法。将最好的技术设备、最好的设施条件用到官兵身上，让官兵感受到家的温暖和医护人员的亲情，体会到军人应有的荣誉和尊严，促进身心疾病康复，重回部队岗位，更好地为增强部队战斗力和凝聚力服务。

（3）让康复保障水平得到更快提升 积极开展创伤康复、训练伤康复培训，有计划地培养康复骨干人才。深化拓展军民融合发展模式，积极与军地医教研机构开展合作，引进康复疗养前沿理论和先进技术，共享科研、诊疗、疗养、培训资源和平台。

三、疗养地及疗养措施在康复中的作用

疗养地和疗养机构在康复疗养工作中具有重要的作用。康复疗养涉及所有临床学科的众多病种及残疾。医学的发展促使在临床治疗阶段便采用康复治疗措施，在康复阶段采取全面的综合治疗手段，对伤病残康复疗养的效果起到非常好的作用。在疗养地和疗养机构采取康复措施，其内容之一即积极采用自然疗养因子。自然疗养因子康复作用的重要机制是其对机体的整体性的锻炼作用，其次是其特有的康复治疗手段和作用，这是药物等其他疗法所不能比拟的。当今在疗养院对患者的疗养治疗和疗养康复在很多情况下是结合在一起的；疗养康复几乎涉及所有的临床学科，所涉及的病种是很广泛的。俄罗斯、乌克兰、德国、日本等不少国家已经总结了许多疾病的疗养康复经验，如心肌梗死后的疗养康复、一些慢性病急性发作过后的疗养康复、大手术后的疗养康复、精神创伤后（精神状态初步稳定后）的疗养康复、某些战伤残疾患者的康复疗养等（图 2-8-6）。

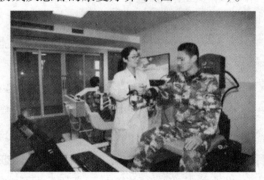

图 2-8-6 对伤病残人员进行康复评估

四、康复疗养的合理选择及应遵循的原则

（一）康复疗养的适应证

康复疗养的适应证需要掌握，以减少不良反应。下列疾病适合康复疗养：

1. 呼吸系统疾病 慢性支气管炎、肺炎及各类胸膜炎，支气管哮喘（轻、中），肺栓塞无严重并发症。

2. 循环系统疾病　心脏病、心功能不全（Ⅰ～Ⅱ）及心律失常，高血压，冠状动脉粥样硬化性心脏病，风湿性、病毒性心肌炎，代偿功能良好的心脏瓣膜病。

3. 消化系统疾病　反流性食管炎，无食管出血、穿孔、重度狭窄等严重并发症；各型慢性消化性溃疡、慢性肠炎，消化道出血病情稳定，无严重并发症；肝硬化代偿期；非急性发作期的慢性胆囊炎、胆石症及胆囊切除术后康复期；慢性胰腺炎。

4. 神经系统疾病　脑卒中、脊髓损伤康复期，面神经炎、周围神经炎、神经根炎、多发性神经炎、坐骨神经痛。

5. 血液系统疾病　高原红细胞增多症；脾切除术后，白细胞尚未恢复正常；白细胞减少症及原发性慢性血小板减少性紫癜；高原血红蛋白尿，伴肾功能轻度损害。

6. 内分泌系统及代谢疾病　单纯性甲状腺肿，无显著甲状腺肿大及压迫症状；甲状腺功能亢进或减退；甲状腺术后康复期；糖尿病，无急性感染及酮症酸中毒；非急性发作期的痛风。

7. 泌尿生殖系统疾病　慢性肾小球肾炎、慢性肾盂肾炎病情稳定；慢性肾衰竭，处于肾功能代偿期；男性性功能障碍。

8. 肌肉骨骼系统疾病　腰背部（或腰臀部）肌筋膜炎、梨状肌损伤综合征、股四头肌损伤；腰椎间盘突出症、腰椎后关节紊乱症、腰部韧带损伤；髋部扭挫伤，骶髂关节无严重功能障碍；外伤或火器伤后的骨关节炎，骨关节因石膏固定所致的运动障碍；慢性脊椎炎、强直性脊椎炎；膝关节半月板损伤、膝关节韧带损伤、踝关节扭伤；风湿性关节炎、类风湿关节炎、骨性关节炎。

9. 五官科疾病　雪盲、原发性开角性青光眼，中心性浆液性视网膜病变、视网膜中央动脉、静脉阻塞，慢性化脓性中耳炎、气压损伤性中耳炎。

10. 皮肤科疾病　日光性皮炎、银屑病。

11. 创伤及手术后康复　脑震荡后遗症；颅脑伤术后，伤口愈合，无意识障碍；甲状腺次全切除术后，有发音障碍，瘢痕生成及挛缩；心、肺手术后，切口愈合良好，无严重并发症，处于康复期；胃、肠手术后，切口愈合良好，无严重并发症，处于康复期；骨、关节损伤（术）后康复期，无严重畸形；烧伤愈合后，瘢痕挛缩，局部功能障碍。

12. 残疾　Ⅰ～Ⅳ级肢体残疾，中枢神经系统损伤所致的失语症，外伤、炎症及药物中毒所致耳聋或重听。

（二）康复疗养遵循的原则

1. 所患病症必须适宜该疗养机构（疗养地）康复疗养。

2. 伤病临床治疗结束后，需要进行机能恢复或者功能重建的现役军人和军队管理的离退休干部。

3. 在确定康复疗养前，有详细的资料和明确的诊断。

4. 医疗机构转诊手续齐全。

（三）康复疗养的禁忌证

人员有下列情况之一者，不适宜进行康复疗养。

1. 各种疾病的急性期、慢性病进展期和有严重并发症，临床治疗病情还未稳定。

2. 各类传染性疾病及其治愈后医学观察期未满者或为病原携带者，有传播可能者（专门收治传染病康复期患者的疗养机构除外）。

3. 恶性贫血及各种有出血倾向性的疾病。

4. 精神病、癫痫、中度以上的痴呆。

5. 凡需外科手术的各种疾病，或手术后不具备康复疗养指征者。

6. 各种恶性肿瘤尚需进行化疗或放射线治疗。

五、军队康复疗养机构伤病康复工作

（一）军队伤病人员康复双向转诊

近年来，军队医疗机构逐渐开始试行双向转诊制度，主要是军队医院或基层卫生机构与疗养机构之间针对伤病员的双向转诊。医院、基层卫生机构主要承担需要住院诊治患者的收治任务，军队伤病员在医院接受前期治疗或手术，在基层卫生机构接受常见疾病、训练伤的一般治疗。疗养机构主要承担医院、基层卫生机构伤病治疗终结后的康复治疗任务，军队伤病员到疗养机构后进行全面的康复。2019年7月，疗养机构在全军启动康复双向转诊试点工作，确定了6所军队医院和6所军队疗养机构作为全军康复双向转诊首批试点单位。具体工作流程：

1. 早期康复评定 对医院/基层部队伤病员进行早期康复评定，军队疗养机构康复医师对符合康复疗养适应证的伤病员实施早期康复评定，综合评估患者生命体征和临床治疗情况，判断伤病员是否可以转入康复疗养阶段。

（1）康复评定不合格继续住医院治疗或留队观察。

（2）康复评定合格由军队康复疗养中心向伤病员发放"康复疗养审批表"。

（3）外战区伤病员通过远程会诊方式进行康复评定，评定合格后向伤病员所在单位寄送"康复疗养审批表"。

2. 填写申请表 符合康复疗养适应证的军队伤病员填写"康复疗养审批表"，报所在部队卫生行政部门审批，见表2-8-2。经部队卫生行政部门审批同意进行康复疗养的伤病员，办理"康复疗养证"。

3. 军队医院转诊 在军队医院临床治疗期结束后，军队医院出具转诊通知单。伤病员持"康复疗养证"办理出院、转诊。

表 2 - 8 - 2 康复疗养审手批表

疗养员	姓名		性别	男	年龄		电话	
	部职别				在 职☑ 离退体□		职级	
	军人保障卡号				身份证号			
随员	姓 名							
	身 份							
疗养类别		康复疗养		疗养时间		年 月 日至 年 月 日		
疗养机构名称								
疗养人员所在单位意见		领（签名） 年 月 日				医疗机构（盖章） 年 月 日		
军级以上单位卫生机关意见						单位（盖章） 年 月 日		

4. 区域康复疗养中心接收 康复疗养人员入院时凭"康复疗养证"、单位介绍信、本人有效身份证件、军人保障卡及军队医院出具的出院记录等，按照规定时间办理康复疗养入院手续。康复疗养员安排住在军人康复病房，不得与地方患者混住。伙食管理按照军队疗养保障标准执行。

（二）康复疗养中心康复方式

1. 临床接诊 疗养机构康复医师全面了解病人情况，完成病史采集和体格检查，做出临床诊断并申请必要的辅助检查及康复评定，根据检查及评定结果进行常规临床治疗。

2. 康复评定 康复疗养员住院期间重点对运动功能、感觉功能、言语及吞咽功能、认知功能、心理功能、日常生活能力等方面进行康复评定。

3. 康复治疗 康复疗养员住院期间进行物理治疗、作业治疗、言语吞咽治疗、心理治疗、传统医学治疗、水疗、高压氧等治疗。

4. 出院随访 康复疗养期满后，主管医师根据康复疗养员病情安排出院，出院后定期进行随访，根据随访调查，满意率为98.3%。

5. 安全管理 康复疗养员住院期间严格遵守病区管理规定，坚持一日生活制度，每日进行点名。

6. 陪护探视 康复疗养员住院期间可带1名随员，且必须为部队人员，实行24小时陪护。

（三）康复疗养机构康复工作发展

1. 为战时储备技术人才 军队疗养机构医务人员通过康复双向转诊，提高对战创伤伤病员伤情处置的技术水平，掌握战创伤康复理念、方法和技能，为战时康复保障做好技术和人才储备。

2. 满足官兵全维健康需求 官兵的身心健康需求日益增长，在治好疾病的基础上，需要进一步树立全维健康的保障理念。疾病治疗结束后通过转诊早期进行康复介入，能够促进官兵身心机能得到快速恢复，满足官兵全维健康需求。

3. 优化军队卫生资源配置 军队疗养机构康复学科综合实力相对较强，通过建立双向转诊机制，既能够盘活疗养机构康复资源，也能够减少医院对康复资源的投入，有利于医院和疗养机构聚焦主业，提高技术水平。

4. 节省卫生经费投入 通过构建医院和疗养机构间双向转诊机制，伤病员在经过必要的临床诊疗之后转入疗养机构进行康复，可以最大限度地减少医院在单个伤病员上的经费投入，节省资金，创造更高的效益和效率。

（徐 莉）

第三节　疗养因子在康复中的应用

自然疗养因子在康复治疗中可独立应用，也可与物理疗法、作用疗法、中医治疗、心理疗法等康复技术联合应用，以伤病残的不同特点、康复要求制订康复疗养计划。很多疗养机构建立康复疗养中心，设立专科康复疗养室，如疗养因子治疗室、心理疗养室、中医针灸、按摩室等。同时不断提高慢性疾病、伤残康复等的一些条件好的专门科室，创新开展康复技术和康复疗养研究工作。

自然疗养因子在疗养机构是应用广泛的自然物理因子，现代疗养学所指的自然疗养因子包括：日光、气候、海水、矿泉、治疗用泥、森林及景观，具体疗养因子应用方法如下：

一、气候疗法在康复中的应用

气候疗法（climatotherapy）是通过各种气象因素，如气温、气压、气湿、气流以及大气中的化学物质、日光辐射等综合作用，借机体感受系统，引起一系列有益于康复的适应性变化，从而达到治疗目的。我国不少疗养院建立在不同地区，采取的气候疗法不同。为了观察气候变化，开展气候疗法，许多疗养机构建立微小气象站，观测氧气浓度、风速、气温、气压、紫外线、湿度、负离子、雨量等要素，为开展气候疗法计划提供依据（图2-8-7）。

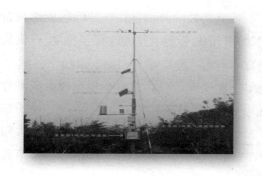

图2-8-7 临潼疗养院院内建立的微小气象站

（一）平原气候

我国不少疗养院建立在平原地区，其特点是风景优美、日光照射充足、相对湿度多在60%～80%，既不潮湿，也不干燥；既无严寒，也无酷暑，加之小气候环境的改造，均有益于身心健康和伤病机体的康复。

平原气候疗养地的适应证比较广泛，对神经、呼吸、循环、消化等系统疾病的康复均适宜。

（二）海滨气候

海滨地区空气湿润而清新、气温变化小，可减轻机体对热调节的负荷；空气中氧分较高，负离子含量高，并含有氯、钠、碘、镁、钙、磷、锰、锌等多种元素，可改善肺的通气功能和气体交换；海滨地区日光充足，紫外线辐射较强；大海壮观的景色及其优良的空气质量和气候条件，可改善精神神经系统、内分泌系统、免疫系统及心血管系统等的功能；海滨气候可促进机体产热和散热、加强体内代谢过程、增进食欲、改善消化功能、增强造血功能。

主要适应证：神经衰弱、疲劳综合征、自主神经功能失调；慢性咽喉炎、慢性支气管炎、慢性肺炎、肺结核、肺气肿；高血压病、低血压病、冠心病（无频繁心绞痛发作）心肌梗死康复期；胃肠功能障碍、营养不良、贫血；佝偻病、骨质疏松症；神经性皮炎、过敏性皮炎、慢性湿疹、银屑病；重症传染病后及重要器官手术后康复等。

（三）山地气候

山地气候包括低山气候（海拔400～1000m）、中山气候（海拔1000～2000m）、高山气候（海拔2000m以上）。康复疗养多选择中、低山气候。山地气候的氧分压低，可使呼吸加深，循环加快，肺通气量代偿性扩大、红细胞及血红蛋白增加，从而显著提高血氧含量，加强重要器官的灌注和代谢功能，增强机体抗病能力；山地空气洁净，透过性好，日光直射强度较大，红外线和紫外线辐射强度大而时间长，有利于钙、磷代谢；山地空气清新，负离子含量高，对呼吸、神经、免疫、代谢等系统均有调节作用，可提高机体的适应能力和代偿能力；山地温度较平原低，夏季在山地疗养，由于温度适宜，有利于恢复机体的生理功能和疾病康复。此外，山地中部分将岩洞的微小气候用于预防和治疗疾病的方法称为洞穴疗法。岩洞的治疗作用系由洞穴因素的综合作用产生。在轻度降低的气温作用下，通过对流或辐射的方式从体表散热稍加强，这对体温调节有刺激作用，使氧化过程以及与呼吸、循环及气体交换有关的生理变化增强。

主要适应证：高血压（Ⅰ、Ⅱ期）、冠心病（早期）、高脂蛋白血症、慢性重气管炎、支气管哮喘、胸膜炎（干性）、尘肺（轻度）局限性肺结核、淋巴结核、骨及关节结核、神经衰弱、精神抑郁症、佝偻病、骨质疏松症、糖尿病（轻型）、病（伤）后贫血等。

禁忌证：甲状腺功能亢进症、高血压（Ⅲ期）、重症冠心病、纤维空洞性肺结核、渗出性胸膜炎（活动期）等。

（四）森林气候

森林气候可调节气温。森林因蒸腾和光合作用吸收的太阳热能为35%～70%，由于树木枝叶阻挡返回大气中的热能为20%～30%，故直接达到地面的热能仅为5%～20%；夏季森林内气温比空旷地区低8℃～10℃，比城市气温低7℃～8℃。空气潮湿：森林土壤含水分高，枯枝落叶覆兼地面，阻碍水分蒸发，加之日光辐射到地面少，林内水分不易蒸发，故林内空气湿度比森林外可高10%～26%；由于树叶的光合作用，白天空气中含氧量较高，树叶每吸收空气中44g二氧化碳的同时，可释放出22g氧；有些树木可分泌多种挥发性物质，如萜烯、乙醇、醛、醚、有机酸等，能杀灭细菌、真菌、病毒等；1公顷松、柏、槐、桦、杨、桉等树林每天可分泌植物杀菌素 30～60kg，均匀散布于周围 2km 的地域、一些树木还释出芳香气体，故森林空气既有杀菌作用，还可调节神经系统功能；森林枝茂叶密，对空气中的尘埃有过滤和吸附作用，可使降尘量减少 25%～52%，飘尘量减少 37%～60%；森林中空气负离子含量较高；此外，森林还有消除噪声的作用。基于以上特点，森林环境气候可调节精神 - 神经系统的功能，安定情绪、消除疲劳、提高工作效率；改善呼吸、循环、内分泌、消化等系统功能，增强代谢，提高机体免疫力。

主要适应证：神经衰弱，疲劳综合征，慢性呼吸系疾病，Ⅰ～Ⅱ期高血压，早期冠心病，病、伤后机体衰弱，免疫力低下等的康复。

禁忌证：风湿性骨关节疾病及对某些植物、花草过敏等。

（五）草原气候

我国草原辽阔，大多分布在内蒙古、新疆等地区的高纬度地带。草原地区年降水量较少，空气干燥，日夜温差大，风速大，且风向多变；夏季日照时间长，日光辐射强，紫外线丰富。

主要适应证：肺结核康复期、慢性肾脏疾患、风湿性关节炎等。

（六）沙漠气候

沙漠地区雨量稀少、湿度低、空气异常干燥、气温高、日温差大、风沙多。沙漠气候极有利于皮肤汗液的蒸发和促进呼吸道水分的失散，故可减轻肾脏的负担。

主要适应证：慢性肾炎〔血压不超过 24kPa（180mmHg）〕、风湿性关节炎、风湿性神经炎等。

（七）气候疗法的实施方法

1. 日常生活式　即选择一定类型的气候疗养地疗养 3～4 周，在此期间医务人员要进行观察和指导，如密切观察患者对气候的反应，鼓励疗养员在气候良好时进行室外活动和体育锻炼等。

2. 定点定时活动式　在气候疗养地选择最佳时间，每日组织康复疗养员进行各种健身活动，如辅助工具代步、医疗步行、医疗体操、气功、太极拳、舞剑、游泳、游戏等，以充分发挥气候的医疗保健和康复作用。

二、日光疗法在康复中的应用

（一）日光疗法的作用

日光疗法（heliotherapy）又称日光浴，其生物效应取决于到达地面的太阳辐射——红外线、可见光线、紫外线的强度和机体对其吸收的程度（图 2 - 8 - 8）。其主要生物学作用如下。

1. 促进体内维生素 D 的合成，调节钙磷代谢；
2. 提高机体免疫功能；
3. 调节神经 - 内分泌功能；
4. 增强物质代谢；
5. 改善机体反应性，具有脱敏作用；
6. 改善血液流变学某些指标和纤溶系统活性；
7. 促进生物节律正常化；
8. 增强机体后备功能等。

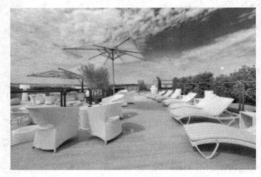

图 2 - 8 - 8　日光浴场所

（二）日光疗法的方法及注意事项

进行日光浴首先应严格掌握剂量。测定剂量最好是应用日照计测量某地当时获得 1cal 热量所需要的日照时间，再根据患者所需的治疗剂量计算照射时间。无日照计时，可根据气象观测资料所提供的日光照射卡热分钟数表的照射时间，给患者确定治疗剂量。见表 2 - 8 - 3。

表 2 - 8 - 3　不同纬度地区全年 9—15 时获得 5cal 热量所需分钟数

纬度	月　份											
	1	2	3	4	5	6	7	8	9	10	11	12
25°	8.5	6.9	6.0	5.0	4.7	4.6	4.8	4.8	6.6	6.9	8.5	9.0
30°	10.5	8.4	6.7	5.5	5.0	4.9	5.1	5.1	7.0	7.4	11.2	12.0
35°	13.7	10.0	7.3	5.9	5.3	5.1	5.3	5.3	7.4	8.0	12.5	15.0
40°	23.8	11.2	7.9	6.4	5.6	5.4	5.6	5.6	7.8	9.8	15.1	20.0
45°	30.3	12.8	8.5	6.8	5.8	5.6	5.9	5.9	8.1	11.2	18.5	27.0
50°	—	23.8	11.6	7.5	6.5	6.2	6.2	6.2	8.9	11.9		

注:1cal = 4.1868J

日光疗法可在海滨浴场、河岸、山区、阳台及专设的日光浴场中进行。照射时间主要根据该地区日照强度和全年气象变化差异选择,夏季宜在上午 9 时至 16 时,春秋季和北方地区以 11 时至 12 时较适合。在冬季气温低于 2℃,风速超过 30m/s,或获得 5cal 热量需 10 分钟以上时,均不宜在室外照射。

照射方法:局部照射法,如照射关节区,自 10cal 热量开始,以后渐增加到 30 ~ 60cal;全身照射法,取卧位,第一天照射身体正、背、左、右面各 5cal,以后每日或隔日增加 5cal,逐渐增加到 30 ~ 60cal,25 ~ 30 次为一疗程;小儿患者由 1cal 开始,逐渐增加,最多不超过 20cal;对于身体衰弱的患者可用间歇全身照射法,即当照射剂量达 15cal 以上时,每照射 15 ~ 20cal 令患者到遮阴处休息 5 ~ 10 分钟后,再进行照射。

注意事项:日光疗法应在饭后 0.5 ~ 1 小时进行;日光浴时应头戴遮阳帽,眼戴暗色保护镜;日光浴过程中不宜睡眠和阅读书报;照射剂量应掌握循序渐进的原则。

(三)日光疗法的适应证和禁忌证

1. 适应证　体弱,长期卧床,病后或术后体虚,疲劳状态,缺乏日照的工种(矿井、地铁、坑道、潜艇等),长期夜班并缺乏户外活动者;生活在高纬度、太阳辐射少、大气污染较重地区的人员;骨质疏松综合征、小儿佝偻病、软骨病;无症状性心肌缺血、稳定型心绞痛、I 期高血压、轻度高脂蛋白血症、短暂性脑缺血、贫血、轻症糖尿病、痛风、肥胖、营养不良、风湿性关节炎恢复期、类风湿关节炎缓解期、风湿性肌炎;神经炎、神经痛;骨关节结核、骨折、骨髓炎;加速切口愈合、术后切口感染;妇科慢性盆腔炎;慢性溃疡、毛囊炎、玫瑰糠疹、寻常痤疮、慢性湿疹、I 度冻疮、足癣等。

2. 禁忌证　活动性结核病、急性心肌炎、心肾肝功能衰竭、甲状腺功能亢进症、血卟啉病、恶病质、出血性疾病、紫外线过敏症、急性泛发性湿疹、急性银屑病、活动性红斑狼疮、着色性干皮病,疾病急性期、发热、月经期、未满 1 岁的小儿等。

三、海水浴疗法在康复中的应用

利用海水的理化特性对身体进行锻炼、防治疾病和促进康复的方法称为海水浴疗法(thalassotherapy)。

(一)海水的理化特性

海水含有大量的盐类成分,如氯化钠、氯化镁、硫酸镁、硫酸钙、溴化镁、碳酸钙等,此外,尚含有多种微量元素以及氧、氮、碳酸气等。我国近海海水含盐率约为30%。

海水吸收太阳辐射的能力较强,比热大,温度变化小,对气温有调节作用。我国北方沿海夏季海水温度为16.5℃ ~22℃。

(二)海水浴疗法的作用

海水浴疗法对机体除具有温度和化学作用

外,还有静水压力、海浪冲击的机械作用及日光辐射、气温、气压、气流、气湿和空气负离子等气象因素对机体的综合作用。

1.温度作用　温度作用是海水的基本作用,其作用强度与温差有关,温差越大刺激作用越强。由于海水湿度一般较人体温度低10余度,故海水浴与冷水浴反应过程基本一致。即第一期反应,又称初发寒冷阶段,发生在机体进入海水开始时。入浴短时间后,体内代谢加强,产热增加,出现第二期反应,又称反应性温暖阶段,一般可维持20～30分钟。若在海水中时间过长,则出现第三期反应,又称再发寒冷阶段,表现为寒战、口唇青紫及鸡皮样反应等,说明入浴时间超过机体的适应能力。

2.化学作用　海水中盐类成分及微量元素附着于皮肤,刺激皮肤感受器,使皮肤轻度充血,并有少量被皮肤吸收,可影响代谢过程,提高巨噬细胞系统的功能。

3.机械作用　海水的静水压力对周围静脉和淋巴系统产生轻度压迫,促进静脉血回流,改变体内血液分布,可增强心血管系统的功能;由于海水对胸腹部的压力较大,推动膈肌上升,形成胸式呼吸,使呼吸加深,故可加强呼吸系统的功能;波浪冲击及海水浮力作用,可使骨骼肌肉得到松弛,增强肌力和皮肤弹性,改善关节活动受限。

总之,海水浴疗法对神经、呼吸、循环及运动系统和体内的代谢过程都有良好的锻炼和功能增强作用。

(三)海水浴疗法的方法及注意事项

按身体侵入水中的部位及活动方式,海水浴疗法分四种。游泳:适于健康锻炼及体力较好者。浅水浴:水齐腰部站立,适于体弱者。涉水浴:水齐膝部站立,适于身体更弱者。坐浴:坐在海边浅水中,适于老年体弱者。此外,海水还可用于局部(如头部)冲洗、以气溶胶方式吸入等。

海水浴疗法水温应在20℃以上,气温要高于水温2℃以上,天气晴朗,浪小无风为宜。海水浴疗法应在饭后1～1.5小时进行。入浴前应由医务人员检测心率及血压,再做适量体操活动和空气日光浴。入浴后应先在浅水中用手捧水冲头和胸腹部。海水浴的时间应短,自3～5分钟开始,逐渐增加,最长不超过半小时,体弱者应缩短时间。海水浴疗后应行温热淡水淋浴,再躺卧休息10分钟。海水浴场需有救生和抢救设备,对入浴患者应严密进行医务监护。

注意事项:饱餐、酒后及空腹均不宜进行海水疗法。防止海水进入耳道,如进入应及时排出。患者在进行温热疗法(如蜡疗、红外线照射等)后,禁止海水浴疗法。

(四)海水浴疗法的主要适应证和禁忌证

1.适应证　神经衰弱、神经官能症、胃肠功能障碍、肥胖病、慢性支气管炎、哮喘缓解期、肺结核静止期、轻度肺气肿、早期高血压病、高脂血症、早期动脉硬化、早期冠心病、轻度贫血、轻症糖尿病、痛风、骨质疏松症、慢性关节炎、病后或术后康复期等。

2.禁忌证　Ⅲ期高血压、脑血管意外、重度动脉硬化、心脏功能代偿不全、活动性肺结核、肝硬化、肾炎、滴虫性阴道炎、霉菌性阴道炎、急性结膜炎、癫痫、精神病、有出血倾向者及妇女月经期等。

四、矿泉疗法在康复中的应用

矿泉疗法(mineral spring therapy)是应用具有医疗性能的矿泉以防治疾病,促进康复的方法。凡从地下自然涌出或人工开采的地下水,具备下列条件之一者,称为医用矿泉:①含有可溶性固体1g/L以上;②含有特殊气体;③含有一定量的微量元素;④有34℃以上的温度。

(一)单纯温泉

单纯温泉也称淡温泉,即1L水中固体成分在1g以下的温泉。此类泉水中常含有丰富的微量元素,如钾、镁、硅、锰、铁、碘、锌等,有的还含有少量的氡。水温和一些微量元素作用于人体,可产生良好的效应,如改善循环、调节血压、增强神经－肌肉的兴奋性、促进体液代谢、调节自主神经系统的功能、加强垂体－肾上腺系统的功能等(图2-8-9)。

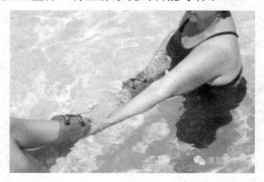

图2-8-9 温泉水中进行康复训练

适应证 浴用:主要用于健康人的预防保健、残疾人增强体质、外伤后遗症的治疗、手术后及急性病后的康复等;饮用:侵性胃炎、胃及十二指肠溃疡、胃神经官能症等。

(二)碳酸泉

碳酸泉是指1L泉水中含游离碳酸1g以上的矿泉。浴用对皮肤有特异性刺激作用:浸浴时游离的二氧化碳小气泡附着于皮肤,形成一层气体膜,起到温和的刺激作用,并迅速进入体内,刺激皮肤血管使之扩张充血,改善皮肤血液循环,加强代谢和抗病能力;浴用有减轻心脏负荷,降低血压的作用:碳酸气进入体内后,可使类组胺等活性物质增加,周围血管扩张,血液循环的外周阻力降低,故可减轻心脏负荷,促进血压下降,同时,使内脏血管反射性收缩,静脉回流增加,心排血量也增加,从而改善全身血液循环;浴用有增强气体交换,稳定酸碱平衡的作用,进入体内的碳酸气作用于肺部感受器,使呼吸加深变慢,改善通气功能,提高呼吸商,并使血液内缓冲系统发生改变,稳定酸碱平衡;浴用有提高神经系统的兴奋性,降低血糖,加强代谢和利尿作用。饮用可刺激胃液分泌,使胃液分泌增多,酸度增高,促进胃肠蠕动,加强消化吸收功能,并有利尿和防止磷酸盐结石形成的作用。

1.适应证 浴用:Ⅰ～Ⅱ期高血压、轻症冠心病、心肌炎、闭塞性脉管炎早期、自主神经系统功能失调、抑制型神经官能症、多发性末梢神经炎

等;饮用:慢性胃炎、胃酸减少、慢性胆囊炎、习惯性便秘、尿路结石等;吸入:过敏性鼻炎、支气管哮喘等。

2.禁忌证 急性风湿病、急性炎症、消化性溃疡、腹泻、出血倾向等。

(三)硫化氢泉

硫化氢泉主要成分是硫化氢,并有其他多种硫化物。浴用时硫化氢可透入皮肤刺激末梢神经感受器和血管感受器,并促进皮肤释放组胺等血管活性物质,使皮肤血管明显扩张,改善皮肤的微循环和物质代谢,加强皮肤营养,减轻过敏性反应;促进周围神经的修复和再生、抑制神经、肌肉和关节的风湿性炎症变化,促进关节腔渗出液吸收;改善心血管系统的功能;加强巨噬细胞系统的功能;促进重金属离子和尿素由体内排出;改善肝脏功能等。

1.适应证 浴用:慢性风湿性关节炎或类风湿关节炎、肌纤维组织炎、坐骨神经痛、多发性末梢神经炎、骨折、骨及关节损伤后运动障碍、糖尿病、慢性支气管炎、慢性附件炎、湿疹、银屑病、神经性皮炎、皮肤瘙痒症、慢性皮肤溃疡、金属中毒等;饮用:慢性铅、汞、砷中毒,慢性胆囊炎,胆石症等;吸入:支气管炎、哮喘、肺气肿等。

2.禁忌证 同碳酸泉。

(四)氡泉

氡泉即含氡量达3nCi/L以上的矿泉。我国的氡泉多为低浓度氡泉,氡含量多少于10nCi/L。氡是镭在放射性蜕变过程中产生的一种弱放射性气体。性质稳定,质量比空气重,易溶于油,稍溶于水。水温越高溶解度越低,易从水中逸出。氡的半衰期为38天。氡在蜕变过程中不断放出α射线,产生一系列子代产物并放出α、β和γ射线。由于30天以后氡及子代产物的放射性几乎完全消失,所以氡泉疗法不易产生放射病。浴疗时氡及子代产物附着皮肤表面,形成一层放射性活性薄膜,其活性可维持到浴后3～4小时。浴疗时一部分氡可经皮肤及呼吸道黏膜进入体内,随血循

环扩散到各组器官,约2~3小时后体内大部分氡经呼吸道和泌尿道排出体外。氡泉疗法的主要医疗作用是加强体内氧化过程,促进碳水化合物、脂肪和氮的代谢,表现为可使血糖下降,尿酸和嘌呤排泄量增加、血中胆固醇含量减少;调节心血管功能;改善血液循环、调节血压;加强中枢神经系统的抑制过程,具有镇静、止痛和催眠作用,对自主神经系统功能失调具有调整平衡的作用;改善呼吸器官的组织营养,增强气体代谢;增强免疫功能;调节内分泌及生殖腺功能。饮疗时胃肠道血液循环的改善以及利尿作用更加明显。

1. 适应证　浴用:Ⅰ~Ⅱ期高血压、冠心病、闭塞性动脉内膜炎、自主神经系统功能失调、神经衰弱、神经根炎、周围神经炎、坐骨神经痛、糖尿病、痛风、甲状腺功能亢进、慢性风湿性关节炎、类风湿关节炎、慢性湿疹、银屑病、神经性皮炎、慢性附件炎、更年期综合征等;饮用:尿路结石、慢性胃炎、消化性溃疡、慢性胆囊炎、胆石症、痛风等;吸入:慢性支气管炎、哮喘等。

2. 禁忌证　各型放射病或局部放射损伤的患者。

除上述四种矿泉外,还有其他各种成分的矿泉,如氯化钠泉、碳酸氢钠泉、硫酸钠泉、硫酸钙泉、铁泉、溴泉、碘泉等,依其所含成分的特点,对各种疾病的治疗作用有一定的特异性。

五、泥疗法在康复中的应用

泥疗法(pelotherapy)是选择具有医疗作用的泥类,加温后敷于躯体以达到治疗目的的一种方法。

(一)治疗泥的种类

1. 淤泥　存在于海、湖、河、峡口、矿泉涌出地带等处的水底。

2. 腐殖泥　多由淡水湖沼中的黏土、沙和动植物残液等成分,经各种微生物,特别是硫化氢弧菌属的作用,分解而成。

3. 泥煤　草原和沼泽地,由于地质的改变和

与空气隔绝,各种植物的有机体在微生物作用下,长时间缓慢分解出腐败产物,与地下水或矿物质相互作用而形成泥煤。

4. 火山泥　系随火山喷出的地下半固体流体物质或随油气田从地下喷出的半液体物质。火山泥含有机物极少、含微量元素极多。

(二)泥疗的作用

1. 温热作用　治疗泥的导热性低,散热慢,加热的治疗泥能较长时间保持恒定温度。局部组织在泥的温热作用下,温度升高、毛细血管扩张、血液和淋巴循环改善、代谢增强,故可改善皮肤及局部组织的营养、加强组织修复与再生、促进慢性炎症、浸润、水肿、渗出液、粘连、瘢痕、血肿等的吸收和消散;提高局部组织器官直至整个机体的防卫功能;降低末梢神经的兴奋性和反射性;加强大脑皮质的抑制过程,因而具有镇痛、解痉等作用。

2. 化学作用　治疗泥中含有盐类物质、微量元素、放射性物质、有机物质、微生物、抗生素、胶体物质、气体成分等,这些物质被皮肤吸收后,作用于局部,甚至全身,产生相应的生物学作用的治疗作用,如改善组织营养,刺激组织再生,增强免疫力,抑菌,收敛,促进汗腺、皮脂腺分泌,抑制结缔组织增生等;泥疗还可使皮肤表层细胞蛋白质分解产生类组胺样物质,随血液和淋巴液的远行引起全身效应,如在一疗程的泥疗作用下,可产生脱敏作用。

3. 机械作用　治疗用泥具有一定的抗剪强度、良好的黏滞性和可塑性以及较大的比重,对皮肤可产生压迫、摩擦等机械作用,可降低末梢神经的兴奋性,促进血液和淋巴液回流,故有消肿、镇痛、解痉等作用。

4. 综合作用　增强消化功能,泥疗后胃液、胃酸、胃蛋白酶的分泌可明显增加;提高蛋白质、碳水化合物等代谢水平,可提高20%~47.1%;使血液中酶活性正常化,胆固醇下降、磷脂含量增高;增强凝血系统功能;可调整卵巢功能,改善月经周

期紊乱,减轻或消除妇科盆腔慢性炎症。

（三）泥疗方法

1.全身泥疗法 患者仰卧于泥浴池中,达胸部乳头高度,前额及心前区置冷湿布、泥浴温度为34℃~37℃,每次10分钟,每天1次或2天1次,10~15次为一疗程。泥疗后需用35℃~37℃的水淋浴将泥除去,并卧床休息20~30分钟。

2.局部泥疗法 将泥饼置于治疗巾上,再敷于需治疗的部位,泥温42℃~48℃;凉泥治疗,泥温为32℃~33℃,每次20~30分钟,每天1次,10~15次为一疗程。

3.体腔泥疗法 有直肠泥疗法和阴道泥疗法两种,按专门要求进行。

4.复合泥疗法 包括直流电泥疗、短波电泥疗等。

（四）泥疗法的适应证和禁忌证

1.适应证 风湿性关节炎、类风湿关节炎、外伤性关节炎、慢性脊柱炎、骨折、肌炎、扭伤、挫伤、血肿、创伤后遗症、术后粘连、瘢痕、腱鞘炎、滑囊炎、慢性胃炎、消化性溃疡、静脉炎、多发性神经根炎、神经炎、神经痛、慢性盆腔炎、慢性前列腺炎等。

2.禁忌证 急性化脓性炎症、心肾功能代偿不全、活动性结核病、出血倾向等。

六、森林浴疗法在康复中的应用

（一）森林中的自然疗养因子及其医疗作用

1.植物杀菌素 指高等植物组织内产生的杀菌物质。森林中含有丰富的植物挥发性气体和物质,对许多细菌和微生物具有杀菌作用,称为植物杀菌素。杀菌能力较强的树种有黑核桃、桉类、悬铃木、紫薇、桧、松、柏、柑橘等。树木分泌挥发性油类如丁香酚、天竺葵油、肉桂油、柠檬油等。它们挥发到空气中,能杀死伤寒、白喉、肺炎、结核等病菌,从而取得广泛消毒功效,提高空气的清洁度。在夏季林木分泌植物杀菌素含有挥发性的有

机物最多,1公顷松树林一昼夜分泌4.0kg至大气中,1公顷阔叶林约分泌2.0kg,1亩桧柏也分泌2.0kg。有森林地带的杀菌能力比无林地带的约高3~7倍。有的植物杀菌素已能提取或人工合成,对多种病原菌都有较强的抑制作用。这些属于有机物的天然气溶胶,不仅可改善空气的质量,而且作为生物活性物质,对呼吸、循环、血液等系统的一系列生理功能有明显的影响。

2.氧气 空气中的氧气含量平均为20.9%,变动在0.5%左右。实验证明,空气中的氧含量降至16%时,机体能完全适应,感觉正常;当氧含量降至14.5%时,机体通过加深呼吸、加快心跳进行代偿;氧含量降至11.3%时,机体就不能完全代偿;氧含量降至7%时,机体各种生理功能将发生严重障碍。没有植物的光合作用,地球上绝大多数生物及人类是无法生存的。绿色植物能利用光能,将二氧化碳和水合成有机物,同时放出氧气。据测定,树木的叶子要吸收2500L空气中所含的二氧化碳,才能放出1.07g氧气(图2-8-10)。

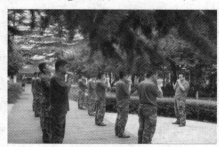

图2-8-10 高原人员在疗养地富氧环境中进行呼吸功能康复训练

3.萜类化合物 萜类化合物一般指含有两个或多个异戊二烯单元的不饱和烃及其氢化物和含氮衍生物。萜类化合物广泛存在于自然界,是植物香精油的主要成分。维生素A是多萜类化合物;天然橡胶是异戊二烯的高聚物,也可看成是多萜类化合物。针叶林中挥发性香精油类主要作用的物质是萜烯(C_5H_8),它在自然界分布很广,比水轻,为无色液体,具有香味,不溶于水,溶于乙醇。

它的氧化合物如柠檬醛、薄荷脑、樟脑等在生活中都有很重要的作用。香精油氧化时产生臭氧,臭氧的浓度随着气温的升高而增高;其中幼年针叶林中的臭氧浓度比老林内的高。臭氧具有明显的杀菌作用。

各种植物由于所含萜类化合物不同,分别具有各自独特的香味,有的可以起提神醒脑、镇静安神、降压、缓解疼痛等作用,有的可以杀灭各种病原菌,起到"植物杀菌素"的作用。

4. 空气负离子　空气负离子是由于太阳辐射、雷电运动、水浪撞击等物理作用,使空气分子电离而成。树枝叶的拍打,树尖对地面负电的传导过程都能产生负离子。森林上空负离子浓度颇高(每立方厘米2000~3000个)。负离子能调节大脑皮质的功能、振奋精神、消除疲劳,提高工作效率,降低血压,改善睡眠,使气管黏膜上皮纤毛运动加强、腺体分泌增加、平滑肌张力增高,有改善肺的呼吸功能和镇咳平喘的功效。空气负离子能增强人体的抵抗力,抑制葡萄球菌、沙门菌等细菌的生长,并能杀死大肠杆菌。因此,空气负离子又称"空气维生素""长寿素"。

5. 景观　明代医家龚运贤在《寿世保元》中指出:"山林逸兴,可以延年"。森林景观中美丽的风景、宜人的气候、清新的空气、洁净的环境是理想的景观疗养地。绿色是健康之色,在绿色的环境中,皮肤温度可以降低1℃~2℃,脉搏每分钟平均减少4~8次,呼吸慢而均匀,血流减慢,心脏负担减轻,紧张的神经系统可以松弛下来。此外,在安静、芬芳、优美、幽深的绿色环境中,人们的嗅觉、听觉和思维活动的灵敏性可得到提高。

(二)森林浴治疗方法

1. 治疗方法

(1)静息森林浴　即在指定的森林浴区内安静休息。适用于老年体弱、行动不便的疗养人员,可坐在轮椅或卧于浴床上进行。若同时配合静功或呼吸操效果更佳。每次30~60分钟,每天1次,定时进行。

(2)活动森林浴　即在指定的森林浴区内,进行各种健身活动,如攀登、跑步、散步、体操、气功、打拳、舞剑、划船等。适用于特勤保健疗养人员或体质较强的疗养人员,可集体或分散进行。集体进行时,应根据疗养人员体力状况、疾病类别、兴趣爱好等合理分组,以便有针对性地选配健身活动项目。一般每次1~1.5小时,每天1次,定时进行。

(3)气温20℃~30℃时的森林浴　可裸体或半裸体卧于浴床上进行,自第一次15分钟开始,每次增加10分钟,最后达2小时为止,每天1次,20~30次为一疗程。亚热带或夏季过热时森林浴可改在早上和有微风的地方进行,治疗时应少活动,以免产生过多的热量。

(4)气温14℃~20℃时的森林浴　必须使患者逐渐地由舒适的温度过渡到气温较低的环境中,治疗时间应减少些,可由10分钟开始,每次增加3~5分钟,最后可增加至30分钟,每天1次,20~30次为一疗程。森林浴时疗养员可适当活动,摩擦皮肤或做小负荷的体操活动。

(5)气温4℃~14℃时的森林浴　因气温较低不能立即适应,可先在室内或凉台上锻炼对较低温度的适应能力。选每日气温较高的时间进行,然后再逐渐进入低温森林浴,每次治疗时间可缩短,由5分钟开始,然后慢慢增加至20分钟,每天1次,20~30次为一疗程。

低温森林浴时可进行体操活动,气温愈低,锻炼活动强度愈强。这种森林浴后应很快给疗养员穿上衣服,使其立刻感到温暖。冬季气温更低时,可适当着衣在森林中散步、做体操、滑雪以接受森林气候治疗。

2. 准备工作和注意事项

(1)凡有条件的疗养机构,应对所在地林区的植物特性、气候状况、负离子浓度、医疗效用等进行调查,以便富有成效地开展森林浴疗法。

(2)合理划分森林浴区域,明确活动范围,设有休息场所、浴场及救护设备。

（3）凡欲行森林浴者，均应进行体格检查，并询问有无植物过敏史。工作人员要向康复疗养人员详细说明森林浴的作用、方法及注意事项，以取得合作。

（4）疗养员应在限定的浴区范围内活动，以免走失。医护人员要严格控制疗养人员活动强度，避免超限而加重病情。

（5）爱护浴区的花草树木和各种设施，注意公共卫生，防止污染及损坏，保护浴区良好的生态环境。

（6）保证安全，注意防火、防蜂蜇、防蛇（虫）咬伤及外伤等。

3. 适应证与禁忌证

（1）适应证 慢性支气管炎、慢性肺炎、轻型支气管哮喘、稳定性肺结核；自主神经功能紊乱、疲劳综合征、神经衰弱、精神衰弱；1～2级高血压、心脏神经官能症、轻度冠心病；疾病愈后康复；特勤人员保健性疗养、航天员航天飞行返回后早期康复性疗养。

（2）禁忌证 急性传染病、危重病患者、心功不全一级以上、3级高血压、心绞痛频繁发作、肾功能障碍、遇潮湿气候易加重病情的骨关节疾病或对某些植物、花草过敏者。

七、景观疗法在康复中的应用

（一）景观的医疗作用

景观在疗养中的作用非常重要，各类疗养地都必须有优美的自然景观和人工景观，以增加疗养情趣，活跃疗养生活，提高疗养效果。景观通过感觉器官，对大脑皮质和心理状态起到良好的调节作用，从而改善人体各组织器官的功能。同时景观疗养地美丽的风景、宜人的气候、清新的空气、洁净的环境等都是良好的疗养因子。

1. 景观疗法首先是一种心理治疗 从心理治疗的广义观点来看，景观疗法属于在医疗过程中优越的疗养环境对疗养员病态心理施加了积极的影响；从狭义的观点来看，景观疗法正是针对疗养

人员的焦虑、烦躁、抑郁、悲观、苦闷的心理状态采取的心理治疗措施。比如名山大川、广阔的海洋有利于陶冶情操，开阔胸怀、修身养性，消除烦恼，使负性情绪转向乐观、愉快、积极的情绪。

范仲淹在观赏岳阳楼后就写出了"不以物喜，不以己悲……先天下之忧而忧，后天下之乐而乐"的千古绝唱。人工景观同样有积极的心理影响，比如假山花坛、亭台水池、林荫曲径等园林艺术均能给人以美的享受，发挥赏心悦目的功效；建筑物优美的造型、房间内恬静淡雅的装饰布置，都能给人以舒适、轻松、愉快的感觉。

2. 景观疗法是一种综合治疗

（1）在观赏景物的过程中，植物的绿叶对人的心理有镇静作用，因为绿色使光线柔和，绿树丛中一些特有的色彩和芳香，闪动的光束和阴影，微风轻拂以及悦耳的鸟语、蝉鸣，都对人的视、听、嗅、触觉等起到良好作用，使中枢神经放松，并通过中枢神经对人的全身起到良好的调节作用。人们在紧张工作后来到疗养区，在海滨湖畔、林间、草地漫步，观日出，送夕阳，观赏大自然的美景，会很快消除疲劳，心旷神怡，精神倍增。

（2）除心理因素之外，在观赏景观过程中，无论是步行、爬山，还是划船都是一种良好的体育锻炼；兼有日光浴、空气浴、森林浴等作用，加之在疗养过程中有合理的生活制度、卫生营养以及其他治疗方法的综合利用都比单一疗养因子的疗效有所加强和提高，尤其是对体力或脑力过度紧张或心理矛盾而引起的一些身心疾病，如神经衰弱、自主神经功能紊乱、高血压、冠心病、肥胖症、更年期综合征等效果尤为显著。

（三）景观疗法在疗养过程中的利用

为了充分利用景观的医疗作用，应从三个方面进行工作。

1. 向疗养人员宣传景观的特点和对健康的有益作用，并介绍一些有关历史文化、民间传说以及神话故事，使他们对景观产生浓厚的兴趣和一睹为快的愿望，这样疗养人员在观赏时就能抓住重

点,全神贯注,仔细玩味,他们原来心中的烦躁、抑郁、焦虑等负性情绪就会溶化在赏心悦目的美景之中,心情逐渐趋于平静,心境则会豁然开朗,从而达到心理治疗的预期效果。

2. 要组织疗养人员集体观赏,集体观赏较单独观赏有其独特的优越性。集体观赏时,大家的愉快情绪可以互相促进,疗养人员之间也可以互助互惠,互相提醒,有利于预防意外情况。另外,优美的风景中有人的活动,风景才显得更加生动,人也是风景的一个有机的组成部分。

3. 在庭院里组织文体活动以欣赏院内景观。良好的园林艺术可以发挥与名胜风景同样的作用。疗养区不一定都是风景区,但每个疗养院都用园林艺术美化庭院。疗养人员的医疗体育和大部分娱乐活动均应在庭院内进行,院内优美的园林景观可以提高医疗体育的效果。

(四)景观疗法的注意事项

景观疗法要在医护人员的指导监督下进行。医护人员要掌握活动量,不使任何人因活动量过大而加重病情,要使疗养人员通过游览感到心情愉快而不疲劳。医务人员应陪同疗养人员游览,并在观赏景物时随时注意每个人的表情和动作,发现问题及时处理。医生应随身携带急救药品和器材,防止出现意外情况。医务人员还要兼任导游,向疗养员讲解名胜和典故,以提高大家的兴趣。组织游览不宜过度频繁,每周不超过2次,每次最好只观赏一处景色,使大家不致疲劳。

(五)景观疗养的适应证及禁忌证

景观疗养的适应证较广泛,除急性传染病、危重疾病以外均可应用,而且它无明确的禁忌证,完全可以根据每个疗养人员体质、病情的不同而采取有针对性的景观疗养措施。少数对某种花草树木过敏者,应避免接触致敏的花草树木。

(徐　莉)

第九章 >>>

康复护理

护理工作是康复工作中的重要组成部分，随着康复医学的发展而发展，为适应康复治疗的需要，临床实践中逐渐形成了一套专门的护理技术——康复护理。康复护理应用基础护理知识与技能，以及专科护理技术，对患者进行残余机能的训练，努力挖掘残疾者心理上、躯体上的自立能力，对患者进行残余功能的恢复，促进其早日回归社会。

第一节 康复护理内容、方法与技术

康复护理有悠久的历史，国内外专业人士已逐渐认识到康复护理是康复医学的重要组成部分，是为了适应康复治疗的需要，从基础护理中发展起来的一门专科护理技术。1987 年 6 月 11 日至 15 日，在北京召开了由中国残疾人福利基金会康复协会举办的"康复护理研究会"成立大会，大会上与会人员进行了康复护理方面的学术交流。该研究会旨在致力于康复护理研究，促进康复护理工作发展。

康复护理是指在康复过程中，根据总的康复医疗计划，围绕全面康复的目标，紧密配合康复医师和其他康复专业护理人员的工作，对残疾者和慢性病者进行的护理。康复护理除包括一般基础护理内容外，还应用各种专门的护理技术，对患者进行残余机体功能的训练，预防继发性残疾，减轻残疾的影响，以达到最大限度的康复。因此，康复护理是康复医学的重要组成部分。

一、康复护理对象、目的及内容

康复护理与一般护理不同，其对象、目的及内容如下：

1. 护理对象　康复护理的对象是残疾者和慢性病者，他们存在生活、工作和社会交往等能力障碍。患者的残疾和功能障碍给护理工作赋予了特殊的任务。

2. 护理目的　护士的基本职责是全心全意为患者服务，减轻患者病痛和促进患者康复。一般护理的目的是使疾病减轻或者痊愈，指导或帮助患者恢复健康，通常不包括解决患者的机能或能力的重建问题。而康复护理的最终目的是使残疾者（或患者）的残余机能和能力得到恢复，最大限度地恢复其生活活动能力，以社会平等一员的资格，重返社会。

3.护理内容　护理康复内容及特点如下。

（1）改善机体功能时期的护理

①观察患者的残疾情况，包括失去的和残存的机体功能。

②对于恢复机能手术的护理。

③预防并发症的护理，如褥疮、泌尿系统感染、关节挛缩和畸形、肌萎缩等的护理。

（2）功能训练的护理

①残存机体功能的强化训练。

②生活活动能力的训练，如饮食、更衣、移动、个人卫生等。

③辅助用具使用的训练，如患者使用假肢时，对其截肢残端的护理，穿戴与脱下义肢（假体）的指导，使用轮椅或者餐具的注意事项等。

二、康复护理方法

1."替代护理"与"自我护理"的方法　一般护理往往是采取"替代护理"的方法来照料患者，即患者在被动的状态下，接受护理人员喂饭、洗漱、更衣、移动等生活护理。康复护理则着重于"自我护理"。通过耐心地引导、鼓励、帮助和训练残疾者，使他们部分或全部自己照顾自己，以利于回归社会，适应新生活。

2.功能训练贯穿康复护理的始终　功能训练是康复护理的重要内容之一，其方法是通过对残余机能的性质、程度和范围的了解，结合护理工作进行康复功能训练，从而促进机能早日康复。

三、康复护理技术

（一）基础护理技术

1.临床护理　如空腔护理、皮肤护理、饮食护理、大小便护理等。

2.基本技术　如导尿、灌肠、注射各种药物、术前准备、输血、给氧、吸痰等。

3.病房管理　如病室环境、管理制度、观察病情及护理文书记录等。

（二）康复护理专业技术

1.体位及体位转移技术　掌握对不同性质、程度和类别的残疾者，给予不同的体位处理及体位转移技术。

2.早期预防并发症的护理技术　如适当的体位处理、呼吸功能训练、排尿及排大便能力的训练、关节活动能力的训练等技术，以预防发生褥疮、呼吸道感染、泌尿系统感染、关节挛缩畸形及肌肉萎缩等常见并发症。

3."自我护理"的技术　帮助和训练患者独立完成 ADL 动作。

4.假肢、矫形器、辅助餐具的使用指导以及训练技术　康复护士只有康复护理的知识是不够的，还必须学习运动疗法、作业疗法、心理疗法、言语矫治等方面的知识。康复护士掌握有关的康复知识与技术，不但有利于观察康复的效果，而且有利于与其他康复治疗密切配合，协调康复治疗计划的安排，病室的康复护理工作成为康复治疗的继续和延伸。

四、康复心理护理

护理心理学是应用心理学的理论，研究护患心理现象及其产生和发展规律的科学，是心理学和护理学相结合的一门应用科学。护理工作包含着重要的心理因素，可起到治病的作用。护士有较多时间接触患者，通过患者的言语、神情、动作、行为及家庭成员等方面，了解患者的心理特点和心理状态。护士用自己的言语、态度、仪表和行为影响患者，以减轻或消除他们的不良心理因素，使其在心理上产生安全感和信赖感，并增强其战胜疾病的信心和勇气。因此，护士不但要学好心理学，而且要具备良好的心理品质。

（一）心理护理的内容

心理护理贯穿在整个护理过程中，包含下列六个方面：

1.对门诊、急诊、出入院患者的心理护理。

2. 基础护理、治疗护理、手术护理以及康复护理的心理护理。

3. 责任护理、安全护理以及护理管理工作的心理护理。

4. 特殊患者的心理护理。

5. 患者自我护理的心理护理。

6. 医学工程应用中的心理护理。

（二）康复心理护理的方法

1. 支持性康复心理护理　护士用良好的语言,热情、和蔼及真诚的态度与康复患者交谈,进行安慰、支持、劝解、保证、疏导和环境调整等,常以个别交谈的方式进行。

2. 启发性的康复心理护理　列举典型病例向患者宣传康复医疗与护理的疗效或请康复疗效显著的同类残疾病友,现身说法,使之从中得到启发,激励其对生活的信心。

3. 集体康复心理护理　由护士主持,以集体讨论、交谈、听讲的方式进行,从护理的角度,对康复患者暗示、鼓励和相互支持。

4. 开展文娱活动　创造轻松愉快的气氛,使患者克服孤独感和自卑感,使其心胸开阔,增强社交能力。

（刘喜文　杜建伟）

第二节　战创伤康复护理

战创伤护理学是应用医学和护理学知识研究野战条件下战创伤救护、疾病防治与护理的理论、技术、方法和组织形式的一门应用性学科,是军事医学和护理学的一个重要分支。战创伤护理学的范畴包括战创伤分类、现代战创伤救护的特点与技术原则,各种战创伤的致伤因素、病理与临床特点、救治原则与护理,以及特殊环境下战创伤的护理方案与技术等内容。现代战创伤与过去相比,伤员发生的时间集中,数量大,而且伤情严重、复杂,战创伤护理工作直接影响医疗工作的质量,并

关系到伤员的生命安危,战创伤康复护理工作对于防止和降低战创伤病发率、死伤率和残废率,提高治愈率和归队率,争取伤员良好的预后,具有十分重要的意义。

一、战创伤护理的基本要求

现代战创伤护理的基本要求是战创伤护理工作应当密切配合战创伤分级救治工作,配合军医做好收容分类、救治分类和后送分类,按照时效救治的要求,争取在最佳时机,采取最适当的救护措施,达到最佳救护效果。遵循整体治疗护理原则,密切观察并及时记录伤员的生命体征和病情变化,严格执行无菌操作和消毒隔离制度。

二、战创伤护理的内容

战创伤护理主要包括分类与后送中的护理、战创伤救护技术、现代武器的致伤特点与组织修复培训、战创伤心理护理、战创伤营养护理、各部位战伤烧伤冻伤复合伤的护理技术以及特殊环境创伤护理等。

（刘喜文　杜建伟）

第三节　康复病房管理

康复病房是医院的一个基层医疗单位,是康复对象治疗疾病及进行部分功能训练的场所,康复病房的有效管理对患者的治疗和护理有着非常重要的作用。因此,康复护士应尽职尽责、全面做好康复病房的管理工作。

一、康复环境

（一）创造与功能障碍性质相适应的病房设施

做好各种环境准备工作,例如以坡道取代阶梯;各种开关、按钮、门把手、桌、台及洗涤池等均低于一般高度,以适应乘坐轮椅的患者使用;增加以盲文标写的路标、指示牌等设施,以方便失明者

辨认等。

（二）病室的选择与环境的要求

1.病室适宜的温度为 18℃～20℃，相对湿度为 50%，光线以自然采光为宜，噪音强度应低于 50～60dB，室内颜色明亮柔和，环境幽静素雅。此外，不同种类的残疾者对病室环境又有不同的要求。

2.使用轮椅患者的病室设计：门宽 1m，不设门槛，病床间距大于 1m，以利于轮椅移动。病床应与轮椅的高度相等，通常为 130cm，以利于患者作体位转移。如装有滑轮的床脚，在非移动时应保持制动状态，以免发生意外。

3.语言障碍者，应尽量不安排在同一病室，以免影响相互间的信息交流及语言训练的机会。

4.视觉障碍者，病室应避免有地面障碍物，室内物品摆放要合理、整齐。

5.重病患者，应安排在单间病室，以利于抢救治疗，患感染性疾病的患者，在条件许可的情况下，应与无感染疾病的患者分室，以避免交叉感染。

二、康复护理程序

根据不同患者的康复目标，有步骤、有计划地进行一系列的护理活动与措施，称为康复护理程序，包括五个阶段：收集资料→建立病案→制订康复护理计划→实施计划→评价再计划。

1.收集资料 护士通过对患者询问、观察及体检，获得其各方面的资料，如姓名、年龄、性别、现住址、出生地、生活习惯、性格、家庭情况、受伤过程、治疗经过、康复经历、入院时机能的残存能力、日常生活活动能力、心理状态及有无并发症等。

2.建立病案 全面细致地填写各种康复护理表格、护理病历及记录，使之条理化、档案化，便于应用。

3.制订康复护理计划 根据上述病案资料，进行综合分析、归纳整理，找出护理目标，制定康复护理计划。

4.实施计划 根据护理计划，采用切实可行的护理措施，逐项贯彻、落实，以保证计划的实现。

5.评价再计划 经过一段时间的实施后，对护理效果给予评价，总结成绩，找出不足之处，再制订出新的护理计划，再实施、评价。如此循环，直到患者康复出院。

三、康复护理病历

病历是医院各种医疗文件中的一种，是患者入院就医的重要记录。康复护理病历除包括基础护理病历的内容外，还应着重记录有关康复护理的内容。

1.入院时基本情况记录，包括一般情况、体检结果、病情记录。

2.残存能力的评价（ADL 能力评价）。

3.护理目标及护理措施。

4.训练过程中的机能评价。

5.出院前 ADL 评价记录，提出存在的护理问题，出院前的护理指导。

康复护理病历必须书写及时，文字简练、清晰，描述准确、到位，且有系统性和连续性，用规范标准进行评价。

（刘喜文　杜建伟）

第三篇

战创伤康复技术应用

　　参战官兵在战伤后往往出现不同程度的损伤、功能障碍甚至残废,利用物理疗法、医疗体育、心理干预以及各种康复医疗手段,可以使其功能障碍或已丧失的功能得到最大限度的恢复,尽最大可能重返战场,恢复战斗力;当丧失的功能不可恢复时,可以通过分级诊疗机构进行矫形手术、矫形器、辅助器、功能训练等来重建功能或建立代偿功能。在战伤后最大限度地提高伤员归队率和保持战斗力,最大限度地降低残废率,达到重返部队、社会和家庭是战创伤康复的目的。

　　欧美军事强国提出了"医疗与士兵"同在的理念,尤为重视战场前沿大批量伤员快速救治新技术与急救器材的研究,将医疗救援尽量前伸,加强建立无缝隙的医疗救援体系。重视严重战伤院内并发症发生机制与防治、高新武器致伤特点与机制、颅脑伤、损伤组织修复与再生等研究。我军分别在战创伤急救、损伤控制外科、休克复苏、并发症防治以及组织再生修复等方面取得了一系列重要进展,为提升我军现代战争条件下卫勤保障能力提供了强有力的技术支撑。我军未来在战创伤领域应以适应现代战争和执行多种非军事行动条件下卫勤保障需求为立足点,以显著降低战创伤死亡率和伤残率、全面提升军人健康为目标,大力加强战场前沿大批量伤员的快速救治能力,以及三军联合作战条件下战伤救治组织、救治技术和战创伤救治的转化医学研究,不断提升我军应对多种安全威胁和完成多样化军事任务的卫勤保障能力。

第一章 >>>

战伤康复概述

战伤康复是战伤救治中极其重要的部分,从物理医学与康复医学的发展历史来看,每次战争的爆发都客观上促使了物理医学与康复医学的发展。一战期间,交战国的各级医疗单位较好地利用物理疗法,明显地提高了伤员的归队率,战后许多国家的理疗事业都发展迅速,战伤的康复也开始受到重视。二战期间,苏联在战伤的理疗方面开展了大量工作,伤员的归队率高达72%。美国医学家 Rusk 对伤残军人系统地应用了各种康复医疗措施,取得明显效果,战后他根据自己对伤残者康复治疗的经验,在理论和实践上提出了康复医学的一些基本原则,在他的大力提倡下,康复医学开始形成一门医学专业,可以说现代康复医学是从战伤医疗延伸出来的。

第一节 战伤后早期康复理念

实践和研究表明,在整个康复过程中,早期介入康复措施,对康复效果、减少伤残率,甚至重返社会和融入家庭都起到决定性作用。随着军事医学的演变,战伤康复逐渐受到国内外军队的关注和重视,尤其是早期康复问题被提出并不断展开研究,已经得到了广泛认同。

一、军事医学的演变

随着军事和医学科学技术的发展,军事医学的研究范围从最初的战创伤救治扩展到了对军人身心健康的全面保障。随着军事医学的发展,各国对军事医学的认识也在不断深化,对军事医学概念的理解更加深刻,表述更加清晰。美军医科大学军事与紧急医学部的卢埃林博士认为:"军事医学是一门学科,它由广泛运用跨医学学科的著作和学术活动来支撑。军队医生通常认为存在一个针对军事单位医学问题需求的知识体系,而且该知识体系与医学科学实践的需求是不同的。"苏联学者同样认为:"军事医学是研究部队保健、战伤和疾病发生及其经过的特点、医疗后送保障(在平时是医疗预防保障)、卫生保障和部队防疫以及卫生化学防护保障组织的科学。"可见各国都已认识到军事医学全维保障的重要性。例如提出军事医学以预防医学为重点不是简单的一种思维方式的转换,它是美军总结几十年来军事医学发展的经验而得出的结论,这是适应战争由机械化半机械化向信息化战争转变的必然,是美军在 21 世纪非接触式战争"零伤亡战略"的一个目标;而俄罗斯强调军事医学要给部队成员提供保健的功能,保健的范围远远超出救治伤病的范畴。军事医学不仅要为军队提供平战时的医疗服务,更要为部队保健做出贡献;军事医学不仅要超越伤病治疗的狭小范畴,更要成为提升部队全面健康,推进人类健康事业发展的先遣力量。

因此重视军人健康,实现军事医学重点的转变是军事医学发展的必然趋势,军事医学将向全维保障的方向发展。军事医学的研究从过去的专注于战伤救治领域扩展至今天的战斗力强化、维持和恢复领域,是社会发展的结果,是科学技术发展的必然趋势。以现役军人为主要研究对象的军事医学向征兵前兵源健康和军人退役后医疗保障两个方向延伸。军事医学不仅关心士兵的生理健康,而且关注由军事作业和军事行动等带来的各种精神和心理问题。在战时,军事医学的具体保障以单兵健康为开端,注重受伤后"黄金小时"的医疗处置,通过后送途中周全的医疗护理、早期康复,延伸至战区医院康复护理,从而构成卫勤保障的无缝链接系统。以远程医疗、虚拟现实技术为代表的先进技术则为军事医学的跨地域行动提供技术支持,医学专家甚至民间普通医师不必身临现场,就可实现前线外科手术的远程指导,这样可以充分调用大量的优质医疗资源,为挽救更多的生命提供可能。

目前,军事医学给部队官兵所提供的健康管理已经超出传统意义上的健康内涵,转而以战士作战效能的提高为其奋斗目标。按照军事行动战术、战役和战略三个层次的划分,军事医学划分的三个层次中:战术层次主要是指医学的直接运用,包括直接的患者护理、伤员后送,由医学人员指挥和控制的医疗元素也包含在该层次;战役层次包括医学人员给决策指挥官提供专业化的医疗建议,如计划预防医学行动、规划医疗后勤、根据战地计划布置医院、伤亡估计等;战略层次主要围绕

疾病威胁的预测、医学研究、可能的军事机动所需要的医疗伴随保障等。康复医学的发展突破了传统时间段,已介入预防、治疗全过程,起到早期康复,有效降低残疾率的作用。而且早期康复的理念和措施可以在战术层次中应用,对后期伤病康复起到很好的效果。

二、外军战时卫勤组织与战伤救治经验

1. 俄军战时卫勤经验总结 俄联邦卫生部总结了俄军 20 世纪后半期的战争行动,与车臣战争的卫勤保障情况相比较,得出如下结论:

(1)卫生减员取决于战争特点和武装冲突的强度。与第二次世界大战相比,车臣战争中轻伤员增加了近 50%,其中头部伤增加了近 30%。伤员中,合并伤占 28%,多发伤占 20%。

(2)按伤情轻重组织伤员分流具有重要实践意义。车臣战争中,轻伤占 38%,治疗时间 20 天;中度伤占 27%,治疗时间 60 天;重度伤占 28%,治疗时间 60 天以上;危重伤占 7%。

(3)加强一线快速救护和伤员空运后送。俄在车臣战争中,伤员伤后 5 ~ 15 分钟内初期救治达 93%(其中自救 3%、互救 84.7%、卫生员救护 2.6%、助理军医救护 1%、医生救护 1.7%)。从团一级开始广泛采用直升机后送 50% ~ 70% 的伤员。

俄军在车臣战争卫勤保障中派了"医疗加强组",在战地医院加强对伤员的麻醉和复苏救护。从实践看,该级救治机构要解决的主要问题是伤员血容量低和急性呼吸衰竭,伤员死亡的主要原因是脑损伤和急性大出血。

2. 美军 21 世纪初战场伤员救治 美军 21 世纪初确定的未来战场伤病员救治策略是在战区只给予必要的救治,然后快速空运后送到确定性医疗机构,后送途中保持优质治疗措施。将战区伤病员救治和管理分为四个阶梯,即第一反应(伤后 5 ~ 10 分钟在战创伤初发地点为稳定伤情给予必要的初救)、前方复苏手术、战区住院治疗、后送途

中救治。

美军21世纪初的战伤救治研究计划,侧重研究危及伤员生命的战伤救治,研发战场前沿和后送途中使用的救治技术与装置,重点研发医疗技术和材料。对危及生命的战伤进行早期治疗,延长"黄金时间"救治时限,降低失血阵亡率和伤死率,在提高军事医疗能力的同时减少医疗后勤需求。

3. 外军的卫勤保障经验的启示 外军的卫勤保障经验对军事医学的发展有重要启示作用,即卫生减员随战争强度、军事实力、作战样式、持续时间等不同而差距很大;合并伤和多发伤呈增多趋势,失血、脑损伤和急性呼吸衰竭是主要伤死原因;群体伤员救治作为野战外科研究的重要问题;按伤情轻重组织伤员救治有重要实践意义;加强一线救护和伤员空运后送是战时卫勤保障降低卫生减员率的一条成功经验。

4. 康复策略分析 车臣战争中轻伤伤员增加了近50%,轻伤伤员占总伤员的38%,治疗20天,后送治疗康复后重返战场。其头部伤增加了近30%,卫勤保障中派了"医疗加强组"在战地医院加强对伤员的麻醉和复苏救护,快速通过手术治疗以救治生命,与此同时考虑了脑血管术后体位、功能治疗等康复治疗的干预问题。美军在战场伤病员救治中采用的策略是在战区给予伤员必要的早期治疗,按伤情轻重组织伤员救治对后期康复有重要实践意义。

三、康复医学发展在伤病救治中的作用

康复医学是在战争中不断发展的,苏联 Voen Med Zh 报道:1941—1945 年的卫国战争期间苏联选择疗养院对患者和伤者进行治疗,并在军队疗养院建立医疗康复中心,组建神经外科、胸腹科、创伤、普通外科、烧伤、生理神经等康复科,将参加局部战争和武装冲突中的军队受伤人员组织到疗养院进行康复治疗,取得了良好的效果;第二次世界大战时,英军正式设立康复中心,经过康复治

疗,77%的战士重新回到战斗岗位,此后,康复医学在西方国家得到较快发展。由此可见,康复医学从一开始就是为战争服务的。美、英、德等西方国家和军队之所以如此重视康复医学,战争因素起了核心推动作用。目前美国仅陆军中就有4.7万名士兵因伤病需要接受康复治疗,1.82 万名士兵正处于伤残康复的过程中,为使伤残者得到很好康复,美国花巨资扶持 206 所康复中心。德国全国有200 多所康复机构承担军队伤残人员的康复任务,明斯特疗养院就有15% ~20%的康复者是德军士兵,这些士兵大都是伊拉克、阿富汗战争伤残人员。可见,康复医学在战争医疗救治中不可缺少。

康复专家研究认为:一位创伤患者从手术到最后能有较高质量的生活或重返战场,外科手术只在这个过程占有 1/3 的作用,康复治疗及训练占其余2/3。近代医学研究表明,积极进行康复治疗可以明显延长患者寿命,降低36.8%的死亡率。而且随着康复医学的发展,康复医学已进入医疗的全过程中,并且早期康复治疗对后期降低伤残率有重要影响,尤其在战伤救治中康复理念的树立、康复措施的早期介入,为后期伤病员康复、重返战场起到很大作用。

四、早期康复理念的建立

近年来,临床-康复一体化得到重视和发展。例如:颅脑战伤可导致伤员意识丧失、记忆缺失和神经功能障碍,是现代战争伤员死亡的重要原因之一。在战伤救治中,康复医学早期介入和全程康复的理念正在被人们所接受,早期的康复治疗不仅可以有效配合临床救治以促使残损创面的消炎、愈合以及缓解疼痛,还可有效减轻残障程度,对于减轻战后社会负担有着积极而重要的意义。我国青海玉树地震发生后,为了防止并发症,有关专家就地震伤员后续治疗提出康复早期介入,原卫生部迅速启动自然灾害卫生应急一级响应,将较多重伤伤员尽快转出,从后送途中到后方医院

救治、康复逐渐形成顺畅机制。2009年1月,在美国军队伤员高级监管委员会经过16个月的伤员康复实践评估后,美国国防部和退伍军人事务部联合推出"国防部基石工程——士兵康复计划"。该工程计划旨在帮助在从伊拉克和阿富汗战场回归人员、伤员、病员和战争创伤受害人员完成从军人到社会大众成员角色的转换。它包括4部分:生活计划、康复计划、勇士康复与社会生活过渡分队训练计划和"黄皮书"信息指南。2014年3月25日,Rusk等大力提倡康复医学,把战伤的康复经验运用于和平时期。美国成立康复机构,从临床处理早期就引入康复治疗,康复医师及治疗师参与临床治疗计划。

《"健康中国2030"规划纲要》提出"早诊断、早治疗、早康复"的思想,以缩短医疗过程,提升疗效,减少无效医疗行为,从而把康复治疗的入口前移,康复早期介入逐步形成常态。临床学科与康复医学科以各种形式紧密合作的骨科康复、神经康复、心脏康复、呼吸康复、重症康复等都逐步开始在各级医院展开。这种局面不仅可以极大地提升临床效果,而且有利于减少无效医疗,改变医疗结局的观念,同时也为全面实现预防-治疗-康复三结合的医疗方针提供基础。而在战时伤病员在前方医院治疗结束,经过后方医院救治病情稳定后转入康复科或疗养院所属康复医院或康复中心进行专业的全面康复,是战时对伤病员康复的重要环节。

围绕新时期国防战略和主要任务方向,着眼未来信息化战争作战样式和新型武器损伤,参考美军"无缝卫勤"原则,把康复技术融入现行医疗后送体系与装备体系中,与装甲救护车、救护直升机、空中医院、医院船等机械化医疗后送装备应用建立无间隙衔接关系,准确及时地识别和跟踪、评估伤员救治与康复。不断研究战时伤病员康复保障办法,细化人员编组、装备配备、前出机动、后方展开、康复治疗衔接等方案预案。因此,康复医疗工作应狠抓平时、着眼战时,缩短战时伤病员康复周期,提高战时伤病员机能恢复,减轻战时野战医院、后方医院医疗压力,发挥疗养院战时职能作用,为促进战时伤病员康复、提高部队战斗力做准备。

(徐 莉 陈活良 杨敏清)

第二节 战伤救治中的早期康复

现代战争卫勤保障特点要求不断提升战伤救治康复保障策略,在战伤康复中提出早期康复的理念,为实施早期康复提供有利条件。

一、战伤伤员的特点

1.伤员数量大 在现代化战争中,一次战斗或战役可产生成千上万的伤员,加上伤情复杂,不仅有常规武器伤,还有化学伤、核武器伤等伤情,而且多是复合伤、多处伤和合并伤等伤型,战伤的康复治疗工作任务重大、情况复杂,这就要求有组织、有计划地实施救治工作才能顺利完成任务。

2.康复人员病情重 战伤的康复治疗时机主要在专科治疗以后(伤口愈合后一个月以上)。多数是重伤员,后遗症多,治疗时间长,如慢性感染伤口、褥疮、骨髓炎、颅脑损伤后遗症、脊髓损伤后遗症、周围神经损伤后遗症、瘢痕与粘连、关节功能障碍等。按战伤的分级治疗(通常划分为战术后方区、战役后方区和战略后方区),康复治疗主要是在战略后方区进行。现代战伤,救治手段、时机、事宜技术不合理常常导致伤员肢体残废,因此按战伤后康复的需要,在负伤后的第一天起就应该着手进行康复医疗的安排,这样才能最大限度地恢复伤残肢体的功能。对战伤后可能出现肢体功能障碍或残废的伤员,在早期救治和后续治疗中就应尽早安排康复治疗。

3.战伤容易引起伤残 战伤康复的大量工作

主要是功能康复,特别是肢体的功能康复,战伤康复的任务是要尽最大努力做到能够使伤而不残、残而不废、废而不息。

4.战伤发生环境特殊 战时环境复杂多变,在高原、高寒、高热及缺氧、缺水等环境下,给战伤救治与后送时采取康复治疗措施带来许多困难,甚至可能加重病情,给康复治疗最佳时机的选择和降低致残率带来了困难。

5.战斗应激比例增大 由于战场环境复杂,官兵面临心理应激程度复杂、多变,且比例不断增大,严重影响部队战斗力。

二、外军战伤救治与早期康复

以美军、俄军为首的军事大国,近年来战争不断,战斗力发展经历多次转型,为提高军人战斗力也经历了体能型、体能技能型、体能技能智能复合型与人机结合效能型军人综合能力的转变,即结合"全生命周期保障",将全维保障的概念延伸到伤病康复领域,拟在战术、战役、战略中早期介入康复措施。

1.战术层面 战术层面主要包括战场救护、心理干预、伤员后送或其他卫生人员指挥和控制的医疗元素。该层次时间瞬息万变、分秒必争,以救活生命为主,为了减轻后期伤病员的残疾严重程度,树立早期康复的理念,从搬运、肢体摆放及残肢及时处理,为后期康复降低残疾率,能够重返部队起到非常好的作用。如有脱离肢体应及时收集并放入干净袋子在冰环境中储存,并在伤票中标明。参照美军《战术作战伤员救护指南》(TC-CC),前线部队根据综合保障伤病员的需要而配备物理治疗师,让其开展伤病员的早期物理治疗,提高康复效果。

如图3-1-1,20世纪末英国军队战伤救治流程中,在营急救站之前的后送分四级阶梯,从第一级重症治疗开始就介入康复医学,在第二级中设有专门康复室,早期康复已经前移到战术及战役层次。

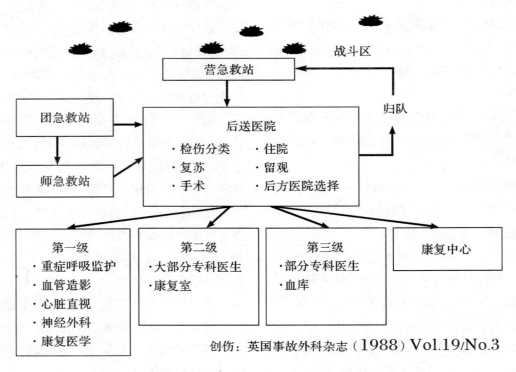

创伤:英国事故外科杂志(1988)Vol.19/No.3

图3-1-1 20世纪末英国军队战伤救治流程中营急救站以下后送分级

（1）火力掩护下救护　即在敌方有效火力威胁下对伤员实施的救援。本阶段以救治生命、减少伤亡为主。

①对敌战斗：即要求尚能战斗的伤员进行火力反击。如有必要，身边或附近战友则要提醒伤员继续战斗。出于对自身武器装备的自信与依赖，美军非常注重以优势火力压制敌人，并将其视为火力掩护下救护最重要的信条，即所谓"以优势火力反击敌人，就是最好的医药"。

②伤员避险：即伤员自行隐蔽或提醒其隐蔽，或者将伤员转移隐蔽。如果伤员身处燃烧的汽车或建筑物内，战友将其解救出来，并立即扑灭身上火焰。

③止血技术：单纯从技术层面看，火力掩护下救护能够采取的急救技术几乎仅有一项救命技术——止血。也就是说在战术上可行的情况下，对致命性外出血给予止血，包括提醒伤员自救止血，对肢体大出血以自救或互救形式扎止血带止血。值得注意的是，在火力掩护下救护阶段，扎止血带方法十分简捷，即隔着衣袖或裤腿在伤口近心端快速扎上止血带即可，不必直接扎在皮肤上及追求扎上止血带位置精准。

（2）战术区域救护　指脱离敌方有效火力威胁后对伤员实施的急救。战术区域救护首先是立即给精神状态异常的伤员解除武装，其目的是防止伤员误伤自己和战友；其次是从技术范围看，战术区域救护是 TCCC 的核心。

（3）战术后送救护　"战术后送"一词是美军近年使用的新军事术语，其形式有两种——医疗后送和伤员后送。前者指的是利用专用医疗机动运输工具（例如救护车）后送伤员。此类运输工具不具备作战用途，其上涂有红十字标识，内部配备急救装备、药材和医护人员。除非迫不得已，否则战术后送应尽量采用此种形式。后者指利用非专用机动运输工具（例如汽车）后送伤员，其上未配备急救装备、药材和医护人员，但可能临时配备快速反应部队或近距离空中支援。战术后送救护属于医疗后送，其技术范围与前一阶段大体类似，但略有增加。

2. 战役层面　战役层次主要是制订预防医学行动计划。分队后勤规划包括Ⅰ级、Ⅱ级、Ⅲ级、Ⅳ级、Ⅴ级卫勤保障。

（1）Ⅰ级卫勤保障　Ⅰ级卫勤保障是对受伤士兵进行初步的医疗救治。陆军在整个作战地带（CZ）和后勤地带（COMMZ）都提供Ⅰ级卫勤保障。Ⅰ级卫勤保障力量主要是指战场卫生队和卫生排，其保障任务包括搜集伤员和后送伤员、紧急医疗救治（自救/互救、气管插管）、疾病预防、常规门诊治疗等。如果作战部队未配备Ⅰ级卫勤保障力量，则由Ⅱ级卫勤保障力量对其提供相应的卫勤保障。

（2）Ⅱ级卫勤保障　Ⅱ级卫勤保障除了具备Ⅰ级卫勤保障的救治能力外，增加康复措施，例如增加了牙科医学、检验医学、X 射线检查和伤病员伤情观察等救治内容。Ⅱ级卫勤保障也分布于作战地带（旅、师、军）和后勤地带。Ⅱ级卫勤保障力量包括前沿支援卫生连（Forward Support Medical Company）、主要支援卫生连（Main Support Medical Company）、师支援卫生连（DSMC）、旅支援卫生连（BSMC）、师空运后送卫生连（DACMC）等。部分Ⅱ级卫勤保障力量还可以提供验光和精神卫生保健服务。此外，前沿外科手术队（FST）可以对后送前需要进行外科手术治疗的伤员提供卫勤保障支持。

（3）Ⅲ级卫勤保障　Ⅲ级卫勤保障力量是指战斗支援医院（Combat Support Hospitals）。野战医院可以向各类伤员提供内科、外科和精神卫生和康复治疗方面的治疗服务。一部分医疗治疗外增加物理治疗、功能训练、心理干预等促进伤员康复，返回战场。另一部分伤员如有残肢伤员病情进一步稳定后，可以被后送至后勤地带或战区以外的地点接受肢体栽植及康复治疗。

（4）Ⅳ级卫勤保障　Ⅳ级卫勤保障力量通常也是指战斗支援医院，其救治能力与Ⅲ级卫勤保障中的战斗支援医院相似，但是两种战斗支援医院在可移动性和模块化特点方面有所不同。Ⅳ级卫勤保障力量可以为伤病员提供进一步的医疗救治，以稳定伤员病情，为将其后送到美国本土进行治疗提供保障。康复治疗全面介入，进行断肢（指）再植及康复治疗、功能训练。

（5）Ⅴ级卫勤保障　Ⅴ级卫勤保障是指在美国本土的医院为伤病员提供最终的确定性治疗。提供治疗服务的医院并不仅限于军队医院，也包括退伍军人事务部和地方医疗机构下属的医院，比如国家灾害医学系统（NDMS）下属的医院。进行康复治疗和功能训练、残疾评估。

3.战略层次　主要围绕疾病威胁的预测、医学研究，可能的军事机动所需要的医疗伴随保障等。伤病员开展临床治疗，肢体进行功能评估，开展康复计划及康复转归。

三、美军战时心理卫生保障与早期康复

军人心理保障工作在平时和战时各有侧重。战时工作主要包括战斗与行动应激控制、战争精神病防治、创伤性脑损伤诊治、自杀预防和战场精神卫生问题评估等。

1.战斗与行动应激控制　战斗与行动应激控制由精神病医师、临床心理学家、社会工作军官、精神卫生技师、精神卫生护士、随军牧师等共同承担，战斗应激控制卫生连、战斗应激控制医疗分队和师精神卫生组在战场、作战地带级保障区域内开展工作，工作内容包括部队评估、咨询与培训、创伤事件处置、恢复士气、战斗与行动应激伤员分类、稳定士兵情绪、帮助士兵归队、行为健康治疗和康复锻炼。

美军认为，战斗应激控制的关键有3个方面：保持部队的士气和凝聚力，关心下属，做好紧急事件的预防；建立重要事件报告制度，随时掌握紧急事件的情报；在治疗期间保持对伤员康复的良好预期，并保持严格的军纪。美军第6490.5号国防部指令中规定战斗与行动应激反应控制应遵循6项原则（BICEPS）：尽快处理（72小时以内）、立即治疗（越早越好）、密切接触（不脱离战场）、期待康复、靠近前线（与其他伤员隔离）、措施简单。并要求战斗应激反应与其他伤病分开单独统计。该文件还要求各军种分别制订防治实施细则。

根据陆军野战手册《战斗与行动应激控制》（FM4-02.51，2006）关于战斗与行动应激控制分类规定，将战斗与行动应激反应病例分为需现场帮助、需休息、需观察和需后送的病例。需观察的病例在二级军队医疗机构或战斗与行动应激控制士兵康复中心治疗。需后送的病例则后送至三级军队医疗机构或更高级别的卫生单位治疗。

2.战争精神病防治　美军派遣大量心理工作者，成立应激控制小组和精神病科医师工作站开展战争精神病防治。据精神卫生咨询队报告显示，截至2009年，伊拉克战场上行为健康保健人员与战场部署人员的比例为1:627，其中精神病专家（精神病医生、心理专家和精神病护士）为1:1424；阿富汗战场上行为健康保健人员与战场部署人员的比例为1:1123，其中精神病专家（精神病医生、心理专家和精神病护士）为1:2194。美军强调战争精神病三级预防：战争精神病的初级预防涉及基本战斗训练、各个专业高级训练，相关教育和培训，避免军人遭受创伤，此外，初级预防还强调部队团结和士气，增强部队凝聚力和团队精神是避免部队成员出现精神病的重要措施之一。美军拟定应对各种精神病症状选用药物的清单，并建议将这些药物纳入参战精神病科医生的处方集，更新野战条例相关内容，指导精神病科医生临床用药。帮助伤员正确认识创伤后正常的心理反应。密切观察可能发展为创伤后应激障碍、药物滥用或其他疾病的伤员。对伤员康复强调长期的生理和心理支持，美军军人治疗机构和退伍军人健康管理机构负责伤员的治疗，并为高危军人提供精神卫生服务资源。

3. 创伤性脑损伤诊治 2001年10月以来,美国派遣到阿富汗和伊拉克战场军人达164万人次,19.5%的军人或退伍军人报告患有创伤性脑损伤(TBI),即32万人。创伤性脑损伤已经成为伊拉克和阿富汗战争的"标志性损伤",引起国防部和退伍军人事务部的高度重视。美军近几年开始重视创伤性脑损伤,采取各项措施开展军人创伤性脑损伤的预防、鉴定、治疗和康复工作。部署在伊拉克和阿富汗的美军军医、护士和战地卫生员使用"简化创伤性脑损伤筛查"和"军人急性震荡评估"和"参战军人轻度脑损伤评估法",对脑损伤伤员进行评估。

4. 自杀预防 美军制订军队自杀预防计划,在战场内开展自杀预防培训。针对前方作战部队提出以下建议:

(1)指定专人负责监督管理自杀预防计划实施。

(2)领导和军人保持警惕性,确保有自杀危险的军人接受适当帮助。

(3)提供危机干预技巧培训。

(4)行为健康专家通过标准化自杀事件报告系统监督具有严重自杀企图的军人或报告自杀事件。

(5)营造良好氛围,鼓励应激不良军人寻求帮助。

(6)行为健康保健最大限度地保证军人归队。

美军成立了自杀预防委员会,总结并制定驻伊拉克多国部队适用的自杀预防策略和方法;评估战区内自杀趋势和自杀行为;为领导机构提出自杀预防建议。美陆军卫生部开发陆军自杀事件报告系统,监视所有军队的自杀和自杀行为。

5. 战斗意志训练 美陆军军医署发布战斗意志训练作战指令,提出在部署前、部署中和部署后开展相关的心理应激培训——战斗意志训练。美陆军卫生部中心与学校成立了战斗意志训练系统办公室,主要负责陆军战斗意志培训任务。战斗意志训练的核心内容是鼓励官兵重建自信心,进行科学的危险性评估,以提高应对能力;鼓励官兵

克服挫折,积极面对灾难与挑战,保持心理健康。

6. 战场精神卫生问题评估 2003年以来,美军紧急派遣精神卫生咨询队和精神卫生特遣队等心理健康医疗队奔赴伊拉克和阿富汗战场,对军人进行心理调查、评估和辅导,开展自杀情况调查分析与自杀预防措施研究。精神卫生咨询队每年向美陆军卫生部提交研究报告。国防部、各军种卫生部和国会根据精神卫生咨询队与精神卫生特遣队的建议改进了战场心理卫生保障工作。

四、我军战伤救治早期康复工作的启示

我军战时根据救治时效分级救治,分为急救、早期治疗、专科治疗、康复治疗四级;各级医疗救治机构应当按照时效救治的要求和作战的实际条件灵活组织和执行四级医疗救治的分级原则。为了减少伤残和功能障碍,康复治疗可渗透急救和早期治疗期,使康复措施贯穿始终。在平时医疗后送中装备和设施实现医疗与康复衔接与后送的有机结合,满足无缝与时效的要求。

1. 早期康复介入 早期康复介入常抽组康复医疗队5~7人,心理康复医疗队4~5人,在战役层次,主动进入野战医院、中心医院,积极参与医疗救治。按照康复治疗适应证,开展早期的康复介入、康复治疗。加快组织协调需要到疗养院转入患者资料,以提高康复治疗效果。

2. 伤病员康复后送方式与要求 根据不同作战方向,研究确定相应后送保障方式。根据作战规模、作战地域特殊环境的特点进行分批次后送,在森林、滨海城市等温暖、富氧、高气压的地区实施康复治疗,可取得较好康复效果。大批伤病员后送方式:疗养院在战时处于战略后方区救治机构,主要通过战术后方区、战役后方区转送伤病员,实施专科治疗和康复治疗。后送过程中要求,结合战伤治疗情况分类,综合作战规模、地区、对象等具体情况,在康复后送中转站实施早期康复治疗,对危重伤员如昏迷的高原脑水肿患者、伤口有严重的厌氧菌感染或脑外伤伤员,换乘快速后送

工具,战时实施越级后送,以提高康复救治效率。

3. 康复治疗管理 伤病员到中心医院、疗养院后,将伤残患者进行分类收容,按伤残情况分组,在不同的康复疗养区、科室留治,形成分类保障、综合管理的模式,按照定期评估效果、康复返队形式流转。康复治疗中由临床医师、理疗医师、作业疗法医师、语听治疗医师、护士、政治和心理工作者等组成的康复综合治疗小组,采集完整的病史,对全面体检和各种功能测定进行分析,确定伤病残程度,制订综合治疗计划。在康复技术上,注重中西医结合、康复与临床结合、康复治疗与康复工程结合,在康复方法上发挥疗养院自然疗养因子的优势作用,做到因病施治,综合治疗。

(徐 莉 陈活良 杨敏清)

第三节 美军战伤康复的卫勤保障

美军重视战伤伤员的综合性康复,现有 3 个康复中心,分别位于休斯敦、华盛达特区和圣地亚哥,全面负责美军伤员的康复。这些中心的治疗方式超越传统的康复理念,其目的是促进这些伤员尽快返回原有工作岗位和尽快融入社会生活。在战地医院中配备物理治疗师的历史悠久,他们的经验显示,在越靠近战区的地方部署物理治疗师,加强战现场康复治疗,对伤员的功能康复、减少经济支出、促进更多的伤员返回原有战斗岗位,进而减少伤员后送数量的效果越好。据统计显示,阿富汗战争后送的 23 719 名军人中,肌肉骨骼系统的急慢性损伤占所有后送伤员的 23.8%。而在战区部署物理治疗师以后,这类伤员的后送比例大大降低了。

一、美军战伤救治康复的管理机构

1. 陆军伤员康复司令部 2009 年 5 月 11 日,美军陆军宣布正式成立为旅级单位的陆军伤员康复司令部,该司令部隶属陆军卫生部管辖,是在整合了原陆军卫生部的伤员康复办公室、陆军人力资源司令部的伤员康复计划及陆军参谋长办公室下属的伤员护理与康复办公室 3 个机构的基础上组建的,负责指挥现有的 36 所陆军伤员康复机构和 9 所社区伤员康复机构,共涉及 9500 多名伤病员。其主要职责包括:推动、实施、监督、协调指挥伤病员护理与康复计划;与陆军部、陆军卫生部、其他军种、政府机构及国会进行相关工作;制定伤员康复的评估标准;监督、监管陆军预备役的伤员康复工作。

2. 伤员康复部队 近年来,美军陆军先后成立伤员康复营、伤员康复旅,对伤病员签署伤员医疗承诺书,加大退伍军人医疗经费资助力度,越来越重视伤病员的医疗护理、保健康复,以及帮助他们重返工作岗位。2007 年,华尔特里德陆军医学中心成立了一个伤员康复旅。该旅共分 3 个连,每个连可收治 166 名康复期伤员,全旅总共收治约 600 名伤员。每连配备 50 名工作人员,包括 18 名班长、12 名项目管理员和连部人员。还配有军医和医助各 1 名,协助医疗专家为每名伤员制订医疗方案。工作人员都必须接受培训,培训以讲座形式进行,内容涉及卫勤指挥、班排长职责、医疗程序等。班长、排长大都来自装甲兵、步兵和炮兵部队的参战老兵,是一线指挥员,每人负责 9～12 名伤员。班长必须为伤员提供最直接的有情感的服务,要充当母亲、父亲、兄弟和最好朋友的角色,是伤病员可交流的对象和解决问题的帮手。

3. 康复医学中心 可在驻军医院、中心医院建立康复医学中心,为伤病员康复提供评估、训练场所。

二、美军战伤救治康复的保障制度

1. 行为医疗保障制度 行为医疗保障制度是随着美军创伤后应激障碍(PTSD)和创伤性脑损伤(TBI)伤员患者的增加而提出的。为了满足这一需求,陆军目前已经雇用了近 250 名行为医疗专家,并且还在招聘更多的专业人员充实其医疗机构。同时,该项工作与陆军行为医疗培训计划互为补充,这些项目帮助军人及其家属识别创伤后应激障碍和创伤性脑损伤综合征,并接受相关的治疗。同时,卫生部还实行了风险管理项目以判别伤员的病情风险,提供必要的信息咨询和医疗服务。另外,陆军还与其他服务机构合作,为"国防部心理卫生和创伤性脑损伤中心"提供专门服务。

2. 巡视员帮助制度 2007 年 3 月,陆军卫生部确立了巡视员制度,巡视员分散到各地,深入了解伤员及其家庭情况,以保证新的伤员医疗保障工作能够顺利进行。当前,总共设立了 31 个点、51 个巡视员,通常巡视员均依托各军队医疗机构。巡视员具有较为广泛和成熟的军队医疗经验,他们大多数是先前服务于陆军医疗机构的军士长。除了调查医疗机构服务中存在的问题及解决问题之外,他们还需要为伤员及其家庭做其他工作,如身体残疾、假肢更换、退伍移交以及自费项目等。

3. 军残评定系统 美军改进了医学评估委员会和军残评估委员会的工作程序,对于伤残评定的文件要求也更加精简。另外,国防部和退伍军人事务部合作,通过退伍军人卫生局和退伍军人福利局对伤员生活康复机构的伤员进行优先服务管理,使得他们能够在出院之后 90 天内即可得到退伍军人事务部的福利和医疗服务。

三、美军战伤救治康复的设施设备

1. 伤员生活康复机构 伤员医疗保障和生活康复的核心工作是在主要的驻军地区建立 36 个伤员生活康复机构,在美国本土外建立 9 个伤员生活康复社区。这些机构主要依托军队医疗系统,需要进行 6 个月的康复治疗或者需要综合性的医疗服务的伤员提供全面的服务和管理。同时,机构拥有专门的管理机关和工作程序,它的任务就是提供综合的医疗管理,为伤病员进行治疗和康复。目前,有 3600 多名军人和工作人员负责近 10 000 名伤病员的医疗康复管理工作。进入机构的军人都有一份"医疗保险三联单",分别由保健医生、主管护士及连队领导填写,可以清晰地呈现伤员的治疗情况。到目前为止,已经有 22 000 名伤员通过该类机构得到了治疗和康复(图 3 - 1 - 2)。

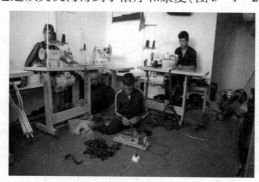

图 3 - 1 - 2 美军伤残军人康复支具制作

2. 伤员及家属帮助中心 2007 年 1 月,陆军设施管理局发布命令,作为陆军医疗行动计划项目的一部分,建立运行了伤员及家属帮助中心。该中心扩展了伤员的医疗保障服务,包括照顾伤员家属的特别需求。当前,在伤员生活康复机构内共有 33 个伤员及家属帮助中心,人员配置取决于伤员生活康复机构的规模,一般在 5 ~ 13 人。伤员及家属帮助中心提供专业的家庭支持服务,包括法律帮助、生活服务、旅游服务、食宿帮助、车辆登记和翻译等。

3. 伤员生活康复综合楼 陆军修建伤员生活康复综合楼主要是为了更好地为伤员及其家属服务。目前,已经投入近 5 亿美元修建和改善伤员生活康复基础设施。2009 年 1 月,开始修建第一所专业的伤员生活康复综合楼,为伤员及其家属提供全面的类似于校园服务的医疗保障服务。

4. 项目计划

(1)陆军伤员康复项目 陆军伤员康复项目主要关注受伤较为严重的伤病员(现役或者退役),该项目主要提供个性化医疗服务。伤员经过核实,进入该项目医疗保障名单后,该项目将安排一个工作人员为其提供日常的个性化医疗保障服务,包括伤员治疗、家庭帮助、咨询服务、教育、经济和职业咨询等,迄今为止该项目帮助对象共有 3300 多名重伤员及其家庭。

（2）综合生活康复计划　2008年3月，陆军卫生部对伤病员启动了综合生活康复计划。与其他简单关注伤员的病况不同，该计划主要实施了一种全方位的伤员康复方案，这些方案通过多学科综合小组合作进行，小组成员包括医生、伤员管理人员、专业医疗服务机构成员和职业病专家。小组成员与伤员一起生活，制定简单的个性化目标，强调伤员能够康复归队或者融入普通人生活。正常情况下，这些简单的个性化目标必须在伤员进入生活康复机构之后一个月制定。

①生活计划：帮助战场回归人员、伤员、病员和战争创伤受害人员及其家庭制定生活规划和目标、婚姻家庭和生育计划，分析目前存在的主要问题和解决办法，使其较好完成从军人到社会人员的角色转换。

②康复计划：主要根据国家和军队关于海外部署执行任务人员的规定对重伤员及其家庭提供康复和资源应用服务计划，使其能享受到国家和军队所给予的照顾。

③勇士康复与社会生活过渡分队训练计划：该计划由美军派出的由医护人员和心理工作者共同组成的数十个勇士康复与社会生活过渡分队在全国展开，围绕伤员康复这一目标，创造温馨环境和家庭氛围，让伤员倾诉与沟通，同时与伤员家属共同安排伤员康复计划。被派出的分队人员实行分工负责制，每名医生负责200个士兵，每名护士负责20个士兵，每名班长负责10个士兵的康复训练。按照训练计划里的149个独特训练计划，根据训练对象的不同选择适合单兵的训练计划（图3-1-3）。

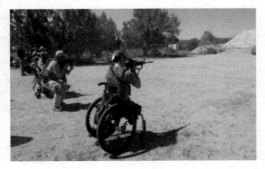

图3-1-3　美军伤残军人康复后训练

④"黄皮书"指南：是战场回归人员、伤员、病员和战争创伤受害人员及其家庭可在国防部网站上查阅联邦政府、州、地区及县的学术团体、医学研究机构与慈善组织的所在地、联系方式及可利用的资源，以从中获得充足的信息、判断异常的症状和寻求治疗支持（图3-1-4）。

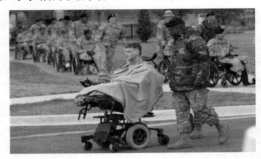

图3-1-4　美军伤残士兵在圣安东尼奥参加康复

5.先进理念

（1）前、后方积极行动为兵服务　目前，在美国本土各地，美军已组织3200名医护人员和心理工作者为从前线撤回国内和已经回国的所有军人进行心理健康、伤员康复训练和生活帮助活动，仅陆军已投入350万美元更新各医疗机构的康复设施。在伊拉克战区，美空军332远征医学司令部、陆军第56卫生旅和陆军后备役1835医疗队（战斗应激反应控制单位）联合对部署人员开展健康教育，进行心理咨询，防控精神疾病。美国国防部"勇士康复与社会生活过渡项目"专家认为此工程给了勇士们比伤口愈合效果还要好的良药。

（2）健康预防是军队卫勤建设主要任务　美军认为健康预防是军队卫勤建设的重要环节，对保障军队战斗力和加强军队卫生保健能力具有重要意义。2007年8月7日至10日，在美国小城路易斯维尔召开的以"通过合作加强健康预防"为主题的第十次年度健康预防大会再次强调："预防不仅对个人健康很重要，而且对军队和国家成功以及国家经济健康的发展也越来越重要。"为此，采取4种最基本预防措施：一是针对性的早期训练和个人防护装备的配备；二是联合美国国内一流创伤培训中心及陆、海、空三军开展了大量战伤救治的培训和心理创伤训练;三是为适应战时的需要,对战伤救治战术学、急诊战伤外科学和联合作战战伤管理课程进行了重大改革;四是完善心理健康筛查计划,进行部署前的心理健康教育等。2008年11月,美军在美国南方城市圣安东尼奥召开的军事医学会上又制订出未来发展的战略计划:人才培养、士兵关爱、事实管理和人力资源建设四大战略目标。

(3)科学研究　国防部心理卫生和创伤性脑损伤中心(Defense Centers of Excellence for Psychological Health and Traumatic Brain Injury,DCoE)成立于2007年11月,由负责卫生事务的助理国防部长办公室直接领导,其主要职责是针对军队、军人及其家属的心理卫生和创伤性脑损伤问题制订与实施预防、鉴定、治疗、康复和重整计划。国防部心理卫生和创伤性脑损伤中心同时领导国防部与退伍军人事务部脑损伤中心,并部署心理中心、健康临床中心、创伤应激研究中心、远程医学与技术中心和国家研究中心的心理卫生和创伤性脑损伤相关研究与防治工作。

(徐　莉　陈活良　杨敏清)

第四节　战伤康复的常用方法

一、战伤康复的主要方法

战伤康复的对象主要是肢体伤残伤员,功能康复就是战伤康复的主要内容。主要方法有物理疗法、医疗体育、日常生活动作训练、作业治疗、心理治疗、语言训练、外科手术及假肢、矫形器、辅助器装配和训练等,辅以功能检查、肌电图与电诊断。本文扼要提示物理疗法和医疗体育在战伤康复医疗中的应用。

1.物理疗法　战伤康复医疗中理疗的适应证很广泛,可施用的物理疗法繁多,其中尤以电疗、光疗、针灸及按摩等疗法应用最多。应用的基本原则简述如下:

(1)战伤治疗早期应用物理疗法时,就要考虑为后期康复打好基础。理疗对战伤的治疗作用最主要的是加速伤口愈合,促进瘢痕软化与粘连吸收,避免或减轻合并症与后遗症。例如在伤口处理的早期,应用物理疗法治疗感染;骨折早期应用理疗,可以避免或减轻关节粘连僵硬或火器性骨髓炎;大面积深度烧伤早期应用水中运动疗法。

(2)处理好理疗与战伤治疗及其他康复治疗的关系,要强调伤员进行必要的药物和手术处理的重要性,如清创术,引流和固定的原则,以及神经吻合术、矫形术、移植术等。还要强调其与其他康复医疗方法的综合应用,特别是医疗体育、作业疗法、心理治疗等。

(3)综合应用多种物理疗法。战伤的伤情较复杂,经常需要进行两种以上的物理疗法,两种相容性物理疗法同时施用,可以互相加强治疗与康复作用。

2.医疗体育　体疗在战伤康复中应用最为普遍,它是战伤后功能恢复的主要措施。

(1)战伤康复应用医疗体育的原则

①根据伤情适时地、尽可能早期地采用医疗体育是首要的基本原则。

②运动对伤员的全身作用与局部作用相结合是选择运动项目的原则。

③循序渐进,逐渐加大运动量是医疗体育编排的基本原则。

④坚持医疗体育的系统性和长期性是每个进行体疗的伤员必须遵循的原则。

(2)战伤康复常用的医疗体育方法

①医疗体操:包括主动运动、被动运动、助力运动、抗阻运动、放松运动、器械运动、矫正运动、协调运动、平衡运动、呼吸运动等。

②实用性医疗运动:包括步行、跑步、投掷、游泳、自行车运动等。

③民族形式的医疗练功与拳术:如八段锦、太极拳、五禽戏、易筋经等。

二、几种常见战伤的康复

（一）伤口与瘢痕

开放性损伤是最多见的战伤，瘢痕是软组织损伤最常见的后遗症，特别是战伤，破坏面积大、部位多，致使许多伤员在战伤愈合后仍不能恢复战斗力。因此，伤口与瘢痕的康复十分重要，而且应该在救治战伤的早期进行加速伤口愈合、减轻瘢痕形成的治疗举措，并预防和治疗因瘢痕挛缩所致的功能障碍。常用于伤口的疗法是紫外线、超短波、磁疗等；适用于瘢痕的有直流电药物导入、等幅中频、超声、水疗、医疗体育等。

（二）骨折及其合并症

复位、固定和功能锻炼是治疗骨折的三大原则，而功能锻炼是骨折能否迅速愈合的关键之一。火器性骨折在战伤中常见，其主要特点是合并血管和神经损伤，早期综合应用理疗与体疗可促进愈合、减少并发症、有利于功能康复，常用的措施有紫外线、超短波、磁疗等；适用于瘢痕的有直流电药物导入、脉冲磁场、经皮神经电刺激等疗法，以及医疗体育与按摩疗法等。

（三）烧伤

深二度和三度烧伤创面愈合后产生瘢痕并发生功能障碍或畸形，常用的康复措施如下。

1. 功能位置治疗　烧伤后即应注意肢体的功能位置安放，手的功能位置尤其重要，这对预防肢体功能障碍具有重要意义。

2. 医疗性运动　早期合理地进行运动，能预防肢体的功能障碍，后期进行运动是促进功能康复的主要手段，可分以下三个阶段进行：

第一阶段：伤员已脱离危险，全身情况好转，体温接近正常，但局部创面尚未完全愈合。此时主要采用呼吸运动、未被烧伤肢体的主动运动、烧伤肢体的小范围的运动和轻柔的被动运动及水中运动等。

第二阶段：创面已基本愈合，移植的皮肤生长良好，但存在瘢痕挛缩现象，肢体功能有不同程度

的障碍。此时主要采用水中运动、徒手运动、按摩、牵引瘢痕组织的被动运动、器械运动等。

第三阶段：深度烧伤的瘢痕强烈收缩，甚至有肌肉和韧带损坏，常引起肢体畸形，需要进行整形或功能重建术，术后进行适当的理疗、体疗与按摩等疗法。

3. 作业治疗与生活自理训练

（四）火器伤

战时软组织伤多为火器伤，包括肌肉、肌腱、韧带、腱鞘、血管、神经等结构和功能的损害，高速弹丸、弹片等投射物造成人体的"创伤弹道"，形成原发伤道的同时还形成比原发伤道直径大数倍至数十倍的暂时性空腔，腔内呈负压，成为永久性伤道。此外，投射物运动中在组织内还可形成冲击波或使受伤组织，如骨片引起继发性投射物作用，造成更广的损伤，火器伤的局部病理改变可分为3个区域，即原发伤道区、挫伤区和震荡区，临床表现为疼痛、充血、水肿、出血或血栓形成、功能障碍等，火器伤弹道均受到不同程度的沾染，弹丸或弹片可将体外的衣物碎片、周围泥土、木刺等带入伤口，而且弹道形成的暂时性空腔因为有负压会吸入污物，所以软组织火器伤创面应在进行清创、感染控制、并发症的处置后，展开康复治疗。

1. 臭氧疗法　臭氧作为一种强氧化剂，通过生成大量的活性氧和氧自由基，使细菌细胞膜中不饱和脂肪酸结构改变，杀灭细菌。臭氧用于治疗创面感染具有广谱抗菌性，在短时间内可有效杀灭大肠杆菌、蜡杆菌、巨杆菌、痢疾杆菌、伤寒杆菌、流脑双球菌、金黄色葡萄球菌、沙门菌以及流感病毒、肝炎病毒等多种微生物。

2. 清创术后的物理治疗　软组织火器伤清创术后伤口创面处理，通常分3种情况。

（1）一期愈合伤口　轻伤员在伤口缝合后可行红外线疗法、紫外线疗法、超短波疗法或磁疗。

（2）术后创口感染及扩创后不能缝合期

①首选紫外线疗法：伤口及周围皮肤组织2～3cm范围内Ⅰ～Ⅱ红斑量照射，每天1次或2次，

待坏死组织脱落,肉芽组织生长变新鲜后减量,$30mJ/cm^2$ 照射可促进伤口愈合,$6030mJ/cm^2$ 照射抑菌效果更明显。

②超短波疗法:患部用敷料包扎伤口,并置法或对置法,无热量至微热量,每次 10~15min,1 次/天或 6 次为 1 个疗程,适用于病变较深,分泌物较多的伤口,形成窦道的伤口,合并神经损伤的软组织伤。应注意伤口内无金属物。

③超短波药物导入疗法:与离子导入法相比,具有透入皮肤深、治疗时间短、所选药物范围广等特点,导入药物主要为抗生素和非甾体抗炎镇痛药物,对胸腹联合伤的伤员尤其适用,可降低抗生素对肾脏的毒性作用。$0.2~0.6w/cm^2$,每次 6~8 分钟,1~3 次/天。

(3)肉芽组织生长不良、创口愈合缓慢期及创口愈合后瘢痕收缩期 须转入后方军队疗养院康复科治疗。

3.软组织伤伴神经、韧带、肌腱断裂的康复治疗 现代武器所致软组织火器伤常伴有神经、肌腱损伤和骨折。神经、肌腱损伤一般不做初期修复,四肢骨、关节伤和大块软组织伤清创后用夹板或前后石膏托制动或用金属外固定架固定。在野战条件下,伴有神经损伤的伤员可早期行紫外线疗法、超声波药物导入,瘫痪肌肉给予电脑中频电疗法和电针疗法。有韧带肌腱损伤的伤员可行超声波疗法,预防肌腱粘连,行远端关节等张运动及被动关节运动训练,有外固定的伤员行远端关节被动运动及主动运动、抗阻运动疗法处理肢体肿胀,可使用弹力绷带或血压计袖带进行压力反搏治疗,恢复肢体血液循环,减少细胞间隙渗出。

(徐 莉 陈活良 张洁琼)

第二章 >>>

高新技术与大规模杀伤武器损伤的康复

武器装备的更新换代是新军事变革的物质基础,是战争准备和军事建设现代化水平的主要标志。20世纪90年代以来,世界各国为了迅速提高自己的军事实力,不断发展高新技术武器加速武器装备升级换代的步伐。由于大量高新技术武器的广泛使用,将使作战方式及战场环境出现较大的变化,从而使作战部队的发病趋势出现一些新的变化。针对伤病特点,分析数据找出原因,及早康复可减少伤病残的发生,对降低部队武器损伤引发的伤残率有非常大的作用。

第一节 高新技术武器
的发展趋势

战争中武器装备是矛,军事医学是生命防护是盾。准确把握新军事变革形势和世界武器装备的发展趋势,是有针对性地制定相应的医学防护战略的重要前提之一。

武器装备的总体发展方向是从追求杀伤有生力量转向追求信息控制力。但是,常规武器的杀伤烈度仍然在提高。21世纪初,核武器仍将是一种重要的战略威慑力量,控制与发展核武器的斗争将更加激烈。军用信息系统向一体化方向发展,将对未来战争产生重大影响;信息战武器装备将在未来战争中发挥战略性和主导性作用;精确制导武器或为战争的基本毁伤手段,将向智能化、多功能化和轻小型方向发展;远程精确打击武器具有威慑和实战双重功能,成为影响战争进程的决定性力量;主战平台仍将是未来战争的基础,向隐身化和多功能方向发展空间将成为未来国家安全的战略制高点,军用航天系统的集成和对抗将进一步增强;一批新概念武器将陆续在战场上实用,成为未来战争的重要作战手段;防空与反导将是未来战争防御作战的主要样式,防空与反导武器装备向一体化方向发展。

未来武器装备的发展趋势是:信息化武器装备将迅速发展,部分新概念武器趋于成熟,新型单兵综合装备系统将很快使用,第四代核武器技术将取得进展。目前正在研究第四代核武器技术,如反物质武器、金属氢武器和同质异能素武器等。

新概念武器中,激光武器在2005年开始走上战场,2010年后成为反导弹、反卫星的重要手段;高功率微波武器中,完成单脉冲微波弹的演示验证,2005年左右用于信息战和信息压制的高功率微波武器演示验证,成为攻击信息基础的主要手段;动能拦截技术已应用,用于导弹防御系统;电炮作为火炮的革命性发展,在2010年后成为舰艇的主炮;美海军已研制成功的电热炮样机,发射初速为1.3km/s;非致命性武器将成为未来非战争军事行动的主要制敌手段。

一、21世纪初核化生武器形势

核化生武器医学防护一直是军事医学的重要问题。随着新军事变革的发生和发展,核化生武器不仅没有退出军事历史舞台,反而成为新军事变革进程中的重要角色之一。

据联合国环境署2000年报告,1999年科索沃战争造成的化学污染相当于发生了一场没有使用化学武器的化学战。爆炸和火灾造成大面积耕地污染,今后几十年内收获的农作物都会对人畜健康构成危害,当地居民健康至少在20~30年内都将受到严重威胁,对整个欧洲的生态环境将产生长期的灾难性影响。今后几年内当地流产孕妇、先天性残疾婴幼儿及癌症患者人数将大量增加,灾难甚至将威胁到有些地区的人体基因和生物基因,并有可能扩展到遗传链,将对人类的健康和人类的生存带来不可估量的长期效应。次生核化生灾难的医学应急救援已经成为军事医学的重要问题。在新军事变革形势下,三防医学不但不能削弱,而且必须加强。

二、21世纪新概念武器形势

新概念武器是一个发展变化中的武器群体,并没有严格准确的定义。但探讨其产生的历史过程,对于我们从军事医学的角度去准确理解和把握十分必要。关于新概念武器的一些基本理论和设计思想,是在20世纪40—50年代形成和发展起来的。一方面,核武器的出现使人们对武器的作战方式和杀伤机制有了许多新认识,研制和试验核武器过程中,派生出的一些新技术为后来的新

概念武器发展奠定了基础。另一方面,由于核武器的破坏力几乎达到理论极限,某种程度上在战争中应用受到制约,使得世界各军事大国开始研究新的作战原则和方式,探索武器发展的新概念和新思路,为新概念武器的发展提供了内在推动力。

典型的新概念武器主要有定向能武器(DEW)、动能武器(KEW)和非致命性武器(NLW)。定向能武器中发展较快的是激光武器和高功率微波武器;动能武器中发展较快的是动能拦截弹和电炮武器;非致命性武器主要有反装备和反人员两类,但发展的重点是反装备的非致命性武器。在人员的非致命性武器方面,美陆军进行了光学弹药可行性研究,利用爆炸能量产生强闪光或激光,使人眼睛暂时失明。洛斯阿拉莫斯国家实验室已验证了各向同性辐射器和定向辐射器方案,利用爆炸冲击波加热惰性气体,产生宽带强可见光。

1. 战术高能激光武器 战术高能激光武器(tactical high energy laser weapon,THELW)的攻击目标不是人员,主要用于防空、反导,是用于攻击战术目标的激光武器。激光致盲武器是战术高能激光武器之一,用于毁损敌方武器装备系统中的光学传感器。一般激光干扰与致盲武器的功率小于10 000W,用于破坏导弹引头、整流罩等目标;战术高能激光武器平均功率在100 000W以上,能够在距离10km左右对导弹和飞机等目标造成软硬件破坏,是战术防空的重要手段。当然,它对人眼也有致盲作用。

2. 气象武器 气象武器是为增强己方、削弱敌方战斗力,有目的地实施对大气环境的人工影响或控制的武器系统,是集探测、预报、模拟、实施影响、评估分析于一身,硬件、软件于一体的复杂系统。虽然联大1977年通过了禁止用于军事或其他敌意目的的人工影响环境技术开发的决议,但军事人工影响天气研究一直在秘密进行。目

前,一些用于局部改变小尺度天气技术已经成功地用于军事目的,形成"武器装备"。但大尺度的、战略意义上的人工影响天气技术还不成熟。美军预测,中等尺度的人工影响天气技术将可能在2025年形成战斗能力。

3.贫铀武器 主要用于穿甲弹、破甲弹、坦克装甲或导弹的压载材料等。用贫铀制造爆炸性弹药始于20世纪70年代。贫铀弹药的主要功用并非作为放射性武器,但其小剂量放射性对环境的污染及其医学问题引起了相当的重视和争议。但美军在20世纪70年代的研究报告中认为,贫铀不会造成严重的辐射危害。1980年英格兰的一篇研究文献称,贫铀对大鼠肺部肿瘤的产生无明显影响。

三、21世纪初非致死性武器形势

非致死性武器的发展,是高技术在军事领域应用的产物,是新的国际战略形势变化的产物,也是人道主义运动发展的产物。反人员的新概念武器中,许多属于非致死性武器。美、俄都将非致死性武器看作是新军事变革的重要内容之一。

(一)美军非致死性武器发展

美军将非致死性技术(也称"软杀伤")定义为"能够预测、发现、预防或阻止致命性手段的运用,从而最大限度地减少伤亡的那些技术","应是财政上承担得起的、能够保护生命的、对环境无害的","应是在不太长的时间内可以实现的",并将化学和生物武器排除在外。

在非致死性武器的发展及其相关的理论方面,美国军方的意见也曾有明显分歧。支持派认为,海湾战争是一个重要转折点,标志着从大规模毁灭性杀伤的概念,过渡到可以采取更加有效、更少伤亡、更少破坏环境,甚至更少预算来赢得战争胜利。如果技术发展很快,能够实现只需要摧毁军事目标的关键部分,而不杀伤士兵或摧毁全部目标,便可使敌方丧失对抗能力,那么就会使主要通过非致死性武器取得战争胜利成为可能。经过

一年的辩论后,1992年美国防部正式批准发展系统的非致死性战争的技术和理论。1992年9月公布了一份《伤残手段操作原则》的草案,其目的是最大限度减少作战地带人口的大规模伤亡,减少对环境和基础设施的破坏。美国防部投资1.48亿美元作为五年规划的预研费。美海军学院至少正式举行了两次涉及非致死性冲突的军事演习。但1993年6月修订官方作战理论时,对非致死性问题几乎未予注意。1994年下半年,美国防部长指示可在适当时候采购和使用非致死性武器。1995年7月根据参议院武装部队委员会建议,调整研究计划和经费,由战略与技术系统办公室进行管理。同年美国防部长决定使用非致死性武器协助美军从索马里撤军。1996年美国防部批准了"非致死性武器",并允许战术指挥官灵活选择使用非致死性武器和杀伤性武器。美军认为,出于"人权"需要,在战争及非战争军事行动中,屠杀平民可能产生政治反效果;维和行动、平息宗教对抗和种族对抗等可能会加速非致死性武器的发展速度。

美国已经使用的非致死性武器有辣椒喷雾剂、橡胶子弹、泡沫橡胶榴弹、激光枪、碳纤维弹等10种。正在研制的非致死性武器包括次声武器、电磁脉冲弹、微波武器、无线电射频、激光致盲,用于心理战的有全息照相技术等。

(二)俄军非致死性武器发展

俄罗斯称非致死性武器为"非传统武器"。俄罗斯认为,非致死性武器将在未来战争中占有重要地位。俄罗斯集中发展的非致死性武器有激光武器、不相干光源、超高频武器、次声武器、信息战手段,以及电磁脉冲武器等。2002年世界武器装备发展报告指出,俄罗斯已经研制出微型激光枪,它作为非致命性武器可广泛用于特种作战部队,其性能优于美国的SIBR-203激光武器。

(徐 莉)

第二节　高技术常规武器损伤的康复

科学技术的发展是无限的,武器装备的发展是客观必然的,但人的生理和心理潜能是有限的。随着武器装备技术的发展,武器系统对人的致伤特点及康复要求也越来越高。人对武器装备系统的适应能力已成为部分高性能武器装备战斗效能发挥的主要制约因素。不管武器装备如何发展,人仍然是武器系统中最重要的因素,同时也是武器系统中最脆弱的因素。因此,高技术武器损伤后的康复对军人健康和作业效能的作用具有战略意义。

一、高技术常规武器种类及致伤特点

高技术常规武器不同于常规武器,包括火器伤、集束炸弹、贫铀弹、油气弹等。高技术常规武器具有成本低,杀伤范围广,杀伤力更大,致伤致死率极高等特点。

二、火器伤的康复

火药引爆或火药引爆所致的各种人体损伤,统称为火器伤。多由枪、炮、火箭等用火药作动力的武器发射的投射物(枪弹丸、炮弹等)所致,包括弹丸伤和弹片伤。

(一)致伤原因

高速的弹丸、弹片等投射物击中人体后,形成不同于一般创伤的"创伤弹道"。投射物的前冲力能直接挤碎组织,形成原发伤道。同时由于其能量大,在运动过程中还挤压周围组织,形成比原发伤道直径大数倍至数十倍的暂时性空腔,腔内呈负压,数毫秒后周围组织回缩,成为永久性伤道。此外,投射物运动中在组织内还可出现冲击波,或使受伤组织(如骨片)起继发性投射物作用,造成更广泛的损伤。

(二)主要临床表现

原发伤道呈现出不规则腔隙,内有失活组织、异物、血液和血凝块等。紧接原发伤道的挫伤区2~3日后炎症明显,并发生组织坏死。坏死组织脱落后,原发伤道扩大。围绕挫伤区形成震荡区,可有充血、水肿、血栓形成等。

(三)康复基本原则

复杂的伤情(多处伤、复合伤等)或同时处理多位伤员,遵循先轻后重原则。及时处理伤口,积极防治休克、感染等并发症,尽可能迅速消除休克病因(如出血、张力性气胸等),输液、输血、给氧等,以备及早施手术处理。康复过程中应循序渐进,保护伤口及伤道,加速创面愈合。

(四)康复治疗方法

1. 加强全身营养　补充充足的蛋白质,治疗营养不良、贫血等。补充大量维生素 C 可加速疮面愈合。

2. 处理伤口　保持伤口清洁,维持创面适当的温度、湿度、氧分压及 pH 值。渗出多的创面每日换药 2 次。创面有坏死组织时应剪除坏死组织,或用双氧水冲洗后用生理盐水冲洗。感染创面应加强局部换药和引流。根据全身症状和细菌培养结果全身使用抗生素。

3. 物理治疗　可采用红外线疗法,干燥伤口。紫外线疗法和激光疗法促进创面愈合等。

4. 支持性心理治疗　对于任何情绪反应障碍的伤病员都十分必要,结合药物治疗,可以取得较好的效果。可尝试指出情绪对伤病员的影响,但不能使用对抗式的口吻,可以说"这听起来有些吓人"。当伤病员宣泄完情绪后,可证实自己对伤病员的感受,如:"我能理解,它使我弄清了您的感受。"接受并理解伤病员因这种感受产生的行为,并对伤病员的未来提供建议和帮助。

三、集束炸弹伤的康复

集束炸弹是把许多小型炸弹装在一起投掷或连续投掷的炸弹,又称子母炸弹。用于攻击集群坦克装甲战斗车辆、部队集结地等集群目标,或机场跑道等大面积目标,具有较强的毁伤能力。

（一）致伤原因

同火器伤。

（二）主要临床表现

集束炸弹是一种内含众多大小不一"子弹"的母弹，母弹被投放或发射到目标附近后弹体打开，将子弹在更大区域散布，以达到更大的破坏面积和效果。爆炸后会出现火器伤后主要临床表现。但出现伤道大小不一，数量不定特点。

（三）康复基本原则

当发生急性或意外损伤时，应首先解除致伤因素，将伤病员安全搬移出受伤现场，应及早确定诊断。进行必要的止血、包扎、固定等急救。一般处理原则为减轻疼痛，限制肿胀和炎症，防止进一步损伤。若处理不当可导致愈合不良甚至危及生命。具体措施是休息、冷敷、消除血肿、抬高患肢、局部制动等，对伴有骨折者应时予以制动、固定和检查诊治。

（四）康复治疗方法

1. 促进伤口愈合　在伤道、骨折恢复良好的基础上，指导患者进行患肢向心性按摩，肌肉等长收缩训练，此方法安全有效，有助于加速局部血液循环，促进肿胀消退。

2. 运动康复治疗　预防肌肉萎缩，人体长时间制动，会引起肌肉的失用性萎缩和肌力下降。早期进行肌肉等长收缩训练，中后期采用肌肉等张收缩训练方法，通过肌肉收缩训练能改善血液循环和肌肉营养，促进肌肉的生理作用，可预防或减轻失用性肌萎缩。

恢复关节活动度及皮肤的弹性，进行关节的主动、被动活动，促进血肿及炎症渗出物的吸收，减轻关节内外组织的粘连，牵伸皮肤、关节囊及韧带、改善关节的血液循环、促进滑液分泌，从而防止关节挛缩及失用性骨质疏松。

3. 物理因子治疗　骨折愈合治疗仪加速骨痂形成，中频治疗仪促进神经肌肉再生长；高频治疗消肿止痛改善循环消肿；红外线可改善局部血液循环，并且激光镇痛效果明显；气压循环可改善受伤部位血液和淋巴液回流，加快炎症因子的吸收，消除水肿，从而减轻疼痛，改善功能。

4. 中医药调理　口服接骨七厘片、伤科接骨片等中成药可活血化瘀、接骨续筋，加速新生血管的成长，促进骨折愈合，加快康复进程。伤口湿敷可使用湿润烧伤膏、拔毒生肌散等。

四、贫铀弹伤的康复

贫铀弹是指以贫铀为主要原料制成的炸弹、炮弹或枪弹。当它击中坦克等装甲车辆后，巨大的撞击力，可以产生 900℃ 以上的高温，使铀燃烧，降低装甲局部强度，破甲而过，杀伤车内人员和内部设备。即使弹芯未能穿透装甲，燃烧的弹芯也会生成大量云雾状的氧化铀尘埃。

（一）致伤原因

贫铀弹弹头爆炸时产生高温，可产生严重的烧伤。燃烧生成的铀氧化物烟雾可传至 40 公里以外。这种爆炸产生的粉状物，或落到地面，渗入土地里，或通过空气和河流向周边地区扩散，随着人体呼吸或通过细小的伤口进入人体，会对身体产生严重伤害，容易引发包括白血病在内的多种癌症和一些肝脏、神经系统疾病，甚至还能引起孕妇流产和新生儿畸形。

（二）主要临床表现

直接接触贫铀物质后，在 80 小时内即出现皮肤病变；引起造血障碍，表现为红细胞、白细胞、血小板和血红蛋白减少，造血细胞受损而导致造血障碍，引起白血病及其他恶性肿瘤；眼白内障表现为眼晶体混浊及视觉障碍，也是最早发生和最多见的病症；导致生育能力下降，甚至会导致精子和卵子中的染色体畸变和基因突变，进而导致下一代的形态或功能出现异常；生长发育出现障碍，严重时会引起寿命缩短、未老先衰或提前死亡。

（三）康复基本原则

以对症治疗，控制出血、感染为主。感染是贫铀弹伤主要并发症和死亡原因之一，因而控制和预防感染是治疗及救治中的重要环节。因此，要根据病情及所受照剂量的不同建立不同等级的消毒隔离制度。

（四）康复治疗方法

1. 消毒隔离措施

（1）肠道灭菌。口服肠道不吸收的抗生素，如制霉菌素、增效联磺片、新霉素、庆大霉素、黄连素、去甲万古霉素等，以上药物应嘱患者在进食0.5~1小时后再服药。

（2）清洁口腔。每日以洗必泰、硼酸、碳酸氢钠液交替漱口及口腔护理3~4次。每日用石蜡油涂口唇多次，保持口唇滋润，防止干裂出血。

（3）每日清洗涂鼻腔、外耳道3次。每日用复方薄荷油涂鼻腔，保持鼻腔黏膜湿润。

（4）每日用洗必泰液擦浴一次，保持皮肤清洁。特别注意清洗皮肤皱褶处。

（5）每次大便后要清洗肛门周围或坐浴1次，防止肛周感染。

（6）保持室内物品达到消毒标准。

2. 营养支持　遵医嘱给予高热能、高蛋白、高维生素、易消化的食物。胃肠道反应剧烈不能进食者，可行静脉高营养，让胃肠道得到充分休息。只要能进少量流食者可给营养素、瑞素等。

3. 防止出血　指导患者避免损伤而导致出血的动作，如修剪指甲、削水果，嘱患者不要搔抓皮肤、不挖鼻孔，刷牙要用软牙刷，用力要轻柔等。避免热敷，高热时不要酒精擦浴，防止血管扩张导致出血。保持大便通畅，养成按时排大便的习惯，避免大便时过度用力，防止便秘致肛裂出血。

4. 中医药调理　阿胶、大枣、黄芪、巴戟天、鹿茸、杜仲、菟丝子等中药对此病治疗有效。

5. 物理因子治疗　体表、肛周有溃烂的伤病员可用红外线进行治疗，以保持肛周干燥，防止溃烂、糜烂进一步发展，减轻疼痛，达到预防感染的目的。

6. 运动康复治疗　身体情况允许时可进行室内活动，散步、做广播体操和节律性活动如太极拳、八段锦等。

7. 心理干预治疗　及时准确地进行心理评估，根据评估结果进行心理干预治疗。帮助伤病员树立克服心理障碍，产生战胜疾病的信心，配合康复治疗进程。

五、油气弹伤的康复

油气弹又称云爆弹，云爆弹爆炸时则是充分利用爆炸区内大气中的氧气，在一定起爆条件下云爆剂被抛洒开，与空气混合并发生剧烈爆炸，有人称其为云雾爆轰。

（一）致伤原因

致伤原因主要是靠爆轰产生的超压和温度场效应，以及高温、高压爆轰产物的冲刷作用。爆轰波在墙壁之间反射叠加，超压值远高于开阔空间，所以云爆弹的杀伤作用在密闭空间内效果更大，会消耗周围的氧气，一般在4分钟内爆炸现场严重缺氧，对人畜产生窒息作用。

（二）主要临床表现

一是会造成爆炸区域内人员的烧伤，二是会造成所在区域人员缺氧窒息。

（三）康复基本原则

出现缺氧症状后要尽量减少体力活动来保护心脏，降低机体对氧气的需求量，要严格掌握活动强度。

（四）康复治疗方法

1. 纠正轻微的缺氧反应　只要注意休息，多饮水，一般都可以很快的消除反应。如果是严重的缺氧，要先服用缓解缺氧的药物，如服用氨茶碱或舌下含服硝苯地平缓释片20mg，复方丹参滴丸改善冠脉流量，降低心肌耗氧量。如果情况特别严重，出现昏迷的状况，可采取吸氧的急救措施，注意保暖。

2. 高压氧舱治疗　向缺氧组织提供有效的充足的氧，增加组织中的氧储量，使用针灸疗法改善伤病员缺氧的症状。

3. 中医药调理　服用中药红景天、高原安、西洋参含片、人参、黄芪等提高人体的抗氧能力，增强体质。中药黄芪、人参、枸杞、大枣、肉桂、炙甘草、北沙参、麦冬等中药补肺益气,调理脏腑,增强人体免疫力,缓解胸闷、气短等不适症状。

4. 运动康复治疗 身体情况允许的情况下可进行室内活动,运动方式可采用散步、慢跑、快步走等。做医疗体操和节律性活动如太极拳、八段锦等。应缓慢增加运动量,循序渐进进行康复治疗。

5. 心理干预治疗 缺氧窒息后会出现呼吸困难症状,疏导伤病员恐惧的心理,接受现实并学会耐受,不应过分关注不适症状,扩大负面感受。保持积极有效的情绪,战胜焦虑恐惧等不良情绪。

(徐 莉 李 静 贺 超)

第三节 核武器损伤的康复

一、核武器的杀伤作用

核武器的杀伤作用通常要以杀伤范围和发生的伤类伤情来表示,而杀伤范围和伤类伤情又受多种因素的影响。

1. 光辐射的致伤作用 光辐射可引起体表皮肤、黏膜等烧伤,形成直接烧伤或光辐射烧伤。在光辐射的作用下,建筑物、工事和服装等着火会引起人体烧伤成为间接烧伤或火焰烧伤。光辐射的杀伤作用大小,主要取决于光冲量的大小。

(1)身体暴露部位的烧伤 光辐射最易引起颜面、耳、颈和手部等部位的烧伤。

(2)呼吸道烧伤 由于吸入炽热的空气、尘埃、泥沙、烟雾甚至在燃烧环境中吸入火焰引起的烧伤,属于间接烧伤。

(3)眼烧伤 若人员直视火球,通过眼睛的聚焦作用,使光冲量比入射光增大103倍,在视网膜上形成火球影像,可引起眼睑、角膜和眼底烧伤。眼底烧伤亦称视网膜烧伤,是光辐射引起的特殊

烧伤。引起视网膜烧伤的致伤边界比轻度皮肤烧伤的致伤边界大3～4倍。

(4)闪光盲 核爆炸的强光刺激眼睛后,使视网膜上感光的化学物质即视紫质被"漂白分解",从而造成暂时的视力障碍,称为闪光盲。人员发生闪光盲后,立即出现视力下降、眼前发黑、"金星"飞舞、色觉异常、胀痛等症状,严重者出现头痛、头晕、恶心、呕吐等自主神经功能紊乱症状,但症状持续时间短,不经治疗,在爆后几秒到3～4小时即可自行恢复,不留任何后遗症。闪光盲的发生边界远远超过眼底烧伤,对执行指挥、飞行、驾驶和观察任务的人员的影响较大。

2. 冲击伤 冲击波作用于人体所造成的各种损伤简称冲击伤。

(1)直接冲击伤 超压和负压的直接作用,单纯的超压和负压作用一般不造成体表损伤,主要伤及心、肺、胃肠道、膀胱等含气体或液体的脏器,以及密度不同的组织之间的连接部位。动压的抛掷和撞击作用,人体受冲击波的冲力作用后,获得加速度,发生位移或被抛掷,在移动和降落的过程中,与地面或其他物体碰撞而发生各种损伤。

(2)间接冲击伤 由于冲击波的作用,使各种工事、建筑物倒塌,产生大量高速飞射物,间接使人员产生的各种损伤。

3. 早期核辐射的致伤作用 早期核辐射是核武器所特有的杀伤因素。当人体受到一定的剂量照射后,可能引起急性放射病,也可能发生小剂量外照射生物效应。

4. 放射性沾染的致伤作用 放射性沾染对人员的损伤有三种方式。

(1)外照射损伤 人员在严重沾染区停留,受到γ射线外照射剂量>1Gy时,可引起外照射急性放射病,是落下灰对人员的主要损伤。

(2)内照射损伤 落下灰通过各种途径进入人体内,当体内放射性核素达到一定沉积量时可引起内照射损伤。

(3)射线皮肤损伤 落下灰直接接触皮肤,当

剂量＞5Gy时,可引起射线皮肤损伤。

二、急性放射病的康复

急性放射病是机体在短时间内一次或多次受到大剂量(＞1Gy)电离辐射照射引起的全身性疾病,是电离辐射照射所致确定性生物效应中最严重的一种。外照射引起急性放射病的射线主要有γ射线、X射线和中子等。放射性核素内污染也可引起急性放射病或机体损害。

(一)致伤原因

1. 爆炸致伤　核辐射恐怖袭击时,多发生爆炸而致杀伤区内人员伤亡,致伤情况与爆炸物威力和人员与爆炸点的距离有关。

2. 放射损伤　此系核辐射恐怖袭击的特殊损伤,可发生急性放射病或过量照射,包括内照射、外照射及局部放射损伤,多合并爆炸伤。

3. 放射性污染　可使污染区内人员受到放射性核素的污染而受到伤害。

(二)主要临床表现

1. 骨髓型急性放射病　症状表现:骨髓等造血器官属于辐射敏感组织,在1~10Gy照射后很快发生形态结构和增殖功能的严重病变,导致全血细胞减少,进而引起感染、出血、物质代谢紊乱等并发症。全血细胞减少是骨髓等造血器官在大剂量射线作用下全面受损的结果,是骨髓型急性放射病发病学上的关键环节和基本损伤。

2. 肠型放射病　症状是以频繁呕吐、严重腹泻及血水便等胃肠道损伤为基本损伤的极为严重的急性放射病,肠道黏膜属于对辐射高度敏感组织,因小肠黏膜上皮细胞更新周期为5~6天,在10Gy以上射线照射后1周左右就会出现严重的损伤,造成血细胞、血浆(蛋白质)、水、电解质等营养成分的丢失,发生频繁呕吐和腹泻,甚至血样便。而肠腔内的细菌、毒性代谢产物等向体内扩散,导致机体感染和中毒。此类型的肠病造血损伤更为严重,已不能自行恢复。

3. 脑型放射病　症状以脑和中枢神经系统为

基本损伤的一种极为严重的急性放射病。受照射数分钟内可发生共济失调,主要为站立不稳、步态蹒跚、头部摇摆和全身摇晃。同时还会发生眼球震颤、肌张力增强和肢体震颤、抽搐等症状。

(三)康复基本原则

首先要尽可能地规避放射源的污染。其次要根据病情及所受照剂量的不同剂量建立不同等级的消毒隔离制度。然后进行对症治疗,控制出血、感染为主,纠正水和电解质紊乱。感染是急性放射病主要并发症和死亡原因之一,因而控制和预防感染是治疗及救治中的重要环节。

(四)康复治疗方法

1. 对症治疗　此类伤病员往往起病较急,贫血、出血、感染发热倾向严重。出血具体表现在皮肤黏膜、呼吸道、泌尿道、体内组织间隙浆膜腔以及与外界不相通器官,如心、肾上腺、肺、小肠、淋巴结、胃等均是出血的好发部位。发生率高,累及器官广泛。中、重度骨髓型急性放射病感染发生率在75%以上,感染率极高。

2. 做好消毒隔离措施　以降低感染的发生率。保持口腔清洁:每日以洗必泰、硼酸、碳酸氢钠液交替漱口及口腔护理3~4次。每日用石蜡油涂口唇多次,保持口唇滋润,防止干裂出血。每日用0.25%的碘伏涂抹鼻腔、外耳道3次。每日用复方薄荷油涂抹鼻腔,保持鼻腔黏膜湿润。每日用1:2000的洗必泰液擦浴一次,保持皮肤清洁。特别注意清洗皮肤皱褶处。每次大便后要清洗肛门周围或坐浴1次,防止肛周感染。保持室内物品达到消毒标准。

3. 建立良好的生活习惯　指导患者避免做会导致出血的动作,如剪指甲、削水果,嘱患者不要搔抓皮肤、不挖鼻孔,刷牙要用软牙刷,用力要轻柔等。避免热敷,高热时不要酒精擦浴,以防止血管扩张导致出血。保持大便通畅,摄入膳食纤维含量高的食物,养成按时排大便的习惯,避免大便时过度用力,防止便秘致肛裂出血。

4. 饮食调理　遵医嘱给予高热能、高蛋白、高维生素、易消化的食物。胃肠道反应剧烈不能进食者,可行静脉高营养支持,让胃肠道得到充分休息。只能进少量流食者可给予营养素、瑞素等。

5.运动康复治疗　加强腹壁肌肉运动和腹式呼吸。身体情况允许的情况下可进行室内活动,运动方式可采用散步、慢跑、快步走、划船、游泳等。做医疗体操和节律性活动如太极拳、八段锦等。

6.中医药调理　阿胶、大枣、黄芪、巴戟天、鹿茸、杜仲、菟丝子等可调理机体,增强免疫力。针灸治疗主要穴位:选取颈夹脊、肩髎、肩贞、极泉、天宗等穴位。按摩疗法:患者仰卧,放松腹肌,可按揉三焦俞、大肠俞、气海、关元、足三里等穴。

7.物理治疗　红外线治疗:体表、肛周有溃烂的伤病员可使用,以保持肛周干燥,防止溃烂、糜烂进一步发展,减轻疼痛,达到预防感染的目的。水疗法治疗:采用冷水坐浴及冷热水局部淋浴进行。超声波疗法:在腹部沿结肠或乙状结肠区移动法治疗。

8.心理干预治疗　及时准确地进行心理评估,根据评估结果进行心理干预治疗。帮助伤病员克服心理障碍,树立战胜疾病的信心,配合康复治疗进程。

三、慢性放射病的康复

慢性放射病是指人体在较长时间内连续或间断受到超当量剂量限值的电离辐射作用,达到一定累积剂量后引起的多系统损害的全身性疾病,通常以造血组织损伤为主要表现。根据电离辐射作用于机体的方式,可将慢性放射病分为慢性外照射放射病和慢性内照射放射病。

(一)致伤原因

在平时,主要见于那些长期从事放射性工作而又不注意防护或违反安全操作规程的人员。可能发生慢性外照射放射病的工种有:从事射线诊断、治疗的医务人员,使用放射性核素或X线机探伤的工人,核反应堆、加速器的工作人员及使用中

子或源的地质勘探人员等。随着辐射防护技术的进展,慢性放射病已很少发生。

在核战争时,慢性放射病则主要见于那些在放射性沾染区内停留过久而又未采取有效防护措施的人员。

(二)主要临床表现

此类伤病员病情多起病慢、病程长、症状多、阳性体征少。症状出现早于外周血象改变,外周血象改变又早于骨髓造血变化。症状的出现、外周血白细胞数的升降与接触射线时间长短和剂量大小密切相关。

1.自觉症状　主要表现为神经衰弱症候群和自主神经功能紊乱。常见症状有疲乏无力、头昏头痛、睡眠障碍、记忆力减退、易激动、心悸气短、多汗、食欲减退等。男性患者还可能有性欲减退、阳痿。女性患者则可能出现月经失调、痛经、闭经等。慢性内照射损伤的患者,除上述症状持续较久外,部分患者可有特殊的"骨痛症候群",疼痛多见于四肢骨、胸骨、腰椎等部位,其特点是部位不确切,与气候变化无一定关系。有些外照射患者亦见骨、关节疼痛症状。

2.体征　早期一般无明显的异常体征。部分患者,特别是用手接触射线者可见手部皮肤粗糙、角化过度、皲裂、指甲变脆增厚等慢性放射性皮炎的表现。有些患者可见有早衰体征,如牙齿松动、脱发、白发、皮肤皱纹增多。少数眼部接受剂量较多的患者,可出现晶状体后极后囊下皮质浑浊。也有的患者会出现神经反射异常,如腱反射及腹壁反射减弱、消失呈不对称。

(三)康复基本原则

1.Ⅰ度损伤　脱离射线,中西医结合对症治疗,加强营养,受辐射后每年检查1次,两年后每两年全面检查1次,在此期间根据健康状况,可参加非放射性工作。恢复后,再继续观察1年临床确认治愈,则不再按Ⅰ度外照射慢性放射病进行康复。

2.Ⅱ度损伤　脱离射线,住院积极治疗,全天休息。必要时进行疗养,定期随访,1~2年全面复

查1次。根据恢复情况可考虑参加力所能及的非放射性工作。

(四)康复治疗方法

1. 对症治疗 睡眠障碍如失眠多梦，可用镇静安神药，例如睡前服用安定片，或异戊巴比妥钠；中药如酸枣仁、五味子、茯苓、远志等。还可选用其他中成药解除症状。疲乏无力可选用 ATP、肌苷、谷氨酸片和五味子酊等。自主神经功能失调，如头晕、头痛、易激动、多汗等症状，可用谷维素等治疗。可选用一般的止血药物，如路丁、酚磺乙胺、卡巴克洛、对羧基苄胺等治疗出血。防止日常生活中的出血倾向(同前)。

2. 白细胞减少的治疗 轻者可选用维生素和一般升高白细胞的药物，如维生素 B4、B6 等。白细胞持续降低者，可配合其他药物如利血生、鲨肝醇、白血生、鹿茸、紫河车、黄芪、党参、茜草、虎杖、鸡血藤以及造血生长因子生物工程制剂等。

3. 内分泌功能减弱的治疗 男性明显疲乏无力、性功能障碍者可肌内注射丙酸睾酮 25~50mg，每周 1~2 次；肾上腺皮质功能低下者，可用去氢氢化可的松，每次 5mg，每日 1~3 次。用药时间的长短视具体情况而定，注意可能发生的不良反应。甲状腺功能低下者，可服甲状腺素片，根据临床症状和甲状腺功能情况调节用量。

4. 促排疗法 对有内照射损伤者，依照放射性核素的性质，采用促进放射性核素自体内排出的治疗措施。

5. 心理干预疗法 心理上焦虑可导致的睡眠障碍，可采用支持性心理治疗康复方法，即以不对抗式的口吻，尝试指出情绪对伤病员的影响。当伤病员情绪宣泄完后，可认同伤病员的感受，并对其提供建议和帮助。躯体性焦虑可使用渐进性肌肉放松训练康复方法，在这种康复训练方法中，伤病员在心理医生的指导下可以学习依次收缩和放松身上的每一个主要肌肉群，缓解肌肉的紧张和唤起身体。也可使用音乐疗法，利用一些安神宁心、催眠曲如摇篮曲、轻音乐等轻缓低沉柔和的曲

目来使伤病员得以放松，缓解其紧张焦虑的情绪。

四、内照射放射损伤的康复

放射性核素经多种途径进入人体后，沉积于体内。这些组织器官和系统引起的放射损伤称为内照射放射损伤。

(一)致伤原因

内照射放射损伤在战时和平时均可发生。核武器和贫铀武器爆炸、脏弹等恐怖袭击时形成放射性落下灰，可进入人体内造成内照射放射损伤。平时，放射性核素在工业、农业、医学等领域中应用广泛，若使用不当、防护不周、出现意外事故，均可能造成内照射放射损伤。

(二)主要临床表现

内照射放射会造成主要靶器官损伤，如骨髓损伤、骨骼损伤、肺损伤、胃肠道损伤、肾脏损伤、肝脏损伤、甲状腺和内分泌腺损伤，以及物质代谢异常、免疫功能障碍、致癌致畸。

(三)康复基本原则

内照射损伤的救治康复，主要采取综合措施，以防止或减少放射性核素在体内的沉积，减轻或防止内照射损伤。对摄入放射性核素超过 2 个 ALI 的内照射人员应进行医学观察及相应的治疗，超过 20 个 ALI 者属于严重内照射，应进行长期、严密的医学观察和积极治疗，注意远期效应。康复治疗应循序渐进、少量多次、量力而行。

(四)康复治疗方法

1. 消除沾染 应尽早进行局部洗消、全身洗消和伤口除沾染，以减少或阻止放射性核素进入体内。

当放射性核素由消化道进入体内仍停留在胃肠道时，应尽快采用以下措施减少放射性核素吸收入血，可采用催吐的方法，在催吐效果不佳时，可用温生理盐水或弱碱性溶液洗胃。由呼吸道进入的放射性核素，应清洗鼻腔，在鼻咽部喷入血管收缩剂，然后口服祛痰剂，促使其随痰咳出；当摄入放射性核素后超过 4 小时，可服用缓泻剂，缩短

放射性核素在胃肠内停留的时间,减少吸收。当伤口受沾染时,首先尽快用生理盐水冲洗伤口,同时用消毒纱布或棉签擦拭创面。

2.运动康复治疗　待伤病员病情稳定时,在医护人员监视下可进行定量行走、康复踏车、功率自行车、上下楼梯等康复器械进行后期的有氧康复训练,以增强全身力量和耐力。随着伤病员恢复,也可选择跑步机慢跑、划船等锻炼。运动强度不超过最大心率的50%～70%。有效的有氧运动强度持续时间应在5分钟以上。通常出现中等呼吸急促时即应停止,以运动时不出现胸闷憋气症状为度。

3.中医药调理　中药黄芪、人参、枸杞、大枣、肉桂、炙甘草、北沙参、麦冬等中药补肺益气,调理脏腑,增强人体免疫力,缓解胸闷气短等不适症状。可选取肺腧、气海、足三里、太渊、太溪等穴位。

4.心理干预治疗　及时准确地进行心理评估,根据评估结果进行心理干预治疗。帮助伤病员克服心理障碍,树立战胜疾病的信心,配合康复治疗进程。

五、皮肤放射损伤的康复

身体局部短时间内受到大剂量电离辐射或长期受到超剂量当量限值的照射后,受照部位所发生的皮肤损伤称皮肤放射损伤。

(一)致伤原因

在核战争条件下,皮肤放射损伤主要由于核爆炸后产生的大量放射性落下灰尘沾染体表暴露部位所致。此外,大剂量早期核辐射局部作用也可引起皮肤放射损伤。

在平时,核反应堆、加速器、核燃料后处理和放射性核素生产单位等发生事故,医疗超剂量照射事故,长期接触超剂量当量限值的照射可引起皮肤放射损伤。

(二)主要临床表现

1.急性放射性皮肤损伤　基本病变,临床上

分为四度:Ⅰ度脱毛,皮肤附属器受损,局部出现色素沉着,并有散在的粟粒状毛囊角化性丘疹。毛发易脱落。Ⅱ度红斑反应,局部瘙痒、疼痛、烧灼感,出现轻度水肿和界限清楚的充血性红斑,毛细血管扩张,附近淋巴结肿大,干性脱皮。Ⅲ度水疱反应,形成水疱性皮炎,全身症状加重与局部损伤的恶化是一致的。汗腺和皮脂腺发生变性和萎缩,分泌功能障碍,影响体温调节功能。指、趾甲外形粗糙,并有裂纹。Ⅳ度溃疡坏死反应,皮肤各层组织均发生病变,甚至累及皮下组织、肌肉以至骨骼。

2.慢性放射性皮肤损伤　最常见是慢性放射性皮炎,出现弥漫性或局限性红斑,皮肤干燥、粗糙,甚至皲裂。汗腺和皮脂腺部分或完全萎缩,分泌功能降低甚至消失。毛囊多数萎缩,毛发脱落。硬结性水肿,即压迫时又形成不易消失的凹陷,可引起剧烈疼痛。晚期放射性溃疡和放射性皮肤癌较少见。

(三)康复基本原则

1.尽快脱离放射源,消除放射性沾染,避免再次照射。

2.保护皮肤的损伤部位,防止外伤和各种理化刺激。

3.消除炎症,防止继发感染,促进组织愈合。

4.对经久不愈的溃疡,可手术治疗。

5.在合并有急性放射病时,全身和局部病变可互相影响,因此在局部治疗的同时,应积极进行全身性治疗。若患者正处于放射病极期,全身治疗则是主要的,局部可行保护性处理。

(四)康复治疗方法

1.急性皮肤放射损伤康复治疗　皮肤损伤面积较大、较深时,不论是否合并全身外照射,均应卧床休息,给予全身治疗。①加强营养,给予高蛋白和富含维生素及微量元素的饮食。②加强抗感染措施,应用有效的抗生素类药物。③给予维生素类药物,如维生素C、E、A及B族维生素。④给予镇静止痛药物。疼痛严重时,可使用哌替啶类

药物,但要防止成瘾。⑤注意水、电解质和酸碱平衡,必要时可输入新鲜血液。⑥根据病情需要,可使用各种蛋白水解酶抑制剂,自由基清除剂和增加机体免疫功能的药物,如超氧化物歧化酶(SOD)、α2-巨球蛋白(α2-MG)、丙种球蛋白制剂等。⑦必要时,可使用活血化瘀,改善微循环的药物,如复方丹参、低分子右旋糖酐等。⑧如合并内污染时,应使用络合剂促排。

2. 局部保守治疗 Ⅰ度、Ⅱ度放射性皮肤损伤或Ⅲ度放射性损伤在皮肤出现水疱之前,注意保护局部皮肤。必要时可用抗组织胺类或皮质类固醇类药物。Ⅲ度、Ⅳ度放射性皮肤损伤出现水疱时,可在严密消毒下抽去水疱液,用凡士林油纱布覆盖后加压包扎,预防感染。疱皮有放射性核素玷污时,应先行去污,再剪去疱皮。Ⅳ度放射性皮肤损伤,水疱破溃形成浅表溃疡,可使用外敷,预防创面感染。如创面继发感染,可根据创面细菌培养的结果,采用敏感的抗生素药物湿敷。

3. 慢性皮肤放射损伤的康复 主要是严密保护,防止外伤和再次照射对无皲裂和溃疡的慢性放射性皮炎,除保护皮肤免受继续照射和避免各种刺激外,一般不需特殊治疗。皮肤有角质增生、脱屑、皲裂,使用含有尿素类药物的霜或膏软化角化组织或使用刺激性小的霜膏保护皮肤。损伤早期或伴有小面积溃疡,短期内局部可使用维斯克溶液或含有SOD1表皮生长因子(EGF)、Zn的抗生素类霜和膏,并配合用α2-巨球蛋白制剂,能加速创面愈合。

4. 预防挛缩和畸形 制作和使用夹板,使伤病员的肢体维持在功能位以防止挛缩畸形。促进创伤愈合,使用夹板防止出现畸形,将肢体固定在对抗畸形以及减少水肿和促进循环的体位上。对烧伤的上肢进行主动或被动的关节活动范围训练,维持和提高上肢的功能水平,特别是提高手的功能尤为重要。通过运动和早期进行各种日常生活活动,维持肌力和耐力。进行日常生活能力训练,使伤病员尽可能达到日常生活自理。自助具

的设计与使用,进行假肢和矫形器的穿戴与应用训练。

5. 瘢痕压力疗法 术后植皮成活后阶段出现肥厚性瘢痕可造成诸多影响。如当肥厚瘢痕跨越关节时,由于瘢痕的收缩(多位于屈侧)可导致关节活动严重受限。面部和颈部受累则导致毁容。大面积肥厚性瘢痕可降低皮肤散热效应,影响体温调节。应采用压力治疗,瘢痕在活动期可受机械性压迫而发生变化。在增殖的瘢痕中,胶原蛋白纤维呈不规则排列。若局部持续加压,可使增殖肥厚的瘢痕组织退化并加速瘢痕的成熟。一旦肥厚性瘢痕成熟且出现畸形,伤病员就需要接受手术治疗。压力疗法是预防肥厚性瘢痕的常用方法。在穿压力衣之前,可暂时以弹力绷带加压。利用压力衣进行持续而受控制的压迫可以防止瘢痕增生和收缩,使瘢痕平滑、柔软。要获得最佳的治疗效果,须遵循如下原则:尽早使用压力衣。通常在烧伤创面愈合、皮肤水肿消退后或皮肤移植后2周使用。必须24小时穿着压力衣,仅在按摩、局部用药以及洗涤时暂时脱下。每天脱下的时间不得超过30分钟。伤病员须定期门诊复查,及时了解瘢痕的情况。成人每6~8周复查一次,小儿每3~4周复查一次。压力衣应每天手洗以保持弹性和清洁。压力衣应穿着12~18个月直至瘢痕成熟,即瘢痕柔软、平滑、呈粉红或白色。压力衣为弹性材料制成。作业治疗师可根据伤病员的部位量体裁衣,为其制作合适的压力衣。

6. 中医药调理 中医药治疗烧伤瘢痕有良好的疗效,如湿润烧伤膏、儿茶方、虎榆烫伤膏、烫伤油等。

7. 心理干预治疗 及时准确地进行心理评估,根据评估结果进行心理干预治疗。帮助伤病员克服心理障碍,树立战胜疾病的信心,配合康复治疗进程。

六、核爆炸复合伤的康复

由两种以上(含两种)不同性质致伤因素引发

的复合损伤称为复合伤。常见的损伤因素有物理、化学和生物因子的作用,如电离辐射、冲击波、烧伤、微波、超声波、粉尘、纤维、有机和无机致癌物、激素、病毒等。核武器爆炸产生四种杀伤因素,发生的多种复合伤统称核爆炸复合伤。

(一)致伤原因

核武器袭击时,复合伤的发生率很高。我国核试验现场动物实验结果表明,复合伤的发生率为50%～85%。和平时期的核事故常合并冲击伤、烧伤和创伤等的复合伤。

(二)主要临床表现

伤情的严重程度主要取决于辐射剂量。初期休克的发生率较高,是放射复合伤早期死亡的重要原因。其次感染发生率较高,出现早、程度重。烧伤也是复合伤常见的主要临床表现之一。还会出现造血功能障碍加重,胸痛、胸闷等心肺功能障碍症状,出现少尿、血尿、无尿等肾功能障碍症状。

(三)康复基本原则

控制致伤原因,包括止血、止痛、包扎、骨折固定、防止窒息、治疗气胸、抗休克等。由于复合伤时休克发生率高,感染常是复合伤的重要致死原因,故应强调尽早采取抗休克和抗感染措施,如复合急性放射损伤;有呕吐者,进行止吐处理;烧伤或其他外伤创面较大时,为预防感染可给长效磺胺或其他抗菌药物,迅速后送。在伤情允许的情况下,皆应先洗消后再做其他处理。

(四)康复治疗方法

1. 综合治疗　放射复合伤可参照急性放射病的治疗原则,积极地进行有计划的综合治疗。防治休克原则和措施与一般战伤相同。早期应使用抗放药,对急性放射病有效的抗放药对放射复合伤也基本有效,伤后应尽早给予。疑有放射性物质进入体内者,应尽早服用碘化钾。必要时还可采用加速排出措施。早期、适量和交替使用抗菌药物,积极防治感染。除全身使用抗菌药物外,应加强对创面局部感染的控制,以防止和减少细菌入血。当存在严重感染时,可少量多次输注新鲜

全血,以增强机体防御功能。应注意对厌氧菌感染的防治,如注射破伤风抗毒素、配合使用抗生素、早期扩创等。防治出血、促进造血和纠正水及电解质紊乱,辐射剂量超过6Gy的极重度放射复合伤,有条件时应尽早进行骨髓移植。输血输液时要注意总量及速度,防止发生或加重肺水肿。

2. 物理治疗　对症采取不同物理因子治疗方法。若体表、肛周有溃烂的伤病员可使用红外线、紫外线治疗,以保持干燥、防止溃烂、糜烂进一步发展。若有疼痛,可使用激光疗法。若有便秘等症状,可采用超声波疗法,等等。

3. 中医药调理　出现胸闷气短症状可使用黄芪、人参、大枣、北沙参、麦冬等中药补肺益气;用阿胶、大枣、黄芪、巴戟天、杜仲、菟丝子等中药可调理机体,增强免疫力。酌情配合针灸、按摩等治疗方法。

4. 运动康复治疗　针对不同伤病员设计不同康复运动方案。如加强腹壁肌肉运动和腹式呼吸,做医疗体操和节律性活动如太极拳、八段锦等,散步、慢跑、快步走、划船、游泳等。

5. 心理干预治疗　及时准确地进行心理评估,根据评估结果进行心理干预治疗。帮助伤病员克服心理障碍,树立战胜疾病的信心,配合康复治疗进程。

(黄振俊　徐　莉)

第四节　化学武器损伤的康复

化学武器是一种利用各种毒剂对人员产生毒害作用的大规模的杀伤性武器。化学武器种类繁多,但基本构造主要包括化学战剂、装填化学战剂的弹药以及发射这些弹药的器材三个部分。

一、化学武器的种类及致伤特点

(一)种类

1. 神经性毒剂　是一类主要引起胆碱能神经

功能紊乱的速杀性毒剂,与有机磷农药同属有机磷酸酯类化合物,中毒原理、主要临床表现和防治措施基本相似。主要代表有沙林、梭曼、塔崩和维埃克斯。

神经性毒剂中毒会出现一系列神经系统症状。可归纳为毒蕈碱样症状、烟碱样症状和中枢症状三大类。

2. 糜烂性毒剂 是一类能直接损伤组织、细胞,引起局部炎症、坏死,吸收后能导致全身中毒的化学战剂,能造成细胞的 DNA 损伤,引起皮肤、眼睛、呼吸道等局部损伤。毒剂被吸收后,尚出现不同程度的全身中毒反应。由于皮肤中毒后可出现红斑、水疱、糜烂和坏死,故也称起疱剂。主要代表有芥子气、氮芥和路易剂。

3. 全身中毒性毒剂 进入机体后,阻断细胞对氧的正常利用,造成组织缺氧。吸入高浓度的氰类毒剂,可导致呼吸中枢麻痹,死亡极快。主要代表有氢氰酸、氯化氰,故又称氰类毒剂。

4. 窒息性毒剂 又称肺刺激剂。这类毒剂有光气、双光气、氯气、氯化苦和全氟异丁烯等。经呼吸道吸入,破坏呼吸系统的正常结构,引起急性中毒性肺水肿,导致缺氧和窒息。主要代表有氯气、氯化苦、光气和双光气。此类毒剂轻度中毒时,症状很轻,分期不明显,仅表现为消化不良和支气管炎症状,一周内即可恢复。闪电型中毒极为少见,多发生在吸入毒浓度极高时,在中毒后几分钟内,可因反射性呼吸、心跳停止而死亡。

5. 失能性毒剂 这类毒剂种类繁多。它可引起思维、情感和运动功能障碍,使中毒者暂时失去战斗力或工作能力,一般不造成死亡。

6. 刺激剂 主要代表有苯氯乙酮、亚当剂、西埃斯和西阿尔。这类化学物质对眼和上呼吸道产生强烈的刺激作用,引起眼痛、流泪、喷嚏、胸痛等症状。

(二)致伤特点

1. 毒性作用强 化学武器主要靠化学战剂的毒性发挥战斗作用。化学战剂多属剧毒或超毒性毒物,其杀伤力远大于常规武器。第一次世界大战统计资料显示,化学战剂的杀伤效果是高爆炸药的 2~3 倍。近代化学武器的发展,已使毒剂的毒性比第一次世界大战所用毒剂的毒性高数十倍乃至数百倍。因此,在化学战条件下可造成大批同类中毒伤员。

2. 中毒途径多 常规武器主要靠弹丸或弹片直接杀伤人员。化学武器则可通过毒剂的吸入、接触、误食等多种途径,直接或间接地引起人员中毒。

3. 持续时间长 常规武器只是在爆炸瞬间或弹片(丸)飞行时引起伤害。化学武器的杀伤作用不会在毒剂释放后立即停止,其持续时间取决于化学战剂的特性、袭击方式和规模以及气象、地形等条件。

4. 杀伤范围广 化学袭击后的毒剂蒸汽或气溶胶(初生云),可随风传播和扩散,使得毒剂的杀伤效应远远超过袭击区。因此,其杀伤范围较常规武器大许多倍。染毒空气能渗入要塞、堑壕、坑道、建筑物,甚至装甲车辆、飞机和舰艇舱内,从而发挥其杀伤作用。对于常规武器具有一定防护能力的地域或目标,使用化学武器显然更为有效。化学武器的这种扩散"搜索"能力,不需高度精确的释放手段,因此对确切方位不能肯定的小目标的袭击,使用化学武器比使用常规武器成功的可能性更大。

5. 可造成化学毒剂复合伤 化学武器袭击时,主要造成化学毒剂中毒,同时也可造成化学毒剂复合伤。化学毒剂复合伤即在化学毒剂中毒的基础上合并有开放性创伤、烧伤、撞击伤或者其他类型的伤情。可发生于单纯的化学武器袭击、化学武器与其他常规武器的复合袭击,化学弹药爆炸引发的建筑或桥梁倒塌等情况下。此时,中毒与复合伤相互影响,使临床过程更加复杂,急救和处理也更困难。

二、化学战剂伤害的诊断及防护

(一)化学战剂伤害的诊断

1. 中毒史　着重了解染毒区的特征、伤员的防护情况、有无大批相同症状中毒人员出现、早期中毒症状和救治情况以及化学侦察结果等。

2. 症状特点　化学毒剂中毒后的临床特点,是战时最主要的诊断依据。因为各种化验检查和毒剂侦检很难在短时间内得出结果。

3. 化验检查　根据各种毒剂损伤特点,收集不同的组织材料,进行必要的实验室化验检查,可以辅助诊断。

4. 毒剂侦检结果　除了解防化分队侦检结果外,必要时从伤员体表、服装、呕吐物、水及食物等采集样品进行毒剂鉴定。

(二)化学战剂伤害的防护

有效的防护,是减少化学战剂伤害伤员数量和降低危害程度的关键措施,是预防化学战剂损伤核心任务。及时使用防护器材如防毒面具、皮肤防护器材、简易防护器材和集体防护工事等。平时要有计划地进行储备和保养,加强对部队的防护训练,掌握各种器材的性能和使用要领,达到迅速、准确、协调一致的程度。服用预防药物,对一些速杀性毒剂,如神经性毒剂和全身中毒性毒剂,可组织药物预防。但是,预防药只是一种辅助防护手段,不能代替器材防护。可使用防毒面具、皮肤防护器材及简易防护器材等进行防护。遵守染毒区行动规则,在毒区内,不得脱去防护器材。无必要时不得坐下或卧倒。尽量避免在杂草或树丛中行动,避免在染毒空气容易滞留的低洼地、丛林、山谷等处停留。禁止饮水、进食和吸烟等,只有得到命令后才能解除个人防护。离开染毒区后,尽快对人员和器材进行洗消,因此,必须事先贮备足够的洗消药品和器材。

三、化学战剂伤害的康复

(一)神经性毒剂中毒的康复

1. 早期开展自救互救,尽快注射神经毒急救针。穿戴防护器材、局部或全身洗消,防止继续中毒。维持呼吸、循环功能。根据病情采取抗毒治疗和对症治疗相结合的综合治疗措施。

2. 引起急性中毒的毒物常造成全身各系统不同程度的损害,严重的系统损害症状如休克、脑水肿、心律失常等可危及生命,应采取多种积极的治疗措施。

(1)注意保暖。选择对心、肾、肝等损害小的抗生素,积极预防继发感染。

(2)保持呼吸道通畅,合理氧疗。可采用病房持续吸氧和高压氧治疗。

(3)注意水、电解质及酸碱平衡的维持。尿潴留者予以导尿。便秘者给予缓泻剂或灌肠。有些症状如早期出现呕吐和腹泻是一种保护性反应,有利于毒物的排出,可以不予处理,但如持续不止,应相应给予止吐、止泻治疗。

(4)对中毒引起的高热,应积极进行物理降温。

(5)药物治疗。促进脑细胞功能恢复的药物如 ATP、辅酶 A、细胞色素 C、氨酪酸、脑活素等。服用中草药,根据病情的不断变化辨证论治,活血化瘀,软坚散结,扶正祛邪,改善脑部供血。

(6)饮食上以营养全面、高蛋白、高维生素、低脂低盐饮食,少吃或不吃辛辣刺激、肥甘厚腻、烧烤、腌制等食物。平时进食以定时定量,合理营养为原则。多食用鱼、瘦肉、蛋、大豆制品、香菇、大枣等。

(7)根据伤病员受损伤程度进行认知功能练习,失认功能练习(划杠练习、字母或文字的删除练习)、活动逻辑练习(如交给伤病员茶叶、茶杯、茶壶、暖水壶,让伤病员泡茶)、记忆力训练(倒背数字、回忆话语)、注意力训练、思维训练(找规律)等。对于前庭功能障碍患者,可以使用改良 Cawthorne – Cooksey 训练(卧位、坐位和站立位时进行动眼运动、头动、耸肩与转肩等)。内容从简单的眼动到复杂的扔球等,持之以恒地认真训练可以加快功能的恢复。练习时最好在医师的监督、指导下进行,或有家属陪同,以保证安全。家属最好也同时学习训练方法。

(8)注意调整心态,适当运动,运动应以低耗氧量开始,根据患者情况逐步增加运动量。

(二)糜烂性毒剂的康复

1. 消毒

(1)硫芥中毒消毒必须对硫芥中毒伤员进行及时而彻底的局部消毒和全身洗消。皮肤染毒时,用装备的皮肤消毒剂(粉)消毒局部。也可选用20%的一氯胺乙醇溶液或水溶液、1:10次氯酸钙悬浮液等消毒。

(2)路易氏剂中毒消毒对局部皮肤染毒,用5%的二巯丙醇油膏涂于染毒部位,5~10分钟后用水洗去。也可涂抹5%的碘酒,5~10分钟后用酒精洗去剩余碘。如果眼染毒,尽快用水冲洗并将3%的二巯丙醇眼膏涂入结膜囊内,轻揉眼睑0.5~1分钟,然后再用水冲洗。应用越早,效果越好。

2. 康复治疗 目前尚无特效抗毒剂,但根据损伤部位、程度及不同阶段,采取中西医结合、综合治疗、对症治疗措施,有较好的疗效。

(1)皮肤损伤康复治疗 治疗原则与处理一般热烧伤或接触性皮炎相似,按损伤阶段进行相应的治疗。对红斑,用抗炎、消肿、清凉止痒的外用药涂布或湿敷。可选用0.1%的地塞米松霜、5%的苯海拉明霜、复方炉甘石洗剂等等,避免使用刺激性药物。对水疱,尽量保留疱皮、保护创面、预防感染。创面按烧伤处理,一般采用暴露疗法,保持清洁和干燥。对溃疡,防止感染、去腐生新、保留上皮及促进愈合。

(2)眼部损伤康复治疗 积极治疗感染,减少后遗症。抗炎抗感染是避免加重结膜、角膜损伤,防治并发症病情发展,减少瘢痕形成机会的重要措施。怕光的伤病员,可戴有色眼镜或以纱布垫覆盖。

(3)全身吸收中毒的康复治疗 可采取抗休克、抗感染、恢复造血功能和其他对症疗法的综合

措施。抗感染和抗休克按内科的处理原则进行。

(4)造血功能下降的康复治疗 此症状是硫芥中毒的特点,应高度重视并及早采取措施。周围血象较低时可适当输全血或白细胞,血小板悬液以及维生素 B_4、B_6、B_{12},核苷酸及叶酸等,也可用升白细胞药物如 GM-CSF、G-CSF 等。

(三)窒息性毒剂的康复

1. 到染毒区内应立即戴上防毒面具,防止继续吸入毒剂。迅速离开染毒区,脱去面具、口罩和染有光气的衣物。依中毒轻重分类,中毒较重者,应首先后送治疗。有中毒史但无任何症状的人员,应注意安静、保温、减少活动、严密观察24小时。有条件时,应尽早开始间歇给氧。

2. 具体康复方法

(1)物理疗法 光疗、蜡疗、磁疗、足疗、大肠水疗、电疗等均可改善症状。

(2)运动疗法 体能测定与室内外运动疗法如太极拳、跑步、爬山、游泳、球类运动、跳舞等运动。这些运动对亚健康状态具有良好的干预作用。

(3)中医疗法 对疲劳、虚寒各症有独特的疗法。按辨证分型给予不同的药物治疗,如六味地黄丸对腰酸、乏力等肾虚症状有明显的干预作用,蜂王浆、人参、阿胶、灵芝、黄芪、枸杞等有培补脾肾、增强免疫功能的作用。也可采用针灸、按摩来缓解症状,解除病痛。

(4)心理干预疗法 恐惧是窒息性毒剂中毒伤病员最常出现的心理问题。心理疗法有针对性地进行心理咨询与心理疏导,必要时采用生物反馈疗法、漂浮疗法、森田疗法等进行干预,重点在于做好心理疏导工作。在恐惧情绪出现时,一方面在内心感受自己的情绪,一方面在医生的帮助下进行眼动脱敏治疗,把伤病员的注意力集中于分成等级的痛苦情绪和引起痛苦情绪的信息上,同时也让伤病员注意力集中于外界的眼动刺激。当这种针对内心和外界的双重注意同时发生时,伤病员就会把这种双重注意联系起来,并产生频繁而短期的新的注意联系,从而减轻或消除伤病

员的内心痛苦。改变认知，通过克服不良信念，让伤病员重新建构新的认知在医生引导下，聚集自己身体上的反应，释放负性情绪的能量，克服焦虑，提高心理水平层次，让自己的状态更加稳定、和谐和安宁。

（四）失能性毒剂的康复

1. 合理膳食　给予低脂肪、优质蛋白质、富含维生素饮食。可选取自然疗养因子疗法，如空气浴、森林浴、小剂量日光浴紫外线全身照射（缓慢推进）。运动疗法活动禁止"大"强度，以循序渐进为原则，小量活动、定量散步，同时接受空气浴。

2. 具体康复内容

（1）预防意外损伤　此类毒剂中毒的患者早期常有明显躁动、谵妄、不自主活动，甚至抽搐，须加用床挡，防止坠床。床头放置软枕，以防头部撞伤。用约束带固定患者四肢，防止皮肤抓伤及自行拔除治疗管道。用牙垫垫于牙齿咬合面，以防舌咬伤。如有活动假牙应予取出，以防误入气管。

（2）物理因子治疗　可采用电脑中频等改善、增强肌肉力量。气压循环改善肢体血液循环。

（3）运动康复治疗　生活可自理后，康复治疗主要是维持功能独立性和生活自理能力，预防并发症如跌倒、痉挛、疼痛等，维持肌肉力量，对患者和其家庭开展疾病宣传教育。肌力训练和耐力训练要注意训练强度，以肌肉不疲劳为原则，训练过量会导致肌肉疲劳，加重肌肉无力和肌纤维变性，推荐进行等长肌力训练，训练的运动量以不影响每日的日常生活能力为标准。关节主动或被动活动及安全有效的移动，关节活动度训练可在家中作为常规治疗每天进行。后期主要是指导患者转移，床和轮椅上体位摆放，抬高失能肢体，减轻远端肢体水肿。远端肢体无力影响手功能者，使用腕部支具使腕背伸30°～35°可提高抓握功能。万能袖带能帮助不能抓握的患者完成打字或自己进食等任务。颈部及脊柱伸肌无力常导致头部下垂和躯干屈曲，需佩戴颈托或头部支持器。

若伤病员可以独立站立，但出现四肢麻木、步态不稳、视力障碍、共济失调、癔症样或其他严重精神等症状。恢复期可进行恢复平衡、协调能力的一些训练，如平衡板、平衡垫、平衡仪训练。如在抗重力的位置上，让伤病员体验有目的抗重力运动等。

（4）心理干预治疗　及时准确地进行心理评估，根据评估结果进行心理干预治疗。帮助伤病员克服心理障碍，树立战胜疾病的信心，配合康复治疗进程。

（五）刺激剂的康复

1. 氧气疗法　通过给患者吸氧，使其血氧下降得到改善，属于吸入治疗范畴。此疗法可提高动脉氧分压，改善因血氧下降造成的组织缺氧，使脑、心、肾等重要脏器功能得以维持。也可减轻缺氧时心率、呼吸加快所增加的心、肺工作负担。对呼吸系统疾病因动脉血氧分压下降引起的缺氧疗效较好，对循环功能不良或贫血引起者只能部分改善缺氧状况。

2. 气溶胶吸入疗法　所谓气溶胶是指悬浮于空气中微小的固体或液体微粒。使用雾化吸入，雾化装置先将药物（溶液或粉末）分散成微小的雾滴或微粒，使其悬浮于气体中，并进入呼吸道及肺内，达到洁净气道目的。

3. 中医特色疗法　如中药输液、穴位贴膏、中药雾化、耳穴、针灸、中成药、足部药浴、气功康复等八种特色疗法。中成药如养阴益肺通络丸、黄芪扶阳固本丸等对改善肺功能均有良好的疗效。

4. 运动康复治疗　可通过运动的方式改善肺功能，从持续时间、频率、上肢锻炼、下肢锻炼、肌力训练、耐力训练、呼吸肌力训练方面制订康复运动计划。

5. 心理干预治疗　及时准确地进行心理评估，根据评估结果进行心理干预治疗。帮助伤病员克服心理障碍，树立战胜疾病的信心，配合康复治疗进程。

（黄振俊　徐　莉）

第五节　生物武器损伤的康复

装有生物战剂的各种施放装置称为生物武器。生物武器由生物战剂、生物弹药及运载工具三部分组成。

一、生物武器的种类及致伤特点

1. 生物武器的种类

（1）细菌类战剂　细菌类战剂所用生物是一群具有原核结构，不含叶绿素，有细胞壁，同时含有 DNA 和 RNA，行二等分繁殖，能在人工培养基上生长的单细胞生物。这一群微生物数量很多，它们很容易大量生产。最早的生物战剂所用生物都是细菌，故称为细菌武器。

（2）立克次体类战剂　该类战剂所用生物是大小、结构及繁殖方式和细菌近似的一群微生物，但它们只能在活细胞中寄生。它们大部分在吸血节肢动物和哺乳动物之间循环以维持其物种的延续。人类只是偶然被感染，立克次体对外环境抵抗力较强，人对它很敏感，而且容易通过气溶胶方式感染。

（3）衣原体类战剂　过去认为该类战剂所用生物是一组大病毒，但它们的大小、结构、繁殖方式与细菌和立克次体近似。但它们具有独特的发育周期和几乎无独立于宿主细胞的能量代谢系统而不同于细菌和立克次体。

（4）病毒类战剂　病毒是一种仅含有少量蛋白质和核酸（DNA 或 RNA），无细胞结构的原生生物，与细菌等原核生物不同，它只能在活细胞中寄生。它在自然界分布很广，种类繁多，至今还不断有新的对人致病的病毒被发现。病毒类战剂占现有生物战剂的半数以上。

（5）真菌类战剂　该类战剂所用生物是一群单细胞或多细胞的真核微生物。它的核质四周有核膜与胞浆隔开，不含叶绿素，绝大多数具有坚韧的多糖细胞壁，繁殖体能形成菌丝。

（6）毒素战剂　该类战剂所用生物是一类来自微生物、植物或动物的有毒物质。它们不能自然繁殖，蛋白质性能稳定，可长期保存。有些毒素也可以通过化学方法生产或改变而来。

2. 生物武器的致伤特点

（1）面积效应大，难以预防　从理论上说，在各种武器中，生物武器的面积效应最大。因为绝大多数生物战剂是活的微生物，只要极少数致病微生物进入机体，即能在体内繁殖而引发疾病。此外，生物武器对大面积、单一作物农区和牧区的袭击危害较大，致伤也更为持久。因为其对这些地区的攻击不易被发现，因而预防非常困难，危害时间会延续到以后若干年。一个国家如果长期缺乏食品供应，将无法生存，军队也将失去战斗力。

（2）危害时间长　由于各种气象因素以及地形、地物和植被等条件的影响，生物战剂气溶胶对地面人、畜的危害时间有很大出入，一般说来，白天为 2 小时左右，夜晚和阴天为 8 小时左右。在特定条件下某些病原体可长期存活，不少啮齿类动物能长期保存鼠疫杆菌和土拉杆菌。因而，如果生物战剂污染区内存在易感动物和相应的媒介生物，在有关条件都具备时，可能形成新的自然疫源地，其危害就可能长期持续下去。

（3）具有传染性　致病微生物之所以有这么强的传染性，是因为它们不但能在人体内大量繁殖，而且还能不断污染周围环境，使更多的接触者发病。有些传染病在潜伏期即开始排菌，有些轻度患者和健康带菌者很难被发现。他们的活动常常使传染病从一个地方传播到另一个地方。当然，并不是所有的生物战剂都有传染性。

（4）生物专一性　生物战剂只能使人、畜和农作物等生物致病，对于没有生命的其他生活资料、生产资料以及武器装备等则没有破坏作用。

（5）渗透性　从理论上说，生物战剂气溶胶可随空气流动而进入一切不密闭的、没有空气滤过设备的工事、车辆、舰艇和建筑物的内部。难以防护，便于进行突然袭击。生物战剂气溶胶无色、无味、看不见、摸不着,人们即使在充满战剂气溶胶的环境中活动,也无法察觉。任何人都一刻不能停止呼吸(正常成人每分钟大约要吸入10L空气),即使每升空气只含有10个生物战剂颗粒,只要在其中呼吸几分钟即有感染的可能。

(6)生产成本低廉 微生物大量培养所需原料来源方便,加之现代高效培养技术的发展,使生物武器生产成本比较低廉。

二、生物武器所致疾病的康复

治疗时注意以下问题。核实诊断、个案调查,特别要关注疑似病例、典型病例。发病情况回顾,寻求因果关系,分析感染途径、来源,分析暴露史、感染来源和感染途径。患者急性发病时,对其分泌物、呕吐物、排泄物和血液标本进行病原微生物分离、特异性核酸和(或)特异抗原检查。查特异抗体,急性发病时期查IgM,恢复期查IgG和总抗体。

一般治疗是用来保护和支持患者的各种生理功能,包括隔离、护理、合理饮食、保证营养素供给、补液及纠正电解质紊乱、吸氧等。降温、镇静、止痉、减轻毒血症、脱水、防治出血。

(一)对症治疗

隔离:可控制传染源,防止病原体播散,防止患者间交叉和继发感染。保持病室安静、洁净、空气新鲜流通、温度适宜,出汗较多应采用温水擦浴,神志不清者应经常翻身,改换体位,防止褥疮。饮食:保证一定的能量供应,维持机体正常代谢,必要时喂食、鼻饲或静脉营养。补液及纠正电解质紊乱:适量补充液体及电解质,改善循环,纠正酸中毒。吸氧:有呼吸困难、发绀时,应及时给氧。

1.高热 可引起脑缺氧、脑水肿,可选用物理降温,如头枕冰袋、温水酒精擦浴、温水灌肠,效果不佳时可用药物降温,如对乙酰氨基酚、中药制剂柴胡等。

2.止痉 惊厥可加重脑缺氧,使病情恶化,可应用地西泮、苯巴比妥等。

3.严重感染性疾病常出现明显毒血症,可短期应用肾上腺皮质激素,如地塞米松、氢化可的松等。

4.多种传染性疾病可引起脑水肿,须密切观察和防止脑水肿的发生,及时应用甘露醇、呋塞米等脱水治疗。

(二)病原治疗

病原治疗是针对特异性的病原体,又称特异性治疗,是治疗的关键,早期应用可以抑制或消灭病原体,从根本上去除病原,控制病情传播,包括抗病毒、抗菌等治疗。

1.抗病毒治疗 主要作用于病毒复制过程不同的靶位和特异性酶,包括利巴韦林、金刚烷胺、阿昔洛韦、更昔洛韦等。

2.抗菌治疗 抗生素及化学合成药物在感染性疾病治疗中起着重要作用,主要影响微生物的细胞壁合成、细胞壁功能、蛋白质和核酸合成及细胞能量代谢等,包括青霉素、头孢霉素、四环素、大环内酯、氨基糖苷、喹诺酮类等。

(三)免疫治疗

可以提高特异性免疫功能,清除病原体及毒素,增强抗病能力,包括抗毒素、干扰素、胸腺肽、免疫球蛋白等治疗。以毒素为主要病因的疾病,如白喉、肉毒中毒等,必须尽早应用抗毒素治疗。免疫调节剂通过直接影响机体免疫功能,调整失控的免疫应答,包括干扰素、胸腺肽等。

(四)合并症及后遗症治疗

疾病发展和治疗过程中可出现多种合并症,包括肠出血、肠穿孔、中毒性心肌炎、中毒性脑病等,须及时发现合并症,有针对性地进行治疗。恢复期出现后遗症后,应加强功能锻炼、理疗、针灸、高压氧等康复治疗。

(五)中医中药治疗

中医中药治疗主要是扶正祛邪,辨证施治,结合透表、清热、解毒、除湿、凉血、化瘀、益气、温中等,调整各系统的功能,提高伤病员的免疫力,促进康复。

（六）心理治疗

医务人员应尽早介入心理疏导工作,主要包括正确宣传,减少心理恐慌和焦虑,必要时使用镇静药或抗焦虑药等。

染病后,伤病员心理状态会发生剧烈的变化,如恐慌、焦虑、极度痛苦、悲伤失望以及感到孤独无助,甚至欲采取自杀手段以希望得到解脱等。这些心理状态的改变对伤病员的治疗、生活等各方面会产生很大的影响。因此,在治疗、康复的各个阶段,应随时了解患者的心理活动和所存在的问题,进行分析评定与治疗。适当选择倾听,了解和掌握伤病员存在的心理问题和心理障碍,使伤病员宣泄负面情绪、释放内心的痛苦体验。通过解释消除伤病员因为对疾病知识的缺乏而产生的不良心理压力。明确伤病员预后可能出现的情况,以唤起伤病员对未来的希望。可以使用脱敏疗法、音乐疗法、认知调整训练、生物反馈疗法等来改善伤病员不良的心理状态。

（黄振俊）

第六节　新概念武器损伤的康复

一、新概念武器的种类及致伤特点

新概念武器是指在工作原理、毁伤机制和作战运用方式上与传统武器有显著不同的各类高技术武器,能大幅度提高作战效能的一类新型武器。新概念武器主要包括定向能武器、动能武器和军用机器人。新概念武器致伤具有速度快、波及范围广、致伤严重等特点。

二、激光武器伤害的康复

激光武器是一种利用沿一定方向发射的激光束攻击目标的定向能武器,具有快速、灵活、精确和抗电磁干扰等优异性能,在光电对抗、防空和战略防御中可发挥独特作用。

（一）致伤原因

1. 热作用破坏　激光功率达到一定时,被激光照射的目标物体局部会瞬间汽化,此时材料蒸汽高速喷出,同时将部分凝聚态颗粒或液滴一起冲刷出来,从而造成凹陷甚至穿孔。

2. 力学破坏　蒸汽高速喷出时,对目标物体会产生强大的反冲作用,这使得在目标物体内部形成激波,激波传到目标物体的背面,产生强大的反射。外表面的激光与背面的激光对目标物体形成前后夹击,使目标物体变形破裂。

3. 辐射破坏　当激光照射到目标物体表面时,被汽化的物质会被电离成等离子体云,等离子体云辐射出紫外线和 X 射线,对目标物体造成损伤。

（二）主要临床表现

1. 激光灵活性高,即发即中,瞬间可造成眼睛严重损伤甚至致盲。

2. 激光能量达到一定后,受照射部位吸收光能而变热,出现凹坑甚至穿孔,造成人体损伤。

3. 气化物或等离子体高速外喷会在瞬间产生强大的反冲力,在体内形成应力波,造成体内脏器损伤。

（三）康复基本原则

紧急时要避免继续被强光照射,应将伤病员转移到光线柔和的地方,闭眼休息,让眼睛得到充分的休息。适当的使用药物,尽量卧床休息,以室内活动为佳,避免过度活动。嘱患者在室内和走廊活动时应放慢速度,扶墙靠边行走,以免发生危险。同时清除活动空间的障碍物,防止地面积水。

（四）康复治疗方法

1. 饮食习惯　戒烟戒酒,进食易消化、营养丰富食物,并保证充足饮水量(1000ml/d)。

2. 眼睛灼伤康复　恢复期时外出一定要戴上墨镜,避免眼睛受到强烈光线的刺激。严重的主要是以消炎药物为主,较轻者使用人造泪液。点抗生素眼水时,要清洗双手,瓶口不接触眼睛,按医嘱点药。

3.中医药调理 可用决明子、石斛、枸杞、菊花、麦冬等中药清肝明目,保护眼睛。

4.心理干预治疗 及时准确地进行心理评估,根据评估结果进行心理干预治疗。帮助伤病员克服心理障碍,树立战胜疾病的信心,配合康复治疗进程。保持心情开朗,正确对待日常生活中的各种刺激,保证睡眠。

三、高功率微波武器伤害的康复

高功率微波武器是将高功率微波源产生的微波,经高增益天线定向辐射,将微波能量会聚在窄波束内,以极高的强度照射目标,杀伤人员和干扰、破坏现代武器系统的电子设备。

(一)致伤原因

在特殊设计的高功率微波器件内,电子束与电磁场相互作用,产生高功率电磁波。这种电磁波经低衰减定向装置变成高功率微波波束发射,到达目标表面后,对目标内部造成干扰、致盲或引起烧伤。

(二)主要临床表现

微波的生物效应可分为"非热效应"和"热效应"两种。非热效应指的是当较弱的微波能量照射后,造成人类出现神经紊乱、行为失控、烦躁、痉挛甚至失去知觉、致盲或者心肺功能衰竭,造成动物活动能力变差,甚至失去知觉等行为现象。

热效应是由高功率微波能量照射引起的。人体皮肤会受到灼伤。一般瞬间人体可达到三度灼伤。当能量一定时可直接导致烧伤致死。

(三)康复基本原则

尽快脱离致伤现场,恢复受损神经、脏器,改善运动能力。恢复烧伤创面,避免或减轻感染,防治挛缩畸形及功能障碍,恢复伤病员功能。

(四)康复治疗方法

伤病员应先重后轻、先急后缓,先分类后尽快脱离现场,保持生命体征稳定,首先要控制感染、休克等症状,后再进行康复治疗。

1.在膳食中减少脂类,适当增加富含维生素的食物,如豆制品、蔬菜等。

2.促进机体的修复与愈合减少脏器功能损伤。烧伤康复同前。局部治疗与全身治疗相结合,对伤员实施综合康复。

3.适量进行主动或者被动关节活动度练习,维持改善关节活动度,防止关节挛缩、影响功能。每天可进行规律性的体育锻炼和户外活动,尽可能多接触新鲜空气和增加阳光照射时间。

4.调节心理多与医师沟通,解除他们对疾病的焦虑、忧郁、恐惧心理。组织参观浏览,参加慢节奏舞蹈、游艺等文化娱乐活动,松弛情绪,平衡心理,消除疲劳。纠正不良的生活习惯,提高自我保健能力。

四、粒子束武器伤害的康复

粒子束武器是利用加速器把质子和中子等粒子加速到几万至20万千米每秒的高速,并通过电极或磁集束形成非常细的粒子束流发射致伤的一种新型武器。

(一)致伤原因

粒子只有被加速到光速才能作为武器使用。粒子束发射到空间,可熔化或破坏目标。而且在命中目标后,还会发生二次磁场作用,会在目标周围产生 γ 和 X 射线,对目标进行伤害和破坏。

(二)主要临床表现

粒子束武器伤害多表现为神经衰弱症候群和自主神经功能紊乱。常见症状有疲乏无力、头昏头痛、睡眠障碍、记忆力减退、易激动、心悸气短、多汗、食欲减退、皮肤粗糙、角化过度等症状,实验室有外周血象改变,继发有骨髓造血的变化。

(三)康复原则

脱离射线源地区,中西医结合对症治疗,加强营养;定期复查。

(四)康复治疗方法

1.对症治疗 对于睡眠障碍的伤病员,可用镇静安神药。自主神经功能失调,如头晕、头痛、易激动、多汗等症状,可用谷维素等治疗。可选用一般的止血药物,纠正不良生活习惯,防止日常生活中的出血倾向。

2.白细胞减少的治疗 轻者可选用维生素和一般升高白细胞的药物,如维生素 B_4、B_6 等。白细胞持续降低者可使用造血生长因子生物工程制剂等。

3.内分泌功能减弱的治疗 纠正体内水、电解质的平衡,调节内分泌功能。用药时间的长短视个体而定,应注意可能发生的不良反应。甲状腺功能低下者,可服甲状腺素片,根据临床症状和甲状腺功能情况调节用量。

4.促排疗法 采用促进放射性核素自体内排出的治疗措施。

5.中医药调理 中药如酸枣仁、五味子、茯苓、远志等可改善睡眠。配合其他中药如利血生、鲨肝醇、红景天、白血生、鹿茸、紫河车、黄芪、党参、西洋参、甘草、鸡血藤等调节脏腑,增强免疫力。

6.运动康复治疗 针对不同伤病员设计不同的康复运动方案。如加强腹壁肌肉运动和腹式呼吸,做医疗体操和节律性活动如太极拳、八段锦等,散步、慢跑、快步走、划船、游泳等。

7.心理干预疗法 应及时准确地进行心理评估,根据评估结果进行心理干预治疗。心理上焦虑导致的睡眠障碍,可采用支持性心理治疗康复方法。帮助伤病员克服心理障碍,恢复体力,树立战胜疾病的信心,配合康复治疗进程。

五、次生武器伤害的康复

次声武器就是一种能发射频率低于20Hz的次声波,使其与人体发生共振,致使共振的器官或部位发生位移、变形,甚至破裂,从而造成损伤甚至死亡的高技术武器。

(一)致伤原因

由于人体各部位都存在细微而有节奏的脉动,这种脉动频率一般为 2~16Hz,如内脏为 4~6Hz,头部为 8~12Hz 等。人体的这些固有频率正好在次声波的频率范围内,一旦大功率的次声波作用于人体,就会引起人体强烈的共振,从而造成极大的伤害。

(二)主要临床表现

全身不适、无力、头晕目眩、恶心呕吐、眼球震颤,严重的可导致神志失常、癫狂不止、腹部疼痛、内脏破裂、呼吸困难,甚至死亡。

(三)康复基本原则

早发现、早诊断、早治疗是该病的治疗重点与原则,确诊后应立即减少活动,以静卧为主,治疗和预防并发症。

(四)康复治疗方法

1.急性期 以卧床休息为主,不要剧烈运动,锻炼心肺功能即可,增加通气量,减少残气量,提高肺活量,改善全身的供氧能力,从而加快各脏器的恢复。

2.恢复期

(1)进行呼吸功能锻炼,改善受损组织供氧是此阶段康复的重点,常见的方法有腹式呼吸、缩唇呼吸、暗示呼吸法、吞咽呼吸法和抗阻力呼吸法。也可进行练习吹蜡烛等作业训练。

①腹式呼吸:进行腹式呼吸时,颈背部肌肉放松,先练习呼气,把肺内的残余气体尽可能多地排出。经过多次练习,可以改善人体的缺氧情况。具体方法是伤病员取卧位,两膝半屈使腹肌放松。一手放腹部。用鼻缓慢吸气时,膈肌松弛,尽力将腹部挺出,腹部的手有向上抬的感觉。呼气时,腹肌收缩,腹部的手有下降感。通常吸气与呼气的时间比例为1:2为最佳,每次训练10~15分钟,每日 2~3 次。经过腹式呼吸练习,可增加膈肌活动范围 2~3cm,提高肺活量 500~800ml,减少功能残气量 200~400ml。

②缩唇呼吸:是指先用鼻吸气再用口呼气,呼气时尽量将口唇缩拢似吹口哨状,持续缓慢呼气,以增加呼气量。

③暗示呼吸:诱导练习腹式呼吸,提高呼吸

效率。

④抗阻力呼吸法:指在呼气时施加阻力的训练方法。如在膈肌呼吸训练时,加阻力以增强呼吸肌力量;腹部加1~3kg沙袋;抗阻呼吸训练器;下胸缠布法。

(2)运动康复治疗 指导患者积极进行日常生活活动训练,适当进行室内家务活动,以上肢为主的全身运动为最佳,提高呼吸辅助肌肉的力量及耐力,改善全身状态。

(3)中医药调理 阿胶、大枣、黄芪、巴戟天、鹿茸、杜仲、菟丝子等可调理机体,增强免疫力。酌情配合针灸、按摩治疗方法。

(4)心理干预治疗 及时准确地进行心理评估,根据评估结果进行心理干预治疗。帮助伤病员克服心理障碍,树立战胜疾病的信心,配合康复治疗进程。

(黄振俊)

第三章 >>>

战伤心理障碍及战斗应激的康复

在战争条件下,军人会产生极大的心理压力。如惧怕受伤、对以后可能成为残疾的忧虑、战友被枪炮打死的场面、长时间精神和躯体过度疲劳等,常常造成其强烈的应激反应。适度的焦虑、恐惧与自主神经调节障碍等应激反应是正常的,只有当这些反应强烈,引发失能性的心理反应,使患者不能再战斗或工作时,才是异常的。战伤的救治任务除了躯体康复、功能康复外,同等重要的就是心理康复,心理康复与功能康复始终贯穿于整个救治过程,二者缺一不可。研究战伤伤员的心理康复必须首先研究伤员伤后各个阶段的心理障碍,以便有的放矢地制定相应的心理康复措施。

第一节 战斗应激的预防

应激(stress)是指机体在各种内外环境因素及社会、心理因素刺激时所出现的全身性非特异性和(或)特异性反应,又称为应激反应。

一、应激源的类型

战斗应激源可分为三种,即环境应激源、生理应激源和心理应激源。

(一)环境应激源

环境应激源包括酷热、寒冷、潮湿、振动、噪音、强风、氧气不足、毒气、毒性化学物质、直接能源武器、放射性辐射、传染病、刺激或腐蚀皮肤的情境、耗费体力工作、强光、能见度低、黑暗、雾、朦胧、险恶地形等。美军在这方面的研究以冷、热温度对军事任务的影响最多。根据科布里克与约翰逊收集的美国过去几年来的 121 篇关于温度对军事任务的研究发现,当温度在 29℃ ~32℃,湿度为 63% 时,军事任务的绩效最好。而寒冷使军人反应变慢、协调性降低、惰性增加、动作笨拙。若连续在严寒中暴露 2 小时以上,手部力量将降低 20% ~30% ,严重者甚至发生冻疮,严重影响作战能力。当温度降到 -7℃后,心理运动能力会受到较大的影响。感觉敏感度在 0℃ 时就会受到影响。

有关高温的研究较低温的更多,其对军事表现影响的结论如下:

1. 温度对军事表现的影响因任务性质不同而不同。高温会持续产生使人迟钝的效果,对连续性任务影响更大,特别是重复性高、性质单调的任务,而对变化性高、较有趣的任务影响较小。

2.高温对不同技能程度者的影响不同。工作技能熟练者，高温影响较小。高温下训练有素的战士的表现比训练较差者的要好。

3.实际执行任务时若经常处于极端温度下，则平日应多加训练，使身体能习惯多变及恶劣的气候。

4.炎热气候比寒冷气候影响更大。炎热使人体内水分散失较快，情绪起伏大、容易急躁和冲动、自制性及忍耐性降低，甚至会损害判断能力。

5.炎热会使人产生非常不舒服、困难并难以掌控的感觉，严重影响绩效表现。因此在设计诸如装甲车等车辆时，要特别注意避免因金属受热产生过高的温度。

6.除需要注意装备操作人员的衣物外，面具和手套也应予以重视。因为脸部及手部是感觉的主要器官。此外，暴雨、狂风、大雪等恶劣气候，都会严重降低军人的作战能力。

（二）生理应激源

生理应激源包括长期作战、缺乏睡眠、疲乏、时差、昼夜节律、脱水、营养不良、健康状况差、缺氧、生病、受伤等。这类生理应激源的研究以长期任务或长期作战对工作绩效的影响最多，如长期处于战斗环境、缺乏睡眠、连续行军作战演习等。研究表明，长期作战或经常连续性工作会伴随着疲乏，特别是一夜或数夜未眠，或是间断性的睡眠影响更大，易导致作业绩效、安全性、任务品质的下降。严重者会产生战斗力衰竭、判断错误、幻觉或是无法分辨现实与想象的问题。

研究发现，连续性工作对体力型任务的影响不同。如果军事任务太简单，唤起太低，会造成官兵敷衍、分心、做错、遗漏或打瞌睡，但如果太过紧张则压力太大，唤起程度太高，又会造成个体专注某方面，自动协调能力无法发挥，使表现差于原有的水平。

工作的表现与应激的大小及工作性质有密切关系。应激反应的基本目的是维系及保持个人的生存能力。部队不同任务的应激要求亦有所不同。若应激小、唤起低，则个体表现不佳；应激持续增加至中低应激时，表现最好；当压力继续增加，个体表现持续保持其水平。当到达极高应激时，少数人还有异常优秀表现，称之为超人式表现。但大多数人的绩效或表现会因为应激太大而大幅度下降。智力方面的任务则需要头脑冷静、思考清楚。因此，只有在应激偏低时表现最佳。之后随着应激的增加，表现逐渐下滑。因此，应激太大、太小或个体长时间无法放松，则会对个体造成伤害。因此，工作属体能性的，给予高应激效果较好，工作属智力方面的，应激小时工作表现较好。

（三）心理应激源

1.认知性的心理应激源　认知性的心理应激源包括过多或过少信息、过多或剥夺性的感觉、模糊、不确定、孤立、时间压力、等待、不可预期、信息与状况不明、交战的规则难以判断、两难的选择、认知功能损害等。

2.情绪性的心理应激源　情绪性的心理应激源包括因受伤、疾病、疼痛、失败、动机冲突等产生的害怕和焦虑情绪，因失落（伤痛）产生的暴躁和情绪愤怒，因无聊引起的怠惰等。

生理与心理应激间的界限很难截然分开。生理应激源有时会转变为心理应激源。如当健康遭到威胁，身体不适、表现不佳时，均会引起不良情绪。而生理应激源也可能引起非特定唤起的反射活动。例如，酷热、寒冷、有毒物质等生理应激源都会直接干扰大脑功能，破坏知觉及认知能力，因而提高应激水平。

参战官兵在战场面临环境、生理和心理上的应激，若加上领导指挥不当或团体凝聚力瓦解，精神崩溃是可以预见的。因此，如何针对不同应激源，在平时的训练上分别予以预防、模拟，以提高官兵的抵抗能力，减少伤亡，是战场应激管理最应关注的方面。

表3-3-1列举了一些生理应激源和心理应激源。

表 3－3－1　应激源分类（摘自美国陆军部 1994）

生理应激源	心理应激源
环境的	**认知的**
热、冷或潮湿	信息太多或太少
震动、噪音、冲击波	感觉过载或感觉剥夺
缺氧、烟雾、有毒物质、化学品	模糊、不确定、隔离
激光束武器/装备	时间紧迫或等待.
电离辐射	不可预见性
致病因子/疾病	交战规则，决断困难
皮肤刺激剂或腐蚀性物质.	组织动力学
体力劳动	难以取舍或没有选择
强光、黑暗、迷雾、遮蔽	意识到机能受损
困难或艰苦的地理条件	
生理的	**情绪的**
睡眠不足	因威胁而产生的恐惧与焦虑
脱水	因丧失而产生的悲伤
营养不良、卫生条件差	怨恨、气愤、暴怒
肌肉疲劳与有氧运动疲劳	因无所事事而产生的厌烦感
免疫系统受损	动机冲突
肌肉与器官系统过度使用或使用不足	情感上的冲突或诱感导致信仰的丧失
疾病或受伤	人际情感

二、战斗应激反应的表现类型

战斗应激反应的表现类型有精神疾病型、心身疾病型、违纪行为型。精神疾病型是战斗应激反应的主要表现类型，这一类型发生人数最多，可以分为战时神经症与战时精神病两类。

（一）精神疾病型战斗应激反应

1. 战时神经症　在战时精神疾病中，战时神经症所占的比例最大，约为 60% ~ 70% 。可分为如下几个类型。

（1）战时癔症　是由精神因素和暗示或自我暗示所致的一种神经症，起病急骤，与精神因素密切相关，在战时精神疾病中所占的比例较大。表现的类型有：运动障碍，如痉挛性发作、瘫痪震颤、不言症等；感觉障碍，如感觉过敏、感觉减退或消失、聋哑、失明和视野改变；自主神经功能障碍，如呕吐、呃逆、过度换气、发热；精神障碍，如解离状态、木僵状态、昏睡状态、假性痴呆及其他一些较为少见的精神障碍（如夜游症、双重人格等）；集体发作，也称癔症流行，往往是多人同时发病，多表现为躯体症状或精神障碍，如痉挛发作、瘫痪、呃逆、过度换气等。

（2）战时神经衰弱　与长期过度疲劳有关，常表现有睡眠障碍，如入睡障碍、睡眠较浅、早醒或（和）多梦。

（3）战时强迫性神经症　主要是指患者的观念、行为和情感出现不能控制的自发的强迫性症状的一种神经症，包括强迫观念和强迫动作两种表现。

（4）战时恐怖性神经症　是以对某些特定的、单一的事物或境遇发生强烈恐惧为主要特征的神经症。恐怖症状以神志障碍为主，一旦脱离特定的事物及环境后，症状迅速消失。

（5）战时焦虑性神经症　是以发作性或持续性情感焦虑、紧张为主要特征的一种神经症，常伴有自主神经功能障碍和惊恐不安。

（6）战时神经症性自动症　是在意识障碍的基础上，出现短期无目的、无秩序的自动动作，患者对发病中的经过大部分遗忘。

2. 战争精神病　战争精神病指的是由非器质性原因引起的功能性的精神病，其中最为主要的一类就是战时反应性精神病。战时反应性精神病是由急剧、强烈而明显的精神因素诱致，迅速发病；症状表现多与精神因素密切相关，改变环境和给予适当治疗后，可较快恢复正常，预后良好。战时发生率较高，仅次于癔症。由爆炸、白刃战、战友牺牲等外在因素诱发，与当时的躯体、神经系统的功能状态、性格特征等内在因素有关系。常见的表现有反应性朦胧、反应性木僵、反应性兴奋、假性痴呆（童样痴呆）等形式。本病经 1 ~ 2 周的治疗能很快恢复，不留后遗精神症状。

（二）心身疾病型战斗应激反应

该型主要表现有失眠，胃肠不适，呼吸困难，皮肤瘙痒，木僵，完全衰竭状态，技巧、记忆丧失，视、听、触觉受损，软弱、瘫痪，幻觉、错觉等，但并无任何器质性损害。该类占战斗应激反应比例较高，在战时不易被发现。消化性溃疡、非溃疡性消化不良是典型的心身疾病，这一类的消化系统疾病在战时内科疾病谱中排名靠前，很可能有一部分应按心身疾病型战斗应激反应处理的而被当作内科疾病处理。

（三）违纪行为型战斗应激反应

违纪行为型的战斗应激反应与真正的战场犯罪行为之间的界限不易划清。为此，美陆军1950年颁布了第一本《军法精神病学》，1953年对其进行修订。它规定了正常战斗应激反应的范围，规定此范围内的行为不受军法制裁，强调在分析那些违纪事件案情时应注意当时的环境条件。

该型常见的表现有：不接受敌方的投降，杀戮俘虏，杀戮非战斗人员，如平民；滥用酒精、毒品；无所顾忌、不守纪律，进行抢劫、掠夺、强奸；与盟军发生冲突，与敌方不当交往；过多地去看病，装病、开小差，擅离职守，拒绝战斗；自伤，威胁或枪杀指挥官等行为。

三、战斗应激反应的三级预防

（一）初级预防

1. 全面控制可能导致战斗疲劳和不良行为的各种应激因素。主要包括：初次参加战斗、对家人的思念、战斗伤亡较大、平时缺乏贴近实战化的训练、团队凝聚力不强、对指挥员、装备及支援部队缺乏信任感、睡眠不足、身体健康状况下降（如严重脱水、营养不良等）、战斗环境恶劣、缺少外界信息、对作战任务不明等。

2. 战前应激防控培训。应针对参战官兵全员进行应激防控知识培训。培训内容包括：识别战斗疲劳/战场应激反应或不良行为反应，官兵出现应激反应时的自救互救方法等。

（二）二级预防

通过指挥人员及医务人员的工作来减少急性应激障碍的发生。主要内容：识别战斗疲劳/战场应激反应或不良行为反应；及时干预、治疗并控制相关诱发因素；为防治不良情绪相互感染，把心理应激反应严重或者出现不良行为的个体暂时与其他人隔开；把经过治疗后心理状态恢复的人员重新带入其所在分队；宣传并执行防范应激性不端行为的纪律。

（三）三级预防

战后对所有参战人员（不论是否出现心理应激不良反应）进行心理干预，防止出现创伤后应激障碍（post-traumatic stress disorder, PTSD）。通过询问一同参战的战友或其家人了解个体心理状况，判断发生 PTSD 的可能性；密切观察发生 PTSD 的迹象，及时进行针对性干预。

（肖　玮　毋　琳）

第二节　急性应激反应的防治

军事文献中用以描述士兵在战场上出现的心理、精神障碍的名词有很多，如：炮弹休克、战争神经症、战斗衰竭、战斗应激、战斗应激反应等。急性应激反应（acute stress reaction），又称急性应激障碍（acute stress disorders, ASD），是指个体暴露于某创伤事件后的2天到4周内所表现的应激症状。创伤事件指个体经历、目睹或面临一个对自己或他人具有死亡威胁、严重伤害的事件。如果应激源消除，症状往往历时短暂，一般在数天或1周内（最长不超过1个月）完全恢复，预后良好。值得注意的是，"急性应激反应"一词更多地运用于战场环境，"急性应激障碍"一词多用于非战争时期精神病学表述。

ASD 出现与否以及严重程度不仅与应激事件有关，而且与个体的人格特点、对应激源的认知和态度、应对方式以及当时躯体健康状态等因素密切相关。对急性应激障碍的了解,不仅要观察其临床表现和疾病过程,还要分析其发病的主要因素,以便采取有效的防治措施。本病可发生于任何年龄,但多见于青年人。多数报道指出,两性患病率在统计学上无明显差异。

一、临床表现

ASD 是一种精神障碍,其症状主要表现为分离、再历、回避和过度警觉。具体地说,分离包括麻木、意识涣散、人格解体、现实感丧失、分裂性遗忘;再历包括与创伤事件相关的想象、思考或悲痛的再次出现;回避指对创伤事件相关的思考、情感或地点等的回避;过度警觉指焦躁不安、失眠、易怒、高度警惕、注意力难以集中。当人们对创伤事件的反应同时满足下述几个条件时,在临床上就可以被诊断为 ASD:暴露于创伤事件并伴随强烈的恐惧感、无助感或厌恶感;至少存在 3 种分离症状;至少存在 1 种再历症状;明显的回避;明显的过度警觉;持续时间为 2 天到 4 周。如果持续 4 周未出现缓解,则首先考虑诊断为创伤后应激障碍。

ASD 还有一种临床亚型,称为急性应激性精神病,是指由强烈并持续一定时间的心理创伤性事件直接引起的精神病性障碍。以妄想、严重情感障碍为主,症状内容与应激源密切相关,较易被人理解,但与个人素质因素关系较小,一般在 1 个月内恢复,预后良好。

二、评估、诊断与鉴别诊断

(一)评估

目前,诊断急性应激障碍的工具主要有用于成年人的简明创伤后障碍访谈、急性应激障碍访谈问卷、急性应激障碍量表、斯坦福急性应激反应问卷,以及用于儿童和青少年的儿童急性应激反应问卷、儿童急性应激核查表。

(二)诊断

1. 异乎寻常的应激源的影响 在时间上症状的出现必须与异乎寻常的应激源有明确的联系。

2. 行为表现 强烈恐惧的精神运动性兴奋,表现为行为盲目或夸大;或情感迟钝的精神运动性抑制(如反应性木僵),表现为意识不清、呆滞、行为缓慢等。

3. 发病时程 在受刺激后若干分钟至若干小时发病,病程短暂;一般持续数小时至 1 周,通常在 1 个月内缓解。

4. 症状消除或缓解 如果应激性环境消除,症状则迅速缓解;如果应激持续存在,症状也会在 24～48 小时开始减轻,通常在 3 天后变得十分轻微。

5. 排除其他情况 如分离/转换障碍、器质性精神障碍、非成瘾物质所致精神障碍和抑郁症等。

(三)鉴别诊断

1. 分离/转换障碍 分离/转换障碍发病有明显的应激因素,尤其在初发病时,很难与急性应激障碍区别开来,其表现出的朦胧状态、假性痴呆等症状,与急性应激障碍几乎无临床差异。但在性格特点上分离/转换障碍患者,症状丰富多变,反复发作,甚至可由轻微不愉快的生活事件引起,同时发作时患者多见于表演性、夸张性、做作性、暗示性、躯体转换性症状,可从该方面进行鉴别。

2. 双相障碍 双相障碍也可在应激源作用下发病,其主要症状以情感异常占优势,疾病过程以双相为多见,且病程较长,有循环发作趋向。

3. 短暂精神病性障碍 在遭遇创伤事件后出现的短暂精神病性障碍,主要症状为妄想、幻觉、言语紊乱、明显紊乱的或紧张的行为。症状持续至少 1 天,但少于 1 个月。最终能完全恢复到发病前的功能水平。

4. 创伤后应激障碍 创伤后应激障碍与急性应激障碍的症状几乎相同,鉴别点主要于病程时间。急性应激障碍在遭遇创伤事件后马上发病,其病程为灾害事件发生的 1 个月以内。而创伤后应激障碍是在遭遇创伤事件后发病,而症状则会持续 1 个月以上。

三、预防和治疗

(一)控制战斗应激的责任

1.培养作战单位的凝聚力　必须保持严格的实战训练,确保作战单位时刻处于临战状态。必须强调培养和维护作战单位的凝聚力。作战单位的训练和活动必须强调发展士兵的技能。该训练必须以建立作战单位的相互信任和有效沟通为核心。

2.高级指挥官的责任(美军)　高级指挥官必须为初级指挥官提供必需的信息和资源来控制战斗应激。

· 胜任本职工作,忠于职守,有胆识,公正无私,关心下属。

· 制订作战计划,尽可能以小的损失完成任务。

· 树立应激控制的政策和指挥气氛,特别是建立具有高度凝聚力的作战单位。

· 有道德。

· 做好部队的行政工作。

· 保证各项物资的齐备以保障部队所需。

· 计划和指导艰苦的实战训练,包括火力。

· 尽可能多地为部队提供各种信息。

· 落实医疗和精神健康/战斗应激控制人员的编制,保证与所服务的作战单位之间的训练。

· 制订针对所有行动的应激控制预案。

· 为初级指挥官/士官提供必要的指导。

· 确保各项训练和战斗行动之前进行风险评估。

· 指导监督初级指挥官/士官的工作,对其成绩进行奖励。

· 切实掌握部队人员的表现。

· 通过好的榜样来引导应激控制的措施。

· 通过积极地领导必要时采取纪律手段高标准地维护战争国际公约。

3.初级(直接)指挥官的职责(美军)　初级指挥官至关紧要的职责是时刻注意使用应激控制理论。

· 胜任本职工作,忠于职守,有胆识,公正无私,关心下属。

· 建立部队的凝聚力,快速整合新兵。

· 随时随地反复训练士兵。

· 制订训练计划,指导严格的实战训练,模拟战斗情形,特别是火力情景。

· 关心部队包括领导。

· 确保身体健康、营养、水、足够的衣服和防护用品以及预防疾病的措施。

· 制订并执行睡眠计划。

· 要积极获取准确信息,消除谣传。

· 鼓励分享才智和感受。

· 组织行动后询问(释放压力的一种技术)。

· 通过积极地领导必要时采取纪律手段高标准地维护战争国际公约。

· 推荐模范士兵获取奖励和勋章。

· 及时发现过度应激并给以支持。

· 保护受到应激的但仍然能够履行职责的士兵,并给以额外的支持和鼓励。

· 将在小的作战单位中不能得到必要休息的应激士兵后送予以短暂的睡眠,给以食物,身体检查,赋予有限的职责,在1~2天内归队。

· 交付通过医学评估和治疗后依然暂时不能处理的应激案例。

· 迎接战斗疲劳人员的归队并赋予其有意义的工作和职责。

*注意:每个士兵最终都会成为一个初级(直接)指挥。每个士兵必须练习自我管理以及对自己和他人的应激控制。

4.牧师的职责(美军)　牧师,尤其是作战单位的随军牧师担负着极为重要的职责。

· 提供宗教支持并和作战单位的全体士兵一起行动。

· 作为一个特殊的参谋机构就部队的精神、道德和士气问题对司令官提供建议。

· 帮助士兵建立强大的精神动力去面对道德和伦理上的窘境以及人类战争的自相矛盾。

· 鼓励士兵在战斗结束后交流感受。

· 鼓励士兵坚持履行职责。

· 辨识应激的症状,及时提供慰藉,合适的时候提出进一步的评估和治疗。

· 掌握应激控制小组的位置和能力,并为作战单位的指挥官提供相关信息。

· 对应激伤亡人员回归其所在部队提供帮助。

· 对患病和垂死的士兵执行牧师职务。

· 援助幸存者。

5. 作战单位卫生人员的职责(美军) 作战单位的卫生人员帮助上级控制应激源。

· 为遭受应激的指挥官和士兵/患者提供建议和信息。

· 帮助指挥官组织行动后询问(after‐action debriefings)、制订睡眠计划、卫生防疫、食品营养和补充水分。

· 尽早察觉过度应激,可行时进行干预、治疗,将应激的士兵后送到小单位或在小单位的较高部门休息(最多1~2天),然后使其归队。

· 留观不能立即归队的应激人员,在具有医学留观设备的条件下给以暂时处理(1~3天)。

· 暂时撤出不能处理的应激人员,但仅后送到上一级医疗梯队或后送到最近的应激控制小组。

· 掌握应激控制小组的位置和能力,并为作战单位的指挥官提供相关信息。

· 当战斗应激控制人员为作战单位提供咨询时,可能的话,为战斗应激控制人员提供交通工具。

· 警惕身体受伤者和所有士兵出现的应激症状,一经发现立即治疗。

· 以预防、常规治疗、急诊和康复治疗的形式为恢复职能或撤离的应激人员提供高质量的医疗支持。

注意:在受伤或患病的情况下,如果士兵知道他们会及时得到医治,将会起到有力的应激控制

效果。

6. 战斗应激控制/心理健康分队的职责(美军) 战斗应激控制/心理健康人员的任务和职责。

· 是军队应激控制问题的倡导者。

· 主动地、机动地和及时地为部队服务。

· 与所支持的作战单位打成一片,并得到指挥员的信任。

· 给指挥官、牧师、医生和参谋提供咨询,包括:

——技术监督和训练。

——案例的评估和建议。

——人员可靠性筛选。

——信息报告。

· 确认应激源。

· 应激源的分析。

· 应激控制技术。

· 睡眠方案。

· 自杀干预。

· 物质滥用的预防。

· 家庭问题。

· 其他方面的心理问题:

——包括和平时期的所有行动,制定应激控制预案。

——作战单位人员应激状态的调查,包括团队的凝聚力和准备情况。

——工作场所的转换,增强机构的功能。

——协调作战单位、家庭支持群体和支持机构的关系。

——强调应激事故的预防,强调深入或亲临作战单位实施治疗。

——为受伤人员重新担负职责,回归原部队、加入新单位或接受新工作的重整提供帮助。

· 对战斗力严重削弱的部队的整编提供支持。

· 灾难或事故后提供事件鉴定报告。

· 提供精神疾病的检伤分类(依据过度应激

的士兵治疗康复的程度),区分具有严重身体伤害或需要撤离的心理疾病。

·在靠近士兵所在部队的医疗机构,管理战斗疲劳症患者或提供1~3天的留观处理。

·在安全区为病情改善缓慢的案例提供较长的休整时间,根据战场撤离的方针,通常在军级单位4~14天,后勤区最长可达28天。

·促使急性损伤的案例进入稳定期并评估进一步的治疗,要么回归岗位,要么撤离到本土。

以上内容均引自《美军战斗应激控制手册》,旨在为我军各级指战员提供借鉴。我军各级指战员应充分履行条令条例所规定的职责,并结合外军相应内容,更好地为控制战斗应激、强化战斗力服务。

(二)压力接种训练(stress inoculation training,SIT)

压力接种训练是一种认知与行为结合的治疗方法,由唐纳德·梅肯鲍姆于1975年提出。他认为如果人接受少量的心理威胁,并获得了对付这种威胁的技巧,那么他将具有对应激的抵抗力。压力接种技术是让求助者学会躯体和认知两方面应对技能的方法,目的是通过让求助者遇到压力源时做好准备,以便做出更有效的反应以增强对压力的抵抗力。

SIT是应对技能学习程序的具体应用,是一系列技术、过程的组合,它包括信息给予、苏格拉底式讨论、认知重组、问题解决、放松训练、行为复述、自我监控、自我指导、自我强化和改变环境情境等。压力接种技术能够帮助求助者获得足够的知识、自我领悟和应对技能来应对预期到的应激场景,是一种既可应用于当前问题,也可应用于未来困难的应对技能。

1.训练方法 在梅肯鲍姆提出的压力接种训练的三阶段模型基础上修订整合为概念了解阶段、技能获得和复述阶段、应用和完成阶段以及回顾总结四个阶段。

(1)概念了解阶段 此阶段在建立良好关系的基础上,向参战官兵介绍SIT相关知识并根据实际情况回答官兵疑问,告知其负性情绪以及不依从治疗的不良影响,从而帮助参战官兵纠正应对压力的错误行为和方式,充分了解在产生和维持压力的过程中,情绪和认知的重要性。

(2)技能获得和复述阶段 帮助参战官兵找出自身存在的心理压力及痛苦根源,教给其缓解压力的技巧方法,同时指导其进入压力情境,采用系统脱敏等方法逐步克服压力源和压力情境带来的焦虑、恐惧等不良反应。在练习一段时间后,收集官兵对这一阶段应用的反馈并做出相应调整,帮助官兵解决练习过程中所出现的问题,以达到指导其熟悉采用不同放松技能应对各种压力情境的目的。

系统脱敏法以放松为前提,以下是三种常用的放松方法,后续焦虑等级量表的建立和实施参见本书第二篇第四章心理治疗中的行为疗法部分。

①呼吸放松法:保持舒适姿势,深慢地用鼻呼吸,感觉腹部的涨落运动(腹式呼吸),专注于呼吸,感受放松和平静。

②三线放松法:三线放松法就是随人体的三条线(第1条线:头顶—颈两侧—两肩—两上臂—两肘—两腕—十指;第2条线:头顶—颈前部—胸部—腹部—两大腿前侧—两膝关节—两小腿前侧—两脚背及十脚趾;第3条线:后脑部—顶部—背部—腰部—两大腿后侧—两腘窝—两小腿后侧—两脚底)逐一放松意念,它本身是一种静气功,具有增强体质,防治疾病的功能,可以使全身自然、舒适、轻松,解除紧张状态,使注意力集中,排除杂念,平定情绪,安定心神,调和气血,协调脏腑,疏通经络。

③冥想放松法:冥想是一种自我控制的心理调整方法,通过调节认知、情绪、行为而达到生物学效应;通常用于促进平静思绪、放松身体,使人们变得幸福平静和安详。

(3)应用和完成阶段 帮助官兵解决在理论知识和技能学习中出现的问题,指导官兵应用所学的知识与技能来应对负性情绪以及治疗的不依从性,鼓励其将所学到的心理应对技能应用到现实生活中,并长期维持下去,以减轻不良感受和行为。通过 SIT 练习,若官兵的心理状态得到改善,治疗的依从性得到提高,面对负性情绪时能够积极应对时,则进入下一阶段。

(4)回顾总结阶段　与官兵一起回顾在干预过程中出现的负性情绪及应对技巧,在反复练习中巩固所学的知识理论以及技巧方法,使官兵对自身疾病有一个正确的认识,从而增加战胜疾病的信心。回顾性总结压力接种训练的全部内容,重新评价官兵的心理状态。

(三)小团体的行动后事件询问(after - action debriefing)

1.在任何疑难战例之后,每一个小团队的指挥官都应该常规地组织行动后事件询问。当出现失误或误解,遭遇损伤时,进行事件询问尤为重要。如果可用的时间不允许将两者分开谈论,那么应激控制的行动后事件询问也可以整合到常规战后回顾之中。

2.行动后回顾应该在训练中和持续的冲突或战争中加以实践。只要指挥员可以安全地聚集队伍,就应该召开行动后回顾。其目的是谈论最近作战行动中的具体细节,共享得到的经验教训。首先要明确发生了什么问题,必要时可以分享每一个人的看法,最后对现状形成清晰认识。行动后回顾的重点放在全体人员如何出色地执行任务、哪些方面做得出色、哪些方面需要进一步完善、哪些方法根本不可行而需要一个新方案等方面。如果行动后回顾完成得好,可增加团队内的理解信任和凝聚力,树立强大的信心面对下一次战斗。

3.行动后事件询问的过程共享了行动后回顾中有关"发生了什么"的具体细节。但它更进一步通过积极鼓励,使队员共享和谈论他们对战争事件的情绪反应。在训练中、在非战争性军事行动以及战争中遇到任何困难或不快事件期间,应常规地召开行动后事件询问。在创伤性意外事件之后开展行动后事件询问的目的在于,通过打开、"清除或引流"那些不快或痛苦的记忆来促进"康复"。行动后事件询问程序的关键步骤如下:

(1)首先解释行动后事件询问的目的和规则。

(2)让每一个人回顾事件的详细细节,并口头表述出来。

(3)统一小组思想,消除个别的错误感知和误解,重新评价实际上所应负的责任。

(4)鼓励表达对事件的想法和感受。

(5)肯定对事件有感受是正常的,并引导他们接受、面对和弥补。

(6)杜绝找替罪羊及口头侮辱。

(7)谈论队员所体验的正常而不快的应激症状,并指出有时它们会再次出现,接受它们,对它们的持续存在不要感到奇怪或恐惧。

(8)总结学习到的教训及这一经验教训的所有积极方面。

注:引自《美军战斗应激控制手册》

4.指挥官和队员有责任延续对整个事件,尤其是创伤性事件的谈论。通过个人谈话,以支持性的方式与那些在战后总结中表现出痛苦迹象的个体进行交谈。在行动后事件询问中,以及用来帮助战士从痛苦记忆转向积极精神升华的个人心理咨询过程中,单位部门小组可以起到有益的作用。只有出现严重精神痛苦的个体才应转诊到心理卫生/战斗应激控制人员那里。

(四)干预方法

干预包括两方面,精神创伤性事件后危机干预和罹患 ASD 后的治疗,治疗干预以及时、就近、简洁、紧扣重点为基本原则。

1.干预时机与原则　发生后立即进行干预是对精神创伤性事件危机干预的最好时机。缓解危机的方法有很多,但干预措施主要有以下几个原则:首先使个体脱离精神创伤性事件的环境,允许情绪宣泄;其次是加强社会支持,鼓励引导以减少个体对创伤性事件过度的责任感和内疚、恐惧等情绪,帮助个体情绪反应正常化。

2.干预方法

(1)心理治疗　心理治疗是 ASD 的首选治疗

方法。心理治疗首选认知行为治疗(CBT)。但在单独心理治疗无效或效果不明显时应加以药物辅助治疗,主要有以下几个表现:①症状严重,单独的心理治疗无效或效果甚微者,焦虑、恐惧特别严重者;②既往有抑郁障碍史,且有良好的药物治疗史;③严重失眠障碍,心理治疗效果不佳或有药物治疗史。

(2)药物治疗　药物主要是针对性治疗。主要是在激越性兴奋或急性精神病患者病发时,给予适当的抗精神病药物稳定病情。严重抑郁或焦虑患者,也可酌情给予合适的抗抑郁药物或抗焦虑药物。通常药物治疗以中、小剂量,疗程短为宜,目的是稳定缓解病情,便于后续开展心理治疗。

(肖　玮　毋　琳)

第三节　战伤伤员心理障碍的康复

战伤不仅是肉体创伤,同时也是精神创伤。医务人员在对伤员进行救治的时候,必须充分考虑到躯体伤痛和心理危机(psychological crisis)对伤员的双重打击和影响。在及时有效救治伤痛的同时,不失时机地进行心理干预,以提高伤员的应付水平和适应能力,减轻心理压力,提高救治质量,最大限度地保障伤员的躯体和心理康复。

一、降低对创伤的应激水平

伤后应激水平过高,可使机体内环境紊乱,导致心律失常、呼吸不整、胃肠功能紊乱或溃疡、皮肤血管扩张或收缩、免疫功能减退、神经内分泌系统失衡等。进入应激衰竭期,严重者还可能导致死亡。因此对急性期伤员应采取必要措施,预防过度应激,指导伤员顺利度过急性应激期。

1.镇痛止血　剧烈的疼痛不仅可造成休克,还会加重伤员的痛苦和恐惧情绪,加剧应激反应,

危害机体调动能量应对创伤。因此,对剧烈疼痛的伤员应首先查明疼痛的原因,确定受伤的种类和程度,然后再给予镇痛剂止痛。同时要在最短时间内止血,使伤员保持镇静,减轻精神紧张。

2.稳定情绪　伤员的情绪紧张是由许多因素综合刺激的结果。其中死亡恐惧是主要因素。对情绪过度紧张的伤员应指导其心理放松。如采取暗示和自我暗示就是一种较好的心理放松方法。嘱咐伤员放松全身的肌肉,放松精神,排除一切杂念,使自己处在一种相对平静的状态,专心致志地对自己鼓励和安慰,默念一些简短而积极的话。在护理上,应遵循"紧张、热情、周到、耐心"的方针,使伤员感到医护人员就是他们的亲人。针对伤员的具体情况做耐心的心理疏导工作,无论预后如何,医护人员都给他们以支持和鼓励,避免来自医护人员和亲属、病友的消极暗示,尽可能使伤员身心放松,感到安全。

3.支持与保证　上级和医务人员的精神支持和保证,是最大限度减少应激危害所必需的外部条件。没有这种支持和保证,伤员就会陷入茫然,不知所措。因此,对伤员应给予安慰和关心,并表示极大的同情。赞扬伤员的英勇行为和牺牲精神、激励伤员的斗志、倾听伤员的诉说、允许伤员发泄情感等都能起到安慰的作用。同时,医务人员应针对伤情,对伤员做出一些保证,以安定伤员,减轻其心理压力,使伤员对挽救生命、治愈创伤充满希望和信心。

二、保持伤员同部队的联系

受伤后转入后方医院的伤员,一时脱离了与自己朝夕相处的战友,脱离了熟悉的生活环境,进入了陌生的环境,常常会有失落感,感到孤独、寂寞,严重者甚至会产生分离性焦虑,出现烦躁不安和坐卧不宁。此时,医务人员要设法使伤员与所属部队保持联系,用信件和电话传递信息,特别是有关战斗结局的信息,部队首长对伤员的支持、关怀的信息。这对激励伤员战胜伤痛的斗志有不可

替代的作用。同时也有利于增强伤员的归属感，有利于减轻其负性情绪，对伤员的生理和心理康复有积极意义。

三、心理危机的调停

伤员的生命得到挽救以后，随之发生的是伤员对心理创伤的内心体验。面对躯体严重损伤的现实，伤员一时难以适应，处于一种心理危机的状态之中。例如，肢体残废、瘫痪、失明、容貌被毁等伤员，很可能失去继续生活的勇气，产生轻生自杀的意念或行为。因此，医务人员对伤员心理危机处理是否得当，将直接关系到伤员的救治结局，关系到伤员日后的身心状态，必须给予高度的重视，并采取有效的处理方法。

（一）取得伤员的信任

为防止医源性影响，应在医护人员范围内有针对性地进行了医德、心理素质以及业务水平的教育和培训，使医护人员具有良好的医德、心理素质和业务水平。医护人员的热情关怀、精湛的医护技艺、认真倾听伤员的诉说、恰当的提问、有效的情感交流等，都是取得伤员信任的必要条件。

（二）帮助伤员正视危机

1. 启发伤员正视痛苦　陷入心理危机而不能自我解脱的伤员，往往把痛苦埋在心底，自我惩罚，自暴自弃。因此，应尽量促使伤员将内心痛苦发泄，不要埋在心底。一旦能够正视痛苦，以痛哭或交谈的形式发泄出来，情绪会很快得到改善。

2. 给予心理疏导　心理疏导时，要结合伤员的个性特点进行。启发诱导伤员正确面对伤痛残疾，正确面对人生；帮助伤员改变消极的认知模式，建构有利于心身恢复的认知模式；使伤员树立战胜伤残、重新走向生活的信心和勇气。

3. 做出正确的归因　所谓战伤归因是找出发生战伤的原因。应该引导伤员将受伤的原因归因于暂时性的和具体性的原因之上，否则会产生悲观和绝望心理，加重心理危机，难以达到使伤员正视危机和采取积极有效行动的目的。

（三）提供有利缓解危机的信息

陷入心理危机的伤员，往往对危机情境过度估计，得出不正确的结论。其原因是，伤员在消极情绪引导下，对不利因素看得过重，而对有利因素和补救的希望视而不见或不予重视，或者是缺乏这方面的信息。因此，医务人员及时提供有利缓解危机的信息，帮助伤员纠正"过估"，往往能收到良好的效果。具体做法是：采取"传、帮、带"的方法让伤员们互相帮助、互相带动，即根据伤员不同程度的伤残及心理障碍，按轻重搭配的方式分为几个组，在日常生活中由伤残轻的伤员帮助重伤员，心理障碍轻的伤员影响心理障碍重的伤员，以达到培养伤员积极心态的目的。

（四）提出忠告和建议

在伤员陷入危机困境而不知所措时，必要的忠告和建议对伤员克服心理危机是有效的。但在实施时要特别谨慎小心，要经过深思熟虑。忠告和建议要有的放矢，合理使用，伤员一般能够接受。如果伤员对忠告建议有疑惑不执行时，要有耐心，允许伤员提出质疑，不能急于求成，以使伤员自我认识、自我领悟、自我矫正。

四、做好心理康复护理

可借鉴的做法是：实行护士分工责任制，护士参加医师组织的病例讨论，及时全面地了解伤员的伤情，并研究分析伤员的心理状态，共同制定全面的医疗护理计划，从始至终全面、系统、不间断地掌握伤员的全部情况。这样，有利于护士与伤员进行思想交流，便于伤员心理障碍的矫正。其次，应把伤员的心理障碍作为必须观察及护理的内容，在做好各项工作的同时，认真做好心理护理。此外，应专门抽出 1～2 名资历深、有经验的护士护理那些伤情复杂、心理障碍严重的伤员，这样既有利于医疗工作的进行，又有利于伤员心理障碍的康复。

五、开展文体活动调动伤员潜在代偿功能

应专门设置娱乐场（室）、阅览室、体疗室等，开展适合伤员身体状况的文体活动。由护士长组织、护理部统一协调，根据伤员的伤情、心理状况、文化素质和业余爱好等，有针对性地安排他们进行活动。对躯体功能恢复较好、心理障碍较轻者，组织他们参加对抗性强、劳动强度大的活动，如拔河、打球等。对那些心理障碍重，但伤情并不严重的伤员，则首先引导他们参与对抗性较弱的文体活动，如观看比赛、文艺联欢、电影、电视等，然后循序渐进地进入对抗性强的活动。对那些伤情和心理障碍均较重的伤员，则组织他们做一些手工制作、练字、绘画及参观等活动，使他们在娱乐中将注意力由关注自身转移到关注外部世界，诱发他们参与竞争的信心，适时地进行比赛、交流。文体活动要做到因人、因时、因势而定，使伤员在娱乐中自觉或不自觉地展示出自己的价值和才华，增强身残志不残、残而不废的信心，达到促进心理康复的目的。与此同时，躯体的功能也在娱乐中得到了锻炼和康复。

六、医、政、后勤协调，创造良好的康复环境

建立由医、政、后各部门参加的伤员康复小组，由医院院长负责，每周查房 1～2 次，以及时了解伤员的伤情和心理状态。对伤情危重及心理障碍较重的伤员，医院领导、护理部主任应亲临病房，认真听取伤员反映，掌握第一手资料，再结合医护人员所掌握的伤情及心理状态资料进行综合分析，采取切实可行的措施。比如，战时伤员入院多、人员忙乱、环境较差，这均影响伤员正常的休息和生活，对伤员的心理也会产生不良影响。针对这一问题，医院应将病区隔离、增设病房、从后方医院借调医护人员以加强对伤员的医疗护理工作，全面清理卫生、改善饮食条件等。医院康复小组对伤员提出的某些问题，均由专人负责处理，应

在短期内就将处理意见通知伤员，并再次征求其意见，尽可能使伤员满意。对某些伤员存在的与社会、单位、家庭有密切关系的心理障碍，应设法与有关方面取得联系，以积极配合伤员的康复治疗。

七、心理治疗

对于患有严重心理障碍的伤员，若采取上述方法不能奏效时，应实施系统的心理治疗。心理治疗方法的选用，应根据伤情，人格类型、障碍表现等特点来确定，切忌千篇一律。具体的心理治疗方法见第二篇第四章。

总之，伤员在伤后各个阶段均存在心理障碍，且与受伤程度、伤情转归以及医护质量有密切关系，有些还涉及社会、家庭等因素。根据伤员的伤情和心理障碍的轻重，在病程的各个阶段中，分别采取不同的康复措施，才能收到较好的效果。

（肖　玮　毋　琳）

第四节　创伤后应激障碍的康复

一、概念

创伤后应激障碍（post traumatic stress disorder，PTSD）是指个体遭受重大的、威胁性的、灾难性生活事件导致的个体延迟出现和长期持续存在的精神障碍。随着完全不同于以往传统战争的现代高科技战争的巨大破坏力和震慑力增加，以及某些特殊战场环境对军人心理造成巨大压力，容易引发心理与生理应激调控紊乱，导致 PTSD 发病率远远高于以往任何时期的传统战争。

二、美军现代部分军事及非军事行动相关创伤后应激障碍情况

（一）越南战争

1998 年开展的"越战经历研究"项目，从 2490

名越南战区退役军人和 1972 名越南非战区服役军人中随机选取部分被试,以精神障碍 DSM – 3Z 为诊断标准进行调查研究。结果显示,战区退役军人中精神疾病的发生率较非战区军人明显增高,如严重抑郁,战区发生率为 4.5%,而非战区仅为 2.3%,相差近 1 倍;嗜酒或酒精成瘾,战区发生率为 13.7%,而非战区仅为 9.2%。研究报道,PTSD 在战争后一个月内的发病率为 2.2%,而退役后任何时期的发病率高达 14.7%。PTSD 在不同兵种中发病率不尽相同,参战士兵发病率显著上升。

(二)海湾战争

1995 年,美国退伍军人事务部发起了一项以分层随机抽取部署于海湾地区的 15000 名军人为基础,选取同期 15000 名部署于其他地区的军人样本为对照的调查研究。调查将被试者按照不同性别、不同部门和不同服役种类分层,利用创伤后应激障碍检查量表,筛查大约战后 5 年 20917 名调查对象的数据。结果显示,其他地区军人的"疑似 PTSD"仅有 4.3%,而战区退伍军人则高达 12.1%。服役的地点和暴露于战争的程度与 PTSD 的发生和严重程度显著相关。PTSD 的发生率依据暴露应激水平的严重程度在 3.3% 到 22.6% 的范围内不等。

(三)伊拉克和阿富汗战争

研究表明,心理健康问题发病率与战斗等级高低相符。在伊拉克和阿富汗战争中,经历过 5 次及以上战斗士兵的 PTSD 发生率较部署前升高 19.3%,若合并躯体损伤,则达到 PTSD 筛选标准的比率会大大增加。Miliiken、Auchterlonie 和 Hoge 通过对 88235 名陆军士兵在刚刚部署到伊拉克和部署 6 个月后的数据进行比较和分析,发现无论是现役士兵还是国民警卫队和预备役人员 PTSD 发生率均有不同程度的提高:现役士兵的发生率从 17.0% 升至 27.1%,国民警卫队和预备役人员的发生率从 17.5% 升至 35.5%。Hoge 等发现在伊拉克服役的 2863 名陆军士兵中,PTSD 的发生率为 16.6%,而同一样本在战争刚刚发生的时候的发生率仅有 5%,这进一步表明,心理健康问题可能会随着时间的推移持续存在甚至增加。

(四)和平时期非战争军事行动中的灾难事件

美军近年来和平时期非战争军事行动中的灾难事件见表 3 – 3 – 2。作战单位领导、医院的心理卫生人员及其他相关人员在这些应激事件的控制中起着决定性的作用。这些严重事故的应激报告已经证明应激控制在预防和治疗 PTSD 的价值。

表 3 – 3 – 2 和平时期的灾难性事件和非战争的军事行动——有历史影响的事件

1. 载有 101 空降师某营 1/3 人员的包机,在西奈维和任务结束后回家途中,于加拿大纽芬兰甘达尔机场发生坠机事件。

2. 什叶派教徒狂热分子制造的汽车炸弹事件袭击了黎巴嫩贝鲁特机场海军军营和美国驻贝鲁特大使馆。

3. 一卡车与 Fort Knox 学校的校车发生撞车事件,烧死多名儿童。

4. 由巴勒斯坦恐怖分子组织的 Achille Lauro 号劫船事件。

5. 波斯湾伊拉克导弹意外地袭击了美国军舰斯塔克号受损严重。

6. 波斯湾战争时,Vincennes 号巡洋舰击落伊朗民用飞机。

7. 在西德 Ramstein 的航空展上两架意大利飞机坠入参观人群。

8. 在打靶训练中,Lowa 号战舰的炮塔发生爆炸,在潜水艇和航母的甲板上发生大火和碰撞。

9. 加利福尼亚后备役军人直升机坠毁。

10. 安德鲁飓风后南佛罗里达灾难的救灾,索马里的恢复信心行动。

注:引自《美军战斗应激控制手册》

三、PTSD 的典型临床表现

PTSD 特征性的表现为三大核心症状,即在发生重大的创伤性事件后,患者以各种形式反复体验再历创伤性事件,并对相似的刺激、创伤及有关的创伤情景线索,表现回避和持续的警觉性增高。

(一)反复重现创伤的体验或情景

反复重现的创伤性体验是 PTSD 最常见、最具有特征性的临床症状。患者以各种形式反复体验创伤事件，即出现闯入性回忆。这种体验给患者造成极大的心理痛苦和生理反应。患者遭受强烈的痛苦体验，却难以控制症状发生的时间和次数。引发体验重现的线索具有特异性，如对于参加过战争的老兵而言，汽车排气管的声音与枪声相似，则会引发他们的恐惧。有时患者处于意识分离的状态，如同又面临创伤性事件发生时的真实情境，再次表达事件发生当时所伴发的各种情感反应，称之为"闪回"，持续的时间从数秒到几天不等。"闪回"的本质是在经历了精神创伤之后，患者以独特的方式再现创伤性事件的一种情绪、意识的闯入反应。除此之外，患者还可能频频出现与创伤性事件相关的噩梦，患者常常在梦中尖叫，并从噩梦中惊醒，觉醒后主动"延续"被中断的场景，并产生强烈的情感体验，或者由于认知产生了偏差，认为同样的灾难事件有可能再次来临而导致惊恐发作。

（二）对诱发创伤的线索产生回避及情感麻痹

在经历创伤性事件后，患者对创伤相关的刺激存在持续的回避反应，分为有意识回避和无意识回避。有意识回避表现为竭力控制联想与创伤事件有关的人与事。回避的内容既包括具体的场景与情境，同时包括与创伤有关的感受及话题。无意识回避主要表现为对创伤性事件的选择性和防御性遗忘或失忆。在回避的同时，许多患者还存在"情感麻痹"或"心理麻木"的临床现象。患者感到自己与外界疏远，不愿与人交谈，怀有罪恶感，失去信任感，丧失安全感，情感范围不自觉地被限制，难以与别人建立亲密关系和情感交流，严重影响到患者的社会功能，难以维持正常的工作和生活状态。

（三）持续的警觉性增高

在精神创伤暴露后的第 1 个月是警觉性增高最普遍、最严重的时期，患者付出很多的时间和精力去寻找并警惕环境中的威胁性信息。同时，患者还会出现睡眠障碍，如入睡困难、睡眠不深、经常处于恍惚之中等。严重时还会在睡眠中反复出现精神创伤时的情景，甚至从噩梦中惊醒。情绪容易激动，烦躁不安，易激怒，不能集中注意力，工作效率低等。患者内心的警觉性较高，但表面上表现出冷淡、漠不关心的状态。如环境中细微的变化、陌生人走入或门窗响动声音等均会引发患者出现过度的警觉反应。这种反应在重大刺激情境下发生是合理和适应性的，但在较为平稳的环境中发生则属于病理性警觉反应。

四、PTSD 的诊断标准

创伤后应激障碍诊断标准适用于 6 岁以上人群：

1. 以下述 1 种（或多种）方式接触了实际的或被威胁的死亡、严重的创伤或性暴力：

（1）直接经历创伤性事件。

（2）目睹发生在他人身上的创伤事件。

（3）获悉亲密的家庭成员或亲密的朋友身上发生了创伤性事件。在实际的或被威胁死亡的案例中，创伤性事件必须是暴力的或事故的。

（4）反复经历或极端接触于创伤性事件的令人作呕的细节中（例如，急救员收集人体遗骸，警察反复接触虐待儿童的细节。）

注：诊断标准第 4 条不适用于通过电子媒体、电视、电影或图片的接触，除非这种接触与工作相关。

2. 在创伤性事件发生后，存在以下一个（或多个）与创伤性事件有关的侵入性症状：

（1）创伤性事件反复的、非自愿的和侵入的痛苦记忆。

注：6 岁以上儿童，可能通过反复玩与创伤性事件有关的主题或某一方面来表达。

（2）反复做内容和（或）情感与创伤性事件相关的痛苦的梦。

注：儿童可能做可怕但不能识别内容的梦。

（3）分离性反应（例如，闪回）个体的感觉或举动好像创伤性事件重复出现（这种反应可能连续出现，最极端的表现是对目前的环境完全丧失意识）。

注：儿童可能在游戏中重演特定的创伤。

（4）接触于象征或类似创伤性事件某方面的内在或外在线索时，产生强烈或持久的心理痛苦。

（5）对象征或类似创伤性事件某方面的内在或外在线索，产生显著的生理反应。

3. 创伤性事件后，开始持续地回避与创伤性事件有关的刺激，具有以下 1 项或 2 项情况：

（1）回避或尽量回避关于创伤性事件或与其高度有关的痛苦记忆、思想或感觉。

（2）回避或尽量回避唤起关于创伤性事件或与其高度有关的痛苦记忆、思想或感觉的外部提示（人、地点、对话、活动、物体、情景）。

4. 与创伤性事件有关的认知和心境方面的负性改变，在创伤性事件发生后开始或加重，具有以下 2 项（或更多）情况：

（1）无法记住创伤性事件的某个重要方面（通常是由于分离性遗忘症，而不是诸如脑损伤、酒精、毒品等其他因素所致）。

（2）对自己、他人或世界持续性放大的负性信念和预期（例如，"我很坏""没有人可以信任""世界是绝对危险的""我的整个神经系统永久性地毁坏了"）。

（3）由于对创伤性事件的原因或结果持续性的认知歪曲，导致个体责备自己或他人。

（4）持续性的负性情绪状态（例如，害怕、恐惧、愤怒、内疚、羞愧）。

（5）显著地减少对重要活动的兴趣或参与。

（6）与他人脱离或疏远的感觉。

（7）持续地不能体验到正性情绪（例如，不能体验快乐、满足或爱的感觉）。

5. 与创伤性事件有关的警觉或反应性有显著的改变，在创伤性事件发生后开始或加重，具有以下 2 项（或更多）情况：

（1）激惹的行为和愤怒的爆发（在很少或没有挑衅的情况下），典型表现为对人或物体的言语或身体攻击。

（2）不计后果或自我毁灭的行为。

（3）过度警觉。

（4）过分的惊跳反应。

（5）注意力有问题。

（6）睡眠障碍（例如，难以入睡或难以保持睡眠或休息不充分的睡眠）。

6. 这种障碍的持续时间（诊断标准 2、3、4、5）超过 1 个月。

7. 这种障碍引起临床上明显的痛苦，或导致社交、职业或其他重要功能方面的损害。

8. 这种障碍不能归因于某种物质（例如，药物、酒精）的生理效应或其他躯体疾病。

注：引自《精神疾病诊断与统计手册》（DSM－V）

五、PTSD 的治疗

（一）心理急救

心理急救（psychological first aid，PFA）是一种用来减轻灾难性事件所带来的痛苦而增强短期和长期功能性适应能力（WHO，2007）或为正在经历痛苦或需要支持的人们提供人道的、支持性的帮助的方法（WHO，2011）。人们在创伤事件后的自愈过程中，获得的支持越及时，其恢复速度越快，故运用即时性以及人道性质的支持，通过评估和缓解创伤后的压力，易化心理和行为适应能力，并根据实际情况决定是否需要进一步的医疗服务。心理急救作为早期干预手段在国际上得以广泛认可和运用，目前被广泛应用于心理救援、公共卫生、精神卫生、医疗及响应体系等众多方面。其优势在于方法简便易行，参与人员不仅局限于精神卫生领域的专业医生，在战地医院、急救中心、分流救治所等多种场合适用性强。其基本方法包括以下几点：

1. 接触与投入，回应战伤伤员发出的需要接触的信息，以积极乐于助人的态度主动接触战伤员。

2. 安全与舒适，提高战伤伤员即时和持续的安全感，使其得到身体和情感上的舒适。

3. 稳定情绪，安抚和引导情绪崩溃或精神紊乱的战伤伤员。

4. 收集信息，识别幸存者的即时需求和担忧，收集相关信息,制定个体化的心理急救干预措施。

5.实际帮助,为战伤伤员提供直接与即时的帮助。

6.联系社会支持系统,帮助战伤伤员与医护人员或其他支持资源建立起持续的联系,包括家人、亲属、朋友等。

7.应对信息,提供关于应激反应和用于减轻压力、提高幸存者适应能力的信息。

8.联系协助型服务机构,帮助战伤伤员与目前或以后的需求有关的服务机构建立联系。

(二)紧急事件应激晤谈

紧急事件应激晤谈(critical incident stress debriefing,CISD)是一种以支持性团体治疗为特点的方法,以小组为基本单位讨论灾难时的应激体验、感受和行为,目的在于减轻创伤事件对精神状态的影响,帮助个体恢复和提高日常功能和抗应激能力。该方法假定个体在经历创伤性事件后具有罹患急性应激障碍(ASD)和创伤后应激障碍(PTSD)的倾向,使个体在团体情境中通过发泄不良情绪、分享抵御应激的经验、多角度看待问题、学习模仿他人的经验和行为等,来获得摆脱应激障碍的内外在精神力量。基本过程包括以下几点:

1.介绍期 指导者与小组成员互相介绍,说明CISD方法规则。

2.事实期 鼓励患者表达在危机事件发生时的所思、所见、所闻、所为等真实体验。

3.感受期 鼓励患者表达最初的、最痛苦的想法以及产生的情绪,从事实转化到思想,将事件具体化。

4.症状期 从认知、情感、行为、意识以及生理等方面进行描述,以确定个人的症状范围。

5.辅导期 帮助求助者认识到在创伤场景下所产生的躯体及心理行为是自然而正常的、可以理解的,同时对适应和应对方式进行讨论。

6.恢复期 对之前的讨论进行概括,回答并解决问题,补充事项,提供进一步服务信息。

CISD通常在事件发生后48小时至10天内进行,持续3~4小时;重大灾难发生后应当在3~4周后进行。干预师为受过专业培训的精神卫生人员和紧急救助工作人员,适宜在危机过去、环境相对稳定的情况下施行,是目前应用最为广泛的危机干预方法。

(三)聚焦创伤的认知行为疗法

聚焦创伤的认知行为疗法(trauma - focused cognitive behavioral therapy,TF - CBT)是通过对创伤性记忆进行加工,在正常和安稳的环境中消退创伤性线索或刺激与恐惧反应之间的联结,以达到缓解和消除由创伤环境所引发的各种不良情绪等带来的强烈痛苦反应。该方法优点在于急性期的干预和治疗能够有效预防急性应激障碍发展为慢性创伤后应激障碍,因而受到美国退伍军人事务部和国防部的高度评价。基本流程如下:

1.心理教育 治疗师帮助患者树立正确观念,并通过给予患者症状能够消退、疾患能够痊愈的希望来增加患者康复的内外在动力。

2.放松训练 通过呼吸放松训练、肌肉放松训练等项目来缓解患者的生理心理高警觉状态。

3.焦虑管理 患者通过自我对话练习来进行焦虑情境的管理,逐步克服和减缓与应激有关的高唤醒症状。

4.想象暴露 在安全环境下反复回忆经历创伤时的认知、情感、意识、行为等并进行报告,直至主观困扰感下降。

5.现场暴露 当患者相对能够自我掌控时,适度暴露非威胁性真实情景,使患者通过再历增加自我掌控,减少对创伤场景及相关线索的回避。

6.认知重建 对完整流程的效果进行评估和讨论,重新构建患者对创伤事件的认知。

(四)眼动脱敏与再加工

眼动脱敏与再加工(eye movement desensitization and reprocessing,EMDR)是一种以暴露为基础的治疗方法,建立在眼球运动能够平复负性情绪的理论基础之上。在某种特定状态下,治疗师手指以不同方向、速度移动,嘱患者眼球随之移动,此时患者将注意焦点同时放在手指移动和创伤事件上,解开创伤对神经系统持续的锁定状态,脱敏痛苦体验,构建积极认知,减少生理觉醒来促进创伤记忆的自适应加工。EMDR 对治疗慢性 PTSD 疗效肯定,操作性强,但对治疗师有着较高的精神心理学背景要求。其流程如下:

1. 采集病史　了解患者情况,讨论治疗计划。

2. 准备阶段　建立具有积极意义的"安全区域",以备患者在治疗过程中再历痛苦经历时能够暂时回避并从中获取勇于面对的力量。

3. 评估阶段　治疗师与患者共同鉴别出记忆靶标,识别相关图像、负性认知、消极观念、不合理洞察,以及应持有的正性认知。

4. 脱敏阶段　患者同时集中注意力于眼动和图像,并保持开放的态度接受治疗师的引导,每次结束后清除所关注的材料,治疗师根据患者反应指导下一个焦点及注意类型。

5. 植入阶段　逐步引导患者使用正性认知代替负性认知。

6. 身体扫描阶段　反复对认知等进行修正和再加工,直至躯体、心理等不适症状消除。

7. 结束阶段　完成多次治疗和对认知的加工,使患者处于稳定的适应状态。

8. 再评估阶段　对所有的靶标进行审查,确保达到最佳优化,治疗师根据评估情况决定下一阶段的治疗。

(五)脑电波治疗

脑电波治疗(electroencephalogram biofeedback therapy)是按照人体脑电的规律,人工制造脑电节律电磁场对人体脑部相应脑区和深部进行刺激诱导,缓解生理心理各项异常症状和指标,起到安眠、精神松弛、减轻精神压力等作用,达到恢复和提升正常功能状态的目的和效果。其常用的仪器有:脑电节律调节仪和脑波治疗仪。目前研究表明其对人体无不良作用,也成为精神心理疾病治疗的一种有效方法。在战争中,该仪器和方法可应用于官兵的心态调整,使生理心理负荷得到充

分地缓解,有效恢复和提升战斗力水平。

(六)经颅磁刺激与经颅微电流刺激

1. 经颅磁刺激　关于经颅磁刺激(transcranial magnetic stimulation,TMS),国内在低频重复经颅磁刺激(low frequency repetitive transcranial magnetic stimulation,LFRTMS)对精神心理治疗方面研究比较成熟。低频重复经颅磁刺激(LFRTMS)如同深部脑磁刺激、迷走神经刺激、电休克治疗一样,作为一种非药物治疗手段已经广泛应用于心理、精神方面疾病的治疗。其主要是通过电流变化产生磁场而对皮质椎体细胞进行刺激,促进细胞膜的去极化,进而对患者的精神活动产生影响,同时可以改善患者局部脑血流变化及代谢水平。诸多研究显示,采用低于 5Hz 的双背侧前额叶低频刺激可较好地改善精神分裂症患者的幻听症状,尤其在顽固幻听方面效果显著。

2. 经颅微电流刺激　经颅微电流刺激疗法(cranial electrotherapy stimulation,CES)是一种无创技术,它通过向人体的耳垂、乳突等部位输入微量的双极、脉冲电流来实现神经调控。CES 具有使大脑皮质进入"负激活"的效果,并能改变大脑默认状态网络(default mode network,DMN)中功能连接活动程度。研究表明 CES 施加的微电流可能具有刺激机体释放神经递质的作用,这些发现表明低强度交流脉冲电场具有持续影响活跃神经元的可能性。在战争中,这些对初次接触战争而产生心理障碍的战士心理恢复有较大帮助,辅助以药物治疗可以在较短时间内改善战士的心理状态,克服恐惧和不适,快速提高部队战斗力。

(七)药物治疗

研究指出,创伤后应激障碍(PTSD)与前扣带回、海马、杏仁核等脑结构有着密切关系。患有 PTSD 的老兵在回忆战争场面时,控制情绪和记忆的前扣带回、杏仁核等脑区血流量增加,而皮质等非边缘皮质区活动明显减少。PTSD 患者海马体积缩小、功能发生紊乱、皮质代谢明显抑制。皮质醇是人体在应激状态时释放的一种激素,其水平高低通常提示应激反应的强弱。相关研究发现,PTSD 患者低水平的皮质醇含量导致交感神经活

动延长,因而对创伤事件的刺激更容易产生条件化的恐惧反应。因此应针对不同通路机制以及相关靶点,采用不同方案的用药。抗惊厥和焦虑药物:抗惊厥药物的作用机制是提高了脑内氨基丁酸(GABA)功能。GABA 抑制了蓝斑通路的活性,从而改善过度警觉、闯入性回忆等症状。苯二氮䓬类药物通过改善 GABA 功能调节多巴胺等递质释放来破坏对创伤事件的恐惧性记忆。常用药物有丙戊酸钠、卡马西平、拉莫三嗪等。抗抑郁药物:一般情况下,抗抑郁药物五羟色胺(5-HT)再摄取抑制剂(SSRIs)是治疗的首选药物。Lawford 认为 SSRIs 类药物对 PTSD 的疗效是通过减少多巴胺(DA)的释放,同时上调 DA 的 D2 受体来实现的。目前常用的 SSRIs 类药物有西酞普兰、帕罗西汀、氟西汀、舍曲林,新型药物有米氮平。此外,三环类抗抑郁药物、单胺氧化酶抑制剂等也具有良好的疗效。其他药物:对于某些 PTSD 症状,抗精神病药物作用良好,其机制可能与五羟色胺受体拮抗有关,能够抑制条件性恐惧的获得。哌唑嗪作为一类抗高血压药物,对于梦魇、噩梦为主要症状的 PTSD 患者治疗效果更优。针对不同症状的患者,要结合具体实际,适当用药,必要时综合使用多种药物,以达到最佳治疗效果。

附:创伤后应激障碍测查表

患者姓名:＿＿＿＿＿＿＿＿

指导语:以下的问题与不良感受都是退伍老兵在应对充满压力的生活经历时可能产生的。请仔细阅读每一条,并在符合您的框内画"X",以表明你在上个月被这一问题所困扰的程度。

序号	反应	完全不(1)	有点(2)	中等(3)	相当(4)	非常(5)
1	由过去的应激性军事经历导致的不断出现的、令人不安的记忆、想法或者影像					
2	由过去的应激性军事经历导致的不断出现的、令人不安的梦境					
3	突然间的行为或感受,就好像某应激性军事经历再次发生(好像你又回到了当时的情景)					
4	当有些事情令你又想起过去某应激性军事经历时,你感到心烦意乱					
5	当有些事情令你又想起过去某应激性军事经历时,你产生生理上的反应(如心跳加速、呼吸困难或出汗)					
6	避免去想或者谈论过去的应激性军事经历,或者回避与此相关的感受					
7	回避某些活动或情境,因为它们会令你回想起过去某应激性军事经历					
8	很难记住过去某应激性军事经历中那些重要的部分					
9	对过去曾经喜欢的事情丧失了兴趣					
10	感到与他人疏远或有了隔阂					
11	感到情感麻木,无法对亲近的人们产生爱意					
12	感到你的未来不知为什么中断了					
13	难以入睡或难以安眠					
14	感到烦躁,或者愤怒将要爆发					
15	难以集中注意					
16	"超级警觉"或高度防范					
17	感到紧张不安或者极易受惊吓					

注:引自 Weathers,Litz,Huska,et al,1994

(肖 玮 毋 琳)

第四篇

军事训练伤防治与康复技术应用

　　随着训练强度和难度的不断增大,军事训练伤的伤情分类日趋复杂。军委总部始终高度重视军事训练伤防治工作。康复是军事训练伤防治的一个重要环节。由于训练强度和难度的不断增大,伤员的康复需求越来越个性化,对康复技术的要求也越来越高。有关部门先后出台了《军事训练伤诊断标准及防治原则》《军事训练健康保护规定》等一系列规定,对军事训练伤的防治起到了关键作用。

　　目前基层部队对常见的训练伤,如扭伤、应力性骨折等,已经有了比较成熟的防治手段。但是降低军事训练伤的发生率是一个系统工程,军事训练伤的防治也是一个从预防、治疗到康复的整体过程。军事训练伤主要是骨关节和软组织损伤,在损伤的早期阶段如果施以针对性、规范化的康复理疗,可以有效地促进损伤恢复。在军事训练过程中,康复医师与施训者协作。对军事训练中的专业动作技术结构和负荷特征进行科学分析,逐步增加训练的速度、距离、时间、负荷和技术难度,以指导渐进式的运动康复训练。同时,必须重视损伤康复后的再防护。损伤发生后,通常会导致专项体能、运动技术和本体感觉下降,如果伤员只接受普通的治疗,未进行专项康复训练便投入正常训练,其再度损伤的概率会大大提高。

第一章 >>>

军事训练伤概述

第一节 军事训练伤的原因分析

军事训练伤是指军事训练直接导致的参训人员的组织器官功能障碍或病理改变，简称"军训伤"，并按软组织、骨关节和器官损伤分成3大类。自从1855年，Brethaupt首次报道了普鲁士军队中新兵训练应力性骨折的发生情况后，各国军队相继报道训练伤的发生，随着武器装备和战争形态的变化，军事训练的强度、任务加大，训练伤发生率逐渐提高，越来越引起各国军队的重视。

20世纪80年代以后，训练伤研究工作方兴未艾，训练伤流行病学调查，包括受伤率、诱发因素、特殊兵种与特殊环境的损伤分析、应力性骨折的病理学和生物力学研究、预防措施研究、训练心理学的研究、科学训练等，为训练伤的防治工作提供理论依据和措施，有效地降低了训练伤的发生率。军事训练伤的防治是军队卫生工作的重点，预防训练伤及相关疾病的发生是训练伤防治研究工作的"重中之重"。

一、训练伤调查

20世纪80年代后，训练伤的研究及报道逐渐增多，美军研究报道6年(1989—1994年)时间内，共有13 861人因体育锻炼和军事体能训练导致训练伤而住院，其中男性94%(13 020人)，女性6%(841人)。每年因体能训练而导致的训练伤缺勤达29 435天(平均损失训练时间为每名男性13天，每名女性11天)，急性骨关节损伤、肌肉损伤占训练伤的82%。

2010年美军的一项训练伤回顾性研究表明，因训练而受伤的项目排序依次为：体能训练(34分)、军事跳伞(32分)、私人车辆事故(31分)、体育(29分)、坠落(27分)和军事车辆事故(27分)。

体能训练中过度跑是发生训练伤非常重要的因素，美军新兵基础训练阶段因过度跑步造成的损伤，女性高达50%，男性高达25%；其中下肢损伤占训练伤发生率的60%~80%。

2011年12月美军训练伤监测月报信息显示，训练伤月发病率：空军6.3%、陆军7.6%、海军

4.0%、海军陆战队4.9%；每年发生训练伤的军人约为100万人次。

我军"十五"期间训练伤的发生率为20%~30%。2006年、2007年、2009年、2010年对部分单位调查显示训练伤发生率分别为6.9%、10.5%、15.0%、18.7%，呈明显上升态势（训练伤防治研究所）。

训练伤的发生对战斗力有直接的影响，某海训练队晕船发病率为60%~75%，其中30%~40%的军人丧失战斗力。训练伤严重者还可危及生命，2009年5000m体能训练中5人猝死。2012年我军因军事训练伤住院3792人，因军事训练伤缺勤7.55万天，平均每天有207人因军事训练伤而缺勤。综合全军训练伤发生情况，共同科目训练伤占所有训练科目训练伤的86.3%。

我军2013年6月军事训练伤（试点）监测报告显示：从2012年9月至2013年6月，在某战区和驻某地空军部队，选择陆军、海军、空军和第二炮兵共7个部队卫生机构实施，共报告435例训练伤病例。

①损伤分类：软组织损伤178例，占总伤率的40.92%；骨与关节损伤222例，占总伤率的51.03%；器官损伤20例，占总伤率的4.6%；特殊环境11例，占总伤率的2.53%；其他损伤4例，占总伤率的0.92%。

②时间分布：2012年9月到12月，训练伤发生率逐渐下降，后又逐渐上升；2013年1—3月，训练伤有2个高峰期，3月份开始训练伤逐渐上升，4月初达到最高，至5月上中旬开始渐渐降低，直至6月份训练伤发生率最低。

③兵种分布：步兵，炮兵，后勤兵，通信、导航兵，工程、装甲兵。

④损伤部位：损伤部位的构成比分别为下肢55.17%、上肢18.39%、腹（腰）部及骨盆10.8%、脊柱脊髓6.21%。这4种伤占总伤种类的84.6%。

⑤缺勤天数：总缺勤天数为4303天，平均缺勤天数为9.89天。

⑥影响因素：组训因素占31.6%，个体措施占62.34%，气象因素占3.20%，地理环境因素占2.66%，其他0.18%。

寒区训练伤调查：训练伤在不同性别、各年龄阶段、各军兵种、各个地域环境中都有发生，寒区部队训练伤除了具有其他地域部队训练伤的临床特征指标和流行病学特点外，还具有其地域特殊性。冻伤在寒区冬季训练中常发生，尤其在战争和突发事件中会大批集中发生。据资料记载，第一次世界大战期间英、法、意、德军队冻伤分别为8.4万、12万、30万人和1.3万人；第二次世界大战期间，德军和美军冻伤分别为11.2万人和6万人。美军冷损伤人数第一次世界大战约0.2万人，第二次世界大战约9.1万人，朝鲜战争中约6.3万人，其中49%是冻伤。即使是在现代化装备条件下的军事行动中，冻伤也时有发生。1982年马岛战争中，装备精良的英军中冻伤者占伤员总数的9%；1985年西德陆军冬训，冻伤者占参训人员的2%，个别单位甚至占36%；美军在阿富汗7年，冷损伤19人，其中2人为冻伤。

我军在朝鲜战争、西南边境自卫反击作战及珍宝岛自卫反击战中都遭遇过类似问题。1998年3月初至1999年2月末，陈向军等对我军寒区某全训步兵部队997名战士的军事训练伤进行调查发现，冻伤占训练伤总发生率的7.39%。

二、军事训练伤的原因分析

我军对2013年6月军事训练伤（试点）监测报告中训练伤的致伤因素进行分析发现，其中组训因素占31.6%、个体因素占62.34%、气象因素占3.20%、地理环境因素占2.66%、其他占0.18%。

由于训练伤存在着复杂的内在和外在的致伤因素，而且有些因素之间存在交互影响，我们将从训练伤发生的外在因素和内在因素进行分析。

（一）外在因素

1. 训练因素　训练因素是重要的致伤因素，主要表现在没有遵循训练原则，运动负荷过大；没有严格执行训练计划，随意增加训练内容；训练方法不恰当等。

运动负荷通常用运动强度、运动量、练习密度来表达，如果这3个要素搭配不合理，就可能出现问题，训练伤会发生在训练负荷过大的训练中。在新兵基础训练阶段或部队强化训练阶段，由于训练时间长、训练任务多、训练强度大，是训练伤的高发期。据某集团军1993年统计，1129名新兵12周基础训练，训练伤在第2周和第7周高发，与外军相关研究相吻合。

2013年6月我军训练伤（试点）监测报告显示，从训练伤发生的时间分布看，训练伤的发生与新兵训练段和部队训练任务集中的时间段有关。

不按训练计划，随意增加练习内容，如为提高5km越野跑的考核成绩，有些部队每天进行2~3次全程越野跑，尤其表现在对完不成任务或没有达标的士兵，增加额外跑的训练，造成其下肢过度疲劳，不但不能提高成绩反而易发生伤病。

2. 环境因素　在地面凸凹不平的训练场跑步，会使作用于下肢的应力增加，在弧拱形的路面上训练，则增加了足的旋前，发生应力性骨折的危险性增大。运动器械的稳定性和安全性等均是训练伤发生的危险因素。

训练时缺乏必要的保护装备，着装不合适（未穿作训鞋），会束缚运动动作，鞋子不合脚、鞋底弹性差、不透气、易打滑等会引起足部疼痛，从而使负重方式改变及应力重新分布，导致训练伤发生。

特殊的环境也是训练伤发生的诱因，在高热环境中训练，易出现疲劳和发生中暑；在寒冷环境中训练，气温过低会使肌肉僵硬，动作协调性差，训练中易受伤，过低的温度还可能导致冻伤；高原环境由于缺氧，训练中氧供不足，尤其是急进高原的人员易发生急性高原病。

3. 教育因素　对参训人员进行运动训练、防伤、急救知识、心理学等理论知识普及，使他们掌握基本的与运动训练相关的理论，遵循训练规律，克服盲目训练，尽量减少训练伤的发生。有研究表明：掌握动作要领和预防训练伤知识可有效地

降低训练伤的发生率。

4. 医务监督　医务人员对参训者训练前、中、后身心状态的全程监测，及时发现伤病隐患，全程跟踪参与训练计划、组织工作，并为训练提供医疗保证。

5. 训练的计划组织因素　随意停训、加训、更改训练计划。

（二）内在因素

1. 训练水平　比利时 Van Hoof R. 和 Schyvens G. 等研究认为，军事训练伤与机体内在因素——"初始体格健全水平"密切相关，在新兵中训练伤的发生与他们入伍前所进行过的体育活动频率和强度有关。体育活动频率越高、强度越大，发生训练伤的风险越小。徐玫等研究表明，新兵训练初始阶段运动能力是训练伤发生的危险因素，初始运动能力得分较低的新兵训练伤的发生率高于运动能力得分较高的新兵。

2. 心理因素　心理因素包括认知、情感、意志、个性特征等。新兵入伍后面临严格的纪律约束、大强度的军事训练，一时难以适应，在心理上容易产生紧张、焦虑、恐惧、抑郁以及厌恶训练等情绪波动。美军用精神病症状调查表和健康鉴定检查中20项指标进行心理状态定量评分测验，检查1462名参加基础训练的新兵和1167名顺利通过训练的人员，测试结果发现：女性分值高于男性分值，训练中患病和受伤相对危险度比男性的高；分值高者不能完成训练任务的人数比分值低者的高2倍；分值和疾病、损伤的关系研究提示，生病和不能适应军事训练者都存在着心理因素。张莉等应用 SCL-90 量表测评1256名基础训练期新兵，非稳定型个体下肢应力性骨折发生率明显高于稳定型，焦虑、恐怖、躯体化为主要危险因子。

3. 身体与心理因素的交互作用　人体正常的生命活动是生理、心理和社会诸因素的和谐统一。心理上的不适应会引发其整个生理、精神状态的失调，甚至导致疾病。艰苦的环境、特殊的使命、严格的训练使军人承受比普通人更大的压力，可

能产生更多的心理问题。人体对运动的应激是多方面的,但不外乎身体、心理两大方面。两者之间是相互影响、相互渗透、相互依存的,共同构成了人体生命全过程与整体功能状态。应激时的生理变化必然伴随着相应的心理变化,而心理状态的变化也必然对生理功能的调节产生正性或负性的影响,在内在与外在因素的共同作用下,生理指标与心理指标的变化之间必然存在着规律性的联系。徐玫等对 213 名新兵训练初始阶段身体素质与焦虑情绪的相关性及其在训练伤发生中的交互作用的研究中表明:当运动能力得分 <320、状态焦虑得分≥50 时,两者对训练伤的发生具有交互作用。

4. 性别、身高、体重、身体解剖学结构 文献报道美军新兵基础训练阶段 25% 的男兵、50% 的女兵发生训练伤,其中下肢损伤占训练伤发生率的 60% ~80%(胫骨、膝部、踝部),2004 年 4 月美军陆军训练与条令要求减少基本战斗训练阶段跑的里程,限制新兵训练跑的距离,从此,在基本战斗训练阶段训练伤下降了 21%。

肥胖是训练伤发生的危险因素,肥胖将显著增加下肢在训练中的负荷,增加损伤风险。体重指数越大,发生训练伤的风险越大。有研究发现 BMI >26.9 的士兵发生训练伤的风险较 BMI <20.0 的人高出 7 倍。此外,Jams 等的研究表明,过多的脂肪和较大的 BMI 促进过劳性损伤的发生。身体解剖学结构异常,如平足、高足弓、弓形腿等均易诱发训练伤。

(徐 莉 张 珺)

第二节 军事训练伤住院疾病谱调查及治疗情况分析

军事训练伤已成为和平时期影响参训人员健康和军队战斗力的重要因素,也是一种普遍现象、常见病例。想要改善这一现象,针对军事训练伤住院疾病谱及治疗情况进行统计分析,是一种行之有效的办法。笔者通过统计分析所在医院近 6 年军事训练伤住院病例,研究受伤官兵的年龄、分类、特点、原因和发展趋势,对部队科学组训、加强薄弱环节、减少训练伤减员、提高训练质量、保证训练任务完成具有重要意义。现就某一医院收治的军事训练伤住院病例分析报告如下。

1. 训练伤标准 按照《军事训练伤诊断标准及防治原则》WSB38 - 2001 提出,军事训练伤是指军队(包括现役和预备役)、民兵武装以及其他接受军事训练的人员,因训练直接导致的组织器官功能障碍或病理改变,简称训练伤。即训练伤诊断标准为由军事训练而引起,导致骨骼以及软组织或者器官损伤,并影响到正常的训练。

2. 研究对象 资料来源于医院系统,病种分析以出院第一诊断为准。以住院病案首页中"训练伤标识"、出院第一诊断名称和入院时间为检索条件,统计 ID、住院次数、入院科室、出院科室、入院时间、出院时间、住院天数、身份、军种、工作单位、费用、出院诊断、年龄等指标。查询所在医院 2010 年 1 月 1 日至 2015 年 12 月 31 日所有住院军人病例共 28 194 例,其中符合军事训练伤诊断标准的有 876 例患者,其年龄最小的 16 岁,最大的 83 岁(为军事训练伤的后续治疗)。后通过数字化病案浏览软件了解每位受伤官兵的入院记录,从中提取军事训练伤原因。统计结果如下:

(1)住院人次 2010—2015 年军人住院总人次和军事训练伤住院人次见表 4 - 1 - 1。

表 4 - 1 - 1 军事训练伤住院情况

年度	军事训练伤住院人次	非军事训练伤住院人次	军人住院总人次	军事训练伤占军人住院比例(%)
2010	150	4656	4806	3.12
2011	188	4878	5066	3.71
2012	145	4754	4899	2.96
2013	114	4599	4713	2.42
2014	128	4369	4497	2.85
2015	151	4062	4213	3.58
小计	876	27318	28194	3.11

军事训练伤住院人次和军事训练伤占军人住院比例最高的均为2011年,以后逐年下降,但到2015年军事训练伤住院人次和占军人住院比例又上升到一个较高的数值。

(2)年龄分布 2010—2015年军事训练伤住院人员年龄分布及构成比见表4-1-2。

表4-1-2 军事训练伤住院人员年龄分布构成比

年龄段	2010	2011	2012	2013	2014	2015	小计	构成比(%)
20以下	47	50	32	35	36	45	245	27.97
21~30岁	78	113	90	60	62	61	464	52.97
31~40岁	19	20	13	16	25	33	126	14.38
41岁以上	6	5	10	3	5	12	41	4.68
合计	150	188	145	114	128	151	876	100.00

20岁以下、21~30岁、31~40岁及41岁以上的人员构成比分别为27.97%、52.97%、14.38%、4.68%,其中比例最高的年龄段为21~30岁。

(3)职别分布 在876例训练伤中,干部156例次(17.81%),战士720例次(82.19%);男842例次,女34例次。见表4-1-3。

表4-1-3 训练伤构成比

职别	2010	2011	2012	2013	2014	2015	小计	构成比(%)
战士	123	166	118	97	102	114	720	82.19
干部	27	22	27	17	26	37	156	17.81
合计	150	188	145	114	128	151	876	100.00

(4)军事训练伤分类 根据患者出院第一诊断,按照《军事训练伤诊断标准和防治原则》对本组军事训练伤病例进行分类,分类情况及比例见表4-1-4。

表4-1-4 876例军事训练伤分类及比例

损伤分类	2010 例数	2010 构成比(%)	2011 例数	2011 构成比(%)	2012 例数	2012 构成比(%)	2013 例数	2013 构成比(%)	2014 例数	2014 构成比(%)	2015 例数	2015 构成比(%)	小计 例数	小计 构成比(%)
骨关节损伤	90	60.00	111	59.04	83	57.24	66	57.89	82	64.06	89	58.94	521	59.47
软组织损伤	46	30.67	61	32.45	52	35.86	32	28.07	30	23.44	38	25.17	2.59	29.57
器官损伤	14	9.33	16	8.51	10	6.90	16	14.04	16	12.50	24	15.89	96	10.96

其中骨关节损伤共521例,占59.47%;软组织损伤259例,占29.57%;器官损伤96例,占10.96%。$\chi^2 = 14.07$,$P = 0.17$,各年度军事训练伤疾病构成基本相同,以骨关节损伤所占比重最大。

(5)住院天数 全部876例军事训练伤患者平均住院天数为23.16天,骨关节损伤、软组织损伤、器官损伤的平均住院天数分别为24.17、22.91、18.38天。

4.结论 从统计数据分析得出,2010—2015年军人因军事训练伤住院人次占军人住院总人次的比例虽有波动,但基本保持在3%左右,说明这几年训练伤并没有得到有效控制或大幅下降,训练伤种类构成比例也没有太大变化,科学训练方法的探索研究仍需得到广大部队领导高度重视。特别是新兵训练期间,训练科目多、任务重、强度大,很容易发生训练伤。从该统计数据也可以看出,训练伤发生比例最高年龄段为21~30岁,年轻战士仍是军事训练伤的发生主体。在新兵训练中,部队教官要科学处理体能训练和其他教育训练的关系,做到劳逸结合、张弛有度。

根据《军事训练伤诊断标准及防治原则》分类标准,这6年军事训练伤中,骨关节损伤共发生521例,占全部军事训练伤的近60%,其中骨折有206例、膝关节损伤124例、腰椎损伤55例,占骨关节损伤的比例依次为39.54%、23.80%、10.56%。软组织损伤有259例,占全部军事训练伤的近 30%。器官损伤最少，共 96 例，占 10.96%，并有增加的趋势，主要发生在眼、耳、头部。从这些军事训练伤伤员的入院记录可以看出，训练伤大多发生在体能、技能训练科目中。各种训练伤中 5km 跑是最容易导致训练伤的训练科目，其次是器械、投弹、射击训练。在跑步时，热身活动不充分，双下肢高强度持续活动，关节和肌肉冲击大，易造成小腿（踝）关节、小腿和膝关节的急性损伤。在投弹训练时，开始阶段战士准备活动不充分，要领不正确，过分强调上肢肌肉的力量，没有注意腰腹部力量的作用，上肢和腰部动作很难协调，易造成急性腰扭伤。在器械训练时，由于器械种类繁多，初期不熟悉各种器械的训练方法，从而擦伤、挫伤发生概率较高。射击时，有条件的应佩戴隔声耳塞和听力保护装置。

训练伤住院天数平均达到 23 天，包括治疗时间和康复时间。大部分军事训练伤伤员由于没有对训练伤有足够的重视和科学的认知，没有在第一时间去医院进行正确治疗，而是简单处理后继续训练。很多训练伤都是因为没有在最佳治疗时间内去医院就医，贻误最佳治疗时机，造成住院时间较长，康复难度加大。所有参训人员应当在出现先兆症状时及时调整训练内容、训练时间和训练强度。科学计划、合理安排，强调实施"循环训练法"，克服单一动作长时间超负荷重复训练，严格要求熟练掌握动作要领。

军事训练是部队工作的中心任务，也是提高部队战斗力的根本保证，必须常抓不懈。研究分析军事训练伤的特点和发展趋势，有效预防训练伤是卫勤保障的重点，对维护官兵身心健康，提高部队战斗力有重要意义。部队要对官兵搞好健康教育，使官兵在训练中懂得自我防护；教官在训练中讲究方法、循序渐进，不急于"速成"，遵循强度由低到高、动作由易到难、运动量由小到大的科学组训原则，确保训练伤预防工作取得进展和突破。

（张 珺　徐 莉）

第三节　军事训练伤的预防

一、我军军事训练伤防治工作的基本特点

1. 重视创伤流行病学调查，强调以预防为主的原则。运用创伤流行病学的方法进行致伤因素的研究是我军训练伤防治的一大特色。已证实的危险因素有：睡眠不良、思想麻痹、精神紧张、未做准备活动、技术操作不熟练和组织工作不佳等。

2. 军事训练伤的临床诊治是防治工作的重要内容。军事训练伤大多是肌肉骨骼系统的急慢性损伤，因而采用临床诊治既能提高复训率，又能降低致残率。

二、常见军事训练伤的预防措施

1. 直接、间接暴力引起的骨折、软组织损伤预防措施　训练器械应当安放牢固、高低适宜，双杠底座不得暴露于地面上，木马应水平放置；沙坑必须规范，禁止使用砖石等硬物装饰坑沿，沙子厚度不得少于 30cm，并应保持松软。单、双杠训练应当防止上肢关节扭伤和身体摔伤，旁边应有专人进行保护；木马训练应当防止肘、腕关节扭伤或者摔伤，尤其应该加强对脊柱的保护。进行训练前应做好颈椎、腰椎以及四肢的牵拉热身。

进行擒拿格斗等训练时，应做好前倒、后倒和擒拿格斗动作的保护。基本功训练应在沙坑或草地上进行，应有专人保护，以避免摔伤；在进行徒手或持械格斗训练时应当精力集中，认真配合，反应迅速，准确掌握击打部位并且力量适度，防止误伤。训练中严禁嬉闹，避免造成意外事故。

障碍训练是经常发生骨折、软组织损伤的训练之一。障碍训练是难度、程度较高，对体能要求也较高的一项课目训练，故必须严格落实安全防护措施，应当安排保护员。保护员要具备良好的身体素质和快速反应能力。同时障碍训练前要做好心理教育工作，使官兵克服胆怯的心理障碍，培养坚强的意志、必胜的信心。训练中应重点做好

跳越矮墙和攀越软梯的防护,防止摔伤、碰伤、骨关节损伤、骨折、软组织扭挫伤等。

空降兵训练要做好在地面进行的基础性训练,通过反复的地面训练,跳伞人员应当熟练掌握跳伞动作要领,提高心理控制能力,增强腿部肌肉力量,增强协调能力,为实施空中实操做准备。当实施空降训练时,指挥员必须严密组织,密切观察,加强指挥员和士兵之间的配合。掌握跳伞人员心理状态和技术水平,了解气象变化,选择安全着陆地域;跳伞时跳伞人员应当合理控制开伞时机,观察风向和着陆点;着地时应保持正确姿势,身体重心稍向前倾,双下肢均匀用力,防止膝、踝关节损伤。经调查表明,空降兵训练损伤以膝、踝关节的损伤最为常见,偶有并发骨折的损伤。相反的,一般从高处坠落,导致的跟骨及脊柱骨折并不多见。

加强腿部肌肉的力量、应激反应能力以及心理控制适应能力的训练,是防止训练意外损伤的重要环节。同时,强调严格遵循训练计划、教案、规范的要求,熟练掌握动作要领,严格着装及其专用装备的检查是预防损伤的关键。

侦察兵等杆上作业若出现头晕、恶心或动作不灵等情况时,应立即下杆休息,防止摔伤。

汽车兵训练前,必须对汽车兵进行视力检查,不合格者禁止参训。训练时必须遵守车辆驾驶各项规定,严禁超速行驶、强行超车、疲劳驾车和酒后开车;正确使用手摇把,有条件的可戴防护手套或使用防回旋摇把,以防摇把反转时击伤导致骨折(摇把骨折);修车或者更换轮胎时,应确保将汽车支撑固定牢固,防止汽车滑动出现意外。

2.疲劳性骨折的预防措施 行军训练,单兵负荷适当,个人装具佩戴合理,双肩尽量要求均衡;行军速度和休息时间控制合理。夜间行军防止下肢摔伤和扭伤,遇有复杂路段或者险道应当派防护哨,适当给予危险提示。长距离越野训练应当循序渐进,灵活掌握和调整训练负荷、距离及时间,遇下肢无外伤等其他原因的疼痛时,应给予重视,及时进行必要的检查。防止运动过量引起应力性骨折的发生。

3.机械挤压损伤预防措施 舰艇部队训练,参训人员必须严格遵守各项操作规程和卫生防护制度,及时清除油污、积水或积冰,保持甲板、扶梯清洁,防止滑倒摔伤;定期检修门、窗、顶盖以及已存在隐患的部位。

搬运重物时,动作应当协调,重点做好腰部防护;开、收炮架和填弹推炮,动作必须规范,避免手足或者其他身体部位受到挤压、砸伤。

4.游泳训练伤预防措施 游泳训练必须选好场地,标明深、浅水区和危险区,避开急流、漩涡、淤泥、暗礁、疫水区域和水情不明区域;海上训练还应当避开鲨鱼、海蜇、海蛇等有害生物活动的水域,或者设置防鲨网;防止烈日照射时间过长而导致灼伤;训练负重不得过量。训练时应当有专人带队,设立救护组、观察员,配齐救护器材,患有心脏病、皮肤病、结膜炎者不得下水,不准擅自离开规定的水域,不准在水中打闹,凡出现肌肉痉挛、体力不支和提出救助的,必须及时救护。另外水上作业人员应穿好救生衣并系好安全带,配齐救生器材,防止滑摔。

5.训练中噪音损伤、视力损伤的预防措施 噪声损伤主要发生在炮兵训练过程中。操作人员必须严格遵守操作规程,保持正确的动作姿势;实弹射击时应当戴耳防护器,发射火炮应当做张口或咀嚼动作,防止听觉器官爆震损伤导致耳聋。

装甲兵、坦克兵训练时空间狭小,废气积聚,机器噪声大,也较易发生噪声损伤。应主要做好噪声、震动、过热、过冷、灰尘、废气的防护和平衡器官锻炼。训练时操作人员应当戴防护帽,适时通风,尽量缩短在车内的待命时间;训练结束后,及时清除车内灰尘和废气,保持车内清洁,听力疲劳者应当休息治疗。

通信兵训练,应主要做好听觉、视觉器官和腰部的防护。室内应当经常通风换气,照明必须保证在 100~150lux,话筒和耳机应定期擦洗消毒;操作人员坐姿正确,课间休息做保健操,防止听、视力疲劳和腰肌劳损。室外作业应统一组织,架线训练应戴安全帽,穿防滑软底鞋。

6.训练中微波辐射的预防措施　雷达兵训练、电子对抗部队训练应主要做好微波辐射的防护。雷达站作业区与生活区应设置合理,符合卫生防护要求;定期监测微波辐射环境,改善雷达区内作业条件;合理使用设备,减少车辆的日光照射;定期组织作业人员健康体检,适时安排作业人员进行健康疗养。作业人员应当按照规定服用鱼肝油丸,经常做眼保健操等以减轻微波对眼睛的损害。

7.训练中眩晕的预防措施　部队乘车、船长途输送前,指挥员应当组织人员对车、船内的饮水、取暖、通风、厕所等生活卫生设施及上下车、船的登板、跳板的安全性能进行检查,并根据车、船输送特点,进行安全卫生教育;晕车、晕船者应预先服用抗晕药物,输送中行车通过险要路段时,人员必须下车,车、船一般不得在疫区停车、停靠,若有特殊情况必须停车、停靠时,应当采取严密的防疫措施。部队乘火车、轮船输送时,必须设置传染病患者隔离位置。

8.训练中消化道传染病预防措施　野外训练,部队宿营地和训练场应当尽量避开自然疫源地,厨房位置和就餐地点应符合卫生要求,临时厕所和垃圾坑应距厨房和水源 50m 以上。发现所设营区附近村镇有传染病时必须设置明显标志,并采取防护措施。长期驻训单位应当保护好野营区域内的环境卫生和饮用水源,必要时进行水质检验和清洁消毒。

9.冻伤的预防措施　寒区训练,部队应当做好防寒保暖物资保障,保证摄入足够热量的饮食、热食;保持衣服、鞋袜干燥,预防冻伤和感冒;室内注意保暖和空气流通,防止一氧化碳中毒。提倡用冷水洗手、洗脸、洗脚来增强机体抗寒能力。雪地训练应当戴防护眼镜,防止雪盲;戴手套防止手部冻伤。

10.热射病的预防措施　热区训练,气温高、湿度大、太阳紫外线辐射强,机体散热多、出汗多、水盐丢失多。所以部队应当合理安排训练课目和作息时间,科学安排饮食,满足开水供应,适量补充盐分,采取有效的防暑降温措施,预防中暑和消化道疾病。高强度的训练应当选择早、晚期间进行,以避开高温,尽量减少紫外线辐射。提高对热射病的认识,出现中暑晕厥等症状应引起重视,做到早发现、早诊断、早治疗。

11.训练中虫、蛇咬伤的预防措施　在山岳丛林地区训练,部队应当预防虫害、毒蛇咬伤、皮肤病和过敏性疾病。部队穿越丛林时,装备力求轻便,适当拉开前后距离,扎紧衣袖、裤口,暴露皮肤部分可涂驱避剂。清除路障时,注意防止外伤。休息时不准在杂草丛生地坐卧,宿营时垫高床铺,清除周围杂草。

12.核生化损伤的预防措施　防化兵训练,参训人员必须掌握化学毒剂性能、致伤特点和防护要求。训练前应当认真检查防护器具,保证防护器具性能完好。训练中必须按照规定严格管理化学毒剂和放射性材料,正确穿戴防护器具,严格操作规程;并根据气候条件和训练强度,掌握训练时间。训练结束后,应当进行清洗和卫生监测,发现毒剂、放射性物质泄漏、沾染,必须彻底洗消。

13.高原训练伤预防措施　军事训练人员在高原环境训练的营养和饮食调整措施,一般运动后膳食中蛋白质、脂肪和糖的比例为 1.2:0.8:4.5。由于高原地区低温缺氧,热能需要量增加,人体糖的利用增加,蛋白质、脂肪代谢增强,水代谢呈负平衡,电解质代谢易出现紊乱,机体的维生素排出量均增加。

三、高原环境训练的饮食营养措施

1.训练人员热能供给量除主要受运动量和强度等影响外,应额外增加 7%～25%。

2.蛋白质增加为总热量的 13%～15%,并采取低脂肪和高糖营养;脂肪占总热量的 20%～25%,糖占总热量的 60%～70%。

3.无机盐方面应注意增加铁和钾的摄取量。

4.注意适时适量补液,补液的原则按少量多次执行为宜。

5.维生素需要量增加,必要时可采取维生素制剂补充。

军事训练人员在高原环境下进行训练前,当地部队应当组织全面的健康检查,事先确定不宜进驻或者不宜久驻高原的人员。训练人员在进入海拔2000~3000m的地域后应作短期的休息调整。进行适量的适应性锻炼,提高缺氧的耐受能力,必要时可以服用预防急性高原反应的药物,预防高原适应不全症、感冒和急性肺水肿。若出现急性高原反应,应立即住院治疗并及时后送,脱离高原地域。

(黄振俊　徐　莉　张　珺)

第四节　军事训练处方

目前,医、体、训分开是军事训练健康保护的掣肘,导致部队训练伤发病率日渐升高,因此针对此种现象,我们在运动处方概念和推广实施的基础上,提出了军事训练处方的概念。

运动处方正广泛应用于健身、康复、治疗等各个领域,可将运动处方理解为:由康复医师、康复治疗师及体适能教练、运动处方师,根据患者或健身者的年龄、性别、一般医学检查、体适能评价等结果,按其年龄、性别、健康状况、身体素质以及心血管、运动器官的功能状况,用处方的形式制定适合患者或健身者的运动内容、运动强度、运动时间及频率等,科学地、有计划地进行康复治疗或预防健身的目的。运动处方的益处主要表现在心血管系统(减缓心率,平稳血压)、呼吸系统(增强系统通气及摄氧能力)、运动系统(增强肌肉耐力、刺激本体觉、保持关节活动度)、消化系统(加强营养吸收,促进胃肠蠕动)、神经系统(提高中枢神经系统的兴奋和抑制能力)等;其特点是针对性强、目的明确、有选择性、有控制性。

训练处方是军事化、专项化的运动处方,由军医通过必要的健康筛查、体适能评价、临床检查和功能评定后,为受测者选择一定的训练安排和运动治疗项目,规定适宜的训练量并注明在训练疗法中的注意事项。参照药物治疗处方,训练处方内容包括训练方式(有氧运动、功能训练、力量训练、竞技运动)、单次强度、训练安排、每天训练量、

训练频率、训练总量、注意事项等,同时根据进度需要不断循序渐进、动态修订。其分类主要包括健身性训练处方、伤病预防性训练处方、伤病治疗性训练处方、伤病康复性训练处方4类(图4-1-1)。

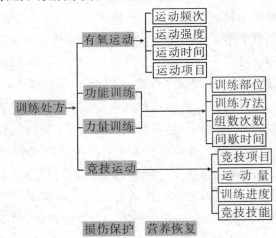

图4-1-1　训练处方分类

针对不同年龄、工位、兵种的部队官兵,我们可以制定不同的训练处方:新兵阶段可制定基础动作模式训练处方,体能考核阶段可制定目标训练处方,伤病康复阶段可制定功能恢复训练处方,日常工作生活中可制定维持和增进健康的训练处方,损伤阶段可制定运动康复训练处方,特种官兵可制定特种技能训练处方。

训练处方的制定要点主要包括效果、便利、安全、个性、享受、评估,最为重要的是个体化。通过制定个体化的处方,来针对身体的灵活性和稳定性进行训练。灵活性包括活动度及柔韧性,主要受关节灵活性和软组织延展性影响;稳定性与肌肉力量、筋膜链功能、呼吸模式等有关。可通过主动方式及被动方式改善,主动方式包括自身的活动度练习、柔韧训练、自我筋膜放松、力量训练、本体觉训练及呼吸训练。被动方式包括手法治疗、物理治疗及贴扎技术。通过训练处方模式,来综合改善官兵的运动能力,提升运动表现和工作生活质量,从而促进战斗力生成、降低训练伤发病率、促进训练伤的康复。

(吴智钢)

第二章 >>>

军人体适能评价

军人体适能是指部队官兵有足够的活力和精力进行日常训练、工作和生活,而不会感到过度疲劳,并且还有足够的精力享受休闲活动,能应付突发事件的能力。"体适能"可视为身体适应生活、运动与环境(例如:温度、气候变化或病毒等因素)的综合能力。体适能较好的官兵在日常生活或工作中,从事体力性活动或工作、训练皆有较佳的活力及适应能力,而不会轻易产生疲劳或力不从心的感觉。

军人体适能评价是全面贯彻落实《全民健身条例》和习主席强军思想的具体表现,是提高军事训练成绩、防治训练伤、推动练兵备战的重要工作,是关系军人身体素质、功能状况和实现部队现代化建设的一件大事。体适能评价不同于医院的体检,体检是诊断官兵是否有疾病,而体适能评价是对官兵的身体素质、功能状况做出评价。体适能评价包括健康体适能(心肺耐力、肌力和肌肉耐力、身体成分、柔韧性)、竞技体适能(稳定性、协调性、灵敏性、速度、爆发力、反应时间)和基础体适能(血糖、血脂、血胰岛素、骨密度)等。

第一节 体适能概述

一、体适能的概念

体适能(Physical Fitness)指身体有足够的活力和精力进行日常活动,而不会感到过度疲劳,并且还有足够的精力享受休闲活动,和应付突发事件的能力。体适能较好的人身体健康,有匀称的体型,体态健美,拥有比实际年龄小的生理年龄,勇于接受挑战与压力;能缓解器官老化、身体功能衰退所导致的疾病的发生;兴趣广泛,有足够的体力进行休闲活动。遇到紧急情况,体适能良好的人反应敏捷,有理智,能快速应对危急状况而远离危险。

二、了解体适能的目的

1. 全面了解军人自身的体适能状况,匹配健康标准,为制订增强体适能要素的训练处方提供科学依据。

2. 建立合理、可实现的体适能目标,评估军事训练的效果,将军事训练个体化、科学化、智能化、高效化。

3. 为科学合理的营养干预提供依据,通过医、养、体融合,使军人体适能状况进一步提高。

三、体适能的分类

(一)健康体适能

与健康相关的体适能,直接与个体从事日常生活和工作的能力有关,主要从四个方面评价:

1. 心肺耐力 是心脏、血管与呼吸系统协同工作的能力,给肌肉提供工作的燃料,它们的功能直接影响肌肉利用燃料长时间工作的能力。可增强心肌、有益于血管系统、强化呼吸系统、改善血液成分、有氧能量的供应较为充裕、减少心血管循环系统疾病。

2. 肌力和肌肉耐力 肌力是肌肉一次所能产生的最大力量。肌耐力是肌肉承受一定负荷时,肌肉运动次数的多少或持续时间的长短。肌肉机能对人体的好处:使肌肉结实有力、组织肌肉流失,使外形健美、肌肉机能好,身体动作效率高,保护肌肉及关节,减缓受伤、维持良好的身体姿态,提升身体运动能力。腹部和背部的肌肉机能与背部疼痛有密切关系,腹部肌力、肌耐力不好,骨盆无法被悬吊在正常位置而出现前倾,会迫使下背部腰椎过度前弯,可能压迫脊髓神经造成疼痛。

3. 柔韧性 避免关节僵硬及肌肉缩短,使身体更加灵活,并能减少肌肉紧张所带来的疲劳与疼痛,减少运动损害,提升运动能力。大量研究表明,由于膳食不合理及运动不足导致脂肪堆积的肥胖症对健康有极大威胁,肥胖不只是体重超标,也包括体脂百分比超标。

4. 身体 肌肉、脂肪、骨骼及其他机体成分的相对百分比称为身体成分。体脂是评价身体成分的主要方面。总量为体重,含脂肪成分和非脂肪成分,体脂重量占体重的百分比为体脂百分比,理想健康体适能应有适当的体脂百分比。

(二)竞技体适能

竞技体适能亦称运动体适能,体适能中与技能相关的素质不是每个健康人都具有的,拥有这些素质还需要一个练习过程,因而与技能相关的体适能的组成部分称为竞技体适能。主要包括灵敏度、平衡性、协调性、爆发力、反应时间与速度。

(三)代谢性体适能

代谢性体适能主要包括血糖、血脂、血胰岛素、骨密度等。其反映的是一种机体功能状态,它同许多慢性疾病的发生或发展直接相关,而且与运动锻炼的效果直接相关。通过运动锻炼降低血脂水平、控制血糖、提高骨密度等都能增强机体代谢性体适能,减少各种运动不足性疾病的发生,并影响机体整体体适能水平。

体适能是上述三方面参数的综合表现。一个健康的人,三方面的体适能参数至少达到适当水平,才能使机体拥有一定的与健康、技能以及与代谢相关的体适能。不同的体适能特征之间既相互联系,又相互区别。有些人体适能发展会表现出不平衡性,如力量特别大的人并不一定拥有特别优秀的心血管功能,同样,协调性极佳的人可能没有很好的柔韧度。

四、体适能的目标

1. 降低严重疾病发生的风险。

2. 维持身体的良好状况。

3. 良好的体适能有助于降低慢性疾病(如冠心病)的危险性及其发生或发展,并能提高机体免疫功能,抵御病毒侵害及细菌感染。良好的体适能还可以使人体拥有更多的生活激情,积极地享受生活和感受生命,有利于保持心理健康,促成良性的健康循环。

五、增进体适能的行为

合理的饮食、规律的运动、合理处理应激、进行柔韧性和力量训练等都能增进体适能,也可通过参加规律的剧烈运动,进行间歇性的专项运动训练增进体适能。

六、体适能评价与体检的区别

1. 目的不同 体检是为了发现疾病、诊断疾病,而体适能评价是为了全面了解身体状况,预防疾病的发生。

2. 内容不同 体检仅进行生理生化功能方面的检查,而体适能评价除功能外,还包括形态,尤其是体能方面的测试。

3. 测试地点和人员不同 体检在医院有医务人员进行,而军人体适能评价是在军人体适能专业机构,由专业运动处方师进行。

（吴智钢 陈活良）

第二节 体适能检测与评定

一、健康评估及风险筛查

1. 目的 针对官兵在运动过程锻炼初始、过程中或结束后提出建议,从而降低潜在恶性事件发生概率。同时检测并排除具有疾病症状、运动医学禁忌者及其他有特殊需求者（老人及孕妇）。

2. 因素 表现、体征、症状和多种心血管、肺部疾病的危险因素以及代谢性疾病和运动系统损伤等。

3. 方法及程序

（1）解释评估目的。

（2）评价受试者的病史,重点在有体征、症状和疾病的官兵。

（3）评价官兵的生活方式,主要用于区分机关单位及基层连队。

（4）测试受试者胆固醇和脂蛋白,并对测试结果评价和分层。

（5）评估受试者安静时的血压和心率进行测量和分层。

（6）评估官兵冠状动脉粥样硬化的危险因素。

（7）对官兵及患病风险进行分层。

（8）如有全血液化学测试结果,可对其结果进行评估。

二、体适能测试的目的

1. 告知官兵当前体适能状态和年龄、性别相匹配的健康相关标准之间的关系。

2. 提供有助于制定增强体适能要素的运动处方数据。

3. 收集测试前后的数据,以评价官兵参与运动处方项目后的改变。

4. 建立合理、可实现的体适能目标,激励官兵参与运动处方制订下的训练。

5. 评价心血管疾病风险。

三、体适能测试的功效

1. 区分机关单位及基层官兵的体适能层次。

2. 反映官兵在进行体适能活动时的进度及成就。

3. 用作激励官兵参与体适能活动的工具,测试结果可作为常模,作为参照。

四、体适能测试的方法

首先测量心率、血压、身高、体重和身体成分等安静指标。

1. 心肺耐力测试 采用台阶试验（20～44岁）:通过观察定量负荷所持续运动的时间及运动后心率恢复的速度来评定。方法:台阶高度为男性30cm,女性25cm;上下台阶频率为30/min,连续重复3分钟。完成后,受试者立即静坐在椅子上,测量并记录运动后60～90秒、120～150秒、180～210秒的3次脉搏数。如果受试者不能坚持3分钟,则立即停止运动,记录运动时间并以同样方法记录3次脉搏数。将记录结果代入以下公式计算台阶指数。评价标准见表4－2－1。

台阶指数＝［运动持续时间（s）/（3次测量脉搏数之和×2）］×100

表 4 - 2 - 1　台阶指数评价标准

性别	年龄	1 分	2 分	3 分	4 分	5 分
男	20 ~ 24	42.1 ~ 46.1	46.2 ~ 52.0	52.1 ~ 58.0	58.1 ~ 67.6	>67.6
	25 ~ 29	42.1 ~ 46.1	46.2 ~ 51.9	52.0 ~ 58.3	58.4 ~ 68.1	>68.1
	30 ~ 34	41.4 ~ 46.1	46.2 ~ 52.2	52.3 ~ 58.3	58.4 ~ 68.1	>68.1
	35 ~ 39	41.3 ~ 46.1	46.2 ~ 52.2	52.3 ~ 58.7	58.8 ~ 68.1	>68.1
	40 ~ 44	37.8 ~ 46.5	46.4 ~ 53.5	53.6 ~ 59.9	60.0 ~ 70.2	>70.2
女	20 ~ 24	40.9 ~ 46.1	46.2 ~ 52.2	52.3 ~ 58.0	58.1 ~ 67.1	>67.1
	25 ~ 29	40.7 ~ 46.8	46.9 ~ 53.2	53.3 ~ 59.1	59.2 ~ 68.6	>68.6
	30 ~ 34	39.5 ~ 47.0	47.1 ~ 53.7	53.8 ~ 59.9	60.0 ~ 69.1	>69.1
	35 ~ 39	39.5 ~ 47.0	46.9 ~ 53.8	53.9 ~ 60.3	60.4 ~ 69.7	>69.7

2.肌肉力量和肌肉耐力

（1）握力（22 ~ 24 岁）　用握力计测试，调试适宜的握距，测定有力手的握力，测量两次，取最大值。若分不出有力手，则双手各测两次，取最大值。评价标准如表 4 - 2 - 2。

表 4 - 2 - 2　握力评价标准

性别	年龄	1 分	2 分	3 分	4 分	5 分
男	20 ~ 24	29.6 ~ 36.9	37.0 ~ 43.5	43.6 ~ 49.2	49.3 ~ 56.3	>56.3
	25 ~ 29	32.6 ~ 38.3	38.4 ~ 44.8	44.9 ~ 50.4	50.5 ~ 57.6	>57.6
	30 ~ 34	32.2 ~ 38.0	38.1 ~ 44.9	45.0 ~ 50.6	50.7 ~ 57.6	>57.6
	35 ~ 39	31.3 ~ 37.2	37.3 ~ 44.4	44.5 ~ 50.2	50.3 ~ 57.7	>57.7
	40 ~ 44	30.0 ~ 36.4	36.5 ~ 43.4	43.5 ~ 49.5	49.6 ~ 56.7	>56.7
女	20 ~ 24	18.6 ~ 21.1	21.2 ~ 25.7	25.8 ~ 29.8	29.9 ~ 35.0	>35.0
	25 ~ 29	19.2 ~ 21.7	21.8 ~ 26.1	26.2 ~ 30.1	30.2 ~ 35.3	>35.3
	30 ~ 34	19.8 ~ 22.3	22.4 ~ 26.9	27.0 ~ 30.9	31.0 ~ 36.1	>36.1
	35 ~ 39	19.6 ~ 22.3	22.4 ~ 27.0	27.1 ~ 31.2	31.3 ~ 36.4	>36.4
	40 ~ 44	19.1 ~ 22.0	22.1 ~ 26.9	27.0 ~ 31.0	31.1 ~ 36.5	>36.5

（2）俯卧撑测试（20 ~ 39 岁，男）　受试者做标准俯卧撑（双手撑地，双手间距与肩同宽，曲臂下降至肩与肘处于同一平面，而后平直起身），记录最大次数。参考标准见表 4 - 2 - 3：

表 4 - 2 - 3　俯卧撑测试参考标准

性别	年龄	1 分	2 分	3 分	4 分	5 分
男	20 ~ 24	7 ~ 12	13 ~ 19	20 ~ 27	28 ~ 40	>40
	25 ~ 29	5 ~ 10	11 ~ 17	18 ~ 24	24 ~ 35	>35
	30 ~ 34	4 ~ 10	11 ~ 15	16 ~ 22	23 ~ 30	>30
	35 ~ 39	3 ~ 6	7 ~ 11	12 ~ 19	20 ~ 27	>27

（3）1min仰卧起坐（20岁~39岁，女）按照新训要求做仰卧起坐，记录1min内完成次数。参考标准见表4-2-4。

表4-2-4 1min仰卧起坐参考标准

性别	年龄	1分	2分	3分	4分	5分
女	20~24	1~5	6~15	16~25	26~36	>36
	25~29	1~3	4~11	12~20	21~30	>30
	30~34	1~3	4~10	11~19	20~28	>28
	35~39	1~2	3~6	7~14	15~23	>23

（4）其他方法还包括纵跳摸高、平板支撑等。

3.柔韧性　坐位体前屈（20岁~44岁），需要一个宽50cm、高30cm的测试木箱。受试者坐在垫子上背靠墙壁，两腿并拢，膝关节保持伸直，脚尖朝上，将箱体架在双腿上方，双手尽量伸直，握住箱体边缘，然后身体前倾并缓慢推动箱体。记录箱体滑动的距离。参考标准见4-2-5。

表4-2-5 柔韧性参考标准

性别	年龄	1分	2分	3分	4分	5分
男	20~24	17.0~27.0	27.1~36.0	36.1~44.0	44.1~52.0	>52.1
	25~29	16.0~25.0	25.1~34.0	34.1~42.0	42.1~51.0	>51.1
	30~34	14.0~23.0	23.1~32.0	32.1~41.0	41.1~50.0	>50.1
	35~39	13.0~20.0	20.1~30.0	30.1~39.0	39.1~49.0	>49.1
	40~44	12.0~18.0	18.1~28.0	28.1~37.0	37.1~47.0	>47.1
女	20~24	11.0~17.5	17.6~28.5	28.6~37.5	37.6~49.5	>49.6
	25~29	10.5~17.0	17.1~28.0	28.1~37.0	37.1~49.0	>49.1
	30~34	10.0~16.5	16.6~27.5	27.6~36.5	36.6~48.5	>48.6
	35~39	9.5~16.0	16.1~27.0	27.1~36.0	36.1~48.0	>48.1
	40~44	9.0~15.5	15.6 26.5	26.6~35.5	35.6~47.5	>47.6

柔韧性的简易评定方法

颈部：要求固定躯干，取坐位，臀部尽量向后，两肩靠于椅背，上肢放于体侧，两脚固定在椅子腿的后方。做抬头、低头、左右侧倾、左右转头动作。理想幅度为低头时下颌贴胸，抬头可看到后上方天花板，侧倾时耳朵可贴近肩部（不得耸肩），转头时下颌可转至肩头方向。

躯干：取坐位，上体前倾时，躯干可触及大腿；上体后屈时，观察官兵在髋关节保持不动的前提下，上体能够向后屈的程度。左右旋转时，应达到90°。

肩关节：取仰卧位，受试者肩关节尽量屈曲，如能将上肢平放于床面，上臂贴近耳侧，则说明肩关节屈曲、外展正常。坐或站立位，手可摸到颈后，则肩关节外旋正常；向后可以摸到对侧肩胛骨，则肩关节内旋正常。

肘关节：坐在桌旁，将上肢平放于桌面，掌心向上，如果手背能触摸桌面，则伸肘正常；曲肘时手指可触摸同侧肩部，则曲肘正常。

髋关节：仰卧位，抬起一侧下肢，膝关节伸直。如果下肢能达到垂直位，则下肢柔韧性正常。坐位，双手抱膝，尽量使足跟接近臀部。足跟能接近臀部，则屈膝功能基本正常，观察两足尖位置，足尖在前的一侧，有屈膝功能障碍。

踝关节：取坐位，两腿伸直，踝关节尽量跖屈、背伸,观察踝关节活动幅度。赤足全蹲,如果足跟不能平放在地面上,说明踝关节背伸不足,需进行锻炼。

4.身体成分

(1)体重指数　计算方法为:体重(kg)/身高(m)的平方=(kg/m²)。参考标准见表4-2-6。

表4-2-6　体重指数参考标准

分类	体重指数	合并症风险	
		腰围	
		<90cm(男性) <80cm(女性)	≥90cm(男性) ≥80cm(女性)
过轻	小于18.5	低(但其他临床问题风险增加)	一般
正常	18.5~22.9	一般	增加
过重	≥23		
高危	23~24.9	增加	中
Ⅰ级肥胖	25~29.9	中	高
Ⅱ级肥胖	≥30	高	极高

(2)体脂率　计算方法为:参数 a=腰围(cm)×0.74,参数 b=体重(kg)×0.082+34.89(女)/44.74(男),体脂肪重量=a-b;体脂率=(身体脂肪总重量/体重)×100%。体脂百分比评价标准见表4-2-7。

表4-2-7　体脂百分比评价标准

评定	女	男
体脂很低	14.0~16.9	7.0~9.9
低体脂	17.0~19.9	10.0~12.9
正常体脂	20.0~23.9	13.0~16.9
高于正常体脂	24.0~26.9	17.0~19.9
体脂很高	27.0~29.9	20.0~24.9
肥胖病	>30.0	>25.0

围度:

腹围:取直立位,放松站立,水平测量腹部隆起明显处,通常在肚脐处水平测量。

上肢:放松呈立正姿势,在肩峰到尺骨鹰嘴连线中点处水平测量。

臀围:取直立位,两脚并拢,水平测量臀部隆起最明显处。

小腿围:呈跨立姿势,水平测量膝与踝之间围度最大处。

前臂围:取直立位,两臂自然下垂稍离开躯干,掌心向前,垂直于纵轴线测量围度最大处。

大腿中围:取直立位,一条腿踏在凳子上,使膝关节弯曲成90°,测量大腿中围。

腰围:取直立位,两脚并拢,腹部放松,水平测量躯干最细处。

注意:测量尺用无弹性软尺,尺子至于皮肤表面,不得压迫皮下脂肪组织,同一部位进行两次或以上测量。其中,腰围是评价脂肪分布,预测心血管疾病危险因素的最佳单项指标。成人腰围评定标准见表4-2-8。

表4-2-8　成人腰围评定标准

风险类别	腰围(cm)	
	女性	男性
非常低	<70	<80
低	70~89	80~99
高	90~109	100~120
非常高	>110	>120

5.肺活量

测试意义:反映人体肺的容积和扩张能力。

注意事项:呼气不可过猛,不得二次吸气,使用一次性肺活量计口嘴。

6.闭目单腿站

测试意义:测试人体平衡能力。

注意事项:注意做好安全保护。

7.选择反应时

测试意义:测试人体神经和肌肉的协调性及快速反应能力。

注意事项:测试时,不得用力拍打测试仪器。

8.身体姿态评估

测试意义:测试人体结构及稳定性。例如有

无结构异常、动作代偿、步态异常等。

注意事项：测试时去除衣物且在平整地面上进行。

（吴智钢）

第三节 军人身体运动功能评估

本节主要针对军人身体运动功能评估，在精简后整理出以下几组方法做详细描述。在体适能评价之后，可对官兵身体运动功能再次评估，以便更好地制定训练处方。

依托中央军委后勤保障部下发的《军人身体运动功能评估和纠正训练指南（试行）》（常祺、黄昌林主编），我们摘取以下军人身体评估方法，较为全面，用以检测军人身体平衡、运动控制、本体觉等能力，简单有效，方便快捷。为制定训练处方及监测训练处方干预下官兵体适能改变提供所需数据。

1. 双手持球过顶后仰触背

动作要领：跨立位，双手持球，终末动作维持1秒，身体向后伸展至最大幅度，双手持球放至背部，双手尽量外展篮球沿背部向下做最大程度移动（图4-2-1）。评价标准见表4-2-9。

动作意义：该动作反映人体最大伸展幅度，同时反映双上肢最大活动范围。

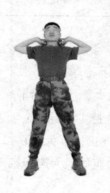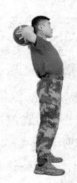

图4-2-1 双手持球过顶后仰触背

表4-2-9 双手持球过顶后仰触背评价标准

评分标准			
3分	2分	1分	0分
动作完成标准：双肘外展形成平面，该平面与地面夹角小于70°，篮球中心垂线与足后跟距离大于5cm，髂前上棘垂线超出足尖大于2cm，终末动作稳定，无不对称或代偿情况出现	动作完成有一定缺陷：双肘外展不能形成平面，上背部（肩胛骨）与地面夹角大于70°，篮球中心垂线与足后跟距离0~5cm，髂前上棘垂线与足尖距离0~2cm，终末动作有不对称或代偿情况出现	动作完成质量很差：双肘外展不能形成平面，上背部（肩胛骨）与地面夹角大于70°，篮球中心垂线未能超过足后跟，髂前上棘垂线未能超出足尖，终末动作不能维持稳定	不能完成动作或动作中出现疼痛：完成动作过程中（肩部、颈部、腰部）出现疼痛，篮球不能顺利放置于颈背部

2. 立位体前屈持球触地

动作要领：跨立位，双手持球，双膝伸直，终末动作维持1秒，身体屈曲弯腰至最大幅度，双手持球沿地面尽量向身体后方做最大程度移动（图4-2-2）。评价标准见表4-2-10。

动作意义：该动作反映腰髋最大屈曲幅度及下肢后侧结构柔韧性。

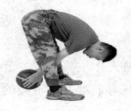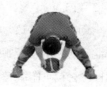

图4-2-2 立位体前屈持球触地

表4-2-10 立位体前屈持球触地评价标准

评分标准			
3分	2分	1分	0分
动作完成标准:篮球触地点与足跟距离大于10cm,骶尾部(骶骨)平面与垂直线成角大于70°,下背部(腰前凸)呈光滑曲线,无成角情况,终末动作稳定,无不对称或代偿情况出现。	动作完成有一定缺陷:篮球触地点与足跟距离0~10cm,骶尾部(骶骨)平面与垂直线成角小于70°,下背部曲线不光滑,终末动作有不对称或代偿情况出现。	动作完成质量很差:篮球触地点未达到足跟,下背部曲线明显中断、成角,终末动作不能维持稳定。	不能完成动作或动作中出现疼痛:完成动作过程中(肩部、下肢、腰部)出现疼痛,篮球不能顺利触地。

3. 立位持球旋转

动作要领:跨立位,双手持球,肘部水平伸直,颈部及头面部也旋转至最大幅度,身体向一侧旋转至最大幅度,终末动作维持1秒,更换对侧进行同样动作(图4-2-3)。评价标准见表4-2-11。

动作意义:该动作反映躯体最大旋转幅度。

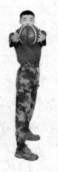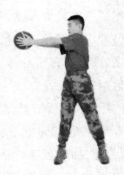

图4-2-3 立位持球旋转

表4-2-11 立位持球旋转评价标准

评分标准			
3分	2分	1分	0分
动作完成标准:篮球与身体垂线旋转角度大于70°,头面部平面(以鼻尖朝向为准)旋转角度大于150°,背部能保持正直,终末动作稳定,无不对称或代偿情况出现。	动作完成有一定缺陷:篮球与身体垂线旋转角度50~70°,头面部平面(以鼻尖朝向为准)旋转角度120~150°,背部保持正直,终末动作有不对称或代偿情况出现。	动作完成质量很差:篮球与身体垂线旋转角度小于50°,头面部平面(以鼻尖朝向为准)旋转角度小于120°,终末动作不能维持稳定。	不能完成动作或完成动作过程中脊柱、髋部出现疼痛。

4. 双手持球过顶深蹲

动作要领:跨立位,双手持球尽量高举,做深蹲动作,肘部伸直(图4-2-4)。评价标准见表4-2-12。

动作意义:该动作反映人体主要下肢关节的灵活程度,还可反映腰腹核心肌群及上下肢的稳定性,终末动作维持1秒。

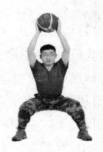

图4-2-4 双手持球过顶深蹲

表 4-2-12 双手持球过顶深蹲评价标准

评分标准			
3分	2分	1分	0分
动作完成标准:篮球中心垂线不超过膝关节,大腿与水平面成角大于30°,膝关节方向与足尖方向一致,背部能保持平直,与垂线成角小于30°,终末动作稳定,无不对称或代偿情况出现。终末动作有不对称或代偿情况出现。	动作完成有一定缺陷:篮球中心垂线超过膝关节距离0~10cm,大腿与水平面成角0~30°,膝关节方向与脚尖方向不完全一致,背部不能保持平直,上背部(肩胛骨)与垂线成角30~50°,动作不能维持稳定。	动作完成质量很差:篮球中心垂线向前超过膝关节距离大于10cm,大腿在水平面之上,膝关节方向与足尖方向不一致,背部不能保持平直,上背部(肩胛骨)与垂线成角大于50°。终末动作有不对称或代偿情况出现。	不能完成动作或动作中出现疼痛:完成动作过程中髋关节、膝关节、踝关节部位出现疼痛,篮球不能举过头顶,不能顺利完成下蹲动作。

5. 持球弓箭步行走转体

动作要领:双手自然持球,向前迈出一大步,同时身体向前方腿一侧做最大幅度扭转,做弓箭步下蹲动作(最大幅度下蹲),每侧共3步,共走6步,维持3秒钟后方腿向前,恢复直立位;另一侧腿迈出,再做弓箭步下蹲转体动作(图4-2-5)。评价标准见表4-2-13。

动作意义:该动作反映髋关节最大后伸幅度、踝关节最大背屈幅度及下肢结构柔韧性(后方下肢),还可反映脊柱、下肢在躯干旋转时动态稳定性。

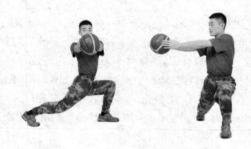

图 4-2-5 持球弓箭步行走转体

表 4-2-13 持球弓箭步行走转体评价标准

评分标准			
3分	2分	1分	0分
动作完成标准:篮球(面部)与身体垂线旋转角度达到90°,即达到完全侧位,前方大腿达到与地面平行,小腿垂直地面,后方腿尽量伸直(膝关节允许微屈),躯干及背部能保持平直,整体动作稳定,无不对称或代偿情况出现。动作不能维护稳定。	动作完成有一定缺陷:篮球(面部)与身体垂线旋转角度70~90°,前方大腿不能达到与地面平行0~30°,小腿不能垂直地面0~30°,后方腿膝关节屈曲角度超过30°背部不能保持平直,倾斜角度0~30°,终末动作有不对称或代偿情况出现。	动作完成质量很差:篮球(面部)与身体垂线旋转角度小于70°,前方大腿不能达到与地面平行(大于30°),小腿不能垂直地面(大于30°),后方腿膝关节触地,背部不能保持平直,倾斜角度大于30°,整体动作不能维持稳定。	不能完成动作或动作中出现疼痛:完成动作过程中脊柱、髋关节、膝关节、踝关节部位出现疼痛,不能顺利完成弓步蹲转体动作。

6. 持球后跨步燕式平衡

动作要领:立正位,一侧下肢向后伸出直至最大幅度,双手持球向前伸出直至最大幅度维持3秒钟,后方腿落地,前方腿跟上(即向后退一步),恢复直立位,另一侧腿向后迈出再做燕式平衡动作,每侧共3步,共走6步(图4-2-6)。评价标准见表4-2-14。

动作意义:该动作反映髋关节最大后伸时动态稳定性,同时反映支撑腿平衡能力及动作控制能力。

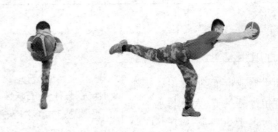

图4-2-6 持球后跨步燕式平衡

表4-2-14 持球后跨步燕式平衡评价标准

评分标准			
3分	2分	1分	0分
动作完成标准:球、上肢躯干、下肢、足尖呈一直线,与水平面平行一致两侧肩胛骨、骨盆位置对称,无倾斜且整体动作稳定,无不对称或代偿情况出现。动作不能维持稳定。	动作完成有一定缺陷:篮球、上肢、躯干、下肢、足尖不能呈一条直线,各部位与水平面成角0°~30°,两侧肩胛骨、骨盆位置轻度不对称,终末动作有不对称或代偿情况出现。	动作完成质量很差:篮球、上肢、躯干、下肢、足尖不能呈一直线,各部位与水平面成角大于30°,两侧肩胛骨、骨盆位置明显不对称,整个动作不能维持。	不能完成动作或动作中出现疼痛:完成动作过程中髋关节、膝关节、踝关节部位出现疼痛,不能顺利完成燕式平衡动作。

7. 原地纵跳抛接球

动作要领:双手持球向上垂直跃起,在最高点将球向上抛出,落地后接球,共做3次抛接球(图4-2-7)。评价标准见表4-2-15。

动作意义:该动作反映上、下肢最大爆发力,同时考量上下肢协调性。

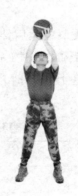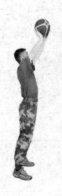

图4-2-7 原地纵跳抛接球

表4-2-15 原地纵跳抛接球评价标准

评分标准			
3分	2分	1分	0分
动作完成标准:纵跳高度大于35cm,篮球在纵跳最高点抛出,抛出方向基本垂直向上且垂直距离大于20cm,整体动作协调,无不对称或代偿情况出现。	动作完成有一定缺陷:纵跳高度25~35cm,篮球未能在纵跳最高点抛出,且方向与垂直有较大偏移,垂直距离小于20cm,整体动作有不对称或代偿情况出现。	动作完成质量很差:纵跳高度15~25cm,篮球抛出不能接住,整体动作非常不协调,不能维持身体稳定。	不能完成动作或动作中出现疼痛:完成动作过程中髋关节、膝关节、踝关节部位出现疼痛,纵跳高度小于15cm,不能顺利完成纵跳抛接球动作。

8.呼吸模式评价

动作要领:站位,测试者从后面将手放在受测者肩上,让受测者平静呼吸5次。测试者转至受测者前方用手掌放置于受测者髂前上棘内上方3cm位置,让受测者平静呼吸5次,感受吸气时下腹壁向外顶的感觉,同时观察胸廓运动(图4-2-8)。评价标准见表4-2-16。

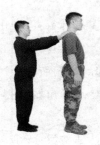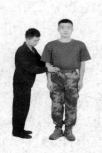

图4-2-8 呼吸模式评价

表4-2-16 呼吸模式评价标准

评分标准			
3分	2分	1分	0分
呼吸模式正常:吸气时肩部无向上辅助呼吸运动,吸气起始时出现下腹壁向前顶手感觉,吸气动作顺序为"下腹部、胸中部、胸上部"呼吸动作协调,腹部与胸腔运动基本比例一致。	呼吸模式有一定缺陷:吸气时肩部上移,呼吸过浅,腹腔缺少运动(吸气时腹部向前顶,手感觉不明显),吸气动作正常顺序改变,腹部与胸腔运动比例失衡(多为胸部主导)。	呼吸模式存在明显障碍:存在反常呼吸,即吸气腹部凹陷而呼气时腹部凸起,吸气时胸腔整体上移,已经出现结构性改变,如颈前部肌群(主要指胸锁乳突肌、斜角肌、上斜方肌等)过度紧张,胸廓(主要指桶状胸)改变等。	呼吸功能受限:测试或深呼吸时出现眩晕、眼前发黑等症状;测试或深呼吸时频繁出现叹气或打哈欠。

9.折返跑

动作要领:mX4折返跑,转折处手触地动作意义:反应速度及灵敏度。评分标准见表4-2-17。

表4-2-17 折返跑评分标准

评分标准		
评分	男	女
3分	小于10s	小于11s
2分	10~11.5s	11~12.5s
1分	11.5~13s	12.5~14s
0分	大于13s,折返跑过程中出现疼痛或摔倒等身体失衡动作	大于14s,折返跑过程中出现疼痛或摔倒等身体失衡动作

10.心血管功能检测

动作要领:分别于运动前(静息心率)、运动后即时、运动后1分钟测量。

动作意义:反映心血管功能。

评分标准:运动前静息心率记数为P0(测1分钟),运动后即心率记数为P1(运动后即刻测1分钟),运动后休息1分钟心率(第二分钟开始测量,测1分钟)记数为P2(表4-2-18)。

表4-2-18 心血管功能评分标准

评分	改良心血管功能指数
3分	小于5
2分	5~10
1分	10~15
0分	大于15

改良心血管功能指数 = [(P0 + P1 + P2) - 200]/10,见表4-2-19。

表4-2-19 改良心血管功能指数

评分分级	总得分
优	30~25(单项得1分者不算,归入中评)
良	24~21(单项得0分者不算,归入较差评)
中	20~17(单项得0分者不算,归入较差评)
较差	16~13
差	12~0

总评分分级注意事项：

(1)所有检测由同一组人员进行,以免出现较大的主观差异。

(2)为适应基层部队实际情况,所有检测分为粗测和精测,精测应使用皮尺及量角器;粗测可目测进行,大体评分。

(3)检测尽量在受测者体能较好、无疲劳状态下进行。

(4)检测前进行热身活动(以动态拉伸为主,时间在5分钟左右)。

(5)受测者如在检测前有患病或身体不适状况,应避免进行检测。

(6)所有涉及持球动作,手持球位置均应位于球体中部。

(7)检测项目分左右侧时,以低分侧计分。

(8)观察者应能观察到受测者正面、背面及侧面。

小结:上述体适能评价及军人身体评估组成呈现较为全面的评价,

测试时间短,测试方便,适用于机关单位及基层连队测试,测试数据可用于为官兵制定短期或长期运动目标,也可作为运动处方评价和监测训练成效基础。

(吴智钢　陈活良)

第三章 >>>

功能性训练

功能性训练起源于康复领域,原本用于因各种原因造成的躯体功能障碍或肢体(尤其是上肢)功能障碍,如截肢后、骨关节损伤后、手部损伤、颅脑损伤、脊髓损伤、脑血管意外后、关节疾患等。因其具有显著促进神经、运动、呼吸、心血管等器官系统功能的作用,现在已经广泛应用于体育竞技、伤病前预防、伤病中治疗、伤病后康复、大众健身、军事训练等多领域,主要内容包括力量训练、关节稳定性和灵活性训练、平衡和协调功能训练、本体觉训练等,对于军人体适能状况的提升和军事训练伤防、控、治工作非常实用、有效。

第一节 概 述

一、我军军事训练伤防治与功能性训练

1.重视创伤流行病学调查,强调以预防为主的原则。运用创伤流行病学的方法进行致伤因素的研究是我军训练伤防治的一大特色。已证实的危险因素为:睡眠不良、思想麻痹、精神紧张、未做

准备活动、技术操作不熟练和组织工作不佳等。

2.军事训练伤的临床诊治是防治工作的重要内容。军事训练伤大多是肌肉骨骼系统的急慢性损伤。

根据以上特点,科学地针对不同人群如机关干部、技术干部、警卫士兵、勤务士兵等制订相应的训练方案尤为重要。选用合适的运动训练方式,既能提高官兵的体能素质又能在训练中"防病治病"这便是功能性训练。功能,本质上就是目标。功能性训练的概念源于运动医学领域。康复的思路和练习通常能从物理治疗室和运动训练场走进体能房。笔者认为针对不同人群开出不同的运动处方,达到在训练中"防病治病"的目的。所以军队的功能性训练必不可少。

二、功能性训练理念、机制和手段

功能性训练以提高全身肌肉整体工作能力和效率为其训练目的,具有提高力量的传递、组合及控制的功能,具有支持运动技术及预防运动损伤的功能。

1.训练理念 强调躯干部位及各关节周围肌

肉的训练,强调稳定与平衡及神经对肌肉的控制能力,强调自身的"柔性力量"作用,最终达到多块肌肉参加完成整体力量的目标。

2. 作用机制　神经肌肉控制作用机制。

3. 功能性训练有关的训练方法和手段　主要包括:悬吊训练、振动力量训练、核心力量训练、本体感觉功能训练等。

功能性训练是一种训练理念,是一种抽象的概念。基于此,我们要抓住功能训练这一训练理念的实质,从根本上去探究具体的训练现象,为具体训练方法的发展提供正确的理论支撑。

综上所述,结合我军实际,开展功能性训练是非常有必要的。平时训练中,心肺耐力性的训练用时较多,我们的官兵不缺钢铁的意志。而大量的心肺耐力的训练,如为提高5km越野跑的考核成绩,有些部队每天进行2~3次全程越野跑,尤其表现在对完不成任务或没有达标的士兵,增加额外跑的训练,造成下肢过度疲劳,不但不能提高成绩反而易发生伤病。

二、功能性训练的评估准备

功能性训练前必须进行评估准备,针对不同人群开展功能性力量训练。

1. 评估上肢力量　反握引体向上或正握引体向上的最大次数:正确的反握引体向上和正握引体向上是准确评估的关键。不允许借力完成引体向上(使用惯性移动身体)。无法完成引体向上的运动员功能性力量不足,可能更容易受伤,尤其是肩部。想要提高引体向上的能力,不能做下拉练习。相反,必须进行类似于辅助引体向上练习。

2. 评估下肢的功能力量　后脚抬高分腿蹲。

功能性力量测试总结:测试是用来评估进度

的。测试只能说明哪些身体部位需要训练,哪些身体部位可能会容易受伤。从测试中获得的数字对于激励和监控后续的力量发展很有帮助。

(吴智刚)

第二节　设计训练方案

一、训练方案设计精要

想要正确地设计个功能性训练方案,须注意以下原则:

1. 先学习基本动作模式,掌握动作的基础要素。

2. 从简单的自重训练开始。

3. 从简单到复杂,遵循功能性进阶的方式,并根据自身身体素质及功能性需要提高难度级别。

4. 使用渐进式阻力的概念,每周尝试增加负重或重复次数。

5. 经过评估,针对不同人群,开展相应的功能性力量训练。

6. 开展训练前后必须进行牵伸及热身。牵伸的好处包括:①改善肌肉状态,提高关节活动度。②提高运动水平和训练成绩。③有利于损伤的预防。④促进损伤康复。⑤改善身体不良姿势。⑥促进肌肉组织的增生,加强力量训练的效果。

二、基础训练方案

针对全体官兵,目的提高上、下肢及核心力量。基础训练方案见表4-3-1。

表4-3-1　基础训练方案

练习	第一周初级	第二周中级	第二周高级	第四周进阶
单腿对侧手臂前伸	2×5 每侧	2×10 每侧	3×15 每侧	4×20 每侧

单腿下蹲	2×5 每侧	2×7 每侧	3×10 每侧	4×10 每侧
自重双腿下蹲	2×10	2×15	3×15	4×15
自重交替弓步	2×5 每侧	2×10 每侧	3×10 每侧	4×10 每侧
自重俯卧撑	2×5	2×10	3×10	4×10
斜拉(划船式)	2×5	2×10	3×10	4×10
绕轴旋转	2×10 每侧	2×15 每侧	3×15 每侧	4×20 每侧
无轴旋转	2×10 每侧	2×15 每侧	3×15 每侧	4×20 每侧

1. 单腿对侧手臂前伸　平衡左腿,抬起右手。以髋部为铰链,尽量向下伸,注意使用良好控制,髋部、膝盖和脚呈直线,髋部保持稳定,且与地面平行(图4-3-1)。

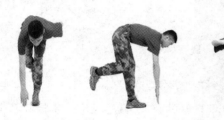

图4-3-1　单腿对侧手臂前伸

2. 单腿下蹲　平衡右腿,同时左腿向后抬以便保持反向稳定。双手可以放在髋部或伸至前面保持平衡。从脚踝、膝盖和髋部等量弯曲,自由腿的膝盖缓慢向下,同时保持控制。注意:背部运动时保持挺直(图4-3-2)。

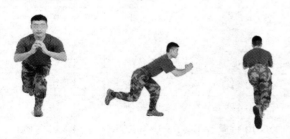

图4-3-2　单腿下蹲

3. 自重双腿下蹲　双脚分开比肩略宽。双手放在头后,也可放在髋部以保持平衡。保持背部挺直,开始下蹲时使用髋部为铰链,从脚踝、膝盖到髋部均等弯曲(图4-3-3)。

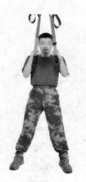
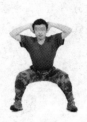

图4-3-3　自重双腿下蹲

4. 自重交替弓步　从双脚站姿开始,双脚平行,一脚向前跨出一大步,弯曲膝盖,使身体低向地面,以分腿下蹲姿势结束。然后,前脚蹬地,向后撤回,直至恢复站姿(图4-3-4)。

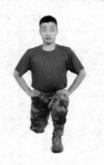
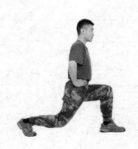

图4-3-4　自重交替弓步

5. 斜拉(划船式)　训练上背部肌肉和前部重心稳定性。手控制下降运动,直至手臂拉直。整个运动过程中保持肩部收紧。拉之前身体越直,练习越容易完成。身体重心越低,阻力就会越明显增加(图4-3-5)。

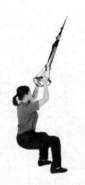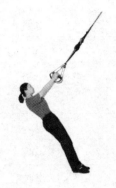

图 4 - 3 - 5　斜拉(划船式)

6.绕轴旋转　开发髋部转动能力。开始时，双脚分开与肩同宽，手臂前伸手掌相对。向右转，双手转到右侧，同时以左脚为轴转向右侧，然后转向中心，然后向左侧重复(图4-3-6)。

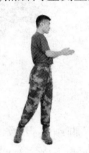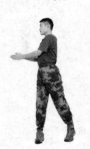

图 4 - 3 - 6　绕轴旋转

7.无轴旋转　双手在身体前方伸出，手掌相对，手臂伸直。两脚相距与肩同宽，髋部保持不动，核心收紧，手臂伸直，两肩相对。想象正站在时钟的中心，头朝12点钟方向。向左移动双手至10点钟方向，然后向右移动至2点钟方向，不要移动双脚或髋部。动作保持轻快和流畅(图4-3-7)。

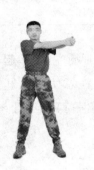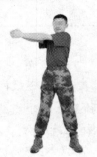

图 4 - 3 - 7　无轴旋转

(二) 多样化训练方案

针对体能良好的官兵,目的是进一步提高其上、下肢及核心力量。多样化训练方案见表4-3-2。

表 4 - 3 - 2　多样化训练方案

练习	第一周初级	第二周中级	第二周高级	第四周进阶
壶铃单臂摆动	2×5 每侧	2×10 每侧	3×10 每侧	4×10 每侧
哑铃或壶铃侧弓步	2×5 每侧	2×7 每侧	3×10 每侧	4×10 每侧
药球交叉俯卧撑	2×5 每侧	2×7 每侧	3×10 每侧	4×10 每侧
弹力带交错站立单腿对侧手臂划船式	2×10 每侧	2×15 每侧	3×15 每侧	4×15 每侧
弹力带短距离轮动	2×10 每侧	2×10 每侧	3×10 每侧	4×10 每侧
弹力带高至低砍削动作	2×10 每侧	2×10 每侧	3×10 每侧	4×10 每侧
弹力带低至高砍削动作	2×10 每侧	2×10 每侧	3×10 每侧	4×10 每侧

1.药球交叉俯卧撑　身体置于平面支撑位置,右臂伸直放在地板上,左臂弯曲放在药球上面(确保肩部始终与地面保持平行),肘部弯曲,在球右侧进行俯卧撑动作,当手肘弯曲到90°时,向上推出将右手放在球上紧接左手,然后在球左侧进行俯卧撑动作,动作与右侧动作相同,依次重复(图图4-3-8)。

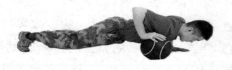

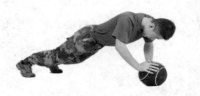

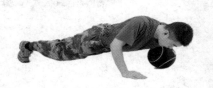

图 4-3-8　药球交叉俯卧撑

2.弹力带交错站立单腿对侧手臂划船式

起始位置:将负重位置设定在髋部,左手拿着手柄。面对负重点,站直,双腿分开,右腿在前,膝盖超过脚踝,双膝均微微弯曲。左腿在后,膝盖弯曲,位于肩髋垂直线的后方,双脚朝前,后腿用脚趾肚保持稳定。

动作:挺直背部,左手拉向胸部左侧;重复划船动作;身体两侧交替进行此动作,转换双脚位置(图4-3-9)。

细节和益处:是绝佳的背部和髋部强化练习,能够最大限度地降低膝盖的移动。

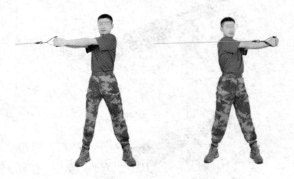

图 4-3-9　弹力带交错站立单腿对侧手臂划船式

3.弹力带短距离轮动　将负重点设置到与胸部同高,双手握住手把,微微弯曲膝盖,双臂伸至体前(12点钟方向)。保持核心收紧,向左(10点钟方向),向右(2点钟方向)进行短距离轮动,髋部不得移动,在身体两侧重复进行此动作。

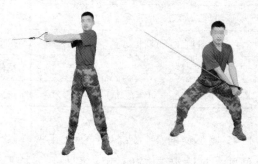

图 4-3-10　弹力带短距离轮动

4.弹力带高至低砍削动作　将负重点设置在头顶上方,双手握住手柄,双膝微弯,手臂伸直,位于身体前方。保持核心收紧,右腿站立,旋转右侧髋部;旋转身体,双手伸向负重点,当双手移动到顶端的时候,进行斜向下砍削运动,按顺序重复动作,身体两侧交替进行。

5.弹力带低至高砍削动作　将负重点设置于地面,双手握住手柄,保持核心收紧,右脚着地,旋转右髋;轻微的弯曲髋部并下倾,旋转身体,双手放下到负重点处;轻轻地以左脚为轴,帮助右髋向内旋转,当双手位于移动底端的时候,进行斜向上和反向砍削动作,直至双手高举到左肩左侧;重心在双脚之间,双手位于身体前侧,双臂伸展,按顺序重复动作,身体两侧交替进行(类似打高尔夫动作)(图4-3-11)。核心和身体侧链练习适用于搏击训练中的扭抱和下摔。

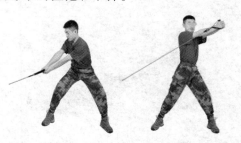

图 4-3-11　弹力带低至高砍削动作

（三）跑步提速方案

针对考核不达标人员，目的提高跑步速度。跑步提速方案见表4-3-3。

表4-3-3　跑步提速方案

练习	组数和重复次数
45度小腿蹬伸（从双腿进阶至单腿）	30~60秒
单腿对侧手臂前伸	3×10~15 每侧
稳定球提髋（单腿）	3×10~15 每侧
单腿下蹲（四分之一动作范围）	3×10~15 每侧

1.45度小腿蹬伸　站在墙前，双手放在墙上，双臂伸展。身体45度前倾，用右脚趾肚保持平衡；膝盖和脚向上抬，到跑步位置。小幅度抖动脚踝，脚跟不要接近地面，在规定的时间内进行双侧练习（图4-3-12）。细节和益处：锻炼脚踝强度，达到最理想的跑步速度。

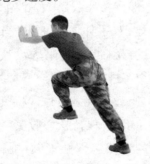

图4-3-12　45度小腿蹬伸

2.稳定球提髋（单腿）（图4-3-13）

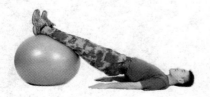

图4-3-13　稳定球提髋

3.稳定球臀桥　仰卧，将稳定球放在小腿下面或者是脚踝下面，双腿并拢，膝盖微弯，向上提髋，直到肩部与地面形成桥形，肩部着地，腿放在球上。髋部下降，短暂接触地面，然后返回初始位置，重复动作（图4-3-14）。细节和益处：能够同时加强后部核心力量，并拉伸前部核心，锻炼腘绳肌。

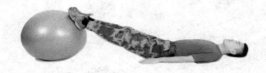

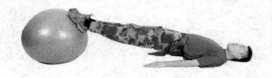

图4-3-14　稳定球臀桥

4.稳定球提髋（双腿到单腿）　起始位置与稳定球臀桥相似，但是脚部位置不同。仰卧，将稳定球放在脚下，双腿并拢。向上提髋，呈桥形，肩部着地，脚放在球上面，髋部快速下降接触地面，重复臀桥动作（图4-3-15）。细节和益处：提高步幅长度以及跑步速度。

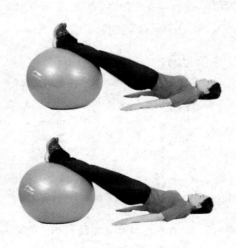

图4-3-15　稳定球提髋

5.弹力带律动性后摆　将负重点设置于头顶正上方,双手握住手柄,保持核心收紧,左腿着地,向内旋转左髋,用负重的力量进行更深度的后摆;旋转身体,双手伸向负重点,有规律地进行小范围的前后摆动(大约25cm),身体两侧交替进行此动作(图4-3-16)。

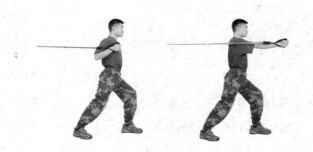

图4-3-16　弹力带律动性后摆

(四)全身稳定球五项训练方案

针对长期保持同一姿势的官兵(如机关、技术干部长期伏案工作,勤务驾驶员长期久坐,警卫执勤等人员)提高身体稳定性和力量,在中等强度训练后此方案用作整理和巩固训练效果。全身稳定球五项训练方案见表4-3-4。

表4-3-4　全身稳定球奇趣五项训练方案

练习	组数和重复次数
稳定球双手扶球俯卧撑	3×10
稳定球挺身	3×10
稳定球反向挺身	3×10
稳定球屈膝	3×10
稳定球滑雪	3×10 每侧

1.稳定球双手扶球俯卧撑　将双手放在球上进行平面支撑,保持核心收紧,膝盖伸展,重量放在球和双脚上面,双脚分开与肩同宽。弯曲手肘,降低上半身,伸直手臂,返回平面支撑位置,完成动作;可将球固定在地板和墙壁之间(图4-3-17)。细节和益处:可以增强核心和肩部的稳定性。

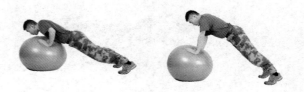

图4-3-17　稳定球双手扶球俯卧撑

2.稳定球挺身　双膝下跪,将稳定球放在腹部下面;在球上保持平衡,保持球和脚的平衡,伸展双腿(膝盖微微弯曲),慢慢将膝盖从地面上提起;手放在头部两侧,绕球弯曲核心,尽量伸展脊柱,但不要对背部下侧产生疼痛或压力,绕球弯曲重心,重复伸展动作(图4-3-18)。

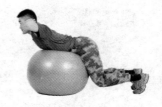

图4-3-18　稳定球挺身

3.稳定球　双膝下跪,将稳定球放在腹部下面。用双侧前臂保持与球的平衡,慢慢地弯曲髋部,直到双脚几乎可接触地面。慢慢地伸展髋部,直到身体完全伸直,在移动的最高点短暂停留。整个运动过程中保持双腿伸直并绷紧(图4-3-19)。

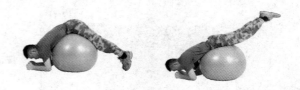

图4-3-19　稳定球

4.稳定球屈膝　双手放在地面上,类似俯卧撑动作,稳定球放在身体的中间到大腿下侧的位置。双手稳定身体的移动,保持核心收紧,髋部和膝盖部位弯曲,向内靠近胸部屈膝。继续弯曲髋部和膝盖部位,直到弯曲呈90度,膝盖放在稳定球上面,重复屈膝动作(图4-3-20)。

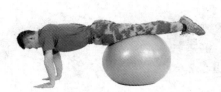

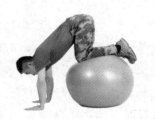

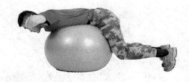

图 4 - 3 - 20　稳定球屈膝

5.稳定球滑雪　双手放在地板上,将稳定球放在大腿下面,类似处于俯卧撑位置。双手控制运动,向右旋转髋部,把左大腿外侧置于球上。为了脊柱可以更大幅度地旋转,在移动过程中保持手臂伸直。如果想让脊柱旋转减少,可以在旋转过程中弯曲手肘。身体两侧重复滑行动作(图 4 - 3 - 21)。

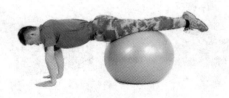

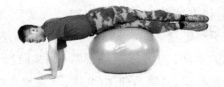

图 4 - 3 - 21　稳定球滑雪

（五）各部位专项训练方案

1.适应和增肌阶段(腿部)　训练方案见表4 - 3 - 5。

表 4 - 3 - 5　适应和增肌阶段(腿部)训练方案

周一	周二	周五
壶铃单臂摆动	哑铃或壶铃	弹力带硬拉
4 或 5 × 15 次	弓步 5 × 1 次	5 × 15 次

（1）壶铃单臂摆动　右手握住壶铃,手臂伸直,掌心面对身体。髋部弯曲,后背挺直,双膝微弯,双脚向前分开与肩同宽。快速伸展整个身体,将壶铃以圆弧路径向前摆动,直至壶铃达到与肩同高。按照上摆的路径将壶铃放下。摆动至底部的时候减速,重复伸展动作。身体两侧重复此动作(图 4 - 3 - 22)。细节和益处:离心训练是一种能够有效锻炼踝关节、膝盖和髋部肌肉群的练习。例如四百米障碍跑。

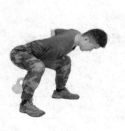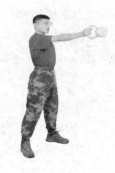

图 4 - 3 - 22　壶铃单臂摆动

（2）哑铃或壶铃弓步　站直,双脚朝前,与肩同宽。双手各握一个哑铃或壶铃。双手位于身前,处于过头推举前的位置,挺直背部,右腿向前迈一大步。右脚着地时,身体下降,进入深马步或分腿下蹲位置,右脚蹬地返回起始位置。左侧重复此动作,继续交替进行(图 4 - 3 - 23)。

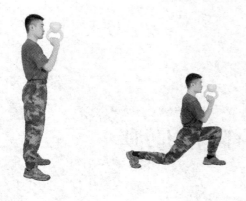

图4-3-23 哑铃或壶铃弓步

（3）弹力带硬拉 将负重点设置的越靠近地面越好。面向弹力带负重站立，双手握紧手柄，向后倾斜，保持背部直立，向后坐使髋部屈曲并移向地面方向，当能感到腘绳肌有很舒适的拉伸的时候，保持肩胛骨收紧，手臂尽量伸直，肩膀向拉伸方向移动。伸展髋部，回到起始位置（图4-3-24）。

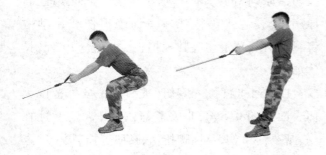

图4-3-24 弹力带硬拉

2.力量阶段（胸部） 训练方案见表4-3-6。

表4-3-6 力量阶段（胸部）训练方案

星期一	星期三	星期五
负重屈臂撑3或4×4~6次	弹力带交错站立单腿对侧手臂前推3或4×每侧4~6次	药球单臂俯卧撑3或4×每侧4~6次

弹力带交错站立单腿对侧手臂前推 将负重点设置到与胸部同高，用右手握着手柄，转身远离负重，站直，双腿分开，双膝微弯（10~15度）左脚在前，收回右腿，膝盖弯曲，双脚朝向内侧。保持核心收紧，用右手向前挤压手柄，注意上臂外侧不会与绳索或弹力带摩擦。在身体两侧交替进行，重复前推动作（图4-3-25）。细节和益处：对跑步及投掷手榴弹等有较大提升。

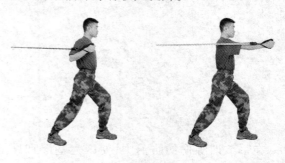

4-3-25 弹力带交错站立单腿对侧手臂前推

关注军事训练伤的特点和发展趋势，有效预防训练伤，是卫勤保障的重点，对维护官兵身心健康，提高部队战斗力有重要意义。科学的运动训练要掌握训练理论和生理学基础，合理地安排运动训练的各要素使机体产生最佳的反应与适应。而功能性训练的效果不断被人们证实，以上的功能训练是结合部队实际及官兵体能条件所设计的训练方案，可以帮助官兵提高训练成绩，同时将传统训练方法中容易出现的军事训练伤问题最小化，不会使身体过度疲劳，用简单省时的方法进行最佳体能及技能训练，带来最大的训练效果。

（吴智钢）

第四章 >>>

军事训练伤的防治原则

在军事训练伤的防治中,使广大基层官兵了解、掌握军事训练伤诊治的基本知识,做好经常性的军事训练伤防治工作,减少军事训练伤的发生率,确保官兵健康和提高部队战斗力。

第一节　军事训练伤的诊断

一、军事训练伤的诊断原则

1.《军事训练伤诊断标准及防治原则》 其中包括:常见军事训练伤的诊断要点,军事训练期间的医学教育和监督。

2.《临床疾病诊断依据治愈好转标准(第2版)。》

3.军事作业环境相关标准。

4.《军事训练伤伤势评估细则》(草案)。

二、军事训练伤的种类

根据《军事训练伤诊断标准及防治原则》,将训练伤按软组织、骨关节和器官损伤分成三大类。2013年总后勤部卫生部《关于开展军事训练伤监测报告工作的通知》中对监测病种规定:根据明确的参训史,在《军事训练伤的诊断标准及防治原则》的基础上,增加中暑、冻伤、急性高原病、爆震性聋等特殊环境训练损伤和化学中毒、烧烫伤、咬蜇伤等其他损伤,共五类29种,具体如下。

1.软组织损伤　擦伤(关节部位皮损范围为体表面积的0.5%、非关节部位在1%以上)、挫伤、撕裂(脱)伤、急性腰扭伤、腰肌劳损、腰椎间盘突出症、肌腱炎及腱鞘炎、肌纤维组织炎、滑囊炎、创伤性滑膜炎。

2.骨与关节损伤　急性骨折、应力性骨折、关节扭伤、关节脱位。

3.器官损伤　头、胸、腹、眼、耳、鼻、口腔等。

4.特殊环境训练损伤　中暑、冻伤、急性高原病、爆震性聋等。

5.其他　化学毒剂损伤、推进剂损伤、烧烫伤、咬蜇伤等。

三、几种常见军事训练伤的诊断

1.软组织损伤、韧带损伤诊断　表现为红、肿、热、痛,淤血,活动疼痛加剧。

2.骨折诊断

（1）骨折一般表现

①畸形：骨折端移位使患肢外形发生改变。

②异常活动骨折后，在肢体非关节部位出现不正常的活动。

③骨擦音或骨擦感：骨折后、骨折断端相互间摩擦时可产生骨擦音或骨擦感。以上三种特有体征之一者即可诊断骨折。

（2）骨折其他表现

①疼痛及压痛：骨折部位有明显疼痛，移动患肢疼痛可加重疼痛。触诊时，在骨折处，可发现局限性压痛。当从远处向骨折处挤压或沿骨干纵轴方向叩击，骨折处可出现间接压痛或轴向叩痛。

②肿胀：骨折时，骨髓、骨膜及周围组织血管破裂出血，在骨折处形成血肿，组织损伤的水肿，使患肢严重肿胀，甚至出现张力性水疱和皮下瘀斑。

③功能障碍：骨折致骨的完整性和连续性破坏，导致患肢的功能部分或者完全丧失。

3. 腰椎间盘突出症诊断

（1）主要症状

疼痛：疼痛是腰椎间盘突出症最早、最主要的症状。疼痛主要在腰背部、患侧的臀部、下肢。腰部压痛和放射痛：棘突、棘突间、棘突旁压痛明显，重压或叩击时疼痛向同侧臀部及坐骨神经方向放射。在急性炎症水肿期压痛点很敏感。疼痛性质可呈烧灼、刀割、放电或针刺样，当伴有沿患侧坐骨神经走向的放射性疼痛，疼痛可以是阵发性的，也可以是持续性的。疼痛在咳嗽、喷嚏、体位改变、久坐、久站和久行后加重，夜间疼痛更为明显。

运动障碍：腰部及下肢发僵、无力，坐位时患肢不能盘腿、行走时患肢活动不灵活、缓慢。腰部运动障碍导致腰椎各方向活动均受限，以后伸和前屈为甚。主要原因是在运动中神经根受到挤压和牵拉引起疼痛而受限。

感觉障碍：腰部及小腿前侧、足背部等处常有异常灼热感等感觉障碍，神经根受压，当有下肢麻木感，如出现脊髓受压还可能出现鞍区麻痹。皮肤感觉、肌力和肌腱反射改变：这些变化是判断突出部位和程度的重要体征。腰椎间盘突出时，大腿前侧及小腿前内侧痛觉减退甚至麻木，伸膝肌力减弱，膝腱反射减弱或消失。小腿前外侧、足背内侧、足趾背伸肌力减弱。小腿、足的外侧和足底痛觉减弱，跟腱反射减弱或消失。

（2）姿势改变　出现脊柱曲度的改变是腰椎间盘突出症的重要体征，其中以脊柱侧弯最常见，可凸向健侧或患侧，还可能出现腰椎曲线变平甚至倒转。骨盆两侧不等高，站立位时常将患腿放在前、半屈膝以缓解疼痛，即所谓"逃避姿势"。

（3）步态改变　步态呈跛行，其特点是尽量缩短患肢支撑期，重心迅速从患侧下肢转向健侧下肢，并且患腿常以足尖着地，避免足跟着地牵拉坐骨神经而产生疼痛。

（4）专科检查　直腿抬高试验和加强试验、屈颈试验、挺腹试验、跟臀试验（股神经牵拉试验）、咳嗽征均呈阳性。

（吴智钢　陈活良）

第二节　军事训练伤的防治原则

一、训练伤的预防原则

由于训练伤病存在着复杂的内在和外在的致伤因素，而且因素之间存在交互影响，较难针对某一具体伤病提出准确的措施，故总体性预防原则显得十分重要。我们将从科学训练、教育、医务监督、心理健康保护、训练相关单位间协同配合等五方面分析阐述。

（一）科学训练

科学的运动训练要掌握训练理论和生理学基础，合理地安排运动训练的各要素（负荷强度、持续时间、运动量和恢复方式等），使机体产生最佳的反应与适应，带来最大的训练效果。每项训练除了要遵循训练原则外，还要制订和执行训练计划，防止过度训练，选择恰当的训练方法，防护措施,适当的营养补充等。

1. 遵循训练原则 参见卫生训练原则。

2. 制订训练计划 训练计划应包括以下几方面。

(1)分析军事任务 从实战出发,作训部门应根据部队所属兵种和所肩负的军事任务来制订合理的身体训练计划。

(2)确定身体训练目标任务 士兵的专项体能训练目标与军事任务相一致。不同的体能训练阶段对不同训练水平、不同身体素质的士兵,应制订相应的训练目标任务。

(3)评估部队当前体能水平 训练目标确立后,要了解士兵当前的体能水平与期望的目标水平之间的差距。任何可量化的、需要体能的、军事任务所必须的内容都可作为测验和评估的手段。

(4)确定训练要求 通过测验评估部队的体能状况,并与所要达到的训练标准进行比较后,身体训练的要求就能确定了,在分阶段、周期性训练过程中不断评估调整训练要求。

(5)制订身体训练任务、方法、训练日程 训练除了包括训练原则,还包括密度、强度、时间、形式等要素。

(6)实施和评估训练 主官和体能教练应该管理和监督每天的身体训练情况,可以通过训练心率或肌肉疲劳程度来评估训练强度和效果。评估的关键是确定训练是否能提高身体功能。如果不能提高身体功能,训练计划就要重新审定。

3. 防止过度训练 防止过度训练,尤其是下肢过度训练(长距离跑)导致的高受伤风险,身体工作能力降低,运动愿望减低和自然减员。研究证据表明,防止过度训练可以有效降低训练伤的发生率,同时保持或提高身体素质。尤其在新兵入伍训练阶段,所有人员的体能训练和军事训练强度,要在一定生理阈值范围内,超过生理阈值强度的训练,训练伤的发生率高,且不能提高身体能力。2004年4月美国陆军训练与条令司令部要求减少跑的距离,增加练习的多样性,近年来,部队在基本的战斗训练阶段受伤率下降至21%。防止

过度训练可采取的措施如下。

(1)循序渐进、系统地开始增加跑的距离和强度。训练开始阶段(新兵、变换训练单位、伤愈康复后等)从低强度,较短距离的跑开始,在有限的时间内减少跑的距离总量。

(2)对不同体能水平的士兵制订出适合他们的训练目标计划,保证完成训练任务。根据身体素质水平分组训练,分别采用适合他们的方法,既提高训练成绩又降低训练伤的发生率。在训练阶段内,强调跑的时间而不是跑的距离,限制统一集体跑,通过按能力分组跑,最大限度地提高他们的身体能力。避免额外的身体训练内容,尤其是新兵阶段。不要把身体训练作为惩罚性的、激励性的措施,否则可能导致过度训练。

(3)采用间歇训练跑提高速度和耐力的效果要比一直跑完规定距离的效果好。超负荷训练能提高身体素质,但在体能和军事训练后机体需要恢复和重建。避免连续几天力竭的训练(障碍课、长距离负重行军、过长距离跑、综合体能考核),在综合体能考核过程中需要恢复的时间,避免过度训练,能增加提高体能成绩的可能性(肌肉酸痛的高峰最少在48小时,恢复需要5天)。

(4)进行身体多轴训练、神经肌肉感知觉练习、灵敏练习。军事体能训练应包括身体多轴的运动,肌肉协调运动,本体感觉(身体的位置感)和灵活性练习。

4. 防护措施 在高风险的活动中戴防护设备。美军研究证明戴护齿套能减少高风险活动时颜面部损伤。如减少在格斗术,障碍、预防脑震荡损伤。半刚性支撑踝关节护具能减少如空降作战(空降),篮球,足球及其他类似的高风险的活动中踝关节损伤。日常训练要定期更换鞋子,穿合成混合物的袜子(例如:聚酯、腈纶、尼龙、棉等材质的袜子)来防止水疱,尤其是在长途行军时。

2 一般运动后膳食中蛋白质、脂肪和糖的比例为1.2∶0.8∶4.5;进行耐力性项目膳食中糖的含量较高,3种能源物质比例为1.2∶1∶7.5;较小运动负荷量后,能量搭配为1∶0.6∶3.5。

6.选择适当的训练方法　常用的训练方法如下。

(1)重复训练法　多次重复同一练习,2次练习之间安排相对充分的休息。多用于技能初学阶段、体能预备阶段和体能保持阶段。

(2)间歇训练法　对多次练习时的间歇时间做出严格规定,使机体处于不完全恢复状态下,反复进行练习的训练方法。多用于体能强化阶段。

(3)持续训练法　负荷强度低、持续时间较长、无间断地连续进行练习的训练方法。多用于长跑等有氧耐力训练项目。

(4)循环训练法　根据训练的具体任务,将练习设置为若干个练习站,练习者按照既定的顺序和路线,依次完成每站练习任务。多用于身体素质全面发展阶段。

(5)模拟训练法　在接近近似、模拟或真实的环境条件下进行训练的方法。多用于实战或考核前的综合训练或合成训练阶段。

(二)教育

军事训练对人的生理、心理产生影响,训练过程涉及很多相关的理论知识,要对训练主官、指导训练者、参训人员进行运动训练知识、防伤知识、心理学知识教育,提高理论知识水平,用科学的理论指导训练,预防或降低训练伤的发生。

增强参训者的自我保护意识,学会和掌握一些常见的自我保护知识和技巧。当训练中出现以下情况时的应对措施。

(1)身体向前摔跤或扑倒时,要抬头挺胸,前臂前平举,双下肢蹬地使身体向前方滑行,同时双手着地,屈肘,缓冲身体向前下方倒下的冲力。

(2)身体向前侧方摔跤或滑倒时,低头含胸,摔倒侧上肢前伸,屈肘,手心向上,团身,肩背着地顺势侧滚翻,即完成团身侧滚翻动作。

(3)身体向后摔跤或滑倒时,低头含胸(防止磕着后脑),双臂后伸,屈肘,双手和前臂一定要向前(或向内)旋转,尽量使手指指向正前方,或前内侧方。切忌直臂后撑地,双手向后(或向外)旋转,手指指向正后方,这样容易造成肘关节脱位。

(4)抓握失手从高空摔下,当摔下时,头面部和腹部朝下,要迅速收腹,使身体在空中呈"n"字形姿势,双足先着地,接着双手撑地,类似"猫着地"动作。着地缓冲关键环节,上、下肢呈微弯曲姿势,肌肉保持一定的紧张度,四肢都呈弯弓状,能有效地缓冲着地时的向下冲力;当摔下时头面部和腹部朝上,要在空中迅速翻转身体呈头面部和腹部朝下"n"字形姿势,在完成着地。关键环节是身体在空中完成翻转动作。动作要领是迅速转头,在由头颈带头转肩和转上身,转腰、转髋和转下肢,最后使整个身体翻转过来(翻正反射"如猫的空中翻身")。

(5)踩空失足从高坡滚(滑)下,低头含胸,四肢迅速伸直展开是身体呈"大"字形,加大身体与地面的接触面积和滚动半径,起到"刹车"作用。

(三)医务监督

1.训练前的健康检查　不提倡带病训练,训练中要及时发现和发出伤病预警信号,尤其是当伤病发生率超过10%时。伤病康复后应根据具体身体状态制订训练计划。

2.重视共同科目的医学监督　了解共同科目易发生损伤的部位和伤的类型,有利于训练中加强对重点部位的观察和保护。共同科目包括军事体能和军事技能训练项目,不同的项目易导致不同部位的损伤,如:队列、行军项目训练易发生膝关节、下肢应力性骨折;障碍项目(100m障碍、400m障碍、400m渡海登岛、500m障碍)训练易发生上肢损伤、半月板损伤、踝关节损伤、股部肌肉损伤、胫腓骨损伤、腰椎损伤等;器械项目(单杠、双杠、木马)训练易发生肩关节、上肢肌肉骨关节、下肢肌肉骨关节、颈椎、腰椎损伤等;射击、投弹易发生肱骨损伤;战术基础易发生上肢肌肉骨关节、下肢肌肉骨关节、腰部肌肉损伤等。

对训练考核中可能出现的危险要有预见性和警觉性,充分做好准备活动是预防训练伤的有效措施之一。

3.寒冷训练的医学监督　军医应注意环境冷强度的评价;重点关注易受冻伤的几个关键训练

时机,即极冷时军事行动,野外静止潜伏,运动出汗后没及时更衣或静止停留过久,防寒装备缺损,过度疲劳,身体抵抗力下降时;训练过程中及早发现参训人员受冻征象,对一些客观表现及时引起注意,例如行走缓慢,肢体失去动力及力量,丧失位置感觉,运动及抓握不准确,操作笨拙等,常预示肢体可能发生冻伤。特殊情况下提供抗寒药物,提高耐寒能力;加强防寒知识教育和御寒装备保障。

4. 行军训练中的医学监督 出发前根据部队的行军任务、季节、时间等,对行军沿途与宿营点进行卫生流行病学侦查,结合部队实际,由卫勤部门制订出切实可靠的卫生保障计划,培养卫生骨干,进行健康教育,做好消毒、医疗药品准备;行军途中掌握行程、速度、适当安排休息,避免过度疲劳,及时补充营养物质、水和无机盐等,及早预防和治疗足疱,避免感染。冬季行军注意防寒保暖,避免冻伤发生。

(四)健全和加强训练中的心理健康保护

美军十分重视影响基本战斗训练成功率的心理因素研究。Georgoglakis 有关训练心理学研究的报告(1981),目的是研究解决新兵初训期的减员问题,探讨新兵初训期减员可能的解决途径:早期劝说、心理学咨询对顺利完成基本战斗任务训练的作用;顾问开导的作用;某些传统的预测因素调查,如部队成分、教育本平、婚姻状况等。965 名参加基本战斗训练的人员接受了这方面的调查,获得了积极的结果。最突出的表现是训练第一天接受心理咨询的新兵顺利完成了基本训练任务,并强调军事训练中心理健康保护的重要性。我军通过研究也提出了军事训练中的心理健康保护措施:①加强参训官兵心理卫生监督,建立心理健康档案,对在训练中出现情感性格障碍的个体进行重点关注。②加强新兵基础训练期间的心理健康保护,是预防训练伤的重要环节。③实施心理干预对降低训练伤总体发病率起着不可忽视的作用。

(五)与训练相关的单位间协同配合

各级司令机关负责军事训练健康保护工作的组织实施;各级后勤机关卫生部门负责军事训练健康保护工作的技术指导和卫生监督。

二、各种训练伤的防治原则

(一)应力性骨折的防治原则

1. 针对长跑、武装越野或背沙袋跑及正步训练等课目,应进行科学计划、合理安排,强调实施"循环训练法",克服单一动作的长时间超负荷重复训练。

2. 当有先兆症状出现时,应及时调整训练内容、时间和强度。

3. 发生应力性骨折,应予以停止训练,休息7～10天,同时辅以物理治疗,以避免显性、完全性骨折的发生。

(二)肩关节脱位骨折的防治原则

1. 实施科学训练、规范动作要领。克服恐惧害怕心理、尽量减少动作失误。

2. 重视训练前的热身运动。

3. 加强肩周肌肉力量及其关节的柔韧性和灵活度训练,将有利于提高肩周关节稳定性和抗损伤能力。

4. 一旦确诊,立即由专科医师进行手法复位。复位后关节须停止运动 3 周,否则易发生习惯性脱位。

(三)腕舟骨骨折的防治原则

1. 加强对参训人员自我保护意识的训练,克服跌倒时用手撑地的习惯。

2. 早期得到正确诊治是预防创伤性关节炎的关键。对腕部摔伤后肿痛,特别在鼻烟窝处触痛者必须要给予应有的重视,即使伤后早期 X 射线检查难以发现骨折,亦应在伤后 2 周再进行一次 X 线检查,以免延误诊治而导致创伤性关节炎的形成,此期间应予以石膏或支具制动。

(四)腰椎间盘突出症的防治原则

1. 平时加强对腰背肌的力量及柔韧性训练。由于军事训练中涉及腰背肌的训练及考核项目极少,而与之对应的腹部肌肉的训练及考核科目却相对较多,这必将导致脊柱的不平衡、不稳定、并使腰椎前凸消失,形成了腰椎间盘退行性病变及腰椎间盘突出症。尽量避免做仰卧起坐动作,可做"燕子飞"、平板支撑等动作练习,要持之以恒,可在最大程度上预防腰椎间盘突出症的发生,同时也是治疗该症的一种很好的方法。

2. 在训练与作业中当急需高举或搬抬重物时,应强调采取先屈膝再发力的动作,克服直腿弯腰发力的不良习惯。

3. 平时注意坐位、站立位姿势的纠正。

(五)膝关节损伤的防治原则

1. 平时重视膝周肌肉的力量性和协调性训练。特别是股四头肌的力量训练,对增强膝关节的稳定性,预防半月板损伤尤为重要。

2. 加强自我保护意识训练,提高对突发情况的快速判断、反应能力,如摔倒前的就地翻滚自我保护动作练习。

3. 加强膝关节的防伤知识普及教育。

4. 明确膝关节损伤时,轻者一般采取冷敷、加压包扎等对症治疗。适当调整训练科目,重者则停训休息。已出现关节积液者应尽早无菌条件下抽吸积液并加压包扎,特别严重者应立即转送上级医院诊治。

(六)踝关节扭伤的防治原则

1. 科学安排训练计划,避免维持踝部稳定性的小腿外侧肌群过度疲劳,同时加强该肌群的专门力量训练,如进行踝外旋、足外展外翻、趾伸的专门抗阻练习,以增强足踝部抗内翻损伤的能力。在训练和考核前,认真进行各 3~5 分钟的足内翻和足外翻静力性拉伸练习。

2. 强调动作要领的掌握。防止足踝载荷应力的集中,使其保持平稳状态。

3. 改善训练场地条件,避免因场地凹凸不平所造成的扭伤及摔伤,穿着舒适的训练鞋。

4. 对足踝部有损伤症状或其他疾病者,应及时休息或治疗,以免加重损伤或延误治疗。踝关节扭伤后,应及时用冷敷或冷水冲洗降温、加压包扎、患肢制动和抬高等方法进行紧急处置。一般虽经 X 线检查排除骨折者,也应予以石膏或支具

固定 3 周左右。如果侧副韧带损伤已发生断裂,应进行手术修复。

(吴智钢　陈活良)

第三节　军事训练伤的康复治疗性操练

人们往往容易忽视参训人员受伤后的康复过程。由于部分军训伤较为严重,故某种形式的康复过程是不可缺少的。如果损伤使参训人员至少 3~4 天停止训练,那就必须检查确定其功能是否受损,并进行康复治疗。康复的目的不仅是使拮抗肌的力量均衡,而且也使双侧肌肉力量均衡。其目的是要使功能在最短的时间内尽可能恢复到最佳状态。这主要包括力量、灵活性、耐力以及协调性的测定,以有助于判断其是否有能力短期内安全地恢复训练。

一、康复治疗性操练的定义

康复治疗性操练定义是使受伤者原有的军事活动功能改善或恢复所进行的身体操练。操练项目必须使伤者适应军事训练的要求。这些操练可以是主动的,也可以是被动的。主动性操作时无论有无阻力,是否增加重物,都是受伤者自己进行的有目的性的随意运动。它可以是静止的、动态的或等动力学的。静止操练是没有关节活动的运动,肌肉长度不变,即为等长收缩。动态操练产生关节运动,收缩的肌肉变短,即为等张收缩。等动力学操练指关节运动以可控的速度进行。当伸张的肌肉开始收缩时,即出现同心收缩,当紧张的肌肉放松时即出现偏心收缩。肘上抬时肘关节的弯曲产生同心收缩,偏心收缩的例子是做完引体向上后从弯曲径缓慢将身体降到伸展位,因为肌肉伸长时保持紧张。被动操练是由旁人或体疗器械帮助受伤的参训人员进行的操练。被动操练利用某种外力,尽可能不使受伤者的肌肉参与。它可以是强迫或非强迫的。

非强迫性操练中保持正常的关节运动的大部分肢体不会产生痛感,而强迫性的被动锻炼则超出自由运动的范围,常可造成不同程度的疼痛不适,但必须是安全的、必要的。

二、康复治疗性操练的指导原则

军事训练损伤的康复主要在于肌肉功能的恢复。在康复阶段,无论是伤后还是手术后,康复的效果通常将决定受伤者今后能否参加军事训练及参加军事训练的程度。故在操练开始前,有必要进行动员,要使受伤者确信肌肉力量和运动功能仍然完好,而且通过操练能很快恢复,这一点对于受伤者无论在心理上,还是生理上都是十分重要的。具体操练指导原则如下:

1. 明确操练的目的,使之全身心投入的原则。

2. 强调创伤在运动中的愈合,从而进行组织结构功能塑型改建的原则。

3. 密切操练与军事训练(特别是共同科目训练)的相关性原则。

4. 规定操练必须安排在受伤者伤情允许范围内的原则。

5. 坚持循环操练原则。循环操练是公认的可以激发最大效益的科学训练方法,其目的是促使全身各部位全面平衡的发展。循环操练是以坚实的生理学原理为基础的。运用恰当器械的循环操练可增进肌肉力量和耐力、心血管耐力和柔韧性,更使全身均衡的康复发展。

6. 重视重复操作的原则,掌握节奏,避免情绪和肌肉处于持续紧张状态,重在达到增强全面体质的目的。

三、康复治疗性操练的基本模式

通过专门装置和设备来改善受伤者的肌肉强度已逐渐被广泛应用,故正确了解不同强度的操练模式及应用,才可有效地完成康复治疗程序。

1. 等长收缩 此操练多为重复性和短暂性,故又称短暂等长操练。这是在操练时,对关节活动没有作用,肌力集中表现在关节活动范围的一个点上,其抗力强度虽不使关节发生活动,但能承受最大负荷。其为静力性收缩,可延缓和减轻肌肉的失用性萎缩。这种操练不宜长时间进行,否则可引起心血管系统的病理改变。

2. 等张收缩 此操练应用最为广泛,可谓基本模式。这是在操练时肌张力基本不变,但肌长度发生改变,产生关节活动。在运动操作过程中分别产生肌肉的等张缩短(向心性收缩)或等张延伸(离心性收缩),并且使动作速度得到控制。

3. 等动操练 此操练采用一专门装置来控制操练速度,根据所得到的不同抗力,调节不同速度来进行操练。如 CYBEX 等动功能评定及训练系统仪,能客观而准确地检测各关节的功能,了解被测试者的特长与不足,解决肌力平衡或肌力协调训练的问题,帮助确定操练的时间和内容。CYBEX 仪的另一个主要功能是肌肉训练,其所产生的阻力是根据受伤者的不同运动力量而产生的,可有多种运动速度提供选择,使不同的肌群接受到不同的力量训练,而且安全可靠。用此装置进行康复治疗性操练,受伤者的肌力恢复远远超过一般负重性操练。

四、运动康复

运动康复也称体疗,指以生物力学和神经发育学为基础,采用主动和被动运动,通过改善、代偿和替代的途径,旨在改善运动组织(肌肉、骨骼、关节、韧带等)的血液循环和代谢,促进神经肌肉功能,提高肌力、耐力、心肺功能和平衡功能,减轻异常压力或施加必要的治疗压力,纠正躯体畸形和功能障碍。运动处方的概念就是针对个人的身体状况,采用处方的形式规定健身者锻炼的内容和运动量的方法。

结合官兵的具体生活工作环境,本章重点介绍呼吸训练、牵伸技术、筋膜放松技术和悬吊技术,这三种方法以其可操作性强,安全系数高,在运动康复领域被大力推崇。

(一)呼吸训练

正确的呼吸模式对于我们的军事训练有至关

重要的意义,不仅可以提升人体中氧的储备,还可以改善我们的身体形态,对于平时的生活也很有好处。日本的恶性肿瘤晚期患者生存质量明显高于我国,这也是呼吸训练在日本大力推广的缘故。

(二)牵伸技术

牵伸作为一种功能运动,对身体有放松、恢复、改善和再生作用,是战创伤康复及日常军事训练伤病防控、运动康复必不可少的环节。全军军事训练医学研究所常祺所长主编的专著《牵伸技术——运功训练与损伤预防》中,也将牵伸理论、基础动作、实践应用做了详尽介绍。其特点是图片多文字少,整合各部位经典的牵伸动作,日常实际应用度高,科学有效精准并且有趣味不枯燥,从头部到下肢按照顺序条理清楚,更方便练习者掌握。

1. **牵伸的四个原则**

(1)避免疼痛。

(2)缓慢拉伸。

(3)拉伸正确的肌肉。

(4)避免影响其他的肌肉和关节。

2. **牵伸需要具备的条件** 拉伸不需要借助任何工具。所有的锻炼都能在家中、在办公室、在健身房完成。一面墙、一张桌子、一条毛巾都是完成拉伸的好工具。

3. **牵伸的分类** 静态牵伸、动态牵伸、PNF。方法有很多种,但基本理念是相同的,即拉伸应该拉长肌肉。

4. **牵伸的益处**

(1)改善肌肉状态,提高关节活动度。肢体活动度受限,可导致人们日常生活受到影响。例如,踝关节屈曲活动受限会影响下蹲动作,膝关节受限影响上下楼梯等。肌腱缩短则影响关节活动度,从而出现代偿性动作,影响其他关节。通过牵伸使挛缩肌肉、肌腱拉长,改善肢体活动度,在功能上解决活动受限问题。

(2)提高运动水平和训练成绩。运动前热身和运动后整理放松,合理应用牵伸可以提高训练成绩。

(3)有利于损伤预防及促进损伤康复。连续周期的拉伸,增强机体柔韧性,以达到减少损伤的

目的。调整牵伸的频率、强度及持续时间,使肌腱组织延长,促进细胞增殖及分化,从而促进肌腱及韧带修复。

(4)改善身体不良姿势。"久坐招来一身毛病",很多官兵长时间久坐、专注脑力工作,使日常训练频率及活动幅度大大减少,身体柔韧性及关节活动度减少,从而造成身体不良姿势,例如常见的上、下交叉综合征。

(5)促进肌肉组织增生,加强力量训练效果。拉伸训练能够明显促进肌肉围度和体积增长,更快达到增肌目的。

5. **牵伸理念的误区** 拉伸对减脂并没有明显的作用。

6. **牵伸的具体方法** 随着改革强军的不断推进,我军的战斗力得到了极大提升,同时,人少事多的矛盾也日益突出,时间显得尤为重要,做五分钟的全身拉伸,可以更加高效率的投入工作。

(1)**颈部牵伸** 颈前方、颈后方、颈侧方(图4-4-1)。

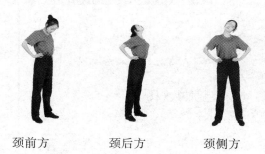

颈前方　　　　颈后方　　　　颈侧方

图4-4-1　颈部牵伸

(2)**肩部环绕**(图4-4-2)

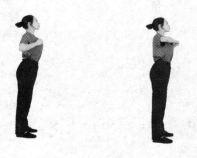

图4-4-2　肩部环绕

(3)上肢牵伸(图4-4-3)

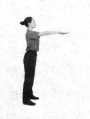 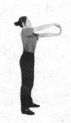 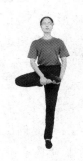

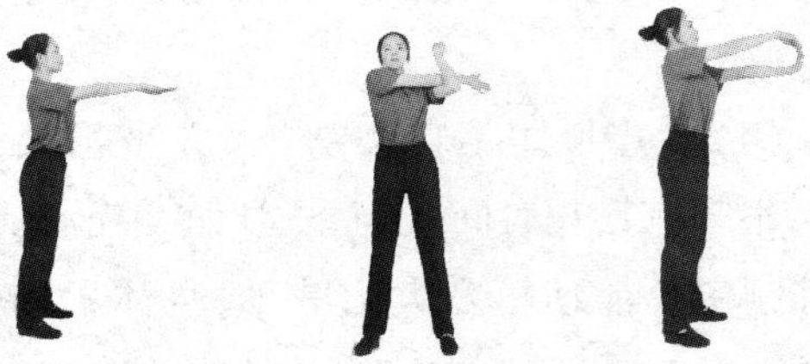

上肢前伸　　十字拉伸　　上脚曲侧

图4-4-3　上肢牵伸

图4-4-6　臀部伸展

(4)腰部伸展(图4-4-4)

(7)双人牵伸(图4-4-7)

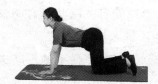

猫式伸展

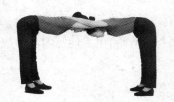

双人压肩

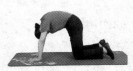

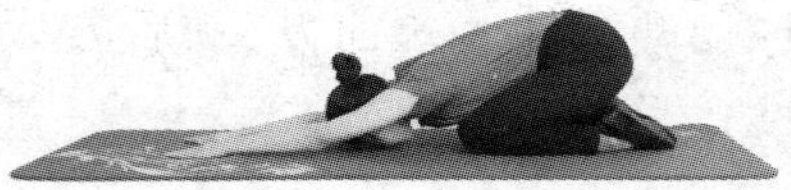

婴儿式伸展

图4-4-4　腰部伸展

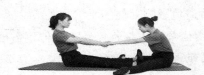

两人面对跨栏坐

(5)大腿伸展(图4-4-5)

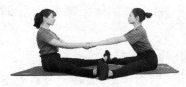

双人腹背

图4-4-7　双人牵伸

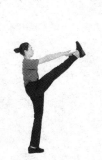 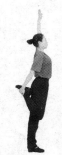

前方　　　　　后方

图4-4-5　大腿伸展

7.办公室牵伸技术　越来越多的人出现亚健康问题,久坐不活动是健康的主要杀手之一。长时间坐着的不活动会干扰血液循环和造成新陈代谢不良,如水肿、关节疲劳、背部酸痛等。

部队官兵忙于工作、训练,也不是那么容易得到充分的锻炼,适当的牵伸是一个缓解这个问题的很好的方式。

(6)臀部伸展(图4-4-6)

如果一个人每天至少花六个小时在办公桌前工作，那他不仅心脏病发作风险是其他人的两倍，还会增加40%的视力丧失风险、增加胰岛素抵抗等等。如果颈肩总是酸痛，就可以做这些简单的运动来放松脖子和肩膀。工作累了，花五分钟时间做牵伸运动就可以缓解身体久坐带来的不适。

动作一：四肢放松，自然低头，核心收紧，双手撑在地面，保持10秒（图4-4-8）。

动作二：身体自然直立，核心收紧，双手反握上举，保持10秒（图4-4-9）。

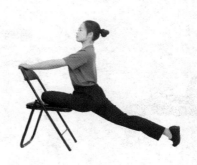

图4-4-11　鸽子式

动作五：开肩。手和小臂放在椅子上，胸腔下压。不要拱背，尽量把坐骨向上推高。舒缓肩颈压力，牵伸大腿后侧，坚持15秒（图4-4-12）。

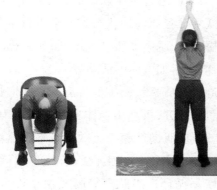

图4-4-8　　　　图4-4-9

动作三：背后鼓掌。把双手置于背后合十，尽力把胸膛向前挺，坚持15秒（图4-4-10）。

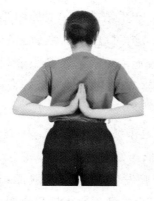

图4-4-10　背后鼓掌

动作四：鸽子式。小腿打横放在椅子上，后方腿用力蹬直。开髋，加速大腿血液循环，避免囤积脂肪，坚持15秒（图4-4-11）。

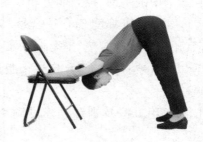

图4-4-12　开肩

动作六：脊柱延展（图4-4-13）。
动作七：互抓扶手（图4-4-14）。
动作八：互抓手臂（图4-4-15）。
动作九：扶墙俯卧撑（图4-4-16）。

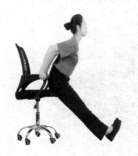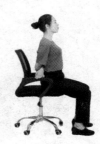

图4-4-13　脊柱延展　图4-4-14　互抓扶手

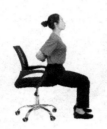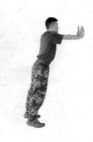

图 4 - 4 - 15　互抓手臂　图 4 - 4 - 16　扶墙俯卧撑

（三）悬吊技术

悬吊技术是近年来新兴的一种力量训练、肌肉功能性康复方法。它强调在不平稳状态下进行运动，可加强中央躯干肌肉、髋部深层肌肉力量，提高身体在运动中的平衡、控制能力和稳定状态。在美军中，平均一个班都配备有一套悬吊器械。训练时，还常用到海绵橡胶垫、平衡板以及充气的橡胶垫枕等以增加支撑点的不稳定性来激发神经肌肉的协调功能。

悬吊技术常用方法及训练动作见图 4 - 4 - 17，4 - 4 - 18。

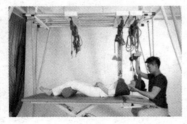

图 4 - 4 - 17　颈部悬吊

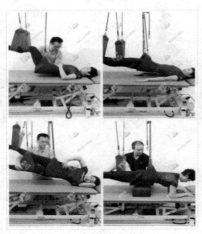

图 4 - 4 - 18　腹部、腰部、腿部悬吊

（四）筋膜放松技术

采用泡沫轴或按摩球、滚棒等器材进行自我肌肉筋膜释放拉伸（self - myofascial release，简称 SMR）的技术，是一种简单又方便的技巧，它除了能有效率地放松肌肉筋膜外，还能提高身体的灵活性、促进肌肉恢复与提升运动效率，并能通过滚轴来按摩身体的软组织，改善循环、舒缓疼痛。

通过泡沫轴让肌肉筋膜变得更为柔软，进而让被包覆在内的肌肉放松，增加肌肉内带氧血液的流动。另外，通过按摩软组织能消除粘连，让肌肉筋膜恢复至有弹性的状态。经常进行自我肌肉筋膜放松，会让肌肉筋膜恢复平滑、改善循环与减轻疼痛，同时增加整体的活动范围。

1. 泡沫轴筋膜放松技术的原理　我们把滚轴放置于肌肉下方，再利用身体自重施加压力，慢慢地滚动就能对肌肉筋膜产生效果。通过这些滚动的工具施加应力于筋膜上，会促使肌肉纤维适度扩张并恢复循环。当肌肉筋膜发生粘连现象时，会限制肌肉的活动范围，并向下延伸到身体数百万计的肌原纤维和肌节，进而影响肌肉纤维的扩张。

结节又称为激痛点，是存在于肌肉纤维内的疼痛小点，会产生结节的主要原因是肌肉的收缩单位——肌节被过度使用，或者是长期处于缩短的状态，造成血液不流通。必须要利用滚动工具来直接按摩结节，松开肌节，让身体血液恢复流通并减缓疼痛。

2. 使用泡沫轴滚动的益处

（1）降低组织粘连风险。软组织如肌肉、肌腱、韧带、筋膜发生损伤后，其胶原纤维再次修复时，并不会完全按照原来的顺序生长，有可能会与其他层面的筋膜相连。使用泡沫轴，可以降低肌肉组织间胶原的粘连风险。

（2）纠正肌肉不平衡、改善关节活动范围。筋膜放松可以降低组织压力、缓解肌肉紧张，增加关节活动范围。当组织间有粘连时，就会造成肌肉持续缩短,进而增加肌肉周围的压力,限制关节的活动范围。定期使用泡沫轴对筋膜进行放松,可以降低肌肉紧张程度,帮助维持关节活动范围,增加整体的运动表现。

(3)减轻酸痛、改善组织恢复。在训练后使用泡沫轴,可以减轻酸痛、促进恢复。

(4)维持良好的肌肉长度。我们关节的活动,需要一系列肌肉的协同合作来维持,如果其中一个变得紧张,就会造成肌肉运作的不平衡。使用泡沫轴可以帮助维持肌肉的正常长度与张力。

(6)减少压力对人体运动系统的整体影响。

3.滚轴的重点技巧 自我肌肉筋膜释放技巧适合在静态或动态拉伸活动之前进行,以提高组织在拉伸活动期间延长的能力。采用慢慢滚动的方式找到激痛点,并稍为按压30～90秒,以减少不适的感觉。在滚动期间,保持核心稳定性非常重要。

4.常用的放松姿势与技巧

(1)小腿放松 将滚轴放在小腿中间,将一条腿放置于另一条腿的上方,以增加下压的力量。接着慢慢滚动小腿区域,找到激痛点时保持按压该点30～90秒,直到不适感减轻之后,再换腿并重复以上的动作(图4-4-19)。

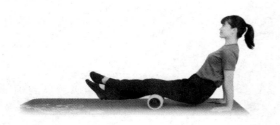

图4-4-19 小腿放松

这个动作非常适合训练后、久坐、长时间站立或穿硬鞋的人。

(2)大腿外侧放松 首先,将身体朝右侧卧,把右侧大腿伸直放在滚轴上,左腿弯曲放置于体前支撑,慢慢滚动右腿上部区域,找到激痛点时保持按压该点30～90秒,直到不适感减轻之后,再换左腿并重复上述动作(图4-4-20)。

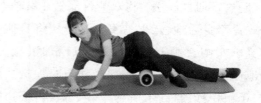

图4-4-20 大腿外侧放松

这个动作能活化髋部的深层肌肉和松解大腿外侧髂胫束,减轻膝盖外侧疼痛(髂胫束综合征),确保下肢动作的安全性。

(3)大腿内侧放松 俯卧姿单腿外展,将大腿置于泡沫轴上,屈肘小臂支撑地面;对侧腿伸直,脚尖支撑地面,身体离开地面;双臂和单脚推地带动身体移动,使泡沫轴在骨盆和膝关节间滚动;特别酸痛处略做5秒左右停留,总时长30～60秒(图4-4-21)。

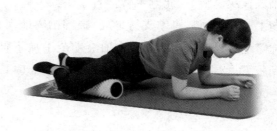

图4-4-21 大腿内侧放松

(4)大腿前侧放松 俯卧姿屈肘小臂支撑地面,将泡沫轴置于大腿前侧下方;双肘屈伸带动身体移动,使泡沫轴在骨盆到膝关节间滚动;特别酸痛处略做5秒左右停留,总时长30～60秒(图4-4-22)。

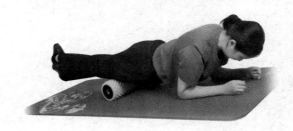

图4-4-22 大腿前侧放松

（5）臀部肌群放松　将双侧臀部坐在滚轴上，双手放置于身后地板，保持身体平衡。将身体重量移置于左侧臀肌上，双膝弯曲以增加下压力。慢慢地在臀部区域滚动，找到激痛点时保持按压该点 30～90 秒，直到不适感减轻之后，再换边重复以上动作（图 4-4-23）。

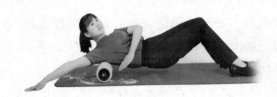

图 4-4-24　背阔肌放松

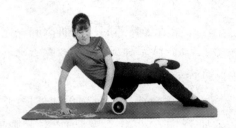

图 4-4-23　臀部肌群放松

这个动作很适合工作中需要久坐的人练习，进而恢复髋部的柔软性并加强膝盖与背部的稳定性。

（6）背阔肌放松　仰卧姿身体转向一侧，将泡沫轴放在次侧腋下，此侧手臂伸直于头顶方向，手心向上；双腿屈膝，脚掌支持地面，腰部抬离地面；双腿蹬地带动身体移动，泡沫轴滚动范围从下腰背到腋下；特别酸痛处略做 5 秒左右停留，总时长 30～60 秒（图 4-4-24）。

（7）下腰背放松　仰卧姿抱胸双腿屈膝，将泡沫轴放在中背部下方，腹部收紧；双腿蹬地带动身体移动，泡沫轴滚动范围从中背到腰骶部；特别酸痛处略做 5 秒左右停留，总时长 30～60 秒（图 4-4-25）。

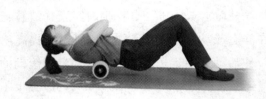

图 4-4-25　下腰背放松

（吴智钢　徐　莉）

第五章 >>>

疼痛康复技术

疼痛已被现代医学列为继呼吸、脉搏、血压、体温之后的第五大生命体征。军事训练伤长期的局部疼痛会形成复杂的局部疼痛综合征或中枢性疼痛，使普通的疼痛变得非常剧烈和难以治疗，导致机体各系统功能失调、免疫力降低而诱发各种并发症，甚至致残或危及病人的生命。长期疼痛不仅严重影响躯体功能、心理状态和训练能力，还影响战斗力。

第一节 中医治疗

中医学康复理疗是中医治疗的重要组成部分，是研究和应用中医的理论、方法解决康复医学中所面临问题的学科。它以"气元论"和"阴阳五行学说"为哲学基础，以整体观念为主导思想，以脏腑、经络、气血、精神等学说为核心，以辨证论治为康复医疗特点，采用独具风格的康复治疗方法，如针灸、推拿、气功、拔罐、中药等传统的治疗方法，构成了一个理论与实践相结合的康复医疗体系。在现代运动学康复领域有着很好的效果，尤其对军事训练较多的基层部队广大官兵尤为重要。

一、推拿

（一）适应证

外科颈、腰椎间盘突出，脊髓损伤，扭挫伤急慢性劳损，颈腰椎骨质增生、关节脱位，骨折愈合功能恢复，腱鞘炎，关节炎，肌性斜颈，急慢性肌纤维组织炎，落枕，肌肉，关节运动障碍等。

（二）禁忌证

主要有急性传染病伤寒、白喉等；皮肤病湿疹、疥疮皮炎等；烧伤或严重冻伤；恶性肿瘤，出血性疾病；精神分裂症，骨结核，脓毒败血症，开放性创伤及术后未拆线者；妇女怀孕或月经期，其腰部、腹部及下肢不宜推拿；饱食后，极度疲劳、酒醉者；病情危急者。以上人群推拿后可能出现不良后果。

（三）推拿的作用

1. 温通经络散寒止痛，调节脏腑功能。
2. 调和营卫，通利气血。
3. 调节神经功能。
4. 增强体质及抗病能力。

（四）推拿手法

揉法：常用于肌肉丰厚处。

搓法:常用于上肢。

摩法:常用于胸腹、胁肋部。

抹法:常用于头面部和穴位等处。

按法:手指按法适应全身各穴位,掌按法常用于腰背及下肢,肘按法常用于胸背及臀部。

拿法:此法刺激性强,常用于肌肉较多处或穴位上。

捏法:常用于四肢及腰部。

拍捶法:常用于肩背,腰部及四肢。

屈伸法:常用肩、肘、膝等关节。

(五)注意事项

指甲要经常剪修、磨光,以免伤及患者皮肤。在医院工作的推拿医生,上班可穿白衣、戴白帽,衣帽要整洁。推拿治疗每个患者前后,都要洗手一次。推拿室温度要适宜,冬季应保持在18℃~20℃。推拿室空气要保持新鲜,特别是夏季要经常通风换气。推拿单、床单、枕套要经常换洗、消毒。小儿推拿要注意垫好尿布,以免大小便污染治疗床具。医生每推拿一位患者,应休息5~10分钟。

(六)推拿手法

1. 指拨法 可将患者前臂处于旋后位,放置桌上,肘下垫物。施术者用拇指从肱骨内上髁部弹拨屈腕肌腱,做肘关节的反复屈伸活动,并反复旋摇晃肘活动在肘部及其上下进行搓揉法操作,反复3~5遍;用擦法沿屈腕肌腱治疗(图4-5-1)。

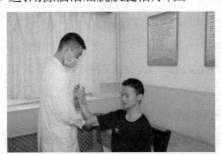

图4-5-1 指拨法

2. 揉法、按法 手指按法适应全身各穴位,掌按法常用于腰背及下肢,肘按法常用于胸背及臀部图4-5-2。

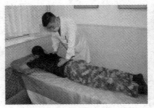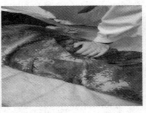

图4-5-2 揉法、按法

3. 拿法、捏法 常用于四肢及腰部,及颈项部(图4-5-3)。

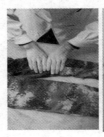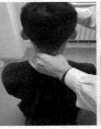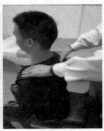

图4-5-3 拿法、捏法

4. 屈伸法 此法刺激性强,常用于肌肉较多处或穴位上常用于四肢及腰部,及颈项肩部。屈伸法:常用肩、肘、膝等关节(图4-5-4)。

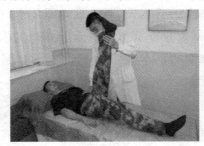

图4-5-4 屈伸法

二、针刺

(一)适应证

1. 关节炎、骨关节炎、肌筋膜炎、纤维织炎、肩周炎、腰腿痛等。

2. 肢体发生麻木不仁、软弱无力等症,如面神经麻痹、偏瘫、截瘫、肢瘫等。

(二)禁忌证

主要有急性传染病伤寒、白喉等;皮肤病湿疹、疥疮皮炎等;烧伤或严重冻伤;恶性肿瘤,出血性疾病;精神分裂症,骨结核,脓毒败血症,开放性创伤及术后未拆线者;妇女怀孕或月经期,其腰部、腹部及下肢不宜针刺,饱食后,极度疲劳、酒醉者;病情危急,针刺后可能造成不良后果。

（三）针刺的作用

1.调节机体功能针灸疗法对人的整体功能与局部功能均具有良好的调节作用。

2.提高机体免疫力针灸对细胞免疫和体液免疫均有增强与调整作用。

3.镇痛中医学认为经络气血不通则产生疼痛,而针灸可通经活络,使气血通畅,从而减轻或解除疼痛。

（四）注意事项

1.孕妇的腹部、腰骶部不宜针灸,并禁用合谷、三阴交、昆仑、至阴等穴。

2.小儿囟门未闭合时,头颈部腧穴不宜针刺,且小儿不宜留针。

3.饥饿、疲劳、酒醉者不宜针刺,精神紧张、体质虚弱者刺激量不宜过强。

4.出血性疾病者不宜针,皮肤感染、溃疡、瘢痕、肿瘤的部位不宜进针。

5.须避开血管进针,以防止出血,针刺头面部,颈部胸腹部及腰背时,应防止刺伤患者,重要施灸时应注意防止烫伤。

6.针灸后至少24小时内不得进行水疗或游泳,以防止针刺部位感染。

7.针刺眼球周围和项部的风府、哑门等穴位以及脊椎部的腧穴,要注意掌握一定的角度,更不要大幅度提插、捻转,也不要长时间留针,以免损伤重要组织器官。

8.四肢穴位是比较安全的穴位,较危险部位穴位可先在小铜人上扎熟练后再进行下一步。

（五）针刺法

1.头顶及所有头发覆盖处采用平刺法 平刺法的操作方法:先将针身与头皮所要进针部位成30°~45°,快速将针尖穿透头皮进入至腱膜下,然后压低针身,使针身与头皮呈平行状态,慢慢往里推进针身,若有阻力,则说明碰到头骨,可以往后

退针身,再进一步压低,慢慢向前推进。如果患者比较疼痛,则可以停止推进,1寸半的针身完全可以全部进去。此法对于治疗偏头痛或者全头痛患者有很好的疗效,最好能在拔针时有血流出,这说明邪气随血排出。但有一点禁忌切记:绝不可给小儿如此进针。可进针的穴位有头维、头临泣、上星、率谷、曲鬓等穴。国际标准头穴见图4-5-5。

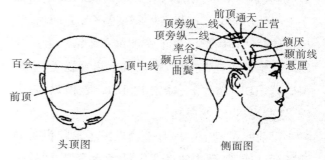

图4-5-5 国际标准头穴

2.腹部慎深刺 腹深如井,但在肝胆区,还是谨慎小心,别深刺。如果给患者小腹部施针,最好让患者在治疗前排尿。

3.四肢穴位可采用各种针刺手法 均可以在四肢部位任意选择使用。毕竟没有脏器的干扰,但四肢选穴还是最好以辨证治疗为主,因为大多属于远道刺,因此一定要针灸知识基本功扎实者,四肢选穴有时候可有奇效:比如五腧穴的选择和应用,八脉交会穴的选择和应用等。其实四肢穴的选取来治疗疾病,是判断一个针灸医生道行高低的最佳方式。从四肢选穴来调理脏腑功能,气血运行。

对于四肢末梢以及手心脚心部位建议用半寸或一寸小针,快速点刺入,就疼一下。

另防止患者过于紧张造成肌肉收缩而难以进针者,采用迂回之术,声东击西,用转移患者注意力的方法,左手点压要进针部位的对侧,使患者注意力集中到那里,在要进针的部位的肌肉反而能够完全放松,或者要扎后背的时候左手点按患者屁股,使患者的注意力转移,然后快速将针刺入,可有效避免疼痛的发生。

（吴智钢）

第二节 物理因子治疗

物理因子治疗是疼痛康复治疗的重要手段，目前基层单位最常实施。物理因子治疗又被官兵简称理疗，是应用自然物理因子（日光、海水、温泉、矿泥、沙滩）或人工物理因子（声、光、电、磁、热、冷、机械）作用于受伤官兵，可以消除和减轻训练伤引起的功能障碍，设法改善和提高各方面功能，尽快使部队伤病员恢复正常训练和生活。常见的物理因子设备有中低频、便携式生物陶瓷袋、中医保健箱、TDP、超短波、冲击波、DMS、磁振热、超声波、红蓝光、直线偏振光。

目前我军卫生机构对于物理因子治疗设备的配备标准如下：台式便携式中低频治疗仪、便携式生物陶瓷袋、便携式中医保健箱、TDP 理疗仪、超短波治疗仪、直线偏振光疼痛治疗仪、深层肌肉电刺激治疗仪、磁振热治疗仪、高能冲击波治疗仪、红蓝光治疗仪。

一、电疗法

电疗是利用不同类型电流和磁场治疗疾病的方法，也是物理治疗最常用的方法之一。主要有直流电疗法、直流电药物离子导入疗法、低频脉冲电疗法、中频脉冲电疗法、高频电疗法、静电疗法等方法。以上方法中，基层最多配备的即为中频脉冲电疗和高频电疗法中的超短波疗法。将在本节重点讲述。

（一）低频电疗法

低频电即为频率 1 000Hz 以下的电流，将其输入人体，可治疗急、慢性疼痛。其特点是为低压、低频，而且可调；无明显的电解作用；对感觉、运动神经都有强的刺激作用；有止痛但无热的作用。目前常用的低频电疗法有：神经肌肉电刺激疗法、经皮神经电刺激疗法、间动电疗法、低频高压电疗法等。

（二）中频电疗法

频率 1 000～10 000Hz 的脉冲电流治疗疾病

的方法，称为中频电疗法。以其收效快、无痛苦、副作用少、疗效持久的特点而广泛应用于临床。基层最常见的是中频电脑治疗仪，见图 4-5-6。

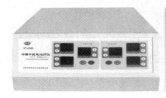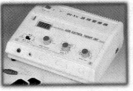

图 4-5-6 中频电脑治疗仪

1. 操作方法 按照治疗目的与部位选择电极，仪器电流输出调零后开机。暴露治疗区域皮肤，采取并置法或对置法或交叉并置法，电极紧密平整接触皮肤。选择恰当的处方，缓慢调节刺激强度，治疗剂量以感觉阈或运动阈描述；治疗中可根据需要调节强度。治疗结束后，输出调零，取下电极后检查治疗部位皮肤，关机。需要时清洗消毒电极衬垫。

2. 注意事项 ①与患者做好沟通，使患者更好配合治疗。②皮肤细微损伤局部可加绝缘衬垫后使用中频电疗法，若局部感觉有障碍，此区需小剂量谨慎治疗。③干扰电治疗时，保证病变部位处于两路或多路电流交叉的中心。

3. 治疗作用

（1）镇痛作用 中频电疗作用的局部，皮肤痛阈明显增高，临床上有良好的镇痛作用，尤其是低频调制的中频电作用最明显。

（2）促进血液循环 中频电特别是 50～100Hz 的低频调制中频电流，有明显的促进局部血液和淋巴循环的作用，可使皮肤温度上升，小动脉和毛细血管扩张，开放的毛细血管数目增多等。

（3）锻炼骨骼肌。低频调制的中频电流与低频电流的作用相仿，能使骨骼肌收缩，因此常用于锻炼骨骼肌，且较低频电流更为优越，对皮肤感觉神经末梢的刺激小，又无电解作用，较有利于长期治疗。人体对此电流耐受好，电流进入深度大，特别对深部病变效果好。

（4）软化瘢痕 等幅中频电流（音频电）有软

化瘢痕和松解粘连的作用,临床上广为应用。

4.适应证 神经炎、神经痛、神经根炎、肌萎缩、扭伤、肩周炎、腱鞘炎、肌劳损、关节炎、雷诺病、手足发干症、胃下垂、习惯性便秘等。

5.禁忌证 急性化脓性炎症,有出血倾向,局部有金属固定物,体内植入心脏起搏器等。

(三)高频电疗法

频率大于100kHz交流电称为高频电流。它以电磁波的形式向四周传播。电磁波在空间传播速度等于光速。基层配备最多的是超短波治疗仪。

1.治疗特点 ①不产生电解(因为是交流电)。②作用神经肌肉时不产生兴奋作用。由于高频电的频率很高,在正常情况下,无论通过多少个周期,一般均不引起神经肌肉兴奋而产生收缩反应。③高频电通过人体时可在组织内产生热效应和非热效应。在低中频电流中,由于通过组织电流较小,不能产生足够热量,但在高频电时,由于频率上升,通过人体的电流可急剧增加,高频电组织内也可产生热效应。此外,高频电在以不引起体温升高的电场强度作用人体时,也可改变组织的理化特性和生理反应,称为非热效应。

高频电治疗时,电极可以离开皮肤,在电极离开皮肤时,皮肤与电极及两者之间的空气间隙则相当于戒指,高频电流完全可以畅通的通过电极、空气与皮肤三者形成的电容,所以,治疗时电极可以离开皮肤而达到治疗效果。而在低、中频电疗时,电极必须与皮肤亲密接触,否则电流不能通入人体。

2.注意事项 高频电治疗时,电极可以离开皮肤,在电极离开皮肤时,皮肤与电极及两者之间的空气间隙则相当于戒指,高频电流完全可以畅通的通过电极、空气与皮肤三者形成的电容,所以治疗时电极可以离开皮肤,而达到治疗效果。而在低、中频电疗时,电极必须与皮肤亲密接触,否则电流不能通入人体。

3.适应证 炎症、疼痛、急性损伤等。如骨关节炎、风湿性关节炎、肩周炎、坐骨神经痛、颈椎病、肌肉韧带损伤、软组织损伤等。

4.禁忌证 恶性肿瘤患者、孕妇的腰腹部、心脏起搏器携带者、体内局部金属异物、出血或有出血倾向者。

二、光疗法

光疗法是利用阳光或人工光线(红外线、紫外线、可见光、激光)防治疾病和促进机体康复的方法。光的基本理化效应有热效应、光电效应、光化学效应、荧光效应。TDP就是利用红外线来进行治疗的一种仪器。

(一)红外线

在光谱中波长自$0.76 \sim 1000\mu m$的一段称为红外线,红外线是不可见光线。医用红外线可分为两类:近红外线与远红外线,近红外线又称短波红外线,波长$0.76 \sim 1.5\mu m$穿入人体组织较深;远红外线又称长波红外线,波长$1.5 \sim 1000\mu m$,多被表层皮肤吸收,穿透深度小于2mm。TDP即为其中一种(图4-5-7)。

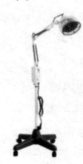

图4-5-7 TDP

1.治疗作用

(1)缓解肌肉痉挛 红外线照射可使骨骼肌和胃肠道平滑肌的肌张力降低,使骨骼肌肌肉松弛,胃肠道蠕动减弱。用于治疗肌肉痉挛、劳损和胃肠道痉挛等病症。

(2)镇痛作用 ①对于组织张力增加所致肿胀性疼痛,红外线可通过促进局部渗出物吸收,减轻肿胀而镇痛;②对于肌痉挛性或缺血性痛,可通过缓解肌肉痉挛,改善局部血液循环,降低肌张力而止痛;③对于神经痛,可通过降低感觉神经兴奋性,提高痛阈和耐痛阈值而镇痛。

（3）改善血液循环、促进炎症消散　可改善血液循环和组织营养，提高吞噬细胞的吞噬能力，增强人体免疫功能，有利于慢性炎症的吸收及消散，因此具有消肿作用。适用于治疗各类型的慢性炎症。

（4）促进组织再生　通过改善血液循环，增强物质代谢，使纤维细胞和成纤维细胞的再生增强，促进肉芽组织和上皮细胞的生长，增强组织的修复功能和再生功能，加速伤口、溃疡的愈合。

（5）减轻术后粘连、软化瘢痕　减少烧伤创面或压疮的渗出，减轻术后粘连，促进瘢痕软化，减轻瘢痕挛缩，还能促进组织肿胀和血肿的消散，用于治疗扭挫伤。

2. 注意事项

（1）治疗时患者不得移动体位，以防止烫伤。

（2）照射过程中如有感觉过热、心慌、头晕等反应时，需立即告知工作人员。

（3）照射部位接近眼或光线可射及眼时，应用纱布遮住双眼。

（4）患部有温热感觉障碍或照射新鲜的瘢痕部位、植皮部位时，应用小剂量，并密切观察局部反应，以免发生灼伤。

（5）血循障碍部位，较明显的毛细血管或血管扩张一般不用红外线照射。

（6）使用时要保护眼睛防止烧伤。

3. 适应证　慢性扭挫伤、慢性溃疡、术后手术瘢痕。

4. 禁忌证

（1）绝对禁忌　急性炎症如急性肺炎、急性软组织感染、急性化脓性感染等疾病；高热（各种原因导致的体温大于39℃者），恶性肿瘤（照射区内恶性肿瘤病变的，远离肿瘤的部位可以选择照射），活动性结核，活动性出血或倾向（急性创伤性出血、血液系统疾病的出血）。

（2）慎用　老年人或幼儿（小于4岁），应在成人监护下使用；水肿可能被加热所加重者，建议采用抬高患肢、低强度治疗剂量和加强监督等措施；感觉缺失，不能明确判定热程度的患者，若必须采取

远红外线治疗，则需加强监督；若患者有意识障碍，而治疗又必须进行，需要格外警惕和加强监督。

（二）紫外线

紫外线是指波长在 $280 \sim 380 \mu m$ 的不可见光，紫外线是一种电磁波，光能量高。紫外线疗法俗称黑光疗法，是利用紫外线照射人体来防治疾病的一种物理治疗技术。常用于各种顽固性疾病，如慢性湿疹、泛发型神经性皮炎、特异性皮肤病、色素脱失白癜风、红斑鳞屑病、色素性紫癜性皮肤病、硬化性萎缩性苔藓、蕈样肉芽肿等。

三、温热疗法与冷疗法

温热疗法与冷疗法是以各种热源或冷源为介体，将热直接传至机体达到治疗作用的方法。以其设备简单，容易操作，应用方便，疗效较高，可在各种医疗机构或家庭中进行，也是基层常见且易操作的一种治疗方式。

（一）温热疗法

温热疗法，简称热疗，即通过用稍高于体温温度（40℃~60℃）的热源的物理性刺激，将热直接传导于机体，从而达到治疗疾病以促进康复的一种治疗方法。传导热疗的物体，一般要求保温时间长，又不致烫伤皮肤。比较经典的有热水袋疗法、石蜡疗法、泥疗法、沙疗法、蒸汽疗法、坎离沙疗法、化学热袋疗法、酒疗法和电热疗法（图4-5-8）。

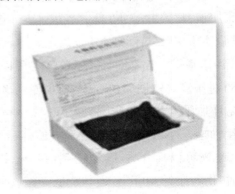

图4-5-8

1. 治疗作用

（1）对皮肤的作用　皮肤血管丰富，热作用于皮肤，使局部皮肤的血管扩张、充血，同时刺激神

经系统,使远隔部位血管扩张,皮肤血液循环增加,局部营养得到改善,代谢增强,分泌和排泄功能提高,修复与生长能力增强,免疫功能提高。

(2)对心血管的影响 皮肤血管和内脏血管对温热反应不同,受热时皮肤血管收缩而内脏血管舒张。温热对内脏的作用表现为心率增加,收缩力增强,而温度较高作用时间又较长,则引起心率增加而收缩力下降。

(3)神经系统 局部短时间的温热作用可使神经感应性提高;作用较久神经感应性减低;若作用时间较长热量又高,则神经感应性被阻抑。温热作用于局部通过反射又作用于全身,在温热治疗中很重要。

(4)对肌肉系统的作用 适当量的温热能松弛肌肉,改善血液循环,促进代谢产物的排泄,对肌肉(包括平滑肌)有解痉作用。

(5)对血液的作用 一般情况下热作用能增加血液中的抗毒素、溶菌素及其他抗体。若出汗较多可能影响血液浓度。

(6)对呼吸系统的作用 短时间弱热刺激后,开始呼吸加深,继之呼吸加深加快。若热刺激量大而且作用时间又长,则呼吸变浅。

(7)对代谢的作用 热作用于局部,使组织温度增高,在一定范围内组织细胞的生命活动变得活跃,化学反应过程加速,氧化过程增加,血管扩张,血流加速,代谢旺盛。若高温作用时间过长,使血液循环的调节功能丧失,局部组织发生代谢障碍甚至引起组织破坏。

(8)对排泄功能的影响 热作用于人体后出汗增多,增加代谢产物的排泄,适量的温热可使排泄尿量增加。

2.适应证 风湿性关节炎、各种肌肉、肌腱和韧带的扭伤和挫伤,外伤性关节疾病,手术后粘连瘢痕和瘢痕挛缩,新鲜创面,慢性炎症和溃疡、冻伤、神经炎、神经痛、慢性盆腔炎等。

3.禁忌证 高热、化脓性炎症、结核性疾病,心肾功能不全和出血倾向者。

4.常见治疗方法

(1)热水袋疗法 在医疗机构或家庭中常用,主要以热水袋盛热水,操作简单,应用方便。除炎症性局部疼痛疾患外,一般性疼痛均可应用热水袋进行止痛与局部治疗,治疗时间为 10 ~ 20 分钟,水温 45℃ ~ 55℃,以皮肤能耐受为宜。皮肤感觉降低者,老人、小儿及昏迷患者,不宜过热。疗法适用于肌肉、肌腱、韧带扭伤和挫伤,瘢痕形成,手术后粘连,冻伤,烧伤,神经炎等。

(2)石蜡疗法 医用石蜡为白色半透明无水的固体,无臭、无味,呈中性反应,熔点 50℃ ~ 60℃,沸点 110℃ ~ 120℃,热容量大,导热系数小,故应用 60℃ ~ 70℃ 的石蜡也不会烫伤皮肤。加热的石蜡冷却时却放出大量的热能。石蜡热容量大,到热茶,又因石蜡冷却后体积可缩小 10% ~ 20%,紧贴皮肤产生机械压迫作用,使皮肤表面毛细血管轻度受压,促使温热作用达到深部组织,加深温热效应,使皮肤保持柔软和弹性,提高皮肤的紧张度,减轻因瘢痕挛缩而引起的疼痛。石蜡疗法适用于肌肉、肌腱、韧带扭伤和挫伤,瘢痕形成,术后粘连,冻伤,烧伤,神经炎。

(3)沙浴疗法 用大小均匀的洁净沙粒为介体的温热疗法。广泛应用于海滨和有沙粒资源的地方。有温热及机械作用,分全身及局部疗法。局部又分沙袋法和局部沙浴法,沙袋法即把热好的细沙粒装入布袋里扎紧袋口,敷于患部,其温热程度以患者感舒适为限。局部沙浴法把细沙粒倒入浴盆或木桶里,然后将要治疗的足、手、前臂和腿部浸入热沙中,温度以患者能耐受为宜。全身沙浴可去海滨、河岸、日光浴场的沙浴场中进行,患者躺在地面的沙上,身上又覆盖热沙,亦可躺在箱中,再往身上洒以热沙。一般每日治疗一次,每次治疗时间为 20 ~ 30 分钟,10 ~ 20 次为一疗程。沙浴后温水清洗皮肤。适应证为慢性关节炎,肌肉风湿痛,肌痉挛,肌肉、关节韧带劳损,神经炎和神经痛等。

（二）冷疗法

1. 治疗作用

（1）减轻局部出血　冷刺激可以使局部血管收缩，血流缓慢，血流的黏稠度增加，有利于血液凝固而控制出血。

（2）减轻组织的肿胀和疼痛　冷刺激可抑制细胞的活动，减慢神经冲动的传导，降低神经末梢敏感性而减轻疼痛；同时冷刺激使血管收缩，血管壁的通透性降低，渗出减少，减轻由组织肿胀压迫神经末梢引起的疼痛。

（3）控制炎症　冷刺激使局部血流减少，降低细胞的新陈代谢和细菌的活力，限制炎症的扩散。

（4）降低温度　冷刺激直接与皮肤接触，通过传导与蒸发的物理作用，使体温降低。

2. 适应证

扁桃体摘除术后、鼻出血、局部软组织损伤的初期、烫伤、局部组织挫伤、急性损伤初期、头部损伤引起的脑水肿、高热、中暑等。

3. 禁忌证

（1）局部血液循环不良，如大面积受损、休克、微循环障碍患者。

（2）慢性炎症或深部化脓性病灶。

（3）水肿部位禁用冷疗。

（4）对冷过敏、心脏病及体质虚弱者慎用。

4. 冷疗的禁忌部位

枕后、耳郭、阴囊处用冷疗易引起冻伤；心前区用冷疗易引起反射性心率减慢、心律不齐；腹部用冷疗易引起腹痛、腹泻；足底用冷疗可引起反射性的冠状动脉收缩。

5. 常见治疗方法

根据冷疗面积及方式，冷疗法可分为局部冷疗法和全身冷疗法。局部冷疗法包括使用冰袋、冰囊、冰帽、冰槽、冷湿敷法和化学制冷袋等；全身冷疗法包括温水擦浴、乙醇擦浴、冰盐水灌肠等。

（1）冰袋（冰帽）冷敷法　将冰袋放入冰箱冷冻室，冷冻几小时即可使用或备用取出，经过冷冻后冰袋置放身体需要部位。两个冰袋可交换冷冻使用，如冰袋太凉可加绒布套包裹。将冰袋剪裁好后，装入冰帽。冰帽内侧放一层干敷布后，放置于患者头部，使头部除面部外，埋入其中，可迅速降温。随时查看冰袋（冰帽）有无漏水及被敷部位皮肤情况，防止冻伤（高热患者可放置前额头顶或体表大血管处。头部降温期间应密切观察患者病情及体温变化，一般体温不宜低于36℃）。

（2）温水擦浴法　向患者做好解释，头部放冰袋，脚下置热水袋。协助患者露出擦拭部位，下垫大毛巾，拧干浸湿的小毛巾（32℃～34℃温水浸湿）缠在手上成手套式，以离心方向边擦边按摩。其顺序为：首先露出一侧上肢，自颈部沿上臂外侧擦至手背，自侧胸部至腋窝内侧至手心，同法擦拭另一上肢；使患者侧卧，露出背部，自颈向下擦拭全背部，擦干后穿好上衣；然后露出一侧下肢，自髋部沿腿的外侧擦至足背，自腹股沟的内侧擦至踝部，自股下经腘窝擦至足跟，同法擦拭另一下肢，擦干后穿好裤子，盖好被子。30分钟后测量体温，并记录于体温单上，如体温降至38.5℃，应取下头部冰袋。应注意：擦拭过程中，应观察患者全身情况，如有寒战、面色苍白、脉搏、呼吸异常，立即停止，通知医师。中暑、高热患者可同时置冰袋于颈、腋、腹股沟等处，协助降温。禁擦胸前区，腹部、后颈，这些部位对冷刺激敏感，易引起不良反应。擦拭脑下、掌心、腹股沟、腘窝、心等部位，用力可略大，时间可稍长，有利于降温。

四、其他物理治疗方法

除电疗、光疗、温热与冷疗疗法之外，还有一些基层不具备但其他上级体系医院具备的物理治疗方法，基层卫生机构可视情况转诊至上级医院进行进一步治疗。

1. 磁疗法

磁疗法是利用磁场作用与机体或穴位而治疗疾病的方法。其作用机制原理是通过磁场对机体内生物电流的分布、电荷的运行状态和生物高分子的磁矩取向等多方面的影响而产生生物效应和治疗作用。临床上常用于治疗急性胃炎、慢性结肠炎、急性软组织损伤、肩周炎、网球肘、腱鞘炎、血肿、滑囊炎、三叉神经痛、枕大神经痛、眶上神经痛、单纯婴儿腹泻、颞颌关节功能紊乱、冠周炎等。

2. 超声疗法 超声疗法是利用频率在 800 ~ 1000Hz 的超声以各种方式作用于人体以治疗疾病的方法。人体组织结构不同,声阻各异,并在不同组织间构成许多界面。超声波在均匀的人体组织中传播路径呈直线,但遇上界面则发生折射或反射。传播过程中,超声波对组织产生明显的机械作用和热作用,在体内引起一系列理化变化,故能调整人体机能,改善或消除病理过程,促进病损组织恢复。超声治疗还可以与其他物理因子治疗方法合用,可与其他疗法同时应用如超声间动电疗法,超声中频电疗法,或配合应用(如先行超声疗法,随后进行运动治疗),以提高疗效。超声加温治癌、超声碎石、超声手术(利用超声的振动能和局部转换的热能切割组织)也属超声治疗范围。临床常用于治疗软组织损伤、血肿、关节挛缩、关节周围炎、滑囊炎、肌腱及腱鞘炎、乳汁淤积、幻肢痛、瘢痕及粘连、脑血管病、周围神经损伤及炎症、血栓闭塞性脉管炎等;超强剂量的超声波可用于局部加温治疗恶性肿瘤。

3. 水疗 水疗是利用水的浮力、净水压等特性来处理各种肌肉骨骼系统功能障碍。治疗方法有冷热交替疗法、水中运动疗法等多种治疗方法。

冷热交替疗法是应用水疗的特殊方法之一,主要使用于四肢末端,应用冷热水使血管交替收缩与舒张而达到促进血液循环的目的。热水温度:37.8℃~44.4℃,冷水温度 10℃~18.3℃。开始时,肢体先浸于热水中 10 分钟;然后冷水中 1 分钟,热水中 4 分钟,一直冷热水交替共 30 分钟才停止。除了开始浸于热水的 10 分钟,后面 20 分钟浸于冷热水中时间的比例,冷:热多为 1:3 或 1:4。治疗以肢体浸于热水中开始,结束时也是浸于热水中。

临床上水疗常用于以下功能障碍者:①肌力不足者利用水中运动以训练肌力;②心肺功能训练,但不适用高危人群;③心血管疾病,但水温要注意。

4. 冲击波疗法 冲击波在临床医学领域最早应用于体外冲击波碎石,是利用水囊或其他方式耦合进入人体,聚焦于病灶实现治疗。可用于治疗骨组织疾病(骨折延迟愈合及骨不连、成人早期股骨头坏死),软组织慢性损伤性疾病(肱二头肌长头肌腱炎、钙化性冈上肌腱炎、肱骨外上髁炎、肱骨内上髁炎、足底筋膜炎、止点性跟腱炎),以及美容、减脂等。

五、深层肌肉刺激疗法及正脊枪

深层肌肉刺激仪(DMS)和正脊枪均是通过震动仪产生快速连续的震动和击打,来影响机械感受器的功能,从而抑制了疼痛,放松痉挛肌肉,控制脊柱关节恢复正常活动。

疲劳和疾病会使肌肉纤维长度缩短并形成痉挛或扳机点,通过施加外部压力或者冲击来对肌肉进行刺激与放松,帮助梳理肌筋膜,促进血液、淋巴回流,促进代谢产物消散,促进及纤维长度的恢复,达到降低疼痛和治愈疾病的目的。

(吴智钢)

第三节 肌内效贴贴扎治疗

肌内效贴贴扎是目前最常用的损伤保护和治疗技术,常常出现在训练场、运动赛场上。肌内效贴发明伊始是为了治疗关节和肌肉疼痛,使得在支撑及稳定肌肉与关节的同时不妨碍身体正常活动,甚至鼓励进行诸如踝泵等运动,因此深受欢迎。经过多年发展,其贴布材质,贴扎技术与相应理论体系不断演变、改进,在欧美,中国的台湾和香港等地区的康复医学界、运动医学界应用的更普遍。

肌内效贴的治疗作用广泛,尤其适合一线官兵工作、训练、生活中开展,如改善局部循环、促进淋巴回流、消除软组织肿胀及疼痛、增加感觉输入、放松或促进软组织功能活动等(图 4 - 5 - 9)。

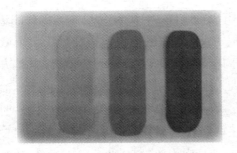

图 4 - 5 - 9

一、肌内效贴贴扎过程常见问题

1. 贴扎时间　一般持续贴扎 1~3 天,由于贴扎过久贴布会产生形变、弹性下降,可导致作用减退。在夏季、大量出汗、对材料过敏或贴于暴露部位时,应适当缩短更换的周期。有时出于特殊需要,贴扎时间可更短,如在竞技运动中,临时可使用促进等贴法,在运动后随即更换成消肿、放松贴法。

2. 洗澡与出汗对贴扎的影响　正规厂家的贴布均有较好的防水性,因而洗澡时,若水温不高、使用淋浴且时间较短,可用干毛巾、纸巾等吸干贴布表面的水分,对正常使用并不产生太大影响。但汗液属于内生水,加上温度上升,容易导致凝胶变性和脱胶,故大量出汗后应及时更换贴布。另外,不建议在使用贴布时泡澡或高温沐浴过久,也不建议用电吹风等过热机器烘烤。

3. 贴布过敏性问题　贴布的过敏性与贴扎部位、方法、贴扎时间及贴布的凝胶种类有关。如果患者为过敏体质,建议贴扎层次不宜过密,单次贴扎以 24 小时或更短时间为宜,且使用低敏系列的贴布时尤其要小心,不要过快地暴力撕离。如果发生明显过敏现象,应暂停贴扎,待皮肤修复后再酌情使用。

4. 毛发过多的影响　原则上在毛发过密处贴扎时,应先剃除毛发,否则会影响贴布的附着,且会造成移除时不适。

5. 贴布脱落的处理　若贴布尾端掀起,可将掀起部分剪掉,并将尾端裁剪成圆形,重新与皮肤贴合。若是贴布的锚(固定端)掀起,则贴布可能已失去了力学固定点,力学作用会被一定程度地削弱,需要重新贴扎。

6. 影响贴扎疗效的一般因素　影响贴扎疗效的因素包括皮肤的状态、皮下脂肪的厚度、贴扎环境、贴扎后的活动等。贴扎前须做好皮肤清洁,若用酒精处理皮肤,建议等其挥发后再贴扎;避免锐物、出汗等影响到贴布的凝胶面;某些运动损伤患者贴扎后,若能保持适度的主、被活动(非过度负重、爆发性活动),会因为贴布与软组织间有益的交互作用而提高贴扎疗效。

二、肌内效贴技术的相对禁忌证

肌内效贴技术为无创外治疗法,故没有绝对禁忌证,可能的相对禁忌证包括:不能避开的开放性伤口;贴扎部位毛发过多,且未剔除者(可改变胶面性质,影响力学特征,撕除时伤及皮肤);没有愈合的瘢痕;皮肤相应疾患者,如急性神经性皮炎或银屑病等;贴扎前已有张力性水疱发生趋势者;孕 3 月以内孕妇的骶部结缔组织区(生殖器区域);对贴布材质过敏者。

另外在使用之前,可询问患者是否正在使用抗凝剂或有无其他凝血功能障碍。肌内效贴拉起皮肤的作用可能会引起小出血点,若凝血功能障碍,可造成局部瘀斑或皮肤破损等。部分肌内效贴材质可能有其他添加成分,也需要综合考虑,此时使用该技术的副作用、禁忌证均可参照普通膏药管理。

三、常用裁剪及覆盖形状

1. I 形贴布　选取合适长度的贴布,不进一步裁剪。常用于引导肌肉和筋膜,力学及功能矫正等,部分情况下也可用于固定(图 4 - 5 - 10)。

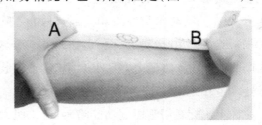

图 4 - 5 - 10　I 形贴布

2. Y 形贴布　锚(固定端)不做裁剪,基底及尾分为两条,整体 Y 形。常用于促进或放松小肌群,特殊形状的肌肉(如放松腓肠肌)或包绕特殊解剖结构时使用(图 4 - 5 - 11)。

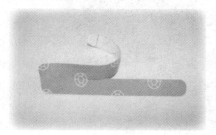

图 4 - 5 - 11　Y 形贴布

3. 爪形贴布　锚不做裁剪,基底及尾分为数条,重叠交叉为网状。用于消除损伤后肢体肿胀,促进淋巴液及血液循环,增加本体觉输入。注意,若裁剪条数过多过细,可能会部分改变贴布的力学特性(图 4 - 5 - 12)。

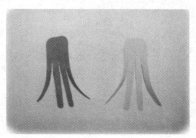

图 4 - 5 - 12　爪形贴布

4. 灯笼形(或 O 形)贴布

贴布两端不裁剪,中段裁剪为多个分支,若为两支即 O 形。贴布两端均为固定端,故稳定效果良好,中间部可维持一定的张力,并有促进循环的作用(大的关节多用两个 Y 形贴布来替代 O 形贴布)(图 4 - 5 - 13)。

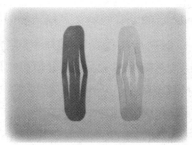

图 4 - 5 - 13　灯笼形贴布

5. X 形贴布　中间为锚,共四尾向各端延展。可促进锚所在位置组织的血液循环及新陈代谢,达到止痛的效果,也就是所谓的"痛点提高贴布"(图 4 - 5 - 14)。

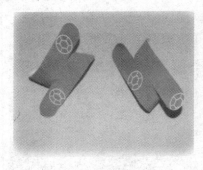

图 4 - 5 - 14　X 形贴布

四、常见疼痛损伤贴扎

(一)颈部贴扎方法

此方法特别适合长期保持一个姿势或伏案工作时间过久的官兵,如站岗执勤人员、机关人员、技术人员。建议训练前贴扎,以达到保护颈椎的目的。

1. 颈部肌肉紧张

(1)贴扎目的　减轻疼痛,改善局部循环,放松紧张肌肉。

(2)贴扎策略

方法一

第一步:痛点提高贴扎。自然体位。X 形贴布的中间为锚,不施加利拉力将其固定于痛点,各尾以中度拉力向外延展贴上(图 4 - 5 - 15)。

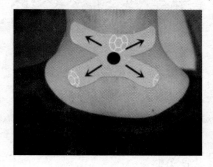

图 4 - 5 - 15

第二步:肌肉贴扎、筋膜引导。

(1)放松半棘肌,为下颌内收、颈屈曲摆位。

采用 Y 形贴布,锚固定于发际下方,两尾沿脊柱两侧以自然拉力分别延展至上胸椎两侧。

(2)放松斜方肌,为头颈向对侧侧屈摆位。采用 Y 形贴布,锚固定于肩峰,两尾以自然拉力分别延展于枕骨隆突下及后背部(图 4 - 5 - 16)。

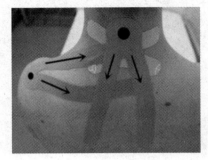

图 4 - 5 - 16

方法二

第一步:肌肉贴扎。见贴扎方法一。

第二步:空间贴扎。自然体位。采用 I 形贴布,从中撕开,中间一段以较大拉力横向贴于疼痛明显处,各尾预留两指左右的长度,不施加拉力贴上。也可用多条 I 形贴布参照空间贴扎方法成十字形或米字形贴于患处(也有中间为锚不加拉力,两端以自然或中度拉力延展者)(图 4 - 5 - 17)。

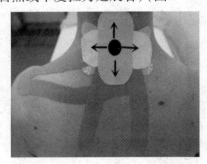

图 4 - 5 - 17

2. 颈部失稳

(1)贴扎目的　促进无力肌肉收缩,增强颈部支持。

(2)贴扎策略

方法一

第一步:肌肉贴扎。促进半棘肌收缩,采用 Y 形贴布,锚固定于 C7 棘突下方,两尾以自然拉力

沿颈椎两侧延展于颞骨乳突下(若毛发较多,可适度下移)(图 4 - 5 - 18)。

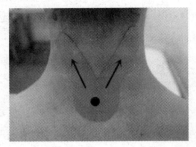

图 4 - 5 - 18

第二步:筋膜引导、稳定贴扎。I 形贴布的中间为锚,将其固定于需要稳定的椎体,两尾以中度拉力横向延展椎体两侧,可辅以另一条 I 形贴布同法纵向延展至椎体上、下两端(图 4 - 5 - 19)。

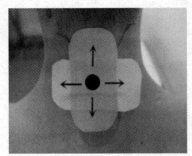

图 4 - 5 - 19

第三步:功能矫正(可选)。必要时可辅以斜方肌功能矫正贴法。患者处于同侧侧屈缩短的位置。采用 I 形贴布,贴布两端为锚,分别固定于肩峰、枕下,中间段可施加拉力,并在对侧反向侧屈的同时延展贴上。

方法二

第一步:肌肉贴扎与筋膜引导。同贴扎方法一。

第二步:空间贴扎。将 I 形贴布的中间一段以较大拉力横向贴于需稳定的椎体,各尾预留两指左右的长度,不施加拉力贴上,可辅以 I 形贴布纵向或 45°斜形空间贴扎(米字形)。

3. 颈椎病　如图 4 - 5 - 20 所示。

第一条:X 形,中间连接点为先松贴于颈椎痛点,四个角向四个方向轻拉伸。

第二条:Y形,连接点先贴于颈椎痛点,两个支条弧形沿菱形肌边缘贴至胸椎处。

第三条、第四条:I形,自肩部向颈部,贴于紧张的肌肉上。

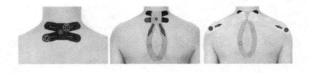

图 4 – 5 – 20

有肩部及后背痛的可以用爪型贴改善循环减轻疼痛,爪形贴分别自腋部和胸椎起贴,支条伸向僵硬的肌肉,在僵硬的肌肉上形成交叉(图4－5－21)。

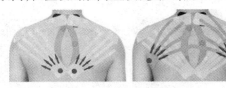

图 4 – 5 – 21

(二)腰部贴扎方法

此方法特别适合长期保持一个姿势或伏案工作时间过久的同志,如:站岗执勤人员,机关、技术人员。建议训练前贴扎,以达到保护腰椎的目的。

1. 腰部肌肉劳损

(1)贴扎目的　放松腰部损伤肌肉,增加感觉输入,减轻疼痛,促进核心肌肉稳定。

(2)贴扎策略

方法一

第一步:肌肉贴扎、感觉输入贴扎。腰方肌引导及改善感觉输入,采用Y形贴布,锚固定于髂嵴,腰呈前屈摆位,贴布内侧一条以自然拉力延展至T_{12}旁;然后,身体向对侧侧屈旋转,另一条贴布以自然拉力延展至肋下。可根据情况选择单侧或双侧贴扎(图4－5－22)。

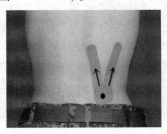

图 4 – 5 – 22

小贴士:此处所谓的肌肉贴扎技术的放松贴法,可能主要针对腰背肌下固定时长期的离心收缩损伤,故锚、尾贴扎的方向与传统方向有所不同,并且要注意防止皱褶产生。一般而言对于背部深层肌肉减张、放松的应用,经验是将锚固定于下部(下固定点),向上延展(上固定点)贴扎。此方法作为参考。

第二步:空间贴扎。自然体位。采用I形贴布,从中间撕开,中间一段以较大拉力横向贴于腰部疼痛明显处,各尾延展两指左右的长度,不施加拉力贴上。也可用多条I形贴布参照空间贴扎方法呈米字形贴于患处(图4－5－23)。

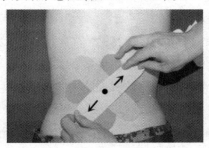

图 4 – 5 – 23

方法二

第一步:肌肉贴扎、感觉输入贴扎。竖脊肌引导及改善感觉输入,采用一条或数条Y形贴布(或I形贴布,或三爪贴布),锚固定于骶部,腰呈前屈摆位,向颈项部延展(图4－5－24)。

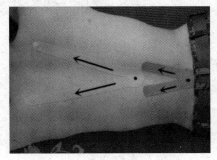

图 4 – 5 – 24

第二步:空间贴扎。同方法一。

方法三

第一步:痛点提高贴扎或空间贴扎。采用X形贴布,中间为锚,固定于痛点,各端以自然拉力或中度拉力延展。也可用一条或数条I形贴布行空间贴扎。

第二步：肌肉贴扎、筋膜引导、姿势矫正。①腰部屈曲，采用两条Y形贴布，锚固定于骶骨，尾向肩胛区（或头颈区）延展。②双手抱胸，颈部屈曲，呈弓背坐姿，并伴上身转向同侧，采用两条I形贴布，锚固定于一侧髂嵴，以自然拉力或中度拉力跨中线沿对侧背阔肌向肩胛下延展；另一条贴布以同法贴上，与前条贴布交叉。

另外，根据临床诊查、损伤动作分析，结合动作引导的需要，可进行个体化肌肉、筋膜贴扎，如腹内、外斜肌引导，下斜方肌引导等，此时锚固定于目标肌肉的下固定点，为促进引导，尾向上固定点延展；锚固定于肌肉的上固定点，为伸展引导，尾向下固定点延展。

各类针对腰痛的贴扎方法均可辅以肌肉贴扎，以促进腹横肌及稳定核心肌群。可采用Y形贴布，锚固定于$L_3 \sim L_4$横突，上方沿肋弓下缘延展至脐，下方贴布从髂嵴高度延展至腹白线；另一条I形贴布的锚固定在Y形贴布上方，延展至脐。对侧以相同方法贴扎（图4-5-25，图4-5-26）。

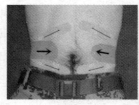 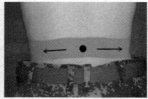

图4-5-25　　　　图4-5-26

方法四

第一条：短I形，自竖脊肌上端起贴，向下贴至腰眼穴（不过腰眼）。第二条：短I形，与第一条对称贴。第三条：I形，中间先贴于腰椎位，然后向两侧拉伸贴合，环形包裹腰线（图4-5-27）。

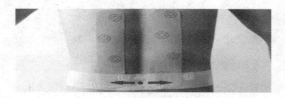

图4-5-27

2.腰椎间盘突出症伴坐骨神经痛

（1）贴扎目的　支持腰部软组织，促进局部血液循环，改善感觉输入。

（2）贴扎策略

方法一

第一步：空间贴扎。采用米字形贴，各条I形贴布均从中间撕开，中间一段以较大的拉力横向贴于病变腰椎棘间（图4-5-28）。

第二步：感觉输入贴扎。采用I形贴布以自然拉力，锚固定于足底，尾沿小腿后、腘窝、大腿后的坐骨神经走行延展至腰椎（图4-5-29）。

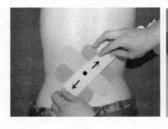 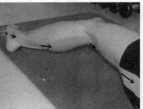

图4-5-28　　　　图4-5-29

方法二

第一步：筋膜引导、腰椎支持贴扎。腰前屈摆位。采用三条I形贴布，一条贴布的锚固定与L1棘突，尾以自然拉力向下延展至骶椎上方；另两条分别贴于脊柱两侧，锚固定于第12肋位置，尾以自然拉力向下延展至髂骨边缘（图4-5-30）。

第二步：空间贴扎。采用两条或多条I形贴布，对中间一大段施加较大拉力横向贴于腰椎上、下段。也可以中间为锚，不施加拉力，两端以中度拉力横向延展（可辅以感觉输入贴扎，同方法一），见图4-5-31。

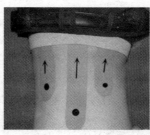 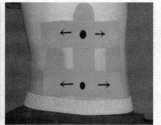

图4-5-30　　　　图4-5-31

方法三

第一条:X 形,中间松贴于腰椎痛点,四角轻拉贴上(图 4 - 5 - 32)。

第二条:Y 形,连接点松贴于腰椎痛点,两支条向上弧形贴向胸椎(图 4 - 5 - 33)。

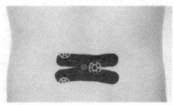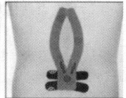

图 4 - 5 - 32　　　　　图 4 - 5 - 33

第三条:10cm I 形,中间拉开贴于腰椎痛点,两尾端方向与椎骨走形一致。如图 4 - 5 - 34。

第四条、第五条:20cm I 形,起始点稍向里先拉开贴于腰椎痛点,尾端贴向肋部。如图 4 - 5 - 35。

第六条:I 形,中间先全拉开贴于腰椎痛点,然后向两侧拉伸贴合,环形包裹腰线。如图 4 - 5 - 36。

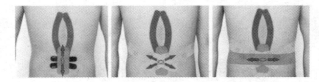

图 4 - 5 - 34　　　图 4 - 5 - 35　　　图 4 - 5 - 36

(三)臀部贴扎方法

此方法适合臀部疼痛的人员,梨状肌综合征。

(1)贴扎目的　放松紧张肌肉,改善局部循环。

(2)贴扎策略

方法一:淋巴贴扎。采用两条或多条爪形贴布(或灯笼形贴布),以自然拉力,锚固定于近端,尾向远端延展(图 4 - 5 - 37)。

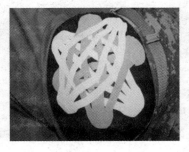

图 4 - 5 - 37

小贴士:本帖扎也适应于臀肌其他肿痛疾患,如臀肌注射后肿块、血肿等。

方法二:肌肉贴扎。髋内收内旋摆位。采用 Y 形贴布,锚固定于股骨大转子,以自然拉力,向骶骨后面延展(图 4 - 5 - 38)。

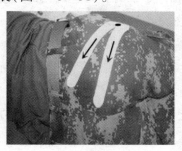

图 4 - 5 - 38

(四)姿势矫正贴扎方法

此方法特别适合一些过度向前探头,驼背等姿势不正的同志。

上、下交叉综合征

(1)贴扎目的　改善局部疼痛等不适,进行姿势矫正、姿势教育。

(2)贴扎策略

方法一

第一步:肌肉贴扎。包括胸锁乳突肌、前斜角肌、肩胛提肌、三角肌及胸大肌的放松贴扎,腹直肌及菱形肌等肌肉的激活、促进贴扎。另根据个体化分析可对斜方肌(各部)、半棘肌等进行放松或促进贴扎。常双侧对称贴扎(图 4 - 5 - 39,4 - 5 - 40)。

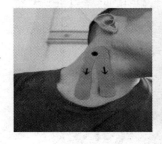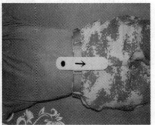

图 4 - 5 - 39　　　　图 4 - 5 - 40

第二步:空间贴扎、姿势矫正。双手抱胸、颈部屈曲,呈弓背坐姿、采用两条 I 形贴布,一条贴布的中间以较大拉力整体固定于两侧肩胛冈连线的中点处,两尾以自然拉力分别向两侧肩胛冈延展;

另一条贴布的中间以较大拉力整体固定于两侧肩胛下角连线的中点处,两尾延展至肩胛下角。上述贴布也可以中间为锚,不施加拉力,两尾以中度拉力向各侧延展。也有部分操作者采用I形贴布,以中间为锚固定于肩胛冈连线、肩胛下角中点处,两端以自然或中度拉力横向延展贴上。

方法二

第一步:空间贴扎、姿势矫正。参见方法一(第二步)。

第二步:筋膜引导、姿势矫正。双手抱胸、颈部屈曲,呈弓背坐姿,并伴上身转向同侧。采用两条I形贴布,将一条贴布的锚固定于一侧髂嵴,以自然拉力或中度拉力跨中线,沿对侧背阔肌向肩胛下延展;另一条贴布用同法贴上与前条贴布交叉。

(五)手指贴扎方法

此方法特别适合训练时不慎挫伤手指人员以及热爱打篮球的同志,如果经常出现挫伤的同志建议训练运动前提前贴扎。

手指挫伤

(1)贴扎目的　局部保护支撑,合理负荷,改善肿痛。

(2)贴扎策略

第一步:韧带贴扎。自然摆位。用两条I形贴布(按1/4原贴布宽度裁剪,约1.25cm),贴布中间用最大张力贴于手指关节内外侧的侧副韧带处。还可在内外侧继续贴扎两条I形贴布(1.25cm宽),中间采用最大拉力,各呈45°固定于关节囊外侧。对所有贴布预留的尾端均采用自然拉力(图4-5-41)。

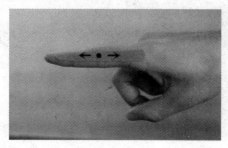

图4-5-41

第二步:肌肉贴扎。可根据缓解疼痛的动作方向,予以相应引导贴扎。示指伸肌的引导贴法,屈指到能忍受的最大范围,将一条I形贴布(裁剪成2.5cm宽)的锚固定于前臂远端1/3处,尾向示指末端延展。

(六)前臂贴扎方法

1.狭窄性腱鞘炎

第一条:X形,中间贴于腕疼痛点,四角轻拉贴合。如图4-5-42。

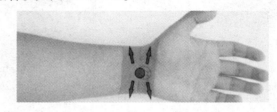

图4-5-42

第二条:Y形,连接点为起始点贴于X形中间,两个尾端沿手臂内外侧向手肘处贴合。如图4-5-43。

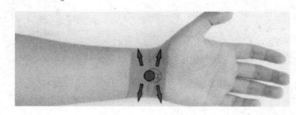

图4-5-43

第三条I形,起始点全部拉开贴于疼痛点,然后向手肘方向贴合尾端,正好在丫形中间穿过,尾端松贴。如图4-5-44。

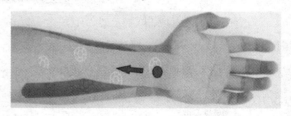

图4-5-44

2.网球肘

第一条:X形,中间松贴于肘尖,四角轻拉。如图4-5-45。

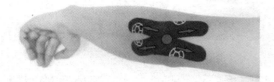

图 4 - 5 - 45

第二条:爪形,起点贴于疼痛点,支条贴向放射性疼痛的方向。如图 4 - 5 - 46。

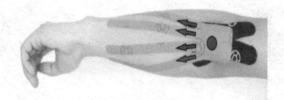

图 4 - 5 - 46

第三条:I 形,自手腕向肘尖方向贴合,过肘尖时拉开幅度稍大。如图 4 - 5 - 47。

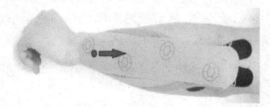

图 4 - 5 - 47

3. 高尔夫球肘

第一条:X 形,贴于疼痛点,中间松,四周轻拉。如图 4 - 5 - 48。

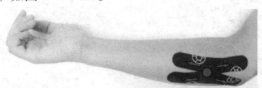

图 4 - 5 - 48

第二条:I 形,自手腕向手肘方向贴合,过疼痛点拉开,用导流手法。如图 4 - 5 - 49。

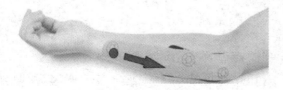

图 4 - 5 - 49

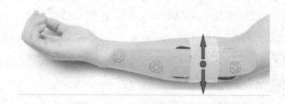

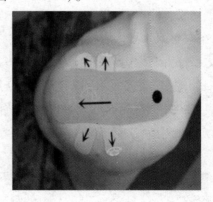

第三条:小 I 形,中间全拉开贴于疼痛点,两边松贴,与前条垂直。如图 4 - 5 - 50。

图 4 - 5 - 50

(七)肩部贴扎方法

此方法适用于肩部出现疼痛或不适的人员,建议训练前贴扎,达到保护肩关节的目的。

1. 肩袖损伤

(1)贴扎目的 减轻疼痛,放松冈上肌,稳定肩关节及改善局部循环。

(2)贴扎策略

方法一

第一步:痛点贴扎或空间贴扎。自然摆位。X形贴布的中间为锚,将其固定于痛点,各尾以中度拉力延展。也可采取空间贴扎方式贴于痛点。

第二步:肌肉贴扎。采用 I 形贴布,将锚固定于肱骨大结节上部,尾沿冈上肌延展,止于肩胛冈上窝(图 4 - 5 - 51)。

图 4 - 5 - 51

方法二

第一步:肌肉贴扎。同方法一。

第二步:空间贴扎。可用两条灯笼形贴布,一条贴布的中部(剪裁成 4 条)以中度拉力沿上臂纵轴固定包覆盂肱关节,两端不加拉力分别固定于锁骨中段和三角肌粗隆下方；另一条贴布的方向与第一条贴布的方向垂直，中部（剪裁成两条）以中度拉力包覆肩峰周围，两端不加拉力分别固定于胸、背部。也可采取一条I形贴布，中间以较大拉力横向固定于肩峰，两端分别向胸背部延展，或同向另加一条贴布促进稳定（图4－5－52）。

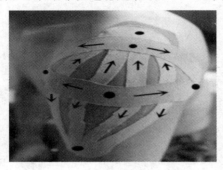

图4－5－52

2. 肩关节周围炎

（1）贴扎目的　缓解疼痛，改善局部循环，改善感觉输入，促进活动。

（2）贴扎策略

方法一

第一步：淋巴贴扎。采用两条爪形贴布，将锚分别固定于锁骨下窝及肩胛冈，多爪向三角肌粗隆处延展。贴前条爪形贴布是，可取水平外展摆位，贴后条时可取水平内收摆位。

第二步：肌肉贴扎。采用Y形贴布，将锚固定于三角肌粗隆处，尾沿前、后肌腹延展，分别之于锁骨及肩胛冈处。前侧部贴扎是取肩关节向后伸展摆位，后、外侧贴扎时可置于肩关节水平内收摆位（图4－5－53）。

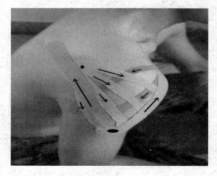

图4－5－53

方法二

第一条：X形，中间松贴于疼痛点，四角轻拉。如图4－5－54。

第二条：爪形，起点贴于后腋部近淋巴结处，支条向肩部包裹。如图4－5－55。

第三条：爪形，起点贴于前腋部近淋巴结处，支条向肩部包裹。如图4－5－56。

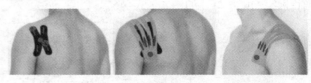

图4－5－54　　图4－5－55　　图4－5－56

第四条：Y形，手臂不能前旋时，起贴于肱三头肌，两支条分别向肩、背部贴合；手臂不能后旋时，起贴于肱二头肌，支条贴向肩部和前胸。如图4－5－57。

第五条：I形，自后腋部淋巴结向前腋部淋巴结贴合，包裹肩峰。如图4－5－58。

第六条：I形，自肩井穴向三角肌下端贴合，不过三角肌下边沿。如图4－5－59。

第七条：I形，中间拉开贴于三角肌下端，再向两侧弧形包裹胳膊。如图4－5－60。

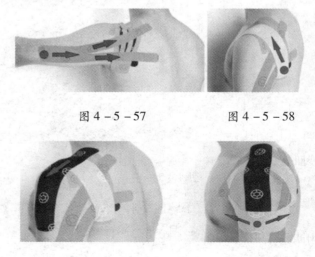

图4－5－57　　　　　图4－5－58

图4－5－59　　　　　图4－5－60

3. 肱二头肌长头肌腱炎

（1）贴扎目的　缓解疼痛，放松肌肉，帮助肩部活动。

（2）贴扎策略

方法一

第一步：肌肉贴扎。伸肘摆位。采用Y形贴布，将锚固定于桡骨粗隆，尾沿肱二头肌长头、短头延展，分别止于喙突及肩峰。

第二步：空间贴扎。采用I形贴布，中间一段以较大拉力横向固定于结节间沟，两尾以自然拉力延展（图4-5-61）。

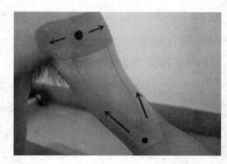

图4-5-61

方法二

第一步：痛点提高贴扎。采用X形贴布，将锚固定于肩关节疼痛点，各尾以中度拉力延展。

第二步：肌肉贴扎。同方法一。

（八）腿部贴扎方法

此方法特别适用于跑步训练导致的腿部疼痛。建议提前贴扎，达到保护腿部的目的。

1.髂胫束摩擦综合征

（1）贴扎目的　缓解疼痛，引导筋膜，促进外展肌群，减压。

（2）贴扎策略

方法一：筋膜横向引导、震荡。自然摆位。采用两条Y形贴布，不施加拉力将锚固定于受损一侧，将贴布的基底横跨肌纤维，有节奏地往健康筋膜方向，间或以轻度—中度—轻度—中度拉力拉伸贴上，尾预留两指左右的长度，不施加拉力贴上（图4-5-62）。

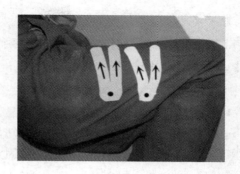

图4-5-62

方法二：筋膜纵向引导、震荡。将I形贴布的锚固定于胫骨外侧髁，沿髂胫束方向纵向引导，另两条Y形贴布的两尾呈U形横向于大腿纵轴贴扎，均可配合震荡与摆动。

方法三：肌肉贴扎。髋外展肌群促进贴扎是，采用I形贴布，将锚固定于髂嵴，以自然拉力经大腿外侧向腓骨小头处外展。接近阔筋膜张肌贴扎的贴法（图4-5-63）。

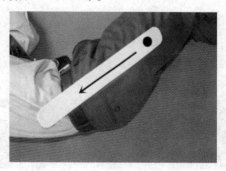

图4-5-63

2.弹响髋

（1）贴扎目的　缓解疼痛，引导筋膜，促进局部稳定。

（2）贴扎策略

空间贴扎。贴扎原则同一般空间贴扎技术。在弹响处采用I形贴布，中间一大段以最大拉力固定于大转子区域，尾部施加拉力向两端延展。或采用数条I形贴布呈米字形进行空间贴扎。

（九）膝关节贴扎方法

日常训练最易损伤膝关节，所以建议训练前进行贴扎，达到保护膝盖的目的。适合于所有人员。

1. 膝骨关节炎

（1）贴扎目的　减轻患者膝关节局部疼痛，消除肿胀，促进关节周围肌肉平衡。

（2）贴扎策略

方法一

第一步：淋巴贴扎。患者膝关节屈曲到最大位置摆位。采取两条爪形贴布，将锚分别固定于大腿前面（股骨内、外侧髁上方），以自然拉力向下延展，整个包覆膝关节（图4-5-64）。

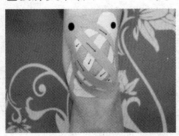

图4-5-64

第二步：肌肉贴扎。患者取仰卧位，膝关节屈曲，采用Y形贴布，将锚固定于股直肌中上部，以自然拉力向下延展，从髌骨内、外侧缘包绕髌骨。必要时也可辅以腘绳肌促进、髂胫束放松贴扎（图4-5-65~图4-5-67）。

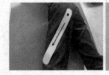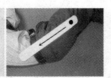

图4-5-65　　　图4-5-66　　　图4-5-67

方法二

第一步：淋巴贴扎。考虑到腘窝为主要淋巴引流区，也可尝试将锚固定于腘窝侧略远端，将数条爪形贴布以自然拉力向膝关节前方及近端延展（图4-5-68，图4-5-69）

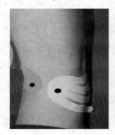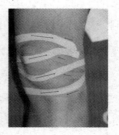

图4-5-68　　　　　图4-5-69

第二步：肌肉贴扎。同方法一。

方法三

第一条、第二条：爪形，自膝盖两侧近淋巴结向膝盖顶点贴合，在膝盖顶点形成交叉，拉伸支条时必须全松或直接拉纸贴合。如图4-5-70。

第三条：Y形，自大腿根部贴向膝盖前端，连接点贴于股直肌上，到股直肌末端两支条分开，分别绕过膝盖包裹髌骨前缘。如图4-5-71。第四条：长I形，先松贴中间髌骨前缘，然后向两侧轻拉贴合，再向上绕过膝盖贴于内外侧副韧带上，过前面爪形位置时必须全松贴。如图4-5-72。

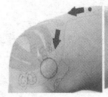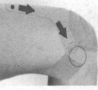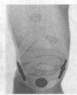

图4-5-70　　图4-5-71　　图4-5-72

2. 膝关节软组织损伤

（1）内侧副韧带损伤

①贴扎目的：急性期，减轻膝关节局部疼痛，消除肿胀。稳定期，肿胀消除后促进关节内侧稳定性。

②贴扎策略

方法一：局部疼痛贴扎。可于局部肿痛区域采用X形贴布进行痛点提高贴扎及爪形淋巴贴扎（图4-5-73）。

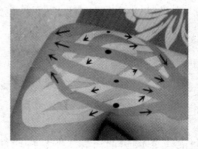

图4-5-73

方法二

第一步：韧带贴扎。采用I形贴布，中间一大段为贴扎起始端,以极大拉力贴于韧带走行区。各尾预留两指左右距离,不施加拉力,分别止于胫骨内侧髁及股骨内侧髁。参见膝关节内侧副韧带贴扎。

第二步:肌肉贴扎。以股四头肌尤其是股内侧促进贴扎为主。可参见四头肌贴扎。髌骨力学矫正贴扎。

(2)前交叉韧带损伤

①贴扎目的:急性期,减轻膝关节局部疼痛,消除肿胀。稳定期,肿胀消除后促进关节稳定性。

②贴扎策略

方法一:空间贴扎。将I形贴布从中间撕开,中间一段以最大张力固定于胫骨粗隆及膝内、外侧,预留两尾二三指宽,以自然拉力延展,包覆于膝关节内、外侧上方。必要时可重复贴扎一条。

方法二:肌肉贴扎。作为辅助贴扎,以促进腘绳肌(图4-5-74,4-5-75)。

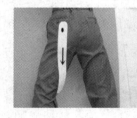 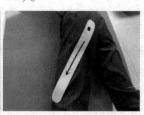

图4-5-74　　　图4-5-75

小贴士:其他诸如膝关节半月板损伤、膝周肌肉损伤等的贴扎有其共性的地方,包括促进稳定性及本体感觉的空间贴扎、韧带贴扎,改善膝周力量的肌肉贴扎及消除肿胀的淋巴贴扎等。

方法三

副韧带损伤

第一条:I形,贴于大腿外侧副韧带上,自上向下贴。如图4-5-76。

第二条:I形,贴于大腿内侧副韧带上,自上向下贴。如图4-5-77。

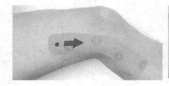 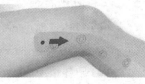

图4-5-76　　　图4-5-77

3.外胫夹(胫前疼痛)

(1)贴扎目的　缓解疼痛,局部减压,放松肌肉,改善感觉输入及局部循环。

(2)贴扎策略

方法一:筋膜引导、震荡:采用I形贴布,将锚固定于胫前疼痛区域远端,沿近端纵向引导,可配合震荡与摆动(图4-5-78),也可用Y形贴布横向引导(图4-5-79)。

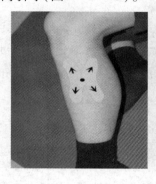 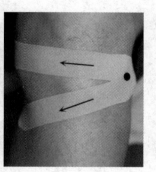

图4-5-78　　　图4-5-79

4.髌骨软化症

(1)贴扎目的　纠正力线,改善髌骨运动轨迹、感觉输入,促进肌肉收缩。

(2)贴扎策略

方法一

第一步:力学矫正。可选择I形或Y形贴布,将锚固定于膝关节内侧上缘,可覆盖股内侧肌肌腹,然后将I形贴布基底部、Y形贴布基地部或Y形贴布尾端以较大拉力覆盖需矫正的位置。理论上讲,若在Y形贴布尾部施加拉力为小刺激,在基底部施加拉力为中等刺激,在I形贴布基底部施加拉力为较强的力学矫正刺激。必要时在膝关节内侧下缘鹅足区加一条贴布矫正。

第二步:肌肉贴扎。促进股内侧肌肌力,采用I形或Y形贴布,将锚固定于大腿内侧中下段,向下延展,在到达髌骨内上侧缘前包裹股内侧肌(图4-5-80,图4-5-81)。

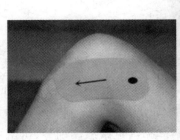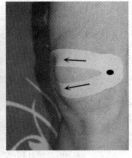

图4－5－80　　　图4－5－81

方法二

第一步：感觉输入贴扎、力学矫正。将锚固定于膝关节内侧，延展至髌骨内侧缘，以轻度或中度拉力沿髌骨上、下缘包绕髌骨。贴扎完成后，贴布不影响髌骨的正常活动。

第二步：肌肉贴扎。同方法一。

5. 半月板损伤

在标准膝盖的基础上，在半月板痛点位置斜向贴一个10cm I形，中间全拉开，两边松贴，弧形包裹。如果两边同时疼痛，先治疗最严重的那一边，不要同时贴。如图4－5－82。

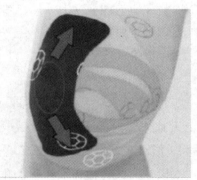

图4－5－82

（十）足踝部贴扎方法

此方法特别适合训练前后进行贴扎，达到保护足踝部的目的。

1. 跟腱损伤急性跟腱损伤

（1）贴扎目的　减轻局部负荷，改善局部疼痛，抑制肿胀。

（2）贴扎策略

方法一

第一步：肌肉贴扎及韧带（肌腱）贴扎。采用I形贴布、Y形贴布或三爪形贴布，在小腿三头肌非前伸状态下将锚固定于肌肉附着点，然后呈背屈拉伸肌肉摆位进行后续贴扎。贴布先贴至跟腱，沿肌腱长轴方向用较大拉力固定于肌腱区域，当贴布移行至小腿下1/3时，以自然拉力沿小腿三头肌继续延展，并将贴布的尾无张力固定（图4－5－83）。

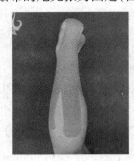

图4－5－83

第二步：空间贴扎。采用I形贴布或X形贴布，将中间一段以较大拉力横向呈U形固定于跟腱疼痛点，两尾以自然拉力延展（图4－5－84，4－5－85）。

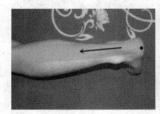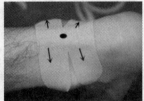

图4－5－84　　　图4－5－85

方法二

第一步：痛点提高贴扎。采用X形贴布，中间为锚，不施加拉力固定于跟腱疼痛点，各尾以中度拉力向四周延展。

第二步：肌肉贴扎及韧带（肌腱）贴扎。同方法一。

2. 慢性跟腱损伤

（1）贴扎目的　稳定踝关节，减轻患者局部负荷，减轻局部疼痛。

（2）贴扎策略

方法一：痛点提高及肌肉贴扎、针对小腿三头肌持续发力造成的,且无深层肌肉代偿的跟腱慢性损伤,可予以 X 形贴布进行痛点提高及肌肉贴扎(小腿三头肌放松)。

方法二:稳定贴扎、针对跟腱损伤后小腿深层肌肉力量代偿导致的跟腱处疼痛,可考虑同时降低踝关节扭伤风险的贴扎。采取肌肉贴扎等相应处理后,予以稳定踝关节贴扎。于踝关节中立位,采用 I 形贴布,中间为锚固定于跟骨下方,向内、外踝延展,呈 U 形贴扎。其中内踝处的拉力为自然拉力,外踝处的拉力可为自然拉力至中等强度拉力。

方法三:螺旋贴扎。它是另一种改善感觉输入、稳定踝关节的贴扎。于踝关节中立位,将 I 形贴布的锚固定于中足下方,两端向上绕行足背,并向内、外踝下方延展,呈螺旋贴扎。其中内踝处的拉力为自然拉力,外踝处的拉力可为自然拉力至中等强调拉力(图 4-5-86,图 4-5-87)。

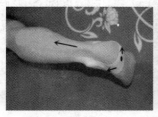 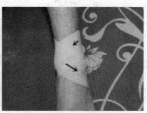

图 4-5-86   图 4-5-87

3. 踝关节扭伤

(1)急性踝关节扭伤

①贴扎目的:减轻患者局部疼痛,消除肿胀,促进踝周肌肉平衡。以踝内翻扭伤为例。

②贴扎策略

第一步:痛点提高贴扎。采用 X 形或 I 形贴布,中间为锚,不施加拉力固定于痛点处,尾向各端延展。

第二步:淋巴贴扎。踝关节呈内翻跖屈位。采用两条爪形贴布,将第一条贴布的锚固定于踝关节外侧,第二条的锚固定于踝关节前上方,多尾以自然拉力向远端延展,呈网状覆盖肿胀区域。

第三步:感觉输入,空间贴扎。将锚固定于外踝,基底及尾部以自然拉力经足底延展至内踝处。

第一条:X 形,贴于最疼痛点,如果是凹点,则中间

松,四边紧,反之相反。如图 4-5-88。

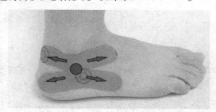

图 4-5-88

第二条、第三条:爪形,自扭伤的足踝上侧向下贴,在受伤点或者肿胀点形成交叉。如图 4-5-89、图 4-5-90。

第四条:I 形,疼痛点先拉开,再向上自然贴合,向下绕过足心至另一面,在另一面自上向下摆合。如图 4-5-91。

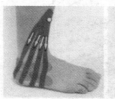 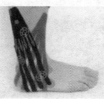

图 4-5-89   图 4-5-90   图 4-5-91

(2)慢性踝关节不稳

①贴扎目的 改善感觉输入,促进踝周肌肉平衡,稳定踝关节。以踝内翻型扭伤为例。

②贴扎策略

第一步:肌肉贴扎。腓骨长短肌促进贴法。采用 I 形贴布,将锚固定于腓骨外侧面上 1/3 处,向第 5 跖骨粗隆延展。

第二步:韧带贴扎。进行踝关节外侧副韧带处相应贴扎。

第三步:感觉输入、空间贴扎。包括 I 形贴布螺旋贴扎、U 形贴扎等,用于稳定踝关节。

4. 踇外翻

(1)贴扎目的 纠正力线,促进循环,肌肉筋膜引导,改善输入感觉。

(2)贴扎策略

方法一

第一步:淋巴贴扎。采用灯笼形贴布,两端分别固定于踇趾背面于跖面,中间可施加中度拉力包覆踇囊处(图 4-5-92)。

第二步:肌肉贴扎。采用 Y 形贴布,将锚固定于拇趾近端内侧缘,两尾沿足内侧下缘延展至足跟(图4-5-93)。

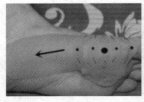 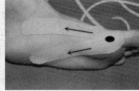

图4-5-92　　　　图4-5-93

方法二

第一步:淋巴贴扎。同方法一。

第二步:筋膜引导。采用 Y 形或 I 形贴布,将锚固定于第1跖趾关节的下方,向踝背延展,可加震荡方法(图4-5-94)。

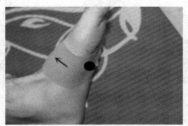

图4-5-94

5. 足底筋膜炎

第一条:爪形,先贴于足跟,四个支条向前掌均匀敞开拉伸贴合,如果支条过长,可以剪掉。如图4-5-95。

第二条:长 I 形,足弓内侧起贴,绕过足心后顺势贴向足背,再向上顺势环绕至足踝,贴时要注意脚弓侧的肌肉走向,起贴方向与肌肉方向保持一致,过脚心时,可稍微收紧一点。如图4-5-96。

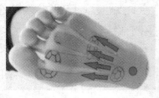 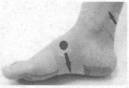

图4-5-95　　　　图4-5-96

6. 足跟痛

I 形,中间拉开,直接包裹于足跟,两边松贴于足跟两侧,在足跟部位形成向中间收起的状态。如果是前掌疼痛,也采用同样的方法,即中间拉开,直接贴于前掌。如图4-5-97。

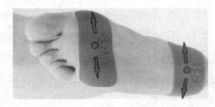

图4-5-97

7. 跟腱痛

第一条:Y 形,连接点拉开,纵向包裹跟腱处,两支条沿腓肠肌边缘向上贴合,导流手法。如图4-5-98。

第二条:X 形,中间拉开包裹跟腱,然后下面两支条沿足掌边缘向足趾贴合,上面两边全松顺势贴于足踝处,上面两条采用放松肌肉手法。如图4-5-99。

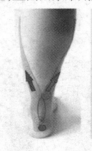 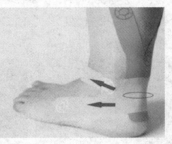

图4-5-98　　　　图4-5-99

(十一)其他贴扎方法

1. 肌肉拉伤

(1)贴扎目的　放松拉伤的肌肉,加强肌肉本体感觉的输入。

(2)贴扎策略

肌肉贴扎。以腘绳肌拉伤为例,患者取伸膝摆位。采用两条 I 形贴布,将锚分别固定于腘绳肌下部靠近膝关节的内、外侧,尾以自然拉力沿内、外侧腘绳肌走向向近端延展,止于臀部坐骨结节处(图4-5-100,4-5-101)。

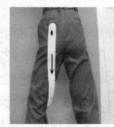 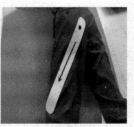

图4-5-100　　　　图4-5-101

2. 延迟性肌肉酸痛

（1）贴扎目的　运动前预防性贴扎目的：力学促进，改善功能，增加感觉输入，改善筋膜流动。运动后治疗性贴扎目的：改善循环，缓解肿胀疼痛，放松肌肉。

（2）贴扎策略　可应用于运动前贴扎肌肉贴扎：

①以股四头肌贴扎为例。患者取屈膝摆位。将 I 形贴布或 Y 形贴布的锚固定于近固定起点，基底沿肌腹以自然或中度拉力向远端延展，尾部施加拉力止于髌骨。必要时可在股内侧肌用 I 形贴布加强，将锚固定于膝关节内侧缘沿肌腹向髌骨内上缘延展。

②以小腿三头肌贴扎为例。患者取踝背屈伸膝摆位。采用 I 形贴布或 Y 形贴布，将锚固定于跟骨，基底沿肌腹以自然或中度拉力向近端延展，尾部施加拉力止于腘窝下。贴扎方法二可应用于运动后贴扎，以淋巴贴扎、空间贴扎为主，参照各技术操作原则。

3. 静脉曲张

两个爪形贴均是自上而下贴合，起点均在静脉曲张位置的上方，一个爪形在左，一个爪形在右，形成类似 V 形的交叉，在静脉曲张点上的交叉，尽量形成菱形（图4－5－102）。

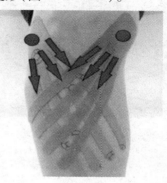

图 4 － 5 － 102

以上列举了一些常见病的肌内效贴贴扎技术，实际应用中可根据不同的情况来采用不同的方案。

（吴智钢　张恩达）

第六章 >>>

常见训练伤的康复

在军事训练中,由于训练的强度、难度以及防护意识等各种原因,官兵极易出现训练伤,影响正常的训练和生活。因此,战友们除了需要掌握一些预防训练伤的方法外,还需重视训练伤的康复治疗与训练。

第一节　肩袖损伤的康复

一、概述

肩袖由肩胛下肌、冈上肌、冈下肌及小圆肌这四块肌肉的肌腱组成。这四块肌肉的肌腱止于肩关节的周围,对肩关节起到稳定保护作用,故被形象地称为肩袖。

肩袖损伤又称肩袖创伤性肌腱炎,由于其后继发肩峰下滑囊炎,故也称之为肩撞击综合征,这种损伤在投弹、单双杠、格斗及举重训练中较为多见。其发生主要是由于肩袖部在肩关节反复地、超常范围地急剧转动(特别是外展外旋)中,造成肩袖部肌腱的牵拉损伤或过劳性损伤,并与肩峰和肩喙韧带反复摩擦而致伤。如伤后未能得到及时发现和正确诊治,并继续重复损伤动作,最后则造成慢性损伤;另有部分伤者的损伤是逐渐形成的,往往无明显受伤史。

肩袖损伤后的主要症状是肩关节周围疼痛,其次是肩部活动受限、肌肉痉挛和肌肉萎缩。一般慢性病例肩部不痛,只在做某一特殊动作时才出现疼痛。例如,在进行投弹训练时,当臂上举做反弓投弹姿势时才痛,并常常突然因疼痛而导致失手。这类伤者往往对训练造成较大影响。亚急性病例常因多次损伤逐渐形成。其症状为主动或被动地将使上臂外展60°～120°时出现疼痛,但被动将上臂外展超过120°或用力牵拉上臂,再继续将上臂外展时,疼痛则消失或减轻。这些均说明疼痛的出现是由于肩袖或肩峰下滑囊与肩峰和肩喙韧带反复摩擦造成的。检查时肱骨大结节处压痛,做抗外展或内外旋阻力检查时疼痛加重,外展明显受限。病程较久者冈上肌及三角肌可出现萎缩。

急性病例较少见,常因一次突然扭伤或动作过度而发生。主要表现为急性肩峰下滑囊炎的症状,即肩部疼痛,活动受限,肩外侧相当肩峰下面有剧烈疼痛。肩的外形也常因滑囊过度膨大,而

308

使肩的轮廓改变。肩部各个方向活动的抗阻力检查均出现疼痛或疼痛加重。

肩袖损伤严重时可发生完全断裂,一般较为少见,断裂者多为冈上肌肌腱断裂,并在局部剧痛处可摸到撕裂的裂隙。如肩袖断裂,虽然疼痛消失,但仍然无法主动地将上臂抬起。

肩袖损伤后早期 X 线检查异常,晚期有时可见肱骨大结节部有骨质硬化囊性、变或肌腱骨化。磁共振检查有一定诊断价值,常可见到局部出血、水肿等异常信号。

根据伤者病情的轻重,可采用肩关节制动、理疗或手术等方法进行治疗。在急性损伤的早期如能及时发现,注意给予肩部制动保护,则可以使损伤的组织得到良好的修复,避免病情向慢性或完全断裂的方向发展。肩袖损伤的治疗目前提倡关节镜下进行微创手术治疗,术后可以早期进行活动锻炼,手术效果良好。肩袖损伤的预防,应首先强调训练前准备活动必须充分;平时注意加强肩部肌肉的力量训练,增强肩部组织的抗损伤能力;训练中熟练掌握动作技术要领;严格按照循环训练法,实施训练计划,科学地控制好训练强度,这样才能有效地控制和预防肩袖损伤、甚至断裂的发生。

二、康复治疗手段

1. 术后第一阶段,最大限度保护(第 0 ~ 3 周)

(1)在最初的阶段,应注意修复的手术方式。保护手术修复部位:减轻疼痛/炎症反应,悬吊制动。患者教育:睡姿、动作矫正、冷疗等。主动辅助/被动活动度练习,逐渐增加肩关节活动度(手术医生指导下的)外旋达到45°,内旋达到45°,如仰卧位使用体操棒进行肩胛平面内的内外旋,前屈达到120°;仰卧位用对侧肢体协助进行主动关节前屈,肩胛稳定性练习,改善近端(肩胛)及远端的肌力和活动度。

(2)注意事项

①在训练之外保持悬带制动。

②避免超出手术医生规定的关节活动范围。

③避免在活动范围及等长收缩练习中产生疼痛。

2. 术后第二阶段,中度保护(第3~7周)

(1)继续第一阶段的练习,在可耐受的情况下增大活动范围。解除悬吊制动(在手术医生的指导下)。主动辅助活动范围练习,如仰卧位用体操棒练习前屈(肩胛平面),继续用体操棒练习内外旋,在活动范围及上肢控制改善后开始拉力器训练,用治疗球的肩胛稳定性练习(水平面以下),改良中立位的内外旋(亚极量),开始中立位的长力臂三角肌等长收缩。等张收缩练习肩胛、肘,在活动范围改进(>90°)后开始肱骨头稳定性练习。

(2)注意事项

①避免在日常活动中引起疼痛。

②避免主动抬高手臂。

③不能进行肩袖最大主动活动。

④避免在活动范围及治疗训练中引起疼痛。

⑤避免超出活动范围限制。

3. 术后第三阶段,功能和肌力增强(第 7 ~ 13 周)

(1)动作矫正。继续体操棒练习:内外旋,屈曲。柔韧性练习,水平内收(后侧关节囊牵伸)进展到功能性活动度练习(背后内旋,递毛巾)。肩带等张肌力练习,如肩胛前伸;用弹力带练习肩关节伸展。哑铃划动练习肩袖等张肌力练习。主动活动度,侧卧位外旋。在有足够肩带肌力量的基础上,在改良中立位进行弹力带内外旋练习。功能性力量练习,如仰卧位主动前屈活动范围练习(肩胛平面);进展到站立位前屈,进展到节律稳定性练习,进展到闭链练习。

(2)注意事项

①监控活动水平,限制过头动作。

②在活动及练习时避免耸肩。

③患者要避免猛烈运动及提重物。

(黄振俊)

第二节 肩关节脱位的康复

一、概述

进行军事训练时肩关节脱位是较常见的损伤之一。如在双杠练习中做杠上屈体前滚时，双上臂外展或肩倒立，然后屈体以双肩上臂为支撑轴，躯干向前滚动完成动作。但练习中由于要领掌握不好，存在恐惧心理，双手握杠未能及时一同放开，出现一手放杠过慢，结果使过慢侧肩关节极度外展、外旋，躯干也因惯性同时压向此侧，形成损伤"暴力"。由于肩关节前方肌肉韧带薄弱，所以在这种状态下极易发生肩关节脱位。

仰卧位推举杠铃锻炼类的动作还会使症状恶化。非创伤性损伤可发生在过头运动的运动员，如投掷手榴弹后的随球动作期，此时肩部处于水平内收和内旋位，肩关节不稳可保守治疗，但常需要手术治疗。

康复训练通常在肩关节后稳定术后 24 周开始。患者在早期需支具固定保护。康复程序强调早期进行控制下的活动，这样可以防止挛缩，以免在后期需要过度被动牵伸。早期不可实施内旋及水平内收，而且此后进展也要格外小心，以防后关节囊过度受力。患者重返训练场进行对抗性运动或手臂过头顶项目要不可早于术后 16 周。重要的是提醒患者防止再度损伤和对手术的不良影响。

二、康复治疗手段

1. 术后第一阶段（第 2~4 周）

（1）此阶段重点是在保护愈合组织的同时开始逐渐恢复关节活动度。患者除康复训练及洗浴外需全天候穿戴支具。早期的目标为通过减轻疼痛、改善胶原组织排列和营养关节软骨的积极作用，尽量减少制动带来的不利影响。开始外旋及前屈主动辅助关节活动度练习。水平内收及内旋被控制在中立位，以避免给后关节囊施加不当应

力。开始抓握练习及辅助下的腕肘关节主动活动度练习，如握拳练习，以改善循环，并避免制动带来的关节挛缩。开始肩带肌等长练习及侧卧肩带肌稳定练习，以确立近端力量基础并改善患者姿势。术后 3~4 周时，若症状允许可开始三角肌无痛范围内、内外旋肌的亚极量等长收缩练习（3~4周）。不得过度牵拉肩关节。

（2）注意事项

①不进行练习时应全天候制动。

②内旋及水平内收控制于中立位。

③学会利用冰敷来缓解术后疼痛及炎症。

④要密切注意关节的末端感以便判断是否发生挛缩。

⑤嘱患者佩戴支具。

2. 术后第二阶段（第 4~6 周）

（1）此阶段可去掉支具，患者继续在可耐受下进行外旋与前屈练习，但要以相对无痛为准则。前屈达到 90°，内旋关节活动度要控制在 45°以内。增强肩带肌力量练习，以建立近端稳定性。继续主动辅助关节前屈、外展练习。继续三角肌及内外旋肌群的等长收缩练习后关节囊保护下的肩带肌渐进性练习（改进闭链练习）。在肩胛平面进行闭链练习，使盂肱关节的协调性最佳。使肩关节位于外展及外旋位也可减小后关节囊的负荷。

（2）注意事项

①内旋要控制在 45°，水平内收要限制在中立位。

②保护后关节囊。

③避免肩袖炎症。

3. 术后第三阶段（第 6~12 周）

（1）全范围活动度，恢复上肢的正常灵活性内外旋等速肌力达到健侧的 85%。继续后关节囊保护下的渐进性肩带肌力量训练（避免或改进闭链练习）。此阶段继续在可耐受下进行外旋及前屈关节活动度练习。进行体操棒和拉力器训练。开始背阔肌力量训练，若肩带肌及肩袖肌力量足够强，开始肩胛平面上举练习。利用弹性阻力进行

改良中立位下的内外旋力量练习,将毛巾卷放在腋窝下可使上臂在练习时处于比较舒服的外展位,可促进肩部的血液循环。在可耐受下进行内旋训练。进行斜方肌、菱形肌、前锯肌和肩胛提肌的等张练习。包括划船练习(肩胛骨回缩)、耸肩练习。可开始进行全上肢的柔韧性练习。到此阶段末需恢复全范围关节活动度。应继续避免过大的被动牵拉。

肩肱运动中的"翼状肩"或肩胛代偿是常见的例子。有些患者在恢复灵活性时往往有过度牵伸的趋势。对此要严格监控。要使患者明白牵伸至疼痛范围的风险,它会引发炎症及肌肉防卫性收缩从而妨碍康复的进展。对于出现炎症的患者,则需要调整训练计划或待症状缓解后再继续进行康复训练。

(2)注意事项

①避免肩袖炎症。

②继续保护后关节囊避免过度被动牵拉。

4. 术后第四阶段(第12～18周)

(1)此阶段是患者重返运动或其他的功能活动的过渡阶段。在这一阶段要以患者的功能需要作为指导。这些功能需求要得到恢复,还要恢复正常的神经肌肉功能。继续全上肢力量训练(着重于离心收缩)。开始专项功能性往复训练。功能性往复训练只有在满足患者特殊功能要求时才能进行。功能性往复运动的质量是要求的重点,而且要在超负荷下逐渐进行。例如,患者要从双手胸前传球进展到双手过头传球。

(2)注意事项

①功能往复训练应无痛、专项活动时无明显疼痛。

②避免出现不稳定感。

③避免力量及稳定性丢失。

④避免过度训练。

(黄振俊)

第三节　桡骨远端骨折的康复

一、概述

官兵在训练过程中,不慎摔倒时,未经良好自我保护训练的人往往条件反射地用手支撑地面,特别容易造成桡骨远端骨折,也是手掌部着地时常常发生的骨折之一。格斗是侦察兵、防暴部队及某些军事比武的重要训练内容之一,当准备活动不充分,适应及反应能力差,场地条件差,动作要领掌握不好时,近身格斗也可发生桡骨远端骨折。一般骨折后,腕部肿痛畸形明显,经X线检查可确诊。严重时可伴有血管神经损伤。预防上应重视加强训练中的自我保护动作训练,克服恐惧心理,全面提高身体素质,特别在战术训练和夜间奔袭时,应熟练掌握应急状态时就地翻滚动作要领,克服摔倒时用手掌支撑触地的习惯性动作。

二、康复治疗手段

1. 保护期康复训练(0～6周)　维持正确的保护性制动,减轻水肿和疼痛,以及保持未受累关节的充分的活动范围,治疗重点是水肿。过度水肿会损伤周围组织的未受损细胞,延缓愈合时间。本着"制动、冷敷、加压、抬高"弹力织物和手套。在头顶上主动握拳有助于减轻水肿。

未受累关节(手指、肘、前臂、肩关节)的主动活动范围训练应在术后立即进行。在开始进行前壁练习之前必须确认远端腕关节的稳定性。要鼓励患者使用未受累关节进行必要的功能活动,以减少因制动面发生关节纤维化的危险性。

肩关节及肘部僵硬是桡骨远端骨折常见的并发症。关节僵硬常是由于制动、创伤和患肢肌力所致。鼓励患者进行轻微的腕关节功能活动以预防僵硬。对桡骨远端骨折进行相应治疗的同时,也应特别注重拇指与其余四指的练习。因为桡骨远端骨折也可能会发生屈肌腱和伸肌腱的粘连,应进行肌腱滑动练习,以促进指浅屈肌和指深屈肌各肌腱的分别滑动。也要进行指总伸肌的滑动练习，以促进手指单一性伸展和防止内在肌腱缩短。可以应用屈曲手套来增加掌指关节和指间关节的被动屈曲度。如果外在屈肌紧张，那么晚上应使用静态背伸位支撑夹板。可以使夹板逐渐重塑，使其随着时间而增大背伸角度。极度疼痛并伴有未解决的关节僵硬、肿胀、高度敏感性和皮肤光亮，可能是局部复合性疼痛综合征的早期征象。注意到的任何异常症状都应立即报告给相关外科医师。

2. 稳定期康复训练(6～8 周)

(1)消肿　冷敷，向心性按摩，水肿变硬时可采用温热水浴或冷热水交替浴。当骨折处达到临床愈合或经手术固定的骨折已稳定时，可进行腕关节和前臂轻柔的主动练习，这阶段可开始腕关节的单独伸展练习，以防止指长伸肌辅助腕关节伸展，并可促进抓捏功能提高的一些精细动作协调性练习，如小件物品操控、写字和打字。如果骨折稳定性允许，在此阶段可以开始轻度放松活动以及适度的关节活动。此后可进行主动辅助活动范围练习。当骨痂形成并且骨折处比较坚固时，可进行被动的活动和伸展。轻度的功能性活动练习，恢复正常活动和日常生活活动，如吃、穿、处理个人卫生。

(2)注意事项　在开始腕关节活动范围和轻度关节活动练习之前，必须通过骨性愈合或手术固定保证骨折的稳定

3. 骨折愈合期(8～12 周)

(1)当骨折处能经受住一定的压力和抵抗力时，主要取决于骨折愈合情况，所以定期复查 X 线片是很有必要的，可以规避风险。此时要增加被动伸展训练与关节活动练习，加强被动活动度，活动关节以达到最大可能的活动范围。此外，还可以开始渐进性肌力训练，以便恢复功能、工作和运动。腕关节渐进性抗阻训练及前臂渐进性抗阻训练，例如：逐渐从抗重力训练到加大力量的弹性带训练。等长和动力性抓、捏肌力练习，例如：橡皮

泥，手辅助器。ADL 训练、功能性活动训练、工作适应性训练。

(2)注意事项　逐步增加肌力训练强度，避免疼痛和代偿性改变。

（黄振俊）

第四节　舟骨骨折的康复

一、概述

训练中不慎摔倒时，未经良好自我保护训练的人往往条件反射地用手支撑地面，特别容易造成手舟骨骨折。

当用力伸腕及伸拇指时，在拇指根部上方有一个三角形的凹陷，医学上称为"鼻烟窝"，其两侧壁为拇长伸肌腱和拇短伸肌腱，底边为桡骨远端，手舟骨就位于"窝"的深处。手舟骨是构成腕关节的一块重要的骨头，形状似船形，故名"手舟骨"，常因跃进、卧倒或摔倒时用手掌着地发生骨折。此时由于腕部呈桡偏背伸位，地面的反作用力突然经手舟骨向上冲击，使其与桡骨关节面背侧缘或茎突缘相撞击而导致骨折。骨折早期局部肿痛、压痛、腕关节活动受限和鼻烟窝处压痛是早期诊断的主要特征，急性期过后肿痛消退，容易被忽视。陈旧性骨折的临床表现为活动痛及鼻烟窝压痛，个别严重者可导致腕关节创伤性关节炎，故有外伤史、鼻烟窝痛者应及时就诊，以求尽早得以诊断和治疗。

手舟骨骨折临床愈合比较困难，若早期处理不当或固定时间短，常常发生骨折不连接或手舟骨缺血性无菌性坏死，遗留长时间的局部疼痛，甚至发生腕部创伤性关节炎。因为手舟骨有 5 个关节面，分别与桡骨和其他 4 块腕骨构成关节，表面被骨膜覆盖的面积极小，解剖学上将手舟骨分为结节部、腰部、近侧基底部，其营养血管多位于结节部，腰部则极少，近侧基底部常无血供，而该骨

折的多发部位却恰巧在腰部及近侧基底部。由于血液循环差,表面无骨膜组织等因素的影响,加之手舟骨在腕部动态生物力学中所处的特殊位置,其骨折后两断端之间存在着很大的剪切力,难以固定在一起,另外该处骨折早期 X 线检查容易漏诊或忽视,以致延误治疗时机,极易导致骨折不愈合或骨质坏死。

陈旧性手舟骨骨折有特有的 X 线表现,即骨折线明显增宽,骨折端有囊性变,或骨折端密度增高,有骨硬化现象,临床上对陈旧性手舟骨骨折治疗方法较多,如植骨术、血管束埋入术、桡骨茎突切除术、手舟骨切除术及腕关节融合术等。目前认为,桡骨茎突切除术是治疗陈旧性手舟骨骨折的较好方法,适合我军的特点和满足尽早复训的要求。该手术较好地解除了骨折部位与桡骨关节背侧或茎突缘的接触,减轻了腕部的疼痛;切除部分桡骨关节面吸收了来自头状骨的压力,切断腕桡侧副韧带可去除其对手舟骨骨折块的牵拉,对预防创伤性关节炎起到了积极的作用。

二、康复治疗手段

1. 术后第一阶段,保护期(第 0 ~ 4 周)

(1)在保持正确制动保护的同时,第一阶段的目标是尽可能减小水肿和疼痛以及维持未受累关节的全部活动范围,制动保护、抬高、休息、冰/冷敷是必不可少的。2 ~ 4 周内去除术后辅料之后,用掌侧或两片前臂拇指热塑夹板,于腕背伸 0° ~ 20°且拇指在功能位行外固定,拇指指间关节不固定。未受累的指、肘、前臂和肩部各关节应在术后马上开始主动活动范围训练,如手内在肌(即骨间肌)练习,开始肘、前臂、肩的关节活动度练习。前臂关节活动范围是康复重点,以防止前臂旋转僵直。鼓励患者在前臂拇指塑托的限制范围内使用未受累关节进行轻度功能性活动。

(2)注意事项

①肩关节早期活动对防止粘连性关节囊炎至关重要。

②避免对抗性活动。

③为减小肌腱粘连的形成,应进行分别的肌腱滑动锻炼。

2. 术后第二阶段,稳定期(第 4 ~ 16 周)

(1)继续使用拇指前臂塑托。骨折位临床愈合或经外固定骨折已稳定,表明康复计划第二阶段可以开始。有的可早在术后第 4 ~ 6 周开始,有的则晚到第 16 周才开始。前一阶段的治疗目标应继续完成。腕和拇指的关节活动范围要在医师指导下进行。主动辅助活动范围和被动活动范围应同时进行,为达到更好的抓握功能,应早期开始单独的伸腕锻炼,以避免指长伸肌在伸腕时起辅助作用。指导患者在白天去除保护塑托以便进行活动度练习。如果持续肿胀,可在此时加入冷热交替浴。研究表明,热敷能促进肌肉放松,可在练习活动前应用。合适的热敷方式有热液流疗法、石蜡敷和湿热敷。热敷后应进行平缓的被动伸展。当骨折愈合并稳定时,开始进行长时间伸展。达到无痛范围内前臂、腕和手部的最大活动范围。轻度功能活动,精细动作协调性练习以促进拇指对掌功能,如操控小物体、写字、打字等;恢复正常的运动方式,通过诸如捏粉末、夹衣服来增强横向和二点捏力,进行日常生活能力训练:吃饭、穿衣、个人卫生。

(2)注意事项

①在开始腕部活动范围或轻度关节活动训练之前,必须通过骨性愈合或外固定使骨折稳定。

②腕和拇指关节活动度受限是这一阶段的常见并发症。

3. 术后第三阶段,骨折愈合(第 8 ~ 21 周)

(1)骨折能承受压力和抗力表明可进入第三阶段的康复。这一阶段最早在术后第 8 周最晚在术后第 21 周开始。进行腕关节伸展和关节活动,以达到最终可能的活动范围肌力训练。等长和动力抓捏肌力训练:捏粉末,手腕和前臂 PRE:哑铃,重量练习,工作适应性训练:特殊活动训练等。

(2)注意事项 渐进性肌力练习应逐步进行,

以免发生疼痛和代偿性活动。

（黄振俊）

第五节　腰椎间盘突出症的康复

一、概述

腰椎间盘突出症是军事训练中较为常见的损伤,并多发生于炮兵、舟桥等部队需要进行超重举高及搬抬操作的训练与作业中。该突出症的病理改变过程首先是由于外伤或劳损引发了椎间盘退行性变,然后因一次超重地搬抬或举高重物,或因一次剧烈运动使纤维环部分或完全破坏,并连同髓核一起向外膨出压迫神经或脊髓,导致一系列的神经症状出现,称之为椎间盘突出症。军事训练所致的椎间盘突出症多发生于腰4、5椎间隙和腰5骶1椎间隙。临床上常将腰椎间盘突出症分为膨出、突出、脱出、游离型四种病理形态改变。

腰椎间盘突出症是引起腰腿痛的主要因之一,其主要的临床表现为:剧烈的突发下腰痛,并伴有一侧或者双侧下肢放射性疼痛,一般应反射到膝关节以下的小腿外或后侧、足背、足趾等部位;咳嗽、打喷嚏、大便用力等加大腹部压力时,腰腿痛随之加重。专科检查可见80%~90%的伤者有脊柱侧弯及腰部正常前凸消失,这是一种自身自然的保护性代偿现象;直腿抬高试验阳性是其有力的诊断依据,X线检查可见脊柱侧弯、前凸消失,以及正位像可见腰椎间隙一边窄一边宽或侧位像腰椎间隙前窄后宽的影像学改变,这些均有助于腰椎间盘突出症的诊断。另外CT、MRI检查结果可提供更有价值的辅助诊断,但须与临床专科检查相符合,否则意义不大,如无相应体征,其仅能提供警示加强预防的信号。

被确诊为腰椎间盘突出症,特别是军事训练

所致的腰椎间盘突出症,并不可怕。80%~90%的伤者是不需要手术治疗的,其中绝大多数通过以腰背肌功能为主的体能训练就可得以治愈,并可很快恢复常规训练。其他保守治疗的方法很多,早期严格的卧床休息是重要的治疗手段,不应被忽视;局部理疗、牵引、中西医药等治疗仅为辅助治疗。只有很少的脱出型及游离型腰椎间盘突出症需要手术治疗,特别是当症状进行性加重,并出现下肢麻木、大便功能障碍时,则必须尽快急诊手术治疗;另外保守治疗超过半年仍然不能恢复训练或长期反复发者,也可考虑手术治疗。手术多采取椎板开窗摘除髓核及椎间盘的方法,手术安全可靠、疗效好,绝大多数术后3~6个月均能恢复常规训练。特别是近年来,我军部队医院针对军事训练伤的致伤、伤情及人群分布特征大多采用经皮腰椎间盘镜的手术方法,该手术属微创技术,具有创伤轻、致残率低、复训率高的优点,应作为军事训练所致腰椎间盘突出症的首选手术方法。

预防上要求从平时做起,在全面提高身体素质的体能训练的基础上加强对腰背肌的力量及柔韧性训练。由于我军军事训练及考核大纲中涉及腰背肌的训练及考核科目极少,而与之对应的腹部肌肉的训练及考核科目却相对较多,这必将导致脊柱的不平衡、不稳定,并使腰椎前凸消失,这就形成了导致腰椎间盘退行性病变及腰椎间盘突出症发生的病理解剖学基础。为此,我们提出参训者可做“燕子飞”动作进行腰背肌训练,即身体处于俯卧位并以腹部为支点,然后头肩上抬及双髋背伸,身体呈“燕子飞”状,每日2组次,每组次可根据个人情况而定为20~50次不等,持之以恒,必然可在最大程度上预防腰椎间盘突出症的发生。另外,在训练与作业中,当急需高举或搬抬重物时,应强调采取先屈膝再发力的动作,克服直腿弯腰发力的不良习惯,此举也必将减少腰椎间盘受损的概率。

二、康复治疗手段

1. 纠正日常工作及生活姿势

（1）正常坐姿　在腰椎尽量前突的基础上腰椎放松，这对腰椎间盘的压力相对较小。但是长久坐位仍是不利的，建议工作1小时应起身做一组腰部后伸运动，有利于缓解腰椎的紧张。

（2）正确站姿　昂首挺胸，腰椎轻度前凸，收腹，不弯腰驼背。

（3）搬重物时的正确姿势　靠近重物站立，屈膝、髋关节至重物高度，不要弯腰，通过伸膝关节抬起重物，站直后，移动下肢转身，避免扭动腰部。

2. 肌力训练（腰背肌、腹肌、双下肢肌力训练）

腰椎间盘突出症患者常存在腰背肌和腹肌力量的减弱，影响了腰椎稳定性，是腰痛迁延难愈的原因之一。因此，临床上应重视腰背肌和腹肌的锻炼，只有腰背肌与腹肌保持适当平衡，才能维持良好姿势及保持腰椎稳定性。腰椎间盘突出症患者如能长期坚持腰背肌和腹肌的锻炼，对预防腰痛的复发有积极作用。

（1）桥式训练　仰卧位，屈膝关节双足平放床面，与肩同宽。抬起臀部做"桥"式动作，使肩髋膝在一条直线上，慢慢返回原始位置。

（2）"燕飞"　俯卧位，双上肢置于体侧向天空方向抬起，同时双下肢抬高离开床面。

（3）牵拉腰背筋膜　仰卧位，屈髋屈膝使双膝尽可能地靠近胸部，吸气放松，呼气时使手尽量靠近腹部。

（4）弓步行走　右脚向前迈一大步，膝关节弯曲，角度>90°，左腿向后绷直，此动作近似武术中的右弓箭步。然后迈左腿成左弓步，左、右腿交替向前行走，上体直立，挺胸抬头，自然摆臂。

（5）后伸腿练习　双手扶住床头或桌边，挺胸抬头，双腿伸直交替后伸摆动，要求摆动幅度逐渐增大。

（6）提髋练习　身体仰卧位，放松。左髋及下肢尽量向身体下方送出，同时右髋、右腿尽量向上牵引，使髋骶关节做大幅度的上下扭动，左右交替，重复1~8次。

（7）日常生活功能训练　康复踏车练习。

3. 腰椎牵引

牵引按照不同重量及作用时间分为慢速牵引和快速牵引。牵引力量小，每次持续时间长，需多次牵引。快速牵引所用力量大，作用时间短，多数患者一次慢速牵引所用的治疗即可。目前临床治疗多采用安全性高、不良反应较少的慢速多次牵引，首次牵引力量不应低于自身体重的25%，现临床上牵引力量多用自身体重的70%。牵引时足跟部的床角应垫高15°左右。腰部可用纸裹成的硬卷加垫，直径约10cm。每次20~40分钟，每日1次，10次为1个疗程。

4. 按摩治疗

处于缓解期病情稳定的患者。在患者腰骶部及疼点实施滚法、揉法已到达滚法松筋，缓解肌肉痉挛的作用。配合点按手法，如委中穴、绝骨穴等。

5. 注意事项

（1）急性期应绝对卧床。

（2）佩戴腰围，减轻腰椎间盘的压力，保护支撑腰椎。

（3）腰椎骨折及骨质疏松者禁忌按摩治疗。

（黄振俊）

第六节　半月板损伤的康复

一、概述

半月板软骨在膝关节的功能及生物力学中扮演着重要角色。半月板的功能包括承重、传递负荷、吸收应力、稳定关节、滑润关节和协调关节等。军事训练中最常见的损伤机制是间接暴力突然的加速或减速运动，若同时伴有运动方向的改变，即可在膝关节内产生压力并传导至胫骨和股骨之间的半月板，导致半月板撕裂。患者在伤后会出现疼痛、渗出、交锁和关节线的局灶性持续性压痛。

若保守治疗无效,须考虑手术治疗。要决定行半月板修复术还是切除术,必须全面考虑半月板撕裂的结构类型、形状、位置、血供、大小、稳定性、组织存活力或质量,以及相关的病理学改变。有文献报道半月板切除将导致膝关节退行性变。与半月板全切相比,部分切除可以减少关节软骨的退变。

半月板损伤发生在运动中,即当一腿承重,膝关节微屈,足部小腿固定,身体猛然向前向内或向外旋转时,半月板受到股骨髁和胫骨髁的旋转挤压而被撕裂,故训练性膝关节半月板损伤常发生在战术动作训练、体能训练及夜间奔袭训练中。流行病学调查发现,仅在战术运动及夜间奔袭训练时不慎单腿失足于小坑内致伤者达66.3%。当失足踏入小坑内时,股四头肌突然放松失去对膝关节的稳定作用,加之惯性运动,此时正值膝关节呈半屈曲状,半月板定于股骨髁与胫骨髁之间极易受挤压而造成损伤。体能训练中的半月板损伤多发生在足、篮球等竞技活动及单杠训练下杠落地动作中,单腿半屈曲状态下的突然转体,使半月板受到瞬间强力挤压而发生损伤。

半月板修复及移植术后的康复计划应为愈合创造最佳环境。术式、修复固定方法、修复部位、联合手术以及手术医师的意见都直接影响负重计划、ROM限制及康复进程。因此,手术医师与康复医师之间的交流显得尤为重要,尤其是在康复早期保护阶段。

半月板修复及移植术后一般可立即进行ROM练习。早期活动可以减少制动所带来的一系列危害。半月板移植及半月板复合或放射状撕裂修复术后4周内负重应仅限于足趾着地行走。无论哪种半月板术式,在术后保护阶段都应佩戴双侧铰链式支具并锁定在0°,以使受累膝关节维持在完全伸展位。

二、康复治疗手段

1. 术后第一阶段(第0~6周)

(1)半月板修复术后患者应佩戴一个双侧铰链式膝支具,以使膝关节维持在完全伸展位。支具只在步行及睡觉时应用,一直戴到术后4~6周。半月板修复术后应即刻进行康复治疗。术后第一天即应开始股四头肌再训练,可将毛巾卷垫在手术侧膝关节的下面,进行股四头肌收缩练习,同时进行股四头肌再训练,应用肌肉电刺激器(EMS)或肌电图(EMG)进行股四头肌收缩练习。患者要进行ROM练习以达到完全伸展及所需屈曲角度,足跟下垫毛巾卷伸膝,俯卧位悬挂伸膝。伸展能够使半月板在关节囊中复位,而屈曲则会撕扯半月板后角,使其在关节囊内发生移位。半月板在屈曲时向后平移,而在屈膝60°以内时运动甚微。半月板复合或放射状撕裂修复术后进行足趾着地负重髌骨松动术,0°~90°范围内屈伸膝AAROM练习直腿抬高(各个平面)。

在初始保护期内(4~6周)进行AAROM练习时,屈膝应限制在90°选择性加入开链和闭链练习,双腿蹬踏和静蹲可以在0°~60°运动弧内进行。股四头肌亚极量等长练习可以在屈膝60°位进行。康复方案中还可加入短曲柄(90mm)功率自行车练习。正规康复训练及家庭治疗性训练计划中都应加入腘绳肌和小腿腓肠肌牵伸练习。电刺激可用于促进股四头肌功能再训练。应用器械进一步增强近端肌力。多功能髋关节训练仪用于增强髋伸肌肌力、渐进性抗阻练习、本体感觉练习(双下肢负重)。应鼓励患者在双侧铰链式支具维持伸膝下逐渐杖拐负重,渐进性负重练习:架拐,配伸膝支具从渐进性负重(PWB)训练到耐受范围内负重(WBAT)训练,在术后4~6周内禁止渐进性屈膝负重,因为半月板在这个姿势将承受更大的压力。术后4~6周时,支具可以调节至60°,以便步行时允许膝做伸屈活动。步态训练时,应用水槽或水下踏车可使患肢减少负荷。能够无痛步行时即可弃拐。当患者负重可达50%体重时即可开始本体感觉和平衡训练。

(2)注意事项 在这个最关键的保护期,必须强制执行负重比例和允许的ROM。应向患者反复强调这些注意事项,从而为半月板愈合提供最佳环境。家庭治疗性训练的依从性也应予以重视,以便在本阶段末更好地达到预期目标。

2. 术后第二阶段(第6~14周)

(1)半月板修复术后第二阶段康复旨在恢复患膝正常 ROM,增强肌力,以达到日常生活活动所需的水平。重点是被动完全伸膝,控制术后疼痛以及肿胀屈膝 ROM 达90°重获股四头肌控制,独立完成家庭治疗性训练计划开始股四头肌牵伸练习。

肌力训练方案仍需以闭链练习为主。股四头肌控制良好时(能很好完成股四头肌收缩练习/能无迟滞或疼痛进行 SLR),架拐或者手杖进行渐进性负重和可耐受范围内负重练习(支具调至0°~60°)。要增加蹬踏练习的难度,进行离心训练,之后过渡到单侧大角度(<90°)练习。可以开始0°~60°运动弧内渐进性抗阻静蹲练习,可用治疗球帮助支撑并增加舒适度。开始向前上台阶练习,逐渐增加台阶高度(10cm、15cm 及 20cm)。症状允许时可以增加台阶训练和踏步机练习,可以在逐渐增加坡度的踏车上进行倒走练习以增强股四头肌肌力,在无疼痛或捻发音的运动弧内进行等张伸膝练习,并监控髌股关节的症状。这种开链活动应该在双下肢支撑、轻微负重下进行,逐渐增加难度。开始向前下台阶练习,逐渐增加台阶高度(10cm、15cm 及 20cm)。

阶段末的功能性肌力目标为能够在控制住下肢无偏移的情况下,无痛下 20cm 台阶。术后 14 周时要进行向前下台阶测试。要进一步强化神经肌肉训练,包括对侧弹力治疗带练习等单侧平衡活动和平衡系统训练。掌握了这些活动以后,康复医师可以应用不稳平面(泡沫板、震荡板等)和适当的干扰进一步增强神经肌肉功能的训练。患者的家庭治疗性训练计划应根据评价结果和功能水平及时更新。

(2)注意事项 在本阶段,关键要恢复膝关节

AROM 和肌力,只有达到这些目标才能安全进入下一阶段。疼痛是判断 ROM 和肌力练习时治疗方案是否合适的最佳标准。在这一阶段应监控髌股关节的症状并根据情况及时调整练习,以避免膝前痛。

3. 术后第三阶段(第14~22周)

(1)达到前一阶段的晋级标准后,即可进入本阶段康复。本阶段旨在使受伤官兵的功能达到最佳状态,为其安全重返训练做好准备。术后 4 个月时开始踏车上跑步练习。先向前跑再倒退跑。重点强调长距离慢跑以及短距离速度跑。

继续下肢肌力和灵活性练习。要进一步强化等速训练和功能往复运动训练等肌力练习。有条件时应进行等速训练,等速训练从一开始的高速练习逐渐过渡至中到低速练习。在这个过程中要注意患者膝前不适等症状反馈和功能缺失。功能往复运动训练应遵从功能顺序原则,监控速度、强度、负荷、幅度和频率并根据情况随时调整方案。可以开始简单的训练活动,并逐渐过渡至稍复杂的练习(如双腿跳及拳击训练)。在敏捷度训练过程中,应观察患者有无恐惧感。

为了将肌力和功能定量化,要进行等速及功能性测试。单腿跳测试和双腿轮流跳测试可用于评价双下肢对称度,其评分应达到 85 分。手术医师将根据这些测试结果以及其他一些相关临床表现,如对专项训练动作有无惧怕心理等来判断患病官兵是否能够参与军事训练。

(2)注意事项

①韧性满足具体运动要求以后,患者才能重返专项功能和运动。因此,在开始高水平功能往复运动训练、敏捷度练习和专项运动练习之前必须达到这些标准。

②应密切观察训练中患者是否有惧怕心理,这有助于判断患者是否可以和(或)何时可以重返训练场。

(黄振俊)

第七节　膝关节交叉韧带
　　　　　损伤的康复

一、概述

　　膝关节由于其本身的解剖生理特点，是训练伤好发部位之一，如创伤性滑膜炎、半月板损伤，以及前后交叉韧带、内外侧副韧带伤等，均为军事训练中的常见损伤。前交叉韧带损伤大多数发生在运动时，尤其是方向快速变化和跳跃时，如篮球、足球、变速跑跑等训练项目中。要想在训练中避免或减轻膝关节损伤，加强膝关节的稳定性是十分重要的，故下肢的力量训练，特别是加强股四头肌的力量训练尤为重要。股四头肌力量的增强，对膝关节的稳定起着至关重要的作用。同时还应加强自我保护训练，如失足、落空、摔倒时的就地翻滚，即在一定程度上减少了膝关扭伤机会。训练前做好准备活动，使训练中下肢肌肉能协同配合，对防止膝关节损伤很有必要。另外，训练前对场地的选择和对环境设施的了解、检查也是十分重要的。

二、康复治疗手段

　　1. 术后第一阶段（第 0 ~ 2 周）

　　（1）进行踝泵运动，此阶段的康复重点是恢复完全被动伸直、渐进性负重、控制术后渗出以及股四头肌再训练。术后鼓励患者立即进行关节活动度训练，减少制动的不良作用，如关节软骨变性、胶原过度形成和疼痛。移植物等长放置可允许术后立即活动而不产生不良负荷。每天指导患者进行数次主动屈曲，辅助下主动伸直练习。如果患者难以达到屈曲关节活动度，则建议其使用关节持续被动活动（CPM）练习机。床旁坐位，利用小腿重量作用渐进牵拉股四头肌，增加屈膝范围。注意只能被动伸膝，忌主动伸膝。防止伸直受限是前交叉术后最重要的目标。前交叉韧带重建术后伸直受限可引起步态异常，加重髌股关节症状和股四头肌无力，所以应加强股四头肌等长收缩练习（在伸膝 10° ~ 30°的范围内进行），同时加强俯卧位屈膝腘绳肌的练习。术后 2 ~ 3 周内应达到完全伸直。为完成此目标，应指导患者在坐位和（或）卧位时将足跟部垫高，使重力以低负荷牵伸患膝。强调保持患肢正确体位，行走或睡觉时将支具锁定在 0°。拄拐三点步行练习（负重15%），注意保持平衡。调整双拐长度。

　　（2）注意事项：强化患者避免患膝过伸意识；增加腘绳肌渐进抗阻力运动（体疗室内进行）。

　　2. 术后第二阶段（第 2 ~ 6 周）

　　（1）随着股四头肌控制能力的提高，将支具调节到 0° ~ 50°，以满足平地步行需要的膝关节活动度。在可耐受的范围内逐步增加负重，间断扶拐步行以恢复正常步态。术后支具由术者定制（现成支具、髌骨护膝等）。随关节活动度和肌力增加，可增加其他闭链运动训练，如闭链静蹲。干扰训练：康复医师轻拍稳定训练器械时，患者努力保持平衡。继续强化平衡训练，包括单侧肢体负重、多平面支撑和干扰训练。这些动作试图消除或改变来自视觉、前庭和躯体感觉系统的感觉信息，以训练其他系统。让患者闭眼改变视觉，或者平衡练习时接球和扔球，将更有针对性地训练躯体感觉系统。加快对负荷的神经肌肉反应时间，可增加膝周的动态稳定，保护静态的重建组织，防止过度疲劳或再损伤。增加用弹力带抗阻练习健侧髋外展和伸直、逐步增加向前上台阶等单腿闭链运动练习，以强化力量和神经肌肉训练。术后 6 周，患者应可无痛地迈上 20cm 阶梯和完全控制下肢，进行上下台阶练习。

　　（2）注意事项　此期较常见的并发症是膝前痛。当患者常会在下肢肌力不足以进行相当水平活动时，提前进行这些活动。患者必须懂得限制站立、行走和上、下楼梯动作。

3. 术后第三阶段(第 6～14 周)

(1)恢复正常 ROM 下肢具有在无痛且控制良好的条件下从 20cm 高的阶梯上迈下的能力,提高 ADL 耐力,提高下肢灵活性,保护髌股关节。进行渐进性静蹲练习、蹬踏练习、弓箭步练习。一旦结果满意,可开始在踏车上跑步。首先进行倒退跑,因为与前进跑相比,倒退跑可降低髌股关节压力。

(2)注意事项 训练和功能活动时避免疼痛。在没有足够肌力和术者允许前,避免跑和运动训练。

4. 术后第四阶段(第 14～22 周)

(1)本阶段重点是为患者安全重返训练场做准备。踏车上逐步进行向前跑训练,着重是短距离加速跑或长距离慢速跑。将等张和等速伸膝的训练进展为全角度,继续在可耐受范围内加强渐进性抗阻训练和灵活性训练。根据患者运动项目进行专项训练,如灵活性训练(即减速训练),必要时采取功能往复运动训练以达到特殊运动项目的需求。注意训练对侧肢体灵活性,防止劳损,应依据评估结果不断调整康复治疗计划。建议患者第 1 天在适当热身后负重训练,第 2 天跑步,第 3 天功能往复运动,另外最后重要的是第 4 天休息 1 天让肌肉复原。

(2)注意事项

①治疗训练和功能活动时避免疼痛,在足够的肌力恢复和术者允许前,避免运动。

②禁止主动抗阻伸膝。

(黄振俊)

第八节 踝关节扭伤的康复

一、概述

全军军事训练医学研究所的调查研究表明,足踝部损伤是发生率较高的一种损伤。损伤以踝部为主,其中又以外踝部为多见,大多数为扭伤造成。足踝部是人体与地面接触的枢纽,行军、奔袭、通过障碍以及战术技术动作的完成,都离不开足踝部的协调动作,也可以说,训练中每个动作几乎都有足踝部参加,因此足踝部极易受到损伤。另外由于踝关节的解剖生理特点,内踝高外踝低,故极易造成外踝部的韧带损伤。

足踝部损伤虽然在军事训练中发生率较高,但是很少合并骨折发生,常被认为是"小伤小病"。的确,大多数足踝部损伤,未严重伤及骨质和重要韧带,经数日至数周的停训,均可自愈。但是由于忽视确诊和漏治,将极易导致晚期创伤性关节炎的形成,严重影响足踝部的功能,甚至可致残。因此对足踝部的训练损伤应注重预防和早期诊治。

踝关节扭伤后,由于早期未得到重视、误诊和未治疗,从而导致踝关节不稳定,遇到路面稍不平整或小腿肌肉疲劳后,极易发生再损伤、反复损伤,这就是我们称为的不良习惯性扭伤,或俗称习惯性"崴脚"。就大多数踝关节损伤的机制而言,踝关节扭伤时,由于足处于跖屈内翻位置,此时在踝部外侧有一条十分重要的韧带称为距腓前韧带,将首先受损,如果其发生断裂或受损松弛,早期又未得到正确的处置,使踝关节出现严重前后不稳,就极易发生习惯性踝关节扭伤。因此,加强距腓前韧带的保护、及时诊治是重要的预防措施。

二、康复治疗

1. 保护期康复训练(0～6 周) 手术结束后可见患脚肿胀疼痛,包括坐位和仰卧位时都要抬高患肢。在出院之前,应该指导患者在合适的辅助工具保护下进行不负重状态下的步行练习。同时应该进行近端肌力的练习,以及躯干及上肢的有氧肌力练习(例如上肢功率仪)。这些训练的目的是要保持全身的适应状态,为负重储备足够的近端肌力。术后 2 周开始由不负重过渡到渐进可耐受负重,应在适当工具保护下进行。术后 4 周,可以鼓励患者进行踝关节主动活动度练习,但应限制中立位以外的背屈和外翻。在术后 6 周以后才允许有跖屈和内翻的动作。在适当指导下从术后 4 周开始进行踝关节周围肌肉的亚极量等长肌力练习。到术后 6 周,患者佩戴石膏开始恢复正常步态和负重的练习。

2. 稳定期康复训练(6~8 周)　6 周以后各个平面内的关节活动度均不再受限。对韧带接合部施以可控的周期性外力可以促进其增生和力量的恢复。患者的主动关节活动度应该首先在矢状面内进行,然后过渡到多个平面的运动。等张肌力练习可在本阶段才开始,前提是在某一平面内 50% 的关节活动度都是无痛的。这些肌力练习要借助皮筋、踝部重量块或者在抗重力下进行。所有患者都应该在无痛和不出现肿胀的情况下可耐受地练习。关节囊肿胀的增加会降低本体感觉和运动觉,因此通过各种理疗来减轻肿胀,可以在一定程度上增加关节活动度和改善本体感觉的缺失。温差浴就是一种安全有效的方法。它利用血管舒张和收缩反复作用于关节,从而减轻肿胀。建议冷水浴的温度控制在 10℃~15℃,热水浴的温度控制在 34℃~36℃,二者的时间比控制在 1:3。要求重复做 4 次,最后以冷水浴结束。

康复过程中应尽早进行本体感觉训练。起初,本体感觉的练习应该在相对平稳的平面上进行,比如在振动平板上进行矢状面和冠状面的练习,然后逐渐加大平板的难度,到多方向的振动平板或平衡垫。多方向平板练习的难度应该和患者的关节活动度及疼痛限度相一致。如果条件允许的话,专业的平衡系统可以提供多种本体感觉训练模式,并且可以评价其缺失和进展程度。在振动平板上取得进步的同时,应该有视觉输入的变化来增加前庭和本体感觉的输入。

在本阶段的康复中,踝关节由于被固定,所以很难重获关节活动度。除了附属的关节松动以外,解决筋膜的限制也很重要。如果存在背屈受限,原因则可能是小腿前间隔和伸肌支持带筋膜的限制。适当地放松肌筋膜可能会起作用。距骨小腿关节的牵引对于消除疼痛非常有效。为了防止软组织的限制,要注意腓肠肌的长度和柔韧性。腓肠肌的紧张是造成踝关节扭伤的原因之一,因此在术后应该把它当成软组织受限来观察。

3. 骨折愈合期(8~12 周)

(1)继续控制肿胀,进行冷敷　关节活动度应达到全范围的活动度(最晚 12 周)。重点是多方向运动,在平板上进行站立、负重练习。增强柔韧性训练,坚持腓肠肌和比目鱼肌的牵伸,软组织松动和肌筋膜放松,主要针对后侧收缩性组织和筋膜。进行本体感觉训练,如单足站立睁眼闭眼,在平衡系统进行动态神经肌肉训练,在本体感觉平板、振动平板、泡沫滚筒上单足站立,在外加干扰下或其他模式的动态稳定性练习和多任务练习,抛球、接球练习等。此阶段肌力练习重点在内翻肌、外翻肌和其他保护踝关节的肌肉群,节律性稳定练习,离心和向心练习,开链模式。皮筋,手法抗阻,等速训练,上下台阶练习,运动带练习(后向,侧向)。肌肉耐力练习训练,利用治疗阶梯,踏步功能往复运动,双足跳跃,单足跳跃和踏车练习。

(2)注意事项　教育患者坚持对动作进行矫正,避免留下不良习惯或后遗症。

(黄振俊)

第五篇

神经运动系统损伤康复技术应用

    按照军事医学理论与康复医学进展,在伤病残军人中患有损伤性疾病的军人占有很大比例。有效的康复治疗、训练和心理疏导,能使伤残者、慢性伤病患者得到最大限度的恢复,尤其伤病残预防和伤病残康复技术的应用,使伤病残军人身体残留部分的功能得到充分的发挥,以最大可能恢复伤病残军人的战斗力和工作能力。

    常见损伤性疾病康复是物理疗法、作业疗法等各种治疗技术在临床疾病上的综合运用。主要内容包括脑血管意外、脑瘫、脊髓损伤、颈肩腰腿痛等康复医学科常见疾病的康复评定和康复治疗方法。

第一章 >>>

脑损伤的康复

颅脑损伤是一种常见外伤,可单独存在,也可与其他损伤复合存在。颅脑损伤患者伤情复杂、死亡率高。经过积极的抢救治疗,部分患者虽然幸存,但是遗留不同的神经功能障碍。当患者处于"救命"阶段时,如忽视早期的康复治疗,将会导致本可避免的残疾。

第一节 脑出血的康复

一、脑出血概述及分类

(一)概述

脑出血是指非外伤性脑实质内血管破裂引起的出血,占全部脑卒中的20%~30%,急性期病死率为30%~40%。发生的原因主要与脑血管的病变有关,即与高血脂、糖尿病、高血压、血管的老化、吸烟等密切相关。脑出血的患者往往在情绪激动、费劲用力时突然发病,早期死亡率很高,幸存者中多数留有不同程度的运动障碍、认知障碍、言语障碍等后遗症。

(二)分类

1.蛛网膜下腔出血 病因如下:

(1)动脉瘤破裂引起。

(2)血管畸形。

(3)动脉硬化。

(4)颅内异常血管网症。

(5)其他不明原因。

2.脑出血 病因如下:

(1)高血压引起。

(2)继发于梗死后的出血。

(3)肿瘤性出血。

(4)血液病引起。

(5)动脉炎引起。

(6)药物引起。

(7)脑血管畸形或动脉瘤引起。

(8)其他不明原因。

3.硬膜外出血

4.硬膜下出血

二、功能障碍的特征

障碍学是临床医学在对疾病研究的基础上,对障碍本身进行的研究。障碍学研究是康复医学的核心内容,是康复医学沿着正确方向发展的前提。障碍是疾病导致的,它从不同角度或层次上影响患者回归家庭与社会。康复医学就是针对不同层次的障碍,利用一切有效的、综合的手段使障碍者各方面得到最大限度的改善,使之回归社会。偏瘫患者有三个层次上的障碍。

1. 功能、形态障碍(Impairment) 指脑卒中后机体功能障碍。临床症状因脑损伤的部位、病灶大小、患者的年龄和身体素质的不同,差异很大。

(1)基本功能障碍 如运动功能障碍、器质性精神症状、失语、失用、失认及感觉障碍等。

(2)原发合并症 由病灶部位决定,如视野缺损、癫痫等。

(3)继发合并症 由于没能对疾病的基本功能障碍采取科学合理的康复措施而造成的继发性损害。继发性损害分为全身(如体位性低血压、感染、体力低下、精神功能低下等)和局部合并症(如关节挛缩、肌肉失用性萎缩、骨质疏松、异位骨化、压疮、肩手综合征、肩周炎、静脉血栓和浮肿等)。

针对患者的功能障碍,康复应采取"治疗"的方法,应从以下几个方面着手进行:①预防合并症;②促进瘫痪肢体恢复;③改善失语;④改善认知功能;⑤增进体力。

2. 能力障碍(Disability) 指因功能或形态学障碍导致的进食、梳洗、如厕、洗澡、更衣、转移、步行、上下楼梯及交流障碍等。康复应采取:①日常生活活动训练;②拐杖、矫形器、轮椅、自助器具的使用;③环境改造。

3. 社会障碍(Handicap) 即社会群体水平障碍。指存在能力障碍的患者因各种不利的社会环境因素(建筑结构、公共场所设施、社会群体对残疾人的态度、法律及政府的相关政策等)而导致失业、在单位或家庭中的作用低下、人生价值丧失等。康复医学采取"改善环境"的方法,其中包括:①房屋改造;②城市无障碍环境改造;③对家庭的教育与指导;④提高社会人群素质;⑤职业康复;⑥社会康复等。

4. 主观的体验障碍 它是指患者对疾病与障碍的心理承受水平,与患者的年龄、性格、文化程度、职业及社会地位等因素有着密切的关系。康复医学采取"心理治疗"的方法,其中包括:①心理的支持疗法;②协助患者承受与克服障碍。

以上各种水平的障碍是康复工作者收集资料、思考与设计康复方案的依据,必须根据具体情况分析患者存在的问题,采取综合全面的康复措施。

三、康复评定

在临床检查的基础上,对患者的功能障碍的性质、部位、范围、严重程度、发展趋势、预后和转归情况进行客观的定性或定量的评价,并根据结果制定有效的康复计划、评定内容。

(一)运动功能

运动障碍是由于上运动神经元受损,使运动系统失去高位中枢的控制,从而使原始的、被抑制的皮层以下中枢的运动反射释放,引起运动模式异常。表现为肌张力高,肌群间协调紊乱,出现异常的反射活动,即共同运动、联合反应和紧张性反射等脊髓水平的原始运动形式。评定包括肌力、肌张力、随意性、协调性、平衡能力和步态等几个方面。

1. 肌力评定 常采用徒手肌力检查 Lovett 六级分级法(表 5-1-1)。

表 5-1-1 肌力分级标准

0	不能触及肌肉的收缩
1	可触及肌肉的收缩,但不能引起关节的活动
+1	解除重力的影响,可完成全关节活动范围的 50%
2-	解除重力的影响,可完成全关节活动范围的 50% 以上
2	解除重力的影响,完成关节活动范围的运动

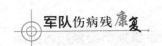

续　表

2 +	抗重力完成正常关节活动范围的50%以下
3 -	抗重力完成正常关节活动范围的50%以上
3	抗重力完成全关节活动范围的运动
3 +	抗重力时关节能完成全范围的活动,抗较小阻力时能完成部分范围活动(ROM≤50%)
4 -	抗部分阻力时关节能完成大部分范围活动(ROM>50%)
4	抗重力及轻度阻力,完成全关节活动范围的运动
4 +	抗充分阻力时关节能完成小部分范围活动(ROM≤50%)
5 -	抗充分阻力时关节能完成大部分范围活动(ROM>50%)
5	抗充分阻力时关节能完成最大范围活动(ROM100%)

2.肌张力评定　肌张力评定是指被动活动肢体或按压肌肉时所感到的阻力,为一种主观感受。表5-1-2为改良 Ashworth 痉挛量表,表5-1-3为综合痉挛量表。

表5-1-2　改良 Ashworth 痉挛量表

级别	肌张力	标准
0	肌张力不增加	被动活动患侧肢体在整个范围内均无阻力
1	肌张力稍增加	被动活动患侧肢体到终末端时有轻微阻力
1 +	肌张力稍增加	被动活动患侧肢体时在前1/2ROM 中有轻微的"卡住"感觉后1/2ROM 中有轻微的阻力
2	肌张力轻度增加	被动活动患侧肢体在大部分 ROM 内均有阻力,但仍可以活动
3	中度增高	被动活动患侧肢体在整个 ROM 内均有阻力,活动比较困难
4	重度增高	患侧肢体僵硬,被动活动困难

表5-1-3　综合痉挛量表

腱反射	肌张力	阵挛
0分:无反射 1分:反射减弱 2分:反射正常 3分:反射活跃 4分:反射亢进	0分:无阻力 2分:阻力降低 4分:正常阻力 6分:阻力中度增加 8分:阻力重度增加	1分:无阵挛 2分:阵挛1~2次 3分:阵挛2次以上 4分:阵挛持续超过30秒
结果判定:0~6分:无痉挛;7~9分轻度痉挛;10~12分中度痉挛;13~16分:重度痉挛		

3. 协调性评定　协调是指人体产生平滑、准确、有控制的运动的能力,运动的质量应包括按照一定的方向和节奏,采取适当的力量和速度,达到准确的目标,协调与平衡等。

(1)指鼻试验　常用于上肢的协调性检查,患者用自己的食指,先接触自己的鼻尖,再去接触检查者的食指。检查者通过改变自己的食指位置,来评定患者在不同平面内完成该实验的能力。

(2)跟—膝—胫试验　常用于下肢的协调性检查,患者仰卧位,抬起一侧下肢,先将足跟放在对侧下肢的膝盖上,再沿胫骨前缘向下推移。

4. 平衡功能评定　Berg 平衡量表(表 5 - 1 - 4)正式发表于 1989 年,由加拿大的 Berg 等人设计。Berg 平衡量表是一个标准化的评定方法,已广泛应用于临床。它将平衡功能从易到难分为 14 项,每项分为 5 级,即 0、1、2、3、4。最高得 4 分,最低得 0 分,总积分为 56 分,最低为 0 分,检查工具包括秒表、尺子、椅子、小板凳和台阶。

表 5 - 1 - 4　Breg 平衡量表评定标准

1. 从坐位站起	4 分	不用手扶能够独立站起并保持稳定
	3 分	用手扶着能够独立站起
	2 分	几次尝试后自己用手扶着站起
	1 分	需要他人小量的帮助才能站起或保持稳定
	0 分	需要他人中等或大量的帮助才能站起或保持稳定
2. 无支持站立	4 分	能够安全站立 2min
	3 分	在监视下能够站立 2min
	2 分	在无支持的条件下能够站立 30s
	1 分	需要若干次尝试才能无支持站立达 30s
	0 分	无帮助时不能站立 30s
3. 无靠背坐位,但双脚着地或放在一个凳子上	4 分	能够安全地保持坐位 2min
	3 分	在监视下能够保持坐位 2min
	2 分	能够坐 30s
	1 分	能够坐 10s
	0 分	没有靠背支持不能坐 10s
4. 从站立位坐下	4 分	最小量用手帮助安全坐下
	3 分	借助于双手能够控制身体的下降
	2 分	用小腿的后部顶住椅子来控制身体的下降
	1 分	独立地坐,但不能控制身体的下降
	0 分	需要他人帮助坐下
5. 转移	4 分	稍用手扶就能够安全转移
	3 分	绝对需要用手扶就能够安全转移
	2 分	需要口头提示或监视才能够转移
	1 分	需要一个人帮助
	0 分	为了安全,需要两个人的帮助或监视

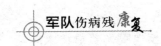

6. 无支持闭目站立	4分	能够安全站 10s	
	3分	监视下能够安全站 10s	
	2分	能站 3 秒	
	1分	闭眼不能达 3 秒，但站立稳定	
	0分	为了不摔倒而需要两个人的帮助	
7. 双足并拢站立不需扶持	4分	可双足并拢站立 1min	
	3分	双足并拢站立 1min，需监护	
	2分	双足并拢站立不能坚持 30s	
	1分	到站位需要帮助，但双足并拢可站立 15s	
	0分	到站位需要帮助，但双足并拢站立不足 15s	
8. 手臂前伸	指导：手臂上举 90 度，尽可能伸手取远处的物品。（检查者将直尺置于指尖处，臂前伸时勿触及直尺。测量身体尽量前伸时的距离）		
	4分	可前伸 >25cm	
	3分	可前伸 >12cm	
	2分	可前伸 >5cm	
	1分	前伸，需要监护	
	0分	需帮助避免跌倒	
9. 自地面拾物	4分	可轻松拾起	
	3分	可拾起，需要监护	
	2分	不能拾起，差 2.54 ~ 5.08cm（1 ~ 2 英寸），可保持平衡	
	1分	不能拾起，尝试时需监护	
	0分	不能尝试/需要辅助避免跌倒	
10. 躯干不动，转头左右后顾	4分	左右后顾时重心移动平稳	
	3分	只能一侧后顾，另一侧有少量重心移动	
	2分	只能转到侧面，但可维持平衡	
	1分	转头时需要监护	
	0分	需要辅助避免跌倒	
11. 转身 360 度	4分	双侧都可在 4s 内完成	
	3分	一侧可在 4s 内完成	
	2分	能完成转身，但速度慢	
	1分	转身时需密切监护或言语提示	
	0分	转身时需要辅助	

续 表

12. 计数脚底接触板凳的次数	4 分	可独自站立,20s 内踏 8 次
	3 分	可独自站立,踏 8 次超过 20s
	2 分	监护下,无辅助可踏 4 次
	1 分	最简单的辅助可踏 2 次
	0 分	需要辅助才能避免跌倒,不能尝试踏凳
13. 无扶持站立,一只脚在前	4 分	双足可前后接触位站立 30s
	3 分	双足前后站立不能接触站立 30s
	2 分	可迈小步后独立坚持 30s
	1 分	迈步需要帮助,坚持 15s
	0 分	站立或迈步失衡
14. 单腿站立	4 分	可抬腿,坚持超过 10s
	3 分	可抬腿 5~10s
	2 分	可抬腿超过 3s
	1 分	尝试抬腿,不能坚持 3s,但可独自站立
	0 分	不能尝试/需要辅助避免跌倒

5. 步态分析 步态是指人体在行走时的姿势,通过髋、膝、踝、足趾的一系列连续性活动使身体沿着一定方向移动的过程。步态分析是利用力学概念和已掌握的人体解剖、生理学知识对人体行走功能的状态进行客观的定性和(或)定量分析,为康复治疗提供有益的指导。表 5-1-5 为偏瘫步态分析记录表。

(1)观察法 为一种定性分析方法,通过患者按习惯的方式来回行走,检查者从不同方向(正、背、侧面)观察,注意全身姿势和下肢关节的活动,通过简要描述的方式或检查表记录存在的问题。

(2)测量法 常用足印法,即用滑石粉或墨水使患者行走在规定走道上或地面铺的白纸上,留下足印测试距离至少 6m,每侧不少于 3 个连续足印,以便分析左右两侧各步态参数。

(3)实验室步态分析 包括运动学分析和动力学分析,因所需设备昂贵、分析过程复杂,多用于科学研究,很少用于临床。

表 5-1-5 偏瘫步态分析记录表

步行周期	关节	评价项目
站立相	踝关节	全脚掌同时着地
		足尖先着地
		内翻(站立相初期)
		内翻(全站立相)
		足跟先着地(几乎正常)

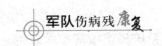

续 表

	膝关节	折膝
		轻度膝反张
站立相		中、重度膝反张
		稍屈曲位稳定
		正常
	髋关节	躯干前倾
		1.外旋 2.内旋 3.外展 4.内收
		稳定,几乎正常
	踝关节	足下垂、足尖拖地
		内翻
		过度屈曲
		旋转(内、外)
	膝关节	屈曲不充分
		膝弛缓
迈步相		过度屈曲
		划圈
		几乎正常
	髋关节	髋上提
		强直
		外旋(迈步相初期)
		外旋(全迈步相)
		1.内旋 2.外展 3.内收
		过度屈曲
		几乎正常

6. Brunnstrom 运动分期 为临床上应用最早的脑卒中运动功能半定量评估方法,包括躯干、四肢、步态等方面的内容,评估全面细致,既评估患侧,也评估健侧,它将运动功能的恢复分为Ⅰ～Ⅵ阶段(表5-1-6)。

表5-1-6 Brunnstrom 四阶段评价表

阶段	上肢	手	下肢
Ⅰ	无任何运动	无任何运动	无任何运动

328

续　表

II	出现联合反应,但无关节运动的随意肌收缩,出现痉挛	仅有极细微的屈指	出现联合反应,但无关节运动的随意肌收缩,出现痉挛
III	可随意发起共同运动	能全指屈曲,可有钩状抓握,但不能伸指	坐或立位时,有髋、膝、踝的协同性屈曲
IV	1. 肩伸展0°,肘屈90°的情况下前臂可旋前,旋后 2. 在肘伸直的情况下,肩可前屈90° 3. 手背可触及腰骶部	能侧捏及松开拇指,手指有半随意的小范围伸展屈曲	坐位,足可向后滑到椅子下方;在足跟不离地情况下能背屈踝
V	1. 肘伸直时肩可外展90° 2. 在肘伸直时肩前屈30°~90°的情况下,前臂可旋前和旋后 3. 肘伸直,前臂中立位,臂可上举过头	可作球状和圆柱状抓握,指可作集团伸展,但不能单独伸展	健腿站立位,患腿在髋伸展位下能屈膝;立位,在伸膝的情况下,踝可背屈,足可向前迈步
VI	运动协调近于正常手指,指鼻无明显辨距不良,但速度比健侧慢(≤5秒)	所有抓握均能完成,但速度和准确性比健侧差	立位伸膝位可使髋外展,坐位上,在伸膝的情况下髋可内外旋,并伴有足的内外翻

7. Fugl - Meyer 量表　Fugl - Meyer 量表是由瑞士医生 Fugl - Meyer 在 Brunnstrom 评估的基础上发展而来的。其中上肢运动功能的最高积分为66分,下肢运动功能的最高积分为34分,总分100分(表5-1-7)。

表5-1-7　Fugl—Meyer 运动功能评定表

上肢

检查项目	0分	1分	2分
坐位或仰卧位			
1.有无反射活动			
(1)肱二头肌	不引起反射活动		能引起反射活动
(2)肱三头肌	不引起反射活动		能引起反射活动
2.屈肌协同运动			
(3)肩上提	完全不能进行	部分完成	无停顿地充分完成
(4)肩后缩	完全不能进行	部分完成	无停顿地充分完成
(5)肩外展≥90°	完全不能进行	部分完成	无停顿地充分完成
(6)肩外旋	完全不能进行	部分完成	无停顿地充分完成
(7)肘屈曲	完全不能进行	部分完成	无停顿地充分完成
(8)前臂旋后	完全不能进行	部分完成	无停顿地充分完成

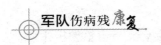

3. 伸肌协同运动			
(9)肩内收、内旋	完全不能进行	部分完成	无停顿地充分完成
(10)肘伸展	完全不能进行	部分完成	无停顿地充分完成
(11)前臂旋前	完全不能进行	部分完成	无停顿地充分完成
4. 伴有协同运动的活动			
(12)手触腰椎	没有明显活动	手仅可向后越过髂前上棘	能顺利进行
(13)肩关节屈曲90°,肘关节伸直	开始时手臂立即外展或肘关节屈曲	在接近规定位置时肩关节外展或肘关节屈曲	能顺利充分完成
(14)肩0°,肘屈90°,前臂旋前、旋后	不能屈肘或前臂不能旋前	肩、肘位正确,基本上能旋前、旋后	顺利完成
5. 脱离协同运动的活动			
(15)肩关节外展90°,肘伸直,前臂旋前	开始时肘就屈曲,前臂偏离方向,不能旋前	可部分完成此动作或在活动时肘关节屈曲或前臂不能旋前	顺利完成
(16)肩关节前屈举臂过头,肘伸直,前臂中立位	开始时肘关节屈曲或肩关节发生外展	肩屈曲中途、肘关节屈曲、肩关节外展	顺利完成
(17)肩屈曲30°～90°,肘伸直,前臂旋前旋后	前臂旋前旋后完全不能进行或肩肘位不正确	肩、肘位置正确,基本上能完成旋前旋后	顺利完成
6. 反射亢进			
(18)检查肱二头肌、肱三头肌和指屈肌三种反射	至少2～3个反射明显亢进	一个反射明显亢进或至少二个反射活跃	活跃反射≤1个,且无反射亢进
7. 腕稳定性			
(19)肩0°,肘屈90°时,腕背屈	不能背屈腕关节达15°	可完成腕背屈,但不能抗拒阻力	施加轻微阻力仍可保持腕背屈
(20)肩0°,肘屈90°,腕屈伸	不能随意屈伸	不能在全关节范围内主动活动腕关节	能平滑、不停顿地进行
8. 肘伸直,肩前屈30°时			
(21)腕背屈	不能背屈腕关节达15°	可完成腕背屈,但不能抗拒阻力	施加轻微阻力仍可保持腕背屈
(22)腕屈伸	不能随意屈伸	不能在全关节范围内主动活动腕关节	能平滑、不停顿地进行
(23)腕环形运动	不能进行	活动费力或不完全	正常完成
9. 手指			
(24)集团屈曲	不能屈曲	能屈曲但不充分	能完全主动屈曲
(25)集团伸展	不能伸展	能放松主动屈曲的手指	能完全主动伸展
(26)钩状抓握	不能保持要求位置	握力微弱	能够抵抗相当大的阻力

(27)侧捏	不能进行	能用拇指捏住一张纸,但不能抵抗拉力	可牢牢捏住纸
(28)对捏(拇食指可挟住一根铅笔)	完全不能	捏力微弱	能抵抗相当的阻力
(29)圆柱状抓握	不能保持要求位置	握力微弱	能够抵抗相当大的阻力
(30)球形抓握	不能保持要求位置	握力微弱	能够抵抗相当大的阻力
10.协调能力与速度(手指指鼻试验连续5次)			
(31)震颤	明显震颤	轻度震颤	无震颤
(32)辨距障碍	明显的或不规则的辨距障碍	轻度的或规则的辨距障碍	无辨距障碍
(33)速度	较健侧长6秒	较健侧长2~5秒	两侧差别<2秒

下肢

检查项目	0分	1分	2分
仰卧位			
1.有无反射活动			
(1)跟腱反射	无反射活动		有反射活动
(2)膝腱反射	无反射活动		有反射活动
2.屈肌协同运动			
(3)髋关节屈曲	不能进行	部分进行	充分进行
(4)膝关节屈曲	不能进行	部分进行	充分进行
(5)踝关节背屈	不能进行	部分进行	充分进行
3.伸肌协同运动			
(6)髋关节伸展	没有运动	微弱运动	几乎与对侧相同
(7)髋关节内收	没有运动	微弱运动	几乎与对侧相同
(8)膝关节伸展	没有运动	微弱运动	几乎与对侧相同
(9)踝关节跖屈	没有运动	微弱运动	几乎与对侧相同
坐位			
4.伴有协同运动的活动			
(10)膝关节屈曲	无主动运动	膝关节能从微伸位屈曲,但屈曲<90°	屈曲>90°
(11)踝关节背屈	不能主动背屈	主动背屈不完全	正常背屈
站位			
5.脱离协同运动的活动			

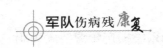

(12)膝关节屈曲	在髋关节伸展位时不能屈膝	髋关节0°时膝关节能屈曲,但<90°,或进行时髋关节屈曲	能自如运动
(13)踝关节背屈	不能主动活动	能部分背屈	能充分背屈
仰卧			
6.反射亢进			
(14)查跟腱、膝和膝屈肌三种反射	2~3个明显亢进	1个反射亢进或至少2个反射活跃	活跃的反射≤1个且无反射亢进
(15)震颤	明显震颤	轻度震颤	无震颤
(16)辨距障碍	明显不规则的辨距障碍	轻度规则的辨距障碍	无辨距障碍
(17)速度	比健侧长6秒	比健侧长2~5秒	比健侧长2秒

　　根据积分情况,将肢体运动功能分为Ⅳ级以判断患者当前的功能状况

表5-1-8　Fugl-Meyer评价法运动积分的临床意义

运动积分	分级	临床意义
<50分	Ⅰ	患肢严重运动障碍
50~84分	Ⅱ	患肢明显运动障碍
85~90分	Ⅲ	患肢中度运动障碍
96~99分	Ⅳ	患肢轻度运动障碍

(二)感觉功能

1.一般感觉

(1)浅感觉　包括痛觉、温度觉和触压觉,是皮肤和黏膜的感觉。

(2)深感觉　包括运动觉、位置觉、震动觉,是肌肉、肌腱、骨膜和关节的感觉。

(3)复合感觉　包括形体觉、两点辨别觉、定位觉、图形觉和重量觉等。为大脑顶叶皮质对感觉刺激的综合、分析、统一与判断的能力,因此又称为皮层感觉。必须在深、浅感觉正常时检查才有意义。

2.特殊感觉　包括视觉、听觉、嗅觉和味觉等。

(1)检查者须耐心细致,使患者了解检查方法并充分配合,注意调整患者的注意力。

(2)患者体位合适,检查部位应松弛,以提高检查准确性。

(3)先检查正常一侧,使患者知道什么是"正常",然后让患者闭上眼,或者用东西遮住。在两个测试之间,请患者睁眼,再告诉新的指令。

(4)先检查浅感觉再检查深感觉和皮质感觉(脊髓节段性感觉支配及其体表检查部位见表5-1-9)。

(5)根据感觉神经和它们支配和分布的皮区去检查。

(6)采取左右、前后、远近端对比的原则,必要时多次重复检查。

(7)避免任何暗示性问话,以获取准确的临床资料。

(8)所给的刺激以不规则的方法由远而近。

(9)先检查整个部位,如果一旦找到感觉障碍的部位,就要仔细找出部位的范围。

表5-1-9 浅感觉部位检查

节段性感觉支配	检查部位	节段性感觉支配	检查部位
C_2	枕外隆凸	T_8	第8肋间
C_3	锁骨上窝	T_9	第9肋间
C_4	肩锁关节的顶部	T_{10}	第10肋间(脐水平)
C_5	肘窝的桡侧面	T_{11}	第11肋间
C_6	拇指	T_{12}	腹股沟韧带中部
C_7	中指	L_1	T_{12}与L_2之间上1/3处
C_8	小指	L_2	大腿前中部
T_1	肘窝的尺侧面	L_3	股骨内上髁
T_2	腋窝	L_4	内踝
T_3	第3肋间	L_5	足背第三跖趾关节
T_4	第4肋间(乳头线)	S_1	足跟外侧
T_5	第5肋间	S_2	腘窝中点
T_6	第6肋间(剑突水平)	S_3	坐骨结节
T_7	第7肋间	$S_4 \sim S_5$	肛门周围

(三)言语吞咽功能

言语是指人们的语言实践,即个人运用语言的过程和产物。语言是以语言为物质外壳,以词汇为建筑材料,以语法为结构规律而构成的体系。

1. 失语症的评定 失语症是由于脑功能受损所引起的语言功能丧失或受损。患者在意识清醒,无精神障碍及严重智能低下的前提下,无感觉缺失和发音肌肉瘫痪,却丧失了对语言信号意义的理解或表达能力,不仅包括对口语的理解和表达困难,对文字的理解和表达困难,对文字的阅读和书写困难,还包括其他高级信号活动的障碍。有 Broca 失语、Wernicke 失语、完全性失语、传导性失语等多种类型。

失语症的评定方法如下:

(1)汉语标准失语症检查 汉语标准失语症检查(China Rehabilitation Research Center Aphasia Examination,CRRCAE)由中国康复研究中心语言治疗科参考日本标准失语症检查,结合汉语特点制成。此检查法包括听、复述、说、出声读、阅读理解、抄写、描写、听写和计算机九大项目、30 个分测验,采取 6 级评分标准,在患者的反应时间和提示方法都有比较严格的要求,除此之外,还设定了终止标准,并对失语症的言语症状加以总结,对语言训练具有重要的指导意义。

(2)汉语失语成套测验 汉语失语成套测验(Aphasia Battery of Chinese,ABC)由北京医科大学神经心理研究室参考西方失语成套测验(WAB)并结合汉语语言特点编制而成,包括自发谈话、复述、命名、理解、阅读、书写、结构与视空间、运用和计算九大项目,并规定了评分标准,是国内目前较常用的失语症检查方法。

2. 构音障碍的评定 构音障碍是由于参与构音的诸器官(肺、声带、软腭、舌、下颌、口唇)的肌肉系统及神经系统的疾病所致运动功能障碍,收缩力减弱和运动不协调所致的言语障碍。中国康复研究中心构音障碍评定法:由中国康复研究中心听力语言康复科研制,包括构音器官检查及构音检查两大方面。通过检查能够判断构音障碍的类型,找出错误的构音及错误构音的特点,对构音障碍的训练有重要的指导作用。

3.构音器官的检查 通过构音器官的形态及粗大运动检查来确定构音器官是否存在器质异常和运动异常,通过观察安静状态下构音器官的同时,通过指示或模仿,让患者做粗大运动,对以下项目做出评定。

(1)部位 构音器官哪个部位存在运动障碍。

(2)形态 确认构音器官的形态是否异常偏位及异常运动。

(3)程度 判断异常程度。

(4)性质 判断异常是属于中枢性、周围性或失调性。

(5)运动速度 确认单纯运动或反复运动,是否速度低下或节律变化。

(6)运动范围 确认运动范围是否有限制,协调运动控制是否低下。

(7)运动的力 确认肌力是否低下。

(8)运动的精巧性、正确性、圆滑性:可通过协调运动和连续运动判断。

构音评定是以普通话为标准音结合构音类似运动对患者的各个言语水平及异常的运动障碍进行系统评定。检查范围包括以下几个方面:

(1)一般会话。

(2)单词检查。

(3)音节复述检查。

(4)文章水平检查。

(5)构音类似运动检查。

(6)结果分析。

(7)总结。

4.吞咽障碍的评定

(1)吞咽困难临床检查法(Clinical Examination for Dysphagia,CED)。

(2)进食试验 反复唾液吞咽试验、洼田饮水试验,见表5-1-10。临床检查吞咽功能的一个简便方法。

适应证:患者意识清楚,能遵循指令,病情稳定,运动控制良好。

禁忌证:①干吞咽时候上抬缺失或明显减退;②中至重度构音障碍;③重度智力障碍;④严重的肺部疾患;⑤保护性咳嗽缺失。

反复唾液吞咽试验方法:患者取坐位或半卧位,观察在一定的时间内能空吞咽几次,以及吞咽运动时喉头上提情况。

评分如30秒内能空吞咽3次,可具备进食能力;只能空吞咽0~1次时,进食可能有问题。

表5-1-10 洼田饮水试验让病人按习惯喝下30ml温水,根据结果进行分级

分级	判断
1级:可一次喝完,无呛咳	正常:1级,在5s内完成
2级:分两次以上喝完,但有呛咳	可疑:1级,在5s以上完成;2级
3级:能一次喝完,有呛咳	
4级:分两次以上喝完,有呛咳	异常:3级4级5级
5级:屡屡呛咳,难以全部喝完	

(四)认知功能

格拉斯哥昏迷量表(Glasgow Coma Scale,GCS)是颅脑损伤评定中最常用的一种国际性评定量表。该量表内容简单,只有三项(睁眼反应、运动反应、言语反应),评分标准具体,是反应急性期病人损伤严重程度的一个可靠指标,见表5-1-11。

表5-1-11 格拉斯哥昏迷量表

内容	标准	评分	判定
睁眼反应	自动睁眼	4	最高计分15分 最低计分3分 7分以下属于昏迷 ≥9分不属于昏迷
	听到言语、命令时睁眼	3	
	刺痛时睁眼	2	
	对任何刺激无睁眼	1	
运动反应	能执行简单命令	6	
	刺痛时能指出部位	5	
	刺痛时肢体能正常回缩	4	
	刺痛时躯体出现异常屈曲(去皮层状态)	3	
	刺痛时躯体异常伸展(去大脑强直)	2	
	对刺痛无任何运动反应	1	
言语反应	回答正确	5	
	回答错误	4	
	用词不当但尚能理解含义	3	
	言语难以理解	2	
	无任何言语反应	1	

(五)心理功能

心理功能评定是运用心理学的特定方法和技巧,对被评定对象的心理状态、心理差异及行为表现进行评估,并确定其性质和程度的过程。

1.简明精神状态检查法(MMSE) 由Folstein于1975年编制,是最具影响的认知缺损筛选工具之一,整个检查共19项,分值范围为0~30分,国内经修订将17分作为分界值,按教育程度分:文盲组17分以下为痴呆;小学组20分及以下为痴呆;中学或以上组,24分及以下为痴呆。

2.韦氏智力量表 见表5-1-12。

表5-1-12 韦氏智力量表

序号	问题	得分
1	现在是哪年	
2	现在是什么季节	
3	现在是几月份	
4	今天是几号	
5	今天是星期几	
6	我们现在是在哪个国家	
7	我们现在是在哪个城市	

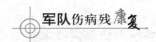

8	我们现在是在哪个城区	
9	这里是哪个医院	
10	这里是第几层楼（门牌号是多少）	
11	我告诉你三种东西是什么，"树""钟""汽车"。请你记住，过一会我还要你回忆出它们的名字来	
12	请你算一算　100－7＝ 93－7＝ 86－7＝ 79－7＝ 72－7＝	
13	现在请你说出刚才我让你记住的哪三种东西　树 钟 汽车	
14	（出示手表）这个东西叫什么	
15	（出示铅笔）这个东西叫什么	
16	请你跟着我说"如果并且但是"	
17	我给你一张纸，请按我说的去做，现在开始　"用右手拿起这张纸" "用两只手将它对折起来" "放在你的左腿上"	
18	请念一念这句话，并按上面的意思去做。"闭上你的眼睛"	
19	请你给我写下一个完整的句子	
20	（出示图形）请你照着这个样子把它画出	

（六）日常生活能力

日常生活活动（Activities of daily living，ADL）是指人们为了维持生存及适应生存环境而每天必须反复进行的、最基本的、最具有共性的生活活动，包括衣、食、住、行、个人卫生及社交等。

1. Barthel 指数（Barthel index，BI）　产生于20世纪50年代中期，是临床应用最广、研究最多的一种 BADL 评定方法，不仅可以用来评定病人治疗前后的功能状态，也可以预测治疗效果、住院时间及预后，见表 5－1－13。

表 5 - 1 - 13　Barthel 指数评分表

ADL 项目	自理	较小帮助	较大帮助	完全依赖
进食	10	5	0	0
洗澡	5	0	0	
修饰(洗脸、梳头、刷牙、刮脸)	5	0	0	
穿衣(包括系鞋带)	10	5	0	
控制大便	10	5(偶能控制)	0	
控制小便	10	5	0	
用厕所(包括擦、穿衣、冲洗)	10	5	0	
床椅转移	15	10	5	0
平地走 45 米	15	10	5(用轮椅)	0
上下楼梯	10	5	0	

结果判定:总分为 100 分,得分越高,自理能力越好,依赖性越小。

60 分以上:良　ADL 基本自理。

59 ~ 41 分:中　有功能障碍,ADL 部分自理(需要帮助才能完成生活自理)。

40 分以下:差　ADL 明显或完全依赖他人照顾。

20 ~ 21 分:ADL 部分依赖(需要很大帮助才能完成生活自理)。

20 分以下:ADL 完全依赖(完全需要帮助才能完成生活自理)。

2. 功能独立性评定(The Functional Independent Measurement, FIM)　是美国康复医学会、美国物理医学与康复学会制定的一项旨在评定功能障碍严重程度的方法,包括 6 个方面:自我护理、大小便控制、体位转移、行走、交流、社会及认知功能。每个方面又分为 2 ~ 6 项,总共 18 项,每项根据完成的实际情况分为 7 个功能等级(1 ~ 7 分),见表 5 - 1 - 14。

表 5 - 1 - 14　　功能独立性(FIM)评分标准表

功能水平		评分标准	评分
独立	完全独立	生活中不需要帮助,所有活动能规范、安全的在合理时间内完成,不需修改和辅助设备	7
	不完全独立	生活中不需他人帮助,但可能有以下情况:生活中需要辅助设备;活动时间比正常长;需考虑安全	6
部分依赖	监护	帮助者与病人没有身体接触;或需帮助准备必须用品;或帮助戴上矫形器	5
	最小帮助	病人用力75%以上	4
	中度帮助	病人用力50%以上	3
完全依赖	最大帮助	病人用力25%以上	2
	完全帮助	病人用力25%以下	1

临床意义:126分:完全独立;
108~125分:基本独立;
90~107分:极轻度依赖;
72~89分:轻度依赖;
54~71分:中度依赖;
36~53分:重度依赖症;
19~35分:极重度依赖;
18分以下:完全依赖。

四、康复治疗

(一)运动疗法

偏瘫的治疗要根据患者的具体情况进行设计,训练方案科学合理是获得良好疗效的重要保证。如卧床时间太长,就会导致废用综合征;床边训练时间太久,不能及时转入训练室,往往因病房条件限制,影响患者运动功能的恢复。如果患者不具备运动的基本条件,过早地离床训练步行,就会使痉挛加重,诱发原始反射和强化异常运动模式等。以下将偏瘫的康复治疗分为四个阶段,即病房床边训练阶段、床上动作训练阶段、步行准备训练阶段以及步行训练阶段。

1.床边训练阶段(病房) 疾病处于急性期阶段,患者尚需要安静卧床时,即可开始在床边的训练。

(1)临床特点 ①腱反射减弱或消失;②肌张力低下;③随意运动丧失。

(2)康复目标 ①配合临床医生抢救治疗;②预防合并症如关节挛缩、肩半脱位、褥疮、肺炎;③为康复训练创造条件。

(3)训练方法

1)良肢位设计:所谓良肢位是指为防止或对抗痉挛模式出现,保护肩关节以及早期诱发分离运动而设计的一种治疗性体位。

2)仰卧位方法:头部放在枕头上,稍偏向健侧,面部朝向患侧,枕头高度要适当,胸椎不得出现屈曲。患侧臀部下方垫一枕头使患侧骨盆向前突,用以防止髋关节屈曲、外旋。患侧肩关节下方

垫一小枕头使肩胛骨向前突。上肢肘关节伸展,置于枕头上,腕关节背伸,手指伸展。大腿及小腿中部外侧各放一沙袋防止髋关节外展、外旋,腘窝处垫一小枕头以防止膝关节过度伸展。

3)患侧在下方的侧卧位方法:患侧肩胛带向前伸、肩关节屈曲、肘关节伸展、腕关节背伸、手指伸展。患侧下肢伸展,膝关节轻度屈曲。健侧下肢髋、膝关节屈曲,在其下方垫一个枕头防止压迫患侧下肢。背部挤放一个枕头,躯干可依靠其上,取放松体位。

4)患侧在上方的侧卧位方法:患侧上肢向前方伸出,肩关节屈曲约90°,下面用枕头支持,健侧上肢可以自由摆放。患侧下肢髋、膝关节屈曲置于枕头上。健侧下肢髋关节伸展,膝关节轻度屈曲,背后挤放一个枕头,使躯干呈放松状态。

5)体位变换:偏瘫康复中的良肢位与骨科的功能位不同,功能位是从功能需要的角度出发设计的永久性体位,即使出现了关节挛缩或强直也可以发挥肢体的最佳功能状态。而良肢位是从治疗的角度出发设计的临时性体位,如果这种体位状态下出现了关节挛缩将会严重影响患者的运动功能。因此,为了防止关节挛缩和维持某一种体位时间过长而导致的压疮,应及时变换体位。一般应每隔2小时变换一次体位,但是由于偏瘫患者只有一侧肢体丧失运动功能,且其感觉也未完全丧失,因此除处于昏迷状态、严重意识障碍患者外,应根据患者的具体情况把握变换体位的间隔时间。

6)关节活动度维持训练:当生命体征比较稳定后,应尽早进行被动关节活动训练,以预防关节挛缩。一般情况下是由治疗师到病房床边进行训练,训练时为了防止出现误用综合征,应注意以下几点:

①在绝对无痛状态下训练:杜绝粗暴手法,应在无痛范围内进行,防止出现肩关节半脱位肩手综合征和加重痉挛。

②动作宜缓慢:预防挛缩,一般上肢以完成一个动作默数3~5下,下肢以默数5~10下的速度为

宜。每一个动作模式做5～10次即可达到预防挛缩的效果。

③注意保护肩关节：迟缓阶段肩关节很容易出现半脱位，早期肩关节活动应在正常活动范围内的50%，严禁使用牵引手法。

④鼓励自我训练：治疗师告诉患者活动的部位、方向和收缩的肌肉，让患者体会运动的感觉，在逐渐减少辅助量的前提下进行辅助主动运动，并鼓励患者利用健侧肢体辅助患肢运动。

⑤防止运动过量：患者出现随意运动后，往往会出现焦急的心态，过多的用力会导致运动过量。疼痛、疲劳会加重痉挛，治疗师应该向患者及家属说明。

⑥急性期以后的活动度维持训练：随意运动出现后，虽然可以利用主动运动进行关节活动度的训练，但是由于痉挛和连带运动的影响，部分关节不能完成全关节活动范围的运动，所以仍应坚持辅助主动运动训练。

7）体位性低血压的适应性训练：对于一般情况良好、症状较轻的患者，可以在医生指导下尽早地进行体位变化的适应性训练。利用电动直立床从倾斜45°、训练5分钟开始，每日增加起立床倾斜度，尽早离开病床到训练室训练。

2.床上动作训练阶段（训练室） 患者病情稳定，神经学症状不再进展，可以维持坐位30分钟时，即可转入本阶段的治疗。

（1）临床特点 ①腱反射亢进；②出现联合反应；③肌张力增高。

（2）康复目标 ①辅助患者体验躯干与上肢对称性功能活动，建立健侧与患侧必要的和可能的相互作用。②协助患者向患侧转移体重，使患者掌握身体的平衡功能。③预防或破坏患者利用健侧调整代偿丧失的患侧功能和对患侧的忽略。④抑制痉挛、原始反射和异常运动模式。⑤易化正常的运动模式。

（3）训练方法

1）双手交叉上举训练：本动作是Bobath训练中常使用的健手带动患手的方法，在治疗师的辅助或口头指导下反复练习上举动作，双上肢尽量上伸停留片刻缓慢地返回到胸前。让患者熟练掌握，以免在将来的训练中因完成困难导致患者急躁使痉挛加重。

目的：培养患者恢复身体对称性运动模式，抑制健侧上肢的代偿动作，抑制患侧拇指屈曲内收痉挛，上举动作可抑制上肢肩屈曲、肘关节屈曲、前臂旋前、腕关节掌屈尺偏的屈曲痉挛模式，反射性抑制运动，有效抑制痉挛，诱发上肢分离运动。

2）双手交叉摆动训练：完成上述动作基础上，进行上举后向左右两侧摆动训练，摆动速度不宜过快，但幅度应逐渐加大。

目的：患肢在健肢的辅助下，练习肩胛带的内收外展运动，同时带动躯干旋转可以提高躯干的柔韧性，抑制患侧躯干肌的痉挛，同时为床上翻身打下基础。

3）利用健侧随意辅助抬腿训练：健侧足从患侧腘窝处插入并沿患侧小腿伸展，患足置于健足上。治疗师辅助患者利用健足将患侧下肢抬起，再缓慢放回床面。

目的：提高健侧下肢肌力，防止双下肢失用性萎缩，破坏下肢连带运动诱发分离运动模式。

4）翻身的训练：大多数患者心理状态已从休克期摆脱出来进入否定期，不能接受偏瘫的事实要千方百计地活动。如果治疗师不能帮助他们设计出科学的活动方法，此阶段会导入大量错误的动作模式，非对称性单纯健侧代偿、痉挛、联合反应、病理性连带运动均在此阶段被强化。

①从仰卧位到患侧卧位：仰卧位，治疗师立于患侧，令患者健侧上下肢抬起并伸向治疗师方向，与此同时躯干向患侧旋转。

②患者仰卧，利用训练"利用健侧随意辅助抬腿训练"的方法将健足置于患足下方，利用训练"双手交叉摆动训练"的方法双侧上肢左右摆动，利用躯干的旋转和上肢摆动的惯性向健侧翻身。

5）上肢随意运动易化训练：患者仰卧，治疗师一手控制远端控制点（手），另一手控制肘关节，在下达

"摸嘴"的口令后,辅助患者进行上肢的随意运动,随着患者对运动感觉的改善逐渐减少辅助量,当患者可以摸到自己的嘴时,再进行"摸头、摸对侧肩"的训练,为提高以后生活自理能力打下基础。

6)下肢随意运动易化训练(髋关节控制、屈曲和伸展)

①髋关节控制训练:患者仰卧,屈髋屈膝全足底着床,治疗师用腿协助控制患足,双手距离患膝10cm,嘱患者用膝关节碰治疗师的双手。

②屈曲下肢易化训练:患者仰卧,治疗师一手控制远端控制点足趾,另一手控制膝关节,在下达"把腿弯曲抬起来"的口令后,辅助其进行屈髋、屈膝、踝关节跖屈的运动。

③伸展下肢易化训练:患者仰卧,在屈曲状态下完成下肢伸展的易化训练。治疗师一手控制远端足趾,另一手控制膝关节,令患者缓慢将患肢伸展,髋关节伸展的同时不得出现内收、内旋,膝关节伸展到最后不得出现过伸展,踝关节背屈,不得出现跖屈内翻,运动速度不得过快。

7)下肢控制训练:患者仰卧,在方法6的基础上,治疗师下达各种口令,患者在各种速度和各种关节角度下"运动"或"停止"以训练下肢的控制力,这种训练对步行具有很重要的意义。

8)床上转移训练:患者仰卧,健足置于患足下方,健手将患手固定在胸前,利用健侧下肢将患侧下肢抬起向一侧移动,再将臀部抬起向同侧移动,再将上躯干向同方向移动。

9)搭桥训练

①双腿搭桥:患者仰卧,双侧下肢屈髋屈膝,双足全脚掌着床,双手于胸前交叉。令患者进行抬臀训练,治疗师根据患者功能状况分别予以辅助,或协助控制患侧下肢,或协助骨盆上抬。本训练可以提高骨盆及下肢控制力。完成此动作时,髋关节伸展,膝关节屈曲、踝关节背屈、有效地抑制了下肢伸肌的连带运动,异化了分离运动。

②单腿搭桥:当患者掌握了双腿搭桥动作以后,可以改为健侧下肢抬起,脚离开床面,膝关节

伸展,维持患侧足单脚支撑的搭桥动作,再将健侧下肢膝关节屈曲放在患腿上。这样的训练可以解除健侧下肢代偿,强化患侧下肢的控制能力。当健侧下肢伸展时,可起到抑制交叉伸展反射对患侧下肢影响的作用。

10)卧位下肢分离运动强化训练:以下训练对患者步行时骨盆的稳定及患侧掌握反向控制都具有重要作用。

①患侧髋关节屈曲、膝关节伸展易化训练:患者仰卧,练习膝关节保持伸展位的状态下髋关节屈曲,开始练习时,治疗师可以予以辅助,在踝关节背屈的状态下尽量抬高下肢,膝关节不得出现屈曲,防止上肢和对侧出现联合反应。

②患侧膝关节伸展、髋关节外展易化训练:患者仰卧,在膝关节保持伸展位的状态下练习下肢沿床面向外移动。能较好完成后变换体位为患侧在上方的侧卧位,练习下肢的上抬。当治疗时感到患者有较好的控制能力后,可进行某一位置上的控制练习。

③踝关节背屈训练:患者仰卧将患侧髋、膝关节屈曲,在治疗师的辅助下进行踝关节背屈训练。可以独立完成时逐渐减少髋、膝关节屈曲角度,直至达到伸展位。

11)坐位平衡的训练

①坐位平衡反应诱发训练:坐位利用训练球在治疗师的保护下进行前后左右各方向推球训练完成躯干屈曲、伸展及左右侧屈运动。能独立坐位时治疗师应从各个方向对其头部、肩部及躯干施加外力破坏平衡诱发头部及躯干向正中线的调整反应。坐位平衡反应训练应分别在长坐位和端坐位下进行。训练应循序渐进,防止患者因精神紧张加重痉挛。

②患侧肘支撑调整训练:患者坐在治疗床上,治疗师站在床前,患者身体向一侧倾斜,直至肘关节支撑在床上,然后用自己的力量返回直立坐位。治疗师一手扶持倾斜侧上肢或控制其躯干并进行诱导,另一手扶患者肩部并向倾斜方向轻轻推按,

促进头的调整反应及健侧躯干的侧屈。患者从健侧肘支撑返回到坐位时,治疗师用手轻轻地握住患者的健手,控制在一个位置,刺激患侧躯干的主动控制能力。

12)膝手位平衡训练:患者取膝手位,在能控制静止姿势情况下,完成重心向前、向后移动。能较好地控制膝手位后,练习三点支撑、两点支撑,保持姿势稳定。

13)跪位平衡训练:患者扶物跪位,保持身体稳定,治疗师在后面协助控制骨盆调整姿势。治疗师逐渐放手,然后再破坏患者平衡诱发患者调整反应,当患者能独立跪位时,再练习单腿跪,双下肢反复交替练习。练习跪位步行时治疗师双手控制患者肩部,使躯干出现正常的旋转,注意髋关节要充分伸展,骨盆于双肩向相反方向旋转。

14)坐位上肢分离运动诱发训练:患者坐位,治疗师坐其患侧,并与患手交叉,下达口令"摸自己的腰部",然后辅助患者将患手放在腰部,停留片刻再下口令"返回",治疗时要体会患者完成状况,随时调整辅助量直到患者能够独立完成。此动作属于部分分离运动水平的运动模式,可以有效地缓解痉挛,抑制连带运动对患者上肢运动功能的束缚,应反复练习。

15)从仰卧位到坐位训练

①治疗师辅助患者坐起的方法:患者仰卧,治疗师指示患者双手交叉,健足置于患足下方,利用健侧下肢将患侧下肢移至床边,治疗师在健侧,手扶住患者头部及肩胛部,下达口令"抬起双腿",此时一手扶患者肩胛部一手转移下肢,双手合力完成体位转换。

②从健侧坐起训练:患者利用自己掌握的动作先将患肢移到床边,从仰卧位转换成健侧在下卧位利用前臂支撑完成坐起动作。

③从患侧坐起训练:动作要领与上法相同,双手交叉,移动双下肢至床沿,然后翻身成患侧在下方的侧卧位,利用患肢前臂支撑完成坐起,治疗师在其头部与以辅助。

16)坐位到立位训练:当患者作为平衡反应充分后,可练习从坐位到立位训练。患者取坐位,双足全脚掌着地,初始训练利用训练球令患者双手扶球身体重心前移完成躯干屈曲。待患者消除重心前移恐惧后把高凳置于患者前面,令患者双手交叉在双侧髋关节屈曲下重心前移,双手撑在凳面上,头部前伸超过足尖。治疗师立于患侧,一手协助固定患侧膝关节另一手扶持健侧股骨大转子,向上抬臀的同时确保身体重心向患侧转移,防止健侧代偿。返回坐位时臀部往往重重落下,嘱患者缓慢控制,反复练习。

3.步行准备训练阶段 当患者具备立位平衡训练的基本条件和下肢自我控制能力时,方可进入本阶段的训练。否则患者就会因为下肢缺乏重控制能力而惧怕跌倒,掌握本阶段的训练时机是偏瘫患者运动功能恢复的关键。

(1)临床特点 ①坐位、膝手位、跪位平衡反应正常;②在床上具有随意控制下肢的能力;③能独立完成从坐位到立位的动作。

(2)康复目标 ①诱发和提高立位平衡反应;②提高骨盆控制能力;③掌握立位的下肢分离运动;④掌握双下肢站立相和迈步相的分解动作。

(3)训练方法

1)立位平衡训练:患者立于平衡杠内,双下肢支撑体重,双膝关节轻度屈曲约15°,治疗师用双膝控制患者下肢使其呈外展外旋位。治疗师一手置于臀部另一手置于其下腹部,协助完成骨盆的前后倾运动。随着骨盆运动幅度加大体重逐渐向患侧下肢转移,在患侧骨盆、髋关节、膝关节、踝关节获得较好的控制能力时慢慢将健侧下肢抬起。

2)平衡杠内重心转移训练:患侧下肢瘫痪、躯干一侧瘫痪、平衡反应障碍、体力低下,健侧下肢失用性肌肉萎缩、空间知觉障碍,是偏瘫患者存在立位平衡障碍的主要原因。训练时应分析原因,分别采用不同的训练方法。立位平衡是实现步行的基础,从运动学角度来看,步行是平衡不断地遭到破坏,而又不断地重新建立的循环过程。立位平衡由于身体重心高,支撑面小,应按照平衡训练的规律循序渐进的练习。

3)单腿站立训练:患侧单腿站立,面前摆放20cm高的低凳,将健侧下肢站在木墩上,治疗师一手下压,向前推患侧骨盆,辅助髋关节伸展,另一手置于健侧躯干,协助患者将重心转移到患侧,然后返回原处。随着平衡能力的提高,可以增加踏蹬的次数和延长负重的时间。当以上动作可以正确地反复进行时,将低凳换成高凳,治疗师一手置于患侧背部,另一手置于胸骨下方,辅助患者躯干伸展,提高躯干上部的稳定性。

4)髋关节控制模式的诱发训练:骨盆和髋关节的控制能力减弱或者丧失,协调的随意肌肉控制能力被刻板的痉挛模式所替代,本方法通过利用不稳定的支撑面诱发出骨盆和髋关节的交互抑制运动模式,缓解痉挛,提高其在姿势变化时的控制能力。

①治疗师与患者站在平衡板上,双手调整患者姿势保持身体正常对线关系,摇动平衡板破坏身体平衡,诱发患者头部及躯干向中线调整反应。

②将平衡板旋转90°,方法同上,前后摇摆。

5)踝关节的控制模式的诱发训练:踝关节的痉挛模式为跖屈、内翻,偏瘫患者由于痉挛而导致的肌张力分布失衡,使患者踝关节背屈与外翻功能丧失,本方法通过坐位或立位,利用不稳定的支持面,诱发出踝关节的背屈与外翻功能,从而缓解痉挛对踝关节模式的影响。方法为患者取坐位,将患足置于背屈与跖屈的小平衡板上练习踝关节背屈与跖屈的控制能力。然后换成内外翻平衡板,进行内外翻的控制力训练。

6)立位下肢分离运动易化训练:在步行中作用较大的分离运动主要有髋关节伸展状态下的膝关节屈曲;髋关节伸展、膝关节屈曲状态下的踝关节背屈以及髋关节屈曲,膝关节伸展状态下的踝关节背屈等。以上分离运动的水平是决定步态的重要条件。

①髋关节伸展、膝关节屈曲易化训练:患者取俯卧位,治疗师立于患侧,一手置于患侧臀部通过手感判断髋关节有无屈曲,另一手扶持患侧踝关

节辅助其进行膝关节屈曲。速度缓慢,重点是让患者体会髋关节伸展状态下膝屈曲感觉,反复练习直至熟练,后可转换站立位训练。意义:此运动模式对行走中正确地将患肢从站立相向迈步相过渡具有重要作用。

②髋关节伸展、膝关节屈曲、踝关节背屈:患者立于平衡杠外,用健手扶杠。双脚前后分开患侧在后,当患侧下肢向前迈步时,为了防止骨盆上抬和下肢划圈步态,必须练习髋关节伸展状态下膝关节尽量靠近健侧,同时屈曲放松,骨盆向下,踝关节背屈,前脚掌着地。治疗师辅助患侧踝关节不得出现外旋同时下达"抬腿"的口令,训练过程中始终协助患者踝关节防止出现跖屈内翻。

③髋关节屈曲、膝关节伸展、踝关节背屈:是患侧下肢从摆动中期到摆动后期的主要运动模式。治疗师将手置于患足拇趾趾腹并将前足部向上抬起,使踝关节背屈足跟着地同时使体重从足跟向前脚掌移动,维持前足部不出现跖屈动作。治疗师指示患者重心向前移动,髋关节充分伸展,膝关节不得出现过度伸展。

4.步行训练阶段 进入本阶段的患者应具备良好的立位平衡反应,以及立位下肢分离运动能力。偏瘫患者80%以上可以获得步行能力,但是如何掌握良好的步态或尽量接近正常水平的步行能力,对康复具有重要意义。年纪较大的患者可以将目标确定在室内安全独立步行水平,但年纪较轻或基本条件及基本条件较好的年长患者,仍应将矫正异常步态作为本阶段的康复目标。为此,应该严格掌握各训练阶段的时机、临床特点及训练内容的质量。

(1)临床特点 ①平衡杠内重心转移良好;②可以维持单腿站立;③具有骨盆运动控制能力;④立位下肢分离运动充分。

(2)康复目标 ①拄拐独立步行;②徒手独立步行;③室内安全独立步行;④上下阶梯;⑤复杂地面的独立步行;⑥室外独立步行。

（3）训练方法

1）平衡杠内步行训练:本训练的目的是将第三阶段步行分解动作及各项分离运动的基本训练应用到步行能力上。因此训练的重点不是步行,而是正确动作的应用。首先将平衡杠高度调节在与患者股骨大转子相同的位置。步行模式一般采用两点支撑步行。患者立于平衡杠内,伸出健手握住平衡杠,向前迈出患足,利用健手、患足两点支撑迈出健足。即健手—患足—健足,按三个动作的顺序练习,同时注意握杠的手从握杠变为扶杠再变成手指伸展用手掌按压平衡杠。步幅也应从小到大,即从不超过患足的"后型"到与患足平齐的"平型"最后到超过患肢的"前型",为过渡到拄拐步行打好基础。训练中常因患侧下肢摆动期动作控制困难,速度缓慢,导致摆动期延长;患侧支撑期负重能力差造成的健侧摆动期过短,训练中应予以纠正。

2）拄拐步行训练:采用的方式为杖—患足—健足,健侧足跨步的大小可以分为前型（超过患足）、后型（在患足后方）、平型（与患足对齐）三种。手杖也可以根据稳定性的大小依次分为肘杖、四脚杖、手杖三种。训练中还要注意训练步行的稳定性、耐力和速度。

3）控制双肩步行:治疗师位于患者身后,双手轻轻搭在患者肩上（拇指在后,四指在前）当患肢处于支撑期,健侧下肢摆动时,在足跟着地前肩胛骨向前后方旋转,可以防止足外旋。当患肢处于摆动期时,治疗师诱发患者双上肢成对角线方向有节奏的自然摆动可使躯干旋转,为出现正常步态创造条件。

4）控制骨盆步行训练:治疗师双手置于患者骨盆两侧,用拇指或掌根抵住臀部,使髋关节伸展、骨盆后倾。在健侧下肢处于摆动期时,治疗师协助患者将体重转移到患足,防止膝关节过度伸展,并维持患肢的稳定,同时协助患者将重心缓慢向前方移动。当患侧下肢处于摆动期时,髋膝关节放松,足跟向内侧倾斜,即髋关节外旋,治疗师将患侧骨盆向前下方加压,防止骨盆上抬,并协助

其向前方旋转。

5）上下阶梯训练

上阶梯训练要领是先练两足一阶法:①健手抓住扶手;②健足上台阶;③利用健手与健足将身体重心引向上一层台阶;④患侧下肢尽量以内收内旋的状态上抬,与健足站到同一层台阶上;⑤治疗师在身后予以保护。当患者熟练掌握后强化重心转移、患侧支撑等,可以练习一足一阶法,方法同上。治疗师的辅助重点是协助患者掌握患肢上抬的正确模式及保持患肢支撑的稳定性。

下阶梯训练的要领是先练两足一阶法:①健手握住前下方扶手;②利用健侧手足支撑身体,患足先下一台阶;③再将健足下到与患足同一层台阶上;④治疗师在患者前方予以保护。当患者熟练掌握后可以训练一足一阶法,方法同上。治疗师的辅助重点是协助患者身体重心向患侧转移及保持患肢支撑的稳定性。

（二）作业疗法

作业疗法的作用是让偏瘫患者尽量使用患肢,促使其功能恢复,帮助患者达到最高的自理水平。治疗师应将患者希望达到的目标与其恢复的阶段、感觉、知觉状态、认知功能、年龄、发病时间、合并症、社会背景、经济条件等结合起来进行全面评价,并设计出具体的训练计划。

1.运动障碍 作业疗法的计划中常常用患肢诱发正常的姿势反射,抑制异常的反射和运动模式,在治疗运动功能障碍方面,作业疗法的评价和治疗与运动疗法各有侧重又互相配合。以下几个问题应予以重视:

（1）维持正常的关节活动度,防止关节变形对于偏瘫患者初期治疗计划中维持关节活动度、预防关节变形都是重要的目标。在患者没有获得相当的随意运动之前,运动训练要坚持下去。训练以良肢位的摆放、被动运动、辅助主动运动、自我辅助运动的方式进行。其中自我辅助运动、主动运动应教会患者,否则会由于患者或家属利用空闲时间进行错误的训练而导致误用综合征的发

生。常用方法如下：

患者利用健手支撑患侧上肢，使其肘关节屈曲，健手托患侧肘关节，用前臂控制患侧前臂，完成肩关节屈曲触到自己前额的动作。健手扶患侧肘关节，用前臂控制患肢前臂，完成肩关节内收运动。在患肩内收状态下，用健手使患侧上肢肘关节屈曲，完成肩关节外展运动。坐在轮椅上，用躯干与轮椅的扶手固定患侧上臂，健手握患侧腕关节，完成肩关节的内旋与外旋运动。患侧上臂与躯干接触，用健手握患侧腕关节完成肘关节屈伸运动。患者取坐位，双腿略分开，健手握患侧腕关节，向双腿中间方向做肘关节伸展运动。用健手握患侧腕关节完成前臂旋转，使掌心向上、向下交替做前臂旋前、旋后运动。用健手握患侧手完成腕关节的背伸与掌曲运动。用健手协助患手完成掌指关节和指指关节向手掌方向的屈伸被动运动。然后慢慢地使手指伸展。

（2）肩胛胸廓关节运动的诱发训练　在早期应让患者取患侧在上方的侧卧位，治疗师坐在患者腰部附近靠近其躯干，一手握住患侧肱骨近端，并用前臂托起患侧前臂，使患侧肩胛骨恢复正常对线，另一手托扶患侧肩胛骨下角，协助完成肩胛骨的上抬然后将手换至肩胛骨上缘，协助完成肩胛骨下掣动作。最后用两手配合，协助完成肩胛骨的内收、外展运动。

（3）肩关节半脱位　①体位控制；②上肢负重；③患侧躯干牵张训练；④肩胛骨的主动运动训练；⑤冈上肌刺激手法；⑥上肢反射性抑制运动模式的诱发训练。

（4）手指屈肌痉挛的抑制训练　为了预防手指屈肌痉挛，首先应禁止一些诱发屈肌张力增高的因素。如急性期让患者抓握柔软的毛巾卷，使用练习手指功能的圆形状橡胶圈以及各种掌侧使用的支具。应在患者尚处于弛缓阶段时坚持动作缓慢的关节活动度维持训练和促使腕关节、手指放松的手法。

2.日常生活活动能力训练

（1）更衣

①穿上衣法：先穿患侧，将上衣拉到肩部，袖口尽量上提，穿入健手袖口，用健手整理，系扣。

②脱上衣法：先脱患侧肩部，再脱健侧，最后脱患侧。

③穿裤子方法：在床上时，患者坐在床上，先穿患腿，再穿健腿，从坐位变为仰卧位做搭桥的动作，用健手将裤子向上拉，用健手整理。在座位上时，患者坐位，先穿患侧，再穿健侧，起立后用健手整理。

（2）进食　一般患者多无困难，如为利手瘫痪，则根据患者的具体情况进行利手交换训练或使用自助具。

（3）洗浴　刷牙、洗脸、洗澡都存在单手操作的困难。在卫生间洗手台前安装固定牙刷的架子，刷牙的时候将牙刷固定，用健手挤牙膏。这种方法也可以解决刷假牙的困难。安装一个带吸盘的毛刷，用健手打香皂刷手。拧干毛巾时，可将毛巾绕在水龙头上固定，然后用健手拧干，洗澡时可以用长柄海绵刷洗背部。

（4）转移　转移是指患者从轮椅到床、椅子、便器等位置以及返回到轮椅。偏瘫患者往往由于动作不规范而跌倒，因此要在开始使用轮椅时养成良好的习惯。从床到轮椅的转移方法：将轮椅放在患者健侧，与床成30°～45°，拉好手闸，抬起脚踏板，患者起立，健手扶远侧轮椅扶手，以健侧下肢为轴旋转身体，对正轮椅坐下。从轮椅向床的转移方法：将轮椅（健侧）靠近床边，与床成45°，拉好手闸，抬起脚踏板，支撑扶手起立，健手扶床，以健侧下肢为轴旋转身体，对正床面坐下。

（三）失语症治疗

1.以改善语言功能为目的的治疗

（1）阻断去除法　根据Weigl理论，失语症患者基本保留了语言能力，而语言的运用能力存在障碍，通过训练可使患者重新获得语言运用能力。

（2）程序介绍法　是将刺激的顺序分成若干个阶段，对刺激的方法和反应的强化严格限定，使之有再现性并定量测定正答率。

（3）脱抑制法　利用患者本身可能保留的技能,如唱歌等来解除功能的抑制。

（4）机能重组　通过对被抑制的通路和其他通路的训练以达到机能重新组合得以开发,以达到语言运用的目的。

（5）非自主性言语控制　一些失语症患者的表达困难,只残留下很少的词语或刻板言语,而且又是在非自主状态下产生的,可以把这些自发产生的词语作为康复的基础。首先是自发性词语正确反应的建立,然后是这种反应的进一步扩展并达到自主控制的水平,此方法会使患者的命名和交流水平得到改善。

（6）Schuell 刺激疗法

概念:对损害的语言符号系统应用强的、控制下的听觉刺激为基础,最大限度地促进失语症患者的语言再建和恢复。

治疗原则:利用强的听觉刺激是刺激疗法的基础,因为听觉模式在语言过程中居于首位,而且听觉模式的障碍在失语症中也很突出。适当的语言刺激采用的刺激必须能输入大脑,因此要根据失语症的类型和程度,选用适当控制下的刺激,要使患者感到有一定难度但尚能完成。多途径的语言刺激多途径输入,如给予听刺激的同时给予视、触、嗅等刺激,可以相互促进效果。反复利用感觉刺激:一次刺激得不到正确反应时,反复刺激可能可以提高其反应性。刺激应引起反应:一项刺激应引出一个反应,这是评价刺激是否恰当的唯一方法,它能提供重要的反馈而使治疗师调整下一步的刺激。正确的反应要强化及矫正刺激:当患者对刺激反应正确时,要鼓励和肯定,得不到正确反应的原因多是刺激方式不当或者不充分,要修正刺激。

治疗程序:

①刺激的条件:标准（从易到难,循序渐进）、方式（以听觉刺激为主,重度失语症患者常采用听觉、视觉、触觉相结合,然后逐步过渡到听觉刺激的模式）、强度（指刺激的强弱选择,如刺激的次数和有无辅助刺激）、材料选择（一方面要注意语言的功能,如单词、词组、句子,另一方面也要考虑患者日常生活交流的需要,以及个人的背景和兴趣爱好来选择训练材料）。

②刺激的提示:给予患者一个刺激,患者应该有反应,当无反应或部分回答正确时常常需进行提示;提示的前提应根据治疗课题的方式而定。如听理解训练时,当书写中有构字障碍或阅读理解中有错答时规定在多少秒之后患者无反应才给予提示等,这方面也常常需要依据患者的障碍程度和运动功能来控制。提示的数量和项目因失语严重程度而有所不同。重度失语症患者提示的项目较多,如呼名时要用的提示包括描述、手势、词头音等,而轻度患者常常只需要单一的方式,如词头音或描述即可引出正确的回答。

③评价:在进行具体治疗课题时,治疗师对患者反应作评价,要按照设定的刺激标准和条件做客观记录。正确的反应要强化,错误的反应要矫正刺激。正强化可巩固患者的正确反应,负强化可减少错误反应。

治疗课题选择:按照语言模式和失语程度选择治疗课题,语言模式包括听、说、读、写及计算。

①失语程度:轻、中度:改善功能和日常生活交流能力;重度:活化残存功能,进行代偿性或实验性治疗。

②按照失语症类型选择治疗课题:见表5-1-15。

表 5-1-15　失语症类型选择

失语症类型	训练重点
Broca 失语	构音训练、口语及文字表达
Wernicke 失语	听理解、复述、会话
经皮质运动性失语	以 Broca 失语课题为基础
经皮质感觉性失语	听理解,以 Wernicke 失语课题为基础
命名性失语	执行口头指令、口语命名、文字称呼
传导性失语	听写、复述
完全性失语	视觉理解、听觉理解、手势、交流板应用

2.以改善日常生活交流能力为目的的治疗

(1)功能性交流治疗(FCP)

(2)小组治疗及交流板的应用

(3)交流效果促进法

PACE是促进实用交流能力训练的主要方法。使失语症患者最大限度地利用其残存功能(言语的或非言语的),使其能有效地与他人发生或建立有效的联系,尤其是促进日常生活中所必需的交流能力。

促进实用交流能力训练原则

①重视日常性的原则:训练课题采用日常生活交流内容,选用接近现实生活的训练材料,如实物、图片等。

②重视传递性的原则:除了口头语以外,还会利用书面语、手势语、画图等代偿手段来传递信息。

③重视交流的原则:设定更接近于实际生活的语境变化,引出患者的自发交流反应。

④调整交流策略的原则:计划应包括促进运用交流策略的训练,使患者学会选择不同场合及自身水平的交流方法。

PACE适应证:适用于各种类型和程度的失语症,尤其是重症失语症。

PACE治疗原则

①交换新的未知信卡:表达者将对方不知道的信息传递给对方。利用多张信息卡,患者和治疗师随机抽卡,然后尝试将卡上信息传递给对方。

②自由选择交往手段:不限于口语,也可采用如书面语、手势、绘画等手段。

③平等分担会话责任:表达与接受者在交流时处于同等地位,会话任务应来回交替进行。

④根据信息传递的成功率进行反馈:患者作为表达者、治疗师作为接受者,要给予适当的反馈,促进患者表达方法修正和发展。

训练方法 将一叠图片正面向下置于桌上,治疗师与患者交替摸取,不让对方看见自己手中卡片的内容,然后运用各种表达方式(如呼名、描述语、绘画等)将信息传达给对方,接收者通过重复确认、猜测、质问等方式进行适当反馈。

3.以改善言语失用为目的的治疗

(1)治疗原则 应集中在异常的发音上,因此适用于失语症和构音障碍的语言刺激,与听觉刺激不同,视觉刺激模式是指导发音的关键,建立或强化视觉记忆对成人言语失用的成功治疗是最重要的,另外也要向患者介绍发音音位和机理指导发音。可以按照以下步骤:

①掌握每个辅音发音的位置。

②迅速重复每个辅音加"啊",以每秒3~4次为标准。

③用辅音加元音的方式建立音节,如"fa/fa/fa……"

④一旦掌握了稳定自主发音基础和基本词汇,便试图说复杂的词,原则上还是先学会发词中的每个音节,最后是词。

(2)口失用的治疗

①喉活动技巧:训练时,治疗人员与患者面对镜子而坐,治疗师发"奥"让患者边看边听,然后模仿。如果患者不能模仿又试图发声时,治疗师应把患者的手放在自己的喉部让其感受震动,有时需要治疗师用手帮助患者张成发声的口型,此过程应多次重复。

②舌活动技巧:为了控制运动,治疗人员通过用单音节"la"唱一支流行歌曲表示舌如何活动,患者以同样的方法唱,并对着镜子看舌是如何运动的,另外,还可以用压舌板帮助训练患者伸舌、缩舌、向侧方及上下运动。

(四)吞咽障碍治疗

1.行为治疗

(1)吞咽障碍的行为治疗 包括:口腔感觉训练,如温度刺激训练;口腔运动训练,如口颜面操等;气道保护训练;吞咽姿势调整;生物反馈训练;代偿方法,等等。其中代偿方法和吞咽姿势调整主要是用来改善吞咽障碍的症状;而口腔感觉训练及运动训练、气道保护训练、生物反馈训练则主要用来改善吞咽的生理状态,这些治疗也称为康复性技术。

1)口腔感觉训练技术:感觉促进综合训练:患者开始吞咽之前给予感觉刺激,使其能够快速的启动吞咽,称为感觉促进法。增加感觉输入方法既是代偿方法,也是吞咽功能恢复的治疗方法,对于吞咽失用、口腔期吞咽启动延迟、咽期吞咽启动延迟的患者一般适合在进食/吞咽前增加口腔感觉。其方法包括:①把食物送入口中时,增加汤匙下压舌部的力量;②给予感觉较强的食物,例如冰冷的食团,有触感的食团(例如:果酱)或有强烈味道的食团;③给予需要咀嚼的食物,借助咀嚼运动提供最初的口腔刺激。

2)冷刺激训练:冰棉棒刺激或冰水漱口是一种特别的感觉刺激,此方法适用于口腔感觉较差的患者。吞咽前在腭舌弓给予温度触觉刺激或进食前以冷水刺激进行口腔清洁,或进食时冷热食物交替进食。

3)嗅觉刺激训练:多用芳香味刺激物,所以又称为"芳香疗法",方法有:黑胡椒刺激、薄荷脑刺激。作用机制:改善老年性吞咽障碍患者的吞咽功能,降低渗漏的发生率,减少咽部残留,使喉关闭时间提前、提高舌骨位移幅度等。

4)味觉刺激训练:舌的味觉是一种特殊的化学性感觉刺激,通常舌尖对甜味敏感,舌根对苦味敏感,舌两侧易感受酸味刺激,舌体对咸味痛觉敏感。标准刺激主要选用酸、甜、苦、辣四种味道作为刺激口味。

5)K点刺激:K点位于磨牙后三角的高度,在腭舌弓和翼突下颌帆的凹陷处。通过刺激此部位可以诱发患者的张口和吞咽启动。对于严重张口困难的患者,可用压舌板或棉签直接刺激K点,患者较容易产生张口动作。

6)深层咽肌神经刺激疗法:治疗师戴上手套,使用稳定的压力,以湿的纱布包裹患者前三分之一舌面,用冷冻柠檬冰棉棒刺激软腭、舌、咽喉壁、悬雍垂等不同位置,着重强调三个反射区:舌根部、软腭、上咽和中咽缩肌。该方法不适用于脑神经退化病症、重度阿尔茨海默病、重症肌无力、呼吸衰竭、强烈咬合反射、运动失调、气管切开等患者,但是该方法经济易行且可在短期获得疗效。

2. 口腔运动训练技术

(1)舌的主被动康复训练　用舌肌康复训练器的吸头吸紧舌的前部,轻轻用力牵拉舌头向上、下、左、右、前、后做助力运动或抗阻力运动,进行舌肌肌力训练;把训练器放于上下磨牙间,嘱患者做咀嚼或要紧动作,可以进行咬肌肌力训练;用上下唇部夹紧训练器的头部,进行口轮匝肌的抗阻运动;另外利用训练器的球囊部也可以实施同样的抗阻训练,增强唇部肌群力量。

(2)Masako 吞咽训练法　又称为舌制动吞咽法。吞咽时,通过对舌的制动(固定),使咽后壁向前突运动与舌根部相贴近,强化咽后壁向前膨出运动,增加咽部的压力,使食团推进加快。

适应证:咽腔压力不足,咽喉壁向前运动较弱的患者。

训练方法:舌略向外伸,用牙齿轻轻咬住舌头或操作者戴手套帮助患者固定舌头,嘱患者吞咽,维持舌位置不变。

(3)Shaker 训练法也称等长/等张吞咽训练。增强有助于上食道括约肌(USE)开放的肌肉力量,通过强化口舌及舌根的运动范围,增加 USE 的开放;减少下咽腔食团内的压力,使食团通过 USE 入口时阻力较小,改善吞咽后食物残留和误吸。

具体训练方法:让患者仰卧于床上,尽量抬高头,但肩不能离开床面,眼看自己的足趾,重复数次。操作抬头30次以上看自己的脚趾,肩部离开床面累计不应超过3次。

3. 气道保护训练

(1) 声门上吞咽法

目的:是在吞咽前及吞咽时关闭声带,防止食物及液体误吸,吞咽后立即咳嗽,清除残留在声带处的食物。

适应证:患者意识清除。可清楚地配合治疗师完成指令,必要时可在 X 线下行吞咽造影检查观察其可行性。

禁忌证:有冠心病的脑卒中患者禁用

具体操作:深深吸一口气后闭住气,将食团放在口腔内吞咽位置,保持闭气状态,同时做吞咽动作(1～2个),吞咽后立即咳嗽,再次吞咽。

(2) 门德尔松手法

目的:是为了增加喉部上抬的幅度与时长而设计的,并借此增加环咽肌开放的时长与宽度,此手法可以改善整体吞咽的协调性。

具体操作:对于喉部可以上抬的患者,当吞咽唾液时,让患者感觉有喉向上提时,要让喉上抬位置数秒;或吞咽时让患者以舌部顶住硬腭、屏住呼吸、以此位置保持数秒,同时让患者食指置于甲状软骨上方,中指置于环状软骨上,感受喉结上抬。

对于上抬无力的患者,治疗师可按摩其颈部、上推其喉部来促进吞咽。即:只要喉部开始抬高,治疗师即可用置于环状软骨下方的手指推住喉部并固定。

(3) 用力吞咽法

目的:是为了在咽部期吞咽时,增加舌根向后的运动而制定的,并借此改善会厌软骨清除食团的能力。

具体操作:当吞咽时,用所有的肌肉用力挤压。这样可以让舌头在口中沿着硬腭向后的每一点以及舌根部都产生压力,每次食物吞咽后,也可采用反复空吞唾液的方法将口中食物吞咽下去,当咽已有食物残留,如继续进食,则残留积聚增多,容易引起误咽,因此采用此方法使食物全部咽下,然后再进食,亦可每次进食吞咽后饮用少量水,然后再吞咽,这样既有利于刺激诱发吞咽反射,又能达到去除残

留食物的目的,称为"交替吞咽法"。

(4) 导管球囊扩张术 用适当号数球囊导管经鼻孔或口腔插入食管,在食管入口处,用分级注水或注气的方式充盈球囊,通过间歇性牵拉环咽肌,激活脑干与大脑的神经网络调控,恢复吞咽功能,主要用于神经疾病导致的环咽肌功能障碍者。

适应证:神经系统疾病导致的环咽肌功能障碍、吞咽动作不协调,咽部感觉功能减退而导致吞咽反射延迟。头颈部放射治疗导致环咽肌纤维化形成的狭窄头颈部癌症术后瘢痕增生导致食管狭窄。

禁忌证:鼻腔、口腔或咽部黏膜不完整或充血、出血者。呕吐反射敏感或亢进者,食管急性炎症期,头颈部癌症复发者,未得到有效控制的高血压或心肺功能严重不全。

具体操作方法:

主动扩张:扩张时操作者指令患者作主动吞咽动作,同时轻轻地缓慢向上牵拉导管,至球囊通过环咽肌狭窄处阻力锐减时,嘱助手迅速将球囊中的水抽出。

被动扩张:

① 从基数开始,每次增加 0.5～1ml,逐级扩张。

② 扩张时操作者指令助手向球囊内注一定量的水。

③ 将导尿管球囊轻轻向上牵拉环咽肌狭窄处(助力较大)并保持在环咽肌处数秒后再轻轻地缓慢向上牵拉导尿管,至球囊通过环咽肌狭窄处阻力锐减时,嘱助手迅速将球囊中的水抽出。扩张后处理:地塞米松＋α-糜蛋白酶＋庆大霉素进行雾化吸入,终止扩张治疗标准,经口进食满足身体所需;主动扩张,一般注水容积量不等,吞咽功能改善;被动扩张,一般注水容积达 10ml 并顺利通过环咽肌时或吞咽功能改善;吞咽动作引出,吞咽功能改善,进食改善。

(闫炳苍　平兴团)

第二节 颅脑外伤的康复

一、概述

（一）脑损伤

1. 脑震荡 脑损伤后，无肉眼可见的病理改变，脑 CT 或 MRI 没有明显的脑组织的形态异常，但患者即刻有短暂的意识障碍，近期记忆障碍（如不能回忆出受伤的经过）临床神经系统常规检查可无阳性体征，无血性脑脊液。是一种较轻的颅脑损伤，虽然大部分患者不会遗留明显的功能障碍，但确实有部分患者会长时间感到头痛、头晕、记忆力减退等症状。

2. 脑挫裂伤 脑组织有可见的病理改变，如局部或多发的局灶性器质性改变（如在 CT 上能发现有单个或多发的低密度或高密度区、或有蛛网膜下隙出血）临床上能发现相应的症状，如偏瘫、失语、认知功能障碍、偏盲等。

3. 弥散性轴索损伤 是一种弥漫性的脑实质损伤。其主要病理特征是弥漫性的轴索肿胀、回缩，伴有弥漫性点、片状小出血灶。脑 CT 和 MRI 显示为弥漫性脑肿胀、灰质和白质交界不清、脑室明显受压但中线并不明显。可发现脑实质内的多发点，片状出血灶。其临床表现多很严重：受伤后立即昏迷，且昏迷程度深、持续时间长，病死率极高；即使存活，也大多成为植物状态或遗留严重功能障碍。

4. 原发性脑干损伤 脑干是十分重要的部位，不仅有众多脑神经核和呼吸、循环中枢，而且上行性网状微活系统是维持清醒的重要结构，身体所有的下行和上行传导束风景特别集中在这里通过。一旦受伤，后果常常十分严重。然而由于颅脑损伤时脑组织剧烈、快速地大块状移动，牵拉、撞击、扭转、摩擦造成的广泛脑挫裂伤，以及经常发生的枕骨大孔脑疝，使得脑干损伤在颅脑损伤时十分见。在脑 CT 和 MRI 上常可见到脑干部分的低密度或高密度区。临床上，常常出现严重的、持续性的昏迷；严重的呼吸、循环功能紊乱，甚至引起心跳、呼吸的停止；眼球活动和瞳孔的明显改变（如眼球固定、两侧眼球分离或同向偏斜上、瞳孔散大和对光反射消失、瞳孔极度缩小，两侧瞳孔大小不等或变化不定等）；去皮质强直；度过脑－脊髓休克期后出现病理反射等，如果大脑的实质性损伤并发有脑干的损伤，则成为极其严重的颅脑损伤，病死率极高，即使存活，也大多成为植物状态或遗留严重的功能障碍。

5. 丘脑下部损伤 丘脑下部是自主神经系统的皮质下中枢，与机体的内脏活动、代谢、内分泌、体温、意识和睡眠等关系密切。因此，当丘脑下部损伤后，可出现一系列特殊的症状，严重者可致死亡。

单纯丘脑下部损伤极少见，多伴有其他部位的脑挫裂伤或血肿，颅底骨折和脑在颅腔内的强烈移动是致伤的主要原因。可表现为：睡眠与意识障碍、体温调节障碍、尿崩症、消化道出血、循环呼吸紊乱和糖代谢紊乱。

（二）颅内血肿

1. 硬膜外血肿 约占外伤性颅内血肿的 30%，大多属急性型。可发生于任何年龄，但小儿少见。硬脑成外血肿的主要来源是脑及中动脉。该动脉主下及分交均可因骨折而撕破，于硬脑外膜外形成血肿。此外，颅内静脉窦（上矢状窦、横窦）、脑膜中静脉、板障静脉或导血管损伤也可酿成硬脑膜外血肿。少数患者并无骨折，其血肿可能与外力造成硬脑膜与颅骨分离，硬膜表面的小血管被撕裂有关。

2. 硬膜下血肿 约占外伤性颅内血肿中的 40%，多属急性或亚急性型，慢性硬脑膜下血肿有其特殊性。急性和亚急性硬脑膜下血肿的出血来源重要是脑皮质血管，大多由对冲性脑挫裂伤所致，好发于额极、颞极及其底面，可视为脑挫裂伤的一种并发症，称为复合型硬脑膜下血肿。另一种较少见的血肿是由于大脑表面回流到静脉窦的桥静脉或静脉窦本身撕裂所致，范围较广，可不伴有脑挫裂伤,称为单纯性硬脑膜下血肿。

慢性硬脑膜下血肿的出血来源和发病机制尚不完全清楚。好发于老年人,多有轻微头部外伤史。部分患者无外伤,可能与营养不良、维生素 C 缺乏、硬脑膜下出血性或血管性疾病等相关。此类血肿常有厚薄不一的包膜。

3. 脑内血肿 比较少见,在闭合性颅脑损伤中,发生率约为 0.5% ~ 1%。常与枕部着力时的额、颈对冲性脑挫裂伤同时存在,少数位于着力部位。脑内血肿有两种类型;浅部血肿多由于挫裂的脑皮质血管破裂所致。常与硬膜下血肿同时存在,多位于额极、颈极及其底面;深部血肿系脑深部血管破裂所引起,脑表面无明显挫裂伤,很少见。

(三)开放性颅脑损伤

1. 非火器性开放性颅脑损伤 系由钝器或锐器造成的颅脑损伤,此时头皮有裂伤、颅骨骨折、硬脑膜破裂、脑与外界相通。

2. 火器性颅脑损伤 战争时期,由枪弹或弹片造成的开放性颅脑损伤。火器伤可分为:①头皮软组织伤。仅头皮损伤,颅骨完好,有时局部有脑挫伤。②非穿透伤。有头皮伤和颅骨骨折,硬脑膜完好,但可有局部脑挫伤。③穿透伤。头皮、预骨及硬脑膜皆有破裂,脑组织多遭严重损伤。穿透伤根据创伤形式又分为非贯通伤(盲管伤)、贯通伤和切线伤三种。

3. 并发症

①脑脊液鼻漏和耳漏:颅底骨折同时伴有硬脑质和蛛网膜撕裂,脑脊液通过损伤的鼻窦或岩骨,经鼻或耳流出,即为脑脊液鼻漏或耳漏。发生率约占闭合性预脑损伤的 2% 和颅骨骨折的 5%。由于蛛网膜下隙与外界相通,故容易发生颅内感染。

②视神经损伤:闭合性颅脑损伤并发视神经损伤者约占 0.5% ~4%。视神经损伤多发生于外力直接作用于前额部,伴有颅前窝和(或)颅中窝骨折者。损伤部位可以在框内或视神经管内,亦可在颅内。

二、康复评定

(一)身体结构和功能水平的评定

1. 意识障碍严重程度评定

(1)昏迷或朦胧状态期间的评定 主要采用格拉斯哥昏迷量表(GCS)。在患者昏迷期间或清醒后,可用下列不同的方法评定其脑损伤的严重程度。对颅脑损伤昏迷的患者进行评价时,一定要保证患者的呼吸道通畅,使患者得到充分的氧气供应,同时要维持血压和良好的末梢循环。否则不仅评定结果不可靠,还会延误患者抢救。对神经系统进行评价应力求客观、准确、迅速。伤后昏迷的程度和损伤严重程度常用格拉斯哥昏迷量表,见表 5 – 1 – 16。

表 5 – 1 – 16 Glasgow 昏迷评分表

检查项目	反应	评分
睁眼反应(E)	自动睁眼	4
	呼唤睁眼	3
	疼痛反应	2
	无反应	1
语言对答(V)	正常	5
	时有混淆	4
	不确切	3
	不理解	2
答言对答(V)	无反应	1
运动反应(M)	能听指挥	6
	能感觉出疼痛部位	5
	疼痛躲避	4
	对疼痛有伸缩动作	3
	对疼痛有伸展动作	2
	无反应	1

注:Glasgow 评分 = (E + V + M);最高 15 分,最低 3 分
按表计分小于 8 者为重度颅脑损;9 ~ 12 者为中度损伤;13 ~ 15 者为轻度损伤。计分小于 8,预后不良;伤后 6 小时内"眼开启"项计分小于 3 者,

伤后 6 个月会有 40% ~ 60% 的死亡或变为植物人;伤后 72 小时"最佳运动反应"项仅 1 ~ 2 分者,死亡或变为植物人的可能性很高。

(2)颅脑损伤后,决定预后最重要的因素是脑损伤的程度,它由昏迷的深度和持续时间来标志。文献报告昏迷持续超过 1 周,常会有智能或躯体上的永久性残疾,或者两者都有。由颅脑损伤直接所致的死亡则常发生在损伤后的 2 ~ 3 天内。

2. 运动功能评定 其表现与脑出血或脑性瘫痪相似。

(二)活动水平的评定

脑外伤患者由于运动、认知等功能障碍的存在,经常导致 ADL 能力的下降。评定量表包括基本 ADL(basic ADL),也可用 Barthel 指数(BI)或改良 Barthel 指数(MBI),以及 FIM、社会功能活动问卷(DAQ)、工具性 ADL(instrunental ADL)。

社会功能活动问卷(FAQ)从做某件事正常、困难但可独立完成、需要帮助、完全依赖他人四个方面来评估患者的社会功能状况,如询问患者能否到商店买衣服、杂货和家族用品。

(三)参与水平的评定

参与水平的评定包括认知功能评定、行为评定、情绪障碍及言语障碍评定。

1. 认知功能评定 它可分别对记忆、注意、思维等进行评定,但常采用韦氏人智力量表(WAIS)。认知障碍的分级通常采用 Rancho Ios Amigos Hospital 的 RLA 标准。

认知(Cognition)障碍的表现与评价:认知障碍有多方面的表现,如判断、记忆、注意、推理、抽象思维、排列顺序的障碍等。评价时应注意患者的下列能力;听从简单或复杂指导的能力;在一个过程中追溯几个步骤的能力;设计出有次序的步骤去完成任务的能力;专心于现有任务的能力;预测和理解因果关系的能力;解决问题的能力;一天天继续学习下去的能力;解释标志和符号的能力;能在每日生活中进行心算和笔算的能力等。在评价时要注意结合患者的文化背景。为更科学、更客观地评价颅脑损伤患者在认知等方面的神经心理障碍,可采用著名的 Halatead Reitan 测验。见表 5 - 1 - 17。

表 5 - 1 - 17 Halstead Reitan 测验(供 15 岁及更年长的成人用)

测验名称	简介	所测内容
1.范畴测验 (Category test)	将 155 张图片分为七个子测验组,前六组各按一定的规则分类,第七组为前六组的混合供检查回想之用。测验时将四个按键放在患者面前,让患者在图形出现时按指定的原则按相应的键,如在第一组图片中出现中文数字"三"时,应按第三个键;在第二组中出现两个小人图形时应按第二个键;在第三组中依次排列着三角、圆、圆、圆四个图形时,按第一个键(因三角与其他不同)等,按正确时立刻给予悦耳的铃声反馈;按不正确时则给予不悦耳的声音反馈。记下按错的数目作为评分标准	注意集中、概念形成、抽象推理、精练能力,产生和检验假设的能力;专注于积极利用反馈能力;从熟悉的事物推广到新的但又类似的状况中去的能力
2.触摸测验 (tactual performance test)	取一 44cm×31cm 的木板用线在其上画出半圆、圆、方、菱形、三角、五角星、椭圆、空心十字、空心一字等开头的蕊块,锯下取出的各种开实的小块形板,留有各种空心图形的整块木板称槽板。遮住患者双目,让其感觉一下槽板和形板,然后让其尽可能快地将各形板放回槽板内相应的位置上,先用利手,后用非利手,最后用双手各进行一次。然后将槽板和形板收起,取下患者眼上的遮蔽物,让其画出形板和槽板的图形。记分标准为将全部形板放回槽板中所需的总时间,将能正确绘出的形板块数作为记忆评分;将能正确记住形板在槽板内的位置数作为定位记分	触觉形状记忆、位置记忆、立问记忆、触觉运动空间的综合能力;在运动方面的解决问题的能力;从一个测验向下一个测验转移的能力;伴随发生的学习能力

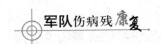

3. 节律测验 （rhythm test）	在录音机上用录音带依次向患者提供 30 对有节律的音乐声，其中 15 对相同，15 对不同，让患者倾听时指出是相同还是不同，记下判断错误的次数作为评分标准	注意、集中、非言语声记忆，非言语声的听觉鉴别，包括对音乐形式的鉴别
4. 语音知觉测验 （speech sounds pettcertion test）	在录音机上用磁带向患者提供话音。患者前方放一答卷，卷中四个字（另一组则测验为四对字）为一组，每一组中有一个（一对）字是录音机带上所有的，让患者听到时在该字（该一对字）下划线标出。记下听错数作为评分标准。	注意、训、语音听觉辨认和字的匹配能力，高频声的感觉
5. 手指敲击测验 （finget tapping test）	将一般计数器和一块 22.9cm×24cm 的板相连，让患者用食指尽可能快地在上面敲打 10 秒，利用和非利用交替进行，直到得出每次交替时两手敲打数之差小于 5 的敲打五次为止。用利用敲打五次的平均敲打数为计分标准	运动速度，两手精细运动的能力；建立和维持连续节律地敲打的能力；小脑基底核的功能（受累时不能完成）

根据以上几个表的检查结果，可以换算出脑的损伤指数（damage quotient，DQ）：

DQ = 划入异常的测验数/总测验数

利用表 5-1-17 时，按总测验数为 7 计算，原因是健摸操作试验（tactual performancetest）可分为三个：TPT 记时、TPT 记形和 TPT 记位，再加上其余四类共有七个。当 DQ = 1/7~2/7 时，列为正常：DQ = 3/7，属于轻度损伤；DQ = 4/7，属于中度损伤；DQ≥5/7，属于重度损伤。在治疗过程中定期复查 DQ，可以观察脑损伤的康复情况。不少学者根据需要在上述试验中增加一些试验。如有可能，尚可进行更详细的 Luria - Nebraska 神经心理测验。

2. 行为评定　在没有专门心理人员的情况下，可按行为障碍常见的临床表现为评定。

（1）发作性失控　往往是颞叶内部损伤的结果，发作时脑电图有阵发异常，是一种突然无诱因、无预谋、无计划的发作，直接作用于最靠近的人和物，如打破家具、向人吐唾液、抓伤他人、放纵地进行其他狂乱行为等。发作时间短，发作后有自责感。

（2）额叶攻击行为　因额叶受损引起。特点是对细小的诱因或挫折发生过度的反应，其行为

直接针对诱因。

（3）负性行为障碍　常因额叶和脑干高位受损。特点是精神运动迟滞、感情淡漠，失去主动性，即使日常生活中最简单、最常规的活动也不愿完成。

3. 情绪障碍评定　脑损伤后常表现为抑郁或焦虑。可分别汉米顿抑郁量表（HDS）和焦虑自评量表（SAS）进行评定

4. 言语障碍评定　言语是人类特有的复杂的高级神经活动，言语功能障碍直接影响患者的社会能力和职业能力，使其社交活动受阻。脑损伤后的言语运动障碍常见的有构音障碍和言语失用。构音障碍是由于言语发音肌群受损后不协调，张力异常所致言语运动功能失常，常涉及所有言语水平（包括呼吸、发声、共鸣、韵律）。患者表现为言语缓慢、用力、发紧，辅音不准，吐字不清，鼻音过重，或分节性言语等。言语失用是由于言语的中枢障碍而产生的言语缺失。大脑左半球是语言运动中枢，当病变部位在大脑左半球额叶和其他 1~2 个脑叶时，会出现重试非流行利失语，患者表现为言语达能力完全丧失，不能查数，不能说出自己的姓名，复述、命名能力均丧失，不能模仿发出言语声音等。

三、康复治疗

(一)制订康复计划

颅脑损伤运动功能障碍的康复治疗方法涉及内容很多,其中以运动疗法为主,目的是通过系统的、有选择、有针对性的方法,抑制和控制低级中枢的原始反射活动,加强高级中枢对低级中枢的调控作用,降低异常肌张力引起的肌痉挛,打破异常的痉挛,逐渐恢复分离的、精细的和可以控制的功能活动。

1. 灵活应用神经肌肉促进技术等各种康复治疗手段,促进瘫痪肢体早期软弱无力肌群的收缩,抑制瘫痪后期出现的肌痉挛,恢复对肢体的控制能力。

2. 治疗中不断纠正异常的运动模式,尤其需注意纠正瘫痪上肢的屈肌痉挛模式和下肢的伸肌痉挛模式,尽可能地恢复正常的姿势和步态。

3. 治疗中强调一对一的治疗方式,加强对患者的监督与指导,要注意患者动作完成的质量。

4. 要求患者积极配合治疗,以主动活动为主,被动活动为辅,提倡重复训练,强化正确规范的动作。

5. 应与临床治疗紧密配合,一旦病情稳定,应争取早期进行康复治疗。在治疗中如出现某些并发症或病情反复,宜及时协商处理。

6. 应根据每个患者的实际情况制订相应的短期或长期的康复治疗目标。有可能恢复实用肢体功能者应加强患侧肢体的功能训练;有可能恢复辅助肢体功能者应加强双侧肢体的功能训练;对于失用肢体的患者应加强健侧肢体的替代训练。总之,最后的康复目标是达到日常生活自理。

7. 针对病变的不同时期,采取多种康复治疗手段,从不同的方面帮助患者恢复功能。

预防脑损伤引起的功能障碍是多种多样的,各患者之间的差异甚大,因而不能用一个统一的模式对所有患者进行康复,其治疗计划应因人而异;同时颅脑损伤的康复往往是长期的。因此,在有短期计划的同时要有长期计划。前者在于挽救生命,稳定病情。后者在于针对患者存在的问题,有计划地进行康复,使之能生活独立,重返家庭和社会。损伤后躯体方面的障碍在 1 年内大多已稳定,但认知、行为和社会心理方面的问题往往持续很长时间。因此,在急性期过后,病情稳定时,宜做全面的神经心理学检查,以制定长期康复的目标。

即使有行为、情绪、认知方面的障碍,必须首先予以处理,否则患者可能抗拒、抑制、消极对待康复治疗,或因注意力、记忆力差而使许多再训练的方法不能生效。认知的康复常是长期的,因此,必须教给患者家属一些能长期在家进行训练的实用方法。

(二)康复训练程序

参见脑出血康复训练程序。

(三)康复治疗流程

1. 适应证和禁忌证

(1)适应证 无特殊禁忌的所有颅脑损伤患者都是康复治疗的对象。

(2)禁忌证 体温 >38℃,症状继续进展的患者,可以延迟开始康复或暂停康复治疗。

2. 急性期康复原则 此期为昏迷和无意识期,其目的主要有:姿势控制,即增加肌力、控制肌张力、维持正常姿势控制;维持和增加关节活动范围,防止关节挛缩(具体可参见本书脑卒中康复治疗);保持呼吸道通畅,防止呼吸道感染,增强呼吸功能;发挥自体残留能力,提高日常生活独立能力;改善可能存在的言语、认知、心理障碍问题。康复的主要目的是为有恢复意识的患者剔除恢复意识的障碍。其手段包括保持良好的体位,通过各种感觉刺激,促进脑功能的恢复,常用主法有音乐刺激、穴位刺激、光电刺激、生活护理刺激等,并且不断改变刺激形式,如改变声音、灯光的强弱、节律等。同时要防止挛缩、压疮、肺炎、尿路感染、营养不良等各种并发症发生。

3. 恢复期的治疗

(1)物理疗法

1)神经肌肉促进技术:这是瘫痪患者常用的康复治疗技术之一,该技术是通过遵循人体神经发育的自然规律,调整和改善脑部病变部位及其周围神经组织的兴奋性,以实现高级中枢对神经肌肉组织的重新支配。涉及这个技术的方法很多,比较有代表性的是 Bobath 技术,Brunnstrom 技术及本体促进技术(PNF)。

2)肌牵张技术:通过对不同部位关节、肌肉的缓慢或快速牵拉,可以改变或调节肌张力,改善关节的活动范围,预防关节、肌肉组织的挛缩和畸形。快速牵拉-肌梭兴奋-肌张力增高;缓慢持续牵拉-激发抑制反射-肌张力降低-痉挛缓解。

3)改善肌力的训练:①重点是加强软弱无力肌群的力量训练;②痉挛期应指导患者避免进行会加重痉挛肌群的肌力训练;③肌力训练的时间不宜过长,过度疲劳或抗阻用力过大,会诱发肌痉挛。

4)改善关节活动范围的训练。

5)平衡训练:包括 1 级静态平衡、2 级自动态平衡、3 级他动态平衡。具体训练方法有:①坐位平衡练习;②站立平衡练习:可以先在直立架上体会站立的感觉,然后练习由有依托到无依托的站立、双腿站立、并腿站立;③坐位起立平衡;④步行平衡练习。

6)步态训练:①训练前准备。步行前患者必须能保持坐位和立位的平衡,在帮助下能完成步行的分解动作,如重心的前后、左右移动,健侧和患侧下肢的单腿站立等。②平行杠内训练。③室内行走,如平地、坡地、阶梯。④在活动平板上练习行走。⑤室外行走。

7)日常生活活动训练:ADL 是指为满足日常生活活动所需要的一种最基本、最具有共同性的生活能力,包括进食、穿衣、大小便、个人卫生和行走,即通常所说的衣、食、住、行。

8)作业疗法(occupational therapy,OT):是应用于日常生活、工作有关的各种作业活动和工艺过程、指导残疾者或已经部分恢复功能的患者,有目的地和有选择地进行某项活动,以进一步改善和恢复身体、心理和社会方面的功能。其重点又在于增强手的灵活性、眼和手的协调性,对动作的控制能力和工作耐力,以进一步提高和改善其日常生活能力。

9)其他疗法:电疗法、光疗法、磁疗法、冷疗法等旨在减轻患者的疼痛,促进肌肉及运动功能,预防和控制感染。

(2)辅助器具的应用

1)轮椅的使用:患者不能独立步行时,学会轮椅的使用可以增加患者的活动能力,同时也可提高患者对康复训练的自信心。要学会掌握轮椅的前进、后退、轮椅至床的转移、轮椅到坐厕的转移、轮椅过障碍物的技术等。

2)其他辅助器具:如果患者的运动功能不能完全恢复,为了防止畸形和便于日常生活,需采用其他辅助器具,如矫形器手杖、帮助日常生活的辅助器具及自助指甲刀等。

(3)言语治疗 采取综合的治疗手段,具体包括:视、听觉的应用,多途径的言刺激方法,替代方式(手势、交流板等),促进言语理解、口语表达,恢复或改善构音功能,提高言语的清晰度、流畅性等。

(4)作业治疗 主要为知觉、认知、行为障碍的康复治疗。

1)知觉(Perception)障碍的处理 知觉障碍是颅脑损伤后的常见症状,往往成为康复训练的巨大障碍。如有下述症状,如地理定向障碍、物体视觉失认,视觉空间失认、图像背景分辨困难、体像失认、单侧忽略、手指失认,结构性失用、穿衣失用、疾病失认等,应先行处理,在作业疗法中加强相关的训练。

①失认症的训练

单侧忽视:治疗师不断提醒患者集中注意其忽略的一则;站在忽略侧与患者谈话和训练;对忽略侧提供触摸、拍打、挤压、擦刷、冰刺激等感觉刺激;将患者所需物品放置在忽略侧,要求其用健手越过中线去拿取;鼓励患侧上下肢主动参与翻身,必要时可用健手帮助患手向健侧翻身;在忽略侧放置色彩鲜艳的物品或灯光提醒其对患侧的注意;阅读文章时,在忽略侧一端放上色彩鲜艳的规尺,或让患者用手摸着书的边缘,从边缘处开始阅读,避免漏读。

视觉空间失认:颜色失认:用各种颜色的图片和拼版,先让患者进行辨认、学习,然后进行颜色匹配和拼出不同颜色的图案,反复训练。面容失认:先用亲人的照片,让患者反复看,然后把亲人的照片混放在几张无关的照片中,让患者辨认出亲人的照片。地图失认:让患者自己画钟面、房屋,或在市区路线图上画出回家路线等。如画一张地图,让患者用手指从某处出发到某处停止,让患者手放停止处,要求其能原路找回出发点,如此反复训练。连续两次无误可再增加难度。图形失认:让患者按治疗师要求用火柴、积木、拼版等构成不同图案。如用彩色积木拼图,治疗师向患者演示拼积木图案,然后要求患者按其排列顺序拼积木,正确后再加大难度进行。

Gerstmann综合征:左、右失认:反复辨认身体的左方或右方,接着辨认左方或右方的物体。左右辨认训练可贯穿于运动训练、作业训练及日常生活活动中。手指失认:给患者手指以触觉刺激,让其呼出相应手指的名称,反复在不同的手指上进行。失读:让患者按自动语序,辨认和读出数字,让患者阅读短句、短文,给予提示,让患者理解其意义。失写:辅助患者书写并告知写出材料的意义,着重训练健手书写。

触觉失认(失实体觉):也称为体觉障碍,包括实体觉和体像觉。实体觉训练方法与身体失认训练相同。体像觉训练可采用人体图形或模型让患者学习人体各个部分及名称,再用人体拼图板让患者拼配;或可以刺激患者身体某一部位,让其说出其名称;或治疗师先说出患者身体某一部分的名称,让其刺激自己身体的这一部分。也可以看图说明,让患者按要求指出身体的各部分和呼出对应的名称。

②失用症的训练

结构性失用:如训练患者对家庭常用物品的排列、堆放等,先由治疗师示范,然后再让患者模仿训练,开始训练时一步一步给予较多的暗示、提醒,有进步后再逐步减少暗示和提醒,并逐渐增加难度。

运动失用:如训练患者完成刷牙动作,可把刷牙动作分解,示范给患者看,然后提示患者一步一步完成或手把手地教患者。也可以将牙刷放在患者手中,通过触觉提示完成一系列刷牙动作。反复训练,改善后可减少暗示、提醒等,并加入复杂的动作。

穿衣失用:训练穿衣时,治疗师可用暗示、提醒指导患者穿衣,甚至可一步一步地用言语提示并手把手地教患者穿衣。最好在衣服上做明显的记号以引起注意。

意念性失用:当患者不能按指令要求完成系列动作,如泡茶后喝茶、洗菜后切菜、摆放餐具后吃饭等动作时,可通过视觉暗示帮助患者。如令其倒一杯茶,患者常常会出现顺序上的错误,即不知道先要打开杯子盖子,再打开热水塞然后到水这一顺序等,那么就必须把动作分解开来,演示给患者看,然后分步进行训练,上一个动作要结束时,提醒下一个动作,启发患者有意识的活动,或用手帮助患者进行下一个运动,直到有改善或基本正常为止。

意念动物性失用:患者不能按训练者命令进行有意识的运动,但过去曾学习过的无意识运动常能自发地发生。治疗时要设法触动其无意识的自发运动。如要让患者刷牙,患者不能完成;让患者假装刷牙也不成;令其模仿刷牙也不一定能成,当其不能完成几项动作时,可以将牙刷放在患者手中,通过触觉提示完成一系列刷牙动作。如患者划火柴后不能吹灭它,假装或模仿也不成,但治疗师把火柴和火柴盒放到患者手中或许能生成;把点燃的火柴放到患者面前,他常能自动吹灭。因此,要常启发患者的无意识活动以达到恢复功能的目的。

记忆训练:进行记忆训练时,要遵循因人而异、循序渐进的原则。每次训练的时间要短,开始要求患者记住的信息量要少,信息出现的时间要长,以后逐步增加。患者成功时应及时强化,给予鼓励,增强信心。如此反复刺激,反复训练,提高记忆力。常用方法有:PQRST法:P(preview)是先预习要诀的内容,Q(question)是向自己提问与内容有关的问题,R(read)是为了回答问题而仔细阅读资料,S(self-recitation)是反复陈述阅读过的资料,T(test)是用回答问题的方式来检验自己的记忆。编故事法:把要记住的内容按照自己的习惯和爱好编成一个小故事,有助于记忆,亦可利用辅助记忆物来帮助记忆,如带记事本,本中记有家庭地址、常用电话号码、生日等,并让患者经常做记录和查阅。记忆训练也可以采用计算机辅助技术、图形的视觉记忆、声音的听觉记忆等训练方法,可以根据患者情况增加或减轻训练难度。安排环境。将房间贴上清晰的标签,在地板上贴上方向标记以便患者较少依赖记忆。也应鼓励运用笔记本、日记本和微型收录机。特别重要的是鼓励记忆障碍患者运用。

2)认知障碍的处理　主要针对注意力训练及思维训练。由于我国在康复医学方面计算机的应用尚未普及,加上价钱昂贵,一般单位和个人购买尚有困难,因此,此处着重介绍一些简单实用,无论在医疗机构还是在患者回家后均可进行的康复方法。

①注意力和集中力训练

训练1:猜测游戏(shell game)。取两个透明杯子和一个弹球,要在患者注视下由术者将一杯覆扣在弹球上,让患者指出何杯中有弹球,反复数次,无误差后改用两个不透明的杯子,操作同上,此时患者已不能透过杯壁看到弹球,让患者指出何杯中扣有弹球,反复数次,成功后改用三个或更多的不透明杯子和一个弹球,方法同前,成功后改用三个或更多的不透明杯子和两个或更多的颜色不同的弹球,扣上后让患者指出各种颜色的弹球被放在哪里,移动容器后再问。

训练2:删除作业(cancellation task)。在16开白纸中都写几个大写汉语拼音字母如"KBLZBOY"(亦可依患者文化程度选用数目、字、图形),让患者用铅笔删去术者指定的字母如"B"。改换字母的顺序和规定要删的字母,反复进行数次,成功后改用两行印得小些的字母,以同样的方式进行数次;成功后改为三行或更多行的字母,方式同前;成功后再改为纸上同时出两大写或小写字母;再让患者删去指定的字母(大写及小写的),反复数次,成功后在此基础上穿插加入以前没出过的字母,让患者删去,反复数次,成功后再将以前没出现过的字母三个一组地穿插入其中,让患者把这些三个一组地插入的字母一并删去。

训练3:时间感(time sense)。给患者一只秒表,让其按术者口令启动并于10秒内由患者自动停止。然后将时间由10秒逐步延长至1分钟,当误差小于1~2秒时改为不让患者看表,启动后让他心算到10秒时停止,然后将时间延长,到2分时停止。误差应以每10秒不超过1.5秒为界,即30

秒时允许范围为30±(3×1.5)秒。当误差不超过此值时再改为一边与患者交谈一边让患者进行同上训练,患者尽量控制自己不被交谈分散注意力。

训练4:数目顺序(number sequencing)。让患者按顺序说或写出0~10数字,如有困难,给他11张上面分别写有0~10数字的字卡,替其按顺序排好。然后增加数字的跨度,反复数次,成功后改为让患者按奇、偶数或逢10的规律说或写出一系列数字,并由之前随意指定数字的起点,成功后可变换方向如原由小到大改为由大到小等,反复数次,成功后先由术者向患者提供一系列数字中的头四个数,从第五个数起往后递增时加一个数字如"4"等,让患者继续进行,每次报出加后之和,反复数次,成功后改为往后递增时从原数上乘以另一数值或除以另一数值。

四、注意事项

利用家庭和社区环境继续加强患者日常生活活动能力的训练,向患者及其家属、护理人员、非康复专业的医疗人员宣传普及康复治疗知识,首先在急性期积极治疗外伤后急性期症状,迅速控制急性期症状预防脑外伤后综合征,除需注意睡眠、饮食外,还应针对存在的症状积极进行对因、对症治疗。其次在恢复期重视精神和心理治疗,避免医源性创伤,使患者对病情有正确认识:脑震荡只是脑实质损伤中的轻症,医务人员要严格把握诊断标准,切勿随便给患者扣上脑震荡的帽子,各方面人员均应避免夸大伤情,造成患者的恐惧思想。应多加心理安抚,减轻其心理负担。患者病情稳定后,即应适当活动并逐渐转入正常生活和工作。过分长期休养不仅没有必要,而且可能对患者起到暗示作用,使其误认为伤情严重而导致心情紧张,反而可能使症状加重。此外,维持生活作息规律和锻炼身体,增强体质也有裨益。再次,要重视营养在治疗颅脑损伤中的重要性:合理的营养可以促进脑组织早日康复,减少并发症,供给足够的蛋白质、维生素和热量。所以,让患者维持一定营养水平,是非常重要的。

(平兴团　闫炳苍)

第二章 >>>

神经损伤的康复

神经损伤是常见的外伤,可以单独发生,也可与其他组织损伤合并发生。神经损伤后,受该神经支配区的运动,感觉和营养均将发生障碍。临床上表现为肌肉瘫痪、皮肤萎缩、感觉减退或消失。包括外伤,如牵拉损伤、切割伤、电锯伤、玻璃割伤等;压迫性损伤,如骨折脱位等造成的神经受压;火器伤,如枪弹伤和弹片伤;缺血性损伤,肢体缺血挛缩、神经亦受损;电烧伤及放射性烧伤;药物注射性损伤及其他医源性损伤。神经损伤康复的目的在于促进神经再生,保持肌肉质量,增强肌肉力量和促进感觉功能恢复。

第一节 脊髓损伤的康复

一、概述

脊髓损伤是指由于各种原因引起的脊髓结构、功能的损害。脊髓损伤会造成损伤水平以下运动、感觉和自主神经功能障碍。绝大多数人生活不能自理,需要人照顾。脊髓损伤分为完全性损伤和不完全性损伤两大类,发生率呈逐年增高趋势,常见发病原因分为外伤性和非外伤性两

种。外伤性包括交通事故、工业事故、运动损伤、高处坠落、暴力砸伤、刀伤、枪伤等。非外伤性包括出血引起脊髓局部缺血、肿瘤和血管意外、横贯性脊髓炎、脊髓动脉的血栓等。

1. 完全性脊髓损伤 即脊髓全部受到挫伤而感觉和运动均呈麻痹的状态。临床症状:横断性完全损伤、瘫痪区域腱反射消失、自主神经障碍、尿意及自主排便尿完全消失、肠管运动瘫痪、早期压疮、颈髓损伤生命危险信号。

2. 不完全性脊髓损伤 损伤平面以下包括最低位的骶段($S_4 \sim S_5$)保留部分感觉或运动功能。感觉功能:包括肛门黏膜及肛门周围感觉。运动功能:包括做肛门指检时,肛门外括约肌可收缩。分为五大类:中央束综合征(central cord syndrome)、半切综合征(brown-sequard syndrome)、前束综合征(anterior cord syndrome)、后束综合征(posterior cord syndrome)、圆锥马尾综合征(tapered cauda equina syndrome)。

二、功能障碍的特征

1. 传导功能 脊髓是感觉神经和运动神经冲动传导的重要通路,其结构基础即脊髓内的上行纤维束、下行纤维束。除头部、面部外,全身的深

感觉、浅感觉和大部分内脏感觉冲动,都经脊髓白质的上行纤维束才能传到脑。由脑发出的冲动,也要通过脊髓白质的下行纤维束才能调节躯干、四肢骨骼肌以及部分内脏的活动。

2.反射功能 脊髓可执行一些简单的反射活动,包括躯体反射和内脏反射。脊髓各种反射都是通过脊髓节内和节间的反射弧完成的。

(1)躯体反射 即引起骨骼肌运动的反射,由于感受器部位不同,又分为浅反射和深反射。浅反射是刺激皮肤、黏膜的感受器,引起骨骼肌收缩的反射,如腹壁反射。浅反射的反射弧中任何一部分受到破坏,出现反射减弱或消失。深反射是刺激肌、腱感受器,引起骨骼肌收缩的反射。因为这一刺激,使肌、腱受到突然的牵拉而引起被牵拉肌的反射性收缩,所以又称牵张反射。

(2)内脏反射 脊髓的中间带内有交感神经和副交感神经的低级中枢,这些中枢执行的内脏反射活动,也是通过脊髓反射弧完成的,并受到大脑皮质的控制。如排尿反射,当排尿反射弧任一部分被中断时,可出现尿潴留;当颈段脊髓、胸段脊髓横贯性损伤后,可引起反射性排尿亢进,出现尿失禁。

三、脊髓损伤临床诊断标准

1.肛门指检 判断脊髓休克/骶段感觉和运动功能是否存在。

2.残存肌力评定 判断神经损伤平面和功能恢复情况。

3.关节活动范围

4.神经反射 腱反射、皮肤反射判断脊髓功能状态。

5.痉挛评定 改良 Ashworth 评价量表、改良 Ashworth 评价量表。

6.运动功能的评定

7.感觉功能的评定

8.日常生活活动能力的评定

9.康复疗效的评定

四、康复评定

1.脊髓损伤横断面定位

(1)灰质节段性损害:前角:下运动神经元瘫痪。后角:分离性感觉障碍(病灶同侧节段性痛温觉障碍)。前连合:双侧对称性节段性分离性感觉障碍。侧角:相应节段的自主神经功能障碍(血管运动、发汗、竖毛反应紊乱及皮肤指甲的营养改变等)。

(2)传导束障碍 锥体束:病灶同侧损害平面以下的上运动神经元瘫痪。脊髓丘脑束:受损平面以下对侧出现痛、温觉障碍深感觉及触觉仍保留,又称分离性感觉障碍。

(3)后索 受损节段以下同侧的振动觉、位置觉和精细觉减退或消失,可出现感觉性共济失调。

2.脊髓损伤病变部位推测疾病性质

(1)后根病变 神经纤维瘤、带状疱疹、椎间盘突出。

(2)后根和后索病变 肿瘤、梅毒。

(3)后索和脊髓小脑束病变 家族性共济失调。

(4)后索和侧索病变 维生素 B12 缺乏。

(5)皮质脊髓束和弥漫性前角病变 肌萎缩性侧索硬化。

(6)单纯局限性前角病变 脊髓灰质炎。

(7)脊髓中央部位病变 脊髓空洞症、脊髓出血、髓内肿瘤。

(8)脊髓半横断综合征 脊髓髓外肿瘤或外伤。

(9)脊髓横贯性损伤 急性脊髓炎、多发性硬化、急性播散性脑脊髓炎、转移性肿瘤、外伤。

3.评定量表

(1)徒手 MMT 评定

(2)ROM 评定

(3)改良后的 Ashworth 评定量表

(4)ASIA 评定量表(不完全损伤适用)

(5)截瘫改良巴氏指数(Modified Barthel Index,MBI)评定表

（6）四肢瘫功能（Quadriplegic Index of Function,QIF）指数表

（7）功能独立性评定（Functional Independence Measurement,FIM）

五、康复目标

1. C_4 完全性脊髓损伤　减缓骨质疏松的发生和预防泌尿系感染,预防四肢关节僵硬。

2. C_5 完全性脊髓损伤　增强肱二头肌的肌力;学习使用矮靠背轮椅,并在平地上自己驱动;学会使用固定于轮椅靠背扶手上的套索前倾减压;可把勺子固定于患者手上,练习进食;减缓骨质疏松的发生和预防泌尿系感染及有利于排便,预防四肢关节僵硬。

3. C_6 完全性脊髓损伤　增强肱二头肌和桡侧伸腕肌的肌力,驱动轮椅训练;减缓骨质疏松的发生和预防泌尿系感染,预防四肢关节僵硬。

4. C_7 完全性脊髓损伤　上肢残存肌力训练,驱动轮椅训练,教授患者双手撑在轮椅扶手上进行减压,减缓骨质疏松的发生和预防泌尿系感染。预防四肢关节僵硬。

5. $C_8 \sim T_2$ 完全性脊髓损伤　上肢肌肉强度和耐力的训练、坐位注意练习撑起减压练习;尽力进行各种轮椅技巧练习,以提高患者的适应能力,进行适宜的职业训练。

6. $T_3 \sim T_{12}$ 完全性脊髓损伤　上肢肌肉强度和耐力的训练、坐位注意练习撑起减压练习,尽力进行各种轮椅技巧练习,以提高患者的适应能力、转移训练,进行适宜的职业训练。站立和治疗性步行。

7. $L_1 \sim L_2$ 完全性脊髓损伤　四点步态行走,练习从轮椅上独立站起,上下楼梯,上肢肌肉强度和耐力的训练,坐位注意练习撑起减压练习,尽力进行各种轮椅技巧练习,站立和治疗性步行。

8. L_3 及以下完全性脊髓损伤　训练双下肢的残存肌力,早期的训练练习从轮椅上独立站起,四

点步态的练习,用手杖练习走路,上下楼梯。

六、康复治疗

（一）急性期

1. **正确的体位摆放**　仰卧位:颈椎骨折患者。侧卧位:下段胸椎骨折患者。

2. **呼吸训练**　吸气训练:压迫辅助吸气训练、上肢上举呼吸训练、主动呼吸训练。

3. **辅助咳嗽方法**　排痰训练:叩击排痰法、振动法、体位法。

4. **注意事项**

（1）体位排痰之前要了解疼痛和关节活动受限的部位。

（2）排痰前要针对肺内感染的位置确定相应的引流体位。

（3）饭后 30~60 分钟内不能进行体位排痰。

（4）防止粗暴手法以免引起肋骨骨折。

（5）四肢瘫痪者每天至少需要做一次预防性体位引流。

5. **被动运动**　通过外力使失去肌肉力量或运动能力的肢体产生运动。可由设备他人、或本人的健康肢体协助进行。注意事项如下:

（1）每个肢体活动 5 分钟,操作要轻柔、缓慢有节奏。

（2）从近端到远端运动全身每一个关节。

（3）每个关节均做全运动方向的最大活动范围的运动。

（4）有痉挛者,应缓解痉挛后再做被动运动。

（5）下肢髋关节屈曲时同时要外展（<45°）,膝关节伸展要缓慢,不能过度伸展。

（6）髋关节的旋转要在髋关节屈曲 90°,膝关节屈曲 90°时进行。

（7）当患者下段胸椎或腰椎有骨折时,作屈膝、屈髋动作时要格外小心,勿使其腰椎活动。

（8）被动活动要限制在无痛范围内。

（9）患者仰卧位时被动屈曲膝关节,需同时外旋髋关节。

（10）在对颈髓损伤的患者进行腕关节和手指被动运动时，禁止同时屈曲腕关节和手指。

（二）中后期

1.垫上肌力强化训练

2.背肌强化训练

3.利用重物强化肌力的训练

4.利用橡胶弹力带的强化训练

5.轮椅上肌力增强的训练方法

（1）轮椅短距离竞速训练。

（2）轮椅长距离竞速训练。

（3）轮椅上撑起动作训练。

（4）利用轮椅进行行走训练。

（5）轮椅上下坡道训练。

（6）轮椅篮球训练。

（7）轮椅负重训练。

（8）利用器械加强肌力训练。

6.平衡杠内肌力增强的训练方法

（1）身体挺直、伸肘，用力将身体上提。

（2）躯干抗阻，用力前伸躯干。

7.临床常用的肌力增强的训练方法

（1）上肢伸肘动作的训练：当患者肱三头肌肌力达到 3～4 级时，患者可采取仰卧位进行训练，肩关节前屈 90 度，肘屈曲位，治疗师固定其上臂，手扶腕关节上方，指示患者做伸肘动作，治疗师从腕部给予一定的阻力。

（2）肩关节外展的主动肌是三角肌。当肌力为 1～2 级时，训练方法为：患者仰卧位，肘部屈曲，治疗师握住患者肘部和腕部，并给予一定的辅助力量，帮助患者完成肩关节的外展动作。肩关节外展肌肌力达到 3～4 级时，患者取坐位，双上肢从身体一侧上抬，治疗师可从患者肘关节处给予一定的阻力。

（3）耸肩动作的主动肌为斜方肌的上部纤维及肩胛提肌。当肌力为 1～2 级时，患者仰卧位，治疗师双手扶住患者双肩部位，辅助患者完成耸肩动作，若患者耸肩动作完成较充分，治疗师可从肩部给予相反方向的阻力，以增加动作的难度。

当肌力达到 3～4 级时，患者可取坐位进行耸肩动作，治疗师双手扶住肩部，给予与耸肩动作相反的向下的阻力。

8.智能康复训练器　适用人群：上、下肢力量较弱的偏瘫、截瘫、四肢麻痹或骨关节术后等患者主要作用为：①增强肌肉力量和耐力；②保持并激发残存肌肉的力量；③保持肌肉的灵活性，消除肌肉紧张；④做有益肌肉的活动，减少肌肉痉挛的发生。

9.转移动作训练

（1）床↔轮椅

方法：①两人转移四肢瘫的患者；②一人转移四肢瘫患者的方法；③利用滑板转移；④利用上方吊环转移；⑤直角转移；⑥侧方转移；⑦平行转移。

（2）轮椅↔坐便器

方法：①侧方转移；②前方转移。

10.起立床站立训练

11.平行杠内站立训练

12.站立训练

13.行走训练　①平行杠中行走：分摆至步训练、摆过步训练、四点步态。②助行器。③拐杖行走训练。④减重步行训练。

利用减重平板技术进行的步行训练其：适应证是由于上运动神经元综合征导致的下肢神经瘫痪；禁忌证是脊柱不稳定，下肢骨折未充分愈合或关节损伤处于不稳定阶段，患者不能主动配合，过分痉挛，体位性低血压，严重骨质疏松。

14.改进往复式截瘫步行器　适用于高位截瘫患者，使进行实用性步行成为可能。仪器结构特点在步行中有助动功能，可帮助患者直接坐起或坐下，膝部有弹性装置 $T_4 \sim T_9$ 损伤患者在行走中应用本仪器氧耗低，行走距离增加。

15.轮椅技巧训练　后轮行驶：①靠后轮着地，使轮椅翘起；②保持轮椅后轮平衡；③后轮平衡时行进和旋转动作。轮椅行走：①上路沿动作；②下路沿动作。

七、预防与保健

1. 日常生活饮食原则为：以高纤维、低脂肪、低油、低胆固醇饮食为主。

2. 饮食摄取上应避免高热量食物如：油炸、肥肉、甜点、蛋糕、冰激凌或汽水、红茶饮。

3. 煮食烹调时应避免使用猪油，另外应减少蛋黄，内脏类，过量的海鲜等高胆固醇之食物，而应增加的是高纤维类食物如：蔬菜、谷类、水果，同时应摄取足够水分。

4. 摄取足量蛋白质，并可多摄取一些强化身体细胞抵抗自由基，如维生素 A、C、E，矿物质硒等，以达到能同时控制体重及维持长期复健治疗所需之能量消耗。

5. 褥疮是急性期最常见的并发症之一，每两小时翻身一次，即使半夜也要记得定时翻身。翻身时要注意不要擦破皮，且要顾虑到脊椎的稳定度。

6. 应注意防寒防感冒，可引起诸多并发症，冬季阳光充足时可晒太阳，春季不要过早换取衣物。

（平兴团 闫炳苍）

第二节 周围神经损伤的康复

一、概述

1. 定义 周围神经损伤是指嗅、视神经以外的脑神经和脊神经在外伤或者刺激下发生神经的解剖不完整及功能的减弱或消失。

2. 病因 多由切割伤、刺伤、绞轧伤、爆炸伤、枪弹贯通伤、挤压伤、打击伤、压迫伤、牵拉伤、挫伤，冷冻伤、烧灼伤及化学药物刺激等引起。

3. 病理 周围神经损伤的病理变化是断裂后远端神经轴突在数小时即出现收缩、分节及断裂，72 小时后传导功能完全丧失，并出现沃勒变性；近端神经纤维在约数毫米到 20 毫米范围内也出现与远端同样变化。从细胞层面损伤后 24 小时神经细胞出现水肿，细胞核移至细胞周边，染色质逐渐分解，Nissl 小体消失，神经细胞内核糖核苷酸蛋白浓度降低。2～3 周后开始逐渐恢复，90 天左右基本上恢复到原来状态。如果损伤很靠近神经细胞，则可造成细胞死亡，神经纤维不能再生。神经支配的肌肉细胞逐渐萎缩，肌肉间纤维组织增生，终至全部被纤维组织所代替。

4. 分类 臂丛神经和腰骶丛及其周围神经损伤。

二、临床特征与分类

周围神经损伤的一般临床特征是：①运动障碍：弛缓性瘫痪、肌张力降低、肌肉萎缩；②感觉障碍：局部麻木、灼痛、刺痛、感觉过敏、实体感缺失等；③反射障碍：腱反射减弱或消失；④自主神经功能障碍：局部皮肤光润、发红或发绀、无汗、少汗或多汗，指（趾）甲粗糙脆裂等。

一、臂丛及其周围神经损伤

1. 臂丛损伤 臂丛损伤的症状主要表现为神经根型分布的运动、感觉障碍。完全性臂丛神经损伤甚为少见，多见的是臂丛上部、中部或下部损伤。臂丛上部损伤表现为整个上肢下垂，上臂内收，不能外展、外转，前臂内收，伸直，不能旋前、旋后或弯曲。手与手指的运动尚能保存。肩胛、上臂和前臂外侧有一狭长的感觉障碍区域。臂丛中部损伤表现为前臂、腕、手的伸展动作丧失或减弱，前臂后面有一局限的感觉障碍区域。臂丛下部损伤表现为手内在肌萎缩呈爪形，手部尺侧及前臂内侧有感觉缺失。如有星状神经节的交感神经纤维受损，则出现瞳孔缩小、睑裂变狭等症状。

2. 上肢周围神经损伤 腋神经损伤表现为肩部外展不能或无力，上臂不能前举也不能伸向后方，患肩低落，三角肌萎缩面变为平坦，肩峰与上臂外侧形成一直角，称为"方肩"，肩峰显得突出，上臂外侧面有狭小的感觉迟钝区；胸长神经损害表现为肩胛骨不能紧贴于胸壁，上肢向前推时，病侧肩胛骨内侧缘及下角脱离胸廓而耸起,形成翼状肩胛,上臂外展至水平位后不能再向上举。肌皮神经损伤后表现为肱二头肌萎缩,肱二头肌反射消失,前臂屈曲及旋后无力,尤其在旋后或中间位置时,前臂不能屈曲,前臂外侧有一狭小的感觉缺失区。

桡神经是臂丛诸神经中最容易遭受损伤的一支,临床表现主要为运动障碍,其典型症状为垂腕,按损伤部位不同,出现不同影响,高位损伤,产生完全性桡神经麻痹症状:上肢各伸肌全部瘫痪,肘关节、腕关节、掌指关节皆不能伸直,前臂于伸直时不能旋后,手通常处于旋前位,但在肘关节屈曲时可依靠肱二头肌而旋后。在肱骨中1/3,即在肱三头肌支配支发出以下损伤时,肱三头肌功能完好,当损伤在肱骨下端或前臂上1/3时,肱桡肌、旋后肌、伸腕肌的功能保存,前臂中1/3以下损伤时,仅有伸指功能丧失而无垂腕,因为分至伸腕肌的分支已在前臂上部分出。如损伤接近腕关节处,因各运动支均已发出,可不产生桡神经损伤。故治疗后功能恢复的预后较好。

正中神经位置较深,一般比较不容易损伤。常见的损伤原因为肘前区静脉注射时药物外渗入软组织致伤,或腕部被利器割伤。正中神经功能障碍主要表现为握力及前臂旋前两个重要功能丧失,前臂旋前完全不能。拇指、食指、中指屈曲功能丧失,握拳无力。拇指、食指亦不能过伸,拇指不能对掌、外展,鱼际肌群萎缩,使拇指与手掌形成平坦状态,称猿手,以及手指大部分感觉丧失。正中神经损伤后,感觉障碍区主要在手掌面的桡侧一半,拇指、食指、中指的掌面、无名指的桡侧一半及食指、中指末节的背面。由于正中神经富有交感神经纤维,故伤后容易出现灼性神经痛。

尺神经损伤后的典型变化是手部小肌肉的运动丧失,影响手指的精细动作。当尺神经损伤后,由于尺侧腕屈肌麻痹而桡侧肌群有拮抗作用,手向桡侧偏斜。拇收肌麻痹而拇展肌有拮抗作用,拇指处于外展状态。又由于伸肌的过度收缩,使

手指基底节过伸,末节屈曲,小鱼际平坦,骨间肌萎缩凹陷,手指分开、合并受限制,小指动作丧失,各指精细动作丧失,形成爪形手。感觉丧失的区域主要在手背尺侧、小鱼际、小指和无名指的尺侧一半。尺神经、正中神经、肌皮神经以及肱动脉的起始段彼此紧密地连在一起,成为血管神经束,常一起受到损伤。

二、腰骶丛及其周围神经损伤

1. 腰骶丛 包括腰丛和骶丛,腰丛为 T_{12} 前支一部分,$L_1 \sim L_3$ 前支,L_4 前支,神经根所组成,位于腰椎横突前面、腰肌后部内侧。共分出下列几根神经:闭孔神经,股神经、股外侧皮神经及其他感觉神经(髂腹下神经、髂腹股沟神经、生殖股神经)。骶丛由 L_4、L_5、$S_1 \sim S_5$ 神经根所组成,位于骨盆内,坐骨大孔前方,下腹血管、输尿管及乙状结肠的后面。分出下列神经:坐骨神经、臀上神经、臀下神经、股后皮神经和阴部神经。腰骶丛损伤较为少见。

2. 股神经 损伤后股四头肌及缝匠肌虽然瘫痪,但病人依靠阔筋膜张肌的收缩,仍能保持下肢于伸直位置,可以步行,但步态特殊,病人为了避免在膝部屈曲,步伐细小,先伸出健肢,然后病肢拖曳前进,不能奔跑和跳跃。膝反射消失,感觉障碍区在大腿前内面及小腿内侧。闭孔神经损伤后的临床表现主要为大腿不能内收,且外旋、内旋无力。大腿内侧上部有感觉障碍区。

3. 坐骨神经 是人体内最粗大的周围神经,直径可达1cm左右,其总干及终支伸延整个下肢。当坐骨神经在高位完全断裂时,闭孔内肌、孖肌、股方肌的麻痹使大腿外旋的能力轻度减弱,而半腱肌、半膜肌、股二头肌的麻痹使膝关节不能屈曲,股四头肌的强大力量使膝关节强直过伸,行走时膝关节僵直拽行。此外还有胫神经和腓总神经损害的症状。

4. 胫神经 损伤时足与足趾不能屈曲,足的内收受限。跟腱反射、跖反射均消失。由于腓骨

肌(腓总神经支配)的拮抗作用,足向外侧外翻、外展,并略呈旋前背屈位。行走时以足跟着地,不能以足尖站立。骨间肌麻痹使足趾呈爪样。感觉缺失区在小腿后面,跟外侧,足底及足外缘。

5.腓总神经　损伤的典型症状为垂足,病人不能伸足、提足、扬趾及伸足外翻,足呈马蹄内翻状,行走时足不能举起,足尖下垂,为了用力提高下肢,使髋关节、膝关节过度屈曲,类似马步或鸡步,或称跨阈步态。感觉障碍区在小腿的前外侧和足背。

三、康复评定

通过详细的病史采集和体格检查,可初步判断神经受损的部位和程度。为了进一步确定神经受损的性质、做出预后判断、确定康复目标、制订康复计划、评价康复疗效,还必须进行一系列的功能检查和康复评定。

(一)特殊畸形

当所有神经完全损伤时,所支配的肌肉主动功能消失,肌张力降低并呈松弛状态,肌肉逐渐萎缩。由于正常肌肉的牵动作用,使肢体呈现特有畸形。如上臂部桡神经损伤后,因伸腕、伸指和伸拇肌肉发生麻痹,而手部正常的屈腕、屈指和屈拇肌肉的牵拉。使手呈现典型的垂腕和垂指畸形。腕部尺神经损伤后,它所支配的小鱼际肌、第三与第四蚓状肌和所有骨间肌发生麻痹,由于手部正常的屈、伸指肌的牵拉,使环指和小指的掌指关节过伸、指间关节屈曲,呈现典型的爪形指畸形。尺神经损伤发生于肘部,因环指和小指的指伸屈肌也发生麻痹,手部爪形改变较尺神经在腕部损伤者为轻。

(二)运动功能评定

1.肌力评定　神经完全损伤后,肌肉的肌力完全消失,但在运动神经不完全损伤的情况下,多表现为肌力减退,伤病的神经恢复或手术修复后,肌力可能逐渐恢复。首先应进行 MMT 检查。正确地评定肌力,目前临床上仍多采用 lovett 的六级评定标准。

2.关节活动度制定　用于四肢关节活动度检查的量角器有通用量角器及方盘量角器两种。

(1)通用量角器检查法　通用量角器检查法简单方便,是临床上常用的一种关节活动度检查法。但其存在一定缺点,如量角器中心及两臂放置位置不易精确定位,不易固定,因而易产生误差。同时量角器中心放置标志不易密切符合关节旋转中心,测试结果不尽合理。

(2)方盘量角器检查法　方盘量角器检查法的优点:不用确定骨性标志,操作较方便、迅速;精确度较高。

3.患肢周径的测量　用尺测量或容积仪测量受累肢体的周径并与相对应的健侧肢体比较。

4.运动功能恢复等级评定　由英国医学研究会(BMRC)提出,将神经损伤后的运动功能恢复情况分为六级,简单实用,是评定运动功能恢复最常用的方法。

(三)感觉功能评定

周围神经损伤后,其分布区的触觉、痛觉、温度觉、振动觉和两点辨别觉可完全丧失或减退。由于各皮肤感觉神经有重叠分布,所以其分布区的皮肤感觉并不是完全丧失,而是局限于某一特定部位,称为单一神经分布区或绝对区。正中神经损伤,开始时为桡侧三个半手指,即拇指、食指、中指和环指桡侧有明显感觉障碍,后来仅有食指和中指末节的感觉完全丧失,即正中神经单一神经分布区。尺神经损伤后,开始是小指和环指尺侧感觉发生障碍,后来只有小指远端两节感觉完全丧失的尺神经单一神经分布感觉丧失。桡神经单一神经分布区是在第一、二掌指间背侧的皮肤。

在神经不全损伤的情况下,神经支配区的感觉(触觉、痛觉、温度觉、振动觉和两点辨别觉)丧失的程度不同。在神经恢复过程中上述感觉恢复的程度也有所不同。目前临床上测定感觉功能多采用英国医学研究会 1954 年提出的评定标准。

感觉检查包括浅感觉(痛、温、触),深感觉(关节位置、振动、压痛)和复合觉(数字识别、两点分辨觉、实体),还要根据症例特点询问有无主现感觉异常(异常感觉、感觉倒错)。

在评定中上述感觉检查已够用,但有时为了仔细查明神经损伤程度和术后恢复情况,可用vonFrey 设计的各种单毛做 Semmes Weinstein 单毛触觉试验。这种方法反复检查误差小,重复性好。Seedden 推荐使用 Weddel 的简单方法。其方法是把尼龙丝压在天平上,选出尼龙丝压弯而正好是1g 的尼龙丝,安装在自行车辐条有直角弯的一端,用它检查触觉。检查步骤是:①先让患者自己指出感觉异常的部位。②用尼龙丝由触觉消失区向正常区检查,到有感觉的地方,用笔画个小点,每隔4cm 距离查 1 次。③把各点连接起来,内侧位触觉消失区,外侧为触觉减退区。用同样的方法再仔细检查出减退区与正常区的界限。

周围神经病损后感觉消失区往往较实际损伤小,且感觉消失区边缘存在感觉减退区。感觉功能的评定有浅感觉(触觉、痛觉、温觉)、深感觉(位置觉、振动觉)和复合感觉(两点分辨觉及实体觉)的检查,此外还可以做 Von Frey 单丝压觉试验。周围神经病损后感觉功能恢复的评定可参考英国医学研究会的分级评定表。

(四)反射检查

反射检查时需患者充分合作,并进行双侧对比检查。常用反射有肱二头肌反射、肱三头肌反射、桡骨骨膜反射、膝反射、踝反射等。

(五)自主神经检查

神经损伤后,由交感神经纤维支配的血管舒缩功能、出汗功能和营养性功能发生障碍。开始出现血管扩张,汗腺停止分泌,因而皮肤温度升高、潮红和干燥。2 周后,血管发生收缩,皮肤温度降低,皮肤变得苍白。其他的营养性变化有皮肤变薄、皮纹变浅、光滑发亮,指甲增厚并出现纵行的嵴、弯曲和变脆,指(趾)腹变扁,由于皮脂分泌减少,皮肤干燥、粗糙,有时皮肤可出现水疱或溃疡。骨骼可发生骨质疏松,幼年患者神经损伤侧肢体可出现生长迟缓。常用发汗试验。

(六)日常生活活动能力的评定

ADL 可以反映一个个体最基本的综合运动能力,通过观察其每天基本生活活动完成的情况,客观地评价一个个体的精细、协调、控制能力和感认知功能,作为了解其残疾状态的基本指标之一。评定法有直接评定和间接评定。周围神经病损后,会不同程度地出现 ADL 能力困难。ADL 评定对了解患者的能力,制订康复计划,评价治疗效果,安排重返家庭或就业都十分重要。

1. 直接评定 要求患者自己逐一完成每项活动,询问患者不能完成的理由,观察患者完成活动的情况;询问使用辅助器对活动的影响。

2. 间接评定 可以从家人和患者周围的人那里获取患者完成活动的信息;通过电话或书信获取患者完成活动的信息,通过康复医疗小组讨论获取患者完成活动信息。

(七)电诊断检查

对周围神经病损,电诊断检查具有重要意义,具有诊断和功能评定的价值,常用的方法有:直流感应电测定、强度－时间曲线、神经传导速度的测定、体感诱发电位检查、肌电检查(EMG)和体感诱发电位、周围神经损伤的超声诊断以及营养改变等。

(八)特殊检查

1. 叩击试验(Tinel 征) 在神经损伤和神经再生的判断有一定的临床价值,此方法简便易行。感觉神经再生时,由于早期无髓鞘,神经外纤维裸露,在外部叩击时可诱发疼痛、放射痛或过敏现象。随神经轴向远端生长、Tinel 征可向前推移,以此可了解神经再生速度,但不能说明再生质量和反映再生情况。

2. 诱发试验 慢性神经卡压损伤时,可通过加重神经受压的方式来诱发疼痛、麻木、无力等,如屈腕试验诱发腕管综合征。

四、康复治疗

周围神经损伤后,早期水肿、无菌性炎症反

应,影响神经的修复和再生,而神经损伤本身及损伤周围均可产生瘢痕组织,导致神经粘连和瘢痕压迫,形成卡压,影响神经的再生。物理治疗可通过扩张血管,改善神经和周围组织的血液循环及营养代谢来提高局部组织免疫细胞吞噬功能,使神经肌肉兴奋性和生物电活性升高,有助于促进水肿消散和炎症产物的吸收,有利于神经的再生;促进瘢痕的软化和吸收,延缓肌肉的失用性萎缩,保存了神经和肌肉的功能,保证了神经和肌肉的连接并加速轴索及髓鞘再生加速神经传导速度恢复,有利于神经修复疗效的全面提高。康复治疗的目的是防治并发症,预防与解除肌肉肌腱挛缩、关节僵硬,防止肌肉萎缩,增强肌力,恢复运动与感觉功能,最终恢复患者的生活和工作能力。

(一)康复目标

康复目标可分为长期目标和短期目标。

1.长期目标 使患者最大限度地恢复原有的功能,恢复正常的日常生活和社会活动,重返工作岗位或从事力所能及的工作,提高患者的生活质量。

2.短期目标 在周围神经病损早期,康复目标主要是及早消除炎症、水肿,促进神经再生,防止肢体发生挛缩畸形。在病损的恢复期,康复目标是促进神经再生,恢复神经的正常功能,矫正畸形。

(二)康复训练程序

1.早期康复 首先早期要针对致病因素去除病因,减少对神经的损害,预防关节挛缩的发生,为神经再生做好准备。治疗时应根据不同情况进行有针对性的处理。

(1)病因治疗 尽早除去致病因素,减轻对神经的损伤,如为神经压迫(神经嵌压症),可用手术减压;营养代谢障碍所致者,应补充营养,纠正代谢障碍。

(2)运动疗法 运动疗法在周围神经病损康复中占有非常重要的地位,应注意在神经损伤的急性期,动作要轻柔,运动量不能过大。

1)保持功能位:周围神经病损后,为了预防关节挛缩,保留受累处最实用的功能,应将损伤部位及神经所支配的关节保持良好的体位,在大多数情况下,应保持在功能位。如垂腕时将腕关节固定于背伸20°~30°功能位,足下垂时将踝关节固定于90°功能位等。

2)被动运动和推拿:借助治疗师或者机械的力量进行的运动为被动运动,患者用健康部位帮助患处运动为自我被动运动。被动运动的主要作用是保持和增大关节活动度,防止肌肉挛缩变形。其次能保持肌肉的生理长度和肌张力、改善局部循环。

在周围神经麻痹后即应进行被动运动。但只要患者能进行自我运动就应让患者进行自我被动运动,当肌力达到2~3级时,就应进行助力运动。被动运动时应注意:①只在无痛范围内进行;②在关节正常活动范围内进行,不能过度牵拉麻痹肌肉;③运动速度要慢;④周围神经和肌腱缝合术后,要在充分固定后进行。

推拿的主要作用是改善血液循环、防止软组织粘连,也能延缓肌肉萎缩。但手法要轻柔,强力的按摩对松弛性瘫痪的肌肉多有不利,长时间的按摩也有加重肌肉萎缩的危险。

3)主动运动:如神经病损程度较轻,肌力在2~3级以上,在早期也可进行主动运动。注意运动量不能过大,尤其是在神经创伤、神经和肌腱缝合术后。

(3)理疗的应用 理疗的选择原则上应按照神经恢复的不同阶段来调整物理治疗方法,早期的治疗原则是:消除病因,及早消除炎症、水肿,减少神经损害,促进神经再生,使神经传导功能得到恢复。

1)温热疗法:早期应用短波、微波透热疗法(无热度微热量,每日1~2次),可以消除炎症、促进水肿吸收,有利于神经再生。应用热敷、蜡疗、红外线照射等,可改善局部血液循环、缓解疼痛、松解粘连、促进水肿吸收。治疗时要注意温度适宜,尤其是有感觉障碍和局部血循差时,容易发生烫伤。若患者感觉丧失,或治疗部位机体内有金属固定物时,应选脉冲短波或脉冲微波治疗。

2)激光疗法:常用氦-氖激光(10~20mW)或半导体激光(200~300mW)照射病损部位或沿神经走向选取穴位照射,每部位照射5~10分钟,有抗感染、促进神经再生的作用。

3)水疗法:用温水浸浴、漩涡浴,可以缓解肌肉紧张,促进局部循环,松解粘连。在水中进行被动运动和主动运动,可防止肌肉萎缩。水的浮力有助于瘫痪肌肉运动,水的阻力使在水中的运动速度较慢,防止运动损伤发生。

(4)矫形器　周围神经病损特别是损伤后,由于神经修复所需的时间很长,容易发生关节萎缩。因此,早期就应将关节固定于功能位。矫形器(夹板)常用来固定关节。在周围神经病损的早期,夹板的使用目的主要是防止挛缩等畸形发生。在恢复期,夹板的使用目的还有矫正畸形和助力功能。若关节或肌腱已有挛缩,夹板的牵伸作用具有矫正挛缩的功能,动力性夹板可以帮助瘫痪肌肉运动。

(5)受累部位的保护　由于受累肢体的感觉缺失,易继发外伤,应注意对受累部位的保护,如戴手套、穿袜子等。若出现外伤,选择适当的理疗因子进行理疗,如紫外线,促进伤口早期愈合。

2.恢复期康复　急性期(5~10天):炎症水肿消退后,即进入恢复期,早期的治疗措施仍可有选择地继续使用。此期的重点是促进神经再生、保持肌肉质量、增强肌力和促进感觉功能恢复。

(1)电刺激疗法　周围神经病损后,肌肉瘫痪,可采用电刺激疗法以保持肌肉质量,迎接神经再支配。失神经支配后头1个月,肌萎缩最快,宜及早进行电刺激,失神经后数个月仍有必要施用电刺激治疗。电刺激不管电场类型或脉冲的频率、波长及疗程长短,对周围神经再生均具有促进作用,已被大量的实验研究和临床实践证实。电刺激促进周围神经再生的确切机制,尚不十分清

楚。目前较公认的是:①增加吻合口远端再生轴突数量及加快轴突再生的速度;②增加运动轴突同肌肉重建联系的数量;③加快神经功能恢复。电刺激治疗方法一般为经皮电刺激。应用时应注意避免因患者感觉丧失,盲目将电压开大和电极放置时固定压力过大而使金属电极与皮肤接触出现皮肤烧伤。选择最佳脉冲幅度、刺激频率、波长等参数,每日1~3次,每次15~30分钟。刺激电极阴极置于阳极远端固定于刺激部位。电刺激微强度的调节:神经完全损伤以对侧正常神经有良好反应强度的1~2倍为准,肥胖者适当增加,神经不全损伤者以该神经支配的肌肉有良好的收缩为准。电刺激时间:自术后2周开始,根据神经生长速度1~2mm/d计算,确定电疗时间。刺激部位为神经行走浅表处,锁骨上(臂丛)、上臂外侧肌间沟(桡神经)、肘部二头肌腱内侧与腕部正中(正中神经)、腕部尺侧(尺神经)等。臂丛神经损伤刺激以刺激锁骨上部位和神经移位吻合处为主。早期损伤者除刺激神经外,尚可刺激相应肌肉以防萎缩。

功能性电刺激(functional electrical stimulation,FES)是利用电流的作用来促进受损的周围神经再生和防治骨骼肌神经萎缩。电刺激疗法是周围神经损伤最常用、较有效的治疗方法,一般在损伤后2~3周才开始进行,具体可根据患者神经损伤的程度调节出治疗所需要的波形、刺激脉宽、间隙时间及刺激强度等。Lundborg等(1988)研究表明:失神经肌肉在1年内重新获得神经支配,功能恢复良好;在12~18个月重新获得神经支配,其功能恢复很差;如果失神经支配时间延迟至18~24个月,肌肉将不可能再恢复其运动功能。因此,在神经损伤后,对神经和肌肉的功能性电刺激应同时且尽早进行,但最佳刺激时间仍需进一步探讨。

其他理疗的应用:恢复期的治疗原则是:着重防止肌肉萎缩、促进神经再生、改善局部营养,可采用红外线、直流电碘离子导入、超声波和音频电

疗等。

（2）肌力训练 受累神经支配肌肉肌力为0~1级时，进行制被动运动、肌电生物反馈等治疗；受累神经支配肌肉肌力为2~3级时，进行助力运动、主动运动及器械性运动，但应注意运动量不宜过大，以免肌肉疲劳。助力运动方法有：治疗师帮助患者做；患者健侧肢体辅助患侧肢体运动；借助滑轮悬吊带、滑板、水的浮力等减轻重力运动。随着肌力的增强，逐渐减少助力，受累神经支配的肌肉肌力为3~4级时，可进行抗助练习，以争取肌力的最大恢复。同时进行速度、耐力、灵敏度、协调性与平衡性的专门训练。多用哑铃、沙袋、弹簧、橡皮条，也可用组合器械来抗阻负重，增加肌力的抗阻运动方法有：渐进抗阻运动、短暂最大负载等长收缩练习、等速练习。原则是大重量、少重复。

（3）ADL训练 在进行肌力训练时应注意结合功能性活动和日常生活活动性训练。如上肢练习洗脸、梳头、穿衣、伸手取物等动作；下肢练习踏自行车、踢球等动作。治疗中不断增加训练的难度和时间，以增强身体的灵活性和耐力。

（4）作业治疗 根据功能障碍的部位及程度、肌力及耐力的检测结果，进行有关的作业治疗。上肢周围神经损伤患者可进行木工、编织、泥塑、打字、修配仪器、套圈、拧螺丝等操作，下肢周围神经损伤患者可进行踏自行车、缝纫机等练习。治疗中不断增加训练的难度与时间，以增强肌肉的灵活性和耐力。应注意防止由于感觉障碍而引起的机械摩擦性损伤。

（5）感觉训练 先进行触觉训练，选用软物（如橡皮擦）摩擦手指掌侧皮肤，然后是振动觉训练。后期训练涉及对多种物体大小、形状、质地和材料的鉴别，可将一系列不同大小、不同形状、不同质地、不同材料制成的物体放在布袋中，如钥匙、螺钉、回形针、扣子、硬币、橡皮块等，让患者用手触摸辨认。训练原则是：由大物体到小物体，由简单物体到复杂物体，由粗糙质地到纤细质地，由

单一物体到混合物体。

促进感觉功能的恢复：周围神经病损后，出现的感觉障碍主要有局部麻木、灼痛，感觉过敏，感觉缺失。不同症状采用不同的治疗方法。

1）局部麻木感、灼痛：有非手术疗法和手术治疗。前者包括药物（镇静、镇痛剂及维生素）、交感神经节封闭（上肢作星状神经节及下肢作腰交感神经节封闭）、物理疗法（TENS、干扰电疗法、超声波疗法、磁疗、激光照射、直流电药物离子导入疗法及电针灸等）。对非手术疗法不能缓解者，可以选择手术治疗，而对保守治疗无效和手术失败者，可采用脊髓电刺激疗法。

2）感觉过敏：采用脱敏疗法。皮肤感觉过敏是神经再生的常见观象，它的产生可能是由于不成熟的神经末梢的敏感度增加以及感觉器官容易受刺激。患者常为皮肤敏感所困扰，不愿活动，很难接受脱敏治疗。事实证明反复刺激敏感区可以克服敏感现象。若皮肤过敏不制服，就很难进一步做其他康复治疗，如夹板固定、肌力训练、作业治疗等。

脱敏治疗包括两方面：①教育患者使用敏感区。告诉患者如果不使用敏感区，其他功能训练就无法进行。这种敏感是神经再生过程的必然现象和过程。②在敏感区逐渐增加刺激。具体方法有：①漩涡浴，开始用慢速，再逐渐加快，15~30分钟。②按摩，先在皮肤上涂按摩油，做环形按摩。若有肿胀，可由远端向近端按摩。③用各种不同质地不同材料的物品刺激，如毛巾、毛毯、沙子、米粒、小玻璃珠等。④振动。⑤叩击，如用叩诊锤、铅笔橡皮头叩击敏感区以增加耐受力。

3）感觉丧失：在促进神经再生治疗的基础上，采用感觉重建方法治疗。周围神经损伤后，特别是正中神经和尺神经损伤后，很难完全恢复原来的感觉。它不仅是由于轴索生长不完全或错误连接，也可能是由于大脑皮质未能正确识别已改变的输入信息。这就需要大脑的重新认识，对新的刺激模式做出相应反应。Wynn Parry 和 Salter 主

张用不同物体放在患者手中而不靠视力帮助，进行感觉训练。开始让患者识别不同形状、大小的木块，然后用不同织物来识别和练习，最后用一些常用的家庭器皿，如肥皂、钥匙、别针、汤匙、铅笔等来练习。

①早期训练：一旦患者对固定物体接触有感觉，应立即进行慢速适应性感觉纤维的训练，即对固定的触觉或压力的反应。如用手指接触一些钝性物体，先在直视下，然后在闭眼时练习。下一步进行快速适应性感觉纤维的训练，及对移动物体的反应。让患者先在直视下，以后在闭眼时接触、识别移动的物体。

②后期训练：在直视下或闭眼时触摸各种不同形状、大小的物体，如硬币、纽扣、绒布、手表等常用物品，使患者能区别物品的大小、形状、重量、质地的。这种感觉训练是很重要的。一般患者在训练4～5天后就有改善，原来没有两点分辨觉能力的患者在2～6周内可获得正常功能。

（6）针灸　作为一种独特而有效的方法，有着镇痛效果确切、能明显改善周围神经损伤功能、明显促进周围神经损伤后修复的功效，已被越来越多的医生所采用。电针治疗每天1次，10次为一个疗程。一般治疗1～3个疗程以后，症状都有不同程度的改善。大量的研究针刺对坐骨神经损伤大鼠瘫痪肢体运动功能、诱发电位的影响，结果表明针刺能明显促进坐骨神经损伤后肢体功能活动的恢复，改善诱发电位波幅电压的降低程度，且能促进组织的兴奋性和波幅电压的恢复。证实了针刺治疗周围神经损伤的电生理学机制和行之有效性。

（7）药物　神经营养因子（NTFs）是一组能对中枢和周围神经系统发挥营养作用的特殊物质。常为靶细胞产生的特异蛋白分子，经过轴突逆行运转至神经胞体，并与特定的受体结合，激活细胞代谢，从而发挥作用。根据其来源和特点，目前可将NTFs分为十余个类别，其中神经生长因子（NGF）和成纤维细胞生长因子（FGF）研究得最早

和最多，并已在临床应用。NGF对神经的生物效应为：保护神经元、促进神经元生长和轴突长芽、促进移植的神经组织生长。FGF分为酸性（aFGF）和碱性（bFGF）两类。目前临床应用的为基因重组的bFGF，能促进神经再生和晶状体再生、加速伤口愈合。因此bFGF对创伤引起的周围神经损伤很适用。

用药途径有两种：①肌内注射；②局部导入。方法为阳极导入，电流可采用直流电、极性较强的低频电流（如间动电）或半波中频电流。阳极衬垫中加入适量药物，置于神经病损部位，阴极与之对置或并置于远端，每次20～30分钟，每日1次。神经节苷脂也有促进神经再生作用。B族维生素（B_1、B_6、B_{12}）参与神经组织的糖和脂肪代谢，也用于周围神经病损的辅助治疗。

（8）中医中药　中药内服是根据周围神经损伤的病因病机，用中药理、法、方、药进行辨证论治，运用较多的方剂除补阳还五汤外还有健步丸、黄芪桂枝五物汤等。其机制在于促进周围神经损伤和再生，局部的毛细血管增生、改善微循环、促进神经损伤后的结构重建和轴浆运输的作用。

中药外治法，也是严格按照中医理论指导下的辨证论治方法，传统医学认为此病症多属外伤后气血瘀滞、营卫失和、经脉失养，故临床治疗中多以活血化瘀类方药，采取熏洗、浸泡为主。

（9）解除心理障碍　周围神经病损患者，往往伴有心理问题，担心病损后不能恢复、就诊的经济负担、病损产生的家庭和工作等方面的原因。主要表现为急躁、焦虑、忧郁、躁狂等。可采用医学教育、心理咨询、集体治疗、患者示范等方式来消除或减轻患者的心理障碍，使其发挥主观能动性，积极地进行康复治疗。也可通过作业治疗来改善患者的心理状态。

（10）患者的再教育　首先必须让患者认识到单靠医生和治疗师，不能使受伤的肢体完全恢复功能，患者应积极主动地参与治疗。早期就应在

病情允许下,在肢体受限范围内尽早活动,以预防水肿、挛缩等并发症。

周围神经病损患者常有感觉丧失,因此,失去了对疼痛的保护机制。无感觉区容易被灼伤或出现其他外伤。一旦出现了创伤,由于伤口有营养障碍,所以较难愈合。必须教育患者不要用无感觉区的部位去接触危险的物体,如运转中的机器、搬运重物。烧饭、煮水时易被烫伤,吸烟时烟头也会无意识地灼伤无感觉区。对有感觉丧失的手、手指,应经常保持清洁、戴手套保护。若坐骨神经或总神经损伤,应保护足底,特别是在穿鞋时,要防止足的磨损。无感觉区也容易发生压迫溃疡,在夹板或石膏内应注意皮肤是否发红或破损,若出现石膏、夹板的松脱、碎裂,应立即去就诊。

(11)手术治疗 对保守治疗无效而又有手术指征的周围神经损伤患者应及时进行手术治疗。如神经探查术、神经松懈术、神经缝合术等。常见周围神经损伤的康复治疗。

三、臂丛神经损伤

上肢的运动和感觉功能几乎全由臂丛神经支配,臂丛由第5、6、7、8颈神经和第1胸神经组成,神经根在前斜角肌外侧缘组成神经干,各神经出椎间孔后先组成上、中、下三干,每干又组成三个束。臂丛分支组成上肢的各个神经即腋神经、桡神经、肌皮神经、正中神经、尺神经和臂内侧神经等。臂丛神经损伤多见于牵拉伤,如上肢被卷入机器或传送带内。在分娩时由于难产用力牵拉婴儿上肢,暴力使婴儿头与肩部分离,牵引力量常作用于臂丛上部,造成上臂丛神经损伤,称为产瘫。此外,臂丛神经损伤还见于切割伤、枪弹伤、手术损伤、药物损伤及放射性损伤等。

(一)诊断要点

1. 病史 外伤史。

2. 体征、症状 由于解剖特点,臂丛损害各有不同表现。

(1)臂丛神经上部损伤 表现肌肉麻痹,感觉障碍,以上肢近端为主,手和手指的功能保存。

(2)臂丛神经下部损伤 表现为肌肉麻痹,感觉障碍,以上肢远端为主,手部小肌肉受累,出现特殊的手,如"爪形手""猿形手"。后期表现失神经肌肉萎缩,关节僵硬、畸形。

(3)腱反射 反射检查仅在患侧阴性、健侧阳性时才有意义。

3. 特殊检查 电生理检查。

(二)康复评定

1. 肌力评定 常采用徒手肌力评定。也可采用仪器测定法。

2. 感觉检查 常用评价方法为英国医学研究会提出的分级法(MCRR 1954)。

3. 特殊检查

(1)Tinel 征 感觉神经再生时,由于早期无髓鞘,神经纤维裸露,在外部叩击时可诱发疼痛、放射痛或过敏现象。随神经轴索向远端生长,Tinel 征可向前推移,以此可了解神经再生速度,但不能说明再生质量和反映再生情况。

(2)诱发试验 慢性神经卡压损伤时,可通过加重神经束受压的方式来诱发疼痛、麻木、无力等,如屈腕试验诱发腕管综合征。

4. 电生理检查 电诊断、肌电图、神经传导速度等对判断周围神经损伤的范围、部位、性质与程度有重要价值。

5. 手功能评定 抓、握、捏等。

(三)康复治疗

1. 损伤早期康复 去除病因,消除炎症、水肿,减轻对神经的损害,预防挛缩畸形的发生。

(1)病因治疗

(2)运动疗法 ①保持功能位,预防关节挛缩变形臂丛神经上部损伤时,功能位置为:三角巾悬吊患肢,肘关节屈曲90°;臂丛神经下部损伤时,功能位置为:夹板固定成半握拳状,手中可握半圆形小棍或纱布卷。②被动运动和按摩,可促进淋巴血液循环,维持肌张力及关节活动度。③当患者出现主动运动时,应积极进行主动活动。

（3）理疗　促进水肿吸收，缓解疼痛，促进炎症吸收，减轻肌肉紧张等。①超短波疗法：板状电极，损伤上肢，对置法，微热量，10～20分钟，每日1次，15～20次为一个疗程。②短波疗法：板状电极，损伤上肢，对置法或电缆电极环绕于患肢，微热量，15～20分钟，每日1次，15～20次为一个疗程。③紫外线疗法：神经损伤后，红斑量，损伤上肢，隔1～2天照射1次，6～10次为一个疗程。④直流电碘离子导入疗法：对置法或并置法，15～20分钟，每日1次，15～20次为一个疗程。⑤超声波疗法：声头置于损伤上肢部位或手术伤口周围，移动法，功率0.5～1.5w/cm²，5～15分钟，每日1次，15～20次为一个疗程。

2.恢复期康复　防止粘连，促进神经再生，保持肌肉质量，增强肌肉和促进感觉功能恢复。

（1）理疗　①音频电疗法：电极置于粘连部位或瘢痕两侧，并置法；或放于瘢痕上及其对侧部位，对置法，20～30分钟，每日1次，15～30次为一个疗程。②直流电碘离子导入：15～30分钟，每日1次，15～20次为一个疗程。③超声波药物透入疗法：将需投入的药物制成接触剂（如碘甘油等），声头在瘢痕或粘连部位移动，功率1.5W/cm²，5～12分钟，每日一次，15～20次为一个疗程。

（2）运动疗法　臂丛神经上部损伤时，肩关节和肩胛带肌肉的被动运动、主动－辅助运动和主动运动，渐进抗阻，短暂最大负荷训练，等长收缩练习。臂丛神经下部损伤时，做拇指、食指屈曲运动、拇指与小指对掌运动、分指运动、肩胛带肌肉运动练习。

（3）作业治疗　可编排一些有目的的活动，增强患者的肌力、耐力和协调性。进行手的各种主动运动练习、简单的作业治疗，并进行呼吸练习。必要时可采用上肢的固定性、矫形性、功能性及承重性矫形器，以较好地改善肢体活动功能，避免施行某些矫形修复手术。

（4）促进感觉功能的恢复　①局部麻木、疼痛：可采用镇静、镇痛剂治疗；交感神经节封闭治疗；物理疗法可应用TENS（经皮神经电刺激）、干扰电、超声、激光、直流电药物导入及电针灸等。②感觉过敏：采用脱敏疗法，教育患者使用敏感区，在敏感区逐渐增加刺激。具体方法用漩涡浴，按摩及适应性刺激。③感觉丧失：采用感觉重建的方法，用不同的物体放在患者手中，而不靠视力帮助，进行感觉训练。开始让患者识别不同形状，大小的木块，然后用不同织物识别和练习，最后用一些常用的家庭器皿练习。

3.神经吻合术后的处理　应注意改良康复，避免术后2～3周内进行牵拉神经的运动，必要时可采用夹板限制过度运动。可采用物理治疗，如紫外线，一级红斑量于手术伤口及周围组织，隔日一次，6～12次为一个疗程，神经移植术后数天内即可行脊神经相应节段部位照射，二级红斑量2～3天一次共6～8次。

4.神经痛的处理　轻者可采用冷敷、热疗、TENS、超声波等物理治疗，或可服用非类固醇类抗感染止痛药及针灸等。重者可采用交感神经节封闭（选择脊髓颈胸节段）或相应交感的神经节切除。

5.心理咨询与康复　见第二篇第四章。

四、桡神经损伤

桡神经由C₅～C₈神经纤维组成，平对胸小肌下缘，起于后束。在腋窝，于腋动脉之后和肩胛下肌、大圆肌、背阔肌之前向下、向外，经腋窝下口至臂部。在臂的上部经肱骨的内侧、肱动脉之后和肱三头肌长头之前，继而与肱深动脉相伴行，进入肱骨肌管，绕肱骨向外向下，在肱骨中1/3与下1/3交界处出肱骨机管下口，穿外侧肌间隔向前向下至肘前外侧沟，在沟内分为深、浅两支。桡神经主要支配前臂、腕和手的伸肌群。桡神经损伤多见于肱骨干下部骨折，或有移位的肘部骨折，神经可被骨折端刺伤或嵌入骨折两断端之间致伤。桡骨头脱位可引起绕神经深支麻痹。此外可见于刀刺伤、枪弹伤和手术误伤。不同损伤部位表现亦不同。高位损伤可引起整个桡神经麻痹；前臂中1/3损伤,主要表现为伸指障碍。

（一）诊断要点

1. 病史　外伤史、损伤史。

2. 体征、症状　由于解剖特点,桡神经各有不同表现。

（1）高位损伤指在腋下部位受损,表现为前臂肌肉麻痹,垂腕,前臂伸直时不能旋后,指关节屈曲,拇指不能外展。肘关节、上臂和前臂后面、手指部位感觉障碍。桡骨骨膜反射、肱头肌腱反射降低。

（2）前臂1/3损伤,主要表现为伸指障碍,无垂腕,手指无感觉障碍。

3. 特殊检查　电生理检查。

（二）康复评定

1. 肌力评定　常采用徒手肌力评定。也可采用仪器测定法。

2. 感觉检查　常用评价方法为英国医学研究会提出的分级法(MCRR 1954)。

3. 疼痛评测

4. 患肢周径检查和关节活动度检查

5. 特殊检查　同臂丛神经损伤检查。

6. 电生理检查　同臂丛神经损伤检查。

（三）康复治疗

1. 损伤早期康复　去除病因,消除炎症水肿,减轻对神经的损害,预防挛缩畸形的发生

（1）病因治疗

（2）运动疗法　①保持功能位,预防关节挛缩变形:夹板、绷带或钢丝架固定使手腕背伸和手指半握拳状。②被动运动和按摩,可促进淋巴血液循环,维持肌张力及关节活动度。③当患者出现主动运动时,应积极进行主动活动。

（3）理疗　同臂丛神经损伤理疗。

2. 恢复期康复　防止粘连,促进神经再生,保持肌肉质量,增强肌力和促进感觉功能恢复。

（1）理疗　同臂丛神经损伤理疗。

（2）运动疗法　腕关节背伸、前臂伸直、手指被动运动、主动－辅助运动和主动运动,着重练习手指伸直、伸拇运动及整个手臂和肩胛带肌肉的主要运动。

（3）作业治疗　可编排一些有目的的活动,增强患者的肌力、耐力和协调性。进行手的各种主动运动练习、简单的作业治疗。必要时可采用前臂及手部矫形器,以较好地改善肢体活动功能,避免施行某些矫形修复手术。

（4）促进感觉功能的恢复　同臂丛神经损伤。

3. 神经吻合术后、神经痛的处理　同臂丛神经损伤。

4. 心理咨询

五、尺神经损伤

尺神经由 C_8 和 T_1 神经纤维组成,于胸小肌下缘起自臂丛神经内侧束。在腋窝位于腋动脉。静脉间的背侧沟,在臂的上段位于肱动脉的内侧、肱头肌之前。尺神经向后向内,穿过内侧肌间隔,沿肱头肌内侧头的前方,与尺侧上副动脉伴行向下.经肘后内侧沟和肘管至前臂。在前臂,尺神经位于尺侧腕屈肌深层、指深肌表面,至前臂中部开始与尺动脉伴行。在腕部绕过豌豆骨桡侧与钩骨的钩部之间进入手掌,尺神经在前臂下2/3和腕部伴行于尺动脉的尺侧。运动纤维主要支配尺侧腕屈肌,指伸屈肌,小鱼际肌,第三、四蚓状肌,各骨间肌,拇短屈肌,拇内收肌。高位尺神经损伤常由于臂丛神经损伤时累及该神经,在上臂肘部、前臂和腕部多为切割伤、刺伤、枪弹伤或肘部骨折造成,也可由靠近肘管处的骨质增生、畸形造成的创伤性尺神经炎引起。

（一）诊断要点

1. 病史　外伤史、损伤史。

2. 体征、症状　屈腕能力减弱,环指和小指的末一指节不能屈曲,小鱼际肌、骨间肌萎缩,小指活动受限,各指不能靠拢,拇指内收能力消失,呈"爪形手"。感觉障碍主要位于手掌面的尺侧部,小指和环指尺侧半,以及手背部的小指、环指和中

指的一半。

3. 特殊检查　电生理检查。

（二）康复评定

1. 肌力评定　常采用徒手肌力评定。也可采用仪器测定法。

2. 感觉检查　常用评价方法为英国医学研究会提出的分级法（MCRR 1954）。

3. 疼痛评测

4. 患肢周径检查和关节活动度检查

5. 特殊检查　同臂丛神经损伤。

6. 电生理检查　同臂丛神经损伤。

（三）康复治疗

1. 损伤早期康复　去除病因，消除感染及水肿，减轻对神经的损害。预防挛缩畸形的发生。

（1）病因治疗

（2）运动疗法　①保持功能位，预防关节挛缩变形：固定手指呈半握拳，手内放圆垫。②被动运动和按摩，可促进淋巴血液循环。维持肌张力及关节活动度。③当患者出现主动运动时，应积极进行主动活动。

（3）理疗　同臂丛神经损伤。

2. 恢复期康复　防止粘连，促进神经再生，保持肌肉质量增强，激励和促进感觉功能恢复。

（1）理疗　同臂丛神经损伤。

（2）运动疗法　手指分合运动，伸直运动，尤为第1节手指运动，第五指对掌被动运动和主动运动。

（3）作业治疗　可编排一些有目的的活动，增强患者的肌力、耐力和协调性。进行手的各种主动运动练习、简单的作业治疗。必要时可采用前臂及手部矫形器，以较好地改善肢体活动功能，避免施行某些矫形修复手术。

（4）促进感觉功能的恢复　同臂丛神经损伤。

3. 神经吻合术后、神经痛的处理　同臂丛神经损伤。

4. 心理咨询　见第二篇第四章。

六、正中神经损伤

正中神经有 $C_5 \sim C_8$ 和 T_1 神经纤维组成，以内外侧头分别起于臂丛神经内外侧束，外侧头自外侧束沿腋动脉外侧下行，内侧头自内侧束斜越腋动脉的前方与外侧头会合形成正中神经。正中神经在腋窝位于腋动脉内侧，喙肱肌覆于神经的外侧；在臂的上半沿肱动脉的外侧、肱二头肌内侧缘下行；于臂的中部正中神经由肱动脉前面斜至其内侧，由下沿肱二头肌内侧沟和肘前内侧至肘窝；继则穿过旋前圆肌两头之间，与正中动脉伴行于正中沟，在前臂上 2/3 位于浅深指屈肌之间，余下 1/3 则位于浅在筋膜深面；向下在掌长肌腱之下略偏桡侧、在尺侧两腱滑液鞘之间，经腕管至手掌，于腕韧带的下缘掌腱膜的深面分成桡侧及尺侧两部分；其中桡侧部分以后大鱼肌支，拇指和食指桡侧的指神经。高位正中神经损伤，在臂部、肘部、前臂和腕部多由于切割伤、碾轧伤、枪弹伤、骨关节损伤和因骨折处理不当造成的缺血性损伤所致，亦常并发尺神经损伤。

（一）诊断要点

1. 病史　外伤史。

2. 体征、症状　前臂旋前困难，手掌屈肌力量减弱，拇、食指不能屈曲，不能做对指动作，不能捏物，大鱼际肌明显萎缩，手掌变平，拇指紧扣食指，呈"猿形手"。感觉障碍位于手掌面的桡侧半和食、中指末节的背面。正中神经是由交感神经纤维，患者常表现烧灼性疼痛。桡骨膜反射降低。

3. 特殊检查　电生理检查。

（二）康复评定

1. 肌力评定　常采用徒手肌力评定。也可采用仪器测定法。

2. 感觉检查　常用评价方法为英国医学研究会提出的分级法（MCRR 1954）。

3. 疼痛评测　目测类比评分法。

4. 患肢周径检查和关节活动度检查

5.特殊检查　同臂丛神经损伤。

6.电生理检查　同臂丛神经损伤。

（三）康复治疗

1.损伤早期康复　去除病因，消除感染及水肿，减轻对神经的损害。预防挛缩畸形的发生。

（1）病因治疗

（2）运动疗法　保持功能位，预防关节挛缩变形：上臂部位损伤时夹板固定掌指关节及指关节呈半屈状位置；前臂部位损伤时，功能位置同上臂损伤时。被动运动和按摩，可促进淋巴血液循环。维持肌张力及关节活动度。当患者出现主动运动时，应积极进行主动活动。

（3）理疗　同臂丛神经损伤。

2.恢复期康复　防止粘连，促进神经再生，保持肌肉质量增强，激励和促进感觉功能恢复。

（1）理疗　同臂丛神经损伤。

（2）运动疗法　上臂部位损伤时，做屈腕运动、屈手指运动，特别是在 1~2 手指屈曲运动。对指运动及整个手臂的被动运动和主动运动，前臂部位损伤时，拇指对掌运动、手指屈曲运动，整个手臂的被动运动和主动运动。

（3）作业治疗　同臂丛神经损伤。

（4）促进感觉功能的恢复　同臂丛神经损伤。

3.神经吻合术后、神经痛的处理　同臂丛神经损伤。

4.心理咨询

七、坐骨神经损伤

坐骨神经是人体最大的神经，呈带状，宽约 2cm，来自 L_4~L_5 和 S_1~S_3 神经，有数个神经束合并于一公共薄鞘中，自内而外为半腱肌、半膜肌和股二头肌的肌支、胫神经、腓中神经及股二头肌短头的肌支。坐骨神经由梨状肌下孔出骨盆，在股骨大粗隆和坐骨结节向下行至股部，于近腘窝处分为胫神经和腓总神经两大支。坐骨神经的分支点分为可见于骶丛至腘窝间的任何部位，尤以在股上部分为两大支者较多见。如胫、腓总神经于

骶丛即已分行，则腓总神经经常穿经梨状肌出盆腔。

坐骨神经在臀部位于臀大肌深面，自上而下顺序行径上孖骨、闭孔内肌、下孖肌、斜方肌之后及股后侧皮神经、臀下神经和臀下血管的外侧。在股部位于大收肌后面，股二头肌长头则斜遮覆于坐骨神经后面。

坐骨神经在臀下部由内侧发出肌支至半腱肌、半膜肌、股二头肌长头和大收肌的坐骨部；在股上部由外侧发出肌支至股二头肌短头。

坐骨神经损伤常见于刀刺伤、枪弹伤、手术误伤、股骨头后脱位、骨盆骨折和股骨干骨折神经被骨折片或骨端刺伤以及臀部注射药物致伤。

（一）诊断要点

1.病史　外伤史。

2.体征、症状　股后侧肌群、小腿和足部的肌肉麻痹，不能屈膝，足和足趾运动完全丧失，小腿外侧及足部感觉缺失。

3.特殊检查　电生理检查。

（二）康复评定

1.肌力评定　常采用徒手肌力评定，也可采用仪器测定法。

2.感觉检查　常用评价方法为英国医学研究会提出的分级法（MCRR 1954）。

3.疼痛评测

4.患肢周径检查和关节活动度检查

5.特殊检查　同臂丛神经损伤。

6.电生理检查　同臂丛神经损伤。

（三）康复治疗

1.损伤早期康复　去除病因，消除感染及水肿，减轻对神经的损害。预防挛缩畸形的发生。

（1）病因治疗

（2）运动疗法　①保持功能位，预防关节挛缩变形：固定手指呈半握拳，手内放圆垫。②被动运动和按摩，可促进淋巴血液循环。维持肌张力及关节活动度。③当患者出现主动运动时，应积极进行主动活动。

(3)理疗　同臂丛神经损伤。

2. 恢复期康复　防止粘连,促进神经再生,保持肌肉质量增强,激励和促进感觉功能恢复。

(1)理疗　同臂丛神经损伤。

(2)运动疗法　髋关节各个方向运动。

(3)作业治疗　同臂丛神经损伤。

(4)促进感觉功能的恢复　同臂丛神经损伤。

3. 神经吻合术后、神经痛的处理　同臂丛神经损伤。

4. 心理咨询

八、胫神经损伤

胫神经来自 $L_4 \sim L_5$ 和 $S_1 \sim S_3$ 神经前支的前端。在股后部下 1/3 处与腓总神经分离后,沿腘窝正中的全长,经小腿腘管的上口如该管,出其下口后,绕内踝的后方,经分裂韧带的深面分为足底内侧神经和足底外侧神经至足底。胫神经在股后部位肌肉所覆盖,向下于腘窝中部渐至浅层,其表面只有筋膜和皮肤,于腘窝的下部则为腓肠肌两头的相邻缘多、所覆盖,在腘窝的上方于胫神经由 $L_4 \sim L_5$ 和 $S_1 \sim S_3$ 神经根组成的坐骨神经在腘窝处两个终末分支之一。运动纤维主要支配小腿后肌群。损伤常见的原因为手术、注射等。

(一)诊断要点

1. 病史　外伤史。

2. 体征、症状　踝关节跖屈及各趾跖屈功能障碍,跟腱丧失拉力,出现凹足与爪趾变形。小腿后外侧、足背外侧、足底感觉障碍。跟腱反射降低。

3. 特殊检查　电生理检查。

(三)康复评定

1. 肌力评定　常采用徒手肌力评定。也可采用仪器测定法。

2. 感觉检查　常用评价方法为英国医学研究会提出的分级法(MCRR 1954)。

3. 疼痛评测

4. 患肢周径检查和关节活动度检查

5. 特殊检查　同臂丛神经损伤。

6. 电生理检查　同臂丛神经损伤。

(三)康复治疗

1. 损伤早期康复　去除病因,消除感染及水肿,减轻对神经的损害。预防挛缩畸形的发生。

(1)病因治疗

(2)运动疗法　①保持功能位,预防关节挛缩变形:固定踝关节于 90°屈功能位。②被动运动和按摩,可促进淋巴血液循环。维持肌张力及关节活动度。③当患者出现主动运动时,应积极进行主动活动.

(3)理疗　同臂丛神经损伤。

2. 恢复期康复　防止粘连,促进神经再生,保持肌肉质量增强,激励和促进感觉功能恢复。

(1)理疗　同臂丛神经损伤。

(2)运动疗法　踝关节跖屈运动、各趾跖屈运动、踇趾外展运动。

(3)作业治疗　同臂丛神经损伤。

(4)促进感觉功能的恢复　同臂丛神经损伤。

3. 神经吻合术后、神经痛的处理　同臂丛神经损伤。

4. 心理咨询

九、腓总神经损伤

腓总神经由 $L_4 \sim L_5$ 和 $S_1 \sim S_3$ 神经根组成的坐骨神经在腘窝处两个终末分支之一。腓总神经分为腓浅神经和腓深神经,运动纤维主要支配小腿前肌群。损伤常见的原因为牵引、骨折、挫伤等。

(一)诊断要点

1. 病史　外伤史。

2. 体征、症状　腓浅神经损伤,足不能外展但能背屈,呈内翻足;腓深神经损伤使踝关节不能背伸及伸趾,但可以外展,步行时呈垂足步态,晚期出现痉挛性尖足。小腿前外侧肌肉萎缩,小腿前外侧、足背部感觉障碍。

3. 特殊检查　电生理检查。

（二）康复评定

1. 肌力评定　常采用徒手肌力评定。也可采用仪器测定法。

2. 感觉检查　常用评价方法为英国医学研究会提出的分级法（MCRR 1954）。

3. 疼痛评测

4. 患肢周径检查和关节活动度检查

5. 特殊检查　同臂丛神经损伤。

6. 电生理检查　同臂丛神经损伤。

（三）康复治疗

1. 损伤早期康复　去除病因，消除感染及水肿，减轻对神经的损害。预防挛缩畸形的发生。

（1）病因治疗

（2）运动疗法　①保持功能位，预防关节挛缩变形：夹板固定踝关节于背伸功能位。②被动运动和按摩，可促进淋巴血液循环。维持肌张力及关节活动度。③当患者出现主动运动时，应积极进行主动活动.

（3）理疗　同臂丛神经损伤。

2. 恢复期康复　防止粘连，促进神经再生，保持肌肉质量增强，激励和促进感觉功能恢复。

（1）理疗　同臂丛神经损伤。

（2）运动疗法　踝关节跖屈运动、各趾跖屈运动、蹾趾及趾外展运动。

（3）作业治疗　同臂丛神经损伤。

（4）促进感觉功能的恢复　同臂丛神经损伤。

3. 神经吻合术后、神经痛的处理　同臂丛神经损伤。

4. 心理咨询

十、面神经麻痹

面瘫即面神经麻痹。俗称"歪嘴巴""歪歪嘴""吊线风""面神经炎""歪嘴疯"等，是以面部表情肌群功能障碍为主要特征的一种常见病，一般症状是口眼歪斜，是一种具有常见病、多发病，不受年龄限制。患者连抬眉、闭眼、鼓嘴等最基本的面部动作都无法全部完成。

面神经为混合性神经，主要有三种成分：运动纤维支配面部表情肌和镫骨肌；副交感纤维分布于泪腺、鼻腔、口腔黏膜、下颌下腺；味觉纤维分布于舌前2/3的味蕾。面神经从脑干发出后经内耳门入内耳道，再穿过骨壁进入面神经管，经茎乳孔出颅。出颅后弯向前行进入腮腺，并发出终支到达面部。

（一）诊断要点

1. 病史　清晨洗脸、漱口、心理因素。

2. 体征、症状　神经系统多种检查时注意面部表情是否对称灵活，有无眼裂不对称；嘱患者作蹙眉、皱眉、闭眼、露齿、鼓颊、吹哨、微笑等动作，观察动作有无受限，口角是否歪斜或漏气等；试闭目时是否眼珠转向上方露出角膜下缘的巩膜。舌前2/3味觉有无缺失，听力有无过敏，有无眼球震颤、其他脑神经受损及肢体共济失调、瘫痪或感觉障碍。

3. 特殊检查　肌电图检查。

（三）康复评定

面神经炎的症状和体征很典型，症状不难，诊断不难。可以根据额纹是否消失、眼睛闭合不全的程度、露齿多少将其分为轻、中、重三度。强度－时间曲线检查对面神经麻痹的诊断和评定有重要价值。应注意各级的瘫痪程度不一致，口轮匝肌相对较重，强度－时间曲线检查口轮匝肌的变化程度也最大。因此，为正确指导和评价面神经炎的康复，应同时做额肌、眼轮匝肌和口轮匝肌的强度－时间曲线检查。

（四）康复治疗

1. 急性期　控制感染、水肿，改善局部血液循环，减轻神经受压。应注意物理治疗不宜用强刺激如针刺。可用：①温热疗法，红外线、TDP照射面部和乳突部；②磁疗，旋磁或电磁疗法；③高频电疗，超短波或微波，无热量或微热量辐射乳突和面部；④激光，He－Ne激光或半导体激光照射面神经行经、面部穴位；⑤直流电药物离子导入。

2. 恢复期　①物理治疗，如温热疗法、高频电疗、神经肌肉电刺激疗法（NES）、离子导入（导入碘、加兰他敏及神经营养因子等药物）、激光照射、对重度面瘫用经络导平治疗（高压低频脉冲电刺激）可取得较好的效果，方法是选阳白、下关、颊车等面部穴位为主穴，合谷、内关、风池等为配穴，每天治疗40分钟。②肌力增强训练，坐在镜前进行患侧表情肌训练。无力的肌肉可用手指帮助练习，肌力达2～3级时就做主动练习，肌力4级就可用手指施加阻力。每次每个肌肉收缩2秒，连续5次。③按摩。④辅助器具，若眼睛不能闭合，在睡眠、红外线治疗时或遇强风时应戴眼罩。⑤面肌挛缩者可做镁离子导入、痉挛肌肉运动点阻滞疗法，如注射苯酚溶液、肉毒杆菌毒素，射频电凝。

3.药物治疗　①肾上腺糖皮质激素，一般用泼尼松口服，急性期用较大剂量，以后逐渐减量；②B族维生素，如维生素B_1、维生素B_6口服，维生素B_{12}肌内注射；③神经营养因子，如bF-GF、NGF、康络素（神经节苷脂）肌内注射；④对Ramsay-Hunt综合征，可用抗病毒药物，疼痛明显者加镇痛药。

4.手术治疗　对保守治疗无效者可行面神经与副神经或膈神经吻合术、乳突面神经管切开减压术。

十一、糖尿病周围神经病变

周围神经病变是糖尿病常见的并发症，是糖尿病患者致残的最常见的原因。其发生率用一般回顾性分析占糖尿病患者的4%～6%。但若经肌电图神经传导速度测定，其发病率可高达90%以上。病理表现为斑块状脱髓鞘变性，严重时有轴索变形。早期就发生运动终板损伤。

（一）诊断要点

1.病史　糖尿病史和周围神经受损。

2.体征、症状　糖尿病性周围神经病可分为两类。①对称性多发性周围神经病变，是最常见的类型，起床缓慢。在病程25年以上的患者中，40%患有本症。多出现两侧对称的感觉障碍，以远端为主，下肢比上肢重，有些患者同时伴有血管病变而疼痛剧烈。运动障碍不明显。②非对称性神经病变，起病急，以运动障碍为主，出现肌肉无力、萎缩，腱反射减弱。上肢臂丛、正中神经最常受累，下肢以闭孔神经和坐骨神经较多见。

3.特殊检查　肌电图神经传导速度测定。

（三）康复评定

根据糖尿病史和周围神经受损的表现，即可以诊断。肌电图神经传导速度测定对本病的诊断和评定有重要意义。

（四）康复治疗

1.治疗糖尿病，控制血糖。

2.对症治疗，促进功能恢复。

（1）对疼痛可以选用TENS（经皮神经电刺激）、间动电疗法、干扰电疗法、高压低频脉冲电刺激、半导体激光照射、超声波治疗、口服镇痛药物，如无效可用脊髓电刺激治疗，国外报道对糖尿病性周围神经病变和周围血管病变引起的难治性、顽固性疼痛以及下肢缺血溃疡有很高的疗效。

（2）对感觉丧失可以行感觉恢复训练和促进神经再生的物理治疗，如He-Ne激光照射、电磁场疗法（脉冲短波等）及低频电疗法（微弱直流电、TENS、HVPC等）。

（3）对肌无力，应进行肌力增强训练（助力运动、抗阻运动）或神经肌肉电刺激治疗。单神经炎的特殊处理同上面介绍的神经损伤的处理。

（五）注意事项

有条件的患者可以每天或隔天来医院治疗，以后可以1～2周来1次，接受医生或治疗师的指导。一旦出现病情加重、矫形器不适、皮肤破损等，就应立即就诊。

患者的再教育对患者出院后的康复非常重要。患者必须学会在日常生活中、工作中保护无感觉区，必须经常想到无感觉区。每天检查几次看有无受伤，注意皮肤有无发红、水疱、烫伤、青肿、抓伤、切伤等。农村患者要特别注意不要被荆棘和碎片刺伤。对皮肤有自主神经功能障碍者，可以在温水内浸泡 20 分钟,然后涂上油膏,每天 1 次,可防止皮肤干燥和皲裂。如果已有伤口,就不要再按摩或再涂油,要尽快去医院诊治。

注意手脚的保护,劳动或工作时戴手套,在拿热的杯、壶、金属勺子时,用手套、厚棉布或毯子包着拿。工具的把手要光滑,可在把手上包一块橡皮,然后再包块布。选购或定做合适的鞋,内有一层厚而软的垫子,不要让鞋带在脚上磨来磨去。行走距离不要太长,经常歇歇。不要光着脚在滚烫的石头或沙子上行走。注意坐姿。

患者要积极地参与家务活动,如打扫卫生、煮饭、种花,尽量生活自理。做家务是一种有效的功能训练。其他的一些作业活动,如缝纫、木工、工艺、娱乐等均可在家里进行。在家庭康复措施中,家庭成员的参与和配合很重要。有时家属必须学会一些被动活动、简单器械牵引的方法,使患者能在家里继续治疗。

(贺 媛 闫炳苍)

第三章 >>>

骨关节疾病及创伤的康复

骨关节病是以骨关节软骨急、慢性损伤或关节软骨退变为基础,临床所见骨关节病大部分发生在老年人,骨关节病除关节软骨损伤退变外,后期还存在骨关节结构关系改变,是骨科门诊多发病、常见病。骨关节病是一种以局部关节软骨退变、骨质丢失、关节边缘骨刺形成及关节畸形和软骨下骨质致密为特征的慢性关节疾病,又称骨关节炎、退行性骨关节病、增生性关节炎。随着我国骨科学和康复医学的迅速发展,骨关节损伤与疾病的康复工作广泛开展,且取得了较好的康复效果。

第一节 颈椎病的康复

颈椎病又称颈椎综合征,是颈椎骨关节炎、增生性颈椎炎、颈神经根综合征、颈椎间盘脱出症的总称,是一种以退行性病理改变为基础的疾患。主要由于颈椎长期劳损、骨质增生,或椎间盘脱出、韧带增厚,致使颈椎脊髓、神经根或椎动脉受压,出现一系列功能障碍的临床综合征。表现为椎节失稳、松动;髓核突出或脱出;骨刺形成;韧带

肥厚和继发的椎管狭窄等,刺激或压迫了邻近的神经根、脊髓、椎动脉及颈部交感神经等组织,引起一系列症状和体征。颈椎病可分为:颈型颈椎病、神经根型颈椎病、脊髓型颈椎病、椎动脉型颈椎病、交感神经型颈椎病、食管压迫型颈椎病。

一、病因

颈椎是脊柱中体积最小,但灵活性最大、活动频率最高的节段。尤以颈椎间盘,不仅退变过程开始较早,且是诱发或促进颈椎其他部位退行性变的重要因素。

1. 颈椎的退行性变　颈椎退行性改变是颈椎病发病的主要原因,其中椎间盘的退变尤为重要,是颈椎诸结构退变的首发因素,并由此演变出一系列颈椎病的病理解剖及病理生理改变。①椎间盘变性;②韧带-椎间盘间隙的出现与血肿形成;③椎体边缘骨刺形成;④颈椎其他部位的退变;⑤椎管矢状径及容积减小。

2. 发育性颈椎椎管狭窄　近年来已明确颈椎管内径,尤其是矢状径,不仅对颈椎病的发生与发展,而且与颈椎病的诊断、治疗、手术方法选择以及预后判定均有着十分密切的关系。有些人颈椎退变严重,骨赘增生明显,但并不发病,其主要原

因是颈椎管矢状径较宽,椎管内有较大的代偿间隙。而有些患者颈椎退变并不十分严重,但症状出现早而且比较严重。

3.慢性劳损 慢性劳损是指超过正常生理活动范围最大限度或局部所能耐受时值的各种超限活动。因其有别于明显的外伤或生活、工作中的意外,因此易被忽视,但其对颈椎病的发生、发展、治疗及预后等都有着直接关系,此种劳损的产生与起因主要来自以下三种情况:

(1)不良的睡眠体位 不良的睡眠体位因其持续时间长及在大脑处于休息状态下不能及时调整,则必然造成椎旁肌肉、韧带及关节的平衡失调。

(2)不当的工作姿势 大量统计材料表明某些工作量不大,强度不高,但处于坐位,尤其是低头工作者的颈椎病发病率特高,包括家务劳动者、刺绣女工、办公室人员、打字抄写者、仪表流水线上的装配工等等。

(3)不适当的体育锻炼 正常的体育锻炼有助于健康,但超过颈部耐量的活动或运动,如以头颈部为负重支撑点的人体倒立或翻筋斗等,均可加重颈椎的负荷,尤其在缺乏正确指导的情况下。

4.颈椎先天性畸形 在对正常人颈椎进行健康检查或做对比研究性摄片时,常发现颈椎段可有各种异常所见,其中骨骼明显畸形约占5%。

二、临床特征

颈椎病的临床症状较为复杂。主要有颈背疼痛、上肢无力、手指发麻、下肢乏力、行走困难、头晕、恶心、呕吐,甚至视物模糊、心动过速及吞咽困难等。颈椎病的临床症状与病变部位、组织受累程度及个体差异有一定关系。

1.神经根型颈椎病

(1)具有较典型的根性症状(麻木、疼痛),且范围与颈脊神经所支配的区域相一致。

(2)压头试验或臂丛牵拉试验阳性。

(3)影像学所见与临床表现相符合。

(4)痛点封闭无显效。

(5)除外颈椎外病变如胸廓出口综合征、腕管综合征、肘管综合征、肩周炎等所致以上肢疼痛为主的疾患。

2.脊髓型颈椎病

(1)临床上出现颈脊髓损害的表现。

(2)X线片上显示椎体后缘骨质增生、椎管狭窄。影像学证实存在脊髓压迫。

(3)除外肌萎缩性侧索硬化症、脊髓肿瘤、脊髓损伤、多发性末梢神经炎等。

3.椎动脉型颈椎病

(1)曾有猝倒发作,并伴有颈源性眩晕。

(2)旋颈试验阳性。

(3)X线片显示节段性不稳定或枢椎关节骨质增生。

(4)多伴有交感神经症状。

(5)除外眼源性、耳源性眩晕。

(6)除外椎动脉 I 段(进入 C_6 横突孔以前的椎动脉段)和椎动脉 III 段(出颈椎进入颅内以前的椎动脉段)受压所引起的基底动脉供血不全。

(7)手术前需行椎动脉造影或数字减影椎动脉造影(DSA)。

4.交感神经型颈椎病 临床表现为头晕、眼花、耳鸣、手麻、心动过速、心前区疼痛等一系列交感神经症状,X线片颈椎有失稳或退变。椎动脉造影阴性。

5.食管压迫型颈椎病 颈椎椎体前鸟嘴样增生压迫食管引起吞咽困难(经食管钡剂检查证实)等。

6.颈型颈椎病 颈型颈椎病也称局部型颈椎病,是指具有头、肩、颈、臂的疼痛及相应的压痛点,X线片上没有椎间隙狭窄等明显的退行性改变,但可以有颈椎生理曲线的改变,椎体间不稳定及轻度骨质增生等变化。

三、检查

1.特征性检查

(1)压顶试验(Spurling 试验) 患者坐位,全身放松,头向患侧倾斜,检查者双手交叉抱住患者头顶,沿颈部纵轴向下施加压力,若出现疼痛或酸麻的感觉并向上肢放射则为阳性。

(2)臂丛牵拉试验(Eaton 试验) 患者坐位,检查者一手扶患者一侧头部,另一手握住患者手腕,然后两手向相反方向牵拉,若出现肩臂放射性疼痛或麻木则为阳性。以上试验用于检查神经根型颈椎病。

(3)椎动脉扭曲试验 用于检查椎动脉型颈椎病,患者坐位、头颈放松,检查者站在患者身后,双手抱住患者头枕两侧,将患者头向后仰的同时转向一侧,若出现眩晕则为阳性。

(4)屈颈试验 用于检查脊髓型颈椎病,患者平卧、上肢置于躯干两侧,下肢伸直,令患者抬头屈颈,若出现上下肢放射性麻木则为阳性。

(5)低头试验 患者站立,双手自然下垂,双足并拢,低头看地 1 分钟,若出现头颈及肩臂疼痛、手麻、头晕、耳鸣、站立不稳、下肢无力、小腿紧足趾麻等症状则为阳性。

(6)仰头试验 体位同低头试验。患者仰头看天花板 1 分钟,若出现与低头试验相同的症状则为阳性。

上述低头和仰头试验可用于各型颈椎病,不同类型出现的症状不同。

2.颈椎病的检查

(1)前屈旋颈试验 令患者颈部前屈、嘱其向左右旋转活动。如颈椎处出现疼痛,表明颈椎小关节有退行性变。

(2)椎间孔挤压试验(压顶试验) 令患者头偏向患侧,检查者左手掌放于患者头顶部、右手握拳轻叩左手背,则出现肢体放射性痛或麻木、表示力量向下传递到椎间孔变小,有根性损害;对根性疼痛厉害者,检查者用双手重叠放于头顶、间下加压,即可诱发或加剧症状。当患者头部处于中立位或后伸位时出现加压试验阳性称之为 Jackson 压头试验阳性。

(3)臂丛牵拉试验 患者低头、检查者一手扶患者头颈部、另一手握患肢腕部向相反方向推拉,看患者是否感到放射痛或麻木,这称为 Eaten 试验。如牵拉同时再迫使患肢做内旋动作,则称为 Eaten 加强试验。

(4)上肢后伸试验 检查者一手置于健侧肩部起固定作用、另一手握于患者腕部,并使其逐渐向后、外呈伸展状,以增加对颈神经根牵拉,若患肢出现放射痛,表明颈神经根或臂丛有受压或损伤。

3.X 线检查 正常 40 岁以上的男性,45 岁以上的女性约有 90%存在颈椎椎体的骨刺。故有 X 线片之改变,不一定有临床症状。现把 X 线所见分述如下:

(1)正位 观察有无枢环关节脱位、齿状突骨折或缺失。第 7 颈椎横突有无过长,有无颈肋。钩椎关节及椎间隙有无增宽或变窄。

(2)侧位

①曲度的改变:颈椎发直、生理前突消失或反弯曲。

②异常活动度:在颈椎过伸过屈侧位 X 线片中,可以见到椎间盘的弹性有改变。

③骨赘:椎体前后接近椎间盘的部位均可产生骨赘及韧带钙化。

④椎间隙变窄:椎间盘可以因为髓核突出,椎间盘含水量减少发生纤维变性而变薄,表现在 X 线片上为椎间隙变窄。

⑤半脱位及椎间孔变小:椎间盘变性以后,椎体间的稳定性低下,椎体往往发生半脱位,或者称之为滑椎。

⑥项韧带钙化:项韧带钙化是颈椎病的典型病变之一。

(3)斜位 拍脊椎左右斜位片,主要用来观察椎间孔的大小以及钩椎关节骨质增生的情况。

4.肌电图检查 颈椎病及颈椎间盘突出症的肌电图检查都可提示神经根长期受压而发生变

性,从而失去对所支配肌肉的抑制作用。

5. CT 检查　CT 已用于诊断后纵韧带骨化、椎管狭窄、脊髓肿瘤等所致的椎管扩大或骨质破坏,测量骨质密度以估计骨质疏松的程度。此外,由于横断层图像可以清晰地见到硬膜鞘内外的软组织和蛛网膜下腔。故能正确地诊断椎间盘突出症、神经纤维瘤、脊髓或延髓的空洞症,对于颈椎病的诊断及鉴别诊断具有一定的价值。

四、康复目标

康复目标是消除症状,尽量恢复正常生理功能和工作能力,但不能消除颈椎间盘退变与颈椎骨质增生(骨质增生是脊柱退变和人体对椎节失稳的一种适应性反应,应正确对待)。治疗原则是针对不同的类型和特点,采用适当的综合治疗,要求病人积极配合,注意消除工作和生活上可能加重病情的因素(如工作、睡眠的不良姿势)。选用的治疗方法应有助于调整和改善颈椎节段与周围各种软组织的相互关系,减轻或消除对神经和血管等组织的刺激和压迫,解除肌肉痉挛,消除炎性水肿,改善局部血供营养,恢复或改善颈椎的稳定性。

康复治疗采取的措施,首先是对患者功能障碍的性质、部位、严重程度、发展趋势、预后、转归等按康复程序做出科学的评定并制定出康复治疗方案,采用药物治疗除外,尚以物理疗法、作业疗法、运动疗法、言语治疗、心理辅导与治疗、中国传统治疗、文体治疗、康复工程、康复护理、社会服务等为主要治疗手段,不会带来某些副作用和负损伤,在调节、恢复人体功能,增强适应能力方面具有不可估量的正性作用,这也是我们把康复医学称作绿色医疗的重要原因。

颈椎病康复治疗的目的是改善或消除颈神经和血管组织受压症状,如消除炎性水肿、镇静止痛、解除肌肉痉挛等。颈椎病的康复治疗方法通常是以非手术治疗为主,包括理疗、牵引疗法、手法治疗、运动疗法以及中医的针灸推拿按摩等物

理疗法,物理治疗的主要作用是扩张血管、改善局部血液循环、解除肌肉和血管的痉挛、消除神经根和脊髓的水肿、减轻粘连、调节自主神经功能、促进神经和肌肉功能的恢复。常用的疗法有超短波疗法、超声波疗法、低频脉冲磁疗法、光疗等,其他疗法如蜡疗、激光穴位照射、毫米波、微波治疗等也有一定效果。

1. 物理因子治疗

(1)低、中频治疗　低频调制的中频电疗法,可缓解肌肉痉挛,使颈、腰部肌肉放松;镇痛。适用于各种类型的颈椎病。

(2)离子导入疗法　直流电离子导入疗法:选择有效的中西药,按其药物性能接阳极或阴极,每次 20~30 分钟,适用于各型颈椎病。

(3)超声波疗法　可用于各型颈椎病,对神经根型效果较好。做药物透入时最好先做直流电药物,导入后再做超声波,这样可取得较好效果。

(4)超短波疗法　多用于神经根型(急性)和脊髓型(脊髓水肿)的颈椎病患者,可减轻水肿,放松肌肉,缓解疼痛。

2. 牵引　颈椎牵引疗法主要作用是解除颈肩肌痉挛、增大椎间隙与椎间孔、减轻骨赘或突出椎间盘对神经根的压迫、减少椎间盘内压力、牵开被嵌顿的关节滑膜。

(1)适应证与禁忌证

①适应证:神经根型颈椎病、颈型颈椎病、症状较轻的椎动脉型颈椎病和交感神经型颈椎病等。

②禁忌证:重度骨质疏松症、骨髓瘤、年迈体弱不能耐受牵引者等。

(2)操作方法与步骤

①体位:一般采取坐位牵引,牵引带分别拖住下颌和后枕部。

②角度:根据颈椎病变部位及颈椎曲度选择,可以采取中立位、前屈位或后伸位。上颈椎用 $0° \sim 10°$;$C_5 \sim C_6$ 用低头 $15°$;$C_6 \sim C_7$ 用 $25° \sim 30°$,

治疗时间 15～30 分钟。椎动脉型和较轻的脊髓型颈椎病采用中立位牵引。

（3）时间　颈椎牵引的时间以 15～30 分钟为宜，治疗每日 1～2 次，10～14 次为 1 个疗程。

（4）重量　一般以体重的 8%～10% 开始牵引。根据患者体质及颈部肌肉发达情况逐步增加牵引重量，通常每 3～5 天增加 1kg。如症状有改善，可维持此重量，如果没有改善，可适当增加，最大可达 10～12kg。

注意事项

①颈椎牵引过程中禁止说话、禁止使用手机。

②牵引结束时，缓慢解除牵引力后取下牵引带，患者静坐 10 分钟后，再站起离开。

③如果牵引中患者出现头晕、心慌、出冷汗或症状加重，应即刻中止牵引，并进行相应处理。

3. 手法治疗　手法治疗的方法很多，目前国内常用的是 Maitland 手法（即澳氏手法），这种手法足通过操作者的手推压棘突、椎体的横突。加上牵拉、旋转等手法达到改善椎间关节的活动功能、改善椎间盘的营养、拉开椎间隙、扩大椎间孔、减轻骨刺和突出椎间盘对神经根的刺激和压迫、改善血液循环主要方法有：

（1）自后向前推压棘突，使椎体自后向前水平滑动。

（2）自前向后推压椎体一侧，使椎体该侧自前向后旋转。

（3）推压椎体一侧的后关节突，使椎体自左向右旋转。

（4）推压椎体棘突侧面，使椎体自推压侧向对侧移动。

（5）用双手牵拉患者头部，使椎体沿纵轴方向活动，手法治疗适用于颈型和神经根型颈椎病。

4. 运动疗法　各型颈椎病症状缓解期或术后均可应用，主要作用是增强颈部与肩胛带肌力，增加颈部各韧带弹性，改善颈椎各关节功能，达到巩固疗效、防止复发的目的。运动可借助各种器械、

但最简便易行的是徒手操。常见的徒手医疗体操有很多，在此仅介绍几种最简便而又有效的动作：

预备式：可采用坐式或站立式两种姿势。站立式，两足分立与肩同宽，全身放松，两手叉腰。坐式的方法与站立式相同。

引颈前探：预备式同前，颈部向前下方伸探引展，身体不动，下颌绕头部横轴做由前下向后的划圆弧运动，运动一圈为 1 次，反复练习 12 次。

转侧望天：预备式同前，头向侧方转到最大程度，然后仰面部望天，再缓缓回复到正中位置，用同法向另一侧转。如此一左一右，反复练习 24 次。

摇头晃脑：预备式同前，让头部肌肉充分放松，头部由前向外后方偏侧甩摆，摆至后方呈仰面状，然后沿甩摆的反方向回复到开始位置，甩摆时头颈活动要快捷，头部回复原位时头颈要轻柔缓慢。用同法向另一侧甩摆，如此一左一右，反复练习 24 次。

缩脖耸肩：双肩同时向前上收耸呈缩头姿势，下颌尽量靠近胸部，然后双肩向后、向下扩展呈挺胸状。同时双肩绕横轴向上、向后下划圆一周，头部亦由下前至上后方划圆一周，反复练习 12 次。

抱头前俯：双手前平举，平胸时屈肘，手向后伸，手指交叉置于脑后，双肘向内合拢紧抱头部，向前下低俯，使下颌接近胸部稍停片刻，头部缓慢抬起并尽力后仰，用后脑尽力压手，双肘外展的同时挺胸，反复练习 12 次。

游龙入川：身体前倾 35°～50°，头部尽力向前引伸，并以纵轴为中心，头部侧向转动，同时上体轻微揉动，犹如鱼龙逆水游一样反复练习 50～60 次。

根据患者的不同情况和个体差异，可做全套体操，也可选练部分动作。

5. 中医疗法

（1）针灸　针灸有调节神经功能、解除肌肉和血管痉挛、改善血液循环、舒筋活血的作用按不同的症状及类型，循经辨证取穴或局部对症取穴。一般留针 15～25 分钟，每日 1 次，10～15 次为 1

个疗程。

（2）推拿、按摩治疗　推拿、按摩有舒筋活血、解痉镇痛、松解粘连、调节神经、去除关节嵌顿的作用，对于脊髓型肢体不全瘫痪的患者，按摩有防止关节僵直、降低肌肉张力、防止肌肉萎缩的作用。常用的手法有推拿、按摩、擦揉、滚捏、提搓、摇颤、弹拨等。应按病情选择，禁止暴力强扳、旋拉颈部，以免导致肌肉拉伤血管破裂，甚至发生椎间盘脱出，使症状加重。

（3）心理治疗　由于患者长期受疾病困扰，心理负担较重，应根据患者的职业特点、生活习惯采取相应的心理疏导和干预措施，让患者认识该病、了解病因、积极配合治疗。对患者进行健康教育及康复指导，告知患者注意调整姿势，避免长时间低头学习和工作，注意劳逸结合、适度运动。

（4）临床护理　在实施颈椎牵引，手法整复等治疗时，注意询问患者有无头晕、恶心或症状加重等症状，治疗后患者在原地休息一段时间后才能起立或行走。如患者睡眠状态紊乱，应尽量给病人创造舒适安静的环境。采用中药熏蒸、离子导入等物理治疗时，应先了解患者有无中药过敏史，协助摆好体位。可通过颈椎保健操等运动，调节机体肌肉、血管舒缩功能，改善局部血液循环和营养状态。注意运动缓和，用力充分，持之以恒，使机体各肌群和韧带得到锻炼。

饮食调理注意摄取营养价值高的食品，如豆制品、瘦肉、谷物、海带、紫菜、木耳、水果、蔬菜等，鼓励病人多饮水，少饮酒，少辛辣油腻食物，以达到增强体质、防止颈椎病进一步发展的目的。

（5）其他措施

①矫形器：围领和颈托可起到制动和保护作用，能减轻颈部的负荷，使颈部肌肉得到放松，通常适用于脊髓型、急性发作期或症状较重的病人，但不宜长期戴用，以免发生颈背部肌肉萎缩和关节僵硬、依赖等不良后果。

②良好习惯：睡眠时枕头过高或过低，长时间低头伏案工作，长时间仰头工作或仰视，躺在床上看书使颈部长时间屈曲，都会诱发颈椎病或促使病情加重，要自觉纠正，并注意颈背部保暖，避免过劳。

六、注意事项

目前，国内对颈椎病的病因病理没有达成一致看法，但是很多致病因素是已经确认的。例如，颈部外伤、劳损、落枕、风寒、枕头不当等。因此，必须针对这些发病因素进行预防，同时应该强调一要早，二要持之以恒。颈椎病的预防必须注意做到以下几点：

1. 阅读有关颈椎病的科普书籍，用科学的手段防治疾病。

2. 保持乐观的态度，做好与疾病长期抗衡的思想准备，配合医生治疗，减少复发。

3. 改正高枕睡眠的不良习惯。高枕使头部前屈，增大下位颈椎的应力，有加速颈椎退化的可能。注意端正头、颈、肩、背的姿势，不要偏头耸肩地谈话、看书。各型颈椎病的急性发作期应暂停骑自行车、编织、缝纫等活动。

七、保健预防

颈椎病的预防，最重要的是平日要注意坐姿正确，正确的坐姿为：自然的端坐位，脊柱正直，臀部和背部充分接触椅面，双肩连线与桌缘平行，两足着地，桌椅高度调到与自己身高比例合适的最佳状态，目光平视电脑屏幕，避免颈部过度前屈或后仰。在工作 1~2 小时左右，有目的地让头颈部向前后左右转动数次，转动时应轻柔、缓慢，以达到各个方向的最大运动范围为准，使得颈椎关节疲劳得到缓解。

睡眠中要注意合理用枕，因为人一生中 1/3 的时间都要在睡眠中度过，合理用枕不仅可以预防颈椎病，还可起到一定的治疗作用。枕高要求 6~12cm，平均 9cm，枕高还可根据每个人测量"颌角线"（下颌角至肩峰的距离）来确定。枕形为中央低、两头高之元宝形,限制头侧屈和旋转,颈部充分接触枕头并略后仰,避免悬空。枕头的充填物以软硬适中、感觉舒适为宜,可以用荞麦皮、木棉、弹性棉、绿豆皮等,以荞麦皮最佳。睡眠中颈椎以保持自然的仰伸位为佳,仰卧位为主,侧卧为辅,且要左右侧卧交替,其他睡姿均为不良睡姿,睡眠中不要对着头颈部吹冷风。

颈椎病的预防还要注意避免生活中的一些不良生活习惯和姿势:

1. 避免洗凉水澡、头颈部吹风、冬泳、冬天跑步只穿背心短裤、淋雨、涉水、乘车开窗吹风;

2. 避免和减少急性颈椎损伤,如避免猛抬重物、紧急刹车、不协调运动、长时间低头工作、突然回头、头顶球等;

3. 避免长期伏案工作学习、蜷在沙发床头看书看电视、低头伏案做饭、睡觉用高枕等,这些不良姿势习惯使得颈部长期处于向前弯曲的状态,颈后部肌肉、韧带紧张、痉挛,椎间盘应力过大,退化加速,最终引起颈椎病;

4. 保持良好的心理状态,情绪变化可引起颈椎生理曲度改变,垂头丧气、低头垂肩,造成颈椎前屈,应昂首挺胸,恢复颈椎生理曲度。

(杜　锋　闫炳苍)

第二节　腰椎病的康复

腰椎病又名腰椎间盘髓核突出症,它是椎体之间的纤维环破裂后髓核突出压迫脊神经根导致腿痛的一种常见病。医学上所讲的腰椎病,涵盖了腰椎间盘突出、腰椎骨质增生、腰肌劳损、腰扭伤、腰椎退行性病变、风湿或类风湿性腰痛、腰椎结核、风寒湿性腰痛、瘀血性腰痛、湿热性腰痛、肾虚性腰痛等疾患。

一、病因

1. 腹压增高　如剧烈咳嗽、便秘时用力排便等。

2. 坐姿不当　当腰部处于屈曲位时,如突然加以旋转则易诱发髓核突出。

3. 突然负重　在未有充分准备时,突然使腰部负荷增加,易引起髓核突出。

4. 腰部外伤　急性外伤时可波及纤维环、软骨板等结构,而促使已退变的髓核突出。

5. 职业原因　如汽车驾驶员长期处于坐位和颠簸状态,易诱发椎间盘突出。

二、临床特征

1. 马尾神经症状　主要见于中央型髓核脱出症,临床上较少见,可出现会阴部麻木刺痛大小便功能障碍,女性可出现尿失禁,男性可出现阳痿,严重者可出现大小便失控及双下肢不全性瘫痪。

2. 腰痛　95% 以上的腰椎病患者有此症状,患者自觉腰部持续性钝痛平卧位减轻,站立则加剧,一般情况下尚可忍受,可适度活动或慢步行走,另一种为突发的腰部痉挛,剧痛难以忍受,严重影响患者生活和工作,需卧床休息。

3. 下肢放射痛　80% 患者的出现此症,常在腰痛减轻或消失后出现,表现为由腰部至大腿及小腿后侧的放射性刺激或麻木感直达足底,重者可为由腰至足部的电击样剧痛且多伴有麻木感疼痛,轻者可行走呈跛行状态;重者需卧床休息喜欢屈腰屈髋屈膝位。

4. 下肢麻木冷感及间歇性跛行　下肢麻木多与疼痛伴发,少数患者可表现为单纯麻木,还有少数患者自觉下肢发冷发凉,主要是因为椎管内的交感神经纤维受到刺激所致,间歇性跛行的产生机制及临床表现与腰椎管狭窄相似,主要是由于髓核突出的情况下,可出现继发性腰椎管狭窄症的病理和生理学症状。

三、康复评定

1. 腰部关节活动范围评定。

2. 腰部及下肢肌力评定。

3. JOA 腰椎功能评价,见表 5 - 3 - 1。

表 5 - 3 - 1　JOA 腰椎功能评价——29 分法

主观症状(9 分)				临床体征(6 分)	
A 下腰背痛			分值	A 直腿抬高试验(包括加强试验)	分值
a 无任何疼痛			3	a 正常	2
b 偶中度疼痛			2	b30° ~ 70°	1
c 经常中度疼痛或偶发严重疼痛			1	c < 30°	0
d 经常或持续严重疼痛			0	B 感觉障碍	
B 腿痛兼(或)麻木感				a 无	2
a 无任何症状			3	b 轻度障碍	1
b 偶然轻度症状			2	c 明显障碍	0
c 偶然轻度或偶发严重症状			1	C 运动障碍	
d 频发或持续的严重症状			0	a 正常(肌力 5 级)	2
C 步态				b 轻度无力(肌力 4 级)	4
a 正常			3	c 明显无力(肌力 3 级)	0
b 步行 > 500 米,出现腿痛,麻木			2	D 膀胱功能(−6 ~ 0 分)	
c 步行 < 500 米,出现腿痛,麻木			1	a 正常	0
d 步行 < 100 米,出现腿痛,麻木			0	b 轻度受限	−3
日常活动受限度(ADL) (14 分)				c 明显受限(尿失留、尿失禁)	−6
	正常	轻度	严重		
a 卧床翻身	2	1	0		
b 站立	2	1	0		
c 洗漱	2	1	0		
d 前屈	2	1	0		
e 坐位(大约 1 小时)	2	1	0		
f 提重物	2	1	0		
g 行走	2	1	0		

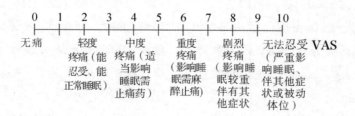

| 0 | 1 | 2 | 3 | 4 | 5 | 6 | 7 | 8 | 9 | 10 |

无痛　　轻度　　中度　　重度　　剧烈　　无法忍受 VAS
　　　疼痛(能　疼痛(适　疼痛　疼痛　(严重影
　　　忍受、能　当影响　(影响睡　(影响睡　响睡眠、
　　　正常睡眠)　睡眠需　眠需麻　眠较重　伴其他症
　　　　　　　止痛药)　醉止痛)　伴有其　状或被动
　　　　　　　　　　　　　　他症状　体位)

姓名　　　　　　　　　　住院号

术式　　　　　　　　　　手术日期

随访时间　　　　　　　　总分

　　　　　　　　　　　　　　　　　　　年　月　日

说明：满分 29 分，差：<10 分；中度：10~15 分；良好：16~24 分；优：25~29 分。

治疗改善率＝[（治疗后评分－治疗前评分）÷（满分 29－治疗前评分）]×100%

优：≥75%；良 50%~74%；中：25%~49%；差：0%~24%。通过改善指数可反映患者治疗前后腰椎功能的改善情况，通过改善率可了解临床治疗效果。改善率还可对应于通常采用的疗效判定标准：改善率为 100% 时为治愈，改善率大于 60% 为显效，25%~60% 为有效，小于 25% 为无效。

四、康复目标

1. 缓解疼痛。
2. 改善腰椎关节功能。
3. 提高生活质量。

五、康复治疗

1. 热疗　对于慢性腰肌劳损、慢性棘上或棘间韧带劳损、腰椎小关节紊乱、急性腰扭伤、腰椎间盘突出症、腰椎椎管狭窄症、骶髂关节致急性骨炎、腰背筋膜纤维织炎、强直性脊柱炎等引起的腰痛均有一定的疗效。

（1）水熨法　用热水袋装上热水，一般水温在 50℃~60℃，排去空气，盖紧塞子，外裹毛巾，放于腰背部或臀部，往返移动，在患处停留时间长些。每次 10~20 分钟，一日 3~5 次。

（2）盐熨法　用粗海盐 500g，放入锅内急火干炒约 5 分钟，至盐发黄发热，倒出用白纸包裹，外裹以棉布。温度以热而不烫为宜。在臀部或腰背部熨烫，每次 20 分钟，一次 2~3 次。也可将盐炒后加两片鲜姜片，效果更佳。

（3）蜡疗法　准备 500ml 输液软包装空袋一只，白蜡 450g，50ml 注射器一个，注射用 15 号大针头一支，搪瓷杯、酒精灯各一个。首先将白蜡放入搪瓷杯内，用文火加热至蜡完全融化成液态。将 15 号针头插入输液袋滴管内，然后用注射器将蜡吸入，再通过大针头向输液袋内注入 350~400g。

抽蜡和注蜡动作要快，以防蜡液凝固而无法注入。每次针管注入后，要抽少量空气注入软袋滴管，防止针头和滴管内余蜡因温度降低再凝固。注蜡后，排空袋内空气，并将输液袋滴管打结备用。将制备好的蜡袋置入热水中，直至蜡完全融化成液态后取出。擦干蜡袋，装入棉布袋，将蜡袋敷于腰背部患处，每次 1 小时，一次 2~3 次。

（4）坎离砂疗法　坎离砂是用醋和铁砂，加防风、当归、川芎和透骨草等中药配制而成，医院医药或药店均有售。将一袋调制发热的坎离沙袋，放于相应患处。每日热敷 1~2 次，每次 20~30 分钟。

（5）温水浴疗法　温水浴疗法所用水温控制在 40℃ 左右，病人全身浸泡其中，先浸泡 5 分钟，自行按摩腰部。一般每次浸泡 15 分钟左右，一日一次。亦可在保持室温 40℃ 左右，同时用家用热水器淋浴，水温以使局部皮肤潮红舒适不烫为度。有条件的病人可选择温泉浴疗，效果更佳。

（6）药浴疗法　药浴疗法是中医学在治疗腰痛方面的独特疗法之一，它是在温水浴温热作用的基础上选用不同的中药材，使药物能通过皮肤渗透到患处而达到改善患处血液循环，加速新陈代谢的作用。药浴应因人、因地制宜，以下就介绍几种药浴方法：①生姜 50~100g，切成薄片，放入 500~1000ml 热水（约 60℃）中浸泡 10 分钟，待姜汁泡出后，以洁净纱布蘸取姜水在胸背、腰部反复擦洗。每次 15~30 分钟，每天 1~2 次。如擦洗后再配合按摩，则疗效更佳。②艾叶 250g，加 1000~15 000ml 水，煎煮 30 分钟后取汁，放入浴盆或浴池中，再加适量温水进行全身擦浴。每日 1~2 次，每次 10~30 分钟。③苍术 100g，艾叶 300g，羌、独活各 100g，防风 200g，加水 1000~15 000ml，煎水取汁后，以毛巾蘸取药汁在全身擦洗，水温下降后可将药汁倒入浴盆中进行全身浸泡，每次 10~30 分钟，每日 1~2 次。

2. 腰椎牵引　腰椎牵引是将牵拉力与反牵拉力作用于腰椎，通过向相反方向牵拉来达到治疗腰椎间盘突出的目的。腰椎牵引可使腰椎间隙增大,主要是腰4、5,骶1间隙。根据研究表明,腰椎间隙在牵引后较牵引前增宽1.5~2.5mm,椎间隙的增宽可使其内成为负压,加之后纵韧带的紧张,有利于突出的髓核部分还纳或改变其与神经根的关系。椎间隙的增大,关节突关节的拉开,使椎间孔恢复正常的外形,从而解除对神经根的挤压。牵引还可使腰椎得到充分的休息,减少运动的刺激,有利于组织充血、水肿的吸收、消退,还可缓解肌肉痉挛、减轻椎间压力。

一般采用仰卧屈髋屈膝体位,可尽量减小脊柱应力。牵引力通常以自身体重的一半作为起始牵引重量,根据情况逐步增加,最多可加至相当于患者体重。以间断性牵引为主,每次牵引持续20~30分钟,每日牵引1~2次,15~20天为一疗程。根据牵引的大小和作用时间的长短,可将牵引分为快速牵引(rapid traction)和慢速牵引(slow traction)。快速牵引重量大,作用时间短,多在牵引的同时加中医的手尖,该型牵引以中医的"人工拉压复位"法最为典型。后来,逐渐发展成机械传动的快速水平牵引。近几年有研究者将中医的斜板和旋转手法与机械传动的快速水平牵引相结合制造了成角旋转快速牵引床,应用于临床为众多的腰椎间盘突出症患者解除了病痛。慢速成牵引重量小,每次牵引时间30分钟至1小时不等,需多次牵引,也是临床治疗腰椎间盘突出症的常用方法。

3.运动治疗 生命在于运动,因此人们患病也是可以采取运动治疗来进行医治的,运动治疗包括:腰背肌训练,包括伸肌训练和屈肌训练,如五点支撑(仰卧位,头、双肘、双足支撑)、四点支撑(仰卧位,双手、双足支撑)、三点支撑(仰卧位,头、双肘支撑)、直腿抬高训练、燕飞(俯卧位,头肩及双下肢同时上翘),它们的作用是加强腰背肌肌力、防止静脉血栓形成、保证心肺功能、促进代谢。术前及术后均可加强腰背肌力量、减轻椎间盘压力、稳定腰椎。

(1)飞燕点水 要求:俯卧位,双手背后,缓慢用力同时使头胸离开创面及两大腿向后离开创面

(膝关节伸直),持续3~5秒,然后缓慢回复原位,放松休息3~5秒。要领:后背用力,头脚双飞。

(2)五点支撑 要求:仰卧屈膝,双肘部及背部顶住床,腹部及臀部向上抬起,依靠肩、双肘和双脚这五点支撑身体的重量,持续3~5秒,然后回复原位,放松休息3~5秒。要领:拱肚子。

(3)团身滚腰 要求:仰卧位,尽力屈髋屈膝,双手抱膝用力抱向前胸,全身团成球状,用力将上身抬起,再缓慢躺下,如此往复。

4.饮食疗法

(1)黑豆核桃猪肾汤:黑豆90g,核桃仁60g,猪肾1副,放入水中煮熟后食用,有益肾填精,滋养椎间盘作用。

(2)芝麻粥:芝麻15g,淘净,轻微炒黄后研成泥状,加大米100g煮熟。每日早餐食用。

(3)杜仲煨羊肾:杜仲50g,羊肾4个。羊肾去筋膜,切开洗净,将杜仲焙研细末,放羊肾内,外用荷叶包住,再包2~3层湿纸,慢火煨熟。用少许白酒佐食。此方补肾阳,疏通经络。

(4)腰花粥:猪腰子一副,粳米100g,葱白、味精、姜、盐、黄酒各适量。猪腰子洗净去筋膜,切成小块,入沸水中略烫备用。粳米洗净,加水适量小火熬成粥,加入腰花及上述作料,煮沸后食用。此方适于腰椎间盘突出兼有腰膝软弱、步履艰难的患者。

(5)海带荔壳汤:海带25g,荔枝壳15g,小茴香15g,青皮15g。加水共煮,每日饮服1次。

(6)当归生姜羊肉汤:当归50g,生姜50g,羊肉500g,加盐适量,熬汤食用。此方通阳活血止痛,适合寒重者。

六、注意事项

1.急性加重期,宜颈围、腰围制动休息为主,减少活动。

2.动作要和缓(参考打太极拳的节奏速度),幅度由小到大,循序渐进,量力而行,以颈肩腰背轻度酸热、舒适、不疼痛为宜。

3. 忌快速、大幅度、反复、过度地摇晃颈椎、腰椎。

4. 眩晕明显、椎间盘突出巨大、严重脊髓型颈椎病等患者暂不宜过多活动锻炼。

七、保健预防

1. 避免腰部受伤、受潮。

2. 避免长期剧烈运动。长期、过度、剧烈的运动或活动是诱发骨质增生的基本原因之一。

3. 健身运动。长期坚持各种健身运动，防止中老年骨质疏松症和骨质增生症。散步、健身操、太极拳、太极剑、长跑等运动都是很好的锻炼方式。

4. 保健按摩。可采用坐位或站位，用双手掌及各指自上而下在腰部进行按摩，力量由轻而重，直至局部发热，可促进腰部的血液循环，缓解肌肉的僵硬和紧张。

5. 保持良好的站立姿势。双膝关节微屈，臀大肌轻度收缩，自然收缩腹肌，腰椎轻度变直，减少腰骶角，增加脊柱支撑力，预防腰椎间盘的损伤。

6. 保持良好的坐位。操作电脑时要保持正确坐姿，请确保坐着的时候要整个脚掌着地。也可以调节工作台、椅子，还可以使用脚垫。如果使用脚垫，一定要确保脚垫宽度足够使腿可以在工作区内自由活动。

7. 加强腰背肌功能锻炼。脊柱是一个由骨骼和附着的肌肉等组成的器官，腰椎的稳定性有赖于腰背肌的良好功能来呵护。但是不可盲目地进行，要咨询专业的医生。坚持腰的保健运动，经常进行腰椎各方向的活动，使腰椎始终保持生理应力状态，加强腰肌及腹肌练习。腰肌和腹肌的力量强可增加腰椎的稳定性，对腰的保护能力加强，防止腰椎发生退行性改变。

8. 睡床要软硬适中，避免睡床过硬或者过软，使腰肌得到充分休息；避免腰部受到风湿寒的侵袭，避免腰部因长时间处于一种姿势，肌力不平衡，造成腰的劳损。

9. 搬抬重物时应先下蹲，用腰时间过长时应改变腰的姿势，多做腰部活动，防止逐渐产生劳损，因工作性质而用腰过度或已产生轻度劳损时，应避免劳损进一步加剧而最终引起腰椎退变。

（杜　锋　闫炳苍）

第三节　肩周炎的康复

肩周炎又称肩关节周围炎，是肩关节囊及其周围韧带、肌腱和滑囊的慢性特异性炎症，以肩关节疼痛和活动受限为主要症状，俗称五十肩、冻结肩等。本病好发年龄在50岁左右，女性发病率略高于男性，左肩稍多于右肩，多见于体力劳动者。以肩部产生疼痛，夜间为甚，逐渐加重，达到某种程度后严重影响肩关节的活动功能。肩关节可有广泛压痛，并向颈部及肘部放射，还可出现不同程度的三角肌萎缩。

一、病因

肩周炎按形成原因分为原发性和继发性两种。

1. 肩关节是人体活动范围最大的关节。其关节囊较松弛，关节的稳定性大部分靠关节周围的肌肉、肌腱和韧带的力量来维持。由于肌腱本身的血液供应较差，而且随着年龄的增长会发生退行性改变，加之肩关节在生活中活动比较频繁，周围软组织经常受到来自各方面的摩擦挤压，故而易发生慢性劳损并逐渐形成原发性肩周炎。

2. 继发性肩周炎是继发其他疾病产生的肩关节周围炎。最常见的是继发于肩部或上肢急性创伤后的肩周炎。肩部创伤，包括肩部骨折，如：锁骨骨折，肩胛骨骨折，肱骨近端骨折等；肩袖断裂，韧带断裂等均需要对肩关节进行较长时间的固定。上肢创伤，特别是肱骨骨折也需要对肩关节进行长时间的固定。肩关节长期的固定，会造成肩关节囊粘连，挛缩而发生肩周炎。另外，颈椎病，腰背部疾病也可影响肩关节活动，导致继发性肩周炎。

二、临床特征

1. 肩部疼痛　肩周炎的疼痛部位多为于三角肌及邻近区域，有时还可沿上臂后侧放射至肘部。起初肩部呈阵发性疼痛，多数为慢性发作，以后疼痛逐渐加剧或钝痛，或刀割样痛，且呈持续性，气候变化或劳累后常使疼痛加重，当肩部偶然受到碰撞或牵拉时，常可引起撕裂样剧痛，疼痛昼轻夜重为本病一大特点，若因受寒而致痛者，则对气候变化特别敏感。

2. 关节功能障碍　肩关节功能性活动受限一般发生在疼痛症状明显后的 3～4 周，肩关节向各方向活动均可受限，以外展、上举、内旋外旋最为明显。早期肩关节活动受限因素可能是疼痛、肌肉痉挛等。随着病情进展，由于长期废用引起关节囊及肩周软组织的粘连、挛缩、肌力逐渐下降，使肩关节各方向的主动和被动活动均受限，特别是梳头、穿衣、洗脸、叉腰等动作均难以完成，严重时肘关节功能也会受影响，屈肘时手不能摸到同侧肩部，尤其在手臂后伸时不能完成屈肘动作。

3. 压痛　多数患者在肩关节周围可触到明显的压痛点，压痛点多在肱二头肌长头肌腱沟处、肩峰下滑囊、喙突、冈上肌附着点等处。少数为肩周软组织广泛性压痛。

4. 怕冷　患者肩怕冷，不少患者终年用棉垫包肩，即使在暑天，肩部也不敢吹风。

5. 肌肉痉挛与萎缩　三角肌、冈上肌等肩周围肌肉早期可出现痉挛，晚期可发生失用性肌萎缩，出现肩峰突起，肩关节以外展、外旋、后伸受限最明显，上举不便，后伸不能等典型症状，此时疼痛症状减轻。

三、临床分期

肩周炎的临床分期大致可分为疼痛期、冻结期和恢复期。

1. 疼痛期　疼痛期又称为早期，急性期或冻结进行期，持续时间为 10～36 周。该期主要的临床表现为肩关节周围的疼痛。疼痛剧烈，夜间加重，甚至因此而影响睡眠。压痛范围较为广泛，在喙肱韧带、肩峰下、冈上肌、肱二头肌长头腱、四边孔等部位均可有压痛表现，伴有肌肉痉挛和肩关节活动受限，但主要是局部急骤而剧烈的疼痛反向性地引起肌肉痉挛。因此，肩关节本身还有一定范围的活动度，一般外展为 45°～75°，后伸 10°～30°，外旋 30°，上举 110°。

2. 冻结期　又称为中间期，慢性期或僵硬期。持续时间为 4～12 个月。该期病人疼痛症状减轻，但压痛范围仍较为广泛。由疼痛期肌肉保护性痉挛造成的关节功能受限已发展到关节挛缩性功能障碍，肩关节功能活动严重受限，肩关节周围软组织广泛粘连，挛缩，呈"冻结"状态。各方向的活动范围明显缩小，以外展、外旋、上举、后伸等最为显著，甚至影响日常生活，如梳理头发、穿脱衣服、举臂抬物、向后背系扣、后腰系带等动作均有一定程度的困难。做外展及前屈运动时，肩胛骨随之摆动而出现"扛肩"现象，严重者可见三角肌、冈上肌、冈下肌等肩胛带肌，尤其是三角肌的失用性萎缩。肩关节外展可低于 45°，后伸仅 10°～20°，内旋低于 10°，上举小于 90°。

3. 恢复期　又称末期，解冻期或功能恢复期。持续时间为 5～26 个月。该期不仅疼痛逐渐消减，而且随着日常生活，劳动及各种治疗措施的进行，肩关节的活动范围逐渐增加，肩关节周围关节囊等软组织的挛缩，粘连逐渐消除，大多数病人的肩关节功能恢复到正常或接近正常。不过肌肉的萎缩则需较长时间的锻炼才能恢复正常。一般认为，疼痛期的长短与恢复期的长短相关，即疼痛期时间短者，其恢复期相对也较短，反之则长。症状的严重程度与恢复期时间长短没有相关性,即症状重者,不一定恢复期长,症状轻者,不一定恢复期短。恢复过程也并非呈直线形发展,肩关节功能运动的改善有时会出现起伏,甚至停滞。而且,有的病人在恢复期后运动量相对较小等轻微的自我运动限制,被动运动检查也可发现轻微的被动运动受限的表现。这说明某些肩周炎病人也会遗留后遗症。

四、康复评定

1. 肩关节活动度的评定　肩关节的活动度评定采用量角器测量患者肩关节屈、伸、外展、内旋及外旋的活动度。评定量表参照 Brunnstrom 等级评估分级:

0 分,关节无活动。

1 分,关节运动达正常活动范围的 1/4。

2 分,关节运动达正常活动范围的 1/2。

3 分,关节运动达正常活动范围的 3/4。

4 分,关节运动正常。

正常肩关节的活动度:前屈 0°~180°,后伸 0°~50°,外展 0°~180°,内旋 80°,外旋 30°。

2. 肩关节功能评定　根据:疼痛(P)、ROM(R)、ADL(A)、肌力(M)和关节局部形体(F)等 5 方面进行综合评估,总分为 100 分。P:根据患者自觉疼痛和影响活动评分,总分 30 分;R:根据患侧肩关节 ROM 评分,总分 25 分;A:根据 7 项 ADL 评分,总分 35 分;M:根据 Lovette 分类法,徒手肌力检查肩关节 5 大肌群(前屈、后伸、内旋、外旋和外展)的肌力进行综合评分,总分 5 分;F:根据肩关节有无脱位、畸形、假关节形成及其程度进行评分,总分 5 分;然后在治疗前后分别进行评测,分值越高,肩关节功能越好,见表 5-3-2。

表 5-3-2　肩关节功能评定量表

项目	评分标准						得分	小计
1. 疼痛 (30 分)	无					30		
	有时略微疼痛,活动无障碍					25		
	轻度疼痛,普通活动无障碍					20		
	中度疼痛,能够忍受					10		
	高度疼痛,活动严重受限					5		
	因疼痛而完全不能活动					0		
2. 肩关节活动范围 (25 分)	6	5	4/3 *	2	1	0		
	前屈	>150	120~149	90~119	60~89	30~59	<30	
	外展	>150	120~149	90~119	60~89	30~59	<30
	外旋		>60	40~59	20~39	10~19	<10
	内旋		>60	40~59	20~39	10~19	<10
	后伸			>45	30~44	15~29	<15
3. 肌力(5 分)	5 级 5	4 级 4	3 级 3	2 级 2	1 级 1	0 级 0		

续 表

项目	评分标准				得分	小计
		容易完成	勉强、疼痛、困难	无法完成		
4.日常生活活动能力(35分)ADL	穿上衣	5	3	0		
	梳头	5	3	0		
	翻衣领	5	3	0		
	系围裙	5	3	0		
	使用手纸	5	3	0		
	擦对侧腋窝	5	3	0		
	系腰带	5	3	0		
5.局部形态(5分)	无异常	轻度异常	中度异常	重度异常		
	5	3	2	0		

(备注：*外旋、内旋、后伸为3分)　　总分：　　　分

评定者：　　　　　　　评定日期：　年　月　日

五、康复目标

1.缓解疼痛。

2.改善肩关节功能。

3.提高生活质量。

六、康复治疗

1.康复治疗作用

(1)消炎止痛,减少渗出。常用的疗法有局部制动、口服镇痛药物和局部痛点封闭、理疗等。

(2)松解粘连,缓解肌肉痉挛,促进局部新陈代谢,改善肩部关节功能。常用的疗法有推拿疗法、针灸疗法、运动疗法等。

(3)萎缩肌肉肌力,恢复关节活动范围。常用的疗法有推拿疗法、运动疗法、理疗等。

2.康复治疗方法

(1)局部制动　目的是减少局部渗出、水肿,从而减少疼痛,使用于急性疼痛期。

(2)口服药物　常用消炎止痛药物。

(3)局部痛点封闭　常用的利多卡因、可的松和透明质酸钠,长期效果不理想,适用于疼痛期和冻结期。

(4)中医推拿　在疼痛期推拿采用轻手法,待疼痛减轻后可增强主动运动,目的是增强代谢,消除水肿,缓解疼痛,保持肩关节功能。常用手法有推法、揉法、滚法、弹拨法等作用于浅表组织和深部肌肉的手法。冻结期和恢复期可采用稍重手法,并结合被动运动,目的是缓解疼痛,松解粘连,扩大无痛活动范围,恢复局部肌肉功能。常用手法有摇法、抖法、分筋法等作用到深层组织或带有被动运动性质的手法。

(5)针灸　适用于肩周炎各期,临床上常和推拿配合使用,能起到通经活络之功效。常用腧穴有肩髃、肩髎、肩贞、肩前、曲池、手三里、外关等。

(6)物理因子治疗　各期均可以使用,分别用电、光、声、磁、热等温热物理疗法。根据情况可选用超声波、红外线、微波、超短波电疗、中频电疗、直流电药物导入疗法、中药外敷等疗法的温热作用,促进肩部的血液循环,消除炎症,解除肌肉痉挛,从而达到镇痛作用。

①短波:是应用波长在 10 ~ 100m,频率为 3000 ~ 30 000kHz 范围的高频电波作用于人体的一种物理疗法。它产生的高频交变磁场通过组织时,可产生电流而使组织生热。具体操作方法为:

扁平盘状的电缆线以松紧橡皮带固定于患肩,以病人感到局部温热为剂量指标,每次治疗 20 ~ 30 分钟,隔日 1 次,20 次为 1 个疗程。

②微波:是利用 0.001 ~ 1m 的超高频电磁波对人体进行治疗的一种物理疗法,其温热作用深透而均匀。具体操作方法为:圆形辐射器对准患肩,距离为 5 ~ 10cm,以 50 ~ 90W,功率密度 0.15W/cm^2 的温热剂量进行辐射,每次 10 ~ 20 分钟,隔日 1 次,15 次为 1 个疗程。

③蜡疗:是利用加温后的石蜡作导热体,涂敷于患部达到治疗目的的一种治疗方法。石蜡导热性小,易为人体接受,保温时间较为持久,并在冷却过程中带有一定的机械压缩作用,方法有:蜡饼法、蜡袋法等。蜡饼法是一种常用蜡疗法。具体操作为:将熔解的蜡液置于容器,做成厚约 2 ~ 3 厘米的蜡饼,待其凝固时,敷于患肩。一般每日 1 次,每次 30 分钟,15 次为 1 个疗程。

④红外线疗法是应用红外线辐射作用于人体达到治疗目的的一种物理方法。它的热作用不但能促进血液循环,消除炎症,而且还可降低末梢神经的兴奋性而镇痛,缓解肌肉痉挛。具体方法:红外线灯对患肩照射,灯距一般为 30 ~ 50cm,治疗剂量一般以病人肩关节局部有舒适热感,皮肤出现均匀的桃红色红斑为宜,每次照射时间一般为 15 ~ 30 分钟,每日 1 次,15 ~ 20 次为 1 个疗程,在家庭尚可选择热水袋,湿热敷等在患肩局部进行温热疗法。但进行温热疗法时应注意避免温度过高,造成烫伤。

(7)运动疗法 适用于冻结期或恢复期,可以改善肌肉萎缩,松解局部粘连,扩大肩部活动范围。运动疗法通常采用主动运动,可带器械做操,也可做徒手体操。既要有足够的锻炼次数和锻炼时间,又要循序渐进,如此才能取得明显效果。锻炼以引起轻微疼痛为度,但应避免引起剧烈疼痛。锻炼内容包括肩部 ROM 联系和增强肩胛带肌肉的力量练习。具体方法有:

①游泳运动:游泳是治疗肩周炎的一种好办法,开始可以轻轻地蛙泳和仰泳,让颈部及肩关节周围肌肉活动起来,习惯以后再行强度更大的自由泳和蝶泳,当然要根据自己的体力而定。一般每周游泳 1 ~ 2 次,每次持续 0.5 ~ 1 小时即可。

②弯腰甩臂:腰部向前弯 60°,患臂前后、左右摆动,摆动范围越大越好。每日 2 次,每次甩动 30 次以上(图 5 - 3 - 1,5 - 3 - 2)。

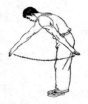

图 5 - 3 - 1　前后摆　　图 5 - 3 - 2　回旋运动

③手指爬墙:面墙而立,双手扶墙,手指顺砖块爬行而上,练习上举,观察哪一侧严重,并记录下每日达到的最大高度。每日 2 次,每次爬 30 次以上(图 5 - 3 - 3,5 - 3 - 4)。

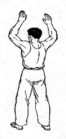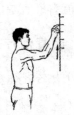

图 5 - 3 - 3　正身爬墙　　图 5 - 3 - 4　侧身爬墙

④肩外展内收:面壁直立,双臂屈肘抱头,向两侧外展,记录每日抬高的最大角度。上午、下午各一回,每次运动 30 次以上(图 5 - 3 - 5,5 - 3 - 6)。

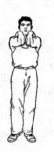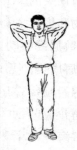

图 5 - 3 - 5　肩内收　　图 5 - 3 - 6　肩外展

⑤滑轮训练:双臂上举抓握滑轮,上下交替活动(图5-3-7)。

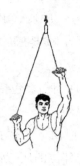

图5-3-7 拉滑车

⑥交叉拍肩:双臂在胸前交叉甩动,双手拍对侧肩头,双臂上下交替进行,每次拍打30次以上,每日练2回。

⑦拍肩打背:双臂轮番前后甩动,左臂向右前方运动、拍打右肩,右臂向左后方运动,拍打左背,左右交替进行30次以上,每日2回。

⑧后伸摸背:两臂后伸,以健侧手握患侧手腕部,使患侧手指尽量向后上摸脊背。

⑨旋臂运动:一手叉腰,另一臂做旋转运动,先顺时针旋转30次,再逆时针旋转30次,换对侧做同样运动,旋转弧度越大越好。

(8)手术治疗 适用于肩周炎冻结期的患者。

七、注意事项

患者在发作期应尽量减少肩部活动,避免提抬重物。在非急性发作期,坚持锻炼肩关节功能。饮食方面:不要吃寒性冰凉的食物,比如绿豆、冬瓜等,也不要吃冰冻的果汁、雪糕、冰激凌等等,这些对肩周炎的康复非常不利。也不要吃特别肥腻的食物和饭菜,这些都属于高脂肪和高热量的食物,有数据表明吃过多的高脂肪的饭菜会加重关节炎,肩周炎的病情,使病情恶化。另外,对于肩周炎患者一定要注意控制体重,这样的话可以减轻和防止关节的损伤。不要吃过多的海产品,因为那些海产品中都含有一定的尿酸,在体内形成的尿酸精盐对于患者来说非常不利。

八、预防

1. 正确的姿势

站立:挺拔胸背、沉降肩臂,下颌内收,后方观看,躯干左右对称。坐姿:挺拔胸背,下颌内收。椅背7°~10°后倾,膝关节的位置比股关节水平稍高一些,觉得舒适自然。

卧姿:高低适中的枕头,符合颈部的生理曲线,通常仰卧、侧卧等各个状态均可,但俯卧姿势尽量避免。侧卧时尤其要注意避免下位肩膀的过度受压。可选择厚薄相宜的软枕垫在耳侧,维持颈肩部的相对位置。

2. 避免长时间的伏案工作 伏案工作者常低首耸肩,长时间这一姿势将使颈部及肩部肌肉的负担增大,导致肩周肌肉群的劳损。近来,随着电脑的普及和网络的发达,越来越多的人坐在屏幕前敲打键盘,使腕源性肩周炎的发生率大大增加。这类人首先应选择高矮适中的椅子和电脑台,另外在工作30~45分钟后,最好起立做5~15分钟的康复运动,舒展腰肢,转动头颈,舒松肩关节。

3. 避免受凉 受凉常是肩周炎的诱发因素,因此,为了预防肩周炎,中老年人应重视保暖防寒,勿使肩部受凉。一旦着凉也要及时治疗,切忌拖延不治。

4. 温热的浴水 洗澡水温热是最重要的,在温热的浴水中慢慢浸泡,可以松弛紧张的肌肉,祛除一天的疲劳。热烫的水不宜提倡,因可过度刺激肌肉皮肤,加重痉挛,一般以40℃为宜。

5. 坚持每天做一些保健运动 每日坚持做一些诸如保健体操、散步、慢跑等体育运动,使肌肉中的血流通畅,保持良好的关节柔韧性和良好的功能状态。

6. 注意防寒保暖 由于自然界的气候变化,寒冷湿气不断侵袭机体,可使肌肉组织和小血管收缩,肌肉较长时间的收缩,可产生较多的代谢产物,如乳酸及致痛物质,使肌肉组织受刺激而发生痉挛,久则引起肌细胞的纤维样变性、肌肉收缩功能障碍而引发各种症状。因此,在日常生活中注意防寒保暖,特别是避免肩部受凉,对于预防肩周炎十分重要。

(杜 锋 闫炳苍)

第四节 运动损伤及其康复

体育运动过程中因机械性和物理性方面因素所造成的伤害,称为运动损伤。运动损伤一般分为急性损伤和慢性损伤。

一、病因

损伤部位与运动项目以及专项技术特点有关。如体操运动员受伤部位多是腕、肩及腰部,与体操动作中的支撑、转肩、跳跃、翻腾等技术有关。网球肘多发生于网球运动员与标枪运动员。损伤的主要原因是:训练水平不够,身体素质差,动作不正确,缺乏自我保护能力;运动前不做准备活动或准备活动不充分,身体状态不佳,缺乏适应环境的训练,以及教学、竞赛工作组织不当。运动损伤中急性多于慢性,急性损伤治疗不当、不及时或过早参加训练等原因可转化为慢性损伤。

二、临床特征

1. 急性损伤

(1)擦伤 可表现为抓痕、擦痕、撞痕、压痕、压擦痕等。

(2)鼻出血 鼻部受外力撞击,致使毛细血管破裂出血。

(3)扭伤 损伤部位疼痛肿胀和关节活动受限,多发于腰、踝、膝、肩、腕、肘、髋等部位。

(4)挫伤 在钝重器械打击或外力直接作用下使皮下组织、肌肉、韧带或其他组织受伤,而伤部皮肤往往完整无损或只有轻微破损。

(5)脑震荡 头部受外力打击或撞到坚硬物体,表现为短暂性昏迷、近事遗忘以及头痛、恶心

和呕吐等症状,神经系统检查无阳性体征发现。

(6)脱臼 疼痛、肿胀、功能障碍,可伴有畸形、弹性固定、关节盂空虚。

(7)骨折 疼痛、肿胀、功能障碍,可伴有畸形、异常活动、骨擦音、骨擦感。

2. 慢性损伤

(1)软组织慢性损伤 包括肌、肌腱、腱鞘、韧带和滑囊的慢性损伤。

(2)骨的慢性损伤 主要指在骨结构较纤细及易产生应力集中部位的疲劳骨折。

(3)软骨的慢性损伤 包括关节软骨及骨骺软骨的慢性损伤。

(4)周围神经卡压伤

三、评估

1. 关节活动度(range of motion,ROM)的评定。关节活动度的测量是评价肢体运动功能和关节柔韧性的指标之一,同时可以了解关节受限的程度和特点。可采用普通量角器、方盘量角器等进行测量。物理治疗师应熟悉各关节的解剖和正常活动范围,熟练掌握测量技术;应同时测量主动和被动关节活动度,并进行左右对比。

2. 肌力检查 肌力检查是肢体功能检查最基本的内容之一,可以了解神经肌肉功能损害的范围和程度,以及肌肉萎缩的情况,可分为徒手肌力检查法、器械肌力检查法。

(1)徒手肌力检查法 可将肌肉收缩情况按级别从0~5分为6级。该检查法较粗略,但操作简便,不需借助器具。

(2)器械肌力检查法 当肌力达到3级以上时,可进行器械肌力检查。该检查法又可根据肌肉的收缩方式不同,分为等长肌力、等张肌力及等速肌力检查。前两种检查较为多见,在这里我们着重介绍等速肌力检查在运动创伤康复中的应用。

(3)等速肌力检查 即借助相应器械设备(如Cybex、Biodex等)通过等速运动的方式对肌力进

行动态测试,了解最大肌力以及关节活动在不同角度时的力学参数。等速肌力测试通过所给的恒定速度和顺应性阻力,可测试关节运动中任何一点的肌肉最大力矩值,弥补了等长和等张肌力测试的不足,同时还可获得肌肉做功能力、爆发力、耐力等数据,并在一次测试中可同时测得主动肌和拮抗肌两组肌力,因而等速肌力测试优于等长和等张肌力测试。

3. 步态评定 正常的步态是由众多关节和肌群协调完成的复杂过程。因病理因素使步态周期中的某些参数超出正常范围时为步态异常。通过步态分析可获得步行功能的资料,对步态进行评估,帮助制订治疗方案,评估疗效。目前可采用的步态检查法为目测分析法和定量分析法。目测法有一定的局限性,要求测试者具备一定的经验和生物力学基础;必要时可采用定量分析法,如使用步态分析系统进行测定。

4. 平衡功能评定 通过此项评定可判断受试者是否存在平衡功能障碍及其程度,预防跌倒,为制订康复治疗方案提供依据,评价治疗效果,判断预后。可采用动态或静态平衡功能测试系统进行定量测定,也可进行平衡反应检查,如坐位、跪位及站位平衡反应检查。

5. 疼痛评定 分为直接评痛法和综合评痛法。

(1)直接评痛法 让受试者在一些描述疼痛程度的词汇、数字或线条上做出选择表示疼痛的程度。

(2)综合评痛法 疼痛是一种复杂的体验,因而多元化的评定更能反映实际情况。较常用的综合评痛法为 McGill 疼痛评分调查表,包括感觉类、情感类、评价类和杂类共 20 项。

6. 肌电图 肌电图是神经肌肉疾病的一种诊断手段,可用来评价神经肌肉系统的机能状态,其在运动创伤康复中常用来确定神经损害的部位范围,评价肌肉运动状态等。

四、康复目标

1. 保持锻炼者已经获得的良好身体状态,使其一旦伤愈便能立即投入到正常的体育锻炼中去。

2. 防止因停止锻炼而引起的各种疾病。这是因为个体在长期的体育锻炼中建立起来的各种条件反射性联系,一旦突然停止锻炼便可能遭到破坏,进而产生严重的机能紊乱,如神经衰弱、胃扩张、胃肠道机能紊乱(功能性腹泻)等,即出现所谓的"停训综合征"。

3. 锻炼者伤后进行适当的锻炼,可加强关节的稳定性,改善伤部组织的代谢与营养,加速损伤的愈合,促进功能、形态和结构的统一。

4. 通过伤后的康复训练,可以使机体能量代谢趋于平衡,防止体重的增加,缩短伤愈后恢复锻炼所需的时间。

五、康复治疗

1. 高频电疗法

(1)作用 ①改善血液循环:可使血管扩张,组织的血氧含量和营养增加,网状内皮系统功能增强,白细胞核抗体增加,使病灶局限。②止痛,解痉:改善局部血液循环,促进致痛物质的排泄,使支配梭内肌的 α 纤维活动性减弱,缓解肌痉挛。③消炎:改善局部血液和淋巴循环,使血管通透性增高,使局部组织营养增强,病理产物及代谢产物得以清除,使炎症消散。

(2)适应证 软组织扭挫伤、腱鞘炎、术后感染、关节周围炎、血肿、肌筋膜炎、骨膜炎、滑囊炎、神经炎、神经痛等。

2. 干扰电疗法

(1)作用 ①镇痛。②显著促进局部血液、淋巴循环,促进渗出物及水肿吸收。③兴奋运动神经及肌肉组织,引起肌肉收缩。④促进骨折愈合。

(2)适应证 肌肉萎缩、软组织损伤、肩周炎、腱鞘炎、骨折、创伤缺血所致肌痉挛、周围神经麻痹等。

3. 超声波疗法

(1)作用　①镇痛、解痉,可降低肌肉组织及周围神经兴奋性,减慢神经传导速度。②软化瘢痕、硬结,松解组织粘连。③改善局部血液循环和营养,促进水肿吸收、消除炎症。④小剂量的超声波可促进骨痂生长,加速骨折愈合。

(2)适应证　软组织损伤、腱鞘炎、网球肘、滑囊炎、急性腰扭伤、半月板损伤、髌骨软化症、瘢痕及粘连、关节挛缩、神经炎、神经痛、骨折等。

4. 石蜡疗法

(1)作用　①温热作用:使局部血管扩张,血流加速,使细胞的通透性加强,利于血肿吸收和水肿消散,解痉止痛;还可加强巨噬细胞的吞噬功能,提高新陈代谢,消除炎症;改善皮肤营养、刺激上皮组织生长、促进骨痂形成。②机械压迫作用:促进渗出物的吸收,增加胶原纤维组织的延展性,软化瘢痕和粘连。

(2)适应证　手术后粘连瘢痕挛缩、软组织扭挫伤、肌痉挛、各种类型的关节炎、肌纤维组织炎、骨折、神经炎、神经痛、滑囊炎、腱鞘炎、骨膜炎、肌肉劳损等。

5. 激光疗法

(1)作用　①消炎:刺激机体防御能力,表现为免疫功能增强,可改善血液循环,促进病理炎性产物的吸收。②止痛:降低感觉神经兴奋性,提高痛阈。③促进组织生长修复:可使成纤维细胞增多,胶原纤维和毛细血管的再生能力加强,促进上皮生长,加速溃疡创面的修复和愈合。

(2)适应证　急慢性软组织损伤、扭挫伤、网球肘、腱鞘炎、周围神经炎、骨折等。

6. 磁疗

(1)作用　①止痛:降低感觉神经末梢对外界刺激的反应,促进机体血液循环,降低致痛物质浓度,使炎性物质吸收消散加快;缓解平滑肌痉挛。②镇静:减低肌张力,缓解肌肉痉挛。③消炎:刺激机体免疫功能增强,可改善血液循环,促进病理

炎性产物的吸收,提高局部组织抗炎修复能力,对部分细菌有抑菌、杀菌作用。④消肿:失血循环加快,促进渗出液吸收,改变渗透压和通透性,降低组织间胶体渗透压。⑤软化瘢痕。⑥促进骨折愈合:改善骨折局部血液循环,改善营养和氧供,利于骨组织细胞新生和愈合,磁场产生的微电流对软骨细胞和骨细胞有直接促进生长的作用。

(2)适应证　风湿性关节炎、类风湿性关节炎、坐骨神经痛、扭挫伤、腱鞘囊肿、肩周炎、静脉炎、肋软骨炎、颈椎病、肱骨外上髁炎、瘢痕等。

7. 水疗

(1)作用　①温度作用:温热刺激可促进血液循环,肌肉韧带紧张度降低,解痉、镇痛、消炎;寒冷刺激可镇痛、使血管收缩。②机械作用。③化学作用。

(2)适应证　①冷水浴:肌肉扭伤、血肿、急性炎症等。②热水浴:外伤后肢体功能障碍、关节强直、大面积瘢痕挛缩。③水中运动:关节手术后、关节功能障碍、骨折后遗症、软组织扭伤等。

8. 运动康复

(1)运动损伤的运动训练原则　急性损伤早期应制动休息,或采取运动以外的其他措施。慢性损伤及急性损伤恢复期运动训练的原则是:①运动量大小可根据症状轻重、创伤病理、个人伤后的恢复特点及项目的技术要求进行安排。例如肩周炎(肩关节撞击综合征),仅做某一特定动作才痛、而准备活动后不痛者,可安排正常训练;平时痛,准备活动不痛者应减量训练;准备活动后也痛者应局部停训。②训练内容包括纠正错误动作的练习、改变技术动作发展代偿功能的练习、加强伤部肌力的练习、消除粘连,改善局部血运的练习、改善关节活动的练习、肌力协调性的训练、矫正畸形的训练。③训练康复内容的实施办法是"三结合",即医生提出治疗原则,教练员或康复师制定训练计划,包括运动量,运动员具体执行。一周后检查伤情以及运动能力的好坏,修改计划并增减运动量。

（2）主动运动 是由患者自己主动完成的一种训练，它包括静力练习、动力练习和等动练习。静力练习时肌肉的收缩方式属于等长收缩，练习时只是肌肉保持在一个固定的长度上，关节不活动。动力练习时，关节要产生活动，收缩时肌肉缩短，其产生的活动属于等张运动。等动练习是利用一种特殊的器械"等动练习器"所进行的一种肌肉练习法。练习时肌肉以最大的力量，做全幅度的收缩运动。该练习依靠器械的作用，将运动的速度限制在适宜的水平上，使肌肉在运动的过程中保持高度的张力，从而获得更好的锻炼效果，它兼有等长与等张收缩两者的优点。

（3）被动运动 适用于伤后的各类功能障碍。通过各种被动活动，使痉挛的肌肉得到放松，挛缩的肌肉、韧带和关节囊得到牵伸，增大关节的活动度，恢复关节功能。

（4）渐进抗阻运动 该练习可以增进肌力和耐久力，抗阻练习可以增加关节的活动范围与柔韧性，对伤愈后从事正常的锻炼时防止损伤也有益处。

六、注意事项

1. 正确的诊断。科学合理的康复计划必须建立在正确的全面的诊断基础上，错误或不完整的诊断会延迟、阻碍损伤的康复进程。如运动员腰椎骨折（峡不连）常常合并腰椎间盘突出，推拿手法复位时不宜使用强力侧扳法。如果同时合并有滑椎时，背肌力量练习时，腰椎关节不宜过伸。

2. 个别对待。根据不同的年龄、病情、机能状态选择运动手段、预备姿势及运动量以发展和改善肌肉的功能（力量、速度、耐力）及关节活动度。

3. 伤后的康复训练以不加重损伤、不影响损伤的愈合为前提。应尽量不停止全身的和局部的活动。而且，伤部肌肉的锻炼开始得愈早愈好。

4. 康复训练计划遵循全面训练、循序渐进、适宜大运动量的原则。在损伤愈合过程中，康复动作的幅度、频率、持续时间、负荷量的大小等都应逐渐增加。否则，会加重损伤或影响损伤的愈合，

甚至会使损伤久治不愈而成陈旧性损伤。康复训练应注意局部专门练习与全面身体活动相结合。在损伤初期，由于局部肿胀充血、疼痛和功能障碍等，这时以全面身体活动为主，在不加重局部肿胀和疼痛的前提下，进行适当的局部活动。随着时间的推移，损伤逐渐好转或趋向愈合，局部活动的量和时间可逐渐增加。

七、预防

运动损伤的种类很多，各个运动项目对人体各部位的运动伤害各不相同。运动员总的来说是小损伤多、慢性多、严重及急性者少。在慢性的小损伤中，有的是一次急性损伤后尚未完全康复就投入训练而造成的，还有的是由于运动量安排不当，局部负荷过大造成的。在大众健身中，锻炼者运动损伤的发生情况与运动员有相似之处，但也有较大差异。急性损伤者相对较多，而劳损者较少。面对众多类型的运动损伤，只要遵循以下预防原则，即可避免或减少运动损伤的发生：

1. 遵守体育锻炼系统性和循序渐进的一般原则 对于不同性别、年龄和不同项目的运动员，无论伤病与否都要区别对待，如果不加区别的给以同样的运动量与强度，学习同样难度的动作，素质较差的运动员就会受伤。训练课中避免"单打一"的训练方法。

2. 注重拉伸练习 拉伸练习是有目的地将肌肉和软组织在运动前、中、后进行拉伸，使被拉伸的肌肉或软组织得到充分的放松。这有利于肌肉的疲劳恢复，防止肌肉的拉伤，保持肌肉的弹性，避免造成运动肌肉的僵硬和变形。准备活动时的拉伸练习是把肌肉和软组织的内部黏性减轻，增加弹性，提高肌肉温度，预防运动中的肌肉拉伤，主要采用主动性的拉伸训练；训练后的拉伸练习则是放松僵硬疲劳的肌肉，加速肌肉内部代谢产物的排出，减少肌肉的酸痛，尽快地恢复体能，主要采用被动拉伸。

3. 加强运动中的保护与帮助 为避免可能发

生的损伤,最好掌握各种自我保护的方法,如自高处摔下或落下必须双腿并拢,相互保护以避免膝踝关节的损伤。学会各种滚翻动作以缓冲与地面的撞击;各种支持带的正确使用等等。

4.加强易伤部位和相对较弱部位的训练 提高它们的功能,是预防运动损伤的一种积极手段。例如,为了预防腰部损伤,应加强腰腹肌的训练,提高腰腹肌的力量,并增强其协调性和拮抗的平衡性。

5.重视小肌群训练 人体的肌肉分为大小肌群,小肌群一般起固定关节的作用。一般的力量练习往往注重大肌群而忽视小肌群的练习,造成肌肉力量的不均衡,增加了运动时受伤的概率。小肌群的练习多采用小重量的小哑铃或橡胶拉力,大重量的上肢练习往往有害无益。另外,小肌群练习时应结合多种方向的运动,并且动作要求精确无误。

6.注重身体中枢稳定性练习 中枢稳定性,是指包括有骨盆和躯干的力量和稳定性。中枢力量和稳定性对于完成各种复杂运动动作至关重要。然而传统的中枢训练多在固定平面上进行,如练习仰卧起坐等,功能性不强。中枢的力量练习应同时包括腹部的屈和旋转两种运动形式。

7.加强自我监督,根据运动项目特点制订一些特殊的自我监督方案 如易患髌骨劳损的项目,可以做单腿半蹲试验,出现膝痛或膝软即使阳性;易伤肩袖的项目,应经常做肩的反弓试验(肩上举170°时,再用力后伸),出现疼痛即为阳性。易患胫腓骨疲劳性骨折、足屈肌腱腱鞘炎者应将常做"足尖后蹬地试验",伤处疼痛者即为阳性。

8.创造安全的锻炼环境 体育器具、设备、场地等在锻炼前都应进行严格的安全检查,例如,参加网球锻炼时球拍的重量、捏柄的粗细、球拍绳子的弹力应该适合锻炼者个人的情况;女性的项链、耳环等锐利物品在锻炼时应暂时不佩戴;锻炼者应根据运动的项目、脚的大小、足弓的高低选择一双弹性好的鞋子。

(杜 锋 闫炳苍)

第五节 骨折的康复

骨的完整性或连续性遭到破坏,即称骨折。临床上对骨折的描述,常根据创伤的原因、创伤的解剖部位、骨折线的特点、皮肤或黏膜破裂来命名,例如桡骨下端伸直型开放性骨折。

一、病因

1.直接暴力 暴力直接作用于骨骼某一部位而致该部骨折,常伴不同程度软组织损伤。如车轮撞击小腿,于撞击处发生胫腓骨骨干骨折。

2.间接暴力 间接暴力作用时通过纵向传导、杠杆作用或扭转作用使远处发生骨折,如从高处跌落足部着地时,躯干因重力关系急剧向前屈曲,胸腰脊柱交界处的椎体发生压缩性或爆裂骨折。

3.积累性劳损 长期、反复、轻微的直接或间接损伤可致使肢体某一特定部位骨折,又称疲劳骨折,如远距离行走易致第二、三跖骨及腓骨下1/3骨干骨折。

二、临床特征

1.临床表现 大多数骨折一般只引起局部症状,严重和多发性骨折可导致全身反应。

(1)全身表现

①休克:骨折所致的休克主要原因是出血,特别是骨盆骨折、股骨骨折和多发性骨折,其出血量大者可达2000ml以上。严重的开放性骨折或并发重要内脏器官损伤时亦可导致休克。

②发热:骨折后一般体温正常,只有在严重损伤如股骨骨折、骨盆骨折有大量内出血,血肿吸收时,体温略有升高,通常不超过38℃。开放性骨折患者体温升高时,应考虑感染。

(2)局部表现 骨折的一般表现,如局部疼痛、肿胀和功能障碍。

(3)骨折的特有体征

①畸形:骨折段移位可使患肢外形发生改变,主要表现为缩短、成角或旋转畸形。

②反常活动:正常情况下肢体不能活动的部位,骨折后出现不正常的活动。产生骨擦音或骨擦感。

(4)骨折的其他体征

①疼痛与压痛:骨折处均感疼痛,在移动肢体时疼痛加剧,骨折处有直接压痛及间接叩击痛。

②肿胀及瘀斑:因骨折发生后局部有出血,创伤性炎症和水肿改变,受伤一两日后出现相互摩擦时,可产生更为明显的肿胀,皮肤可发亮,产生张力性水疱。浅表的骨折及骨盆骨折皮下可见淤血。

③功能障碍:由于骨折失去了骨骼的支架和杠杆作用,活动时引起骨折部位的疼痛。

2.骨折并发症

(1)早期并发症

①休克常因创伤、疼痛、出血等引起。

②血管损伤除可引起失血及休克外,尚可导致损伤性动脉痉挛、血栓形成、缺血性肌挛缩或肢体坏疽等。

③神经损伤骨折断端可刺伤或挫伤神经,如脊柱骨折可伤及脊髓而导致截瘫等。

④内脏损伤肋骨骨折有时可造成胸膜及肺损伤;下部肋骨骨折可致肝、脾破裂。

⑤感染多因开放性骨折治疗不及时或清创不彻底所致。可引起骨髓炎或败血症,甚至可发生破伤风或气性坏疽等特异性感染。

⑥脂肪栓塞可引起肺、脑的脂肪栓塞而致使呼吸窘迫、神志障碍、昏睡、谵妄或导致 DIC 突然死亡等。

(2)晚期并发症

①坠积性肺炎:老年骨折患者,因固定或牵引而长期卧床,肺功能减弱,咳痰困难,易并发坠积性肺炎,因而危及生命。

②褥疮:严重骨折或截瘫者,需长期卧床,若护理不周,在骶尾部、股骨大转子、踝部或足跟等骨隆突部位,可因长期受压局部血液循环不良而发生褥疮。

③骨化性肌炎:关节附近的骨折或脱位,由于伤处大量出血,血液渗入骨折周围的骨膜下与肌纤维间形成局部血肿,机化后,造成骨折周围软组织的广泛钙化和骨化,称为骨化性肌炎。多发生在肘部,常因而影响关节活动功能。

④关节僵硬:受伤肢体经较长时间固定而不注意功能活动,可使关节囊及其周围肌肉发生挛缩,关节腔内产生纤维粘连,导致关节僵硬而影响功能。

⑤畸形愈合:指骨折端错位愈合而影响肢体功能,多因复位不佳、固定不良或功能锻炼不当所致。

⑥骨折延迟愈合或不愈合:由于骨折复位不佳或固定不良、骨断端间嵌入软组织或病人全身状况低下等,使骨折超过正常愈合时间而未愈者,称为骨折延迟愈合;若骨折长期不愈并有假关节形成者,则属骨不愈合。

⑦缺血性骨坏死:骨折段因血液供应障碍而致坏死时,称为缺血性骨坏死。多见于股骨头和腕舟骨等处。

⑧泌尿系感染和结石:长期留置导尿管者,易发生泌尿系逆行性感染。因长期卧床,活动量减少,可引起失用性骨质脱钙,使尿中钙盐增多,加之饮水少使尿液浓缩,易形成泌尿系结石。

三、评估

1.骨折对位对线,骨痂形成情况,是否有延迟愈合或不愈合,有无假关节,畸形愈合,有无感染,血管神经损伤,骨化肌炎等。

2.关节活动度(range of motion,ROM)的评定。关节活动度的测量是评价肢体运动功能和关节柔韧性的指标之一,同时可以了解关节受限的程度和特点。可采用普通量角器、方盘量角器等进行测量。物理治疗师应熟悉各关节的解剖和正常活动范围,熟练掌握测量技术;应同时测量主动和被动关节活动度,并进行左右对比。

3.肌力。

4.肢体长度及周径。

5.感觉功能。

6.ADL 能力,对上肢骨折患者重点评定生活自理能力情况,例如穿衣、洗漱、清洁卫生、进餐、写字等。下肢骨折患者重点是评定步行,负重等功能。

四、康复目标

1. 恢复功能 正常的关节活动度、力量、灵活性。

2. 预防并减少并发症 疼痛、僵硬、各类炎症及功能障碍。

五、康复治疗

1. 炎症的控制 冷敷、非甾体类消炎药物,理疗(激光、脉冲短波)维持与改善关节活动度。

2. 被动活动 患者自己进行、治疗师进行、关节松动、牵引、支具。

3. 主动活动 包括自主、辅助主动活动,对深部瘢痕组织的按摩、肌肉力量训练(等长训练、等张训练、核心控制训练)、功能训练等。

4. 日常生活活动训练、手功能训练、步态训练、协调性训练等。

5. 疼痛控制 中频电疗、激光照射、冷敷。

6. 创伤性关节炎的预防与控制 健康教育、功能训练。

7. 骨折术后的康复训练

(1)根据骨折愈合情况分三期进行

①康复训练的早期:此期即伤后1~2周,此时伤肢肿胀、疼痛、骨折断端不稳定,容易再移位。因比,此期功能锻炼的主要目的是促进患肢的血液循环,以利消肿和稳定骨折。康复训练的主要形式是伤肢肌的等长收缩,即在关节不动的前提下,肌肉做有节奏的静力收缩和放松,即我们平时所说的绷劲和松劲,通过肌肉的等长收缩可以预防肌肉萎缩或粘连。

②康复训练的中期:即伤后2周至骨折的临床愈合,此期伤肢肿胀逐渐消退,疼痛减轻,骨折断端有纤维连接,并逐渐形成骨痂,骨折处日趋稳定。此期除继续做伤肢的肌肉收缩训练外,可在康复治疗师的帮助下,逐渐恢复骨折近端、远端未固定的关节的活动和骨折处上下关节的活动,并逐渐由被动活动转为主动活动,以防邻近关节的

关节活动度下降。此外,可配合理疗以达到消肿、化瘀并促进骨痂形成的目的。

伤后5~6周,骨折有足够的骨痂形成,可进一步扩大活动的范围和力量,由一个关节到多个关节逐渐增加主动的关节屈伸活动,防止肌肉萎缩,避免关节僵硬。累及关节面的骨折,常遗留较显著的关节功能障碍,因此,最好于固定2周左右就开始关节面不负重的主动运动,运动后再予以固定。这样,通过关节软骨面间的互相挤压和摩擦,可促进关节软骨的修复,并使其有较好的塑形,同时,可以防止关节内粘连形成。

③康复训练的后期:已达到临床愈合或已经去除外固定,此时骨性骨痂已形成,X线检查已显影,骨骼有了一定的支撑力,但大多存在邻近关节的关节活动度下降、肌肉萎缩等功能障碍。此期康复的目的是恢复受累关节的关节活动度、增强肌肉的力量,使肢体功能恢复。康复训练主要形式是伤肢关节的主动活动和负重练习,使各关节迅速恢复到正常活动范围和肢体的正常力量。恢复期进行康复的同时可配合理疗及步态训练等

(2)根据肌力训练

①2级以下时,患肢已适宜进行活动,但尚不能随意进行,可借助外力作被动运动。被动运动时肌肉没有主动收缩,适用于各种原因的肢体关节功能障碍,能起到放松痉挛肌肉、牵伸挛缩肌腱和韧带、恢复或维持关节活动度的作用,是骨折康复中最常见的康复措施之一。被动活动的外力可以是机械力,也可由医生或家属或病人的健肢帮助进行。活动方式既可以是单关节的,也可以是多关节的,既可以是单方向的,也可以是多方向的。

②3级肌力时,最常用的助力运动是由健肢徒手或通过棍棒、绳索和滑轮装置等方式帮助患肢运动,许多骨折病人都曾经有过不自觉地运用这种方式的经历。

③4级或4级以上时,就需要进行增加肌力的训练,最常采用的方式就是抗阻运动。也就是在骨折处肌肉有一定负荷的情况下进行肌肉收缩的锻炼,负荷最常采用的是沙袋、哑铃等,也有用弹

簧或者橡皮条等其他方式的,也有用橡皮泥做指力练习的。抗阻运动有很多不同的程式,如渐进抗阻练习、等速练习、慢速练习、快速负载练习、耐力练习等。

肌肉适度疲劳对相应肌肉的较大强度收缩,重复一定次数或持续一段时间以引起适度疲劳,通过超量恢复原理使肌肉纤维增粗,肌力增强。训练间隔时间使后一次训练在前一次训练引起的超量恢复阶段内进行,以便使超量恢复得以巩固和积累,从而达到训练效果。

等长收缩肌肉收缩后应维持数秒,然后放松休息数秒,如此循环锻炼,收缩力量的大小可由病人自己控制,循环锻炼的次数应逐渐加多。等张收缩多为负重训练,如腿上绑上 3kg 重量后练习屈膝、伸膝运动,练习负荷次数多时可训练肌肉的持久力,负荷重次数少时可促进肌肉体积的增长。在许可范围内运动,训练时应避免出现剧烈疼痛。功能锻炼后第二天不应出现全身性的疲劳疼痛,应选取恰当的负荷量(次数、时间、速度、负重量)。掌握渐进性原则和个体性原则,应根据每个病人原有体质、年龄和骨折性质的不同开具不同的运动处方。应同时进行健侧肢体的锻炼,并进行协调性训练。

六、注意事项

1. 避免再次损伤,有条件的进行功能锻炼,休息时可将患肢抬高,不要过度疲劳。定期到医院进行复查。饮食上要加强营养,调节饮食,保持良好的心态。

2. 注意避免两种情况:训练过于频繁,间隔时间过短,易于导致肌肉损伤;而如果间隔时间过长,则积累的效果消失,达不到超量恢复的效果。

3. 注意训练应该在无痛范围内进行,即训练时不引起疼痛,训练后不应使原有的症状加重。

七、保健预防

1. 骨折后保健 骨折的病人常需要卧床,活动少,消化功能不好,会引起身体代谢的异常,最明显的是蛋白质的负平衡(即蛋白质的消耗大于饮食中蛋白质的摄入);外伤所致的失血也会导致体内营养的损失。而骨折的愈合、软组织的修复,都需要充足的营养物质供应。因此,对骨折术后病人进行饮食调养非常重要。病人需要吃些易消化、富有营养、清淡的食物,宜采用高热量、高蛋白、高维生素饮食,可多食用些动物的肝、肚,以及排骨汤、鸡肉、蛋、鱼、豆制品、牛奶等,并且多吃些蔬菜、水果等。

石膏固定的病人,应保持皮肤清洁、干燥,床单需要平整无皱褶。截瘫的病人应每 2 小时翻身一次,并用 50% 的酒精或滑石粉按摩受压部位,以预防褥疮的发生。

需要特别注意的是,术后病人病情平稳后,有的出现抑郁反应,主要表现是不愿活动、食欲不振及睡眠不佳等,病人的这种心理状态如不及时地排解,必将影响其及时下床活动,而不尽早下床活动会影响病人心、肺及消化等功能,甚至产生静脉血栓或继发感染等,所以要努力帮助病人解决抑郁情绪,注意他们不多的言语含义,主动关心和体贴他们。

2. 骨折预防

(1)要养成良好的生活习惯 有长期吸烟,过量饮酒,少动多坐及低钙饮食等不良生活习惯的人,容易在老年后发生骨质疏松。所以要不抽烟,少喝酒,不喝浓茶,不食用过多的高蛋白食品。

(2)外在保护器 最近报告显示外戴的髋部保护器可以有效地降低人因跌倒造成髋部骨折的机会。这也属于骨折的预防措施。

(3)鼓励多活动 适度的运动一方面可以强化骨骼强度,另一方面也可以保持肌力和良好的平衡感,减少跌倒发生的机会。这也是骨折的预防方法之一。

(4)居家安全 75% 的跌倒发生在自己的家中,尤其是浴室、厨房等地方。提供一个安全的居家环境对降低骨折的风险是非常重要的。这种骨折的预防是比较常见的。

(杜 锋 闫炳苍)

第四章

>>>

手损伤的康复

手损伤康复是针对手功能障碍的各种因素，采用相应的物理治疗、运动疗法、作业疗法、辅助器具、康复工程、心理治疗等康复手段，使伤手恢复最大程度的功能，以适应日常生活活动和工作、学习。军人在平时和战时的训练、执行任务中，手的精细运动的和操作非常重要，甚至决定能否重返岗位。近年来由于显微外科和肢体重建技术的发展，使过去认为不宜早期进行修复的肌腱、神经断裂也能进行一期修复，缺损的组织可移植重建，这就为手的功能恢复创造了良好的条件，同时对手康复技术也提出了更高的要求。

第一节 手损伤的康复

手外伤康复是在手外科的诊断和处理的基础上，针对手功能障碍的各种因素，例如瘢痕、挛缩、粘连、肿胀、关节僵硬、肌肉萎缩、感觉丧失或异常等，采用相应的物理治疗、运动疗法、作业疗法以及手夹板、辅助器具等手段，使伤手最大限度地恢复功能，以适应每日日常生活活动和工作、学习。手外伤常为复合性损伤，涉及手部皮肤、皮下组

织、肌肉、肌腱、骨、关节、神经、血管等。通常分为骨折、肌腱损伤、周围神经损伤、烧伤、断指再植等。

一、临床表现

1. 开放性损伤 此类损伤常合并出血、疼痛、肿胀、畸形和（或）功能障碍。

2. 闭合性损伤 闭合性损伤由于皮肤完整，而皮下组织在损伤后严重肿胀，容易导致皮肤将肿胀的软组织紧紧地勒住，使得局部的血液循环出现障碍，部分病人甚至会因此导致远端肢体或软组织的坏死。

二、临床处理原则

1. 手外伤可能有其他重要脏器的损伤，应首先抢救患者的生命，但同时要注意手外伤的处理。

2. 必须对伤员进行全面的病史分析，认真检查伤情，确定治疗方案。

3. 消灭创面，防治感染，修复重要的组织，保留手指的适当长度，早期活动伤手和在劳动中逐步使用伤手，是恢复伤手功能的关键。

根据损伤组织的不同，具体如下：

（1）甲下血肿　指端受挤压伤后组织内出血积聚于甲下时，称甲下血肿。甲下血肿往往合并末节指骨骨折，手指末端肿胀；疼痛剧烈，甚至影响睡眠。甲下积血需及时清除，以防日后发炎，若指甲即将脱落则可予以拔除。

（2）手部皮肤损伤　手外伤是最常见的损伤。皮肤损伤的类型很多，短而浅的皮肤伤口，只要清洗后用红汞或碘酒消毒后包扎即可。其他伤口，均需去医院进行彻底清创和覆盖创面，以争取伤口早日愈合。术后用消毒纱布分指包扎伤口，以利手指活动。植皮的伤口，需将伤指及腕部固定2～3周。术后抬高患肢，以减少手部肿胀。术后10～14天拆线。早期活动伤指及健指。

（3）手部肌腱损伤　手肌腱伤断后，手指即不能伸直；屈肌腱伤断后，手指即不能屈曲。多根屈肌腱伤断后，手指不能握拳。肌腱伤断后一般都需缝接可在伤后清创时立即缝接，但有时伤口污染严重时可先将皮肤伤口缝好，待伤口愈合3个月后再作缝接。有些肌腱缺损或屈肌腱伤断部位在手指时，需要行肌腱移植，即将他处的肌腱，例如掌长肌腱或趾伸肌腱取下一段，分别与伤断的肌腱缝接。肌腱缝接后，需将手指和腕关节固定。一般说来，屈肌腱伤断缝接后固定在屈曲位。伸肌腱伤断缝接后固定在伸直位。固定时间需三周，到时拆除固定，自行屈伸手指，以锻炼手指的功能，再过一周后，可增加被动运动，但动作要轻柔，以免拉断修复好的肌腱。

（4）手部骨和关节损伤　手部的骨折和脱位非常多见。受伤后如果处理不当，对手的功能将产生严重影响，甚至残废。手部的骨折或脱位常同时有数根骨头折断或伴有其他组织的损伤。因此，在处理骨折或脱位的同时，必须处理好其他组织的损伤。开放性骨折在彻底清创后，缝合伤口，变成闭合性骨折，并争取不使伤口感染。对于骨折或脱位的处理，首先要求准确复位，力求完全（解剖）复位，避免有角度、旋转成重叠等畸形。闭合性骨折应多采用闭合复位；开放性骨折应多采

用细不锈钢针内固定，以利早期活动患指。骨折或脱位整复后，必须将手固定于功能位置。这种位置可使有关肌肉力量处于平衡状态，有利于骨折的复位和固定，万一发生运动障碍时，仍能保留手的一定功能。手部骨折愈合较快，一般说来，掌骨固定4周，指骨固定6周，关节脱位固定3周，即可去除外固定，开始功能训练。

（5）指截断伤　手指截断伤严重的手外伤，有的手指已经截断，有的虽未完全断离，但远侧断段已失去存活条件，如何处理这种复杂的伤情，应根据具体情况而定。有些截断的手指能够再接的，应当努力争取接起来；不能再接的断指，必须将残端妥善处理，否则将因残端发生疼痛或残指过短而影响手的功能。

三、康复评定

1. Moberg 拾物试验　把十种常用物品放于患者面前，令其闭眼把它们逐一放入另一器皿中，并且辨别其种类及名称。该测试的原理是手的感觉是功能性的，只有当手能够辨别不同质地、形状、大小的物体，并且中枢神经亦能正确地理解这些触觉信息时，此感觉才是功能性的。该测试是计时的。

2. Carroll 上肢功能定量测试　将与日常生活活动有关的上肢动作，分成几个特殊部分：抓握、前臂旋转、肘部屈伸、肩部上提。该测试是计时的（表5－4－1）。

表5－4－1　Carroll 上肢功能定量测试

目的	方法
检查抓握功能	拿起4块不同大小木块
	从栓上拿起2块不同大小垫圈
	拿起一个球
	拿起4个不同大小玻璃珠
检查上肢功能及协调性	把一个小垫圈套在钉子上，把熨斗放在架子上
	把壶里的水倒进一个杯子里，再把杯里的水倒进另一个杯子里，把手依次放在前额、头顶、后脑勺、嘴上，然后写姓名

四、康复目标

1. Ⅰ期 伤后或术后 3 周内，损伤部位充血、水肿，坏死细胞脱落，纤维细胞、胶原细胞增多。康复目的：消炎、消肿、镇痛，促进损伤愈合。可行理疗，功能位固定，轻柔的主动和辅助主动活动等。注意：严重损伤（3～4 天）、神经和肌腱修复术后（3 周）、急性关节炎、不稳定性骨折，术后需严格制动者运动疗法禁忌。

2. Ⅱ期 伤后或术后 3～6 周，胶原增加，组织抗张力开始恢复，肌腱和骨折逐步牢固，易发生粘连。康复目的：预防粘连，提高肌腱的抗张力和骨折的牢固性，改善感觉功能。应尽早活动，并进行感觉再训练。因组织还未恢复正常的强度，不宜抗阻活动。

3. Ⅲ期 伤后或术后 6～12 周，伤口愈合成熟，胶原纤维逐渐增多，表层（瘢痕）与深层（粘连）纤维组织增多。康复目标：减少纤维组织的影响，增加关节活动范围，肌力，手的灵敏性和协调性。可循序渐进地进行抗阻活动。继续进行感觉再训练。

4. Ⅳ期 伤后或术后 12 周后，大部分功能已恢复，组织炎症反应基本消退，神经损伤初步恢复。康复目标：矫正畸形，恢复手功能，提高生活质量。可考虑重建或二期修补。如恢复效果良好，可进入功能训练和职能训练。

五、康复治疗

1. 治疗原理

（1）消炎、消肿、镇痛、促进创面愈合 早期应用超短波、微波、红外线、紫外线等，可改善局部血液和淋巴循环，增强细胞膜通透性，提高组织再生能力。

（2）预防粘连、软化瘢痕 早期瘢痕组织是由未成熟的、新陈代谢非常活跃的胶原组织组成，有"蠕变"的特性，可对外部应力产生反应。在持续应力下，瘢痕组织能够顺着应力的方向松弛、变软、延伸，胶原可重新排列。早期用压力疗法、按摩等，直接给予皮肤瘢痕以持续的压力，限制水肿，降低局部血供，抑制胶原蛋白的增加，促使其更有序和有方向的重新排列，深度压力，可移动肌腱周围的胶原蛋白。后期可用运动疗法帮助肌腱滑动，应用被动伸展运动或手夹板，提供温和而持续牵拉，使关节周围的肌腱、韧带、关节囊、粘连带被拉长并重新排列，瘢痕松弛。并辅以中频电、超声波、蜡疗等，可软化瘢痕，松解粘连。

（3）增加运动功能 通过各种运动改善肌力、增加关节活动范围，增强运动的协调性，改善机体对运动的耐力。

（4）增加生活适应力 通过作业活动增强手的灵活性，手眼的协调性，对动作的控制能力和工作耐力，提高感知功能，改善情绪、调整心理状态，掌握一种生活和工作技能。

（5）恢复感觉功能

①感觉再训练：是大脑对感觉的再学习，再认识的过程。通过注意、生物反馈、综合训练和回忆，提高感觉功能。适用于缺乏保护觉和辨别觉的患者。

②脱敏治疗：是一种进行性的训练，可使神经瘤上的皮肤及神经瘤重新适应机械刺激。

2. 康复治疗方法 手外伤时常用的功能康复疗法很多，现将主要疗法分述如下：

（1）运动疗法 运动疗法是利用功能锻炼，通过促进功能恢复或功能代偿途径来促进机体康复的方法。对手外伤而言，基本康复内容包括关节活动度练习、肌肉功能练习、感觉训练等。

1）关节活动度练习：关节活动度受限是需要解决的首要问题。除了少数因关节端变形或骨融合引起的骨性关节强直需行关节假体置换、关节成形等手术矫治外，大多数关节活动度障碍是由于关节囊、关节韧带挛缩，或关节内、外瘢痕粘连引起，称为纤维性关节挛缩或强直。其处理方法通常是：

①关节活动度练习即用主动或被动运动，或

两者结合的助力运动,逐步牵伸挛缩粘连的纤维组织,逐步地恢复关节活动范围。

②麻醉后施行手法,即一次撕断挛缩或粘连的纤维组织,以期迅速恢复关节活动度。此法容易损伤已废用,而削弱的骨骼及韧带组织,引起骨折、韧带撕裂、关节软骨损伤或骨化性肌炎等并发症,宜避免使用。

③因牢固的关节挛缩及粘连,关节活动练习不能收效时,行关节松解手术,术后早期开始关节活动度练习。

④连续被动运动(CPM)主要用于防治制动引起的关节挛缩以及用于关节内损伤或炎症引起的关节粘连,促进关节软骨、韧带和肌腱的修复,并可促进消肿。关节活动幅度、运动速度和持续时间可酌情设定。一般活动幅度从无痛的活动范围开始,酌情逐步扩大;运动速度一般选择每分钟1个周期,早期可更慢;运动连续时间为每日1次,每次1~2小时。

⑤关节功能牵引:关节挛缩或粘连已经形成者需通过关节活动度练习,逐步牵伸挛缩及粘连的纤维组织来恢复关节活动范围。纤维组织是一种黏弹性材料,在适度的外力牵伸下发生延长。其中大部分为一时性的弹性延长,在外力去除后将回缩;一小部分为持久性的塑性延长,是关节活动度改善的基础。纤维组织在牵伸力量较大、持续时间较长以及组织温度较高时作牵伸可获得较大的塑性延长。故无论用主动、被动运动或助力运动进行关节活动度练习,均需要用一定的力量,持续较长时间,或多次反复进行,可获较好效果,在热疗后或温水浴中进行也可获较好效果。但是用力过大,引起明显疼痛提示有组织损伤,可能引起修复反应,增加瘢痕形成。同时疼痛引起保护性肌痉挛,保护纤维组织免受牵伸,治疗反而不能起效。故操作时用力程度应考虑患者局部感觉,以有一定的紧张、酸胀感觉,不引起明显疼痛及肌痉挛为宜。关节活动度练习时按每一关节所有受限的活动方向依次进行主动、助力或被动运动,可由治

疗师或患者的健肢进行被动运动或施加助力。

2)肌肉功能训练:除肌肉直接受损或其神经支配受损外,创伤后制动及邻近关节停止运动可迅速引起失用性肌萎缩。肢体制动时肌肉停止收缩,反射引起的肌收缩大大减少,神经的向心动及远心动相应减少,神经轴索流减慢,都可影响肌肉代谢,引起肌肉萎缩。早期预防萎缩特别重要。肌肉失用性萎缩一般是可逆的,但长期严重的肌萎缩时肌肉有变性,最后肌肉纤维化不可逆转,特别在正中神经及尺神经损伤后,手内部肌通常不能恢复,成为当今的难题。肌肉收缩通常分等张收缩和等长收缩两种方式,用来防治肌肉萎缩。近年来又有利用专门器械进行的等速练习。

①等张练习:用等张收缩的方式进行练习称等张练习。肌肉收缩时克服阻力进行自由的缩短,带动关节远端肢体做大幅度运动,此时肌肉内张力取决于所受外加阻力的大小,在收缩过程中大致恒定,故称等张收缩。由于伴有大幅度关节运动,故又称动力性练习。阻力增大时,可以募集更多运动单元投入工作,产生更大的张力,这种大阻力的练习迅速引起肌肉疲劳,但可取得较好的增强肌力及增加肌肉体积的效果。

②等长练习:用等长收缩的方式进行肌肉练习称等长练习,由于不引起明显的关节运动,故也称静力性练习。等长练习操作方便,可在肢体被固定、关节活动度严重受限或存在关节伤病不宜进行关节运动时进行,以及时防治肌肉萎缩,使用广泛。其缺点是被认为主要增加静态肌力,对改善肌肉运动的精确性和协调性无明显帮助,同时可能有角度特异性,即只对增强练习角度附近20°~30°范围的肌力有效。

③等速练习:用专门的等速练习器进行。运动时肢体推动练习器的杠杆绕与关节运动轴心相一致的机械轴心运动。此机械轴的旋转速度预先设定,设定后不能被超过。肢体起动达到设定速度后运动只能以等速进行,故称等速运动。肌肉收缩所产生的运动力矩同仪器产生同样大小的阻

力矩加以抗衡。等速练习属于动力性练习,其主要特点是由仪器产生的阻力子随时随地与肌肉力量相匹配,使整个运动幅度中的每一个段落都能承受预期的适宜阻力,以达到较理想的训练效果。一般仪器适用于往复运动,可同时对一组拮抗肌进行训练,使其平衡发展。此外肌肉疲劳致肌力下降时,阻力也随之下降,肌肉停止收缩时阻力即消失,不易引起肌肉过度疲劳或拉伤,故较安全。当设定的运动速度较低时,如为每秒$60°\sim120°$,最大收缩产生的肌肉力矩较大,有利于发展肌力;设定的运动速度较高时,如为每秒$180°\sim300°$,产生较低的力矩,但可多次重复进行,有利于增强肌肉耐力。

④手内肌肌力练习:适用器械及抗阻练习方法很少,范振华教授设计一组皮球及橡皮筋网练习方法可对指屈、伸肌进行训练,也可对所有手内部肌进行训练。练习时应按肌力练习的原则,尽量用力捏皮球或挑动橡皮筋网,维持数秒,然后放松。要求肌肉经$10\sim20$次收缩即感到肌肉疲劳时为完成一次练习。各种动作依次进行,每日练习1次。

(2)作业治疗 是将脑力和体力综合运用于日常生活活动、游戏、运动和手工艺等活动中,针对手功能障碍进行治疗。大致分为生活自理能力、职业工作能力和消遣娱乐活动能力。作业疗法主要进行下列素质的训练:

①运动技能素质:肌力、耐力、关节活动范围,调节肌张力,改善运动的协调性和稳定性,学习粗大动作及精细动作技巧。

②感觉技能素质:进行视觉、听觉、触觉、本体感觉、实体觉、平衡觉训练。

③智能素质:包括理解力、记忆力、注意力、判断能力、推理能力、创造力、想象力、组织安排能力等。

④心理素质:包括独立不依赖、积极性和主动性、顺应性、现实性、自制力及自尊心。

⑤社交素质:有集体精神、合群性、合作共事精神等。

(3)感觉训练 对感觉减退的患者,一般认为有可能通过系统的感觉训练促进其恢复,感觉训练可结合于运动疗法或作业疗法中进行。方法举例如下:

①令患者闭眼,治疗师用不同硬度的物件触压患手,令患者感知,然后睁眼核对,反复进行多次。感觉有进步时减轻触压力度。

②用盛有冰水或温水的试管接触皮肤,使患者区分。感觉有进步时缩小试管与皮肤的温度差。

六、注意事项

1. 不适当的肌力训练可以加重痉挛,适当的康复训练可以使这种痉挛得到缓解,从而使肢体运动趋于协调。一旦使用了错误的训练方法,如用患侧的手反复练习用力抓握,则会强化患侧上肢的屈肌协同,使得负责关节屈曲的肌肉痉挛加重,造成屈肘、屈腕旋前、屈指畸形,使得手功能恢复更加困难。

2. 不能误以为康复训练就是力量训练。在对肌肉萎缩患者运动功能障碍的康复治疗中,传统的理念和方法只是偏重于恢复患者的肌力,忽视了对患者的关节活动度、肌张力及拮抗之间协调性的康复治疗,即使患者肌力恢复正常,也可能遗留下异常运动模式,从而妨碍其日常生活和活动能力的提高。

(李博霞 闫炳苍)

第二节 手部肌腱损伤的康复

一、概述

肌腱是连接骨骼肌和骨的致密结构组织,它由胶原纤维、腱内膜、腱外膜、腱旁组织构成。肌腱外包绕滑膜鞘。

1. 肌腱滑动结构 手部肌腱正常滑动及发挥正常功能的重要结构有:腱周组织、滑膜鞘、纤维鞘管和肌腱支持带等组织。肌腱所在部位不同，滑动结构也不同。

(1)腱周组织　腱周组织是一种网状疏松的结缔组织，它既将肌腱与周围的骨膜或筋膜等组织牢固连接，又将肌腱与其他组织隔开，便于肌腱在这些硬韧组织上滑动。指伸腕伸肌腱除腕背部有一段位于腕背支持带和滑膜鞘内之外，其余部位肌腱均包有腱周组织。指屈腕屈肌腱在前臂掌侧、腕桡侧和尺侧滑囊近端、手掌内中指及部分人环指在手掌部的一段指屈肌腱均包有腱周组织，腱周组织中有营养肌腱的血管。

(2)滑膜鞘　指屈肌腱在手指纤维鞘管和腕管内均被有滑膜鞘。指伸肌腱在腕背支持带部分被有滑膜。肌腱滑膜鞘分脏层和壁层。脏层覆盖肌腱，形成腱外膜。脏层又分出纤维膜进入肌腱，将肌腱分为若干束，形成间隔，称为腱内膜。壁层构成纤维鞘管的衬里。脏壁两层滑膜在纤维鞘的远近端反褶呈盲囊状，中空为滑膜腔，腔内有滑液，利于肌腱在其间滑动。

(3)纤维鞘管　手指屈肌腱的滑膜鞘外包绕一层硬韧的纤维鞘，其背侧附着在指骨掌面，故又称为骨纤维鞘管，它是手指滑膜鞘的支持结构，包绕着屈肌腱和滑膜鞘。纤维鞘管壁厚薄不一致，由多个环状和交叉韧带组成，形成一系列具有重要生物力学特性的滑车系统。纤维鞘管在手指屈曲时起肌腱滑车作用，以增加屈肌腱的力量，使肌腱能有效地发挥功能。由于鞘管区内肌腱修复较困难，且术后容易形成粘连，预后常不理想，故此区被称为"无人区"或"禁区"。

(4)腕支持带　腕掌侧支持带或腕横韧带，覆盖腕骨，构成腕管。腕管内有拇长屈肌腱、指深浅屈肌腱共9条肌腱及正中神经。腕管的作用与指屈肌腱鞘相同，能改变肌腱力的方向，起滑车作用。腕背侧支持带或腕背横韧带，由前臂深筋膜在腕背部增厚而成，下覆有滑膜鞘。它将腕背侧肌腱、滑膜鞘分隔成6个纤维鞘管，每个鞘管内有不同的肌腱通过。

2.滑膜囊与指腱鞘　滑膜囊与指腱鞘是指屈肌腱的特化辅助结构和支持组织，均为双层结构。紧贴肌腱表面的一层为滑膜脏层，贴在周围组织内面的为滑膜壁层，两层相互延续形成的间隙为滑膜腔。滑膜囊和指腱鞘的区别在于各自所在的部位和周围组织的结构不同。

(1)滑膜囊形态结构　滑膜囊位于腕掌部，分桡侧滑膜囊和尺侧滑膜囊。

①桡侧滑膜囊：起于距腕横韧带近侧约2.5cm处，包绕拇长屈肌腱，经腕横韧带深面，腕管滑膜囊桡侧部分通过手掌后，延续为拇指的指屈肌腱鞘。

②尺侧滑膜囊：较为宽大，在腕掌部包裹了第2~5指的8条指浅、深屈肌腱。在掌中部尺侧延续为小指指屈肌腱鞘。

③滑膜囊、鞘间交通：据统计，约50%的人桡、尺侧滑膜囊之间在近侧是相通的。滑膜囊与指腱鞘之间的交通情形有很大的变异，了解这些变异对临床上分析感染扩散有一定的意义。

(2)指屈肌腱鞘形态结构　指屈肌腱鞘包括腱滑膜鞘和腱纤维鞘。其功能是保护屈肌腱免受损伤，促进肌腱滑动并防止肌腱在关节屈曲时向掌侧悬起呈弓弦状。如果鞘管随意变窄或粘连，肌腱在运动时发生障碍，出现扳机指或狭窄性腱鞘炎。

①腱滑膜鞘：包绕指浅、深屈肌腱的双层套状滑膜囊。拇指、小指的腱滑膜鞘向近端分别延续为桡、尺侧滑膜囊；第2、第3、第4指的腱滑膜鞘近端止于掌指关节(MP)的近侧。

②腱纤维鞘：根据形态和位置可分为：第1~5环形滑车(A1~A5)第3交叉滑车(C1~C3)其中A1、A3滑车位于关节前方，较窄，对防止关节屈曲时"弓弦手"的形成起重要作用。A2、A4滑车位于关节之间，较宽，对肌腱牵拉运动起导向作用。从生物力学观点来看，腱纤维鞘为肌腱滑动提供了力学支点，改变力的方向，有利于发挥肌腱的滑动功效。

二、临床表现

指屈肌腱将前臂屈肌与指骨联系起来,其功能是屈指。指屈肌腱分浅深两类:指浅屈肌(FDS)止于中节指骨,功能为屈近端指间(PIP)关节;指深屈肌(FDP)止于末节指骨,屈远端指间(DIP)关节。肌腱是相应肌肉的组成部分,本身不具有收缩能力,但能传导肌腹收缩产生的力,牵拉指骨使之产生运动。因切割、挤压、慢性滑膜炎等引起的手/腕部 FDS/FDP 肌腱损伤,多发生在手的第 2~5 区。指屈肌腱损伤后的临床表现是不能屈指。

1. 指屈肌腱分区

(1)指屈肌腱分区　指屈肌腱从前臂肌肉—肌腱连接处,经过前臂、腕管、手掌和手指纤维鞘管,至其止点处,依其本身和周围组织的解剖关系,分为五区,肌腱损伤修复及功能恢复过程中,应根据每个区域特征,做适当处理。

Ⅰ区:从中节指骨中部至指深屈肌腱止点的一段,此段肌腱有腱鞘包绕,但只有一条指深屈肌腱。

Ⅱ区:从远侧掌横纹,即指纤维鞘管起始部,至中节指骨中部。在此段中,三条肌腱被包于硬韧而狭长的纤维鞘管内。因此,肌腱损伤或感染后,极易与管壁粘连或肌腱相互粘连。若浅深肌腱均断裂,屈指功能完全丧失。

Ⅲ区:从腕掌横韧带远侧缘到远侧掌横纹一段,居手掌内。此区包括 8 条指浅深屈肌腱,示、中、环指屈肌腱被有腱周组织,小指屈肌腱被有滑膜鞘。蚓状肌起自此段的指深屈肌腱。此区单纯指浅屈肌腱断裂,对屈指功能影响不大。

Ⅳ区:在坚韧屈肌支持带下方,居腕管内。在此狭窄的隧道里,有 9 条肌腱及正中神经通过。此段肌腱被有滑膜。肌腱损伤修复后,易发生肿胀,纤维组织增生,腕管内没有缓冲的多余空隙,张力增加,加大肌腱滑动阻力,肌腱容易发生粘连。

Ⅴ区:由肌腱起点至肌支持带近侧缘的一段。此区肌腱间隙较宽,各腱有腱系膜及腱周组织包围,此区肌腱修复后,粘连机会少,即使轻度粘连,

因周围组织松软,对肌腱滑动影响也较少。

(2)拇长屈肌腱分区　拇长屈肌是屈拇指的重要肌肉,其腱的解剖关系与其他屈指肌腱有所不同,因此单独划分,也分五区。

Ⅰ区:由拇指近节指骨中部至拇长屈肌腱止点,即指区。此区肌腱只有滑膜鞘而无纤维鞘管。

Ⅱ区:从掌指关节至近节指骨中段,即为掌指关节区。此区肌腱位于拇指纤维鞘管内。掌指关节掌面有两个籽骨,肌腱宛如在两峰之间的狭窄峡谷中通过,正常时可自由滑动。损伤修复后膨大的缝合部位则很难通过此处,极易形成嵌顿、粘连,拇指丧失屈曲功能。

Ⅲ区:拇长屈肌腱鞘近侧缘至屈肌支持带远侧缘,此段通行鱼际肌肉中,又称鱼际区,且肌腱包在滑膜鞘内。

Ⅳ区:居腕管内,肌腱单独包在一个滑膜囊中,其尺侧有正中神经和指屈肌腱。

Ⅴ区:从肌腱起点至屈肌支持带近缘,即腕区。腱外被腱周组织。

三、康复评定

1. 指屈肌腱功能评定　肌腱修复后正确的功能评定,对了解手功能恢复状况具有重要的临床价值。对肌腱损伤的手进行评定时,一定要评定关节主动、被动活动的限制情况。若主动活动受限制可能意味关节僵硬、肌力减弱或瘢痕粘连;若被动活动大于主动运动,应考虑肌腱可能与疤痕组织粘连。

(1)Litter 法　主动屈曲患指,测量掌指关节(MP)、近端指间关节(PIP)、远端指间关节(DIP)活动范围的总和,将其结果进行比较。

正常值:MP 90°,PIP80°~90°,DIP70°~90°。

手指关节总活动范围:大于 220°。

(2)指关节角度测量　测量修复肌腱所控制的每一关节的主动、被动活动角度,此法测量客观,反映结果准确合理。

(3)手指总主动活动范围测量法(TAM)　将

MP、PIP、DIP 主动屈曲角度总和,减去这些关节主动伸直受限的角度总和,即为 TAM。

1)公式表示:总主动活动范围＝总主动屈曲角度之和－总主动伸直受限角度之和,即 TAM＝(MPf＋PIPf＋DIPf)－(MPe＋PIPe＋DIPe)。

2)评价标准

①优:TAM＞220°屈伸活动正常。

②良:TAM 200°~220°为腱侧 75% 以上。

③中:TAM 180°~200°为腱侧 50% 以上。

④差:TAM＜180°为腱侧 50% 以下。

⑤极差:其结果不如术前,举例如下:

术前测量　TAM:(80°＋80°＋0°)－(0°＋20°＋0°)＝140°。

术后测量　TAM:(90°＋90°＋60°)－(0°＋20°＋20°)＝200°。

健侧指屈曲度 TAM:(90°＋110°＋70°)－0°＝270°。

修复前功能:140°是腱指的 50%。

修复后功能:200°是腱指的 74%。

术前术后比较 200°－140°＝60°,即肌腱损伤患指术后的活动范围增加 60°。

TAM 作为肌腱功能评定的一种方法,其优点是较全面地反映手指肌腱功能情况,也可以比较手术前后的主动和被动活动情况。其缺点是测量和计算方法较烦琐。

2. 指伸肌腱功能评定

(1)指关节角度测量　参见指屈肌腱功能评定。

(2)指总体主动活动(TAM)和总体被动活动(TPM)测量法总体主动活动和总体被动活动是记录关节 ROM 的一种方法,能了解肌腱移动(主动)和关节活动(被动)情况,它是对手指功能状态的评定,即三个关节的屈曲角度之和减去伸展受限角度之和。TAM 计算:将 MP、PIP、DIP 关节屈曲度数相加减去每个关节不能完成伸展的角度之和,例:MP 关节屈 85°且完全伸展;PIP 屈 100°,伸 15°;DIP 屈、伸均为 65°,因此,TAM＝(85°＋100°

＋65°)－(0°＋15°＋0°)＝235°。握拳时应评定 TAM,TAM 用于评定单个手指总体活动范围,应与对侧手的相同手指进行比较,它不能用于计算患指功能丧失后百分比或残损。TPM 计算方法与 TAM 相同,但仅评定被动活动。肌腱修复后的功能评定要力求方法简便准确,仔细测量每一个指关节主、被动活动。

四、康复目标

指屈肌腱修复术后目标是促进肌腱滑动及减少疤痕粘连形成。为了使损伤肌腱得到有效治疗,要求治疗师具备肌腱系统动力学和解剖学知识,了解肌腱移动距离与关节运动之间的关系,及每个肌腱单位活动能力。肌腱损伤后炎性肿胀的控制及支具制动的准确位置,是影响修复结果及康复时间长短的重要因素。肌腱术后康复目的是在整个愈合阶段按照所需的移动距离确定应用张力,重建肌腱的差异性滑动。

五、康复治疗

(一)指屈肌腱损伤的术后康复

1. 物理疗法　术后第 2 天至 2 周,选用超短波,无热量,每天 1 次,每次 10~20 分钟;紫外线,红斑量,隔天 1 次。两者的主要作用是消炎、消肿及促进伤口早期愈合。术后 3~4 周,选用超声波和水疗,每天 1 次,每次 10~20 分钟,主要作用是减少粘连及增加手部血液循环。

2. 动力支具　术后当天戴上动力支具,使腕关节屈曲 30°~45°,掌指关节屈 45°~65°,指间关节完全伸直。牵引力的方向与患指关节活动轴成直角。随着肌腱的愈合及抗张强度的提高,逐步减少腕关节或掌指关节屈曲的角度,增加屈肌腱主动滑行距离。

3. 训练方案

(1)患手掌指关节及指间关节屈曲,辅助屈伸腕关节 5 次,避免腕关节长时间处于屈曲位而发生僵硬畸形。患手腕关节及指间关节处于屈曲位,充分被动屈患指的掌指关节,接着主动伸掌指关节,共 5 ~ 10 次。

(2)患手腕关节和掌指关节处于屈曲位,充分被动屈近端指间关节和远端指间关节,继之主动伸展指间关节,共 5 ~ 10 次。离伤口较近的关节,用力时应适度以免影响伤口愈合。治疗师在为患者治疗的同时,要反复仔细指导患者,让其健手或家属辅助患手,按要求对每个关节完成 5 ~ 10 次屈伸练习。

1)术后 2 ~ 3 周

①开始下述练习前,先完成前面的练习,每个关节屈伸 5 次。

②治疗师为患者提供双关节的充分伸展练习,逐步增加指屈肌腱活动范围。

2)术后 4 ~ 5 周

①患指主动完成轻微指屈练习,每 2 小时完成 1 组,每组完成 5 次屈伸练习。

②在支具保护下,逐步强化主动屈伸练习。

③让患者做主动屈指活动时,治疗师用拇食指捏住患者的近节手指,保持掌指关节在伸直位,以消除手部蚓状肌屈曲掌指关节的作用,增加指屈肌腱的主动滑动范围。

④滑动练习

单独指浅屈肌腱的练习:维持 MP 关节伸直位,固定 PIP 关节的近端,嘱患者主动屈曲 PIP 关节,同时保持 DIP 关节伸直位。

单独指深屈肌腱的练习:维持 MP、PIP 关节伸直位,固定 DIP 关节的近端,嘱患者主动屈曲 DIP 关节。

勾拳练习:PIP 和 DIP 关节屈曲,同时 MP 关节伸直,保证指浅屈肌腱和指深屈肌腱的最大活动范围。

直拳练习:MP 和 PIP 关节屈曲,同时 DIP 关节伸直,可使指浅屈肌腱获得最大滑动范围。

复合拳练习:屈曲 MP、PIP 和 DIP 关节,使指浅屈肌腱和指深屈肌腱产生最大滑动。

3)术后 6 ~ 8 周

①术后第 6 周,轻度功能活动练习。如 PIP 关节

屈曲挛缩,可使用手指静态支具牵伸或功能性牵引。

②术后第 7 周,抗阻力练习,以维持手的抓握能力。

③术后第 8 周,主要进行渐进性的力量练习和患指灵活性的练习,如对指、对掌、健身球类等动作。

4)术后 9 ~ 12 周:运用橡皮筋手指练习。

(二)指屈肌腱粘连松解术及肌腱松解术后的康复

1. 术后 12 ~ 24 小时

(1)支具　前臂静态伸展支具,除运动治疗和伤口处理外应连续使用,共 2 周。

(2)运动

①主动运动:用健手使患指尽量被动屈曲;然后主动收缩保持指屈位;移去健手,依靠患侧自身的屈肌腱力量维持屈指,然后主动伸直。如此每小时重复 5 ~ 10 次。也可被动使掌指和近指关节保持伸位而单纯主动屈远端指间关节,或固定掌指关节于伸位而单独屈近端指间关系。如腕屈位完成上述动作则使屈肌腱的活动减少。

②被动运动:关节活动范围受限时,各关节均行全范围的被动运动。术后第 2 周:拆线,对瘢痕组织进行软化松解。如松解术后没有肌腱滑动,可在术后 48 小时开始给予功能性电刺激。

支具:白天逐渐减少使用静态或渐进性支具,晚上仍保留;动力支具:若关节有挛缩,听取手术医生建议,决定是否使用和使用时间。

运动:保持屈曲运动同前。

握勾拳:开始全伸手指,然后主动屈近端与远端指间关节。此时指深、浅屈肌腱互相滑动。

全握拳:指尖达掌横纹然后伸展,指深屈肌腱相对于骨的滑动达最大。握直拳:开始全伸手,然后主动屈掌指和近端指间关节,伸远端指间关节,指浅屈肌腱相对于骨的滑动达最大。

(3)日常生活活动　参加轻微日常生活活动,无阻力的握拳与放松运动。

2. 术后 4 ~ 7 周

(1)支具　静态支具白天必要时使用,晚上持

续使用至术后 6 个月;动力伸展支具白天可持续使用,并可在支具上进行抗阻力屈曲。

(2)运动 继续前述运动;在密切监视下逐渐增加等长抗阻运动。

(三)指伸肌腱损伤术后的康复

1. 单纯指伸肌腱损伤后的康复 食指和小指固有伸肌腱简单损伤只需使修复部位制动,但指总伸肌腱某部分损伤一定要考虑联合腱。以中指伸肌腱损伤为例,若修复部位在指总伸肌联合腱的近端,支具使所有指处于伸展位;若修复部位在伸肌联合腱的远端,支具使邻近指(食指、环指)处于 25°~30°屈曲位,患指 MP 关节处于 0°位。这有助于减少吻合处张力,同时维持指侧副韧带的正常位置。如果食指固有伸肌腱和指总伸肌腱同时受损,修复后,使食指伸直,在活动阶段通过主动或被动运动使中、环、小指完全屈曲,能实现两肌腱差异性滑动。当手休息和所有指伸展时,食指指总伸肌腱平行位于食指固有伸肌外侧(桡侧),食指与中指指总伸肌联合腱位于食指固有伸肌表面。随中指 MP 关节屈曲,食指指总伸肌联合腱牵向食指固有伸肌腱内侧(尺侧),因而使两伸肌腱产生差异性滑动。

2. 复杂指伸肌腱损伤后的康复 复杂指伸肌腱损伤通常是指肌腱损伤累及骨膜、伸肌支持带或相邻软组织损伤。这种损伤导致成纤维细胞增生、粘连和疤痕,妨碍肌腱的滑动,限制手功能恢复,是康复治疗的一个难题。复杂指伸肌腱损伤多发生在手部 V、Ⅵ、Ⅶ区,伸肌腱损伤修复后的制动,容易引起肌腱粘连、伸肌运动障碍及关节挛缩。为了预防制动后并发症,需制订指 V、Ⅵ、Ⅶ区和拇Ⅳ、Ⅴ区伸肌腱损伤修复后控制范围的活动方案。传统上,指伸肌腱修复术后通常采用使患手固定的方法。近年来研究证明,伸肌腱修复术后(Ⅳ~Ⅶ区)早期在控制范围内进行屈曲活动有助于瘢痕组织重新塑形,使肌腱有较大的滑行范围,也可防止肌腱粘连。指伸肌腱在 V、Ⅵ、Ⅶ区和拇Ⅳ、Ⅴ区损伤修复术后即可使用支具,为使

修复部位放松,预防伸肌腱延迟愈合,在应用支具牵引时通常腕伸 40°~45°,MP 和 IP 关节 0°位。控制力作用于愈合中伸肌腱,让其在前臂背侧动力伸展支具内滑动 5mm,掌侧锁定支具仅允许 MP 关节在预先确定的角度范围内运动。患者主动屈 MP 关节直至指触及掌侧挡板,然后放松手指,在动力支具弹力作用下指返回 0°伸展位。患者白天每小时重复练习 10 次。为了减少指肿胀和预防关节粘连,在更换敷料时,应对 PIP 关节实施被动活动练习。早期治疗应使腕最大伸展,MP 关节 0°位,被动活动每个 IP 关节。当指伸肌腱在不同区域损伤时,IP 关节相应活动范围为 V 区:45°、Ⅵ区:60°、Ⅶ区:80°。拇长伸肌腱(EPL)动力牵伸支具使腕伸展,腕掌关节中立位,MP 关节 0°,IP 处于 0°休息位,但允许 60°主动屈曲。指间关节 0°休息位能预防伸肌腱延迟愈合。控制力能影响肌腱内在愈合、代谢活动、张力及移动。MP 关节运动能预防挛缩,有助于维持侧副韧带完整。这种控制关节固有屈曲方式,能促进背侧皮肤紧张,有益于静脉和淋巴回流,从而减轻水肿,增加局部营养。

3. 指伸肌腱损伤术后康复

(1)Ⅰ和Ⅱ区损伤 术后 1~5 周用支具固定 DIP 关节于伸展位,活动 PIP 关节,防止关节僵硬。术后 6~8 周取下支具,开始 DIP 关节轻柔无阻力的屈曲练习,练习过后支具固定。术后 9~12 周间断卸去支具,开始轻柔握拳等功能练习,并进行感觉训练。

(2)Ⅲ和Ⅳ区损伤 术后 1~5 周用支具固定 PIP 关节于伸展位,活动 DIP 关节。术后 6~8 周取下支具,MP 关节伸展位,无阻力屈伸 PIP 关节,不练习时支具固定。术后 9~10 周增加主动屈伸练习,开始使用柔和动力支具以被动屈曲 PIP 关节。术后 11~12 周用主动和被动运动及支具等方法,恢复关节活动范围。

(3)Ⅴ、Ⅵ和Ⅶ区损伤 术后 1~2 周用支具将手制动于腕背伸 30°,MP 关节 0°,IP 关节自由活动的位置。在支具控制范围内完成主动屈指和

被动伸指练习,禁止被动屈指和主动伸指。术后3~5周卸去掌侧支具,嘱患者完成主动屈指练习;术后6周去除支具,进行屈腕屈指练习和主动伸指练习,从事手指绕橡皮圈外展及橡胶泥作业。术后7周逐渐开始抗阻力练习,为恢复工作做准备。

六、注意事项

指伸肌腱损伤后的康复与屈肌腱类似,若处理不当会损害手的功能。不同区域伸肌腱具有不同特征,因而治疗也不尽相同。指伸肌腱愈合过程中固定、松动术及控制力大小和作用的时间,受各区肌腱营养和移动距离的影响。康复治疗前治疗师应向手外科医师了解肌腱修复质量,肌腱长度变化,组织完整性,邻近组织状况及可能改变治疗方案的其他病理情况。伸肌腱修复术后掌侧支具使腕掌关节背伸30°~40°位;掌指关节0°位,同时用橡皮筋牵拉伸直所有指间关节。掌侧支具可以防止MP关节屈曲。指屈肌腱损伤术后第1周,患者戴动力支具以被动屈曲、主动伸直练习为主,每小时完成5个屈伸动作。之后治疗师为患指完成单关节的被动屈伸练习。此阶段禁止主动屈间关节及被动伸指间关节。为了防止近端指间关节(PIP)屈曲挛缩,应使PIP关节充分伸直位。在支具保护下,逐步强化主动屈伸练习。让患者做主动屈指活动时,治疗师用拇指和食指捏住患者的近节手指,保持掌指关节在伸直位,以消除手部蚓状肌屈曲掌指关节的作用,增加指屈肌腱的主动滑动范围。

(李博霞　闫炳苍)

第三节　手功能损伤的康复

手根据不同需要,能够很快地产生不同的动作,如张手、握拳或捏物等,以便发挥其功能。腕背伸较多,约20°~25°,即用力握掌时腕关节所处的位置;拇指充分外展,掌指及指间关节微屈;其他手指略分开,诸指间关节的屈曲位置较为一致,即掌指关节及近端指间关节半屈曲,而远端指间关节微屈曲。

一、临床表现

1. 手神经损伤　临床上多出现正中神经损伤合并尺神经损伤,损伤晚期可以出现"猿手"畸形,全手掌皮肤感觉全部丧失,所有手指末节背侧及拇指背侧皮肤感觉丧失;尺神经损伤可以导致拇指内收肌失去尺神经支配,手的稳定性、力量和协调性丧失,患者不能抓握较大的物品,不能完成侧捏的动作,如手持钥匙、敲击键盘及抓握瓶子等活动受限;桡神经损伤时,患者不能同时伸腕、指关节和向桡侧外展拇指。

2. 关节脱位　由于外伤暴力损害,手指关节受过伸及侧方外力可以导致PIP关节脱位。脱位可以呈掌侧、背侧及侧方脱位。关节脱位常伴有软组织损伤。脱位有时可以伴随骨折。骨折脱位的治疗要视骨折大小而采取不同的方案,必要时可以手术。

二、康复评定

1. 手运动功能的检查与评定

(1)观察畸形、肌肉萎缩、肿胀的程度及范围,必要时用尺测量或容积仪测量对比。

(2)肌力和关节活动范围测定,也应对耐力、速度、肌张力予以评价。

(3)运动功能恢复情况评定　英国医学研究院神经外伤学会将神经损伤后的运动功能恢复情况分为六级(表5-4-2)。

表5-4-2　运动功能恢复情况分级

0级(M0)	肌肉无收缩
1级(M1)	近端肌肉可见收缩
2级(M2)	近、远端肌肉均可见收缩
3级(M3)	所有重要肌肉能抗阻力收缩
4级(M4)	能进行所有运动,包括独立的或协同的
5级(M5)	完全正常

2. 手感觉功能评定

（1）感觉检查 感觉功能的测定，除了常见的用棉花或大头针测定触觉痛觉外，还可做温度觉试验、Von Frey 单丝压觉试验、Weber 两点辨别觉试验、手指皮肤皱褶试验、皮肤定位觉、皮肤图形辨别觉、实体觉、运动觉和位置觉试验、Tinel 征检查等。

（2）感觉功能恢复评定 对感觉功能的恢复情况，英国医学研究院神经外伤学会也将其分为六级（表 5-4-3）。

表 5-4-3 感觉功能恢复分级

0级（S0）	感觉无恢复
1级（S1）	支配区皮肤深感觉恢复
2级（S2）	支配区浅感觉和触觉部分恢复
3级（S3）	皮肤痛觉和触觉恢复，且感觉过敏消失
4级（S3+）	感觉达到S3水平外，二点辨别觉部分恢复
5级（S4）	完全恢复

3. 手的电生理学评定

（1）强度—时间曲线检查。

（2）肌电图检查。

（3）体感诱发电位检查。

4.“手机能评定箱”检查 检查箱内有大小不同的多个立方体、长方体、圆球、小钢珠、塑料片、金属杆等元件，让病人将这些元件从一个地方移到另一个地方，记录完成各项所需的时间（秒表）。可以定量评价手的粗大和精细功能。没有国际统一标准，适合同一病人前后对比。

三、康复目标

1. 消除水肿 手外伤后局部常常持续水肿，如不及时消除，将引起纤维沉积，导致组织粘连以及关节囊与韧带挛缩，加重关节功能障碍。

2. 防止邻近关节的活动度障碍 患肢未被制动的所有关节应一日数次以主动、助力或被动的方式做大幅度的关节运动。

3. 防止肌肉萎缩 除新缝合的肌肉、肌腱必须保持静止外，患肢其余肌肉应尽早开始做等长或等张肌肉练习，可能时进行适当的抗阻练习。存在周围神经损伤时早期开始瘫痪肌肉的电刺激。

4. 其他 尽早起床活动，必须卧床时做床上保健操。

四、康复治疗

（一）手神经损伤

1. 正中神经损伤

（1）固定与矫形器的应用 修复术后，腕关节屈曲位（对掌）固定 3～4 周。4～6 周后，逐渐伸展腕关节至正常位。矫形器使拇指呈对掌位，手指及掌指关节呈屈曲位，以利于抓握。12 周以后，用动力型矫形器主动地伸展食指与中指 IP 关节。拇指“虎口”挛缩可通过静态矫形器对抗矫正。

（2）作业活动 由于拇指的稳定性作用丧失，拇指的掌侧外展功能丧失，力性抓握受到影响，使患者“虎口”抓握功能受限，不能抓握大型物品，如瓶子、碗和杯子等。因此，在早期治疗阶段，在选择作业活动时，应考虑包含整个上肢参与的活动。随着功能进展恢复，大口径物体的多点抓握和两点抓握应成为作业治疗的重点。

（3）感觉重塑 正中神经损伤患者由于感觉功能丧失，取物、拿物可以表现出动作笨拙。可以采用感觉重塑训练恢复其功能，也可以用视觉来保护感觉丧失区。

（4）辅助器具使用 对指书写辅助器具、抓握辅助器具（如“C”型把手）可以帮助书写及端杯子等活动，预防第一指蹼挛缩，维持对指抓握功能。

（5）手术 预计神经恢复无望者，可考虑功能重建术，永久性大鱼际肌瘫痪麻痹，拇指不能对掌时，拇对掌肌肌腱转移能够恢复拇指的功能。

2. 尺神经损伤

（1）固定与矫形器的应用 损伤后的“爪形手”可用矫形器固定 MP 关节于屈曲位 3～4 周，防止 MP 关节过伸展和 IP 关节屈曲。4 周后，逐渐实施功能训练。

（2）作业活动　尺神经损伤可以导致拇指内收肌失去尺神经支配，手稳定性、力量和协调性丧失，患者不能抓握较大的物品，不能完成侧捏的动作，如手持钥匙、敲击键盘及抓握瓶子等活动受限。作业活动所要选择的类型较多，如：①改善抓握能力和抓握力量；②改善手指协调性；③改善手指灵巧性；④工作性作业活动训练。作业活动中应包含圆柱状抓握、拇指侧捏和对掌、IP 关节伸展、手指内收、外展等动作要素。

（3）感觉重塑　尺神经损伤时，小指和环指尺侧半皮肤感觉消失，不能完成书写动作。可以实施感觉再教育，也可用视觉代偿保护手尺侧缘皮肤感觉丧失区。

（4）手术　对神经无可能自行恢复者，可考虑手术重建内在肌功能。

3. 桡神经损伤

（1）固定与矫形器的应用　桡神经损伤时，患者不能同时伸腕、指关节和向桡侧外展拇指。故应该使用腕关节矫形器，维持腕关节伸展位，掌指关节伸直，拇指外展位固定 3~4 周。预防伸肌过牵，协助手的抓握、放松功能。可使用静态矫形器或动力型腕关节伸展矫形器矫正腕关节畸形，促进 MP 关节伸展。4 周后，逐渐实施功能训练。

（2）作业活动　4 周后，逐渐通过活动对腕关节和 IP 关节肌肉进行训练，包括：①在进行抓握时能够保持腕关节稳定；②腕关节和手指同时伸展；③改善手的协调性和增强肌力；④工作性作业活动训练。

（3）感觉重塑　桡神经损伤时，患手桡侧和桡侧一个半或两个半手指的背侧感觉障碍，可以实施感觉再教育，也可用视觉代偿保护手桡侧缘皮肤感觉丧失区。

（4）手术　必要时，可施行伸腕、伸拇、伸指功能重建手术。

4. 合并神经损伤　临床上多出现正中神经损伤合并尺神经损伤，损伤晚期可以出现"猿手"畸形，全手掌皮肤感觉全部丧失，所有手指末节背侧及拇指背侧皮肤感觉丧失。可采用动力型矫形器使患者伸展手指并改善功能，感觉再教育改善患者的感觉障碍。

（二）手部骨折

手部骨折的治疗首先是固定骨折部位，让骨折的地方可以安全地生长，不致出现畸形；其他没有受伤的部位也应该保持活动以免引致僵硬或萎缩。一般分为两期进行：骨折后的早期（固定期）和后期（恢复期）。骨折固定时间因其损伤部位和程度不同而有差异。

1. 掌骨骨折

（1）固定与矫形器的应用　在受伤后 3~6 周内进行制动固定。掌骨的骨折容易导致骨旋转畸形和成角畸形，必须固定骨折部位。可以利用矫形器来固定患处，维持腕关节 15°~20° 伸直位，MP 关节 70° 屈曲，IP 一般不固定，以防止畸形。

（2）作业活动　受伤后 1 周内只有健指能进行被动运动。1 周后，健指可主动运动，伤指的 DIP 和 PIP 关节可以被动运动，此时治疗师可以设计治疗活动让患者没有受伤的部位，如手指、腕、肘及肩等活动，以减少掌指关节挛缩及僵硬 6 周后，伤指 MP 关节才能开始运动，先被动后主动训练，在不诱发疼痛的情况下，温和而主动的屈曲指间关节和掌指关节以获得良好抓握能力。继而进行手握力、手指伸展能力、手指灵巧性及工作能力等训练。

（3）感觉重塑　如合并神经损伤时，可以实施感觉重塑训练。

（4）手术　如果出现粉碎性骨折或成角畸形，必须手术后才进行康复治疗。

2. 指骨骨折

（1）固定与矫形器的应用　在手指中有伸肌和屈肌，所以受伤部位易受肌肉牵动而导致畸形。初期骨折部位的固定是预防出现畸形的关键：①近节指骨折复位后，应该 MP 关节屈曲 45°，PIP 关节屈曲 90 度固定 4~6 周；②中节指骨折复位后，向掌侧成角者 DIP 关节屈曲位 30° 固定；向背侧成角者 DIP 关节伸直位固定 4~6 周；③末节指骨折复位后,将 PIP 关节屈曲 90°,DIP 关节伸直位固定 4~6 周。

(2)作业活动 指骨骨折后治疗活动与掌骨骨折相似,术后第 3~5 天健指开始主动活动,配合 MP 关节活动,以不牵连伤指固定为度。此时治疗师可以设计治疗活动让患者没有受伤的部位主动活动,如手指、腕、肘及肩等参与的抓球活动、运球活动和维持健指的手指灵巧性活动。固定去除后,骨折愈合满意,应该进行伤指指间关节屈伸练习。治疗师设计的活动应该强调尽可能达到各个关节活动度的最大范围。

(3)感觉重塑 指骨骨折合并过敏者需脱敏训练。

(4)手术 如果出现粉碎性骨折、骨旋转畸形或成角畸形,必须手术后才进行康复治疗。

3. 拇指掌骨基底骨折

(1)固定与矫形器的应用 骨折分为 2 类,第 1 类不经过关节的拇指掌骨基底骨折,复位后用矫形器固定 3~6 周。第 2 类通过关节的拇指掌骨基底骨折(Bennett 骨折),复位容易,但固定困难,常需手术切开复位内固定,3~6 周后去除固定。

(2)作业活动 固定期以伤手其余健指的被动运动为主,水肿与疼痛控制后,可以用健手辅助伤手进行指间关节的屈伸运动。每次活动以局部无痛、无疲劳感为宜。去除固定后,加强拇指外展、内收、对掌及屈伸活动练习。从被动到主动活动逐步训练。治疗师设计活动应该遵循:①促进拇指对指、对掌抓握功能;②促进拇指伸展运动;③改善手的协调性和增强肌力。

(三)关节脱位

1. PIP 关节背侧脱位 此种脱位较常见,常常出现 PIP 关节过伸畸形,为过伸损伤所致。PIP 关节背侧脱位时,主要可能伤及中节指骨基底和周围的软组织,可能有小骨片撕脱。脱位后由于指背腱膜及侧束张力增加,可致 PIP 关节过伸,DIP 关节稍屈曲畸形,时间较长可导致"鹅颈"畸形。

(1)固定与矫形器的应用 早期复位后,固定 PIP、DIP 关节于屈曲位 20 度~30 度约 3 周时间。3~6 周,用背侧阻挡矫形器限制 PIP 关节过伸,训练伤指 DIP 关节在限制范围内主动屈曲活动。6 周后,去除固定可自由屈伸训练 DIP 和 PIP 关节。如果 PIP 关节固定后出现屈曲挛缩,就需要通过动力矫形器牵拉关节,协助伸展,逐渐纠正。必要时进行手术矫治。

(2)作业活动 受伤固定后 3~5 天,健指可以进行主动运动。1~3 周,伤指的 DIP 和 PIP 关节可以被动屈曲运动。3~6 周,伤指的 DIP 和 PIP 关节可以主动在限制范围内主动屈曲活动,此时治疗师可以设计治疗活动让患者进行抓握训练,以减少掌指关节挛缩及僵硬。6 周后,逐渐训练伤指 IP 关节的伸展活动,继而进行肌力、手指灵巧性及工作能力等训练。

2. PIP 关节侧方脱位 外力作用使得 PIP 关节单侧副韧带及掌板附着点部分断裂。

(1)固定与矫形器的应用 早期复位后,固定 PIP 关节于屈曲位 20°约 2 周时间。3~5 周,将伤指与邻指固定一起,在背侧阻挡矫形器保护下,进行 PIP 关节主动屈曲活动。5 周后,可以去除固定进行 PIP 关节伸展活动。但在侧方外力作用下 PIP 关节显示不稳定时,需再固定 3 周。

(2)作业活动 受伤固定后 3~5 天,健指可以进行主动运动。3~5 周,伤指与邻指可以进行 PIP 关节主动屈曲运动。去除固定后,逐渐训练伤指 PIP 关节的伸展活动,继而进行肌力、手指灵巧性及工作能力等训练。

3. PIP 关节掌侧脱位 临床上,掌侧脱位较少见。在外力作用下 PIP 关节掌侧脱位时,近节指骨头部不全性或完全性突入伸指肌腱的裂隙中,可伴伸指肌腱中央腱束撕裂损伤。晚期可以形成"纽孔"畸形。

(1)固定与矫形器的应用 复位后,采用 PIP 关节伸直位矫形器固定 4~6 周,保证伸指肌腱愈合。此后,在间歇使用 PIP 关节过屈限制矫形器同时,进行关节功能恢复训练 2 周后去除固定。

（2）作业活动　在伸直位矫形器去除后，需要进行主动 PIP 关节屈伸训练。在训练的头 2 周，可以在训练的间歇，如夜间，使用 PIP 关节过屈限制矫形器。训练中，治疗师多设计伤指 PIP 关节的伸展活动，继而进行肌力、手指灵巧性及工作能力等训练。

4. MP 关节脱位　MP 关节脱位一般发生在食指或小指的 MP 关节，临床上少见。但是 MP 关节脱位时，由于软组织容易嵌入关节间隙，多需手术。术后固定 3 周后可以进行 MP 关节伸展训练。

（四）韧带损伤

1. 指间侧副韧带损伤

（1）固定与矫形器的应用　关节韧带损伤中 PIP 关节发生率最高，并且桡侧多于尺侧，导致关节稳定性丧失。故侧副韧带部分撕裂时，必须固定。关节伤指 PIP 关节 15°～20°屈曲位固定 2 周。待疼痛和水肿控制后，如果侧方加压试验检查，与健侧比较后，发现伤指 PIP 关节不稳，则需要邻指合并固定 2～3 周。

（2）作业活动　屈曲位固定后，必须要进行主动 PIP 关节屈伸训练。治疗师多设计伤指 PIP 关节伸展相关的活动，继而进行肌力、手指灵巧性及工作能力等训练。

（3）手术　侧副韧带完全断裂时，则需要早期行手术修复，缝合撕裂组织，术后立即予以固定。

2. MP 关节侧副韧带损伤

（1）固定与矫形器的应用　食指至小指 MP 关节桡侧副韧带损伤较多见。多由于手指戳伤或侧方打击引起 MP 关节过伸所致，故需要 MP 关节 45°～50°屈曲位固定 2～3 周，需要固定从 PIP 关节至前臂中部。

（2）作业活动　在解除固定后应立即开始主动 MP 关节屈伸训练。治疗师设计活动首先提高 MP 关节伸展活动，继而进行肌力训练，最后提高 ADL 及工作能力。

3. 拇指 MP 关节侧副韧带损伤　拇指 MP 关节侧副韧带损伤多见于尺侧。在外力的作用下，拇指尺侧近节指骨受力，掌指关节内侧副韧带张力加大，致使韧带损伤。

（1）固定与矫形器的应用　术后或复位后，需要拇指 MP 关节屈曲位固定 5～6 周，固定最好包括腕关节。

（2）作业活动　拇指 MP 关节的主动运动训练在结束关节固定后立即开始。拇指侧副韧带损伤恢复达到稳定状态需要约 12 周。因此，治疗师早期主要设计拇指 MP 关节伸展相关的活动，逐渐增加肌力训练，最后提高 ADL 及工作能力。

（3）手术　侧副韧带断裂时，需要早期行手术修复，缝合撕裂组织，术后立即予以固定。

五、注意事项

1. 一些患者由于治疗、护理失当，进入康复治疗时已经出现了局部疼痛、手肿等合并症时，仍应给予积极的治疗与关注，消除和减轻二次损伤的影响，最大限度的恢复患手残存的功能。

2. 对于经过康复训练手功能还是难以恢复到独立完成日常生活作业水平的患者，应该考虑对客观条件进行改良，如制作使用自助具，对进食餐具、洗漱用具等进行调整和改制，能够有效地提高患者完成日常生活作业的独立性。

3. 当利手（大多数人为右利手）一侧成为废用手或辅助手时，对患者的日常生活、工作、学习会产生相当大的影响，如书写等。此时，应进行利手交换训练，使患者能自如地应用健手替代利手，例如练习用健手写字、用筷子等。

六、家庭康复指导与保健

手功能练习的方法及图解：

1. 握球练习　握垒球大小弹性小球，缓慢用力握紧保持 10 秒，放松 2 秒为 1 次。此练习主要加强握力，锻炼手屈肌肌力，日常生活中可练习拿苹果、馒头等（图 5-4-1）。

2. 握棒练习　握住香蕉粗细的硬质或弹性小棒，缓慢用力握紧保持 10 秒，放松 2 秒为 1 次。此练习主要加强握力和对掌功能，日常生活中可练习握笤帚、拖把、门把手等（图5-4-2）。

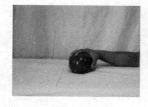 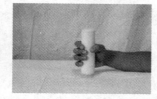

图5-4-1 握球练习　　图5-4-2 握棒练习

3.侧面捏握练习　桌上放一张硬纸片，从侧面捏起再放下为1次。日常生活中可练习捏名片、钥匙，拧锁等。增强手的内在肌肌力等。

4.指尖捏握练习　桌上放一细小物体，如牙签、针或豆子等，从桌面捏起再放下为1次。此练习主要加强手精细功能练习。

5.手指捏握练习　可以通过正确姿势握笔即用拇指和食指远端指腹握笔，练习写字。以及正确姿势握筷子，练习使用筷子。此练习主要加强手的灵活性及协调性（图5-4-3）。

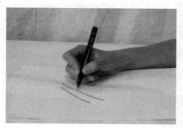

图5-4-3 手指捏握练习

6.柱状抓握练习　桌上放一圆桶状物，从桌面上握住拿起再放下为1次，日常生活中可练习握水杯。此练习主要加强手屈肌和内在肌（图5-4-4）。

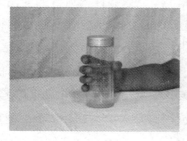

图5-4-4 柱状抓握练习

7.环状抓握练习　桌上放一圆桶状物，如水杯等，从水杯上方杯口处把杯从桌面上拿起再放

下为1次，此练习主要加强手屈肌和内在肌（图5-4-5）。

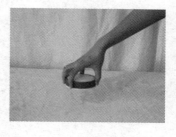

图5-4-5 环状抓握练习

8.提物练习　手除拇指外其余四指弯曲成钩状，提起水壶、书包、塑料袋、小篮子等物（必要时加重量），拿起再放下为1次。日常生活中可练习提书包、水壶，拉抽屉等（图5-4-6）。

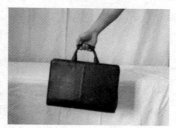

图5-4-6 提物练习

9.分指练习　将弹性皮筋套在相邻两手指上，用力分开后坚持一会再放松为一次。可将皮筋套在手指远端增加难度。此练习主要加强手内在肌肌力（图5-4-7）。

10.并指练习　手指伸直，掌指近端关节微屈，相邻两指并拢夹住厚纸片的一端，另一只手捏住厚纸片的另一端，相互对抗用力向两端拉厚纸片。坚持几秒钟放松为一组。此练习主要加强手内在肌肌力（图5-4-7）。

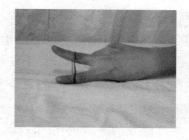

图5-4-7 分指和并指练习

（李博霞　闫炳苍）

第五章 >>>

截肢的康复

第一节 截肢概述

截肢(amputation)是截除没有生机和(或)功能的肢体,或截除因局部疾病严重威胁生命的肢体。将已失去生存能力、危害健康、丧失生理功能的肢体截除。

一、病因

截肢的原因有很多种,主要有外伤性疾病、恶性肿瘤、周围血管病变、糖尿病、先天畸形、感染性疾病、神经性疾病等。

1.外伤性疾病 在我国因外伤而截肢者仍占截肢原因的首位,目前截肢手术也仍然是骨科处理严重肢体外伤的一种方法。近20年来,由于骨科理论和技术水平的提高,尤其是显微外科领域中的显微血管、神经外科,各种皮瓣移植、骨移植和后期功能再造技术的飞速发展,康复技术的应用,使很多严重外伤肢体得以存活,并恢复一定的功能,截肢手术的发生率已明显降低。

例如:不可修复的严重创伤、肢体坏死、严重感染、肢体无功能、不可矫正的严重畸形。不可修复的神经损伤造成肢体严重畸形、功能障碍、皮肤

溃疡、久治不愈或感染骨髓炎。烧伤、冻伤后肢体坏死。

2.肿瘤 对某些就诊较晚,肿瘤侵犯范围较广或保肢手术后复发而不能采取保肢手术,或由于肿瘤造成肢体无功能者,截肢手术仍是一种行之有效的治疗方法。且有很多接受截肢手术的骨科肿瘤患者保存了生命,并可以安装假肢,获得良好的代偿功能。

3.周围血管病变 发生率呈上升趋势,在美国已占截肢原因的首位。例如:阻塞性动脉硬化症、血栓闭塞性脉管炎、血液高凝状态血栓形成阻塞血管。

4.糖尿病 糖尿病性的血管病变使足的血运障碍,糖尿病性的周围神经病变使足的神经营养和感觉障碍,最后导致足溃疡、感染、坏死。

5.先天性畸形 肢体无功能。

6.感染性疾病 严重感染威胁患者生命,如气性坏疽或因感染久治不愈导致不可修复的肢体功能障碍。

7.神经性疾病 如脊髓栓系综合征,造成下肢神经部分麻痹,足逐渐发生马蹄内翻畸形,足皮肤神经营养障碍,促使足负重部位破溃形成溃疡,

经久不愈合,对行走功能造成严重影响,这时就需要截肢,一般是行小腿截肢或更高水平的截肢。麻风病有时也需要截肢,但是比较少见。

二、适应证及注意事项

1.适应证

(1)外伤性截肢。

(2)肿瘤截肢。

(3)血管病性截肢。

(4)糖尿病性截肢。

(5)先天性畸形截肢。

(6)感染性截肢。

(7)神经性疾病。

2.注意事项

(1)一般原则是在达到截肢目的的前提下,尽可能地保留残肢长度,使其功能得到最大限度的发挥。仅保留一个正常功能的小手指也比前臂截肢后安装目前世界上最高级的假肢的功能要好得多。

(2)需正确放置残肢体位,尤其是下肢截肢后残肢体位的摆放。如膝上截肢,髋关节应伸直且不要外展;膝下截肢,膝关节应伸直位。

(3)宜尽早进行恢复和增加肌肉力量及关节活动度的训练,可预防关节挛缩畸形,也为尽早穿戴假肢创造有利的条件。如:小腿截肢患者应尽早进行股四头肌的等长收缩训练,大腿截肢者应尽早进行臀大肌和内收肌的等长收缩训练,前臂截肢要进行屈伸肘肌和肩关节周围肌肉训练。

三、临床分型

(一)下肢截肢

在大量文献报告中已经证实,截肢以后康复的效果是直接与截肢水平相关的,膝下截肢患者至少有90%能够应用假肢。而与此相反,膝上截肢患者仅有25%或更少的应用假肢的成功率,虽然有一些因素对这个明显的差别起作用,但主要的因素是在行走时膝上假肢患者要比膝下假肢患

者耗能明显增加。因此,在下肢截肢的康复中要想取得更大的成功,就要求我们应该尽可能地在最远的水平进行截肢。

既然目前下肢截肢的主要原因是伴有或不伴有糖尿病的周围血管病,所以手术前要正确地判断能够保证伤口愈合的截肢最低水平。过去,最好的评定方法是在手术中通过观察组织的血运,目前,有一些实验方法可以在手术前帮助我们进行临床评定,包括用多普勒超声和其他方法进行阶段血压的测定;用放射性氙清除的方法进行皮肤血流和经皮氧分压的测定。所有这些实验在判断截肢水平方面是很有价值的,但是尚没有一个确保伤口愈合的绝对标准。当然,把这些实验综合起来分析就可能提供比较有价值的信息,当这些实验与临床和外科观察相结合就可以提供极为客观的伤口愈合可能成功或失败的根据。选择什么实验由医院和外科医生来决定,经皮氧分压的测定可能对评定更有帮助,将患者在吸氧和不吸氧时测量出的肢体局部氧分压数值相对比,吸氧后氧分压值增加说明局部组织灌注良好,而氧分压没有增加指示局部组织灌注不良,伤口有不愈合的可能性。

1.足部截肢

(1)足趾截肢 第二趾截肢后会伴有外翻畸形,因为大趾很容易向第三趾侧倾斜,需要填充截趾后存留的空隙。其他趾的截肢所造成的干扰比较少。小趾截肢是最常见的,通常小趾截肢的适应证要比其他四个足趾更多。小趾截肢一般不受到影响,因此小趾很少生行再造手术。全部足趾截肢的患者一般在慢走时影响并不明显,但是当快速行走和跳跃需要的弹性时就会表现出明显的障碍,并且对下蹲及踮脚尖站立也影响很大。这些患者不需要穿戴假肢,只穿比较合适的鞋就可以。

(2)经跖骨的截肢 将造成足残疾,其残疾的程度与截肢的水平相关,越靠近跖骨近端部位的截肢残疾也就越严重,这样的截肢患者也不需要

穿戴假肢,但是要穿矫形鞋。通过距骨更近水平的截肢对行走产生更大的影响,走路就更不方便。

(3)跗跖关节离断(Lisfranc 截肢) 由于足背伸肌肉附着点的丧失,后期将造成足的马蹄畸形。中跗关节离断(Chpart 截肢)可能造成严重的马蹄内翻畸形。当需要进行以上两种截肢时就一定要做肌力再平衡肌腱移位和跟腱延长或切断手术。甚至一些人提出放弃这两种截肢,改为更近端水平的截肢,但是如果在术中和术后处理正确的话,这两种截肢手术还是可以得到较为满意的结果。

(4)后足截肢(Boyd 截肢和 Pirogoff 截肢)这两种手术主要应用于儿童,因为它与 Syme 截肢相比,保留了较多的肢体长度和骨骺生长中心,不存在足跟垫移动的问题,改善了接受腔的悬吊,但是此手术在周围血管病缺血坏死的足,尤其是伴有糖尿病者一定慎用或禁用。增加的长度使假肢装配比 Syme 截肢的假肢要复杂。

①Boyd 截肢:此截肢的效果较好,残肢端可以负重,肢体短缩得比 Syme 截肢要少,而且不会发生 Syme 截肢有时造成的足跟皮肤后移。它包括距骨切除,跟骨上移,行胫骨下端与跟骨融合术。为了确保骨端对位和融合,可以采用一些相应的固定方法,如用斯氏针、松质骨螺钉、加压外固定架等,这种截肢以后穿戴的假肢式样比较好。

②Pirogof 截肢:此截肢是将胫骨与部分跟骨固定,即跟骨前半部切除,剩余的后半部分与足跟皮肤一同向前上方旋转90°与胫骨远端关节面垂直,行融合术,为确保骨端对位和融合,也可以应用 Boyd 截肢手术的各种固定方法。这种截肢方法与 Boyd 截肢相比并没有什么益处,而且技术更困难。

2. 踝部截肢(Syme 截肢) 赛姆截肢不仅可以获得最适合需要负重的残端,并且在残端与地面之间提供了很大的空间,为安装某些类型的人工假脚创造了条件,不太需要穿戴假肢后的行走训练。截骨水平是在胫腓骨远端,距离踝关节面0.6cm 处,足跟皮瓣坚韧耐磨,保证了残端直接负重的能力。对这个截肢来讲,当残端皮肤软组织条件良好时是下肢截肢中非常满意的功能截肢水平,而当残端皮肤软组织条件不良时它是绝对无价值的,因此必须在近端再截肢,所以对赛姆截肢来讲没有中间的选择。造成不良的赛姆截肢残端一般有两个原因:其一是足跟的脂肪垫向后内侧移位;其二是手术中在关闭皮肤时将两侧有良好血运的皮肤修剪得过多,造成足跟皮肤血运不良,甚至缺血坏死。但是,这两种并发症都可以在手术中加以预防。由于残肢端显得有些臃肿,使假肢的末端有些膨隆,因此,一般女性患者要慎用。典型赛姆截肢的假肢包括一个可成型的塑料接受腔,在接受腔的内侧方要开一个窗,为了使较大的残肢端能够通过狭窄的接受腔;一个硬踝和有缓冲足跟的假脚(SACH)脚。Samie 介绍了一种改良的赛姆截肢手术方法,主要目的是减少残肢端的膨隆,可以应用式样更好的假肢。他的建议是将胫腓骨远端内外踝的突出部分进行适当的切除,这样残肢端就不那么膨隆了,就可以穿戴一个不需要再开窗、比较适合、样式好的假肢。因为一些新型弹性足的应用,赛姆截肢者受益于储能技术。假肢的接受腔不需要像小腿假肢那样高到髌韧带的部位,假肢的接受腔是自行悬吊的。

3. 小腿截肢(经胫截肢、膝下截肢) 在下肢截肢患者的成功康复中膝关节的保留是非常重要的,一个小腿截肢的健康成年人,如果残肢条件及穿戴的假肢都比较好时,他走路的姿态几乎可以接近正常,当以一般的速度行走时,可能别人不会发现他是一个小腿截肢者,并且可以跑和跳。然而,膝关节离断或更高水平的截肢就完全不同了。目前,关于小腿截肢,在截肢部位选择、手术技术和术后处理等方面已经发生了很大变化,基本上手术被分成两大类,即非缺血肢体和缺血肢体的截肢手术,这两种手术的主要区别是截肢部位选择、皮瓣的处理、肌肉固定和骨端成形术应用方法的不同。

4. 膝关节离断 新型接受腔和四连杆膝关

假肢的设计及应用提供了步行摆动期可控制的膝关节结构,解决了这个部位截肢后有关假肢穿戴的一系列问题。四连杆膝关节的应用使走路更加稳定,这种水平的许多优点已经在儿童和青年人患者中被证明,它同样也适合老年人和因周围血管病需要截肢的患者,目前已把膝关节离断作为理想的截肢部位,这种手术已得到普遍的认同。实践证明,膝关节离断假肢在穿戴舒适、行走功能等方面都明显优于大腿截肢所装配的假肢,并且对假肢应用的步行训练也比大腿假肢要容易得多。

5. 大腿截肢(经股截肢、膝上截肢) 大腿截肢的发生率仅次于小腿截肢而居于第二位。在大腿截肢中尽可能保留残肢长度是极其重要的,因为长的残肢可以提供一个强有力的杠杆力臂,对假肢的控制能力是非常有利的。随着假肢技术的改进,对大腿残肢生物力学的研究,要求残肢末端负重,其优点是:坐骨结节承重的假肢,体重力线是通过坐骨结节的前外侧,引起骨盆前倾,同时伴有腰前突加大,当残肢端负重时,力线接近正常,故不造成腰前突增大;残肢末端负重,反作用力被残肢末端感觉,容易获得假肢膝关节的稳定性,对假肢控制有利。为了获得残肢末端负重,肌肉的处理方法是将内收大肌在张力下,通过钻孔缝合固定到截骨残端的外侧骨皮质上,将股骨放在内收位,通过钻孔把四头肌腱缝合固定到截骨残端的后侧骨皮质上,保持股骨干于正常的伸直位,再将后和外侧肌肉与这两组肌肉相继合。此手术可使肌肉保持生理紧张状态,由于肌肉可以发挥生理功能,减少了肌肉萎缩,保持了残肢周径,形成了圆柱状的残肢,利于假肢接受腔的适合和悬吊。

6. 髋部截肢 髋部截肢包括通过股骨近端在距离小转子5cm以内的截肢和髋关节离断。髋关节离断术从解剖学意义而言是将股骨从髋臼部位分离,切除整个下肢的一种手术,但就功能而言的假肢学观点,却将接近股骨转子下部位的截肢也包括在内。从假肢安装角度来看,臀大肌覆盖坐骨结节部位为主要负重面,断端的下外侧部及骶尾部作为辅助负重面具有很大作用,行此手术时应尽可能在小转子以下截肢。这样可以利用大转子的突出对假肢接受腔的悬吊起辅助作用,可以增加假肢的侧向稳定性,对控制旋转也有利;如果行小转子水平以下截肢时,可将髂腰肌自小转子切断,应将内收肌缝合固定在截骨端,并用残留的股外侧肌缝合包埋截骨断端,这样可以避免术后残端屈曲和外展畸形,有利于假肢穿戴,这个部位的截肢不建议手术后立即安装临时假肢,通常应用软绷带包扎技术,待局部肿胀消退后即可以安装加拿大式的髋离断假肢。

7. 半骨盆截肢 主要用于大腿近端和盆骨的恶性肿瘤。

从假肢安装的角度来看,半骨盆截肢的特征是:前方的腹直肌、腹斜肌与后方的臀大肌缝合,将腹膜包埋,断端的外下侧方为主要负重面;胸廓下部为辅助的负重部位;作为假肢接受腔的悬吊部位是利用健侧髂骨翼上部与患侧的对称部位;如果有可能,半骨盆切除时应设法保留髂嵴和坐骨结节,以利于假肢的悬吊和负重。由于假肢技术的改进用于半骨盆截肢术后的假肢能达到较为理想的装配,可以步行。

(二)上肢截肢

1. 手部截肢 对手的急性外伤性截肢在条件准许时要应用显微外科技术进行再植手术。而通过手指和手掌的截肢应该是一个拯救性的手术,它的手术目的是尽可能保留受损伤与未受损伤部分的手功能,缩短愈合时间,减少永久性的残疾和防止持续性的疼痛,在容许的情况下要努力做到保留残肢的长度、关节的活动度和皮肤的感觉,当需要进行多指截肢时安尽量保留手的捏和握功能。

2. 腕部截肢 经腕截肢和腕关节离断的残肢的功能要优于经前臂截肢的残肢,因为它保留了正常的远端尺桡关节,保留了前臂的全部旋前和旋后功能,尽管只有50%的旋前和旋后被传递到假肢,但是这些旋转活动对患者是非常重要和有价值的,所以为了保留下尺桡关节应该尽量做出最大的努力,并且腕部截肢还提供了一个比较长的杠杆臂,使得对假肢的控制能力更强。经腕截肢后保留了桡腕关节的屈伸活动,因为这个运动也能被假肢所利用,虽然经腕关节的假肢装配有一定的困难,但是目前技术熟练的假肢技师完全可以完成。比较薄的人工腕关节假肢已被制造和应用,克服了以前人工手或假肢钩手比健侧手长出来很多的缺点,现在已可以安装既美观又有良好功能的腕关节离断假肢。

3. 前臂截肢(经桡截肢、肘下截肢)　在功能上根据残肢的长度分为以下几种类型。

(1)前臂极短截肢　残肢长度长于健侧的35%,保留了肘关节屈伸力量,但是旋前圆肌力弱,由于肱二头肌的存在,所以残肢易处于旋后位。

(2)前臂短残肢　残肢长度为健侧的35%～55%,前臂的旋前方肌全部和旋前圆肌的一部分被切除,而旋后肌保留,旋后力强。

(3)前臂中残肢　残肢长度为健侧的55%～80%。

(4)前臂长残肢　残肢长度大于健侧的80%。

4. 肘关节离断　因保留了正常的肩关节活动,上臂的活动性能良好,由于肱骨髁的骨性膨隆,对假肢的悬吊和控制能力强,可以安装肘关节离断假肢。将前臂屈肌群从肱骨内上髁于距离起始部位 1cm 处切断。起于肱骨外髁部的前臂伸肌群在肘关节远端 5cm、6cm 处横行切断。关节完全离断后,要保留完整的肱骨关节面,将肱三头肌腱与肱二头肌腱、肱肌残端缝合,将肱骨外髁部的伸肌群肌膜瓣修整后与肱骨内上髁残留屈肌断端相缝合,覆盖肱骨远端。

5. 上臂截肢(经肱截肢、肘上截肢)　上臂截肢是被确认为从肱骨远端的髁上到肱骨近端的腋窝皱褶区城内任何水平的截肢,超出此范围更远的截肢,像经肱骨髁的截肢,其假肢装配和功能与肘关节离断相同;而在腋窝皱褶以上近端的截肢,其假肢装配和功能与肩关节离断相同。虽然在腋窝皱褶水平或更近端的截肢必须安装肩关节离断假肢,但是由于肱骨近端被保留,那是非常有价值的,它保留了肩关节的正常外形,从美观上是需要的,同时也对启关节离断假肢的适配、悬吊和稳定性能有利。

6. 肩部截肢　肩部截肢包括在腋窝皱褶水平或其近端的截肢,肱骨外科颈截肢,肩关节离断和肩胛带离断,这些部位截肢的假肢装配均为肩关节离断假肢,虽然为这些部位截肢的患者设计了较好的假肢,但是假肢的功能很差,一般这些假肢只是在双手活动时起到辅助支持的作用,成为支持工具。

(杜　锋　闫炳苍)

第二节　截肢的康复治疗

一、康复评定

截肢康复评定就是利用各种仪器、设备、技术和手段以及徒手检查等方法对患者的全身状况、残肢状况及假肢功能做出系统的、全面的正确评价,这对制订康复目标和计划,确定康复处方都是非常重要的。

1. 截肢手术前的评定　全身情况的评定和准备截肢肢体的评定。

2. 残肢的评定

(1)理想残肢的概念　良好的假肢安装要求残肢对假肢有良好的悬吊、承重和控制能力,并且提供假肢正确的对线条件。符合以上条件的残肢称为理想残肢。与之相对的是非理想残肢,其残肢不完全满足理想残肢的条件,给假肢穿戴带来困难,如短残肢、关节挛缩畸形和其他残肢并发症等。对这些非理想残肢就需要应用各种康复手段,使之变为相对理想的残肢,为穿戴假肢创造良好的条件。

（2）残肢评定的内容 ①残肢外形为了适合现代假肢接受腔的穿戴，残肢形状以圆柱形为佳，而不是圆锥形，残肢外形不良将影响假肢接受腔的佩戴。②关节活动度：关节活动度受限直接影响假肢的代偿功能，甚至不能安装和佩戴假肢。③残肢畸形：畸形严重时，假肢的穿戴很困难。④皮肤情况：皮肤条件的好与坏直接影响假肢的佩戴。⑤残肢长度：它对假肢种类选择、残肢对假肢的控制能力、悬吊能力、稳定性、步态和代偿功能等有着直接的影响。⑥肌力：肌肉力量强弱对假肢佩戴和功能发挥十分重要。对于上肢截肢，残存肌肉的多少及其产生的肌电信号，是判断能否佩戴肌电假手的重要依据。⑦残肢痛：确定引起残肢痛的原因，设法妥善解决。⑧幻肢痛：截肢后患者可能仍然感觉到原有肢体的疼痛，甚至疼痛非常剧烈。

（3）其他肢体的评定 其他肢体的状况直接影响截肢的康复过程。

3. 假肢的评定

（1）穿戴临时性假肢后的评定 包括临时假肢接受腔适合情况、假肢悬吊能力、假肢对线（工作台对线、静态对线和动态对线）、穿戴假肢后残肢情况、步态、上肢假肢背带与控制索系统、假手功能。

（2）穿戴永久性假肢后的评定 假肢穿着感觉、功能、步态、外观、耐久性等因素。除去对临时假肢的评定内容外，应该强调的评定内容如下：

1）上肢假肢评定：包括假肢长度；接受腔合适程度；肘关节屈伸活动范围；前臂旋转活动范围；肘关节完全屈曲所需要的肩关节屈曲角度；肘关节屈曲所需要的力；控制系统的效率要在50%以上；肘关节屈曲90°时假手的动作；假手在身体各部位的动作；肘关节组件的不随意动作，即步行及外展60°位时，肘关节不得锁定；对旋转力和拉伸力的稳定性。上肢假肢日常生活活动能力的评定：对于一侧假手，主要是观察其辅助正常手动作

的功能。

2）下肢假肢评定：①站立位的评定：检查残肢是否完全纳入接受腔内，即坐骨结节是否在规定的位置上，残端是否与接受腔底部相接触。残肢长度（对于小腿假肢，双侧下肢应等长；对于大腿假肢，假肢侧一般较健侧短1～2cm）、足底的内外侧是否完全与地面接触、膝关节的稳定性等。②坐位的评定：坐位时，接受腔是否有脱出现象；膝关节90°屈曲时，假肢侧膝部比健侧高出的最小量；接受腔前上缘有无压迫；接受腔坐骨承载部位对大腿后肌群的压迫；坐在椅子上时，小腿部分是否垂直等。③步态评定：对异常步态要正确地判断，分析原因。要考虑两方面的问题，一方面是截肢者方面的问题，如心理影响：怕跌倒、对假肢机能有疑问等；髋关节与残肢异常：髋关节屈曲或外展挛缩，外展肌力不足，残肢痛等。另一方面是假肢的问题，如接受腔适配不良，对线不良，关节、假脚结构及机能不合适。可针对具体原因进行处理。常见的大腿假肢异常步态有：假肢膝关节不稳定、假脚拍地、踵扭转、腰椎过度前凸、外展步态、躯干侧倾、外甩、内甩、提踵异常、划弧步态、踮脚步态、步幅不均、膝撞击、摆臂异常。对下肢假肢步态的评定除了通过肉眼观察外，在有条件时应该应用步态分析仪进行更客观的、定量的数据和图形分析检查。④行走能力评定：一般以行走的距离、上下阶梯、过障碍物等为指标，对行走能力进行评定。截肢部位和水平不同，行走能力也各异。一般来讲，截肢水平越高，行走能力越差，一侧小腿、另一侧大腿截肢者行走能力更差，以双侧大腿截肢的行走能力为最差，双大腿短残肢一般需要手杖辅助行走。

4. 日常生活活动能力（ADL）评估 ADL 是指人们为了维持生存以及适应生存环境而每天必须反复进行的、最基本的活动。包括基础性日常生活活动（BADL）和工具性日常生活活动（IADL）。

（1）评定目的

①确定日常生活活动的独立程度。

②确定哪些日常生活活动需要帮助,需要何种帮助以及帮助的量。

③为制定康复目标和康复治疗方案提供依据,判断患者的功能预后。

④为制定环境改造方案提供依据。

⑤观察疗效,评估医疗质量。

（2）评定量表（表5-5-1）

表5-5-1　改良Barthel指数评分表（成人）

ADL项目	自理	较小帮助	较大帮助	完全依赖
进食	10	5	0	0
洗澡	5	0		
修饰	5	0		
穿脱衣服	10	5	0	
大便控制	10	5（偶能控制）	0	
小便控制	10	5	0	
如厕	10	5	0	
转移	15	10	5	0
行走50米	15	10	5（用轮椅）	0
上下楼梯	10	5	0	

该量表评估包括:进食、转移、修饰、如厕、洗澡、行走、上下楼梯、穿脱衣服、大便控制、小便控制等。总分100分,得分越高,表示ADL的自理能力越好,依赖性越小。

评分标准:≥60分　　　基本独立

　　　　　59~41分　　需较小帮助可完成

　　　　　40~21分　　需较大帮助可完成

　　　　　<20分　　　完全依赖

5.手功能评估　用Carroll手功能评定法。Carroll手功能评定法又称为上肢功能测试（UE-FT）,分为6大类,共33项。评定内容包括:抓握、握、侧捏、捏、放置、旋前和旋后六项内容。Ⅰ~Ⅳ类主要是评定手的抓握和对捏功能,Ⅴ、Ⅵ类主要检查整个上肢的功能和协调性。

二、康复目标

1.重建肢体功能,防止或减轻截肢对患者身体健康和心理活动造成的不良影响。

2.预防并发症、关节挛缩畸形。

3.促进残肢定型,适配假肢或辅具。

4.重返家庭及社会。

三、康复治疗

（一）运动训练

康复治疗包括患者的全身情况和残肢本身两个方面。要明确训练目标,有计划地进行训练指导,长时间刻苦地训练,否则截肢者很难自如掌握假肢。

1.使用假肢前的训练

（1）增加全身体能的运动训练　以同样的速度在平地行走,一般小腿截肢要比正常人多消耗10%~40%的能量,大腿截肢者要多消耗65%~100%,双侧大腿截肢者平均比正常人多消耗110%。这样大的能量消耗,就要求下肢截肢者有比较强壮的身体。要进行躯干肌和未截肢肢体的强化训练,增强背肌和腹肌的训练,单腿站立训练,最后练习单腿跳。这样既加强了肌力又训练了平衡。

（2）残肢训练　包括关节活动训练、肌力训练、增强残肢皮肤强度（特别是负重部分皮肤）的训练、使用助行器的训练和站立与步行训练。

2.穿戴假肢的训练

（1）穿戴临时假肢的训练　截肢后,首先确定安装临时假肢的合适时间。假如全身情况及残肢条件许可,一般术后应尽快穿戴临时假肢。训练内容包括穿戴临时假肢方法的训练、站位平衡训练、迈步训练（假肢的迈步训练,健肢的迈步训练）和步行训练。

（2）穿戴永久假肢的训练　穿戴永久假肢的条件:残肢条件:残肢成熟定型是最基本的条件,即残肢已无肿胀,皮下脂肪减少,残肢肌肉不再继续萎缩,连续应用临时假肢1周以上残肢无变化,接受腔适配良好,不需要再修改接受腔。训练情况:经过穿戴临时假肢后的各种康复训练已达到基本目的和要求,当穿戴上永久性假肢后就可以立即很好地应用假肢。

①上肢假肢的训练:上肢假肢的应用训练远比下肢假肢的训练复杂和困难得多。基本训练方法是,首先从训练截肢者熟悉假肢和假肢控制系统开始,先训练手部开闭动作。对肘关节以上的高位截肢,要增加假肢肘关节的动作训练,通常要在手部动作熟练和习惯使用背带后进行。上肢假肢的应用训练包括吃饭、化装、更衣等日常生活动作。在单侧上肢截肢的患者,首先要进行利手交换的训练,使原来不是利手的健肢变成功能性更强的利手,而假手主要起辅助手的作用。

②下肢假肢的训练:没有稳定的站立平衡就不能顺利地行走,在平衡问题上,额状面与矢状面相比,额状面的平衡较难掌握。在指导使用臀中肌的方法时,掌握只用假脚外侧站立的方法会收到较好的效果。面对镜子观看自己用假肢行走的步态,对不良步态予以纠正。

3.各种异常步态的原因及矫正

(1)侧倾步态 在假肢支撑体重时,步行时上身向假肢侧倾斜。其假肢方面的原因:假肢过短、对线不良、足部偏外、接受腔内侧壁或外侧壁不合适。截肢者方面的原因:髋外展肌肌力弱、大腿内侧病变或疼痛、残肢外展挛缩、训练不良等。

(2)步幅不均 指假肢侧与健肢侧步幅不等的状态。假肢方面的原因:健侧腿步幅小是因为接受腔初始屈曲角度不够大、坐骨支撑情况不良。假肢侧步幅大是因为抬足跟过高。截肢者方面的原因:髋关节屈曲挛缩、假肢不能承重、期望假肢膝关节以伸展位着地(怕打软腿)、假肢侧支撑期时间过短等。

(3)划弧步态 指当假肢侧在摆动期中,假肢向外侧划圆弧的步行状态。其假肢方面的原因:假肢过长、假肢的膝关节屈曲不良、假脚跖屈等。截肢者方面的原因:残肢外展挛缩较大、怕打软腿而不敢屈曲膝关节。应认真检查和分析产生异常

步态的原因,针对具体原因进行矫正。

(4)几种特殊的训练 对于下肢假肢,截肢者应进行在石子路、砂土地等不平路面上行走、上下阶梯、迈门槛、跨过窄沟及障碍物的训练,灵活性训练,倒地后站起,搬运物体,对突然意外做出快速反应能力的训练等。

(二)物理治疗

改善残肢的血液循环,松解韧带、肌腱、关节囊的粘连,矫正关节畸形,增加关节活动度,最大程度地发挥假肢的代偿功能和改善步态。

1.电疗 主要用于残端疤痕粘连,局部疼痛明显者。电流强度以患者最大耐受为准,疗程一般三四十次。

2.磁疗 主要用于残端血液循环和组织营养较差、慢性炎症或疼痛较明显者。

3.水疗 可软化挛缩畸形的关节周围组织,为挛缩关节的被动牵拉矫正创造条件。常结合运动疗法,即在水疗的同时进行主动和被动的关节运动训练;或者先进行水疗,随后进行运动疗法。

4.红外线、TDP等综合疗法 用于残端肿胀、畸形、疼痛者。

(三)中药和按摩的应用

对残肢的皮肤创面、溃疡和窦道可以应用中药治疗,促进早期愈合。对不稳定的皮肤瘢痕可以应用中药熏洗和局部按摩,以改善局部血液循环,使瘢痕软化,加速瘢痕的稳定和耐压、耐摩擦能力。

(四)ADL训练

1.良肢位 不同伤病患者的卧床体位有不同的要求,但总的原则是保持良好功能位,防止肢体挛缩畸形,防止不良体位对疾病恢复的不良影响。

2.翻身训练 一般卧床患者均应定时翻身,日间1次/2小时,夜间1次/3小时,交替采取仰卧位、左右侧卧位。有些疾病的患者需采取俯卧位。翻身可以改变对血管的压力,促进血液循环,防止产生压疮、关节挛缩、静脉血栓形成,也可改善呼

吸功能,有利于呼吸道分泌物的排出。病情允许时应尽量让患者主动翻身。

3.坐起训练 对长期卧床者,在病情允许时,先扶起靠坐,然后使之端坐,坐稳后从侧方或前方推动患者,使之保持坐位躯干平衡,再训练前屈、侧屈、旋转时的躯干平衡。臂力良好的患者坐位平衡良好后可进行主动坐起训练,再外移两腿,使两腿移至床沿下,在床边坐。可从卧位到坐位、再从坐位到卧位,反复训练。

4.转移训练 床与轮椅之间、轮椅与座椅之间、轮椅与坐便器之间、轮椅与汽车座之间转移是一个复杂的动作过程,训练时要注意安全。

5.进食训练 对上肢关节活动受限、肌力肌张力异常不能抓握或动作不协调而不能正常摄食者,一方面要进行上肢功能训练,练习摄食动作;另一方面可使用自助餐具或加用辅助装置,如:将匙柄、叉柄加大、加长或成角,或在匙柄上加以尼龙搭扣圈或C形圈,使手掌或前臂套入,便于握持使用;在碗、杯、盘底部加一固定器或橡皮垫,使之不容易倾倒、移动。杯碗外加一C形圈以便握持。患肢上举困难时可在餐桌上方装一个悬吊滑轮,以拉动带动患肢上举送食入口。

6.洗漱动作训练

(1)拧毛巾 将毛巾套在水龙头上,用健手将毛巾冲湿、拧干。

(2)刷牙、剃须 将牙刷或剃须刀柄加大、加长,或在柄上加一尼龙搭扣圈或C形圈,使手掌套入,便于握持使用。

(3)刷手 将带吸盘的洗手刷吸附在水池壁上,刷手时手在刷子上刷洗即可。

(4)梳头 使用长柄或弯柄梳。

(5)洗澡 使用长柄洗擦具。

7.穿衣动作训练 除进行上下肢功能训练外,还可做如下指导。

(1)改造衣裤 为了便于穿脱,不穿套头衫,上衣不用扣子,改用拉链或尼龙搭扣;裤子不用腰

带,改用松紧带;不穿系带鞋,以简化操作。

(2)穿上衣 一般先穿患侧袖,再穿健侧袖。穿套头衫时用健手帮助提领口,从头上套下;脱衣时顺序相反。

(3)使用自助具 用带长柄的钩子拉拉链或上提裤子、袜子,用长柄鞋拔提鞋。

四、残肢的保健

残肢一旦出现问题(如残肢的肌肉萎缩,残肢的周径变大,残肢的皮肤出现水疱、汗疹等)都会影响截肢者穿戴假肢。因此残肢的保护应特别注意。

1.残肢的清洁 残肢皮肤要经常保持干燥、清洁。残肢应每天用清水和消毒肥皂清洗,最好在晚上进行,清理干净后,将皮肤擦干。夏天出汗多时,内衬套要多次及时更换,残肢穿上内衬套时,一定要检查是否平整,不要出现褶皱。

2.如发现有皮肤红肿或有擦伤后应停止使用假肢,请康复医生找到原因,积极采取治疗手段,如使用外用药、口服药、按摩、理疗等。

3.注意接受腔的适配 对于小腿接受腔的髌韧带承重部位,应注意皮肤颜色有无变化,皮肤有无疼痛感觉,一旦发现疼痛并伴有皮肤发红,应立即调整接受腔。大腿吸着式接受腔的端部如有空隙,会使残肢末端的皮肤变硬、发紫。

4.注意残肢的瘢痕情况

5.残肢萎缩和残肢套 截肢者应注意,永久性假肢用残肢套调整接受腔的容积时最好不要超过三只袜套,如果超过三只袜套应更换接受腔。

6.选择合适的残肢袜材料 截肢者在选择残肢袜时,最好选择纯棉织品,因为棉织品的透气性好,易吸汗。化纤织品透气性差,不易吸汗。

7.注意防止残肢体积增大 如有一段时间不用假肢则需要经常用弹力绷带缠绕残肢,以保证残肢体积的稳定。

(杜 锋 闫炳苍)

第四节 截肢后临时假肢康复

一、定义

临时性假肢是由临时残肢接受腔与其他假肢部件构成的简易假肢。

二、临时假肢的评定

一具合适的临时假肢对患者的康复起到积极作用,给日后安装正式假肢创造了条件。因此,对临时假肢的评定显得至关重要。从材料和零部件上考虑,临时假肢在确保代偿功能的前提下应具有结构简单,装配方便,容易调整和轻便的特点。接受腔的材料建议使用厚热塑性聚丙烯板材制作,具有轻便卫生、易观察修改的优点。避免了传统使用石膏接受腔厚重不卫生,易潮湿造成细菌感染等缺点。临时接受腔与残肢适配应良好,残肢末端与接受腔要全接触之间无间隙,残端不产生局部压迫和疼痛,承重部位制作合适,避免因负压造成残端红肿甚至溃烂。临时假肢的悬吊要牢靠,行走过程中不应有滑脱现象,残肢在负重与不负重位的距离变化应正确,临时假肢静态对线要正确。给患者使用过程中要求做出动态调整,满足患者站立和行走的需要。患者安装上临时假肢后站立稳定性和步态是评定的重要标准。在患者行走时,密切观察各种异常步态的出现,分析产生的原因并予以纠正。脱下临时假肢后的残肢情况的评定可以进一步判断接受腔的适合程度,患肢不能有红肿、硬结、破溃、皮炎等情况出现。

三、临时假肢的意义

预防并发症的发生,患者下肢截肢术后安装了临时假肢,可减少卧床时间,早日消除残肢浮肿,预防不良肢位的产生,避免关节挛缩、肌力低下等情况的出现。早期下可预防局部或全身并发症的发生,保持或改善全身状态,为以后安装正式假肢做好准备。

在制作正式假肢之前,不仅可利用临时假肢在平行杠内训练,而且可以进行正常的步行训练。早期的步行训练,对以后安装正式假肢后的步态有着决定性的影响。患者安装临时假肢后每天保持一定的运动量,可促使残肢早些成熟定型,缩短了安装正式假肢的时间。

患者穿着临时假肢,缩短了住院天数,使其早日回归社会。从这方面考虑临时假肢可获得很大的经济和社会效益。许多患者截肢后意志消沉,对以后的生活失去了信心,早期安装临时假肢可减少患者心理上的压力。

总之,从康复的意义上讲,临时假肢的应用,对于患者的功能恢复和早日回归社会具有积极的作用。我们应当提倡截肢术后早期安装临时假肢。国外截肢手术后,患者在手术台上即接受临时假肢的装配已成常规。在国内,要做到这一点,还需要骨科、康复医学科和假肢矫形中心之间更好地协作,以及患者的理解和支持。

四、临时假肢腔的制作

临时性的残肢接受腔多用石膏绷带制作,也可以用低温塑化板材直接在残肢上成型。前者便于修改、价格便宜,后者质量轻、价格贵。临时性假肢主要用于术后早期假肢安装。

五、装配时间

我国传统的假肢安装方法是截肢术后待伤口愈合、拆线后,出院回家等待残肢消肿,自然定型,一般需等待半年后才能装配假肢。为了帮助截肢者早日康复,近代多主张早期安装临时性假肢。一般的临时性假肢在术后两周,伤口良好愈合、拆线后即可安装。

六、应用临时性假肢的方法

穿用临时性小腿假肢时,一般在残肢上先套用 1~2 层残肢棉线袜,然后将残肢袜的远端由腔的底部穿出,再将残肢拉入接受腔。随着残肢消肿、变瘦需要加袜套层数。穿用大腿临时性假肢是先用光滑的绸布包裹残肢，拉穿入残肢接受腔。为了减少拉穿时的摩擦阻力，应在残肢皮肤表面和接受腔内壁涂敷一些滑石粉。随着大腿残肢的逐渐消肿、变瘦，可以在石膏腔的内壁上添加石膏。对残肢不理想的截肢者，特别是老人、妇女、儿童，为了减轻假肢重量和使残肢更容易适应接受腔，可以使用低温塑化板材或某些医用塑料绷带，或使用制作正式假肢的塑料制作临时性假肢的接受腔。

七、穿戴临时假肢训练

截肢的康复是一个涉及多方面多学科的综合性康复过程，穿戴临时假肢的训练是其中非常重要的一个环节。随着康复工程的日趋完善、外科手术与康复治疗的紧密联合、患者迫切的生理和心理要求以及对日后功能恢复影响的考虑，都要求尽可能早地使用假肢。截肢患者不同于脑血管病患者，多为外伤，年龄较轻，合适的使用假肢可大大改善其行走功能。从20世纪80年代开始对临时假肢的安装采用了更为积极有效的方法，在手术台上完成截肢后的假肢安装称为截肢术后即装假肢，尤其是对下肢的截肢最为常用。在伤口愈合后装配用石膏或其他可塑材料制成接受腔的临时假肢并进行训练，这一过程要视残端情况而定，一般在二三周完成并开始训练。早期使用临时假肢是最佳的康复手段，到残肢定型后再订制正式假肢。尽早使用临时性假肢可以减轻残肢肿胀，加速残肢定型，并且早期下地训练站立，减少卧床时间防止关节挛缩畸形，早期的站立和行走训练也有利于患者的心理治疗。临时假肢的训练主要包括了假肢的穿戴、站立位平衡、迈步及步行训练等。以下肢截肢为例，介绍穿戴临时假肢的训练。

1. 站立位平衡训练 对于下肢截肢的患者主要训练站立位平衡。下肢截肢患者的姿势控制也是一个重新建立的过程。训练时可不必刻意把患

者的单独行走训练与单独平衡训练截然分开，具有一定的平衡功能后即可同时进行步行训练，而并非要平衡功能完全正常后再进行行走训练。平衡训练有助于行走功能的改善，而行走训练也能增强平衡功能，要视患者的具体情况而定。

（1）早期负重站立 一般如果患者早期使用术后即装假肢，并做好相应的康复护理，到术后三四周使用临时假肢时，就有一定的平衡能力，可使用腋杖等助行器行走，故使用术后即装假肢的站位训练尤为重要，术后即装假肢的目的在于使伤口及时地一期愈合，早期行走以及使患者能得到快速、最大限度的康复。术后应视患者情况由最短时间开始。负重练习是开始训练重要的一步，负重量的多少尚不统一，但一般不超过2.7～4.5kg，由于术后第1或第2天患者耐力较差，可站立1次，时间为1～5分钟，以后随着耐力的增加，可每天站立2次，每次站立5分钟，而后可在双杠之间行走，伤口完全一期愈合之前截肢侧负重不超过7～9kg。为确保残肢不会过分承重可用体重计经常监测，并让患者体会这种负重量的感觉。术后3周患者可扶持腋杖行走，负重仍不宜超过10kg。训练情况较佳的患者也可加快进度，国外报道膝下截肢4周即可达完全负重。

（2）站立和左右平衡 使用临时假肢作平衡训练时需用平衡杠或助行支架，最好有一面镜子，患者可通过镜子做自身体位的调节。在平行杠内，做站立左右平衡训练时应面对镜子站立，双脚分20cm，双手扶杠，重心左右移动，注意骨盆与上身移动的一致性，双腿交替负重。注意不要低头，双眼平视前方，双肩水平，身体稍向前用力。站立时双腿要均匀承重，可在健侧和截肢侧脚下各放一台体重计指示平衡，通常，最初加在假肢侧的体重仅为整个体重的1/3。以后逐渐过渡到均匀承重。治疗师口头指出问题所在，患者面对镜子可自行修正，站立10～15分钟，每天数次。并逐渐放松握杠的双手。在训练过程中，尽量让患者集中精力，体会关节及身体的位置及感觉。

（3）前后平衡 训练时双手握杠,健肢迈出半步,双脚横向距离约10cm,重心从假肢一侧移向健肢侧。动作时注意上身和骨盆移动的一致性及髋关节的伸展情况,伸髋不够是训练中常出现的现象。重心移动时保持上身垂直向前移动到假肢抬起为止。向后移动到健侧脚尖抬起为止。训练时同样要集中精力,体会动作的要领,身体及关节的位置,同时也要注意左右平衡的保持。而后将健肢向后退半步,假肢在前健肢在后做同样的重心转移训练。每次10~15分钟,每天数次。

（4）在平行杠内训练 患者双手握杠有充分的安全感,单侧下肢截肢的患者可在短期内达到站位的一级平衡。其他较为复杂损伤的平衡训练也可用相似的方法。患者由双手握杠到单手握杠,进一步过渡到双手完全不用扶持。在不扶持的情况下作前后左右的重心转移、上身的转动及双上肢的活动。在达到以上功能时训练假肢的单腿站立。提起健肢,将健肢置于假肢的前方,内收髋关节,站立以每次5~10分钟为标准。站立平衡训练应依患者体力情况而定,到后期患者体力较好时,尽量长时间的练习,每天上午、下午可各训练1h左右。

2.迈步训练和步行训练 迈步和步行训练需要在平行杠内进行,一般要求平行杠的长度在6m以上。在平行杠一侧的落地镜子用于观察训练的姿势。可用木条等作为障碍物,另外需要助行器如手杖、腋杖、助行支架。如条件许可用步幅测定仪,摄放像机及步态分析系统等。

（1）迈步训练 开始最好在平行杠内进行。先进行健肢侧站立、假肢侧的迈步练习,而后过渡到假肢侧站立、健肢侧迈步练习。

1）假肢的迈出训练 将假肢后退1步,使假肢承重;在假肢脚尖接触地面的状态下,将体重移向健肢侧;迈出下肢假肢,使其跟部落在健侧肢脚尖前面;为使膝关节保持伸展位,臀大肌用力,防止膝打软。要患者特别注意体会用力屈曲残肢使小腿摆出和伸展膝关节时的感觉。

2）健肢迈出训练将健肢后退一步,使其完全承重;将体重移向假肢侧,腰挺直迈出健肢,尽量使迈步距离大些;提起假肢跟部,使脚尖部位承重,弯曲假肢膝关节。此项训练的重点是通过大幅度的迈出健肢来伸展截肢侧的髋关节,掌握假肢后蹬时的感觉。

（2）交替迈步训练（步行训练）在完成前2项训练之后,在平行杠内做步行训练,训练中患者最易出现截肢侧的步幅和支撑时间缩短,注意步幅不要短,腰身要挺直,残肢要向正前方摆出。此外在假肢支撑期中,要使骨盆在假肢上方水平移动。如果能保持骨盆水平,上体就不会向假肢侧倾斜。为此,应当尽量减少双脚之间的步宽。练习转换方向时,可指导患者将体重放在处于身后的假肢足趾部,在这一位置上做旋转（以足趾为支点）。另外还可以双脚跟部为轴旋转。

（3）训练中要注意的问题 行走功能的恢复与多种因素相关,有好的训练方法才能收到好的训练效果。在训练之前,首先要明确训练的目标,在此基础上充分发挥患者的潜能以达最大限度的恢复。例如,对于年龄较轻、大腿残肢长度在50%以上的长残肢,而且髋关节肌力特别是臀中肌肌力较好的截肢者,其行走功能可望较高程度的恢复,在平地行走可以和正常人速度相同,并保持良好的步态,可连续行走2km以上,在不平的路面、斜坡及阶梯上行走不吃力。而年长、残肢短全身及局部肌力较差的患者其行走能力的恢复可能较差。在行走训练中治疗师要做多方面的评定,如对假肢的评定、坐位评定、站立位评定、步态评定及行能力评定等。仔细观察患者的步态,发现问题及早解决,避免形成任何异常模式习惯。膝上截肢在行走训练中较多出现的异常步态有:步行基底宽、支撑相短、步长不均匀、拍地步、划圈步、躯干侧弯及颠跳等。膝下截肢较多出现的异常步态表现为:站立相的早期膝过度屈曲或屈曲不足、侧挺过度、内挺、站立相后期的早期屈膝减弱使在平地步行时有下斜坡的感觉、在站立相后期的延迟屈膝使在平地行走时有在上坡的感觉等。这些问题的出现大部分与假肢的长度、接受腔的合适度、关节的稳定性、对线不良、疼痛、患者的心理如有无安全感、肌力特别是外展肌及伸髋肌、股四头肌肌力等有关。每一种异常都有其特定的原因，治疗师必须及早发现问题予以纠正，另外在 PT 治疗训练的同时辅以心理治疗对改善步态也有明显作用。完成以上基本训练后，患者可在平地步行。这时的训练可增加难度，开始在平行杠内的地下用木条作障碍物增加迈步难度。进一步可进行使用永久性假肢动作和特殊应用动作的训练，包括上下台阶、在石子路或不平的路上行走、上坡、由坐位站起及由站位坐下、弯腰搬物体、摔倒后站起、迈门槛、跨过窄沟、对意外做出快速反应以及灵活性训练等。当残肢定型后，即肿胀完全消退，肌肉无进一步的萎缩，连续应用临时假肢 2 周以上残肢无明显变化，接受腔适配良好，不需要再修改接受腔。并且经过穿戴临时假肢的训练，患者已具备良好的平衡功能，有了熟练的穿戴和脱摘假肢技巧，一定的迈步和步行能力，穿戴永久性假肢后可马上很好地使用，就可考虑换用永久性假肢。

按照传统做法，下肢截肢后要等到残肢成熟定型后才可以安装正式假肢。患者往往需要等待半年或更长时间，这对患者的功能恢复和早日回归社会有一些不利影响。

（杜　锋　闫炳苍）

第六篇

特殊作业岗位伤病康复技术应用

　　随着世界新军事革命的深化,我军编制体制改革调整,新型和特种作战力量在未来战争中的作用更加重要,特勤部队的伤病预防、健康维护、强健促进对于战斗力维护和生成、保障打赢更加急迫。需要不断提高航空、航天、涉核、海潜、高原等特勤人员的医疗保障水平,尤其是特殊条件下的新型部队、新型装备、新型战位的特殊作业医学防护、特殊伤病康复,这些问题不仅直接关系到部队战斗力,且带有明显军事特征,具有特殊伤病康复规律和保障特点。

第一章 >>>

特殊作业岗位人员伤病特点及康复保障策略

军队特殊作业人员保持、再生和提高战斗力尤为重要,所以需要提高航空航天、潜艇潜水、航海高原、涉核涉推、网络空间等特殊作业人员的伤病康复研究,掌握新军事斗争准备对特勤人员的影响,了解特勤人员伤病特点,完善平战时康复技术服务体系,不断增强特殊职业人员的保障的军事效能。

第一节　新军事斗争准备对特勤人员的影响

当前,以信息技术为核心的高新技术发展更加迅猛,世界新军事变革更加深刻而全面。作战环境的复杂性和恶劣程度显著增加;高技术武器大量使用及各种不良刺激对特勤人员产生极大影响。

一、军事医学发展战略新趋势

20世纪90年代以来,美、俄、英、法、德、日等国为谋求在国际舞台上的有利地位,积极顺应世界新军事变革发展的潮流,纷纷进行战略调整。

武器装备呈现信息化、隐形化、精确化和一体化趋势,新的战争形态和作战样式初露端倪,战时卫勤出现了新的特点和趋势。高技术战争是以应用高技术武器及与战争有关的高技术装备为特点的现代化战争,对特勤官兵提出更高的集体能、技能、智能、效能为一体的综合保障能力要求。

二、特勤的概念

特勤指在特殊环境或特殊岗位(如:航空、航天、涉核、海潜、海拔4000米以上高原等)进行的作战、作业、值班与训练等活动的人员。通常依据军事作业环境和任务性质不同,将飞行作业称为空勤,航空场站地面作业称为地勤,特定大型飞机上的技术作业称为战勤,将航海作业称为海勤(其中水下作业称为潜勤),岸基作业称为岸勤,航天系统称为航天员等。

三、高技术武器及战争对特勤人员作业能力的影响

信息化战争对神经系统的信息、综合处理能力提出了极高的要求,出现睡眠剥夺、创伤性事件、孤独、角色转变、信息过载等神经精神应激源,

严重影响军人作业能力特别是脑作业能力。加之高强度、高对抗、高负荷和持续作业特点需要特勤人员时刻保持全面健康和良好的体能状态。其次,高技术武器装备噪声、电磁辐射、微波、颠簸撞击等危险因子,对特勤人员的感官和认知等作业能力产生了显著的影响。

四、不同特勤环境特点对机体的影响

1. 航空环境 飞行是一种体力和脑力并用的复杂劳动,受环境因素和飞行因素的综合影响,包括缺氧、低气压、加速度、震动、颠簸等不良航空环境对人体的影响,特别是高性能战斗机、舰载机等因具有持续高载荷、高载荷增长率、高角加速度、高认知负荷以及长时间、长距离飞行的特征,给飞行员造成的身心负荷达到甚至超过其耐受极限。

2. 航天环境 航天员因受失重、超重、电离辐射、狭小生活环境、昼夜节律改变、心理应激等多种因素的影响,可致机体神经、呼吸、心血管、消化、内分泌、骨骼等系统功能失调,体液重新分布、组织器官损伤、免疫功能低下和体能下降等。特别是失重对心肺功能及循环系统调节功能的影响,对体液、骨、骨骼肌、免疫系统等产生显著影响。

3. 航海环境 航海是指海上、水下、深海作业环境,由于航行时间长、工作和生活空间狭小、封闭,特别是潜艇长航时由于潜艇内部环境相对恶劣,如高温高湿与低湿高温、舱室有害气体、空气污染、噪声和振动、电磁辐射、高气压,以及饮食差、缺少娱乐、锻炼受限、休息睡眠差和晕船,生理、心理紧张,使海勤人员适应能力下降而导致呼吸、循环系统等疾病。

4. 涉核环境 涉核作业环境中,长期低剂量电离辐射可导致球结膜微循环异常,血管壁增厚,增殖型内膜炎,或者玻璃样变,栓塞坏死,诱发组织缺血缺氧,可直接影响窦房结自律性和心肌细胞传导功能,诱发心律不齐、各类传导阻滞或自主

神经功能紊乱等心血管疾病。此外,还可引起机体细胞、体液免疫功能的异常改变及甲状腺等内分泌功能紊乱。

5. 特种部队环境 特种部队人员由于高新技术的广泛介入,各种高、精、尖武器的大量投入使用,工作时间长,劳动强度大,心理负荷重等,容易导致脑力及体力疲劳。加之高原、高寒、高热的特殊环境对特种部队人员体能、技能、知识、认知和心理品质产生严重影响,易诱发高原病、冻伤、中暑等疾病,严重影响战斗力。

(徐 莉 毋 琳)

第二节 特勤人员伤病特点及康复策略

一、伤病特点

特勤人员在特殊军事作业过程中,因航空、航天、航海、潜水活动环境特殊,接触有毒有害物质,容易发生意外导致伤病,特点如下。

(一)致病原因特殊

在特殊作业环境中发生,如航天员骨质丢失、肌肉萎缩、心脏功能紊乱、感觉运动能力下降,飞行员的空中晕厥,潜艇和潜水人员的肺气压伤等,都是发生在特定环境之中;与职业环境适应不良密切相关,如空晕病、加速度耐力不良等情况是由于对航空活动的适应不良引发,颈腰椎疾病、神经、肌肉系统疾患等因短时间载荷数倍增加、小机舱固定姿势久坐、训练各项飞行动作等引发;部分因意外事故引起,如高空减压病、推进剂损伤等伤病是在飞行器意外失压和因事故导致的燃料泄漏引发。故除一般医疗、康复措施外,还应结合不同职业特点对特勤人员进行针对性强的特殊保障,内容涉及航空航天、航海潜水、环境气象、核化生防护等多学科领域。

（二）后勤保障困难

航空航天执行任务时远离地面，医疗保障及补给困难；潜艇舱室内微小环境恶劣，长期出海潜行体力消耗严重、营养物质得不到及时补充，易造成免疫力降低，患病率增加；涉核人员长期接触核辐射，导致机体生理生化指标异常改变；能否有效地进行医疗全维保障，改善医疗条件及膳食调整，及时发现疾病进行早期康复，恢复和快速提升部队战斗力，成为特勤人员后勤保障工作所面临的严峻挑战。

（三）危害性严重

由于特勤人员工作环境的特殊性和复杂性，一旦发生伤病常常涉及作业安全，甚至危及特勤人员生命，如高空、潜水缺氧，空中晕厥，飞行错觉等导致操作失能，可在瞬间危及生命，造成个人和武器装备财产损失。因此，特勤人员身体素质及伤病的防治、康复需要专门技术、装备训练和防治，如防治航空伤病所需的生理训练技术、高空抗荷服、离心机，防治航海伤病所需的高压舱、专用供氧装备等。

（四）与军事作业能力密切相关

特勤人员在从事特殊军事作业过程中特殊伤病较为常见，其中如空晕病、缺氧耐力减低、脏器的缺血引起的功能障碍等在其特殊军事作业生涯中的不同阶段、不同环境以及不同健康状况时几乎都或多或少、或轻或重地存在过。同时，特勤人员所面临的高精度和高强度要求的工作对其心理方面的影响也不容忽视，涉及情绪的识别和调节能力，遭遇突发情况时的临机处置与决策能力等各项能力较强。这类伤病和心理疾患的严重程度与军事作业能力密切相关。

（五）康复需求特点

特勤人员特殊战训环境的变化对特殊伤病快速康复的要求高，定期的康复保健是非常有必要的。研究表明，海潜、飞行等特勤人员除生理疾患外，抑郁、焦虑等心理问题也同样较为突出。特勤人员除需掌握职业专业知识技能外，还需具备遭遇突发情况时的临机处置与决策能力以及对自我情绪的识别和调节能力等。这就对及时康复提出了更高要求。除医疗、康复、保健措施外，还应结合不同职业特点对特勤人员进行针对性强的特殊保障，内容涉及航空航天、航海潜水、环境气象、核化生防护等多学科领域。

二、康复策略

（一）推进医学保障模式转变

结合疾病谱的发病特点，研究特勤人员工作环境对人体的影响以及致病机制，努力应用更先进的诊疗技术方法来发现潜在的功能障碍以及预测未来可能发生的疾病，采用"体检—筛选—控制"的医学鉴定模式，通过制定符合当代诊疗技术水平的医学鉴定标准，修订招收特勤人员生理及心理检查标准，积极控制特勤人员可能发生疾病的高危因素，做到早期预防、早期干预、早期康复，将传统的医学保障模式转变为现代的"疾病预防和能力提高型"新模式。

（二）形成一体化保障组织

现代卫勤力量要求形成多军种联勤、军民一体、战略战役战术卫勤整体运作一体化、模块化卫勤组织形式和保障方式。按照组织扁平网络化、资源组合模块化、卫勤资源模块化的方式，战时根据救治时效分级救治，分为急救、早期治疗、专科治疗、康复治疗四级；各级医疗救治机构应当按照时效救治的要求和作战的实际条件灵活组织和执行四级医疗救治的分级原则，为了减少伤残和功能障碍，康复治疗可渗透急救和早期治疗期，使康复措施贯穿始终。在平时医疗后送中装备和设施实现医疗与康复衔接与后送的有机结合，满足无缝与时效的要求。

（三）实现无缝信息卫勤链接

围绕新时期战略重点和方向，研究战时特勤伤病员康复保障办法，细化人员编组、装备配备、前出机动、后方展开、康复治疗衔接等方案预案，必要时组织机动卫勤力量和后方医院进行协同对接。着眼信息化战争作战样式和新型武器损伤，按照无缝信息卫勤原则，装甲救护车、救护直升机、飞行医院、医疗船等是现代战争必不可少的机械化医疗后送装备，实现机械化伤员后送平台在部署上的网络化，实现康复技术信息无间隙网络传送，把康复技术融入早期平战医疗保障系统中，准确及时地识别和跟踪、评估特勤伤员医疗与康复。

（四）建立康复机构绿色通道

在我军卫勤保障体系中，积极发挥医院与疗养院康复机构作用，使医院与疗养机构康复功能实现衔接互补；根据伤病特点不同时期形成双向转诊，形成战时早期治疗、专科治疗和康复治疗的分级救治链；构成平时预防保健、医疗救治和疗养康复的医疗保障链。加快推进分级诊疗康复保障体系的建立，促进基层康复机构规范化，三级综合医院康复学科精细化，使得各医疗机构有机结合，各有侧重，分工协作。针对不同的疾病以及致病因素，分类治疗、分级处理，使得基层单位接得住，大医院转得出，减少医疗资源浪费，促进"急慢分治、分级诊疗、分阶段康复"康复保障机制顺畅运行。

（五）发挥伤病员康复保障作用

疗养院着眼信息化战争作战样式和新型武器损伤康复研究，加紧平转战疗养保障组织管理和战创伤分类康复治疗方法研究，完善平时健康疗养基本内容和战时疗养康复技术服务体系，不断增强康复疗养保障的军事效能；研究平战不同地域自然环境、不同军兵种特勤人员伤病残致残因素与原因，针对高原严寒戈壁酷暑等恶劣自然环境和空军、海军、火箭军等不同军兵种特点，增强防治与康复措施的操作性。

（六）加大心理卫生防护措施

定期对特勤人员进行心理调查、评估和辅导，利用军事心理学网站提供的"军事心理卫生自我评估计划"进行评估，加强远程医学服务为特勤人员建立健康保健专栏和战斗意识培训网站等网络资源获得相应信息和帮助。平时加强特勤战斗意志训练，提出在部署前、部署中和部署后开展相关的心理应激培训——战斗意志训练；战时鼓励官兵克服挫折，积极面对灾难与挑战，保持心理健康。对有疾患人员及其家属的心理卫生和创伤性脑损伤问题制定与实施预防、鉴定、治疗、康复和重整计划。

（七）建立特勤分类保障学科技术体系

随着陆、海、空、火、天、网等各军兵种作战力量的建设与运行日臻完善，发挥空勤、海勤、涉核等特殊岗位人群医学鉴定训练模式，丰富完善康复基础、康复评定、康复治疗和残疾康复等医学功能，建立健全康复医疗体系；开展健康管理、中医中药、未病防治等方法手段，加大人才和技术培训，定期组织康复技术培训班，积极开展特勤人员康复理论及平战新技术研发，确保军队特勤工作组织管理及预防、保健、康复三种医疗模式组织实施有法可依、有章可循。

（八）加强伤病残康复技术开发

高技术战争条件下，特勤人员伤病有种类多、伤情复杂和重伤员比例增加的特点，突出特殊伤和战伤后的专项康复。平时训练根据疾病与职业、年龄、外界环境、部队卫生体系特点，结合特勤不同专业进行相关疾病预防与诊治，以现代康复即早期全面康复理念贯穿治疗始终。采用现代康复治疗技术，如康复机器人、经颅磁刺激、干细胞移植、纳米技术等现代化高新技术，促进特勤人员身心快速康复。

军事在变革，医学在发展，卫勤理论在创新，特勤伤病理论和康复原则也在与时俱进。我们必须紧紧围绕保持、再生和提高特勤战斗力的根本目的，依靠现代科学技术的发展，实现预防—治疗—康复结合的医疗方针。加紧对特勤人员平战医疗与早期康复的保障组织管理和战创伤分类康复治疗方法的研究，完善平战时康复技术服务体系，不断增强特勤保障的军事效能。

（徐　莉　毋　琳）

第二章 >>>

航空人员特殊伤病康复

航空飞行是一种脑体并用的复杂劳动,遇到紧急情况要在瞬间做出判断和处置;尤其在复杂的气象和夜间环境飞行,再加上缺氧、低气压、加速度、震动、摇晃、颠簸等不良航空环境对人体的影响,特别是高性能战斗机因具有持续高载荷、高载荷增长率、高角加速度、高认知负荷以及长时间、长距离飞行的特征,给飞行员造成的身心负荷达到甚至超过其耐受极限,必将导致工作效率降低等疲劳现象,以致患各种疾病甚至战斗力降低。飞行人员医学康复主要是对上述可能发生的伤病进行防治、健康维护和医学鉴定,即医学康复在"人—机—环境—任务"之间相互适应中起到伤病预防、康复治疗和鉴定的协助性作用。

航空伤病康复是指在航空活动过程中导致的伤病。飞行人员执行各种任务,精神经常处于紧张状态。由于飞行作业时受到低气压、加速度、缺氧、高低温、噪音、震动、座舱有害气体等不良因素的影响,加上心理、社会因素的作用,必然加重脑力、体力和心理负荷,强烈的应激因素可使飞行人员处于高度紧张状态,长久必将导致思维迟钝、动作和反应滞缓,注意力不集中,体力下降,工作效率降低等疲劳现象,以致患各种航空疾病。军事

飞行人员伤病康复工作,是航空卫生保障工作的重要内容,对维护飞行人员身体健康,缩短间断飞行时间,巩固、提高航空兵部队战斗力具有重要意义。

第一节　飞行员伤病现状、原因及其康复

不同的国家飞行员有着不同的伤病情况,疾病情况与不同机种、飞行环境及飞行员身体综合素质有密切的关系,其中身心素质起到决定性作用。加强健康维护、体适能训练是减少伤病的主要原因。

一、飞行员伤病情况

(一)国外飞行员伤病情况

2015 年 9 月美国空军航空医学咨询部发布的疾病案例数据中,飞行员所患疾病中眼科疾病 17 620 例、精神疾病 4676 例、神经疾病 3868 例、骨与关节疾病 3699 例、血管疾病 3456 例,此外颈肩部疼痛对于直升机飞行员以及机组人员影响很大。

德国空军航空医学研究所的调查表明椎间盘病变导致的脊椎疼痛,减少了飞行员的飞行时间甚至导致停飞。英国军用直升机飞行员发生一年颈肩部疼痛的占48%,而荷兰飞行员占43%,50名丹麦皇家飞行员占90.3%,其中54.8%的人发生颈部疼痛在1~7天,32.3%的人发生8~30天,3.2%的人发生超过90天。三个月内颈肩部疼痛的患病率为57%,一年内为90.3%,可见不同国家飞行任务特点不同颈肩部疼痛发病与恢复不同。另夜视镜导致的直升机飞行员颈部损伤发病率也不低,与夜航训练强度有关。例如:澳大利亚的发生率为29%,瑞典飞行员三个月为57%,英国直升机飞行员和机载人员38%到81%,美国为58%。对于常见疾病谱分析发现呼吸系统疾病比例高,例如:北欧飞行员呼吸系统疾病占34.8%~45.9%,心血管系统占13%~13.1%,创伤占9%~12.3%,胃肠道系统疾病占7.4%~8.9%。

(二)国内飞行员伤病情况

国内飞行员平时致伤主要为军事训练伤,总体是呈现上升趋势。赵翠英报道196例飞行员中损伤部位主要为踝关节和腰部损伤;主要原因是障碍训练占25.6%;飞行年限1年以下的发生率最高,占39.1%。另外飞行员体育外伤也是平时常见致伤因素,李顺利研究近3年间体育外伤占63%,其中软组织损伤经卫生队治疗康复,伤势较重者经住院治愈。董燕等研究表明飞行人员常见疾病种类居于前3位的疾病依次是颈腰椎病、关节软组织损伤、胃炎,其中住院飞行员疾病种类胃炎和十二指肠炎占据首位,且多为歼击机飞行员。而且高性能战斗机飞行员颈腰椎疾病(38.7%)及代谢性疾病(28.1%)高发,其中颈椎病、腰肌劳损、腰椎间盘突出症、膝关节半月板损伤、脂肪肝、高脂血症、心律失常多见。在做医学鉴定中歼(强)击机飞行员"暂时飞行不合格"的排在前3位的疾病分别是心律失常、高血压、血管性头痛。另外陆航飞行员疾病谱调查中排在前3位的疾病依次是脂肪肝(13.1%)、高三酰甘油血症(11.2%)、

胆囊息肉(3.9%)。在空军总医院住院飞行人员疾病谱中,泌尿系结石屈光不正、青光眼、斜眼、鼻窦炎,感音神经性耳聋等不同程度存在。近年来,虽然空战在我军较少,但考虑新概念武器的使用及弹射跳伞致伤特点将发生重大变化,使救治难度增大。

二、飞行员伤病原因

1. 与飞行任务环境有关

(1)与训练组织、项目如对抗性运动强度及体重超标、年龄大或体力消耗过大等因素有关。

(2)颈腰背部损伤与飞机驾驶舱空间限制,飞行过程中坐姿、气压、飞行加速度力量等飞机本身因素有关。

(3)气压损伤性鼻窦炎、中耳以及内耳的损伤由于外界气压升降变化剧烈,中耳损伤主要与咽鼓管功能障碍相关而内耳损伤主要与外爆破和内爆破相关。

2. 飞行员疾病谱与应激强度有关

(1)由加速度、缺氧等飞行环境导致颈部、眼科、慢性胃炎、心血管疾病和晕厥等疾病。

(2)由于应激强度大、心理压力大引起慢性胃炎、心血管系统疾病、头痛。

(3)饮食结构和生活方式诱发脂肪肝、胆囊息肉、胆囊结石的发生,如:陆航飞行员主要是脂肪肝等代谢性疾病发病率高。停飞或住院疾病谱中,内脏和神经系统疾病比例不断提高。飞行时间常随着年龄的增加而增加,例如高血压、心律失常、糖尿病、代谢综合征等内脏疾病停飞发病率随年龄增加而增加,有报道称,降钙素基因相关肽和肾上腺髓质素的下降、男性飞行员性激素比例失衡易导致心血管疾病。飞行训练后,钠排泄减少是高血压的发病因素,慢性胃炎等代谢性疾病与胃肠激素水平相关。空军总医院研究发现,近年机种机型更新换代加速,飞行人员精神负荷增加,此类疾病发病率也有上升趋势,造成停飞增加。

三、飞行员伤病康复措施

(一)飞行员伤病康复措施进展

针对飞行员不同环境、不同机种、不同任务的特点,近年采取的措施在疾病的预防、治疗中起到了维护战斗力生成作用;但随着高性能战斗机的应用,新挑战新要求不断增加,疾病的防治,尤其快速早期康复、重返岗位的要求更加迫切。

1. 特殊疾病增多,康复治疗不断改进　例如:由于飞行环境引起的颈部疾病的防治要求飞行座椅、座舱布局与个体防护装备等工效学指标上进一步优化,也对改善头盔性能,减少加速度对高性能战斗机飞行员脊柱的损伤提出要求。在日常训练的防治中,应有相应的措施来对飞行员的颈部予以防护或减缓颈部症状的发展,并且对飞行员颈部损伤建立制度化的保护、体检和肌力锻炼机制,同时及时缓解飞行疲劳。腰部疾病的防治中开设按摩保健课,讲解预防措施,同时加强腰部肌肉功能锻炼。为了减少由于振动等飞行环境引起的背部疼痛以及缓解背部疼痛症状可以加强核心力量锻炼。气压损伤性鼻窦炎的防治中应加强飞行前体检,严禁感冒以及急性鼻窦炎和其他可引起窦口阻塞的鼻腔、鼻窦疾病。气压损伤性中耳炎的预防可通过治疗鼻、咽、牙等疾病以及上呼吸道感染并做咽鼓管通气动作。

2. 训练伤增多,康复措施不断加强　为了减少训练伤,应该进行强化健康宣教,尤其应为高性能战斗机飞行员制定恰当的训练强度,配备防护用品,并且定期进行心理辅导以此来提高预防效果。对于飞行年限在 1 年以下的飞行员,健康教育是重点。制定恰当的训练强度,科学组织训练,合理安排训练时间,根据飞行员身体素质及时调整训练计划。重视长距离、夜航及高原高寒等特殊环境训练前的准备活动,加强训练保护力度,训练中强制佩戴防护用品。定期组织团体心理训练,配合个体心理疏导,缓解飞行员紧张、焦虑情绪,提升心理品质,减少训练伤的发生。

3. 疾病谱特殊,康复防治措施不断提升　针对飞行员疾病谱种类主要集中在骨关节疾病和代谢性疾病的特点,以及飞机的高加速度对身体的损伤,飞机功效学应当改进,配发合适的防护装备,加强肌肉训练等。对飞行任务引起的精神性疾病,及其继而引发的一系列疾病,应定期进行心理交流。而针对代谢性疾病的治疗,应在改善飞行员的饮食结构的同时进行体能训练。针对消化系统、循环系统等不同的疾病进行健康管理,制定特定个体化治疗方案,调整飞行人员饮食结构、合理安排体能训练、改变不良生活习惯,缓解高血脂、高血压、超重等主要诱因的症状。定期检测血糖、总胆固醇、低密度脂蛋白,从而预防心血管疾病的发生。对经常出现的头痛,注意调节情绪,预防和缓解训练心理压力,定期进行心理评估和沟通交流,保证充足的休息时间。

(二)飞行员疾病康复措施展望

飞行人员的医学康复主要是研究飞行员的健康维护、伤病防治与医学鉴定问题的活动,也是促进和提升特殊任务、环境、机种条件引起的飞行员疾病康复治疗的有效措施,对提高飞行员生理功能、心理功能、认知能力、抗载荷能力和促进疾病康复具有重要意义。

1. 健康维护全方位全过程全流程　提高飞行员医疗康复保障水平体现在全方位全过程全流程。

(1)康复保障机制全方位运行不断顺畅,使得各医疗机构有机地结合起来,各保障机构既各有侧重,又分工协作,逐步建立分级诊疗康复保障体系,促进三级综合医院康复学科精细化,基层康复机构规范化。

(2)空运救护后送全过程,并与医疗康复机构形成绿色通道,以提升空战时救治和早期康复的融合,达到快速恢复战斗力的目的。

(3)信息化建设与远程康复医疗全流程衔接,加快运行空军卫勤信息化治疗康复体系,各级医疗卫生机构建立数据交流共享机制,加强为设施药材、部队场站卫生、门诊部信息管理以及对平战时医疗人员配置、伤病员统计、医疗后送、决策和指挥自动化提供有力的保障。通过信息化建设以达到远程医疗的目标，从而提高全方位全过程全流程的医疗与康复水平，减少医疗资源浪费，提高飞行员的健康素养。

2. 疾病康复措施结合作业能力创新发展　飞行员疾病康复要从预防着手。

（1）从源头抓预防的入口关，接兵人员要严格把好招飞关，减少不适合飞行的疾病带入，减少先天性原因造成的疾病可能发生。在飞行员复检的中，坚持高高标准高严格要求，不遗留任何隐患。

（2）制订科学的训练计划及定期检诊提高作业能力。按照训练大纲及专项实战化训练要求，科学组训，减少飞行晕厥、加速度耐力不良等；同时加大肌肉力量锻炼，减少飞行造成的颈腰部损伤。定期进行大、小体检及早发现飞行造成的身体损伤。做到早诊断、早治疗、早康复，提高飞行效率，从而提高战斗力。

（3）加强心理疏导及健康教育。对平战时出现急性应激综合征，立即干预以减少精神性损伤的发生。同时加强心理训练，培养飞行员优良的生活习惯，树立一旦有病及早康复的理念。

（4）空战时航空卫勤保障能力不断提升。在空战时加强航空卫勤保障水平，可以采用速效催眠、兴奋药物、中草药等药物以及采用推拿、针灸等方法以达到抗疲劳、耐缺氧，提高免疫力、调节内分泌和生物节律的目的，以实现疾病快速康复、疲劳快速恢复。

3. 医学鉴定与康复治疗有机结合

（1）通过严格的体检体系，提高飞行员健康检查质量，定期进行医学鉴定，做到疾病早期发现、早期诊断、及时报告、早期康复。

（2）结合疾病谱的发病特点，应用先进的诊疗技术如基因检测等方法发现潜在的功能障碍以及预测未来可能会出现的疾病，采用"体检－筛选－控制"的医学鉴定模式，通过制定符合当代诊疗技术水平的医学鉴定标准，把预测未来发生疾病率高的学员筛选出去，积极控制飞行员可能发生疾病的高危因素，做到早期预防，早期干预。

（3）疾病康复技术不断改进，对颈部疾病的康复治疗采用颈部锻炼以及由中频电疗、高频电疗及颈椎牵引治疗的组合，每周 1 次，治疗 1 个月时就可以改善颈部疼痛程度。在康复训练的过程中，加入正念减压训练能够从身心方面调节患病飞行员的状态，促进颈部疾病早日康复。进行特定的训练以及在监督条件下，每周一小时的力量训练，进行 6 个月可减少颈部疼痛。

4. 结合伤病特点早期康复治疗　在场站、疗养院及医院，发现急慢性疾病，早期进行康复治疗，可减少伤病发病率。

（1）采取一系列康复治疗技术，包括物理疗法和中医康复技术、康复训练技术及肌肉筋膜减压术等手段，对高性能战斗机、直升机飞行员的非复杂性颈部疼痛、增强颈部肌肉力量。

（2）采用中医治疗，腰椎牵引，电脑中频电，超短波以及力量稳定性训练、康复操可以减少背部疼痛，改善腰椎间盘突出的症状，还可以预防复发。

（3）采用超短波、中频理疗等康复功能锻炼有利于改善患肢及周围肌肉、韧带的血液循环及代谢。

（4）采取自然因子疗法、音乐疗法进行心理治疗，对睡眠障碍、缓解疲劳有一定的疗效，对循环、消化、血液、呼吸、神经及运动系统疾病的康复都有较好的疗效。

（5）采用半导体激光和紫外线对离心机训练致飞行员皮下出血点的康复治疗起到快速镇痛、消炎、消肿、化瘀等作用。

飞行员作为特殊群体，各种因素都会引发飞行员的疾病或对其健康产生不良影响。为了提高飞行员的战斗力，就要对常见疾病的发病原因进行分析，制订合适的康复治疗计划，早期采用防治措施。航空伤病康复方法适合于开展的基本环节——基础部队、疗养机构和军队医院。每一个机构如何实施在这里不做叙述,但在每个机构中根据环境、康复目标确定具体康复措施。针对不同的伤病,提高康复治疗效率,以最大限度地提高飞行员的健康水平,改善生活质量,为提高飞行员军事作业能力服务。

(徐 莉 胡 强)

第二节 空中晕厥的康复

空中晕厥(flight syncope)是指在飞行过程中发生一过性脑部缺血导致短暂的意识丧失状态。有时晕厥的意识丧失不完全,呈顿挫型,主要表现为头昏、视物不清、黑视、肌张力低下、出汗、面色苍白等,此时若及时变换体位,如由立位转为蹲位或卧位,可能避免完全的意识丧失。上述表现称为晕厥前状态或晕厥前期,和晕厥一样,一般有发生迅速、持续时间短暂、恢复完全的特点。

空中晕厥是飞行人员常见病症之一。国外报道的飞行员空中晕厥发生率为15%~37%。大多在地面发生的晕厥都可能发生于空中,一般脑血流中断8~10秒可以导致意识丧失,收缩压低于9.3kPa(70mmHg)或平均动脉压低于4~5.3kPa(30~40mm Hg)即可发生晕厥。根据晕厥的发病机制和病变部位,一般分为反射性、心源性和脑源性晕厥3种。根据病因,将晕厥分为3类,即心血管性、非心血管性和不明原因性晕厥,心血管性晕厥包括反射性和心脏原因所致的晕厥,是飞行人员常见的空中晕厥原因。反射性晕厥主要是由于右心充盈不良。一些因素如站立位、情感压力、疼痛、排尿等,导致血流动力学发生变化或刺激神经系统,引起血液周围淤滞或外周血管扩张,引发迷走神经反射或血管抑制性反应,导致血压迅速下降,发生晕厥。血管迷走性晕厥是反射性晕厥中最常见的一种。

一、病因

导致空中晕厥的原因很多,发生机制复杂。

对于飞行人员发生空中晕厥除了查找心脑血管、胃肠道器质性疾病外,还应注意寻找导致晕厥的航空性因素,如缺氧、低气压、加压呼吸、加速度、过度换气、温度负荷和振动等。

1. 加速度性晕厥(acceleration syncope) 也称正加速度(+Gz)导致的意识丧失(G-induced loss of consciousness, G-LOC),是指在+Gz作用下,由头向足沿着人体纵轴(Z轴)方向,血液柱流体静压增大,血液向下半身转移,引起脑水平动脉压降低,脑血流量减少。当超过机体的代偿能力时,脑组织可发生急性缺血性缺氧,通常在眼水平动脉收缩压降至2.7kPa(20mmHg)左右时,突然发生意识丧失。加速度性晕厥多发生于以下情况:①特技飞行动作粗猛,负荷过大、处于被动带飞状态、抗荷装备未使用、使用不当或发生故障;②抗荷动作不正确、中断飞行过久或初次做特技飞行动作;因身体状况不好导致耐力下降。

2. 缺氧性晕厥 随着飞行高度增加,大气压力降低,同时氧分压也下降,人体会产生缺氧性晕厥。当肺泡气氧分压降低到4kPa(30mmHg)附近时,会引起意识丧失。有的人在中、重度缺氧时,也会出现血管迷走反应,发生晕厥。有资料报道,在7600m高度暴露5分钟,10%~15%的人发生这种晕厥。在正常飞行中,飞行人员通过飞机增压座舱或供氧装置保障供氧需求,当座舱发生减压或供氧装置发生故障,或未按规定使用供氧装置时,会导致缺氧性晕厥。

3. 高空减压性晕厥(titude decompression syncope) 在飞行中座舱发生高空减压时,飞行员可出现神经循环虚脱,发生晕厥,同时可出现肢体屈肢痛,皮肤瘙痒、蚁走烧灼感,气哽和神经系统运动感光缺陷等高空减压病症状。

4. 加压呼吸性晕厥(pressure breathing syncope) 飞行人员在暴露于12 000m以上高空或进行特技飞行时,需要进行加压呼吸,以保持必需的肺泡氧分压或提高动脉血压水平增强抗荷耐力,但加压呼吸使胸膜腔内压增高,适应不良时可导致静脉回心血量和有效循环血量减少,当超过人体耐受限度时可引起血管迷走反应,导致晕厥。

5.过度换气性晕厥 在飞行中由于精神紧张、恐惧、缺氧、运动病、加压呼吸等,可导致过度换气。过度换气引起动脉血和组织二氧化碳分压降低,使脑小动脉收缩,脑血流量减少,同时氧离曲线左移,氧合血红蛋白释氧能力下降,引起中枢神经系统缺氧,严重时可发生晕厥。过度换气性晕厥多在其他负荷的基础上发生。

6.其他 飞行人员身体状况欠佳,如心理因素引起自主神经系统功能紊乱、患有心脑血管或胃肠道疾病等,在加速度、低气压、温度负荷、噪声和振动等复合性航空因素作用下,也可能诱发晕厥。

二、诊断依据

1.现病史 通过患者或旁证人叙述的晕厥发作过程及其发作前的情况、诱因、发作前兆和发作后的表现,以及是否患有心脑疾患和用药史,明确患者是否发生了晕厥和与之相关的症状,并进一步确定晕厥发生的原因。要注意询问发作时意识丧失的持续时间、姿势、面色、脉搏、血压、呼吸和心律等,有无抽搐、舌咬伤、大小便失禁及后遗症状,以及既往有无类似发作史等。对于空中晕厥还要注意询问飞行前的饮食、睡眠、精神状态、技术准备和间断飞行情况等,飞行中的飞行高度、速度、飞行科目、飞行动作、飞行量、座舱压力、抗荷和供氧装备、过度换气、掉下高度和返场着陆情况等以及飞行后的患者本人对晕厥原因的分析、机组人员和指挥人员对晕厥原因的分析、航医对晕厥原因的分析等。

在病史询问中要注意区别晕厥和癫痫。与癫痫发作有关的症状表现有口吐白沫、面色发紫、舌咬伤、肌肉疼痛、发作后深睡和定向障碍等,发作一般持续5分钟以上。而晕厥发作时常有面色苍白、出汗、恶心等前期症状,持续时间短暂,发作后定向正常,恢复完全。

2.临床表现

(1)血管迷走性晕厥

①多见于身体状况欠佳的飞行人员,如飞行前心理状况不良、睡眠不佳、疲乏、饥饿、血压偏低或患有慢性心脑血管疾病和消化系统疾病等。

②常有明显发作诱因,如情绪紧张、恐惧、疼痛、站立较久,以及复合性航空因素如加速度、低气压、缺氧、噪声、振动和温度负荷等作用。

③发作前常有头昏眼花、无力、烦躁、神志恍惚、恶心、出冷汗、肢端发凉、上腹部不适及面色苍白等前期症状。

④发作时瞳孔散大、呼吸增强、脉搏细缓、血压下降、肌张力减低,意识丧失数秒至数十秒。

⑤平卧休息后很快意识恢复,可有轻度头痛、虚弱、乏力等症状,严重者可有轻度遗忘或精神恍惚。

(2)缺氧性晕厥

①在5000m以上高空飞行,飞机座舱发生减压,或缺氧时供氧装置发生故障,或未按规定使用供氧装置等均可能引起缺氧性晕厥。

②急性缺氧时,夜间视力最先受影响,智力障碍表现非常突出,例如思考力迟钝、判断和理解力减退、记忆力减退等。部分人员可能出现头晕、头涨、身上发热、心慌、手抖、手麻、视物模糊和肌肉运动协调障碍等症状,缺氧耐力不良者会出现面色苍白、恶心、出冷汗、心率减缓、血压下降等反应,发生血管迷走性晕厥。而很多人可以没有明显的不适感觉,逐步丧失脑力和体力活动能力,直至发生意识丧失。

③发生意识丧失后,立即下降飞行高度或给氧,意识会很快恢复。

(3)加速度性晕厥(G-LOC)

①在特技飞行时受到+Gz加速度作用或推拉效应时发生,易发生于加速度耐力不良和未能采取有效的抗荷措施的飞行员。

②一般G-LOC发作前有灰视和黑视等先兆症状,当加速度增长率>2G/s时,可以在没有视力

障碍先兆症状的情况下发生。

③根据意识丧失时间长短和症状,G - LOC 可分为 2 种类型:轻度意识丧失型,意识丧失时间短,无痉挛发作;重度意识丧失型,意识丧失时间长,大多伴有痉挛性运动和梦态。G - LOC 失能期又可分为绝对失能期(意识丧失)及其后的相对失能期(精神紊乱、定向障碍),各持续十几秒时间。加速度作用减小或停止后,意识很快恢复。

(4)加压呼吸性晕厥

①发生在加压呼吸代偿不良时。

②属于典型的血管迷走性反应,发作前有头昏、眼花、恶心、面色苍白、出冷汗等先兆症状,发作时心率减缓、血压下降,继而意识丧失。

③停止加压呼吸后,意识立即恢复。

④在地面进行加压呼吸试验可重复出现上述症状。

(5)过度换气性晕厥

①具有飞行中精神紧张、恐惧、缺氧、运动病、加压呼吸等诱因。

②患者过度换气后先出现头晕、视物模糊、面色苍白、四肢和面部发麻、思考能力减退等症状,随即产生肌肉痉挛,当血中二氧化碳分压下降至 1.3kPa(10mm Hg)以下时,可发生意识丧失。

③放慢呼吸频率,症状很快缓解。

3、辅助检查

包括血尿粪常规和各项生化检查等,动态心电图、平板运动试验、介入性电生理实验、心导管技术、心脏彩超、颈部和颅脑超声、颈椎 X 线片和头颅影像学检查等对于寻找晕厥病因具有一定的辅助诊断价值,如低血糖性晕厥、心源性和脑源性晕厥等。脑电图检查有助于排除癫痫的存在。

颈动脉窦按压试验有助于诊断颈动脉窦性晕厥。立位耐力试验,或称头高位倾斜试验,是确诊血管迷走性晕厥的金标准。空中晕厥的特殊检查还有离心机试验、前庭功能检查、下体负压试验、低压舱缺氧耐力试验、加压呼吸试验等。

三、康复治疗

1. 一般疗法　营养膳食品种丰富,增进食欲如肉类、乳类、蛋类,以及新鲜蔬菜、水果等,保持充足的热量、蛋白质和维生素,有利于增强体质,控制饮酒和吸烟。

2. 物理疗法

(1)音乐疗法　每次 20 分钟,每天 1 次,15 次为 1 个疗程。

(2)空气负离子疗法(negative aeroion therapy)

用含 20 万～30 万个/cm³ 的空气负离子,每次 20～30 分钟,每天 1 次,20～30 次为 1 个疗程。

3. 运动疗法

(1)力量训练　举重、类举重、短跑等训练有助于增强立位耐力和加速度耐力。每周 3～5 次,每次 30～40 分钟。

(2)耐力运动(endurance exercise)　可根据具体情况选择步行、慢跑、踏车、游泳、登山、划船、各种球类比赛等项目,运动量因人而异,循序渐进,持之以恒。每周 2～3 次,每次 30～40 分钟。

(3)锻炼　可选择太极拳、五禽戏等,每日早、晚各 1 次。

(4)无氧与有氧训练　加速度性晕厥患者,可进行无氧训练、有氧训练,以及呼吸肌训练,进一步提高 + Gz 耐力。

4. 心理疗法

(1)心理疏导　发生晕厥的飞行人员可能会因担心飞行时再次发生晕厥而丧失飞行信心,因此,应该帮助患者分析发生晕厥的诱因、发病机制,以及预防对策和预后等,进行心理疏导,克服他们的心理障碍,鼓励他们通过体能训练和专项生理训练增强飞行耐力,重返飞行岗位。

(2)生物反馈疗法　工作人员应向患者讲清本疗法的特点和要求,并对患者心理、生理活动进行全面了解,包括基线数值、心理生理轮廓及暗示性等,确定训练目标,评定疗效。要求患者训练前摆脱生理和心理紧张(如饥、饿、尿、便等)影响。

校正仪器,使之处于良好状态。环境要安静,温度要适宜(18℃~25℃),照明宜偏暗,陈设应简洁。体位要舒适,解除一切束缚躯体的物品,如衣领、腰带、胸罩、手套和鞋等,保持全身放松。安放好仪器传感器肌电反馈仪或皮电反馈仪的电极。首次训练应由医师亲自操作,针对病情、文化程度、暗示性、基线数值,结合使用的仪器,简单说明生物反馈原理,以及肌电、皮电、皮温等变化与反馈信号关系,以使患者尽快掌握训练方法。在指导语引导下,进行渐进性肌肉放松训练、温暖训练、呼吸方法训练。第一次训练由医师口述指导语,步入正轨后采用播放录音带方法进行。一个疗程需要4~8周,每周训练2次,每次20~30分钟。在日常生活中,要求患者在脱离生物反馈仪情况下进行自我训练,将学到的训练方法每日自行练习2~3次,每次20分钟。注意事项:正确选择病种和病例,并了解其身体、心理情况。生物反馈疗法是一种操作性学习,需要一定时间(一般要8周左右),必须持之以恒。

5. 其他疗法

(1)中医中药辨证施治。

(2)加压呼吸耐力不良者,可在专业人员指导下进行呼吸肌锻炼和地面加压呼吸训练。

(3)加速度性晕厥患者,可进行专门抗荷生理训练。

(徐 莉 胡 强)

第三节 空晕病的康复

空晕病(airsickness)又称晕机病,是运动病的一种,指在驾驶或乘坐飞行器时,机体不能适应加速度、视觉和本体觉的刺激而发生头晕、恶心、呕吐、出冷汗、面色苍白等一系列前庭自主神经反应。本病是飞行人员的常见病,尤其在飞行学员中发生率较高。既往有晕车、晕船或其他运动病史,前庭功能检查显示敏感性升高或科里奥利加

速度耐力不良(bad corioli's acceleration tolerance)者,诊断为原发性晕机病。既往无运动病史,诱因明确,去除诱因后症状缓解,可诊断为继发性晕机病。

一、病因

关于晕机病的发病机制目前尚不完全清楚,主要有前庭器官过度刺激学说、神经匹配不当学说、中枢神经递质系统功能失平衡理论和大脑皮质等高级中枢失调控假说等。其中,前庭系统的功能紊乱在晕机病发病中起主要作用,视觉和内脏、肌肉及关节等深部本体感受器对该病的发生也有重要影响。常见的晕机病的诱发因素有

1. 暂时的身体健康状况不良,如情绪和心理异常、抑郁、焦虑、过度疲劳、睡眠不足、眼耳疾病、胃肠疾病、感冒、空腹、过饱和酒后飞行等。

2. 视觉定向障碍(visual disorientation),如复杂气象及夜间飞行或处于被动位置。

3. 座舱卫生(cabin hygiene)条件不良,如汽油味、废气等影响。

4. 恶劣的气流特别是垂直气流造成的飞机颠簸。

5. 飞行技术飞行技术不熟练、动作不协调产生的加速度,飞行因素连续飞行或复杂特技飞行所产生的加速度积累等。

6. 缺氧、减压与加压呼吸,引起血压急剧下降。

二、诊断依据

1. 现病史 有飞行中出现异常的前庭自主神经反应病史。应注意询问有无晕车、晕船等其他运动病史,近期有无情绪和心理异常、过度疲劳、疾病等诱因,以及发病时飞行状态、飞行科目、气象条件等情况。

2. 临床表现 飞行中出现头晕、恶心、呕吐、面色苍白、出冷汗、心悸,严重者出现虚脱等不良反应,离开飞机刺激停止后,症状逐渐消失。发生晕机

443

后,应进行全面的体格检查,症状消失后无阳性体征者,应注意检查有无诱发该病的基础性疾病。

3.辅助检查

(1)眼震电图(ENG)检查　晕机病患者前庭功能常显示敏感性升高,当诱因去除后,前庭功能检查结果可能恢复正常。

(2)科里奥利加速度耐力检查　晕机病患者常有科里奥利加速度耐力不良。

三、康复治疗

1.一般疗法　选择优美的环境,保持睡眠充足,避免过度疲劳。膳食宜低脂高维生素的普食。

2.自然因子疗法　可选用日光浴、空气浴、矿泉浴、海水浴等调节神经系统平衡。配合人文景观激发和恢复飞行的信息。

3.物理疗法　利用音乐疗法不同的音乐旋律、节奏、调性及音色对大脑皮质的兴奋和抑制作用,达到调节神经内分泌等生理功能。可根据疗养员的病情,心态及爱好等,选择相适宜的乐曲,每次20分钟,每天1次,15次为1个疗程。空气负离子疗法,每天20~30次/1疗程,每次20~30分钟。

4.运动疗法　在日常体育运动的基础上,增加前庭器官的锻炼,如旋梯、秋千、滚轮、浪木、木马、单杠、双杠、滑冰、游泳和摇头操等。尤其注意力量训练、耐力训练、养身锻炼及无氧与有氧训练合理安排。体育锻炼宜持之以恒,以保持前庭功能的稳定。

5.科里奥利加速度耐力训练　可以在电动转椅上循序渐进地进行。医师要密切观察患者,在其出现明显反应前即停止训练。好转以后逐步停用。

6.心理疗法

(1)心理疏导　进行心理疏导,避免情绪紧张,保持情绪稳定。

(2)生物反馈疗法　1987年Richard报道用生物反馈疗法治疗飞行人员晕机病。他认为运动是受自主神经系统调节的,让病人学习主动控制运动病的自主神经反应,阻断这个自主神经反应,

可以使晕机病的症状消失或减轻。设备要有一个自动化的转椅,可向反时针方向转动1~20r/min,向右或向左倾斜40°,以皮肤反射电流,皮肤表面温度和肌电作为观察指标。运动刺激引起生理反应参数的变化常常发生在主观症状被感觉到之前。因此每次治疗时,通过观察生理参数的变化,病人会在症状到来之前有意识地先做放松动作,以预防晕机病症状的出现。

7.其他疗法　晕机病患者在加速度刺激停止后,症状很快消失,无须特殊治疗。

(1)运动或训练后出现症状,必要时可口服防晕药物。东莨菪碱贴膜能在3天内释放0.5mg东莨菪碱,药物可经皮肤弥散到皮下的毛细血管,乃至全身。经皮用药可以避免由于口服和肌内注射引起血中出现高浓度的药物,可以减少副作用,又能保持药物的疗效水平。每用1次药,有72小时的预防作用。当胃肠有病时,此法远较口服法优越。

(2)采用中西医综合疗法,口服中药或山莨菪碱10mg穴位注射等。

(3)加压呼吸耐力不良时,可在专业人员指导下进行呼吸肌锻炼和地面加压呼吸训练。

(4)加速度晕厥人员,可进行专门抗荷生理训练。

(徐　莉)

第四节　飞行错觉的康复

飞行错觉(flight illusion)是空间定向障碍最常见的一种表现形式,指飞行人员在飞行或模拟飞行中对飞机(模拟器)和(或)自身的姿态、位置和运动状态及其相互关系等发生的一种错误知觉。调查显示,歼击机飞行员飞行错觉发生率较高,因此,飞行错觉在飞行人员中具有普遍性,对于航卫人员来说,要重点关注可能危及飞行安全的严重飞行错觉。分型:飞行错觉按认知水平可

分为3型。Ⅰ型:即认识不到型,飞行员未能察觉到已发生飞行错觉。Ⅱ型:即认知型,飞行员能够意识到所发生的飞行错觉,体验到与实际空间状态之间的矛盾冲突,是飞行错觉中的主要类型。Ⅲ型:即不可抵御型,飞行员意识到了所发生的飞行错觉,但身心失能,失去了对飞机的操控能力。

一、病因

关于飞行错觉的发生机制尚未完全确定,但就其本质是由于飞行人员在三维空间运动环境中飞行时心理生理功能不足所致。

1. 主要决定的基本因素

(1)参与空间定向的感觉分析器受到飞行因素的作用,输入错误的空间信息;

(2)由于正确空间信息不足,片面的空间信息与大脑中已有的空间信息发生错误联系导致中枢加工错误。

2. 飞行错觉按感觉分析器的通道分类

(1)前庭本体性错觉(vestibula - propriocep - tive illusion) 指在飞行中由于视觉信息受到限制而前庭本体觉的错误信息异常突出所产生的错误知觉。包括前庭耳石器性错觉(如躯体重力错觉、超G错觉等)和前庭半规管性错觉(如矫正性倾斜错觉、躯体旋转错觉、科里奥利错觉、变压性眩晕等)。

(2)前庭视性错觉 指前庭感受器受到加速度作用后,引起前庭—眼动反射运动,而以视觉形式表现出来的一种错误知觉,如眼旋转错觉、眼重力错觉等。

(3)视性错觉 指飞行人员在飞行中利用视觉感受器的信息进行空间定向,所产生的错误知觉,如天地线错觉、光线引起的错觉、视性距离和高度错觉、形态和大小错觉、自动运动性错觉等。除此之外,还有中枢性错觉,如脱离现象、巨手征、迷茫等。

3. 飞行错觉按性质分类

(1)生理心理性飞行错觉 生理心理性飞行错觉是由于人体在三维运动环境中生理和心理功能自身的特点所引起,经全身查体与空间定向有关的各系统和通路均无异常发现。飞行错觉绝大多数是生理心理性的。

(2)病理性飞行错觉 是指引起视功能下降的各种眼科疾病,引起双侧前庭功能不对称的各种耳科疾病,与空间定向有关的神经通路上的颅内各种疾病所致的飞行错觉。

二、诊断依据

1. 按飞行人员主观感觉到的错觉形态诊断 包括倾斜错觉、俯仰错觉、倒飞错觉、旋转与反旋转错觉、方向错觉、速度错觉、翻转错觉、距离错觉、时间错觉、脱离现象、复合型错觉等。

2. 按飞行人员报告发生了飞行错觉时的状况诊断 根据飞行人员所描述的错觉形态及其有关的临床和特殊检查,进一步进行分类诊断包括是属于前庭本体性错觉、视性错觉还是中枢性错觉是属于Ⅰ型错觉、Ⅱ型错觉还是Ⅲ型错觉是属于生理性错觉还是病理性错觉;是否属于严重飞行错觉。

3. 下列情况之一属严重飞行错觉,需送医院进一步体检

(1)反复发生的性质相同,或方向一样的飞行错觉。

(2)倒飞、翻转、滚转等形态的错觉(含科里奥利错觉)。

(3)持续时间长,伴有严重的恐慌、恐惧、自主神经反应等症状,对操作有明显的甚至是强迫性的影响,按仪表飞行也难以克服,对空间定向感到困难的飞行错觉。

(4)发生了飞行错觉飞行人员自己没有察觉到,经其他途径(如同机人员或指挥员的提示)发现的飞行错觉(Ⅰ型飞行错觉)。

(5)所有的Ⅲ型飞行错觉。

(6)导致飞行事故或飞行事故症候的所有飞行错觉。

(7)发生飞行错觉时或发生飞行错觉后伴有严重的自主神经反应的飞行错觉。

(8)发生飞行错觉时或发生飞行错觉后出现异常的精神症状的飞行错觉。

(9)病理性飞行错觉(pathological flying illusion)。

(10)飞行人员自己感到严重,缺乏克服信心的飞行错觉或指挥员感到飞行员所发生的错觉严重,对飞行安全构成较大威胁的飞行错觉。

4.询问病史 在病史描述时,要注意询问飞行前夜有无睡眠障碍、有无间断飞行、有无带病飞行、有无疲劳飞行、有无用药特别是对中枢神经系统有影响的药、有无饮用含乙醇饮料、近期有无引起心理因素的刺激等。要注意询问错觉发生的时间、飞行科目、气象条件、地形地貌特征,发生错觉时飞机所处的高度、速度、加速度,错觉发生时或发生前所做的操作,飞行员感知的飞机状态、伴随症状及程度、采取的克服措施及效果、是否向塔台报告和得到指挥员的帮助、对操控飞机的影响、着陆后的反应、航医的处置和指挥员就此次错觉对飞行安全的评估,是否影响下一架次或以后的飞行等。此外,还要询问有无视力变化和眼科疾病,有无眩晕、耳鸣耳聋等耳科疾病,有无鼻阻、鼻涕增多、回吸涕中带血等鼻科疾病,有无头痛头晕等神经科疾病等。

5.检查 发生飞行错觉后,要进行全面的体格检查,包括耳鼻咽喉科、眼科、神经科和临床心理科检查等。辅助检查,除了常规项目外,还应进行纯音测听、声阻抗、头颅 CT 及前庭功能检查等。

三、康复治疗

1.一般疗法 膳食宜选高热量、高蛋白、低脂肪食物,补充足够的维生素 C 和维生素 D 及 B 族维生素。

2.自然因子疗法 选用日光浴、海水浴、空气浴、景观疗法,利用日光、海水、空气负离子等综合作用,达到调节机体代谢、改善微循环、消除疲劳、增强体质、促进康复的目的。

3.音乐疗法 每次 20 分钟,每天 1 次,15 次为 1 个疗程。

4.运动疗法 可选择太极拳、保健操、慢跑、步行等。同时加强前庭器官的锻炼,如旋梯、秋千、滚轮、浪木、木马、单杠、双杠、滑冰、游泳和摇头操等。

5.心理疗法 普通飞行错觉无须特殊处理,只要对飞行员进行有关飞行错觉的航空心理生理辅导即可。

6.其他疗法 生理性严重飞行错觉主要是进行有关飞行错觉的航空心理生理训练,包括讲授或复习有关飞行错觉的理论和在模拟器上反复进行体验。美国空军的标准化飞行错觉 CD - ROM 训练光盘可更有效地预防飞行事故。除了人的因素以外,飞行器的改进是一个十分重要的因素,因为虽然心理生理训练已取得效果,但对 I 型空间定向障碍及其事故预防效果甚微。而飞行错觉的最终解决要靠飞行器空间定向系统的发展。

(徐 莉 杨敏清)

第五节 跳伞伤的康复

跳伞伤是指飞行人员跳伞训练时或被迫弹射跳伞时发生的损伤。跳伞伤可发生在脱离飞行器、开伞和着陆(着水)各阶段。一般跳伞伤中率自 0.3% ~2.4% 不等,70% 发生于新员跳伞,以着陆损伤占多数,可达 88% 左右,其次为开伞伤。弹射跳伞伤则 70% 的损伤发生在弹射离机和开伞两个阶段。我国弹射成功的飞行员,有 2/3 负轻伤或重伤,真正无伤的只占 1/3。

一、病因

一般跳伞伤的损伤原因主要为着陆姿势不正确,着陆点不当,顺风或逆风着陆负重量大,离开飞机时姿势不正确,身体碰撞机门或被伞绳操纵带打伤,以及空中操作不当、主伞与备用伞相缠等。白天跳伞损伤率较夜间跳伞低,气候不良、身体素质欠佳和患有慢性疾病可能增加跳伞伤发生的概率。

弹射跳伞引起的脊柱损伤与作用力的方式、方向、大小有关。躯干前屈是脊柱损伤的主要因素。坐姿时,躯干的重心位于胸前部、胸骨柄水平,在弹射冲击力作用下脊椎向前弯曲度增加。由于胸12至腰1正常生理前屈范围大,椎体的抗断裂强度较差,而过屈压应力高度集中于此,故易发生前楔形压缩性骨折。而开伞冲击力则容易造成颈椎前屈损伤、颈椎骨折或脱位。上肢骨折和挫、擦伤多由弹射时碰撞舱壁引起。下肢骨折多为着陆时姿势不正确冲击所造成。弹射离机时与其他物体相撞或着陆时冲击还可造成颅内血肿。头面部软组织伤则由碰撞、气流对面部的吹袭,伞绳的打击等引起。

二、诊断依据

1. 现病史 有高空跳伞或飞机弹射跳伞后身体疼痛不适或功能障碍的历史。

2. 临床表现

(1)一般跳伞伤 一般跳伞伤可分为体表擦伤和挫伤等轻伤,以及四肢关节脱位、骨折,脊柱骨折,关节扭伤等中、重度损伤。轻伤约占所有跳伞伤的1/3,从受伤部位看,四肢伤可占60%,其次为胸腰椎损伤占27%,头颈部损伤约占10%。从伤型看,以骨折为主,可占67%,多为胫骨或腓骨下段骨折,其次为胸腰椎压缩性骨折;软组织损伤占33%胸腰椎(胸10至腰2)压缩性骨折伤情较严重,治疗后常有后遗症。海上跳伞时,绝大部分为轻伤,但跳伞人员过早脱伞着水,有可能由于沉水过深,致耳、结膜被深水压伤,脱伞过晚则易被伞衣或伞绳缠住导致呛水或漏水。

(2)弹射跳伞伤 常为多发性,脱离座舱时碰撞舱缘所致上肢挫、擦伤较常见弹射时冲击力所造成的脊柱骨折绝大部分属于稳定性前楔形压缩

性骨折,少数为不稳定性骨折,最常见的部位是胸12、腰和胸部脊柱骨折,颈椎骨折最少,2个以上的多椎体骨折也较多见。接地时姿势不正确可造成下肢骨折或关节扭伤,以及腰椎间盘突出。头面部损伤中颅脑损伤高达30%,多属轻、中型。据126例弹射跳伞伤统计,损伤共达264个部位,软组织损伤占48.5%,以腰骶部扭、挫伤居多数骨损伤除火器伤外,大多数为闭合性骨折。脊柱骨折及上、下肢骨折占25%~40%。重伤者中脊柱骨折占首位,约占骨损伤的50%。

(3)辅助检查 X线和CT等影像学检查对于骨折、脊柱损伤和深部组织损伤有重要诊断价值。MRI对半月板损伤、骨髓水肿等损伤的显示优于CT和X线检查。

三、康复治疗

1. 一般疗法 保持睡眠充足,生活规律。膳食宜普食,选富含蛋白质、钙、磷和维生素的食物,如肉类、海鲜、乳类、蛋类以及新鲜蔬菜、水果等,品种丰富,增进食欲,戒烟限酒。

2. 自然因子疗法

(1)景观疗法 可选用森林景观、海滨、湖滨景观和人文景观等,同时兼用日光浴、海水浴、空气浴、空气负离子等疗法,促进身体损伤恢复,骨折愈合,并对大脑皮质和心理状态具有良好的调节作用。

(2)矿泉疗法 可选用淡泉、硫化氢泉、氡泉等浸浴或淋浴,以改善血液循环,促进损伤恢复、神经组织再生和新陈代谢,缓解伤痛。水温38℃~40℃,每次20~30分钟,每天1次,15~20次为1个疗程。

3. 物理疗法 根据损伤情况及临床症状,可选用红外疗法、脉动及脉冲磁疗法、直流电疗法、高频电疗法、超声疗法、石蜡疗法或热敷疗法、音乐疗法等。

(1)红外疗法 用于治疗扭伤、挫伤、炎症、神经痛等,改善血液循环,消除肿胀,促进炎症吸收。

每次 20 ~ 30 分钟,每天 1 次,10 ~ 15 次为 1 个疗程。

(2)磁疗法 用于治疗软组织损伤、神经痛等。采用旋磁法或脉冲电磁法,将磁头放置于治疗部位,每次 5 ~ 10 分钟,每天 1 次,20 ~ 30 次为 1 个疗程。

(3)直流电疗法 用于治疗周围神经损伤、神经痛、软化瘢痕、改善挛缩等。每次 15 分钟,每天 1 次,12 ~ 20 次为 1 个疗程。

(4)高频电疗法(中波、短波、超短波)促进骨折愈合,每次 15 分钟,每天 1 次,15 ~ 20 次为 1 个疗程。

(5)超声疗法 具有镇痛、解除肌肉痉挛、改善血液循环、促进骨痂生长及消炎作用,还可软化瘢痕和结缔组织。每次 10 ~ 15 分钟,每天 1 次,15 ~ 20 次为 1 个疗程。

(6)石蜡疗法 用于治疗软组织损伤、周围神经损伤、神经炎、神经痛、组织粘连、瘢痕挛缩等。每次 30 ~ 60 分钟,每天 1 次,12 ~ 20 次为 1 个疗程。

(7)音乐疗法 对大脑皮质和心理状态具有良好的调节作用。每次 20 分钟,每天 1 次,15 次为 1 个疗程。

4.运动疗法 根据病情制订运动处方。可选择关节肌肉被动或主动活动、步行、太极拳、保健操、慢跑疗法等体育锻炼,促进机体组织修复和机体功能的康复。

(1)关节活动训练肢体主动运动障碍者,由体疗医师进行被动关节活动训练,每次 15 分钟,每天 1 ~ 2 次,20 次为 1 个疗程。

(2)运动功能训练根据患者的功能恢复程度,选择适当起点,进行平衡功能或步行功能训练,每次 30 分钟,每天 2 次,20 次为 1 个疗程。

(3)太极拳、保健操等,每次 20 ~ 30 分钟,每天 1 ~ 2 次。

5.心理疗法 应结合航空医学理论,对飞行人员及跳伞人员进行心理疏导,说明易致伤原因,

强调遵守跳伞规则,掌握要领,力求避免或减少损伤,克服心理障碍。

6.其他疗法 中医中药、针灸、推拿治疗,活血散,缓解症状,改善功能。

(徐　莉　杨敏清)

第六节　飞行事故伤的康复

飞行事故伤是指在飞行各阶段发生的飞行事故,或迫降时所造成的损伤。飞行事故损伤范围广泛且呈多发性,造成不可逆损伤率高。我国一组 92 例飞行员飞行事故伤统计显示受伤部位 123 处,损伤部位中头部伤占 68.5%,四肢伤占 28.2%,躯干伤占 25%,烧伤占 6.5%,其他占 5.4%。另据统计 52 例飞行事故伤停飞高达 32%。停飞原因主要是骨损伤后,关节、神经功能障碍或颅脑损伤后综合征。飞行事故伤以在着陆阶段发生率为高,大多发生在机场区域或附近。

一、病因

飞行事故伤按原因可分为撞击伤、挤压伤、牵拉伤、摔伤、烧伤、爆炸、中毒、淹溺等。撞击伤可由下述 3 次碰撞造成:第 1 次碰撞,是在事故发生时,飞行人员与座舱内壁及部件相撞;第 2 次碰撞,是在飞机突然停止运动瞬间,飞行人员与座舱内部件的再次相撞;第 3 次碰撞,是在身体与安全带限制系统之间的撞击。前两次碰撞所造成的损伤多发生在头、面部及四肢,第 3 次碰撞损伤多发生于躯干及四肢。此外,飞行事故惨烈的场面和同事的伤亡,还可导致部分当事飞行人员产生严重的心理应激障碍。

二、诊断依据

1.现病史 有发生飞行事故或迫降造成身体疼痛不适或功能障碍的历史。

2.临床表现 飞行事故伤的特点是损伤范围

广泛,常呈多发性,伤情比较严重,不可逆性损伤率高,颅脑损伤和脊柱损伤多见肢体骨折、软组织伤、内脏损伤、烧伤或淹溺等均可发生。根据飞行事故发生的性质和当时状况以及体格检查可做出初步诊断。

飞行事故后飞行人员心理应激障碍可引起焦虑、抑郁、飞行恐惧、信心不足、精神紧张、失眠等症状。

3. 辅助检查　X线、CT及MRI和超声等影像学检查对于骨折、脊柱损伤和深部组织损伤有重要诊断价值。心理测查可用于检测飞行人员飞行事故后心理应激障碍。

三、康复治疗

1. 一般疗法　保证睡眠充足,根据损伤情况适量参加室外活动。营养膳食宜选富含蛋白质和维生素的食物,如肉类、海鲜、蛋类,以及新鲜蔬菜、水果等。品种多样可以增进食欲,有利于损伤恢复。

2. 自然疗养因子疗法

(1)景观疗法　可选用山地景观、森林景观、海滨景观和人文景观等,同时兼有日光浴、海水浴、空气浴、空气负离子等疗法,促进身体损伤恢复,并对大脑皮质和心理状态具有良好的调节作用。

(2)矿泉疗法　可选用淡泉、硫化氢泉、碘泉、氡泉等浸浴或淋浴,以改善血液循环,促进损伤恢复、炎症吸收、神经组织再生和新陈代谢,缓解伤痛,软化瘢痕。水温38~42℃,每次15~20分钟,每天1次,15~20次为1个疗程。

3. 物理疗法　根据损伤情况及临床症状,可选用红外线疗法、脉动及脉冲磁疗法、直流电疗法、中频或低频脉冲电疗、超声疗法、热敷疗法、蜡疗法、音乐疗法等。

4. 运动疗法　根据病情制订运动处方。可选择关节肌肉被动或主动活动、步行、太极拳、保健操、慢跑疗法等体育锻炼,促进机体组织修复和机体功能的康复。

(1)关节活动训练肢体主动运动障碍者,由体疗医师进行被动关节活动训练,每次15分钟,每天1~2次,20次为1个疗程。

(2)运动功能训练根据患者的功能恢复程度,选择适当起点,进行平衡功能或步行功能训练,每次30分钟,每天2次,20次为1个疗程。

(3)太极拳、保健操等每次20~30分钟,每天1~2次。

5. 心理疗法　心理治疗的时机可分为飞行事故发生的当时、48h以内及6个月以内3个关键期,前2个时期由于条件限制常不能及时实施,重点要抓紧48h以后到6个月之间的治疗。可以采用心理测试、心理咨询、音乐治疗、生物反馈放松训练、系统脱敏、成功表象飞行训练、空中特殊情况表象训练,以及文娱活动等一系列方法。系统脱敏训练是在放松训练的背景下,让患者逐次想象进入飞行事故情境。此训练根据患者的情绪反应分阶段进行,在放松的情况下,治疗师用言语引导,逼真地讲述事故发生的全过程,观察患者情绪反应及肌电、皮肤电反射等生理指标,然后让患者自己叙述事故过程,并进行事故体验,逐步脱敏。成功表象飞行训练是在放松训练的背景下,让患者做航线飞行表象训练,其间用言语暗示:"你一定能胜任空中工作,一定能成功。"通过反复训练,使患者最后成功完成表象飞行。

6. 其他疗法　可根据损伤类型和病情选用有针对性的治疗,如镇静安神药、神经营养药、改善微循环药、镇痛药等药物治疗,以及中医中药、针灸、推拿等治疗。有瘢痕挛缩或粘连者,可肌肉或局部注射胎盘组织液、α-糜蛋白酶、透明质酸等药物治疗。有言语功能障碍者,由专业语言训练人员,进行矫治训练,每天1次,每次40分钟,疗程视效果而定。脑外伤预防癫痫,可服用苯妥英钠,每次0.15g,每天1~2次,或卡马西平,每次0.2mg,每天3次。

(徐　莉　杨敏清)

第七节 加速度耐力不良的康复

战斗机飞行速度快,机动性好,在特技飞行时,会产生很高的载荷。一般来说,歼7、歼8飞机可产生最高达4~5G的载荷,高性能战斗机可产生最高9G的载荷,载荷增长可高达3~6G/s。在如此高载荷作用下,血液柱流体静压增大,脑水平血压下降到一定程度将导致脑供血不足,发生周边视力丧失和中心视力丧失甚至意识丧失。随着高性能战斗机不断装备部队,该问题变得更加突出。特别是当飞行员存在加速度耐力不良时,在特技飞行中出现空中黑视和意识丧失的可能性大大增加,对飞行安全构成严重威胁。

一、病因

影响飞行员+Gz耐力的因素很多,有加速度、身体状况、环境因素和操纵及防护方面因素等。其中身体方面因素主要包括:

1. 体质方面因素 如年龄较大、力量型体形(体重较重、身高较低)、血压和血脂水平相对较高等+Gz耐力较好。反之,+Gz耐力较差。

2. 心血管代偿功能 心血管代偿功能好能显著提高+Gz耐力,迷走神经张力过高和心脏收缩功能减弱则+Gz耐力下降。

3. 机体状况 飞行员患有某些慢性疾病,如心脑血管疾病、神经衰弱、胃肠功能紊乱、自主神经功能失调等,+Gz耐力下降。

4. 其他因素 一些暂时性因素也可导致+Gz耐力下降,如睡眠不足、慢性疲劳、疾病初愈、空腹飞行、饱腹飞行、饮酒、服用某些药物等。

二、诊断依据

1. 在有载荷的特技飞行中经常出现灰视、黑视现象,或者发生G-LOC在描述病史时,应注意询问发生灰视、黑视或G-LOC时,飞机的高度、速度、飞行科目、飞行状态、加速度G值大小,是否做了正确的抗荷动作,抗荷装备工作是否正常,是否有加压呼吸,以及症状持续时间长短,载荷消失后自行恢复情况等。

2. 通过全面的临床体格检查,排除明显的疾病状态。

3. 离心机检查达不到所飞机种的加速度耐力标准。

三、康复治疗

1. 一般疗法 保持睡眠充足,生活规律。疗养膳食普食,如肉类、乳类、蛋类,以及新鲜蔬菜、水果等。保持充足的热量、蛋白质和维生素,有利于增强体质,适当增加有助于补气、活血、通络的食品,例如羊肉、大枣、薏苡仁等。禁烟限酒。

2. 自然因子疗法 可选择日光浴、空气浴、森林浴等疗法,利用日光、空气负离子等综合作用,达到调节机体代谢、改善微循环、消除疲劳、增强体质的疗效。通过参观人文景观,缅怀历史或当代名人和革命先烈的业绩和崇高品质,可以激发患者重新恢复飞行信心。

3. 物理疗法

①音乐疗法 每次20分钟,每天1次,15次为1个疗程。

②空气负离子疗法 用含20万~30万个/cm³的空气负离子,每次20~30分钟,每天1次,20~30次为1个疗程。

4. 运动疗法 通过无氧训练配合有氧训练,以及呼吸肌训练,可进一步提高+Gz耐力。

(1)无氧训练 举重、类举重、短跑等无氧训练能够明显提高+Gz耐力。主要是对颈、胸、腹部与腿部肌肉进行有针对性的强化训练,在此基础上加强不同肌群的协调性训练及抗荷动作模式化训练,如肩负杠铃深蹲起,同时配合抗荷动作的呼吸要领,循序渐进,经过10~12周训练能够明显提高+Gz耐力。每天训练应以10分钟左右的逐渐热身开始,训练负荷应该是各次训练1次最大举重能力的80%~90%。要求每次训练进行2~5组练习，每组重复动作5~10次。在训练之间和练习组数之间须有休息时间，一般为2~3分钟。两次训练之间至少间隔24小时。1周不得多于4次训练，力量训练和耐力训练都要做，可间隔进行。例如，隔天换方案，星期一力量训练，星期二耐力训练，星期三休息，星期四力量训练，星期五耐力训练。无氧训练应在任何可能的时候都进行。每次训练结束，需要5~10分钟的全身松弛，以减少肌肉酸痛。

（2）适量有氧训练 进行有氧训练，如长跑、划船、自行车、游泳、滑冰、竞走等，可有效地增强心肺功能和飞行耐力，是发展人体各种能力的基础。在进行无氧训练的同时进行适量的有氧训练，能够保持和增加+Gz耐力；但过量的有氧训练能增强迷走神经张力，减弱+Gz作用下心率的代偿反射机制，同时还会引起毛细血管增生，增大血管容积，导致+Gz耐力下降。有氧训练方案：包括每周非连续性3天的举重或其他阻力训练，在其间隔日进行每周3次跑步（慢跑）或其他有氧训练活动。规定跑步的限度为每周3天，每天20~30分钟，每周慢跑总共不要超过14.5km。跑步训练的心率应维持在"目标范围"内，目标范围的计算方法最大心率（220 - 年龄）乘以60%及80%。例如，20岁训练者心率的目标范围为（220 - 20）乘以60%和80%，即120~160/min。

（3）呼吸肌训练 较大肌群的训练不能代替呼吸肌训练，进行特定的呼吸肌训练对提高+Gz耐力有一定作用。呼吸肌力量增强使在+Gz作用下做抗荷动作时胸膜腔内压增加得更高，血压升高更为明显，呼吸肌耐力增强可延缓呼吸肌疲劳的出现，从而增加+Gz耐受时间。

（4）其他 在联合训练器上进行特殊训练，可有效提高飞行人员抗荷能力，训练动作包括臂屈伸、自由下拉、坐推、卧推、坐蹬、蹲起及举腿。

5.心理疗法

（1）心理疏导 有的加速度耐力不良飞行员可能会因担心特技飞行时发生晕厥而丧失飞行信心，因此有必要对这类飞行员进行心理测评和疏导，克服心理障碍，保持情绪稳定，鼓励他们通过体能训练和抗荷生理训练增强加速度耐力，恢复飞行。

（2）生物反馈疗法。

6.航空生理训练 通过抗荷生理训练，包括地面抗荷生理训练和离心机训练，进一步提高综合抗荷耐力。

（1）抗荷动作训练 它是在飞行中出现正加速度时飞行人员经常采用的一种主动对抗+Gz的方法。常用的抗荷动作主要有M-1或L-1动作。通过生物反馈抗荷动作训练器或肌力协调抗荷训练器，使抗荷动作进一步规范化、模式化，训练全身肌紧张，尤其是小腿、大腿和腹部肌群同步、协调用力，有效阻止血液向人体下部转移，促进血液回流，增加心排血量，提高上身血压，保证头部供血，提高抗荷耐力。

（2）抗荷正压呼吸训练 在苏-27及苏-30等高性能战斗机上均装备有抗荷正压呼吸装备，当+Gz达到3~5G时，可触发氧调器工作，通过氧气面罩对飞行人员加压供氧，即实施抗荷正压呼吸。抗荷正压呼吸增加的肺内压直接传递到左心室和胸内血管，引起心水平动脉压升高，从而使脑和眼水平动脉压相应升高。抗荷正压呼吸的抗荷效果为2~2.5G。由于飞行人员采用抗荷正压呼吸时需要自主用力呼气，呼吸动作有很高的技巧性，因此，在地面进行抗荷正压呼吸训练有利于适应飞机上抗荷正压呼吸装备。

（3）离心机训练 离心机训练是在地面对飞行人员进行抗荷生理训练的最理想的专项训练。

（徐 莉 杨敏清）

第八节　气压损伤性中耳炎的康复

气压损伤性中耳炎是指在飞行过程中外界大气压力发生急剧变化时，咽鼓管功能不能适应此变化而引起的中耳气压性损伤，简称耳气压伤。因外界气体不能及时进入鼓室腔平衡鼓室腔负压，导致腔内负压不断增加，使黏膜血管扩张，血清外漏或出血，引起鼓室腔积液、积血，鼓膜充血甚至破裂，严重时也可以引起内耳的气压性损伤。由于距离地面越近气压变化越大，所以气压损伤性中耳炎多发生在4000m以下，尤以1000～2000m高度为多。部分各型飞机虽早已广泛采用密封增压座舱，但增压高度在2000m以上时气压损伤性中耳炎仍有发生，是飞行人（学）员的常见病，发病率为6%～9.1%。据空军总医院统计，因此病停飞的歼击机飞行员占同期因病停飞人员的4.01%，仅次于各类晕厥性疾病（空中晕厥、地面晕厥等）。

一、病因

任何原因所致之咽鼓管通气不良或未进行主动通气动作，均可能引起气压损伤性中耳炎，其程度取决于鼓室内外压力差值的大小和持续的时间。

1. 上呼吸道疾病如急性上呼吸道感染、变应性鼻炎、慢性鼻炎、鼻息肉、鼻窦炎等。

2. 咽鼓管疾病咽鼓管本身的疾病如咽鼓管炎及狭窄等。

3. 咽鼓管功能障碍软腭及上咽部肌肉麻痹，咽鼓管开张肌肉的功能障碍。

4. 咽喉部新生物阻塞鼻咽部新生物阻塞咽鼓管咽口。

5. 颞下颌关节疾病及牙齿咬合不良颞下颌关节疾病及牙齿咬合不良，致咽鼓管咽口黏膜形成皱褶。

非病理性因素包括缺乏医学知识，不懂咽鼓管通气方法。如精神紧张，忘记做通气动作；飞行下滑速度太快，未能及时做吞咽等通气动作等。军事飞行人员的耳气压伤多发生于歼击机飞行员，原因是当咽鼓管主动开放不良时，其所佩戴的供氧头盔或面罩使咽鼓管被动开放（Valsalva法）无法进行。虽然不戴喉头送话器的飞行员在飞行高度2000m以下时，可以摘去供氧面罩进行Valsalva法，但在2000m以上飞行仍然可能受到耳气压损伤威胁。

此外，由于飞行中连续呼吸纯氧使鼓室腔内充满氧气，着陆后缺少咽鼓管通气动作，如飞行后立即入睡，使鼓室内氧气被组织吸收呈现负压，可以导致"延迟性气压损伤性中耳炎"，又称"氧吸收性耳气压损伤"。

二、诊断依据

1. 现病史　有飞行中下滑、俯冲或特技飞行时耳压痛病史，返回地面后症状不缓解或加重。要注意询问患者所飞行机种，飞机座舱的密闭性、压力变化情况，飞行的高度、下滑速率，发病的诱因，症状的演变过程，对飞行任务的影响，空中是否做了吞咽、捏鼻吞咽、运动下颌等咽鼓管通气动作，着陆后航医的检查和处置情况，以及既往是否有类似的耳压痛病史等。

2. 临床表现

（1）症状飞行下降过程中出现单耳或双耳明显压痛，随后出现耳鸣、听力下降、耳闷等症状，有的患者可能出现一过性眩晕。

（2）检查鼓膜有Ⅱ度以上充血，严重者可见鼓室积液或积血，或鼓膜破裂。病情缓解期检查可见鼓膜内陷、混浊和增厚现象，鼓膜活动度减低。

（3）要注意询问和检查患者是否有上呼吸道感染、鼻中隔偏曲、鼻甲肥大、变应性鼻炎、慢性鼻炎、鼻息肉、鼻窦炎、颞下颌关节疾病及牙齿咬合不良、软腭及上咽部肌肉麻痹等发病诱因。当飞行人员出现飞行中耳压痛时，不应只想到职业因素所致，还要注意排除咽鼓管以外的病变，尤其是鼻咽部的肿瘤。

3. 辅助检查

（1）纯音测听 急性期呈传导性耳聋或混合性耳聋,缓解期听阈可正常,但反复发生损伤内耳者也可表现为神经性耳聋。

（2）声导抗检查 急性期呈 C 型或 B 型曲线,缓解期可呈 A 型曲线。

（3）眼震电图（ENG）检查 描记到自发性眼震和（或）患侧前庭功能减弱,排除了其他原因所致的内耳损害,可考虑内耳亦受到气压性损伤。

（4）低压舱检查 咽鼓管功能不良时,低压舱下降过程中即使进行了咽鼓管通气动作,仍出现患耳压痛,检查可见鼓膜充血,听力下降。

三、康复治疗

1. 一般疗法

（1）保持良好的情绪,睡眠充足,避免过度疲劳。

（2）膳食宜选用富含蛋白质、维生素的均衡饮食,戒除烟酒。

（3）防治病因,预防感冒及各种流行病。防止患耳进水。

2. 自然因子疗法 选用日光浴、空气浴、矿泉浴,调节机体代谢、消除疲劳、增强体质、促进康复。

3. 物理疗法 可选择以下疗法。

（1）超短波疗法 每次 20 分钟,每天 1 次或 2 天 1 次,10～15 次为 1 个疗程。

（2）鼓膜按摩疗法 可用鼓膜按摩机或用鼓气耳镜间断打气或连续多次间歇按压耳屏以防鼓膜粘连。

（3）耳部红外线治疗。

（4）电刺激下颌神经治疗。

（5）药物离子导入法、激光疗法及超声波疗法。

4. 运动疗法 选用保健操、篮球、中长跑等慢跑。

5. 心理疗法

（1）保持情绪稳定,消除各种不良的心理因素。

（2）生物反馈疗法。

6. 其他疗法 及时发现鼻、鼻咽腔等部位的慢性疾病,尽早进行矫治,去除导致气压损伤性中耳炎的诱因,包括应用鼻腔减充血药,如 1% 麻黄碱点鼻或喷雾,然后行咽鼓管吹张;鼓膜充血、疼痛时用 2% 酚甘油点耳,但鼓膜破裂时勿用;鼓室积液多不易排出者,作鼓膜穿刺或切开,排出积液;鼓膜已破裂者,用乙醇消毒外耳道,然后用无菌棉拭子拭净耳道内的血液,再用无菌干棉球置于外耳道口,耳内勿冲洗或点药,全身应用抗生素预防中耳感染。

继发性耳气压伤以治疗原发病为主。慢性耳气压伤的治疗还包括咽鼓管吹张、咽鼓管扩张、永久性鼓膜造孔,但前二者疗效尚难肯定,后者病人一般不愿意接受。当并发气压性内耳损伤时应按眩晕和神经性耳聋给予相应的治疗。

7. 健康教育

（1）讲解耳气压损伤相关防治知识,避免感冒期间飞行。

（2）教会飞行人员掌握正确的咽鼓管通气方法。

国内学者吴家林等通过自主研制的 KNY 咽鼓管通气功能检测仪,测得咽鼓管通气阻力约为 4kPa（约 30mmHg）,经飞行前后对照研究,提出采用主动或被动开放咽鼓管的方法,将呼吸道压力提高到大于 6kPa,即可避免飞行中的耳气压损伤,并研究改进了经面罩鼻腔加压、经面罩鼻及鼻咽部加压和经面罩加压呼吸等咽鼓管被动开放的方法。因此,使飞行人员掌握正确的咽鼓管主动通气方法,学会戴供氧面罩时咽鼓管被动开放法,同时,进行地面咽鼓管自行吹张锻炼和低压舱训练,可以提高对气压变化的适应能力,有效预防耳气压损伤。

（徐 莉 杨敏清）

第九节 气压损伤性
鼻窦炎的康复

气压损伤性鼻窦炎是指在飞行过程中外界大气压力发生快速变化时,由于某种原因造成鼻旁窦窦口阻塞,使窦内外气压不能平衡,而引起的鼻旁窦气压性损伤。此病多发生在额窦,其次是上颌窦。这是因为额窦开口为鼻额管,细而长;上颌窦开口也多呈短管形,均易受鼻腔、鼻窦急慢性炎症的影响而引起通气不畅;筛窦的开口较多,蝶窦窦口开口宽大,较少发生气压损伤。据空军总医院报道,几乎有 40% 以上的急性鼻窦气压损伤由感冒时飞行引起,因此感冒期间必须暂时停止飞行,直至鼻腔症状完全消退,通气功能恢复为止。

一、病因

鼻旁窦为骨性含气腔,各组鼻旁窦都有各自的自然窦口与鼻道相通,允许窦腔内气体与外界自然交流,不至于出现气压损伤。但当某些病理原因造成窦口阻塞,则可能发生气压损伤性鼻窦炎。如果阻塞发生在窦腔内,在飞行上升过程中,窦腔正压不能平衡,故症状出现在飞行上升阶段;如果阻塞发生在窦口外,则在飞行下降过程中,窦腔负压不能平衡,故症状出现在飞行下降阶段。此 2 种情况以后者多见。

引起窦口阻塞的最常见原因是急性上呼吸道感染,其他原因包括急慢性鼻炎、变应性鼻炎、鼻窦炎、鼻甲肥大、鼻息肉、鼻中隔偏曲等。

二、诊断依据

1. 在飞行上升或下降过程中出现眼胀痛、流泪、结膜充血、视物模糊或上颌牙痛、眶下区疼痛等症状。

2. 体格检查可见患者流泪、结膜充血,鼻分泌物增多或有血性分泌物,有眉弓或眶下区的压痛。

3. 在低压舱试验中,可诱发出相类似的症状和体征。

4. 鼻腔检查、鼻窦内镜和鼻窦影像学检查(X 线摄片或 CT)可发现局部病变或异常造成鼻窦口阻塞的可能性。

三、康复治疗

1. 一般疗法 保持良好的情绪,睡眠充足,避免过度疲劳。膳食宜选用高热量、高蛋白、高维生素、低脂肪的食物。

2. 物理疗法

(1)超短波透热疗法。

(2)局部热敷。

3. 运动疗法选用保健操、篮球、中长跑等。

4. 心理疗法保持情绪稳定,消除不良的心理因素。

5. 其他疗法

(1)用血管收缩药喷鼻以利鼻旁窦通气引流。

(2)源于上呼吸道炎症应注意全身处理,伴有变态反应者用抗过敏药。

(3)对气压损伤性上颌窦炎可行穿刺注气以缓解疼痛。

(4)如发现有潜在性病变影响窦口的通畅时,应及时予以矫治。如积极治疗鼻息肉、鼻中隔偏曲、鼻甲肥大等。反复发生的顽固性患者,可行手术开放鼻窦道,于上颌窦作鼻内开窗引流术,于额窦做鼻内鼻额管开放术。鼻窦内镜手术可获得更好的效果。

(5)窦内血肿,通常可以吸收。不能吸收的大的血肿或位于窦口附近者可行鼻窦内镜手术取出。

(徐 莉 杨敏清)

第三章 >>>

航海与海潜人员伤病康复

高技术战争条件下,航海与潜水人员伤病具有伤类、伤情复杂和重伤员比例增加的特点,平时训练根据环境及人-机疾病与职业、年龄、外界环境、部队卫生体系特点,结合专业进行相关疾病预防与康复,以现代康复即早期全面康复理念贯穿治疗始终。积极采用康复治疗技术:物理疗法、心理疗法、中医针灸疗法、推拿疗法、营养疗法、高低压氧舱外,配备先进的康复训练设备,治疗与康复航海与潜水人员各种原因引起的身心疾患。

第一节 航海与海潜的环境
对机体的影响

一、航海与海潜的环境特点

1. 航海环境特点 航海活动所面对的环境是多样的,不仅包括水上及水下的各种自然环境因素,还包括船舶的环境,以及船员团体的小型的社会环境。这就使得航海环境不仅受到来自水文气象、海洋生物等自然条件的影响,还会受到船舶自身条件,以及船员团体所带来的物理、化学、社会

和心理方面的种种影响。那么在研究航海环境的问题时,我们可大致地将航海环境分为海洋外环境和船舶内环境,而后者很大程度上受前者影响。海洋外环境主要取决于海况和气候因素。海况就是海风与海浪的状况,海风大小对应海浪的高低,具有不可控性。气候的影响主要体现在所处航行海域的气候特点、船舶微小气候以及温差与气候带变化。我国领海地理跨度较大,所面临的气候也较为多样。比如处在温带的渤海海域和处于热带的南海海域等。且海军有远航离开领海执行任务的需要,所要面对的气候变化也是航海的环境特点之一。船舶微小气候指的是在船舶范围内的空气物理状况,受船舶本身因素的制约和外界气候的影响,从而形成船舶特有的局部气候环境。一般可将船体区域分为外露区、空调区、高温区和非控制区,各个区域都有自己独特的微气候特点。船舶内环境则是通过船舶空气离子、舱内温度、舱室照明与颜色、船舶内的卫生环境、船员人际关系等因素来影响船员的身心健康,具有可控性。

2. 潜水环境特点 潜水环境主要指水下环境,同样有着复杂多样的特点,有着许多影响因素。这些因素包括水的密度、水温、水流、静水压、

水的浮力、水的阻力、声光在水中的传播特点、水下生物、潮汐、风浪和海洋地质等。潜水环境对于潜水员来说至关重要,但对潜艇内的环境影响较小。影响潜艇内工作人员健康的是潜艇内环境,影响途径与海上船舶的船舶内环境相似,但所承受的气压要相对较大。

二、航海与海潜的环境对人体功能的影响

1. 航海环境对人体功能的影响 海况、气候、船舶内环境等航海环境的影响因素 海况的高低和海风的大小,而两者都对船舶的航行的速度和船体的稳性造成影响,使船体产生特殊运动,从而对船员造成影响。不断的颠簸会使人的前庭感受器、内脏感受器和运动器官的本体感受器受到直线加速度和角加速度的作用,从而产生晕船,影响航海人员的健康状况。气候条件和船舶微小气候有时会形成高温、低温环境,也会影响船舶舱室内的空气离子构成,可直接影响机体的体温调节功能和人体自我感觉,也可间接地影响机体其他系统功能,使人体工作能力和抵抗力降低。而气候条件带来的温差变化对人体的影响更为显著。这种温差变化不仅体现在舱室内外,同时也存在于不同的舱室之间。随着船舶的移动,船员能在较短时间内经历较大幅度的温度变化,这会扰乱船员在陆上对四季变化的适应规律,从而带来一些不良影响。人在冷热环境频繁交替的影响下,会出现一系列不适应反应。研究表明,成年男性在冷室与热室交替停留 15～20 分钟,计 4～5 次,当两室气温在 18℃ 以上范围相差 10℃ 以上时,可出现腹泻等表现;而当两室温度在 23℃ 以下范围内气温相差 10℃ 以上时,常有流鼻涕、头痛、恶寒等症状出现。海军舰艇能在较短时间内航行较长距离,可迅速从一个气候带转移到另一个气候带,其结果是人体对不断变化的气候环境要反复进行调节,极易损害船员健康。而且不同气候带的气候变化还伴有航行本身特别是长期航行对人体的影响。航行中的恶劣天气更易导致人员精神上和体力上更大的紧张和消耗。

船舶内环境中,舱室的照明对人体的生理心理功能都有影响。光通过对大脑皮层的作用,从而对人的心理活动、情绪等有直接影响。长时间的照明不足会造成视觉紧张,使机体易于疲劳,注意力分散,记忆力衰退,抽象思维和逻辑思维能力降低。而过度的日光照射,同样对身心都有损害。比如久经强烈日光照射,眼角膜、皮肤等会受损,同时产生烦躁、低落情绪。同样的,舱室的配色也会对船员的视觉可见度、生理、心理等产生影响。

船舶卫生环境主要受船舶污物的影响。船舶污物,主要指船舶日常航行及人员生活产生的废弃物,可分为固体废物和液体废物两类。有机废弃物腐败分解放出的臭气(氨、硫化氢等)以及船员粪便的恶臭可污染舱室的空气,而废弃物中的微粒和因通风扬起的粉尘也可污染舱室环境的空气。船员生活污物如果不经过充分处理,就会污染水源并传播疾病,对人类健康产生威胁。船舶污染物质中的有毒物被海洋生物摄取后,富集在食物链中。人食用了这些海洋生物后,其中的有毒物质就可能损害人的健康。近几年的研究还表明船舶空气离子对人的机体有一定的影响。高浓度的空气阳离子可使人体出现鼻塞、吞咽困难、眩晕、呼吸困难等症状;而空气阴离子可降低体力负荷时的心血管紧张度,加速心率恢复,减少疲劳,同时还能改善情绪、睡眠和食欲等。

2. 潜水环境对人体功能的影响 海水水温对机体的影响主要源自水下的低温。由于海水比热容比空气大,太阳的辐射热只能达到一定的深度,使得不同深度的海水温度也不同。一般表层(10m以上)水温较高,中间层(水深在 10～20m)水温较表层低,底层水温较稳定,在 200m 大陆架深度下,水深终年保持在 3℃～5℃。目前人类在潜水器具辅助下,利用氦氧混合气最深可潜至水下 500m 左右,克服水温影响一直都是潜水员的一大难题。机体在水下受寒冷刺激后,会通过增加产热和减少散热来维持正常体温,但如果水温过低或水下

停留时间过长,机体对寒冷的适应性反应不能弥补所失去的热量,将造成程度不等的体温降低。一般认为:直肠温度低于35℃以下,各种功能由兴奋转为抑制,逐渐出现神经错乱、嗜睡、言语不清、感觉衰退和运动功能损害等症状。直肠温度低于32℃以下,可失去知觉,疼痛反应消失,心跳缓慢,甚至出现心律不齐,运动功能严重损害。如果在此基础上体温进一步流失,使中心温度降至30℃以下,将导致昏迷。此时机体会迎来心跳呼吸微弱,瞳孔反射消失,血压降低等一系列体征变化,进而危及生命。

静水压是水施加在水面以下物体单位面积(m^2)上的力(重量),即水的压强。它是人潜入水中所以遇到的一大问题,其对机体的影响不容忽视。人潜入水中后,必须呼吸与所在深度压强相等的压缩气体,才能保持体内外压力的平衡。但在呼吸压缩气体时,各组成气体的分压也相应增加,将给潜水员带来一系列的影响。

比较有代表性的是由静水压改变引起的呼吸气体的体积和压强的变化对潜水员的影响:在不同水深处,相等压强值的增减所引起的绝对压增减的百分比不同。水浅处水深的增减所带来的绝对压改变的百分比大,在大深度处,水深增减同样幅度所引起绝对压改变的百分比小。这一现象会直接对潜水员在各个深度呼吸气体的体积和压强造成影响。如潜水员下潜时,在较浅深度呼吸气体体积被压缩的比例大,一旦供气跟不上下潜速度,就容易造成潜水衣内压力低于外界水压,使潜水员受到挤压。而潜水员从较深处上升至较浅处的过程中,则会因肺内气体膨胀而排出不畅,造成肺内压过高,引起肺气压伤。

除水温和静水压外,高气压也是能对机体造成影响的因素。高气压对机体的影响主要可分为两个方面:一是压力本身对机体的机械作用;二是高压气体对机体的生理、代谢过程的影响与病理效应。潜水过程中如果在机体不均匀受压,体内外或身体不同部位之间形成压差,压力本身对机体的机械作用就会对机体造成损伤。

而高气压对机体的影响涉及多个系统、多个器官和组织,产生的问题也是多方面的。但这些问题都是暂时的可逆的,不至于对机体造成实质性的损害,离开高压环境后即可恢复。但当机体在高压下暴露一定时间后,回到常压(减压)过程中,由于外界压力降低幅度过大、速度过快,会导致高压下溶解于体内的惰性气体迅速变为游离态,以气泡的形式存在于组织和血液中,产生栓塞、压迫以及其他影响,我们称之为减压病。

三、常见航海与海潜环境因素引发的疾病

1. 相关航海疾病常见的由航海环境引起的疾病

(1)船体因海况恶劣而颠簸所引起的晕船。

(2)由船内卫生环境和船员不良饮食习惯造成的胃肠道疾病和寄生虫病,如,急性肠胃炎、反流性食管炎、胆囊炎与胆石症,以及一些食源性寄生虫病。

(3)由海上气候多变,舱室内外温差明显和短期内气候带的迅速转变所引起的呼吸系统疾病,如,急性上呼吸道感染、支气管哮喘、气胸等。

(4)海上特殊环境因素(噪声、气候急变、空气离子)导致的心血管疾病:高血压、心绞痛、心肌梗死等。

(5)因工作生活环境特殊,运动受限、精神压力大、饮食单一而诱发的一系列内分泌与代谢性疾病与运动系统疾病。前者有:糖尿病、代谢综合征、高尿血酸症、痛风、甲亢,以及血脂和脂蛋白异常等。后者包括:关节病、颈椎病、腰椎间盘突出症等。

(6)海上气候与职业因素共同影响下引起的神经系统疾病:头痛、眩晕、晕厥、多发性神经炎,以及一些急性脑血管疾病等。

(7)日照、湿度、低温、海洋生物等因素造成的皮肤病:疖、痈、癣、疹、日光性皮炎、冻疮、蜇咬伤等。

（8）船员人际关系因素影响下的性相关疾病：梅毒、淋病等。

（9）海上潮湿气候、风浪、船舶机舱的噪声等环境因素造成的耳鼻喉科疾病：外耳道炎、中耳炎、化脓性耳炎、噪声性耳聋、鼻炎和鼻窦炎、咽喉炎等。

（10）一些常见的外伤。

（11）传染病，包括消化道传染病；气候变化引起的体内致病原体机会治病，如流感、肺结核等；停泊港口和国家的自然疫源性疾病、地方性传染病等。

2. 相关潜水疾病　常见的由潜水环境引起的疾病

（1）由于潜水环境气压从高到低的急剧变化引起的，伴有多系统、脏器和组织受累的减压病。

（2）潜水的高气压环境下，由某种原因造成肺内压比外界环境压力过高或过低，超过肺组织扩大或收缩的生理允许范围，使肺组织撕裂，以致气体通过破裂口进入肺血管以及肺相邻的部位，从而产生的一类肺气压损伤疾病，即肺气压伤。

（3）因潜水环境下机体吸入高分压氮而引起的氮麻醉。

（4）因环境压力升高而导致氧分压增高，产生的高分压氧被机体呼吸后而出现的氧中毒。

（5）而当供给潜水员的呼吸气中氧分压低于16kPa时，则可引起缺氧症。

四、航海与海潜疾病的防治措施

1. 航海环境引发的疾病的防治

（1）晕船的防治　①尽量避免在恶劣海况中航行，并增加减摇装置。②在无法避免恶劣海况条件下航行时，可让船员提前服用抗晕船药，常用药有晕海宁，每次 50～100mg 口服。也可服用生姜粉 1000mg，风浪持续时间长时，可口服每日 3～4 次。③进行经常性的前庭功能锻炼，加强适应性训练。④航行期间保持充足睡眠，少食油腻、过甜、刺激性大的食物。⑤病情严重者酌情处理，注

意及时补液。

（2）船内卫生环境问题所致疾病的防治　①船舶内污物处理。②加强卫生监督。③严格食品监督。④船舶供水按照相关卫生学要求进行。⑤做好食物中毒、相关胃肠道疾病、食源性寄生虫病的防治工作。⑥做好例行消毒工作。

（3）气候、噪声、空气离子等海上特殊环境因素导致疾病的防治　①船舱内启动空调，并控制好湿度。②加强自身的身体素质。③可适当服用保健药。④做好噪声的防护工作。⑤返航后在陆地上利用天然空气阴离子疗养。

（4）传染病的防治　①性传染病的防治：包括船员的安全健康教育，个人卫生的维持等。②皮肤传染病的防治：包括传染源的隔离，致病菌的排查，船员个人卫生的保持等。③地方性传染病的防治：包括提前做好当地传染病调查，来往物资的消毒，在岸时做好传染病的防护，离开时做好传染病的排查。

2. 潜水环境引发的疾病的防治

（1）减压病的防治　①避免高压环境下的长时间工作。②控制减压速度，不宜过快。③降低劳动强度。④做好精神状态的调整，不宜过度紧张。⑤进行加压治疗。⑥辅以吸氧、药物治疗、理疗等辅助治疗。

（2）肺气压伤的防治　①避免潜水员减压出水或在加压舱减压过程中屏气。②避免肺内压过高，控制减压速度。③避免肺内压过低，谨慎使用潜水装具。④严格规范操作流程，避免呼吸袋内压力升高。⑤进行加压治疗。

（3）氮麻醉的防治　①尽量避免潜水过深、下潜过快。②避免二氧化碳量过高：严格掌握压缩空气中二氧化碳的卫生学标准。潜水着底后以及加强通风换气，避免二氧化碳的潴留。潜水前严禁饮酒。③充分调动主观能动性，保持意志坚定，一定程度上可以缓解氮麻醉症状。④组织加压锻炼、采用氦—氧常规潜水。

（4）氧中毒的防治　①选用氧敏感试验阴性

者为潜水员。②下潜作业前严格检查装具、供气设备和加压舱压力表的性能。③严格控制使用氧气潜水时的潜水时间,不得超时。④着氧气潜水装具潜水时,下潜深度不应超过 18m。⑤在加压舱内吸氧加压时,只能在舱内压强≤180kPa 时呼吸纯氧。

(5)缺氧症的防治 ①严格落实安全教育。②认真检查装具设备,排查供氧不足的可能问题。③严格控制潜水时间,不可超过水下工作时间限度。④严格遵守水下操作流程。⑤采用高压氧治疗该病,急救时注意保暖。

(柴 啸 徐 莉)

第二节 晕船的康复

晕船是舰员常见的一种航海疾病。舰艇受风、浪、涌的作用使船体发生摇晃颠簸,致使人体前庭平衡器官受到异常刺激,从而产生一系列自主神经反应的症状与体征,称之为晕船。晕船是晕动病的一种,根据运载工具的不同可将晕动病分为晕船、晕车和晕机等。

一、病因

晕船的发生原因,目前尚未定论,但主要与前庭因素和非前庭因素有关。

1.前庭因素 前庭器官是由 3 个半规管、椭圆囊和球囊组成,一般认为半规管内壶腹嵴是感受头部角加速度刺激,而椭圆囊和球囊内的耳石器官则感受直线加速度刺激。前庭器官是人体运动状态和头部在空间位置的感受器。目前认为前庭器官在晕船的发生中起着重要的作用。舰艇在海上航行时,由于风、浪、涌的起伏冲击,引起船体复杂而不规则的颠簸,发生不同的加速度变化,对人体产生复杂位置感觉的刺激。尤其是上下垂直升降运动与晕船的关系最大,它主要产生垂直加速度刺激耳石器官,常能引起人体产生难以忍受

的晕船症状。它产生的垂直加速度可超过椭圆囊和球囊内耳石器官的生理刺激阈值几十倍,引起神经冲动沿前庭神经传入中枢,并在中枢内广泛扩散,引起自主神经兴奋等反应,出现一系列晕船症状。当舰艇横向摇荡时,产生角加速度的刺激对晕船有促发作用。实际上,舰艇航行时船体的摇摆常常是直线加速度(特别是垂直加速度)与角加速度的综合作用,因而对人体的影响往往也是综合性的。舰员的前庭功能稳定性与晕船的发生关系密切。前庭功能稳定性差者易发生晕船。

2.非前庭因素 非前庭因素往往成为晕船的诱发原因,主要有以下几种。

(1)视觉刺激 当身体位置保持不动,观看移动的物体时,可诱发产生晕动病的某些症状与体征。舰艇航行时,随波浪起伏,舰员若低头近看海浪、仰视天空或眼观窗外近处景物,由于视线不断变化,容易引起眩晕、恶心等晕船症状但如凝视远处某一固定目标或闭眼,则可减轻晕船症状。

(2)精神因素 精神饱满、心情愉快或遇到紧急情况精神高度紧张时,不易发生晕船或可减轻晕船症状。而失眠、疲劳、心情忧郁易诱发晕船。当航行中的舰员处于严重晕船时,如突然接到战斗命令或紧急信号,则晕船症状可立即中止或明显减轻,但战斗命令或紧急信号解除后,晕船症状又会重现。这是由于战斗命令或紧急信号引起前庭—自主神经反射的产生。也有人多次发生晕船后,一接触到舰艇环境,即使舰艇不动,甚至看到或听到别人呕吐,也可发生晕船,这说明晕船可以形成条件反射,而且除了前庭因素外,大脑皮质功能状态与晕船的发生也有密切关系。

3.其他因素

(1)环境 舰艇上高温、噪声、振动和不良气味(如油烟气味)等环境的不良刺激,均可诱发晕船。

(2)体位 舰员体位与晕船的发生有关。仰卧位比坐位的晕船患病率低得多。

(3)饮食 饮食过饱或空腹,均可诱发晕船。

二、诊断依据

1. 现病史　舰员在出航的舰艇上，随着波浪起伏船体明显摇荡，出现眩晕、面色苍白、出冷汗、恶心、呕吐和眼球震颤等症状与体征。如患者有晕船的既往史，则更有助于晕船的诊断。晕船的症状与体征并非特异性，故应与梅尼埃病、血管性眩晕、位置性眩晕、神经官能性眩晕、前庭神经炎等疾病相鉴别。

2. 临床表现　晕船的临床表现因船体颠簸程度和个体敏感性的差异而轻重不一。

(1)晕船的主要症状和体征有困倦、咽部不适、涎液分泌增多、头晕、头痛、面色苍白、出冷汗、心慌、上腹不适、恶心、呕吐等。

(2)程度以恶心、呕吐等胃肠道症状作为评定晕船严重程度的指标，可将其分为轻度、中度、重度。

①轻度：有疲乏、眩晕、嗜睡等症状，伴有咽部和上腹部不适，涎液分泌增多，吞咽动作频繁，以及面色苍白、全身冷汗等。

②中度：出现厌食、恶心、呕吐等胃肠道症状，呕吐可反复出现，吐后感到有暂时性的舒适感，有时有视物模糊、前额部剧痛等现象。

③重度：上述症状加剧，胃内容物虽已吐空，仍继续呕吐，甚至吐出胆汁或呕血，自觉疲乏无力，出现不同程度的抑郁、淡漠和失去完成任务的能力。严重晕船者体温可低于正常，血压降低或增高，心率快慢不一，呼吸多变慢而通气增加。由于反复呕吐，能导致脱水和电解质紊乱，出现少尿以及血液酮体、pH 和碱储备增高等变化，舰员工作能力明显下降。

(3)其他反应　晕船可引起机体应激反应，出现血液垂体激素、皮质醇、甲状腺激素、儿茶酚胺等含量升高。晕船还可能诱发其他疾病的发生，如诱发心绞痛、高血压危象和胃肠道疾病等。

(4)晕码头　晕船具有一个显著特点，即晕船的症状通常随船体颠簸的减弱、停止而减轻或消失。但嗜睡、困倦感仍要延续数小时，轻度头痛、全身乏力等症状可能延续数小时至数日。严重晕船者因体力消耗过大，上岸后会出现晕码头的表现。上岸后发现码头（陆地）在摇晃，就寝时感觉自己还在海上，床和天花板都在晃动，白天走路时也头重脚轻。需经一定时间才能完全恢复正常。

三、康复治疗

1. 一般疗法

(1)睡眠充足，避免过度疲劳。

(2)膳食宜选用高热量，每日热能供给比正常人需要量增加 2.1～4.2MJ（500～1000kcal）、高蛋白（蛋白质每千克体重 1.5～2.0g）、高维生素、低脂肪、易消化、不产气的食物。

2. 自然因子疗法

(1)矿泉疗法　可以改善血液循环，促进神经组织再生和新陈代谢，有利于机体功能的恢复。如可选用氡泉，水温以 37℃～39℃ 为宜，每次 10～15 分钟，每天 1 次，15～20 次为 1 个疗程。

(2)海水浴、日光浴、空气浴、空气负离子等可起到调节机体代谢、改善微循环、消除疲劳、增强体质、促进康复的作用。如海水浴海水温度应在 20℃ 以上，风速在 4m/s 以下，当日气温高于水温 2℃ 以上，方可进行海水浴，初次以 15～20 分钟为宜，也可根据体质及耐受能力逐渐增加浴泳时间。

(3)磁场疗法　磁场作用到机体，刺激人体感受器，影响中枢神经系统的功能，调节经络平衡，改善机体生理生化过程，提高机体免疫功能。如静磁疗法，磁片贴敷法、每疗程以 3～4 周为宜。

3. 运动疗法　主要增强体质，提高前庭器官功能的稳定性。分两类锻炼方法：

(1)主动性锻炼　可选择双杠、单杠、游泳、划船、跑步、跳跃、球类、滑冰等。

(2)被动性锻炼　可选择滚轮（或改良滚轮）、浪木（改良浪木）、四柱秋千、旋梯、转椅、抗眩晕训练舱、摇头操等。

4.心理疗法

（1）心理疏导，调节情绪。

（2）生物反馈治疗。

5.其他疗法

（1）高压氧治疗 凡确诊晕船病，疗养期间可根据病情选择高压氧治疗。

（2）药物治疗 根据病情选用神经营养药、钙离子通道拮抗药（以氟桂利嗪和桂利嗪为代表）。

（3）针灸疗法 ①点穴，取印堂、太阳、风池、太冲、内关、中脘、涌泉、脾俞、胃俞、大肠俞、足三里、三阴交等；②针刺，取内关、合谷、足三里、中脘、丰隆等穴。

（4）中医中药辨证施治。

6.健康教育

（1）加强习服训练，提高机体适应能力。

（2）减少诱发因素，如加强通风，保持舱内空气新鲜，维持适宜的温湿度，降低噪声与振动。

（3）药物防治，如抗组胺药苯海拉明、拟交感神经药甲苯丙胺、钙拮抗药桂利嗪等均有预防晕船作用。

（徐　莉　杨敏清）

第三节　海洋生物伤的康复

海洋对于人来说是一种特殊环境，除了水下物理因素和高气压对人体的影响，还有一些水下生物也同样可妨碍和阻止人们对海洋的探索。海洋中有一些生物能伤害人，如鲨鱼、大梭鱼、海狮、嗜人鲸、海胆、章鱼、海蛇、刺鳐鱼、水母等。其中像鲨鱼，还可以主动咬伤人体；水母、海蛇等不但可螫咬人体，而且含有毒液，使人中毒。上述海洋生物对人体产生的伤害，统称为海洋生物伤。潜水员在水中作业或潜艇艇员水下出艇后漂浮待援时，均有可能导致海洋生物伤。在我国近海，最常见的海洋生物伤有鲨鱼袭击，水母螫伤和海蛇咬伤等。

一、病因

鲨鱼袭击引起的损伤。鲨鱼具有十分锐利的牙齿，人被咬伤后，常发生大面积严重的组织损伤，引起大出血和休克导致死亡。另外，鲨鱼的皮肤很粗糙，也可使人体表面产生严重擦伤。有些鲨鱼牙齿排列整齐，咬人时，是深而整齐的切割，故创面往往比较整齐，主要引起大量出血。有些鲨鱼牙齿疏散而排列不整齐，造成的损伤主要是撕裂，创伤面积大，极不整齐。此外，鲨鱼在咬人时，对组织的挤压作用也是很重要的，往往由于严重的挤压造成组织损伤或坏死。水母、海蜇、海胆、刺蝟体、刺珊瑚、海蛆等螫伤。它们自身都具有毒液，如被螫伤，同样会引起局部或全身的中毒反应。局部立即感到针刺样疼痛、烧灼感痛或类似荨麻疹样发痒。大面积螫伤或敏感的人可出现全身反应，常有发热、全身倦怠、疲劳、肌痛。有的表现为全身各部位黏膜充血、肿胀、咳嗽、咳痰、恶心、呕吐。患者常出现烦躁不安甚至头痛、腹泻、腹痛、肌痉挛可能出现过敏性休克、急性肺水肿和心力衰竭。

二、诊断依据

1.现病史 有水下作业受到海洋生物损伤史。

2.临床表现

（1）皮肤有触电样刺痛感、烧灼痛、水疱、瘙痒等有的还可出现荨麻疹样丘疹。

（2）关节、肌肉、骨骼可有呼吸肌麻痹、弥漫性肌痛、关节痛、肌肉痉挛等。

（3）神经系统有头痛、冷或热感、眩晕、运动失调、痉挛性或弛缓性麻痹等。

（4）神经毒素累及脊髓可引起截瘫，表现为感觉减退、运动障碍、大小便失禁或潴留。

（5）累及脑部可出现头痛、颜面麻痹、情绪失常、语言障碍、记忆丧失、共济失调或单瘫、偏瘫等运动障碍。

（6）前庭系统可出现眩晕、恶心、呕吐。

（7）听觉系统可出现耳鸣、听力减退。

（8）幻视觉系统可出现复视、视力减退、视野缩小，甚至失明。

（9）消化道损伤治愈后出现的并发症可见肠粘连、短肠综合征等。

三、康复治疗

1. 一般疗法　睡眠充足，避免过度疲劳。膳食宜选用高热量、高蛋白、高维生素、低脂肪、易消化、不产气的食物。

2. 自然因子疗法

（1）矿泉疗法

①硫化氢疗法：浴用时可投入皮肤，有促进皮肤微循环、改善皮肤代谢，使皮肤营养改善，过敏性下降，加速炎症等病变产物吸收和组织细胞再生，以及灭菌杀虫的作用。用法可分为全身和局部，15～20次为1个疗程。

②碳酸氢钠泉疗法：浴用时对皮肤表层上皮有软化作用，可促进衰老的上皮脱落，对皮肤的脂肪和分泌物有净化作用。方法低温浴，水温30℃～34℃，每次10～15分钟，每天1次，15～20次为1个疗程。

③微温浴：水温35℃～37℃，每次20～30分钟，每天1次，15～20次为1个疗程。

④温浴：水温38℃～42℃，每次15～20分钟，每天1次，15～20次为1个疗程。

⑤高温浴：水温43℃～45℃，每次5～10分钟，每天1次，10～15次为1个疗程。

（2）日光浴、海水浴、空气浴　空气负离子可以改善血液循环，促进神经组织再生和新陈代谢，解除关节疼痛，有利于机体功能的恢复。水温以30℃～40℃为宜。达到调节机体代谢、改善微循环、消除疲劳、增强体质、促进康复。

3. 物理疗法　根据病情及临床症状，可选用以下治疗方法。

（1）红外线　全身治疗每次15～30分钟，每天1次，局部治疗每次20～40分钟，每天1次，10～15次为1个疗程。

（2）氦—氖激光　治疗5～10分钟，每天1次，10～15次为1个疗程。

（3）直流电离子导入、低频脉冲电疗、音频电流疗法和高频电疗等疗法。

4. 运动疗法　根据病情制订运动处方。可选择慢跑、长跑、太极拳等体育锻炼，促进机体组织修复和机体功能的康复。

5. 健康教育

（1）注意避免直接接触海洋生物毒液、毒齿或毒刺，穿戴好防护装具。

（2）开展海洋生物特性的基本知识宣传教育，并要求相关人员必须学习掌握常见海洋生物伤自救、互救的各项措施，配备相应装备。

（徐　莉　杨敏清）

第四节　水下爆炸伤的康复

爆炸可以产生冲击波。冲击波传到人体，造成机体不同程度的损伤，称为爆炸伤或冲击伤。爆炸伤通常多伴有不同程度的体表损伤，但主要表现为内脏和组织的损伤。冲击波经不同的介质传递造成的损伤不同。因此，冲击伤有水下冲击伤，空气冲击伤和固体冲击伤之分。无论在平时或战时，水下出艇艇员、潜水员都有遭受水下爆炸（如鱼雷、水雷、深水炸弹、炸药在水下爆炸或水下电焊、电切割时遇到沉船舱室顶部积存的可爆炸混合气体引起的爆炸）所致损伤的可能。水下爆炸伤发生后，伤情常常发展迅速。

一、病因

爆炸是一种异常急剧、猛烈的化学或物理反应的复杂过程。在爆炸瞬间可突然释放出巨大的能量，借助水向四周高速传播，形成一种威力强大的水下冲击波。冲击波通过内爆效应、惯性作用和碎裂效应可对机体全身器官和组织造成损害，但对体内含有脏器或腔室造成的伤害最大。水下爆炸伤以肺和腹部含气脏器的损伤为主。偶尔也可见中枢神经系统的损伤。冲击波的直接压迫还可造成骨折、鼓膜破裂等。如果潜水员或落水舰员当时正处在爆炸中心（爆心）附近的水中，就会受到冲击波的伤害，发生水下爆炸伤。水下爆炸伤的严重程度通常与下列因素有关。

1. 距离爆心的远近和爆炸的强度 冲击波是一种强烈的压力冲击波，由于冲击波在水中传播速度比空气快得多，加之冲击波高压在水中衰减要比空气中慢得多，因此，水下爆炸能对机体产生损伤的临界距离，比空气中要远。当量相同的爆炸，在相隔相同距离的情况下，水下爆炸比空气爆炸的伤情严重。

2. 人在水中的体位 面向爆心，伤员胸、腹部内脏的损伤比背向爆心严重。若头部也没入水中，脑的损伤就可能比较突出。

3. 防护措施 防护措施可对机体起有效的保护作用，从而减轻水下爆炸伤。此外，冲击波的直接压迫可造成骨折、鼓膜破裂等。

二、诊断依据

1. 现病史 有水下作业爆炸受伤史。

2. 临床表现 主要伤及胸、腹部的含气脏器。

（1）肺损伤 肺出血是最突出的表现，口吐血性泡沫、胸痛、咳嗽、发绀、呼吸表浅和脉搏细速。严重时可发生窒息循环衰竭和肺水肿。

（2）肠道损伤 轻者可能只有腹痛，检查时可见腹部轻度紧张，有压痛中度损伤者，可有呕吐，明显腹痛，频繁排便严重时，剧烈腹痛，腹壁强直，大便呈柏油状或带鲜血，呕吐物中有陈旧性血块，患者往往处于休克状态。在查体时要注意肠穿孔和内出血的相应症状和体征。

（3）神经系统损伤 肺损伤后并发动脉气栓，出现脑栓塞的症状，肢体乏力、麻木，言语不利以及头痛、头晕等症状。

（4）其他损伤 冲击波累及听觉系统出现耳鸣、听力减退累及视觉系统出现复视、视力减退、视野缩小，甚至失明冲击波累及脊髓可引起截瘫，表现为感觉减退、运动障碍、大小便失禁或滞留。

三、康复治疗

1. 一般疗法 在保证充足睡眠，避免过度疲劳。膳食应根据病情而制定，一般宜选用高热量、高蛋白、高维生素、低脂肪、易消化、不产气的食物。

2. 自然因子疗法

（1）淡泉疗法 淡泉能调节中枢神经和自主神经功能，有明显的镇静、镇痛作用，能改善通气功能、血液循环和内分泌功能；能缓解痉挛、软化瘢痕，促进新陈代谢和胃肠蠕动。水温以30℃～45℃为宜，时间10～20分钟，具体根据体质和治疗要求选择合适的水温、时间。

（2）日光浴、海水浴应用日光、海水浴的综合作用，达到调节机体代谢、改善微循环、消除疲劳、增强体质、促进康复。温度以30℃～40℃为宜。

3. 物理疗法

（1）超声雾化吸入疗法 临时配制药液30～50ml，放入雾化罐内，利用超声波作用，将雾状药吸入呼吸道发挥治疗作用。1～2ml/min，每日2～3次，10次1个疗程。

（2）短波电疗法 可使组织小动脉及微血管扩张，改善血液循环，缓解胃肠平滑肌痉挛。每次10～30分钟，1～2天1次，10～20次为1个疗程。

4. 运动疗法 根据病情制订运动处方。可选择步行、慢跑、长跑、太极拳等体育锻炼，促进机体组织修复和机体功能的康复。

（1）步行可加强下肢肌肉力量和改善四肢关节活动功能，提高通气功能，改善血液循环和促进新陈代谢。一般步速为每分钟110～115步，4.5～5km/h。

（2）太极拳以太极拳的柔和性、连贯性、完整性达到调身、调息、调心，以利于各系统的功能调节和新陈代谢,一般选简化太极拳,每次 30 分钟,每天 1 次,长期坚持。

5. 健康教育

(1)严格遵守水下爆破作业规则。

(2)胸腹救生衣对水下爆炸伤有一定的防护作用。因此在进行水下作业时疑有可能出现爆炸的可能应采取防护措施。

(徐　莉　杨敏清)

第五节　海水浸泡伤的康复

我国是一个海洋大国。大陆海岸线约 18 000km。海域表层水温南高北低,海水的表层水温年平均为 20℃左右。海水具有热传导的特点,其温度受多因素的影响变化大,一般在 -2℃ ~ 30℃,水温季节变化以北方为大。我国东南沿海海域,年平均水温 18.8℃ ~ 21.3℃。人的正常体温范围是 36.2℃ ~ 37.2℃,人体对相同温度的海水和空气的感觉和反应是不同的,20℃的空气使人感到舒适,而 20℃的海水对人体是一种寒冷的刺激。

海军以舰艇部队为主体,以海洋为主要活动基地。无论是水面舰艇、潜艇、潜水员还是海军航空兵都与水紧密接触。由于海上环境的特殊,作业区域的狭窄,人员又相对集中在舰船上,因此,在海洋上进行军事作业,无论是在平时和战时都有可能发生落水事件。若落水于低水温海域,尤其是冬、春季节,人体就会受到寒冷海水浸泡的严重威胁,如未能及时救治有可能危及生命。随着人类活动的空间向海洋发展,海上军事作业的机会和概率更多,且越来越重要。

一、海水浸泡性低体温综合征

在海域环境军事作业中,如渡海、登陆、抢占水际滩头等,舰船人员极有可能落水。舰艇意外被击中或沉没、潜艇失事脱险时,舰艇人员都会浸泡在海水中。当人暴露于低温海水中,机体可动员一切代偿调节功能来维持生命,如增加产热量以弥补过多热量的散失。外周血管的收缩使热流密度(单位时间内单位体表面积的散热量)下降,以保持机体处于热平衡状态。但由于水的比热是空气的 4 倍,而水的导热系数随温度变化而有所变化。导热系数是空气的 23 倍。加之低温海水浸泡突然发生,机体由于缺少冷水习惯的过程,而产生一种强烈冷刺激的应激反应。因此,低温海水浸泡的致伤较陆地寒冷更为严重。

人体长时间浸泡在低温的海水中,体热不断散失。当机体中心体温降至 35℃以下时,称之为体温过低。当机体中心体温降至 32℃时,机体受到严重寒冷威胁,导致全身组织损伤和功能障碍,肌肉呈僵直状态,称之为冻僵。冻僵是落水死亡的主要原因。机体由于长时间浸泡在海水中,受到寒冷刺激引起病理生理变化,出现一系列临床症状,称之为海水浸泡性低体温综合征。

机体中心体温应以肺动脉温度为代表,但由于测量难度大,因此传统上以肛表温度(直肠温度)为代表。根据中心体温的高低,可将海水浸泡性低体温综合征分为轻、中、重三度。中心体温在 35℃ ~ 32℃为轻度,32℃ ~ 30℃为中度,<30℃为重度。

(一)病因

机体在寒冷的海水中浸泡时,皮肤受到冷水的刺激,导致血管收缩使机体散热减少又通过肌肉颤抖等代偿性生理功能改变,增强机体代谢而增加产热。肌紧张和寒战释放能量不是由于肌肉的收缩动作,而是由于肌纤维激活的能量,它是发生在肌肉收缩之前数毫秒,不取决于收缩力的大小,有恒定的强度。因此,在早期,体温有小幅度升高。随着寒冷持续存在,冷刺激引起外周血管收缩,使外周血液循环障碍,同时寒战又消耗了机体的能量,机体逐渐由代偿转向失代偿,使中心体温快速下降,当肛表体温降至 32℃时,肌糖原缺失,肌肉活动减少,寒战停止,心肌收缩力降低,心率及呼吸频率减慢当肛表体温降至32℃～30℃时，机体由失代偿期进入衰竭期，体内血液循环障碍，心血管功能、呼吸功能失调，甚至出现昏迷、休克。低温海水浸泡导致的呼吸功能变化，主要表现为不能自控的过度通气，肺通气量比正常高9倍，从而使 CO_2 过多排除，减少了驱动呼吸的刺激因素，使呼吸频率减慢至暂停。

由于海水的热传导是空气的15～20倍，因此，人体在低温的海水中体温下降的速度较寒冷的陆地体温下降快，机体的代偿功能尚未完全建立，体温已急速下降，因而机体各器官的功能损伤不是非常严重，这提示仍有复苏的可能。

（二）诊断依据

1. 有落水的经过，有冷水浸泡史。

2. 肛肠温度是体温过低严重程度的重要、可靠的判断指标。

（1）轻度（中心体温32℃～35℃） 落水者意识清楚，生理反应存在。主要临床表现为持续寒战，中心体温35℃时寒战较为明显，心率加快，血压升高，呼吸加快，较为兴奋，情绪易激动。

（2）中度（中心体温30℃～32℃） 可出现不同程度意识障碍，口齿不清，当中心体温32℃时寒战基本消失，皮肤呈苍白色或大理石花纹样，心率、呼吸减慢，血压下降，精神萎靡不振。

（3）重度（中心体温<30℃） 生命征象微弱，意识状态变动起伏，反应迟钝，落水者感觉异常冷，皮肤冰冷无寒战，血压下降，心动过缓，心律失常，甚至可出现室颤，呼吸浅而慢，呼吸频率10次/min，视力异常，外周神经反应差，肌强直，可发生抽搐。

3. 常伴有明显外伤或其他疾病。

（三）康复治疗

1. 一般疗法 合理营养膳食，根据患者的身体状况制订膳食，满足机体康复的需要，以利于生理功能早日恢复。

2. 心理支持和疏导 经治医师适时进行心理疏导，使患者保持乐观和愉快的心境，建立健康向上的生活方式。

3. 自然因子疗法 根据患者身体情况，采用自然疗养因子施以治疗，如矿泉浴、泥疗、景观治疗等，恢复体能，促进健康。

（1）碳酸浴、硫化氢泉洗浴可强健自主神经系统，改善血液循环，提高机体整体紧张度。

（2）泥疗法 可采用全身泥疗法或局部泥疗法，治疗时间每次10～20分钟，每天1次，10～15次为1个疗程。

（3）景观治疗 可采用集体观赏和个人游览的方式，在观赏中又兼有日光浴、空气浴、树林浴等作用，以达到良好的自我身心调节。

4. 物理疗法

（1）红外线疗法 红外线疗法可扩张血管，使血流加速，改善组织血液循环，增强组织营养，每次15～30分钟，每天1～2次，15～20天为1个疗程。

（2）音乐电疗法 音乐电流作用于穴位，通过经络达到治疗作用，可锻炼肌肉、增强肌力，促进局部血液循环。每天1次，每次20～30分钟。

5. 运动疗法 可选择步行、慢跑、太极拳、保健操等体育锻炼，每次锻炼时间为20～30分钟，每天1～2次。每日进行呼吸保健操锻炼，以改善增强呼吸功能。

二、创伤合并海水浸泡

创伤在舰艇部队和登陆作战部队人员海战中发病率较高，尤其现代海战，由于武器装备的更新使伤情更重、更为复杂。在海战中参战人员受伤后易跌入海中，受到海水浸泡。据报道，参战人员创伤并浸泡于海水中的发生率为40%～60%。伤员的落水、伤口浸泡在海水中，给机体带来严重的病理变化，表现为体温过低、高渗性脱水、严重的代谢性酸中毒和电解质紊乱、血流动力学改变等，进一步导致多器官功能障碍。因此，创伤合并海水浸泡有其特殊性，救治工作更为复杂。

（一）病因

海水是一种特殊的致病因素。海水独特的理

化性质,海水中的细菌、致病菌,以及海水的低温直接影响伤口的损害及创伤的预后。

1. 海水理化特性 海水中 Na^+、Cl^- 的浓度是人体血浆中含量的 4~5 倍,因此,海水的化学分以 Na^+、Cl^- 为主,相对于人体体液是一种高钠、高碱环境海水的 pH 为 8.008 21,平均比重为 1.025 5~1.0285,因此,海水渗透压高于人体血浆渗透压 3~4 倍。高渗性海水可使创伤部位的血管收缩,血流障碍,血浆浓缩,导致创伤部位局部缺血、缺氧,加重组织损伤。

2. 海水细菌特点 海水中含有大量的细菌,Kewen 等研究表明,每毫升海水中含菌量为 10 万个。海水中的细菌以嗜盐菌为主,兼有耐盐菌和厌氧菌,其中创伤弧菌是海水中最主要的细菌。海水中细菌可直接污染伤口,加重创伤部位炎症性改变,局部组织充血、水肿、渗出、出血,并呈渐进性坏死;海水中细菌不仅使创伤部位感染的时间提前,而且延迟创伤修复愈合;并使机体细菌感染率增加。

3. 海水温度 我国东南沿海年平均温度为 18.8℃~21.3℃,人体感觉比较舒适的水温是 21℃。海水的热传导速度极快,若在 20℃的海水中浸泡 30~60 分钟,人体中心体温即可降至 30℃。海水的低温不仅使血液供应及血流循环受影响,致使组织缺血、缺氧,影响创伤的修复,还导致免疫活性细胞功能降低,免疫活性蛋白功能受抑制。

(二)常见创伤合并海水浸泡

在未来的经济和军事斗争中,各种高技术武器装备将在多维空间全方位展开,战争的突然性、破坏性、速决性空前提高,特别是未来的海上战争将会出现许多新的特点,战场的伤情、伤类将突破以往的常规而更为复杂。各种战伤发生的同时往往合并有低温海水浸泡伤,因而给战伤的救治带来很大的难度。

1. 颅脑损伤合并海水浸泡 颅脑损伤在海战中的发病率位居第二,战斗减员率最高。颅脑为

生命的中枢,一旦受到损伤直接影响人的生命。现代高技术战争中颅脑致伤因素发生了变化,冲击波致伤已超过以往以弹片为主的致伤因素,从而也导致颅脑战伤以闭合性为主。第二次世界大战中美军因弹片致颅脑战伤为 37.37%,苏联军队因弹片致颅脑战伤为 78.2%。而在阿富汗战争和伊拉克战争中,美军后送的战伤伤员中冲击波致伤的为 67%,美军Ⅱ级救治伤中 88% 是由冲击波引起的。在海上作战时,颅脑损伤后又发生海水浸泡,加速了血脑屏障结构和功能的破坏,使血—脑脊液屏障的通透性增高,海水中的高浓度离子通过血—脑脊液屏障,加重了脑水肿同时,海水又损害细胞膜上的离子泵,使脑组织细胞内外离子失衡,加重细胞毒性水肿。

2. 胸部开放伤合并海水浸泡 胸部外伤在现代海战中的发病率约 20%,常因舰艇遭攻击导致爆炸碎片直接或间接损伤舰艇人员,海水浸泡和胸部外伤常同时发生,导致受伤的后果相当严重。实验的结果报道,海水浸泡的胸部开放伤生存时间短,平均存活时间仅为 45 分钟,4 小时内死亡率达 90%,而非海水浸泡胸部开放伤 4 小时内死亡率为 10%。

3. 腹部外伤合并海水浸泡 腹部外伤合并海水浸泡,其伤情远较单纯陆战伤严重,死亡率高。根据动物实验报道,在海水浸泡 4 小时后,10 只犬出海水后平均存活了 2h 后全部死亡。而对照组的 10 只犬,除 3 只在腹部外伤 2 小时后,因要取病理学观察而处死外,其余 7 只犬在简单缝合后全部存活。这是因为腹部外伤又同时浸泡在海水中,大量海水经伤口进入腹腔,使血流动力学发生急剧变化,导致动脉压下降,心脏指数下降同时海水进入腹腔又造成电解质混乱,引起高钠、高钾、高氯血症,高渗性脱水,代谢性酸中毒使伤口和腹腔脏器直接受到损伤,尤其是肠的损伤更为严重。又由于海水中大量细菌进入伤口,使感染加重,又进一步导致脏器损害。

4. 肢体外伤合并海水浸泡 肢体外伤常由于

弹片伤、枪弹伤、冲击伤、烧伤、挤压伤以及复合伤而造成,其中弹片伤在海战中为主要的伤类,占39%～60%,多见于舰艇舱室人员。枪弹伤死亡率高于弹片伤,但其发生率极低。据资料统计报道,肢体软组织损伤合并海水浸泡1小时后,火器伤伤口感染时限较单纯火器伤软组织损伤感染时限提前4小时,海水浸泡加重肢体创伤部位病变,伤口的污染严重,肌纤维肿胀坏死更为严重,使创面病变更为明显,不仅加重创伤部位的损伤,而且影响创口的愈合,使愈合延迟。

5. 烧伤合并海水浸泡 未来高新技术武器的使用,如燃料空气弹等高爆武器带来更多的冲击伤、烧伤。烧伤是海战中常见战伤,而且又多发生在四肢,经海水浸泡的肢体外伤伤口感染时间提前。受海水浸泡的烧伤其代偿期较短,伤情发展迅速,短时间内就出现代谢性酸中毒、多脏器功能受损。早期即可发生休克,且程度严重,不可逆。据实验报道,海水浸泡的烧伤死亡率明显高于普通烧伤,其死亡率随海水浸泡时间的延长而增加,海水浸泡2小时后死亡率为10%,而浸泡4小时后死亡率为50%;普通的烧伤死亡率为6%。

(三)康复治疗

1. 一般疗法 合理营养膳食,根据康复的现状制订饮食,满足机体康复的需要和心理的需求,以利于生理功能早日康复。

2. 自然因子疗法 根据康复疗养员身体情况,采用自然因子施以治疗,如矿泉浴、泥疗、景观治疗等,促进创伤的愈合。

(1)矿泉浴 碳酸浴、硫化氢泉浴、氡泉疗法用温度反差洗浴,可强健自主神经系统,改善血液循环,调节机体整体紧张度。

(2)泥疗法 可采用全身泥疗法或局部泥疗法,治疗时间为每次10～20分钟,每天1次,10～15次为1个疗程。

(3)景观治疗 在观赏自然美景中通过感觉器官对大脑皮质和心理起到良好的调节作用,同时又兼有日光浴、空气浴、树林浴等作用。

3. 物理疗法

(1)直流电疗法 可促使炎症消散,组织松软,有利于水肿与渗出液消散,促进骨骼的生长,加速骨折愈合。每次15～25分钟,每天1次或2天1次,10～15次为1个疗程。

(2)红外线疗法 可扩张血管,使血流加速,改善组织血液循环,增强组织营养,促进水肿吸收,使炎症消散,有镇痛解痉作用。每次15～30分钟,1～2天1次,15～20天为1个疗程。

(3)离子导入疗法 中枢神经损伤可用溴离子导入。

(4)电体操疗法 电流刺激病变的运动神经或肌肉,引起肌肉节律性收缩,改善肌肉血液循环,抑制肌肉纤维化和萎缩,促进神经兴奋与传导功能的恢复。根据病情将各仪器电刺激参数调节至适当电流强度,每次治疗3～15分钟,每天1次或2天1次,疗程视病情而定。

4. 运动疗法 根据康复疗养员运动器官功能水平,可选择运动治疗项目,如耐力性项目、力量性项目的功能训练。

(1)训练原则 循序渐进,根据阶段康复功能评定结果及时调整训练治疗方案。

(2)训练治疗量 训练治疗量是运动处方中定量化的核心。小运动量,每天1次;大运动量,2天1次,每次训练至少20～30分钟。

5. 心理支持和疏导

(1)进行心理测试 疗养员入院后,适时进行心理测试,以掌握疗养员的心理应激能力和状态。鼓励疗养员坚定信念,重返军事作业岗位。

(2)心理疏导 在疗养康复期间,心理医师适时进行心理疏导,使疗养员保持乐观和愉快的心境,建立健康向上的生活方式,维持正常心理免疫功能。

6. 音乐疗法 根据康复伤员的性格和爱好,选择合适的音乐。利用音乐的旋律、节奏、音色与中医的经络、五行结合为一体,应用音乐电针疗法、音乐电磁疗法、五行音乐疗法辅以治疗。

（1）音乐电疗法：将音乐与由音乐信号转换成的同步电流结合为音乐电流，兼有低频、中频的成分，具有一定的节律、频率和幅度不断变化的不规则正弦电流。音乐电流作用于穴位，通过经络达到治疗作用，可锻炼肌肉、增强肌力、镇痛、促进局部血液循环。每天1次，每次20～30分钟。

（2）五行音乐疗法：以五音（宫、商、角、微、羽）配五行（木、火、土、金、水），五行与人体脏腑功能相联系，用音乐有规律的频率变化刺激人体丘脑下部，促进血液循环和机体新陈代谢，从而改变人的身心功能状态。

7. 中医疗法

（1）电针疗法　利用针刺和电流的协同工作起到针灸与电疗的综合作用。可用于肌萎缩、神经痛，按病情选用适当波型与频率，电流强度由小到大，治疗时间一般为每次10～20分钟，每天1次，7～10次为1个疗程。每1个疗程休息2周后再开始第2个疗程治疗。

（2）水针疗法　用于各种软组织损伤。根据病情选择穴位和药物。

（徐　莉　杨敏清）

第六节　潜水减压病的康复

潜水减压病（diver decompression sickness）是当潜水员在一定深度—时程潜水作业后，由于减压的速度太快，减压的幅度过大，导致血液循环障碍和组织损伤，引起机体组织器官病理改变，产生一系列临床症状和体征。

临床上根据症状和体征的部位及对机体影响的严重程度，将减压病分为轻型减压病，又称Ⅰ型减压病；重型减压病，又称Ⅱ型减压病。根据减压病存在时间的长短和（或）发病程度发展快慢，又可分为急性减压病和慢性减压病。

一、病因

机体内气泡的形成是导致减压病的根本原因。当机体暴露于一定的气压和一定的时段时，吸入体内的惰性气体逐渐饱和，机体组织中溶解惰性气体的张力与潜水深度和时间呈正相关。当惰性气体张力达相当饱和度时，快速的过度减压使体内的惰性气体超过了过饱和极限，致使惰性气体不能及时经循环系统和呼吸系统排出体外，而就地在组织和（或）血液中由饱和溶解状态形成气泡。气泡形成的数量、体积、速度取决于体内惰性气体张力与周围环境总气压的比值超过过饱和安全系数的程度，超过越多，气泡形成越快、越多、越大。

1. 气泡引起的病变　减压形成的气泡可发生在任何部位，可存在于血管内，也可存在于血管外。在血液灌流量较多的，主要是静脉系统，气泡多在血管内形成，血管内的气泡形成空气栓子，导致栓塞，引起血液循环障碍，造成组织缺血、缺氧、水肿和血管通透性增加，致机体组织坏死。在血液灌流较少而又能吸收较多惰性气体导致脱饱和较困难的组织内，气泡堆积于血管外侧，压迫血管、组织、神经，刺激神经末梢，产生系列症状和体征。

2. 气泡激活作用　气泡还可激活凝血因子，使血小板聚集，其释放的血管活性物质儿茶酚胺、组胺、5-羟色胺等又导致血管收缩的血管内凝血。

潜水减压病的发生、发展、治疗效果和预后受环境因素、机体自身因素及操作等因素影响。比如在寒冷的冬天，深水下潜，由于低温反射引起血管收缩使惰性气体脱饱和受影响，在水流湍急、风浪大、软泥质水底潜水作业时，体力消耗大，循环呼吸加快，加速惰性气体饱和，易形成气泡，引起减压病；精神过度紧张、恐惧、过度疲劳、体态肥胖者或下潜前饮酒，均不利于惰性气体脱饱和；体质较弱、心肺功能较差、患有疾病者也不能顺利完成惰性气体脱饱和过程，都可促发减压病；潜水时，潜水服或加压仓内通风不良，下潜时吸入气中 CO_2 过高，消除 CO_2 物质失效，都可使体内 CO_2 增多，直接使血管扩张，促使气体饱和。CO_2 又可反射引起末梢血管收缩，影响惰性气体脱饱和。

二、诊断依据

1. 现病史　有暴露于高气压环境或从高气压减至正常气压的减压不当史。

2. 临床表现

（1）皮肤　有瘙痒、蚁走感、烧灼感或出汗症状。可出现猩红热样斑疹、荨麻疹样丘疹或大理石样斑纹等；

（2）关节、肌肉和骨骼疼痛

①轻者可出现劳累后"酸楚"感，疼痛常位于上、下肢大关节，并渐向四周扩展，为持续进行性加重。肢体弯曲时可缓解疼痛（屈肢症）。

②重者出现减压性骨坏死，迟发于数月后，为无菌性骨坏死一种，发现时已有不同程度骨坏死。

（3）神经系统　气泡累及不同的组织而出现相应症状。

①气泡累及脊髓可引起截瘫，表现为感觉减退、运动障碍、大小便失禁或滞留等。

②累及脑部可出现头痛、颜面麻痹、情绪失常、语言障碍、记忆丧失、共济失调或单瘫、偏瘫等运动障碍。

③累及前庭系统可出现眩晕、恶心、呕吐等。

④累及听觉系统可出现耳鸣、听力减退等。

⑤累及视觉系统可出现复视、视力减退、视野缩小、偏盲，甚至失明等。

⑥累及循环系统可出现心前区压迫感、发绀、脉搏细数、四肢发冷，甚至出现低血容量休克等。

⑦累及呼吸系统可出现胸骨后灼痛，深吸气时加重，呼吸困难，不可制止的阵发性咳嗽等。

⑧累及腹部脏器可出现上腹痛或恶心、呕吐、腹泻等。

3. 超声检查　用多普勒超声气泡探测仪可探测到血管内有流动的气泡信息，心前区测有三级以上气泡音。

4. 慢性减压病　急性（Ⅰ型）减压病因延误或未正确进行加压治疗，多次发生轻型减压病，均未经加压治疗，临床症状和体征持续存在，病程迁延不愈。

5. 减压病后遗症　减压病未治愈或未能得到及时正确的治疗，或者减压病经正确加压治疗和对症治疗，气泡已消失，但气泡存在时已造成组织发生不可逆的器质性病变，导致机体功能障碍。较多见的减压病后遗症有脊髓损伤和减压性骨坏死。

三、康复治疗

1. 一般疗法　宜选用高热量、高蛋白、高维生素、低脂肪、易消化、不产气的食物。

2. 高压氧治疗　凡确诊减压病，在条件许可情况下，应及时采取加压治疗。根据病情选择高压氧治疗。对于减压性骨坏死的诊断及治疗，疗养期间需作定期的 X 线拍片检查，尤其是磁共振（MRI）对早期减压性骨坏死有较高的诊断意义。如病变处于缺血坏死期或重建脉管期，及时给予高压氧治疗，每天 1 次，每周 4 次，或 2ATA 吸纯氧 1 小时，每天 1 次。足够氧能使神经组织存活、促进血管再生，有利于功能恢复。伊藤敦之以及国内学者报道，高压氧治疗的同时服用活血化瘀中药，能提高高压氧治疗的效果。

3. 自然因子疗法

（1）矿泉疗法：可选用氡泉、硫化氢泉、碳酸氢钠泉等浸浴或淋浴；以改善血液循环，促进神经组织再生和新陈代谢，有利于患者体内过剩惰性气体的排除，解除关节疼痛，促进机体功能的恢复。

①全身浸泡：全身浸泡每次用水量 200 ～ 240L，水温调节以 30℃ ～40℃ 为宜，每次浸泡时间为 10 ～ 20 分钟，每天 1 次或 2 天 1 次，10 ～ 20 次为 1 个疗程；

②淋浴：淋浴水温一般 32℃ ～36℃，可逐渐降至 25℃，每次淋浴时间 2 ～ 5 分钟，每天 1 次或 2 天 1 次，15 ～25 次为 1 个疗程。

（2）日光浴、海水浴、空气浴和空气负离子等疗法:利用日光、海水、空气负离子等综合作用,以达到调节机体代谢、改善微循环、消除疲劳、增强体质、促进康复的目的。

4. 物理疗法

(1)红外线治疗 治疗方法有全身及局部两种。照射灯距一般为20~60cm,以患者有舒适之热感为宜,每次治疗15~30分钟,每天1次,10~20次为1个疗程。

(2)低频脉冲电疗 根据患者病情,选择适宜电流种类,如感应电、间动电、直角脉冲和三角脉冲等。每次治疗时间5~15分钟,每天1次或2天1次,频率及脉冲持续时间、疗程视病情而定。

(3)高频电疗法 皮肤瘙痒、神经痛患者可选用局部共鸣火花电疗法,每次治疗时间5~10分钟,每天1次或2天1次,12~20次为1个疗程。有出血倾向者禁用。

(4)音频电流疗法 每次治疗20~30分钟,每天1次,15~20次为1个疗程。有皮肤溃疡、出血倾向者禁用。

(5)直流电 有明显的促进局部血液循环的作用,可改善组织的血液供应和营养,提高组织细胞的生存能力,使再生过程加强。电流强度5~8mA,治疗时间每次15~20分钟,每天1次或2天1次,15~20次为1个疗程。

(6)蜡疗 可促进局部血液循环,改善组织营养。治疗时间30~60分钟,每天1次或2天1次,每疗程20~25次。

5. 运动疗法 根据病情制订运动处方。可选择医疗体操、慢跑、长跑、太极拳等体育锻炼,提高肺活量、平衡器官功能,促进机体组织修复和机体功能的康复。

(1)医疗体操 必须在体疗医师或体育教员指导下进行医疗体操锻炼,每次治疗时间一般为10~30分钟,每天1次或2天1次,疗程视情况而定。医疗体操应在餐后1小时进行,治疗后脉搏数超过治疗前30%者,应酌减运动量。对行动困难患者应采取保护措施,以免发生意外。

(2)拳、操、功训练 一般卧功训练时间为每次15~40分钟;坐功训练时间为每次15~30分钟;立功训练时间为每次10~30分钟。训练的间隔时间及疗程视患者病情而定。练功时环境应保持安静,室内空气流通,有不良反应者不要勉强坚持。

(3)脊髓损伤治疗 以功能锻炼恢复为主,可选用医疗步行,开始时由护理人员或治疗师协助患者借助拐杖行走,逐步独立慢步行走,也可进行阶梯训练、全身性锻炼,在进行体育锻炼中应以循序渐进为原则,达到恢复生理功能的目的。

6. 心理疗法

(1)心理疏导 调节疗养员的情绪,增强其康复信心,并积极主动配合治疗和锻炼。

(2)生物反馈疗法 具有两类不同的治疗作用,一类用于肌肉的增力训练,一类用于肌肉的放松训练,同时还有镇痛作用。按照生物反馈疗法的程序进行训练。

7. 其他疗法

(1)药物治疗

①神经营养药 神经营养药可以改善神经组织物质代谢。可常规应用维生素B_1、维生素B_2、维生素B_{12}和复合维生素B;选用细胞代谢促进剂,如三磷酸腺苷(ATP)、辅酶A及细胞色素C,常用于脊髓损伤患者。

②扩血管药 可选用地巴唑、罂粟碱、烟酸、氨茶碱等药物,改善机体组织血液循环,有利于惰性气体脱饱和,消除皮肤瘙痒,缓解疼痛、关节痛、肌无力、尿潴留等减压病的症状。

③其他药物 应尽早服用阿司匹林,抑制血小板聚集和前列腺素的合成,每次剂量0.3g,每天2次,口服。

(2)推拿治疗 推拿治疗每次10~30分钟,每天1次或2天1次,5~15次为1个疗程。针灸推拿治疗不宜在空腹、餐后30分钟以内或疲劳状态下进行。

(3)中医中药辨证施治 根据患者病情中医

科辨证施治。

8.健康教育

（1）加强对潜水员日常的医学保障工作　按要求开展体能训练和加压训练，以提高肺活量、耐寒力、平衡器官功能、耐力和灵活性；对潜水员开展有关的医学知识教育，使潜水员以科学的态度自觉遵守各项潜水规定，在潜水中按规定实施减压上升。

（2）认真做好下潜前的体格检查　严格掌握下潜的标准，把好下潜的作业关。

（3）加强潜水后的医学观察　按照常规空气潜水作业医学保障要求，出水后严密观察6小时，一般观察36小时。

（4）正确选择减压方法和减压方案　这是预防减压病的关键。潜水医师必须全面熟悉掌握潜水作业的内容、技术装备、制订医学保障计划，一旦遇到突发性情况，正确采用减压方法。

（徐　莉　杨敏清）

第七节　肺气压伤的康复

肺气压伤是指肺内压过高或过低于外界气压时，造成肺组织和血管损伤，以致气体进入血管和相邻组织而引起的疾病。临床上常见因肺内压过高引起的肺气压伤，而肺内压过低引起的肺气压伤极少见。

在潜水减压过程中或潜艇人员水下单人脱险时，由于某种原因使肺内气体不能及时排出体外，肺内气体膨胀，肺容积不断扩大，当肺内外压差超过8~13.3kPa（60~100mmHg）时，肺组织可能被撕裂。肺组织撕裂的当时，气体并不立即进入血管，只有当肺内压降到与外界压平衡时，气体才从破裂口进入肺静脉，随血流进入左心，随之进入动脉系统造成动脉气泡栓塞。如果肺门部胸膜发生破裂，肺内气体沿支气管、血管树的间隙及血管周围结缔组织或经肺门和纵隔的破裂口进入纵隔、

颈、上胸部皮下和胸膜腔造成气肿和气胸。肺内压过高时，造成右心输出的巨大阻力及左心回血量的减少使血压下降，最终可引起右心衰竭。

一、病因

1.减压过程中屏气　这是引起肺内压过高的主要原因，常见于情绪紧张或惊慌、呛水、无意识地屏住呼吸，甚至发生喉头痉挛；或者缺乏高气压暴露应具有的物理学和生理学知识，故意屏气。

2.上升速度过快而呼吸不畅　这是造成肺内压升高的另一常见原因。常见于从入水绳或浮标绳上滑脱而"放漂"、压铅或潜水鞋脱落、意外情况下水面拉引过快等。减压速度过快，使肺内膨胀的气体来不及经呼吸道排出，在呼气不畅时，膨胀的气体更易造成肺内压升高，而损伤肺组织和肺血管。

3.呼吸袋内压突然升高　可见于向呼吸袋内供气过猛、上升出水时，呼吸袋排气阀未打开或安全阀失灵，造成呼吸袋过度充盈，继而导致肺内压增高。

4.供气中断　使用自携式潜水装具潜水，当供气中断时，潜水员则会更用力呼吸，结果越用力肺内气压越低，最终因肺内压过低而导致肺气压伤。

二、诊断依据

1.现病史

（1）潜水员一出水或出水后不久立即昏迷，同时口鼻流泡沫状血液即可诊断。

（2）意识清醒的轻症患者，单凭症状体征有时不易确诊，必须结合考察本次潜水的详细过程才能得出正确诊断。

①根据装具种类、下潜深度、下潜速度，尤其是减压过程中有无屏气的现象。

②呼吸器状态，特别是呼吸阀、呼吸袋在出水后的状态。

③出水前水面是否冒出大量气泡。轻潜水

时,呼吸袋内压过高,向外导致大量气泡,向内导致肺内压过高。

2.临床表现 起病较急,大部分在出舱后即刻至10分钟内发病,少数可能在减压过程中即可发生。症状和体征一般都比较严重。也有些起病时症状不明显,当进行体力活动时才出现较明显症状和体征。

(1)肺出血和咯血 肺出血和咯血是本病的特征性表现之一。通常在出舱后立即或稍后出现,流血量有时可达100～200ml。咯血可持续1～2天,甚至更久。轻症者只有少许血痰或无肺部出血症状,听诊常可发现散在性湿啰音和呼吸音减弱,叩诊可能叩得浊音区。

(2)胸痛、呼吸浅促及咳嗽 为肺气压伤患者几乎都有的症状和体征。一般胸痛出现早,多位于患侧胸部,也可发生在全胸骨后。胸痛程度不一,深吸气时可加重。患者呼吸浅促,如出现严重呼吸困难,则大多数并发动脉气泡栓塞。由于肺出血及分泌物刺激呼吸道,常引起咳嗽,可导致肺内压升高而促使病情进一步恶化。

(3)昏迷 常见的症状之一,常在出舱后立即出现,有的甚至在减压过程中就可发生。昏迷可

能因脑血管栓塞所致,也可能是肺部损伤刺激反射引起。轻者仅表现为神志不清。

(4)循环功能障碍 口唇黏膜发绀,脉搏细数,心律不齐,偶尔有右心扩大,心前区有"车水样"杂音(因气泡聚集在心室所致),皮下静脉怒张,严重者心力衰竭。由于气泡可以移动,因而循环系统的上述表现可时轻时重。

(5)气肿、气胸 发生纵隔气肿、气胸时,有胸痛、呼吸困难、发绀等。当气肿直接压迫心脏及大血管时,可出现昏厥、休克。气腹罕见,也很少引起症状,仅偶尔做X线检查时才被发现。皮下气肿仅见于颈部或前胸部的锁骨附近,有局部胀满感,触之有"捻发音",患者发音细弱无力,通常在出舱后2～4小时发生,也有短于15分钟的。这也是肺气压伤的典型特征。由于气泡栓塞的部位和程度不同,有些患者可分别出现轻度瘫痪(多为单侧)、癫痫样惊厥、视觉障碍、运动性失语、眩晕和耳聋等。

三、鉴别诊断

本病主要应与减压病相鉴别见表6-3-1。

表6-3-1 肺气压伤与减压病的鉴别

	肺气压伤	减压病
发病原理	气体栓塞是由于肺血管撕裂,肺泡内气体进入体循环所造成,气泡主要存在于动脉系统和左心,血管外气泡是因肺被撕裂,由肺内转入组织	气体栓塞是由高压下溶于血液中的惰性气体,减压不当形成气泡所引起,气泡主要存在于静脉系统和右心。血管外气泡是因溶于组织中的惰性气体减压不当而形成
发病条件	快速上升,主要见于轻潜水及潜艇单人脱险者,于10m以浅的深度快速上升时较易发生,与暴露在高气压下的时间长短无关	快速上升,主要见于使用空气潜水装具的潜水员,而使用自携式氧气潜水则不会发病;尝试在12m以浅快速上升,一般不会发病,在高气压下暴露一定时间后才会发病
症状体征	呼吸循环系统症状多见,典型病例常可见口鼻流泡沫状血液,胸痛、咯血或咳嗽;还可出现皮下气肿、气胸和气腹等	呼吸循环系统症状少见,仅在少数情况下,由于右心及肺循环聚集气泡时才会出现呼吸困难、发绀、心力衰竭等,一般不会出现肺出血
对加压治疗的反应	气泡栓塞症状显著好转,但咯血等肺损伤症状、体征仍可存在	若治疗及时,一般可完全恢复

四、康复治疗

1. 一般疗法 睡眠、休息充分,避免过度疲劳。膳食宜选用富含蛋白质、B 族维生素和维生素 C 的食物。

2. 自然因子疗法 可选用空气浴、森林浴、矿泉浴等,以改善心肺功能等全身情况。

(1)氡泉浴 水温 37℃ ~39℃,每次 10 ~15 分钟,每天 1 次,15 ~20 次为 1 个疗程。

(2)硫化氢泉浴 采用全身浴,水温 37℃ ~39℃,每次 10 ~15 分钟,每天 1 次,15 ~20 次为 1 个疗程。

(3)碳酸泉浴 采用全身浴,初级水温以 34℃ ~36℃ 为宜,后期降至 32℃ ~33℃,每次 8 ~12 分钟,每天 1 次,15 ~20 次为 1 个疗程。

3. 物理疗法 可选择超短波、中波电疗、红外线或小太阳等在背部进行透热疗法,以加快肺组织损伤的修复。

(1)超短波电疗法 每次 12 ~15 分钟,每天 1 次,15 ~24 次为 1 个疗程。

(2)中波电疗 每次 20 ~60 分钟,每天 1 次或隔日 1 次,15 ~20 次为 1 个疗程。

(3)红外线疗法 每次 15 ~30 分钟,每天 1 次,10 ~15 次为 1 个疗程。

4. 运动疗法 可选择呼吸操,逐步改善心肺呼吸循环功能。同时配合散步、太极拳等,太极拳一般采用简化二十四式太极拳,每日练习 1 ~2 组为宜。

5. 心理疗法 心理疏导,调节情绪;生物反馈治疗。医护人员加强心理干预治疗,消除患者顾虑,主动参加锻炼,积极配合治疗,提高疗效。

6. 药物疗法 补充 B 族维生素和维生素 C 及芦丁等,对症治疗可予以止咳消炎药物。

7. 其他疗法 根据病情亦可采取中医中药辨证施治。

（徐　莉　杨敏清）

第八节　潜水员挤压伤的康复

潜水时用装具潜水,使机体和水下环境之间形成含气空间。在潜水过程中,由于各种的原因,机体各部位的含气空间内压明显低于外界水压,此时可导致程度不等的组织充血、水肿、出血、变形等损伤,造成机体气压伤。这种机体气压被称为潜水员挤压伤。根据发生部位的不同分为全身挤压伤和面部挤压伤。

一、病因

在使用通风式潜水装具或氦氧重潜水装具潜水时,由于潜水员下潜速度过快;或潜水员水中滑跌,坠落深坑或水底;患者潜水中供气不足或排气过度,而潜水员仍继续下潜或排气,均可以造成潜水服内外压力不平衡,使潜水服外压剧增。

由于软质潜水服不耐压,而硬质的头盔及领盘部位能抵抗一定水压,潜水服内全部空气被挤入头盔。当头盔内气压仍不足以与外界水压平衡,头盔内形成相对负压,造成头盔与潜水服之间的压差,导致潜水员躯体下部(下肢、腹部)的血液、淋巴液等被挤向头、颈和上胸部,引起严重的组织损伤。

二、诊断依据

1. 现病史 有潜水作业史,尤其在水深较浅处潜水更易发生。

2. 临床表现

(1)全身挤压伤 压差的大小决定了挤压损伤的程度,临床上根据症状和体征不同将全身潜水挤压伤分为轻、中、重三度。

①轻度:压差较小,轻度受压。潜水服紧贴躯体,潜水员有紧缚感、吸气困难,可有轻度的头痛头晕、视敏度降低。

②中度:压差较大,出现典型的挤压伤体征,

即以头盔、颌盘垫水平下缘为界,上部皮肤呈紫色,出现大量瘀斑,皮下充血水肿;下部皮肤呈苍白色,口、鼻黏膜及球结膜充血,鼓膜充血或撕裂。口唇、舌肿胀,咬合困难,头痛剧烈,甚至可出现胃出血、便血或肺咳血,严重者可发生循环和呼吸功能障碍。

③重度:压差过大,患者昏迷。头、颈部严重肿胀甚至头盔难以摘下,耳、鼻、喉、眼、鼓膜症状更为严重。有时可见胸骨、肋骨骨折。当颅内出血时,会出现中枢神经功能障碍的症状,严重者可导致死亡。

(2)面部挤压伤 多发生于轻潜水时潜水员带眼面罩或全面罩时。轻者仅有面部被抽吸的感觉或有轻度压痛;重者面部面罩范围内皮肤红肿、淤血、剧痛,面罩外皮肤苍白,可出现视觉障碍,甚至视眼球凸出,球后出血,视网膜出血。

三、康复治疗

1. 一般疗法 膳食按病情而选择饮食,原则为营养丰富,平衡合理。骨折患者多给予含钙、磷丰富食物;上消化道出血者应给予细软易消化食物。

2. 自然因子疗法 可选用矿物疗法,以促进血液循环、增强代谢,有利于组织损伤修复及功能康复。

(1)氡泉浴 每次 10 ~ 20 分钟,每天 1 次,15 ~ 20 次为 1 个疗程。

(2)碳酸泉浸浴 每次 8 ~ 15 分钟,2 天 1 次,或连续 2 天休息 1 天,10 ~ 15 次为 1 个疗程。

(3)氯化钠泉浴 以 30℃ ~ 36℃ 温浸浴为宜。2 天 1 次或连续 2 天休息 1 天,10 ~ 15 次为 1 个疗程。

3. 物理疗法 根据疗养员挤压伤的程度,可采用热敷、透热疗法、离子导入疗法,促进创伤的愈合。

(1)短波透热或太阳灯局部照射 在窦腔等部位进行局部照射。每天 1 次,7 ~ 10 次为 1 个疗程。

(2)离子导入 常用于眼底损伤,每次 15 分钟,每天 1 次,15 ~ 25 次为 1 个疗程。

(3)溴离子导入 适用于中枢神经损伤,每次 15 分钟,每天 1 次,15 ~ 25 次为 1 个疗程。

4. 运动疗法 根据病情制订体育运动处方,指导疗养员选用医疗步行呼吸操、太极拳、促进机体生理功能的恢复。

5. 心理疗法 根据疗养员的心理量表测试结果,有的放矢进行心理疏导,特别是新潜水员,更应进行心理干预。

6. 药物治疗 根据康复阶段的病情对症治疗,辅以中医辨证治疗,以利于机体恢复。

7. 健康教育

(1)做好下潜前潜水设备的检查,使潜水装备处于良好状态。并做好下潜前的精神准备,尤其是初次执行下潜任务者。

(2)严格执行潜水操作的各项规定,规范下潜操作流程,控制下潜速度,一般不超过 5 ~ 10m/min。

(3)加强技术训练,尤其是提高突发情况时及时有效处置能力。

(徐 莉 杨敏清)

第九节 耳气压伤的康复

耳气压伤根据发生部位不同分为中耳气压伤、内耳气压伤、外耳气压伤。中耳气压伤是由于中耳鼓室内外压力不能平衡而产生的一种病理改变,又称"气压损伤性中耳炎",它是潜水或高气压暴露过程中最常见的气压伤。内耳气压伤是指在潜水的下潜或舱内加压阶段,外界气压升高时,由于鼓室内外压力不能平衡所导致的前庭或耳蜗的损伤。外耳气压伤是因外耳道口被堵塞不通,当外界压力增大时,被阻塞的外耳道处于相对负压所致的损伤。

一、病因

1. 中耳气压伤

（1）非病理性　下潜或加压时未做或加压速度过快，来不及做中耳调压动作以开启咽鼓管，鼓室内便出现相对负压，导致中耳气压伤。

（2）病理性　由于鼻咽部的急慢性炎症、鼻息肉下鼻甲后端肥大、咽部淋巴组织增生等，阻塞咽鼓管口，限制了咽鼓管的通气，导致中耳气压伤。

2. 内耳气压伤

（1）下潜阶段，外界气压不断升高，若咽鼓管因某种原因失去调节鼓室内压的作用，鼓室内呈相对负压，鼓膜不断内陷，可使镫骨底板紧压前庭窗，使前庭阶中的外淋巴液压力升高，对圆窗膜有从内向外的推力；同时，鼓室内相对负压，对圆窗膜又有向外的吸力。两者均可使圆窗膜外凸。

（2）当用力做闭口、鼻强鼓气动作时，将因静脉压增高而使脑脊液压力升高，并传至鼓阶等处，引起外淋巴液压力剧烈升高，也可导致圆窗膜外凸。

（3）当强行作中耳调压使咽鼓管口突然开张时，外界高压气急速冲入鼓室，内陷的鼓膜猛烈向外移位，可带动镫骨底板向外，使环状韧带受牵扯，又可使圆窗膜向内凹陷。圆窗膜的过度外凸或内凹、环状韧带过度牵扯，分别可能导致圆窗膜或前庭窗膜破裂，使外淋巴液泄漏到鼓室，形成外淋巴瘘，引起前庭功能障碍或感音功能部分或全部丧失。

3. 外耳气压伤　当佩戴能够足以堵塞外耳道的潜水帽或使用耳塞进行潜水时，会使外耳道成为一个与外界不通的"含气腔室"，下潜过程中无气体补充入内，以致外耳道内压低于外界压。当外耳道内压低于外界压 $13.3 \sim 26.7\text{kPa}$（$100 \sim 200\text{mmHg}$）时，即可引起外耳道皮下血管被动扩张充血、渗出、血管破裂等病变。但鼓膜结构仍完整且功能正常。

二、诊断依据

1. 现病史

（1）中耳气压伤　其诊断一般并不困难，有高气压暴露史及典型症状、体征即可做出正确诊断，如加压时耳痛，减压后耳或鼻流血，检查发现鼓膜充血或穿孔，诊断便能成立。

（2）内耳气压伤　主要依据潜水过程中下潜阶段有中耳受压或强行开张咽鼓管的经历，以及典型症状和体征。但须与累及内耳的减压病鉴别。在对氦氧深潜水减压过程中更换吸入气中惰性气体的患者，还须与等压气体逆向扩散综合征相鉴别，对后两者及时进行加压治疗，症状能明显好转或消失。

（3）外耳气压伤　主要依据高气压暴露史及典型症状、体征进行诊断。

2. 临床表现

（1）中耳气压伤

①下潜或加压时，鼓室内外压差较小，仅有耳阻塞、闷胀和（或）耳鸣。继续下潜时，疼痛加重，甚至鼓膜内陷，终至破裂。至于引起不同症状和体征的压差值，个体有差异，研究者们所测得的数据也不尽相同。一般压差值达 8kPa（60mmHg）时，可出现耳痛；当压差增至 10kPa（80mmHg）以上，耳痛剧烈难忍，并可放射到颈、腮和颊部，听力严重减退，耳鸣、头晕加重。如不采取有效措施，压差继续加大到 $13.3 \sim 66.6\text{kPa}$（$100 \sim 500\text{mmHg}$），鼓膜即可破裂。此时，血液流入中耳腔，耳内可有温热感，剧烈疼痛也随之缓解；但轻度疼痛仍可持续 $12 \sim 18$ 小时；在 $6 \sim 24$ 小时期间，可出现头晕、恶心。耳镜检查可见鼓膜内陷、充血、鼓膜光锥亮度和范围减小，中耳腔有渗出液；严重者鼓膜破裂，破裂部位多见于紧张部下方，中耳内出血。

②上升或减压时，鼓室内压超过外界 $0.4 \sim 0.7\text{kPa}$（$3 \sim 5\text{mmHg}$）时，有耳内发胀感；压差达 $1.3 \sim 2\text{kPa}$（$10 \sim 15\text{mmHg}$）时，通常足以推开贴合的咽

鼓管两壁,使一部分气体经此逸出而达到新的平衡,此时可感到滴滴声或咝咝声,故减压时耳痛的发生要比加压时少得多,症状也轻得多;如果咽鼓管口被阻塞,中耳内压继续相对升高,鼓膜便会向外凸出,则可引起剧烈耳痛,甚至鼓膜破裂,这种现象一般只有在咽鼓管存在有碍于鼓室内气体排出的活瓣性障碍时才发生。当鼓膜破裂时,内外压力通过破口处得以平衡,疼痛也随之消失。

(2)内耳气压伤 内耳气压伤往往在出水后1~3小时方出现临床症状。主要表现有:耳鸣、听觉减损、完全耳聋;前庭功能障碍,如眩晕、恶心、呕吐等。检查中耳,可发现圆窗膜或环状韧带破裂,外淋巴液流入鼓室。眼震电图显示自发性眼球震颤。听力计测定可证实感音性听觉减损或丧失。

(3)外耳气压伤 外耳道局部可有微胀热感,一般无特殊自觉症状。检查外耳道时,可见皮肤肿胀、淤血或血疱。如血疱破裂,出血多,可在耳郭看到流出的血液。

三、康复治疗

1.一般疗法 睡眠、休息充分,避免过度疲劳。膳食宜选用富含蛋白质、B族维生素和维生素 C 的食物。

2.自然因子疗法 可选用空气浴、森林浴、矿泉浴等,以改善心肺功能和全身情况。其中矿泉浴可选择氡泉、硫化氢泉、碳酸泉等,也可选择单纯温泉。

3.物理疗法 可选择超短波、中波电疗、红外线或小太阳灯等在背部进行透热疗法。

4.运动疗法 可选择呼吸操、太极拳等,逐步改善心肺呼吸循环功能。太极拳一般采用简化二十四式太极拳,每日打 1~2 组为宜。

5.心理疗法 心理疏导,调节情绪,生物反馈治疗。

6.药物疗法 补充 B 族维生素和维生素 C 及芦丁等,对症治疗可予以止咳消炎药物。

7.其他疗法 根据病情亦可采取中医中药辨证施治。

(徐 莉 杨敏清)

第十节 潜水员缺氧症的康复

缺氧症(又称低氧症)是指因机体得不到足够的氧,或组织不能有效地摄取或利用氧而引起的病症。根据缺氧原因的不同,将缺氧症分为大气性缺氧、循环性缺氧、贫血性缺氧、组织性缺氧等类型。还可根据缺氧发生、发展过程的快慢,分为急性缺氧和慢性缺氧。

在潜水过程中,氧气供应不足或组织不能有效地摄取或利用氧气而引起潜水员一系列的缺氧病症,被称为潜水员缺氧症。潜水员缺氧症多属于大气性缺氧(或称供氧不足性缺氧),主要因潜水员吸入气中氧分压过低(低于 16kPa,即120mm Hg)引起。在潜水过程中,由于潜水装具能容纳呼吸气体的量有限,一旦供氧不足,很快发生缺氧,常无明显先兆症状而突然昏迷,故必须及时发现,快速抢救。潜水员缺氧症的发病率极高(约 34%),居潜水事故的首位。

一、病因

潜水员缺氧症多见于使用闭合式潜水呼吸器(包括潜艇脱险装具);用开放式空气轻潜水装具时发生的机会较少;使用通风式潜水装具时,多随 CO_2 过多之后发生;在使用人工配制的混合气作为呼吸气体的潜水中,氧浓度低于规定标准时也会发生。现就各装具导致缺氧的原因分述如下。

1.使用闭合式氧气轻潜水装具

(1)下水前没有严格检查装具,发生呼吸器漏气或供气装置失灵,或因气瓶内气源不足,造成缺氧。

（2）违反操作规则，如着装完毕、水下作业期间或上升出水前未按规定进行清洗换气，呼吸袋内存在大量氮气，氧分压降低，以致发生急性缺氧症。

（3）由于操作不熟练，进气阀未开足，进气额定流量过小，供气不足引起缺氧。

2. 使用 2 - 8 型潜艇脱险装具　未装填或装填失效的产氧剂，或呼吸器发生故障以致供气中断。另外，由于某种原因使潜艇内压急剧降低，或舱内氧气因某种原因被急剧消耗，再生药板不足或用尽，都会导致艇员急性缺氧甚至在数分钟内死亡。

3. 屏气潜水或自由漂浮法脱险时　因某种原因超过一定的深度时呈极限，在上升过程中，肺泡内氧气耗尽，发生缺氧。

4. 饱和潜水或常规氦氧潜水时　人工配制的混合气体（如氦氧、氦氮氧）时，氧浓度计算错误或误将惰性气体充入气瓶内供潜水员呼吸，或氦氧潜水时在较浅处用氧浓度较低的混合气体置换空气，皆可致急性缺氧。

5. 使用开放式潜水装具潜水时　超过水下停留时间，信号阀已发出信号，仍未及时上升出水，使瓶内气体耗尽，或呼吸调节器故障造成供气中断。

6. 通风式潜水装具潜水

（1）水面供气不足是使用通风式潜水装具时发生本病的主要原因。如供气量太少，腰节阀开放太小，软管漏气或冻结等。

（2）供气中断如空气压缩机或手摇泵故障，软管断裂、堵塞等。

二、诊断依据

1. 现病史　有因氧气供应不足或组织不能有效地摄取或利用氧气而导致潜水过程出现缺氧症状的病史。

2. 临床表现　潜水员缺氧症的严重程度与吸入气中氧分压降低的程度、速度、持续时间有关。

（1）神经系统表现

①轻度缺氧主要表现为疲劳、反应迟钝、注意力不集中、精细动作不协调、思维紊乱等，甚至类似酒醉者，感到兴奋、愉快、自信。

②中、重度缺氧主要表现为头痛、视物模糊、耳鸣、面部潮红、恶心、呕吐等，甚至迅速发生意识丧失、昏迷，也有在主观感觉良好的情况下突然发生昏迷。

③缺氧症患者经及时抢救清醒后，对该次所遭遇的事情往往不能回忆追述。

（2）呼吸系统表现　轻度缺氧时，出现代偿性呼吸加深加快。随着缺氧程度的加重，代偿功能逐渐丧失，呼吸减慢变弱，并出现病理性呼吸（如周期性呼吸）。重度缺氧时，呼吸中枢深度抑制，甚至麻痹，致使呼吸停止。

（3）循环系统表现　轻度缺氧时，出现代偿性心跳加快、心搏量增加、血压升高等，随着缺氧程度的加重，代偿功能逐渐丧失，心跳缓慢且弱，脉搏细小无力，血压下降。重度缺氧时，循环功能失调以致衰竭，甚至继呼吸停止后，心搏骤停。

（4）其他　皮肤及黏膜常发绀，系吸入气氧分压过低，红细胞的还原血红蛋白不能很好地形成氧合血红蛋白所致。

3. 心电图检查　心电图主要表现为心肌缺血，除心率加快外，还可出现电波低平或倒置，ST段下降。

4. 合并症和并发症　潜水员缺氧症发展较快、病情较重，常常合并有其他潜水疾病，如肺气压伤、溺水等。如果抢救不及时或治疗不彻底，也可因脑缺氧继发脑水肿进而危及生命。潜水员缺氧症继发的脑水肿主要表现为经抢救呼吸、心跳已经恢复，但患者仍处于昏迷状态，血压低而不稳，脉搏和呼吸慢、弱而不规则，眼底发现视盘水肿、渗血等。

三、康复治疗

1. 一般疗法　睡眠、休息充分,避免过度疲劳。膳食宜选用富含蛋白质、B族维生素和维生素C的食物,戒烟忌酒。

2. 自然因子疗法

(1)日光浴、森林浴、空气浴　日光浴:全身照射采用亚红斑量,每天1次,25～30次为1个疗程,一般施行1个疗程。森林浴:一般采用活动森林浴,在指定浴区进行散步、跑步等健身活动,每次1～1.5小时,每天1次。

(2)矿泉浴疗法　矿泉以选用硫化氢泉、碳酸泉或单纯温泉为宜,以达到调节机体代谢、改善微循环、消除疲劳、增强体质、促进功能康复。

3. 物理疗法

(1)肩胛间区紫外线红斑量照射　可降低颅内压,减轻头痛。

(2)直流电溴离子导入　可调节大脑皮质功能,减轻头痛、头晕症状。可采用2%～5%溴化钾药液,每次20分钟,每天1次,5～10次为1个疗程。

(3)人工负离子疗法　可改善大脑皮质功能,刺激造血,增加血中红细胞和血红蛋白等以提高血氧含量,改善脑和全身组织细胞的代谢。还可进行呼吸操,练习腹式呼吸养成柔和、缓慢深长呼吸的习惯。

4. 运动疗法　可选练太极拳,以增强体质,加快机体功能的恢复。太极拳一般采用简化二十四式太极拳,每日练习1～2组为宜。还可进行呼吸操,练习腹式呼吸,养成柔和、缓慢、深长呼吸的习惯。

5. 心理疗法　加强医患沟通,进行心理疏导,调节情绪;也可应用生物反馈治疗。

6. 其他疗法

(1)应用高压氧治疗脑缺氧、脑水肿,疗效较好,应积极采用。

(2)根据病情亦可中医中药辨证施治。

(徐　莉　杨敏清)

第十一节　潜水员二氧化碳中毒的康复

在潜水过程中,潜水员吸入高分压二氧化碳(CO_2)或机体产生CO_2不能及时排出,造成体内CO_2潴留,血液和组织中碳酸含量增高,引起机体发生病理变化,称为潜水员二氧化碳中毒,可分为急性和慢性。一般认为,当吸入气中CO_2分压超过3.07kPa(23mmHg,相当于常压下吸入气中CO_2浓度为3%左右)时,机体调节功能将难以维持肺泡气CO_2分压的恒定,体内CO_2开始蓄积,这就可能导致CO_2中毒。因此,在短暂潜水时,规定吸入气中CO_2最高允许浓度,不得超过相当于常压下的1.5%。潜水员二氧化碳中毒的发病率极高(约27.1%),仅次于潜水员缺氧症,居潜水事故总数的第二位。

一、病因

1. 使用闭合回路式潜水装具

(1)吸收罐内未装CO_2吸收剂或产氧罐内未装产氧剂,结果使呼出的CO_2全部进入呼吸袋。

(2)吸收剂或产氧剂装填不足,除吸收效率降低外,还可引起吸收剂或产氧剂移位,造成呼出气与呼吸袋之间的直接通道,导致呼出气不能与吸收剂或产氧剂充分接触。

(3)长期使用吸收剂或产氧剂而未更换,或将陈旧的当作新鲜的装入罐内;罐内进水以及寒冷等因素,也会导致吸收剂或产氧剂失效。

(4)呼吸单向阀的阀片损坏或因异物嵌塞而密闭性不良,使部分呼出气经吸气阀漏入呼吸袋或经呼气阀退回肺内。

(5)呼吸阻力太大妨碍肺通气,使CO_2不易排出体外,致使体内CO_2张力升高。

2. 使用通风式潜水装具

(1)水面供气不足　水面供气不足是使用通风式潜水装具潜水时发生本病的主要原因。造成水面供气不足的因素有供气量太少,腰节阀开启太小,软管漏气或冻结等。

(2)供气中断 空气压缩机或手摇泵故障、软管断裂、阻塞、挤压等,均可发生供气中断,致使 CO_2 积聚。此时往往伴有氧分压降低而发生窒息。

(3)压缩空气不符合卫生学标准 所使用的压缩空气不符合卫生学标准,含较高浓度的 CO_2,导致潜水服内 CO_2 浓度升高。

3. **密闭空间内 CO_2 蓄积** 使用加压舱、饱和潜水居住舱、潜水钟和深潜救生艇时,如不能定时、充分进行通风换气,或者生活保障系统的净化设备发生故障,均会使舱内 CO_2 蓄积而发生 CO_2 中毒。

4. **重体力劳动** 在水下进行重体力劳动,体内产生的 CO_2 量大增。由于潜水员吸入高压气体,气体密度大,呼吸阻力增加,肺泡换气量降低,CO_2 扩散量减少,造成体内 CO_2 积聚。另外,有人报道,潜水员用空气或氮氧混合气体做浅深度饱和潜水的呼吸气体时,在暴露期间,无论休息或劳动时,均有血液 CO_2 张力轻度升高现象。

二、诊断依据

1. **现病史** 有因吸入高分压 CO_2 或机体产生 CO_2 不能及时排出,导致潜水过程中出现体内 CO_2 潴留。

2. **临床表现**

(1)一般症状 CO_2 中毒一般都有明显的早期症状,如呼吸困难、头昏、出汗等症状,仅表现为轻度代偿性呼吸性酸中毒,只是在血气检查时发现;严重中毒者病程发展迅速,甚至发生昏迷,经救治后可能遗留头痛、无力、恶心、眩晕等症状。CO_2 中毒的症状有较大的个体差异。

(2)临床分期 潜水作业时,一旦发生 CO_2 中毒,通常进展较快,但是由于潜水装具或装备内 CO_2 浓度是逐渐增加的,因此,出现的中毒症状和体征是由轻到重的。临床上人为将潜水员急性二氧化碳中毒的病程划分为三期。

①呼吸困难期:吸入气中 CO_2 分压为 $3.3 \sim 6.0kPa(25 \sim 45mmHg)$ 时(相当于常压下吸入气中含 $3\% \sim 6\%$ 的 CO_2),主要症状是呼吸困难。首先呼吸幅度增大,其后呼吸频率加快,呼吸紧迫感不断加重,同时有头晕、眩晕、颞部胀痛、颜面潮红、额部出汗、手部湿冷,还可出现指端震颤、动作不协调、脉搏稀而充实,唾液分泌增加等。

②呼气痉挛期:吸入气中 CO_2 分压为 $6.0 \sim 10.1kPa(45 \sim 76mmHg)$ 时(相当于常压下吸入气中含 $6\% \sim 10\%$ 的 CO_2),上述症状加重,表情淡漠、思维能力显著下降、肌肉无力、运动失调,甚至昏迷,还可出现恶心、呕吐、大量流涎、瞳孔缩小等。

③麻醉期:吸入气中 CO_2 分压为 $10.1kPa$($76mmHg$)以上时(相当于常压下吸入气中含 10% 的 CO_2),中枢神经系统处于抑制和麻醉状态,呼气痉挛停止,呼吸变得慢而深,吸气间期延长,最后因呼吸、心搏骤停而死亡。但在人类尚无此期的确切研究资料。

3. **合并症及并发症** 潜水员二氧化碳中毒常常合并溺水等其他疾病。有研究表明,CO_2 中毒会增加氮麻醉、氧中毒及减压病的发病概率。

三、康复治疗

1. **一般疗法** 睡眠、休息充分,避免过度疲劳。膳食宜选用富含蛋白质、B 族维生素和维生素 C 的食物。

2. **自然因子疗法** 可采用日光浴,空气浴、矿泉浴、森林浴疗法。

(1)日光浴 一般采取全身照射法,适用于身体较健壮者,取卧位,从 5 小卡开始,第一天照射身体前、后面各 2.5 小卡,每日增加 3 ~ 5 小卡,至 20 小卡之后改为照射身体四周前、后、左、右各 5 小卡,再每日或隔日增加 5 小卡,逐渐增加至 30 ~ 60 小卡。治疗 7 次休息 1 天,25 ~ 30 次为 1 个疗程。

(2)矿泉浴 多选用硫化氢泉、碳酸泉或单纯温泉的微温浴为宜,以达到调节机体代谢、改善微循环、消除疲劳、增强体质、促进康复。

(3)森林浴 宜采用静息森林浴,可同时配合静功或呼吸操效果更好。每次 30～60 分钟,每天 1 次,15～20 次为 1 个疗程。实施前应仔细询问有无植物过敏史。

3.物理疗法

(1)肩胛间区紫外线红斑量照射 可降低颅内压,减轻头痛。每天 1 次,10～12 次为 1 个疗程。

(2)直流电溴离子导入 可调节大脑皮质功能,减轻头痛、头晕症状。采用 2%～5% 溴化钾药液,电流量最多不超过 6mA,每次 20 分钟,每天 1 次,5～10 次为 1 个疗程。

(3)人工负离子疗法 可改善大脑皮质功能,刺激造血,增加血中红细胞和血红蛋白等以提高血氧含量,改善脑和全身组织细胞的代谢。

4.运动疗法 可选练呼吸体操、医疗步行和太极拳等,以增强体质、加快机体功能的恢复。太极拳一般采用简化二十四式太极拳,每日练习

1～2组为宜。

5.心理疗法 心理疏导,调节情绪;生物反馈治疗。

(1)心理疏导 运用一定的心理治疗方法,如松弛疗法、催眠疗法、森田疗法、认知重建等,使患者消除心理障碍,建立信心,积极配合治疗。

(2)行为训练 对创伤后应激障的相关知识进行宣教,使患者认识到自己的反应是机体对非正常情景的正常反应,从而稳定情绪,树立战胜疾病的信心,早日康复。

6.药物疗法 选用促进脑细胞、心肌营养代谢和功能恢复的药物,如三磷酸腺苷、辅酶 A、吡拉西坦、复方丹参、B 族维生素和维生素 C 等。

7.其他疗法

(1)高压氧治疗 对有昏迷史或有心血管系统疾病的患者可进行高压氧治疗。

(2)针灸疗法 采用针刺疗法针刺太阳、头维、神庭、列缺、足三里等穴,有助于改善头痛、恶心、无力和脑晕等症状。

(徐 莉 杨敏清)

第四章 >>>

涉核人员伤病康复

当今，世界新军事变革正在迅猛发展，以核武器为代表的现代高技术武器装备以及作战方式的发展与演变，对军事医学、军事预防医学及疗养学带来了深远影响。既往研究显示，长期工作在涉核岗位的人员，在生理、心理、精神等方面均可能出现一定的损害，其职业健康与防护受到关注。涉核人员作业环境艰苦，职业危害多样，致病机制及生物效应复杂多样，需要进一步深入研究。

第一节 涉核人员健康现状

一、涉核人员工作环境特点

涉核作业环境中既存在电离辐射对人体的损害，也存在着非辐射因素的职业病危害。不同涉核工作环境均面临潜在核辐射风险，如工作中核设备操作不当或接触可引起急性放射性损伤、慢性放射病。暴露于一定剂量的 γ 射线、X 射线或中子，可导致各个器官发生损害，以造血组织、内分泌、免疫、晶状体、皮肤、生殖、甲状腺等更为敏感，引起功能失调。同时，不同涉核岗位又具有一

定的兵种特点，如核潜艇部队主要面临高温、高湿、密闭、振动、空间狭小、噪声大等因素，而核导弹部队包括驻地偏远、工作环境恶劣、氡气及推进剂中毒风险、导弹武器系统核事故可能发生。以上环境特点均易引起人员生理功能的紊乱及心理负荷的增加。

二、涉核人员辐射认知及健康素养

涉核人员由于执行任务的特殊性，其接触核辐射的机会相对较多，也对该群体在核辐射认知方面提出了更高的要求。有研究对原二炮某部涉核人员进行问卷调查发现，其对核辐射知识的认知程度相对较高，绝大多数人员对核辐射基础知识和核辐射防护知识具有一定程度的了解；但是，对紧急救治知识的认知稍差，掌握不足。另外，涉核人员对核辐射认知的水平存在较大的差异，主要表现在不同年龄、兵源地、军龄和文化程度的人员存在显著性差异，其中城镇来源的人员得分显著高于农村，且与年龄、军龄和文化程度正相关。以上说明，核辐射防治教育仍然有待加强，尤其是在核事故发生时紧急救治及处理方面。

健康素养是指个体获得、解释和理解基本健

康信息与服务的能力，并能运用信息和服务来促进个体健康，其中最重要的影响因素和评价指标包括健康知识和健康技能。调查显示，涉核人员在健康行为与生活方式方面，部分人员尚没有形成良好习惯，尤以 18～25 岁年龄段最高；在基本技能方面，仍有部分涉核人员有待提高。另外，高原涉核人员健康素养更不容乐观。研究发现，很多涉核人员健康素养水平较低，提示其对健康知识和健康技能掌握较少，这可能与他们作业环境特殊、医疗条件差、健康教育普及不足等有关。另外，应当针对涉核人员健康素养的薄弱环节，尤其是吸烟、饮酒、慢性病预防、心理调节等方面加强健康教育。

三、涉核人员精神心理健康

军人作为一个特殊职业，主要职责就是进行多种复杂的训练和执行作战任务，这也对人员身心健康提出了更高的要求。涉核人员面对核武器与核设备，容易产生恐惧等多种不良心理。不同的研究常采用精神症状自评量表（SCL－90）、匹兹堡睡眠质量指数量表（PSQI）、疲劳评定量表（FS－14）等对部队人员的心理、睡眠、疲劳等状况进行调查分析。

原二炮部队人员由于特殊的作业环境，在心理焦虑、抑郁症状得分也明显高于成人常模，在敌对因子得分上显著高于军人常模。PSQI、FS－14量表显示，涉核人员在体力疲劳、脑力疲劳和疲劳总分均明显高于常模，而睡眠质量、睡眠时间、入睡时间、睡眠效率等评测得分较低。另外，核装检人员群体中焦虑、抑郁、精神性疾病所占比例高，火箭推进剂作业人员心理状况评价接近中等水平。当然，也有研究得出相反的结论，并认为与近年部队重视心理教育并给予适当干预有关。

核潜艇艇员易发心理问题。与水面舰艇相比，核潜艇艇员长航后内—外向得分较航前增高，并有精神质得分降低和掩饰倾向得分增高；躯体化、强迫、人际关系、忧郁、焦虑因子分显著增高；负性

应对、心理应激、负性情绪分则显著增高；说明核潜艇长航特殊生活和作业环境对艇员的心理卫生状态造成了明显影响。

四、涉核人员心血管系统健康

随着核武器、核潜艇装备部队的发展，电离辐射、磁场等也成为人员心血管健康的一道威胁。有研究对核潜艇人员心电图检查结果进行分析，发现心电异常主要表现为窦性心动过缓、窦性心律不齐、左室高电压、传导阻滞及非特异性 ST－T 改变，并且随年龄增长异常比例增高。心率变异性（HRV）是定量检测心脏自主神经活性的重要且可靠的指标。有研究对涉核人员 HRV 分析发现，核潜艇艇员航行前、航行中、返航后 HRV 时域分析指标也出现了轻微变化，但尚未达到统计学差异。以上研究显示，涉核环境对人员心脏窦房结的自律性和心肌细胞的传导功能等心电活动产生了影响。

除了心电活动异常外，涉核岗位人员心脏结构与功能也表现异常。研究显示，核潜艇长航后会导致艇员血压升高，心率加快，左房及主动脉内径增大，左室舒张末容量及每搏量增加；以及左室舒张早期血流充盈不佳，心肌舒张顺应性下降。另外，还发现核潜艇人员室间隔厚度增厚、左室质量指数增高等。以上改变可能与人员长航后肾上腺皮质及髓质激活，导致机体交感神经兴奋性及敏感性增加有关。但是，返航后经过 3 个月休息后，涉核人员血压、心率及心脏结构及功能均有所恢复。

五、涉核人员内分泌及生殖系统健康

内分泌系统对核辐射及电离环境极其敏感，尤其是甲状腺。甲状腺代谢旺盛，在受到辐射后往往会影响甲状腺激素的合成和分泌。研究发现，核潜艇人员长航后体内游离甲状腺素 T3（FT3）和游离甲状腺素 T4（FT4）较航前降低，而促甲状腺激素（TSH）升高。而某部核装检人员甲状腺功能检测未发现甲状腺功能异常，可能与采取

的适当防护措施有关。

另外,肾上腺素轴激素也是机体重要的内分泌轴,其中肾素-血管紧张素系统(RAS)最为重要,其效应激素主要包括肾素、血管紧张素Ⅱ(Ang Ⅱ)、醛固酮、盐皮质激素等,主要受下丘脑-垂体轴的直接调节。研究显示,长航后艇员Ang Ⅱ、醛固酮活性显著升高。以上说明核潜艇长航容易造成RAS激活,而其与血压调节、水钠平衡等有关,易导致机体生理功能失调。

性腺对电离辐射也较为敏感,也是人体需要重点防护的部位。有研究发现,核潜艇人员长航后血清睾酮水平降低、促黄体生成素水平降低、雌二醇水平则显著升高;而也有研究显示,核潜艇艇员在长航前、后生血清睾酮和精浆α-糖苷酶、精子的超微结构均无明显改变。以上研究结果的不同可能与研究对象、样本量、实验室条件等因素有关,仍有待于进一步研究。

六、涉核人员血液系统健康

长期接触低剂量电离辐射可引起人体各组织器官不同程度的改变,其中造血系统是电离辐射敏感性较高、出现改变最早的组织之一,而职业放射损伤往往以造血组织损伤为主。既往研究显示,放射接触人员血细胞变化特点是:中心粒细胞降低为主的白细胞降低,红细胞、血红蛋白和血小板降低。多个调查显示,涉核人员白细胞计数、血小板计数和淋巴细胞转化率较对照组显著性降低;而核潜艇组长航后红细胞(RBC)、血管蛋白(HGB)、红细胞平均体积(MCV)、红细胞比容(HCT)较航前和岸勤组明显增高,但白细胞无明显影响。这种改变可能与长期暴露于微量辐射和电离作用有关,抑或者是一种适应微缺氧环境的代偿性改变。以上说明涉核人员机体的造血功能受到一定影响。另外,核潜艇艇员在长航后全血黏度、血浆黏度、红细胞比容升高,血小板凝集功能有所降低,说明其血液流变学也发生了改变。

在对地方核作业机构进行体检时发现,长期

核接触人员血清氧化能力(MDA)与抗氧化能力(SOD)失衡、细胞增殖能力(MTT)降低、机体免疫功能轻度受损、凝血功能降低受到了一定的影响。研究发现,涉核人员在疗养前MTT、SOD较对照组降低,MDA较对照组升高,而疗养后有所恢复。另外,反应涉核人员机体氧化损伤的指标DNA含量也显著低于对照组,经过综合疗养后明显恢复,说明综合疗养干预措施对改善涉核人员机体氧化损伤、促进康复有良好效果。

由于淋巴细胞增殖与凋亡水平可反映机体受辐射程度,而淋巴细胞微核率是检测辐射损伤的传统指标,也是我国慢性放射病诊断的一项重要指标,检测意义较大。在电离辐射生物效应中,外周血染色体畸变是长期低剂量照射条件下最敏感的指标,对放射人员身体损伤的评价有非常重要意义。有研究显示,随着放射工龄的延长,染色体和微核异常均有显著增加的趋势,工龄可能是其发病率增加的危险因素,这可能是随着工龄延长,X射线在体内的累积剂量相应增加,从而导致染色体畸变率和微核率的增加。然而,也有研究认为涉核人员核辐射主要指标无明显变化,观察结果的差异可能与研究对象、工作环境差异、暴露时间、防护水平等有关,仍有待进一步研究。

七、涉核人员免疫功能健康状况

人体免疫主要包括体液免疫、细胞免疫、非特异性免疫,共同构成人体免疫网络系统。体液免疫对机体内、外环境变化反应迅速而强烈,是免疫防御和免疫自稳的先锋。补体系统则是机体体液免疫的重要组成部分,其激活主要包括经典途径(CP)和旁路途径(AP)两种方式。C3是补体活化的中心环节之一,也是这两条活化途径的聚焦点,其活性可反映整个补体系统的功能状态;而C4是CP途径活化的重要成分,B因子是AP途径活化的始动因子,两者水平分别代表补体活化途径的不同走向。研究发现,核潜艇人员长航后血清C3、B因子、IgA、IgG、IgM、循环免疫复合物、C-反应蛋白均较航前和岸勤组显著降低,而 C4 显著升高。以上提示核潜艇长航后体液免疫功能可能受到影响。

除了体液免疫,有研究对核潜艇长航后细胞免疫进行了检测。核潜艇长航后艇员外周血 T 淋巴细胞寿命缩短,凋亡率升高。这种改变可能与外界环境中的有害气体、电离辐射、微波、电磁波等因素影响了淋巴细胞内凋亡相关蛋白的表达平衡有关;也可能与机体防止过强的免疫反应有关。作为 T 细胞的调节因子,IL－2 水平在长航后下降,而 IL－8 和 TNF－α 水平则明显升高。另外,研究还发现,核潜艇人员长航后血清 CD3、CD4 分子表达显著降低,而 CD16、IL－1α、TNF－α 显著升高,IL－6、内毒素显著升高。而这些因子的改变在单核细胞、巨噬细胞、T 淋巴细胞等介导的免疫反应中具有重要的调节作用。

以上研究表明,核潜艇人员长航后,机体细胞免疫和体液免疫均发生了重要的变化,在长航作业中及时了解人员的机体免疫功能对提高艇员健康水平和作业能力显得极为重要。

八、涉核人员眼部健康状况

人体各种组织对于辐射线的耐受力各有不同,眼睛晶状体是目前公认的对辐射敏感的组织和器官,尤其是晶状体囊下的上皮细胞对辐射线极为敏感。当该部位受到一定剂量的照射后,经过一定的潜伏期,就会导致眼晶状体混浊,严重的可以发展为放射性白内障,但其潜伏期的时间长短差别很大,与辐射剂量的大小和频率密切相关。国际放射防护委员会认为,由辐射诱发的放射性白内障等一类放射性疾病属于确定性效应,只有射线剂量在体内累积到一定程度即超过一定的阈值才可能引起晶状体混浊形成放射性白内障。既往研究表明,涉核人员随着放射从事工作时间的延长,眼晶状体混浊的患病率不断升高,应当引起注意,并作为接触放射工作人员需要防范的职业损伤。

九、涉核人员其他系统健康

除上述外,研究还发现,涉核人员脂肪肝的超声检出率较高,在 40 岁及 30 岁组也发现了一定数量的脂肪肝,呈现出明显的年轻化趋势。另外,胆囊结石、胆管结石、肾结石发病率也高于正常人群。强直性脊柱炎的发病率呈逐年上升趋势。长期进驻坑道对军事作业人员呼吸道感染、腹泻、皮肤病等高发。核装检人员血液维生素 A 和维生素 C 降低,锌、甘油三酯增高。核潜艇长航后血钾和血钙水平有下降趋势。然而,以上改变是否与核勤环境有关还不是十分清楚,需要进一步调查研究。

(李立新　王新全)

第二节　涉核人员接触推进剂中毒的康复

火箭推进剂,又称化学火箭推进剂。火箭推进剂被广泛地应用在航空领域和军事领域。涉核人员,尤其是火箭军核导弹部队官兵,难以避免会接触到火箭推进剂,造成中毒等情况。目前国内外航天发射领域普遍应用液体火箭发射剂,常用的液体推进剂有肼类推进剂、硝基类推进剂、液氢、液氧等。其中,肼类推进剂和硝基类推进剂应用最为广泛,并且由于硝基氧化剂氧化和腐蚀性强,且易挥发;肼类燃料吸附和渗透性强,并易燃易爆,意外泄漏后常引起中毒、着火、爆炸等事故。据不完全统计,近 40 年来,国内外共发生推进剂致伤事件 400 余次,其中中毒 400 余人,烧伤 160 余人,死亡 300 余人。

一、肼类推进剂中毒损伤

肼类推进剂主要包括肼、甲基肼和偏二甲肼,属强还原剂,肼类推进剂均是无色、透明的液体,具有鱼腥臭味,属中等或高毒性化学品,它们皆可通过注射、吸入、皮肤染毒和消化道吸收而引起急性中毒。经注射时，其毒性大小顺序为甲基肼 > 肼 > 偏二甲肼。其蒸气经呼吸道吸收时，以甲基肼毒性最高。毒代动力学研究表明，"三肼"蒸气经家兔呼吸道吸收完全，符合表观零级速度；分布极快，呈全身分布。给动物静脉注射染毒后，呈全身分布，主要脏器分布上无特殊富集现象，存在肾外消除途径。

（一）病因

1. 对中枢神经系统的影响　肼类推进剂都是中枢神经系统兴奋剂，特别是偏二甲肼和甲基肼可引起强直－阵挛性痉挛。痉挛发作时脑电图可呈癫痫大发作波形。肼中毒晚期又表现为以抑制为主。

2. 对血液系统的影响　肼类推进剂可引起溶血性贫血，严重者可出现高铁血红蛋白血症（以甲基肼作用最强）；溶血性贫血的主要表现是红细胞计数、红细胞比值和血红蛋白降低，网织红细胞增多，出现高铁血红蛋白和亨氏小体等。中毒晚期的死亡原因主要为尿毒症和急性肾衰竭。

3. 对循环、呼吸和消化系统的影响　对呼吸道有刺激作用，早期出现呼吸兴奋，吸入高浓度的"三肼"可出现咳嗽等症状；对循环系统未见特异性影响。肼类推进剂急性中毒可引起明显的流涎、恶心、呕吐、腹泻、食欲下降消化系统等症状，消化系统症状也是肼类推进剂急性中毒的特征之一。

4. 对肝脏、肾脏、皮肤和眼的影响　肼急性和慢性中毒均可引起肝损伤，出现脂肪肝和肝功能化验指标的改变。肼对肝脏的损伤作用也是肼中毒的特征之一。甲基肼引起的血管内溶血是急性中毒晚期出现肾功能障碍原因之一，是中毒晚期的重要死亡原因。液态肼类推进剂滴在皮肤上可引起局部化学性碱性灼伤，偏二甲肼的这种损伤比甲基肼和肼轻些，滴入眼内可致结膜和角膜炎症，以肼损伤尤为明显。

5. 对代谢的影响　肼类推进剂可引起以维生素 B6 为辅酶酶系代谢障碍。肼中毒早期血糖升高，而后下降；甲基肼中毒对戊糖旁路无影响。

6. 在致畸、致癌和突变作用方面，慢性毒性实验证三肼类推进剂能使动物肿瘤发生率升高，目前尚无流行病学研究资料说明它们对人类有致癌作用。

（二）诊断依据

1. 病史　有肼类推进剂接触史。

2. 临床表现　迅速出现眼和上呼吸道的刺激症状。眼睛轻度刺痒、流泪或皮肤刺痒和化学性碱灼伤表现。离开染毒环境，上述症状迅速消退或缓解。长时间吸入或吸入浓度较高时，可出现头痛、头晕、恶心、干呕、呕吐、乏力，严重中毒者可出现痉挛。先兆症状有恐惧、四肢或颈部肌张力增加、四肢轻度抽动。尔后出现典型的强直性阵发性痉挛症状，严重者角弓反张、牙关紧闭、口唇青紫、神志不清、大小便失禁。痉挛呈间歇性，持续时间不等，可反复发作。缓解后意识可恢复，但表情淡漠、无力。部分重度肼类推进剂中毒患者可出现脑水肿。

3. 辅助检查

（1）血常规　红细胞计数、红细胞比值和血红蛋白降低，网织红细胞增多，出现高铁血红蛋白和亨氏小体等。

（2）肝功　出现肝功能化验指标改变，如转氨酶增高。

（3）B 超　可出现脂肪肝表现。

（4）脑电图　可出现癫痫大发作波形。

（三）康复治疗

1. 急救治疗

（1）迅速将中毒者移离现场，安静保温，吸氧。

（2）尽早彻底洗消，皮肤洗消时应立即用大量清水冲洗至少 15 分钟，用 2.5% 碘酒反复涂搽至不再褪色为止。眼部洗消时应立即用清水或 2% 硼酸溶液冲洗至少 15 分钟。皮肤或眼灼伤按化学性碱灼伤处理。

（3）早期、及时、足量给予维生素 B6，静脉注射 1 ~ 5g,给药后 30 分钟内痉挛仍不能控制,可重复静脉注射或滴注 0.5 ~ 1g。随后每 30 ~ 60 分钟滴注 0.5g 控制痉挛发作。24 小时内维生素 B6 用量不超过 10g。

2. 临床治疗

(1)染毒以及现场作业人员须经过 48 小时医学观察。

(2)早期使用糖皮质激素,以减轻脑水肿、肺水肿。

(3)加大输液量,以利尿促排。

(4)对维生素 B6 仍不能有效控制痉挛发作,可适时给予地西泮或巴比妥类药物治疗。对肼类中毒及晚期患者应慎用镇静药。

(5)对症支持治疗,保护肝、肾等重要脏器功能,预防感染、溶血等并发症。

3. 自然疗养因子　充分利用海水浴、矿泉浴、沙浴、日光浴、森林浴、泥疗等。

4. 心理疗法　保持情绪稳定消除各种不良的心理因素。

二、硝基类推进剂中毒损伤

硝基类推进剂目前主要是四氧化二氮,常温下为红棕色液体,极易挥发,在空气中冒红棕色烟,有强烈的刺激性臭味,具有强烈的腐蚀性,主要通过呼吸道吸入引起中毒。其毒性主要是二氧化氮的毒性。

(一)病因

1. 氮氧化物主要是通过呼吸道吸入中毒,损伤呼吸道,引起肺水肿及化学损伤性肺炎。①经呼吸道吸入的氮氧化物因溶解慢,易深入呼吸道,气体溶解在饱和水蒸气或肺泡表面的液体中形成硝酸与亚硝酸,刺激并腐蚀肺泡上皮细胞及毛细血管壁,导致通透性增加,致使大量液体渗入肺泡间质或肺泡中,形成肺水肿。其损伤的特点是广泛性损伤细支气管及肺泡上皮组织,易并发细支气管闭塞症。②损害肺泡表面活性物质,使肺泡萎缩,肺泡压明显降低,与肺泡压抗衡的毛细血管

流体静压增高,液体由血管内大量外渗。③使细胞内环磷酸腺苷含量下降,降低了生物膜的功能。

2. 氮氧化物和硝酸通过各种途径进入体内,可使机体的血红蛋白变成高铁血红蛋白。当体内高铁血红蛋白含量达 15% 以上时,即出现发绀,影响红细胞携带氧的功能,加重机体缺氧。伤员很快出现酸中毒,综合因素性休克,心肌收缩力下降,呼吸循环衰竭而死亡。

3. N_2O_4 是强氧化剂,能氧化多种有机物,反应强烈时可以起火。具有强烈腐蚀性,能腐蚀大部分金属及人的皮肤、黏膜、牙釉质和眼,引起局部化学性烧伤。

4. 长期吸入氮氧化物,使支气管和细支气管上皮纤毛脱落,黏液分泌减少,肺泡吞噬细胞吞噬能力降低,使机体对内源性或外源性病原体易感性增加,抵抗力降低,呼吸道慢性感染发病率明显增加。

(二)诊断依据

1. 病史　有硝基类推进剂接触史

2. 临床表现　有眼、鼻、咽喉刺激性症状,如流泪、眨眼、流涕,甚至由于痉挛性阵咳而引起呕吐。脱离接触后,刺激症状缓解或消失,进入通常为数小时,最长可达 24 ~ 48h 的无症状潜伏期。后突发严重呼吸困难,伴有胸痛、胸闷、咳嗽,咯粉红色泡沫样痰,呼吸浅快脉搏加快,体温升高,缺氧情况加重,可有发绀,双肺呼吸音低,两肺可闻及干湿啰音,捻发音。

3. 辅助检查

(1)血气分析　血氧降低,代谢性酸中毒,高铁血红蛋白升高。

(2)胸部 X 线　胸片发现双肺透光度降低,肺纹理粗乱,有斑点状小片云絮状阴影。

(三)康复治疗

1. 急救治疗

(1)脱离毒物刺激,改善呼吸功能。

(2)冲洗毒物。眼睛溅入 N_2O_4 立即用清水冲洗或碳酸氢钠冲洗,到皮肤上,迅速脱去受污染的

衣物,并用大量清水冲洗15min以上。

(3)加强氧疗,保证气道通畅,尽快纠正低氧血症。

(4)肺水肿防治。早期使用皮质激素如地塞米松,1%二甲基硅酮喷雾吸入消泡,强心、解痉,控制感染,维持水电解质平衡。凡在染毒区停留者,无论发生肺水肿与否,均应进行48h医学观察。

(5)纠正高铁血红蛋白血症。

(6)对症和支持治疗。

(7)预防感染,使用合适抗生素。

2.一般疗法 合理膳食,给予低脂肪、优质蛋白质、富含维生素饮食。

3.自然疗养因子 选用空气浴、森林浴、小剂量日光浴、矿泉浴。

4.体育疗法 可选择慢跑、太极拳等。

三、火箭推进剂爆炸复合伤

火箭推进剂具有易燃、易爆性,部分推进剂还具有强腐蚀性和毒性。由于火箭和导弹的常用燃料运输储存量大,中间环节多,加注管道长,加注量大,任何一个环节中的不慎均可能导致严重安全事故。

(一)病因

1.推进剂急性膨胀所产生的巨大冲击波,可使全身各脏器产生强烈的冲击伤。

2.推进剂爆炸起火所致的烧伤。

3.有毒气体大量释放,通过呼吸系统、皮肤系统等进入人体,造成急性中毒。

(二)诊断依据

根据病史,发生推进剂事故,造成人员伤亡,典型的临床表现,诊断不困难。

(三)康复治疗

1.一般疗法 合理膳食,给予低脂肪、优质蛋白质、富含维生素饮食。

2.自然疗养因子疗法 选用空气浴、森林浴、小剂量日光浴、矿泉浴。

3.体育疗法 可选择慢跑、太极拳等。

4.心理疗法 保持情绪稳定消除各种不良的心理因素。

(李立新 王新全)

第三节 涉核人员甲状腺损伤的康复

甲状腺是人体内分泌系统的一个重要器官,其主要生理功能有促进新陈代谢、生长发育,提高中枢神经系统的兴奋性,并能加强和调控其他激素的作用。甲状腺对核辐射及电离环境极其敏感,在受到辐射后往往会影响甲状腺激素的合成和分泌。甲状腺疾病是常见病、多发病,由甲状腺疾病所致的功能紊乱将严重影响人体的代谢和发育,引起各种症状。研究发现,在涉核人员中常常伴有甲状腺功能的损伤。引起甲状腺疾病的原因是多方面的,与个体免疫功能、遗传因素、涉核环境均有一定关系。本节重点介绍甲状腺功能亢进症和甲状腺功能减退症。

一、甲状腺功能亢进症

(一)病因

甲状腺功能亢进症病因与自身免疫相关,遗传和环境因素可能参与其发生,如细菌感染、性激素、应激等都对本病的发生发展有重要影响。

(二)诊断依据

1.病史 多数起病缓慢,病前常见诱发因素有放射接触史、精神刺激、感染等。

2.临床表现

(1)高代谢症候群 患者怕热多汗、皮肤温暖湿润,可有低热,危象时高热,多食易饥,但仍消瘦乏力。

(2)精神神经系统 患者神经过敏、烦躁多虑,易激动,思想不集中,记忆力减退,有时有幻觉,甚至表现为亚躁狂或精神分裂症,伸舌和两手平举可见细震颤。

（3）心血管系统　心率加快，常诉心悸、气促，有时出现心律失常，以期前收缩最为常见。有时呈阵发性或持久性心房颤动或扑动。偶见房室传导阻滞，心尖部第一心音亢进，常见Ⅱ－Ⅲ级收缩期杂音，久病者心肌肥厚、心脏扩大，甚至心力衰竭。

（4）消化系统　食欲亢进而消瘦为本病的特征。肠蠕动增快、大便频繁呈糊状，含有较多不消化食物。肝可稍大，偶见黄疸，有时伴有维生素B族缺乏症。

（5）运动系统　肩胛、骨盆带等近躯体肌群出现萎缩、软弱无力和行动困难，呈急性或慢性加抗性肌病。

（6）造血系统　可出现紫癜、轻度贫血。

（7）内分泌系统　女性可有内分泌紊乱或闭经，男性有阳痿，偶有男性乳房发育。

（8）甲状腺肿　呈弥漫性对称性轻至中度增大，腺体处有震颤伴血管杂音。

（9）眼征　主要是突眼，可分为浸润性突眼和非浸润性突眼。

3.辅助检查

（1）实验室检查　血清 TT3 和 TT4 是反映甲状腺功能状态最佳指标。甲亢患者中，血清甲状腺激素测定，血清总甲状腺素，血清总三碘甲状腺原氨酸、血清甲状腺素、血清游离三碘甲状腺原氨酸均升高，血清促甲状腺激素水平降低，促甲状腺激素释放激素兴奋试验无反应，甲状腺摄 I－313 率升高，T3 抑制试验阴性，基础代谢率升高，甲状腺刺激抗体阳性，甲状腺自身抗体可升高。

（2）甲状腺扫描可发现自主性功能亢进性甲状腺瘤、热结节或冷热结节交错、异位甲状腺肿。

（三）康复治疗

1.一般疗法

（1）保持心情平静，解除精神紧张，睡眠充足，避免劳累。

（2）营养膳食　需高热量、高糖类、高蛋白、高维生素、低碘饮食。甲亢患者热能较正常人增加

5%～7%，多给予植物蛋白，占蛋白质总量的2/3。适当增加动物内脏，新鲜绿色蔬菜，避免海带、紫菜、海鱼等含碘食物。不饮浓茶、咖啡等兴奋性饮料和辣椒等刺激性食品。注意充分补给钙、钾、铁等无机盐。

2.自然因子疗法

（1）景观疗法　良好、安静、舒适、风景如画的环境可使大脑皮质兴奋性转移，促进康复。

（2）矿泉疗法　甲亢患者可采用饮泉疗法。弱碘泉，餐前引用，每次 200～250ml，每天 3 次，4 周为一疗程，有助于恢复有机碘和无机碘正常比值；铁泉，铁离子能拮抗甲状腺素，起到抑制甲亢的作用，最好引用新涌出泉水，以碳酸铁泉为宜，餐后服用。禁用氡泉治疗。

（3）日光浴　小剂量日光浴。

3.物理疗法

（1）直流电碘离子导电疗法。

（2）穴位碘离子导入疗法。

（3）紫外线疗法。

4.体育疗法　可选散步、太极拳、太极剑、保健体操等，运动时间及强度视病情而定

5.心理疗法　甲亢患者往往精神紧张，性情急躁，可采用心理疏导及自我调整疗法，使患者正确对待疾病，消除紧张情绪，避免情绪波动，增强信心，主动配合治疗。

6.其他疗法　放射性核素沾染体表又未进行彻底消除者，应尽早进行局部、全身洗消和伤口除沾染，以减少或阻止放射性核素进入体内。当放射性核素进入体内时，应尽快采取催吐、洗胃等措施减少核素吸收入血。对已经吸收入血和沉积在靶器官中的放射性核素应尽早排出，比如口服碘化钾片可阻止食入或吸入的放射性碘在甲状腺内的蓄积，并提高放射性碘的排出速率，还可服用过氯酸钾、甲巯咪唑和促甲状腺素等促排。

二、甲状腺功能减退症

（一）病因

甲状腺功能减退症常见于自身免疫损伤，在

放射性碘污染环境中,通过呼吸道和消化道进入人体,蓄积于甲状腺,引起甲状腺放射性损伤,造成甲状腺实质细胞死亡,腺体进行性萎缩,也是导致甲状腺功能减退的重要原因。

(二)诊断依据

1. 病史 多数起病隐袭,发展缓慢,多有放射环境接触史。

2. 临床表现

(1)低代谢症候群 患者怕冷少汗、少言懒动,体温偏低,食欲减退,但体重不减或反而增加。

(2)精神神经系统 记忆力减退,反应迟钝,嗜睡,精神抑郁多虑。重者可出现智力低下甚至痴呆,伴有木僵或惊厥。导致小脑功能障碍时,出现共济失调,眼震等。

(3)心血管系统 心动过缓。心浊音界扩大,心音减弱。高胆固醇血症常见,久病易并发冠心病。

(4)消化系统 常有厌食、腹胀、便秘,严重者可出现麻痹性肠梗阻或黏液水肿性巨结肠。

(5)运动系统 表现为肌无力,可有短暂肌强直、肌痛等。部分肌群(咀嚼肌、胸锁乳头肌、股四头肌等)可出现进行性肌萎缩。少数出现肌肥大,叩击肌肉时出现局部肿胀。腱反射收缩期正常或延长,但弛缓期明显延长。

(6)血液系统 由于消化功能减弱和维生素B_{12}吸收不良,可出现缺铁性贫血或巨幼细胞性贫血。

(7)内分泌系统 性欲减退,男性出现阳痿,女性常有月经过多、经期延长及不孕不育。部分患者可有溢乳。

(8)黏液性水肿 典型的黏液性水肿表现为表情淡漠、面色苍白,眼睑浮肿,唇厚舌大,皮肤干燥发凉,毛发稀少。个别患者指甲厚且脆,有裂纹。可伴有关节病变,常有关节腔积液。

3. 辅助检查

(1)实验室检查 甲减患者基础代谢率低于正常,血清TT4(或FT4)、TT3(或FT3)下降,前者早于后者,后者下降仅见于后期。血清TSH值根据甲减不同类型而异(原发性甲减者TSH增高,下丘脑-垂体性甲减者TSH常降低)。甲状腺摄碘[131]率降低,还可有血脂、肌酸磷酸激酶活性增高,血糖下降,葡萄糖耐量曲线低平,贫血等异常。甲状腺抗体增高(TGAb、TPOAb)常提示自身免疫性甲减。

(2)可见心电图低电压、Q-T间期延长,ST-T异常,超声心动图可见心肌增厚、心包积液。

(三)康复治疗

1. 一般疗法 给予营养丰富的高蛋白、高纤维饮食,也可通过食疗改善便秘症状。有贫血者可补充铁剂、维生素B_{12}、叶酸等,胃酸低者应补充稀盐酸。

2. 自然因子疗法

(1)景观疗法 开放、光明的景观环境能给甲减患者以积极的身心体验,促进康复。

(2)矿泉疗法 甲减患者进行温泉浴能促进血液循环,增强新陈代谢。水温宜在36℃~39℃,每次15~20分钟,每天1次,2~3周为一疗程。

(3)日光浴 具有调节中枢神经系统兴奋性及改善体温和血管运动中枢的功能。日光浴时间,夏季以上午9~11时为宜,春秋季以上午11~12时为宜。

3. 物理疗法 甲减适用于静电疗法促进代谢。

4. 体育疗法 鼓励患者进行一些简单轻松的体育运动,但重度黏液性水肿者需绝对卧床。

5. 心理疗法 甲减患者往往情绪低落,要鼓励患者参加娱乐活动,调动其积极性。多关心患者,多与其交流,可播放欢快的乐曲、欣赏令人愉快的节目,使患者身心愉悦。

6. 其他疗法 放射性核素除沾染和排出疗法同甲亢。

(李立新 王新全)

第四节　涉核人员眼部
损伤的康复

自然界辐射无处不在,因剂量微小,对人体不会造成损害,而人工辐射,如涉核官兵、放射接触人员、核试验辐射对人体的损害不容忽视。眼晶状体对辐射较为敏感,一次或短期的大剂量外照射或长期的小剂量外照射,均可引起晶状体不同程度的损伤,引起晶状体浑浊,严重者可致放射性白内障。放射性白内障是指由 X 射线、γ 射线、中子及高能 β 射线等电离辐射所致的晶状体混浊。涉核人员由于长期低剂量接触放射性物质之后,较正常人相比更易出现晶状体浑浊。

一、病因

由于人眼的晶状体囊上皮细胞对电离损害最为敏感。造成晶状体浑浊的辐射有中子、γ 射线,X 射线等,特别是中子对晶状体危害最大。各种射线通过组织的电离作用产生自由基,损害晶状体生发区上皮细胞,引起上皮细胞的死亡或分化异常,从而使晶状体纤维化异常。

二、诊断依据

1. 病史　晶状体有明确的一次或短时间(数日)内受到大剂量的外照射,或长期超过眼晶状体年剂量限值的外照射历史(有剂量档案),个人剂量监测档案记录显示累积剂量在 2Gy 以上(含2Gy),经过一定时间的潜伏期,晶状体开始混浊;具有放射性白内障的形态特点排除其他非放射性因素所致的白内障。

2. 临床表现　长期低剂量辐射可导致晶状体的浑浊,并随着接触年限的增长和累积剂量的增加而增加。早期晶状体混浊白内障只是让患者感觉眼前有一团白雾,视物模糊,发展到中晚期如果不及时治疗会产生很多严重的并发症,如青光眼、葡萄膜炎等。严重的白内障患者出现眼红、眼痛伴头痛等,视力急剧下降甚至失去光感,若得不到

及时治疗,将对视神经造成永久性损害,即使再行白内障手术也无法挽救视力。同时因为白内障病症的存在还容易掩盖其他眼底疾病,以致延误其他眼底疾病的治疗。

3. 辅助检查　可通过焦点照明检查、虹膜投影、检眼镜、裂隙灯等方法进行评估。

分期标准:

(1)Ⅰ期　晶状体后极部后囊下皮质内有细点状混浊,并排列成环形,可伴有空泡。

(2)Ⅱ期　晶状体后极部后囊下皮质内呈现盘状混浊且伴有空泡。严重者,在盘状混浊的周围出现不规则的条纹状混浊向赤道部延伸。盘状混浊也可向皮质深层扩展,可呈宝塔状外观。与此同时,前极部前囊下皮质内也可出现细点状混浊及空泡,视力可能减退。

(3)Ⅲ期　晶状体后极部后囊下皮质内呈蜂窝状混浊,后极部较致密,向赤道部逐渐稀薄,伴有空泡,可有彩虹点,前囊下皮质内混浊加重,有不同程度的视力障碍。

(4)Ⅳ期　晶状体全部混浊,严重视力障碍。

三、康复治疗

1. 保守治疗　当发现眼睛晶状体有浑浊现象,并且显现白内障前兆,最好首先采用保守治疗方法,通过饮食结构的调整,用眼习惯的转变来控制病情发展。

(1)避免强光紫外线,在光线强烈的情况下需要戴有色眼镜。

(2)保持良好的用眼习惯。减少接触电子类产品的使用,避免不必要的辐射及蓝光损伤。读书看报保持正确的姿势及控制时间,避免过度用眼。每次用眼时间不宜过长,一般不超过 30 分钟,用药时间长可以经常进行远望,放松眼部肌肉。

(3)适当饮用绿茶,可以起到抗氧化作用,减轻晶状体损伤。

(4)多吃含有维生素 C 的食物,如西红柿、新

鲜绿叶蔬菜和水果。

（5）多吃富含锌和硒的食物,可减轻白内障的发展,如沙丁鱼、虾、瘦肉、花生、核桃、蘑菇等。

2. 疗养因子 白内障早期,可以适当进行自然疗养因子干预,如森林浴。森林空气中的负氧离子具有较高的浓度,具有增强能量代谢、清除氧自由基的功效,从而改善晶状体代谢。另外,森林中植物的绿色可以舒缓眼肌,缓解眼部疲劳。

3. 药物治疗 对于一些早期白内障,临床用药以后病情会减慢发展,视力也稍有提高。早期白内障可口服维生素 C、维生素 B2、维生素 E 等,使用白内停等眼药水,具有一定的延缓病情发展作用。但是,严重的白内障药物治疗无效。

4. 手术治疗 目前针对晶状体混浊在严重影响视力及视物度的情况下,可进行手术治疗。目前治疗白内障的手术主要包括白内障人工晶状体植入、白内障超声乳化术、飞秒激光摘除手,可根据具体情况选择。

5. 健康教育 涉核人员长期不可避免地会接触到放射性物质,因此,在平时工作过程中必须加强辐射的防护,尽量减少辐射造成的损伤。

（1）必须根据不同剂量的射线,采用不同程度的物理屏蔽,以防受辐射的损伤。

（2）经常性对放射物质所在场所进行监督监测,对超辐射标的区域进行防护性整改。

（3）加强卫生知识宣传教育,使涉核人员认识辐射对人体的危害,减少不必要的接触,以保护涉核人员的健康。

（4）定期到眼科做专科检查,发现问题及时进行早期干预和治疗。

（李立新 王新全）

第五节 涉核人员血液疾病的康复

涉核人员血液疾病是指人体受到辐射后,白细胞降低、血红蛋白和血小板降低、淋巴细胞染色体畸变率增加、造血功能障碍和微核率增加等一系列血液系统变化。多个调查显示,涉核工作人员白细胞计数、血小板计数和淋巴细胞转化率较对照组显著降低。

在对地方核作业机构进行体检时发现,长期核接触人员血清氧化能力（MDA）与抗氧化能力（SOD）失衡、细胞增殖能力（MTT）降低、机体免疫功能轻度受损、凝血功能降低。淋巴细胞增殖与凋亡的水平可反映机体受辐射程度,而淋巴细胞微核率是检测辐射损伤的传统指标,检测意义大。研究发现,接触核辐射的人员在疗养前白细胞（WBC）、MTT、SOD 较对照组降低,MDA 较对照组升高,而疗养后有所恢复,说明综合疗养干预措施对改善涉核人员机体氧化损伤、促进康复有良好效果。涉核工作人员的血液系统的改变根据受照射的时间长短以及照射剂量的大小分为急性放射病和慢性放射病。由于急性放射病在日常生活和工作中极少见,因此本章主要讲慢性放射病、微小剂量外照射导致的血液系统的改变及康复方法。

一、病因

骨髓型急性放射病是由大剂量 γ 射线、X 射线和中子照射人体引起,主要发生在核武器爆炸、核电反应堆失控、核燃料加工和处理事故以及钴 – 60（^{60}Co）、铯 – 137（^{137}Cs）、加速器等辐照装置意外辐射事故中。

慢性放射病主要是指放射工作人员在较长时间内持续或间断受到超剂量（大于 0.05Sv）的外照射引起的全身疾病;当累计剂量达到 1.5Sv 以上时,可发生以造血组织损伤为主的表现,并伴其他系统症状。

二、诊断依据

1. 病史 从事放射性工作前身体健康,有明确的长期或间断接受超过限制剂量的射线照射史。

2．临床表现

（1）骨髓等造血器官属于辐射敏感组织，在1～10Gy照射后很快发生形态结构和增殖功能的严重病变，导致全血细胞减少，进而引起感染、出血等并发症。白细胞、红细胞、血小板等全血细胞计数急剧地减少；当血小板数量减少、结构功能受损时，易发生出血症状。血小板计数低于5×10^9/L时，可发生皮肤黏膜斑点状出血；血小板计数低于2×10^9/L时，多出现严重出血。凝血因子含量减少和性能改变、抗凝物质增多及血管壁损伤是促进出血发生的主要原因。

（2）部分患者有神经衰弱综合征和自主神经紊乱，常见症状有疲乏无力、睡眠障碍、记忆力减退等。男性还可能有性欲减退，女性则可能出现月经不调、痛经、闭经等。用手接触射线者可见手部皮肤粗糙、角化过度、指甲变脆增厚等慢性放射性皮炎的表现；有些患者可有早衰体征，如牙齿松动、脱发、白发增多等；较严重的患者有明显的出血体征，如皮肤淤点、牙龈出血、鼻出血等。

（3）其他如生育能力、生化指标等改变。

3．实验室检查

（1）血象　白细胞数量的变化是接触射线后最常见的表现。外周血白细胞数量的变化一般有三种类型：

①白细胞增高型，白细胞总数由原来的正常范围增至11×10^9/L以上，持续时间较长。

②白细胞减低型，白细胞总数逐渐降至4.0×10^9/L以下，或在正常范围下界波动。

③白细胞总数先升高后降至低于正常水平，也有患者因为在病情未稳定时再接触射线或增加工作量引起，白细胞可降至4×10^9/L以下。白细胞数的波动可以出现1～2次，少数患者可出现3次，但当白细胞稳定在4×10^9/L以下时，则不容易再恢复。上述变化类型中，最常见的是白细胞总数减少，分类呈现中性粒细胞减少而嗜酸粒细胞、淋巴细胞和单核细胞的比例增加。

（2）骨髓象　骨髓早期可无显著改变，后期则有粒细胞成熟障碍，往往呈再生低下状态。若骨髓增生过盛，须密切注意有无发展成白血病的可能。其他血液学指标可能有骨髓畸形分裂细胞增多，外周血大小淋巴细胞的比值、淋巴细胞染色体畸变率和淋巴细胞微核率增高等变化。

（3）染色体畸变分析　外周血淋巴细胞染色体畸变分析被认为是检测辐射损伤较为敏感的指标。淋巴细胞染色体畸变率增加，微核率增加。淋巴细胞染色体畸变率早期出现增多，可长期（10年）存在，畸变率与受照剂量呈正相关；剂量越高，畸变率越高。60天内以双着丝粒和着丝粒环为主，60天后以无着丝粒畸变为主。

（4）内分泌系统检查　部分病人后期可有肾上腺皮质功能减退。

三、康复治疗

1．一般疗法

（1）保持良好的情绪，睡眠充足，避免过度疲劳。

（2）膳食宜选用高营养易消化饮食、口服多种维生素。

2．临床治疗

急性放射病的治疗原则是狠抓早期、主攻造血、兼顾极期和积极对症治疗。慢性放射病的治疗原则是加强营养，清除潜在感染灶，预防感染，预防出血，加强护理。进行正确的健康评价，保证合理的休息和对症治疗，加强防护、避免照射。

（1）对症治疗　如睡眠障碍可用镇静安神药物，疲乏无力可用肌苷、麸氨酸片等。

（2）药物治疗

①白细胞减少：轻者可选用维生素和一般升高白细胞的药物，如维生素B_4、B_6等。白细胞持续降低者，可配合利血生、鹿茸、鸡血藤以及造血生长因子生物工程制剂等。

②出血症状:可选用一般的止血药物,如路丁、酚磺乙胺、安特诺新等。

③抗氧化治疗:应用自由基清除剂如甘露醇、维生素 E、维生素 C、β-胡萝卜素和茶多酚等,以减少自由基损伤。

④内分泌功能减弱:使用相应激素进行替代治疗。

3. 自然因子疗法　选用森林疗法、空气浴、温泉疗法等。

4. 运动疗法　选用保健操、篮球、中长跑等。

5. 心理疗法

(1)保持情绪稳定消除各种不良的心理因素。

(2)心理健康教育,引导官兵学会排解自己的不良情绪,遇到困难及时需求帮助。根据患者的病情、风俗习惯、文化背景、个性特征及心理素质等特点展开个性化的心理护理,使患者正确地面对疾病,树立战胜疾病的信心,以良好的心态接受治疗。

6. 健康教育　对涉核官兵进行核辐射相关理论知识讲解,使其懂得辐射的危害以及如何防护,体内照射的防护原则是避免食入、减少吸收、增加排泄、避免在污染区停留。体外照射防护的原则是保持距离、减少受照时间及运用屏蔽物质防护。

(李立新　王新全)

第六节　涉核人员肺部损伤的康复

涉核人员的肺部损伤主要有两点:一是核武器或者核设备潜在放射性元素造成的,二是潜艇内的气体或者坑道内的气体造成的,以肺炎、肺纤维化和肺功能下降等肺损伤和硅肺病为主要表现。

环境中放射性核素(包括天然的和人工的)随食物、水和空气食入或吸入人体,在人体内的吸收、分布、沉积和排出。肺是辐射中度敏感器官,其会由于辐射累剂量高于生物效应阈值而受到程度不一的损伤,因此极易造成放射性肺损伤。其主要表现为两个阶段:即早期的放射性肺炎期和后期不可逆转的放射性肺纤维化期,严重降低患者的生活质量,甚至发生呼吸衰竭而危及患者生命。

有毒有害气体是影响人员生命的大敌。潜艇环境是一个特殊的密闭环境,里面有多达数百种的有毒有害成分,它们给舱室带来污染的气体有的具有毒性,有的具有刺激性,有的具有腐蚀性,有的具有放射性(如氡、氦等),有的具有爆炸性(如氢气)。这些被污染的气体弥散在空间,并通过呼吸道、皮肤和消化道侵入肌体,对艇员和设备带来不同程度的危害。坑道驻训是二炮部队平战时的主要作训方式。坑道环境无自然通风与自然采光,湿度大,空气污染严重,驻训官兵关节炎、上呼吸道感染发病率较高,可能与坑道作业环境温度相对较低、湿度较大及坑道内空气污染严重等因素有关。

一、病因

1. 影响放射性肺损伤发生发展的因素

(1)放射物理学因素　全肺受到照射时,发生放射性肺损伤的阈值很低,约为 6~8Gy。一般情况下,低 LET 辐射急性照射时,引起肺炎的阈剂量约在 5Gy 以上,引起人体死亡的剂量约为 10Gy。分次照射可明显减缓辐射的损伤作用。

(2)患者因素　如年龄、基础疾病、肺功能情况、吸烟史、营养状况、并发症等。年龄越大,越易发生放射性肺损伤。基础疾病主要包括肺疾病,如间质性肺疾病以及糖尿病等。间质性肺疾病是发生放射性肺损伤的独立危险因素。糖尿病患者放射性肺损伤发生率明显升高。患者营养状况越差,基础肺功能越差,放射性肺损伤发病率越高。

（3）生物学因素

①遗传易感性因素：M6P/IGF2R 基因缺失是导致放射性肺损伤发生的一个重要因素。TGF - β1 rs1982073 基因型为 CT/CC 者发生放射性肺炎风险低，TGF - β1 rs11466345 基因型为 AG/GG 者发生放射性肺炎风险高。另外，携带危险基因的数目与放射性肺炎的发生成正比。

②细胞因子活性：放射性肺损伤是肺组织内炎性细胞、淋巴细胞、趋化和炎性因子释放介导的急性自发性免疫反应。射线给肺脏带来的损伤突出表现在两类细胞：Ⅱ型肺泡上皮细胞和血管内皮细胞，两者受到辐射影响后功能的异常是放射性肺损伤发病的重要因素。肺部组织受放射线照射后肺泡巨噬细胞分泌和释放大量炎症因子，可促进肺组织纤维化。

2. 影响肺损伤发生发展的气体因素

（1）二氧化碳　当二氧化碳浓度上升到 2% 时，便会使人出现中毒症状，如头痛、呼吸急促、心跳加快、昏昏欲睡；当上升到 3% 以上时，人的中枢机能下降，智力活动迟钝，呼吸困难，甚至导致死亡。在核潜艇内，二氧化碳的浓度一般控制在 0.8% 以下。

（2）一氧化碳　主要来自燃烧和高温，浓度达到一定程度可致肺组织充血、水肿及出血，严重的可致死。一般规定潜艇舱室里每升空气中的一氧化碳浓度不得大于 15ml。

（3）氡　氡可以致人支气管上皮细胞恶性转化，肺癌引发率高。我国土壤中 232Th 含量偏高，原因主要为通风不良，军用标准规定，坑道中氡浓度控制水平为 2000Bq/m³。导弹官兵在坑道停留时间较长，健康影响大。

（4）二甲苯　在潜艇气体环境中，二甲苯及其他苯类化合物对人体造成的慢性氧化损伤不可忽视。长期在低浓度二甲苯环境下工作的人员，体内氧自由基增多，脂质过氧化损伤增加。

（5）放射性气体　例如氡、氙以及碘的蒸气极易经呼吸道黏膜或肺泡进入血流；而放射性气溶

胶在呼吸道内的沉积、转移和吸收过程则是一个十分复杂的过程，它既取决于呼吸道的解剖生理因素，又取决于放射性气溶胶的理化性质。一般的规律是，大粒子在鼻咽部沉积多，在肺部沉积少，小粒子则相反。

（6）粉尘类接触　长期吸入游离二氧化硅粉尘可引起以肺部弥漫性纤维化为主的硅肺病。另外，有刺激性气味的有害气体可引起呼吸道不适感，改变呼吸道 pH 值，引起呼吸道慢性非特异性炎症反应，在炎症细胞及其释放的细胞因子长期作用下，损伤肺血管和肺功能，对肺部造成慢性持久伤害。

二、诊断依据

1. 病史　长期在无自然通风与自然采光的潜艇或者坑道内作业，有接触放射性核素、有毒有害气体和粉尘的个人史。

2. 临床表现　常见咳嗽气短、胸闷胸痛、呼吸困难和低热。咳嗽气短程度不一，轻者只在剧烈活动后出现，严重者在静息状态下也会出现明显呼吸困难。

3. 辅助检查

（1）影像学检查　主要包括 X 线和 CT 表现异常。通过 X 线片可观察到肺门区出现弥漫性高密度或模糊阴影，且这些位置旁边存在斑片影及透亮区。硅肺患者 X 射线胸片表现以双上中肺区圆形小阴影为主，随着分期的增加，小阴影分布范围自上而下扩展至全肺。肺部损伤 CT 表现为增强衰减的片状融合区域，可能含有少量胸腔积液。

（2）病理改变　早期主要出现小血管及毛细血管存在损伤现象，同时还存在充血症状，通透性也有所增加。

（3）肺功能测定　较为重要的包括通气功能、换气功能及肺循环功能等。部分研究通过对肺功能参数及肺活量评估等方法来测定放射性肺损伤。第 1 秒用力呼气量（FEV1）、肺 CO 弥散量等参数是测定肺功能的关键参数。

（4）血清学指标　早期放射性肺炎的诊断对后期的积极干预有重大意义，能有效减少放射性肺纤维化的发生。肺部组织受放射线照射后肺泡巨噬细胞分泌和释放大量炎症因子，包括 TGF - β、肿瘤坏死因子 - α、IL - 1、IL - 6、IL - 8 和纤维连接素等。

三、康复治疗

1. 一般疗法

（1）保持良好的情绪，睡眠、休息充足，戒烟，注意保暖防寒。

（2）膳食宜选用富含蛋白质、维生素、低糖的均衡饮食。

2. 自然因子疗法　可选用森林浴、空气浴、矿泉浴，以改善心肺功能和全身情况。

（1）森林浴　可以在林中散步、做操、打太极拳、闭目养神等。在森林中采用腹式呼吸，深吸一口气，在 15 ~ 20 秒内将气缓慢全部呼出，用鼻呼吸 10 ~ 20 秒，暂停呼吸 5 秒钟左右。将上述三个动作连续做 10 ~ 15 次，可以调和五脏六腑。每次森林浴 20 ~ 30 分钟，每周 2 次，2 周为 1 个疗程。

（2）氡温泉浴　采用全身浴，水温 37℃ ~ 39℃，每次 10 ~ 15 分钟，每天 1 次，10 ~ 15 次为 1 个疗程。

3. 物理疗法

（1）红外线疗法　每次 20 分钟，每天 1 次，10 ~ 15 次为 1 个疗程。

（2）体外高频热疗　系统温度控制在 42℃ ~ 43℃，每次 30 分钟，每天热疗 1 次，10 次为 1 个疗程。

（3）电磁疗法　每次 20 分钟，每天 1 次，10 ~ 15 次为 1 个疗程。

（4）中医疗法　可采用艾灸疗法，取中府、云门、列缺、肺俞等穴艾灸。

4. 运动疗法　选用呼吸操，同时配合散步、瑜伽、太极拳或八段锦等，每天 1 次，10 ~ 15 次为 1 个疗程。

5. 心理疗法　①保持情绪稳定消除各种不良的心理因素。②生物反馈疗法。

6. 药物疗法　西药可以给予肾上腺皮质激素、抗生素、吸氧、止咳祛痰等对症处理为主，防止肺部感染；中医治疗原则以养阴润肺、清热化痰、理气活血为主，治疗方式分为验方治疗和中成药治疗两种。

7. 健康教育

（1）讲解肺部损伤相关知识，防治慢性肺部疾病。

（2）避免侥幸心理，按时体检。

（3）做好感冒预防措施，以降低肺部感染发生的可能性。

（4）培养医护人员掌握专业知识，详细询问职业接触史，避免误诊漏诊。

（李立新　王新全）

第五章 >>>

高原人员疾病康复

高原低氧和寒冷两种环境因素常同时或先后作用于人体,对人体健康有不同程度影响。加上在特殊环境下执行军事作业任务,因海拔、区域、时间的长短不同,常会引起高原急性、慢性疾病。为提高部队在高原寒冷环境中的生存能力和作战能力,发挥康复治疗对高原急性、慢性疾病的恢复作用,探讨低氧和寒冷复合因素所致损伤的康复措施,已成为医务工作者和有关研究人员共同关注的问题。

高原病(mountain sickness)是由平原进入高原(海拔3000米以上,对机体产生明显生物效应的地区),或由低海拔地区进入海拔更高的地区时,由于对低氧环境的适应能力不全或失调而发生的综合征。高原病可分为急性高原病和慢性高原病。通常指人体进入高原或由高原进入更高海拔地区的当时或数天内发生的因高原低氧环境引起的疾病。

第一节 高原环境对人体生理功能的影响

一、高原环境特点

地理学上将海拔500m以上,顶面平缓、面积

较大的高地称为高原。地球上陆地的平均海拔为875 m。海拔在1000 m以上的山地、高原占陆地面积的28%以上,2000 m以上占11%以上,3000 m以上占2.5%左右。我国高原总面积约310万平方公里,占国土面积的33%,其中海拔3000 m以上高原占国土面积的1/6,居住人口6000多万,是世界上高原面积最大,海拔最高(青藏高原平均海拔4500 m以上),居住人口最多的国家。我国的高原主要分布在西藏、新疆和青海,地处边陲,与印度和巴基斯坦等国的边界长达4000多公里,战略地位十分重要。

高原环境具有低气压、低气温、低湿、高蒸发、强太阳辐射的气候特点,不但影响进驻高原部队战士的生活,对训练、劳动、作战能力也会产生明显影响。平原人到高原低氧和低气压环境后,人的健康会受到不同程度的影响。实践证明,海拔3000米以上地区常有高原病发生,而且随着海拔高度的升高,发病率逐渐增加。其影响程度、症状的轻重和持续时间的长短,与海拔高度、进驻高原的速度、季节、活动量以及个体的差异有关。在高原环境中,机体功能发生的一系列改变,按其性质可分为两类。一类是代偿适应性改变,如肺动脉

压增高,肺通气量增加,红细胞数和血红蛋白含量代偿性增生,这些改变有益于氧的运输和交换,对初进高原者习服低氧环境有益。另一类是失代偿性改变,如低氧使心肌肥厚扩张,红细胞过度增生引起的血液循环改变及某些脏器的病理性损害等,主要表现在长期进驻高海拔地区的一些人身上。

二、高原低氧对人体生理功能的影响

(一)高原低氧对中枢神经系统的影响

人进入高原时,大气压降低,氧分压、肺泡内氧张力和动脉血氧饱和度也随之有相应下降,致使氧气向脑组织释放减少而产生缺氧症。当动脉血氧饱和度降低至75%～85%时,即产生判断错误与意识障碍等症状,而降至51%～65%时,即可引起昏迷。因此供应脑组织中充分的氧是极其重要的。因高原缺氧而使血中氧含量有严重下降时,能导致脑的功能障碍或不可逆转的损害,甚至危及生命。

(二)高原低氧对循环系统的影响

进入高原后心脏功能的改变与海拔高度和在高原停留的时间有关。进入较低海拔高原主要引起心脏代偿性反应,进入较高海拔高原可导致心脏功能障碍。在高原停留时间不同,心脏功能的改变也有区别。急速进入较高海拔高原较易发生心脏舒缩功能障碍。高原低氧环境可使心率明显增快,并随海拔高度的增加而增加。在高原停留数月后,安静状下的心率减慢,可与平原人大致相同,但有明显的个体差异。对高原环境习服不良者则心率可长期加快。

高原低氧环境主要影响肺循环－右心系统。右心室射出血液进入肺循环,因此肺循环容量等于右心室的心排出量。肺循环的特点是高流量、低阻力、短流程。缺氧可引起肺血管收缩,血流阻力增大,从而引起肺动脉压升高。无论是肺泡气氧分压降低,还是肺动脉或肺静脉血氧分压降低均可引起肺血管收缩,而以肺泡气氧分压降低引

起的肺血管收缩效果最有效。肺血管收缩的部位主要发生在肺毛细血管之前,即发生在肺动脉,尤其是中小动脉。长时间持续缺氧或间断缺氧,均可使肺动脉压长期维持于较高水平。较为持久的肺动脉高压还伴有肺血管壁的结构改建。肺血管壁发生结构改建时,血管壁增厚,管腔狭窄,导致肺动脉压进一步升高。久而久之便形成右心室肥厚。虽然急性缺氧可致肺动脉压升高,但缺氧解除后肺动脉压迅速恢复正常。

高原低氧对脑循环也有影响。急性低氧期,由于氧分压下降,组织中无氧代谢增强,其代谢产物引起血管平滑肌舒张,脑血流量增加,进而颅内血管充血扩张,通透性增加,形成脑水肿,导致大脑皮层功能障碍,发生高原昏迷。

同时,缺氧使微循环血液流变和动力改变,进一步发展可出现毛细血管壁的损害,凝血和抗凝血平衡受到影响,甚至发生弥漫性血管内凝血(DIC)、血栓形成等。

(三)高原低氧对呼吸系统的影响

平原人进驻高原后,由于肺通气阻力变化,使得肺静态顺应性下降。有报道,平原人进驻海拔4100米停留72小时,与在平原时对照值相比肺静态顺应性降低20%。

由于高原气压低,呼吸深快和层流减少,肺总量、功能残气量、残气量和肺活量均增加,补吸气量减少,在海拔4268米,肺总量增加12%。肺总量的增加落后于功能残气量的增加,这是高原人肺容量改变的特点之一,该特点随海拔增高而越趋明显。高原人在静息状态下胸廓处于相对扩张状态,而人胸廓的最大扩张受到解剖结构的限制,其补吸气量减小,补呼气量增大是必然的结果。否则会导致肺泡通气量的减少,而失去高原肺容量增加的代偿意义。

(四)高原低氧对消化系统的影响

由于缺氧,中枢神经系统、脑腺垂体和肾上腺皮质功能紊乱对于消化道的蠕动、分泌和吸收等

功能障碍的发生发展起重要作用。脑水肿而致大脑皮质高级中枢功能紊乱，进而导致自主神经系统调节障碍，副交感神经兴奋性下降，故出现胃肠受抑制现象和腺体分泌抑制现象。食物从胃中排空的速度减少，肠活动受到抑制，张力减弱，蠕动速度和幅度减小。高原缺氧时可出现顽固性上腹部疼痛、消化不良等，特别是用餐后胃蠕动障碍，胃液、胃酸和胃蛋白酶生成减少，这是高原地区慢性胃炎，尤其是慢性萎缩性胃炎高发的原因之一；同时可引起肝脏充血、淤血、肝细胞功能减退，长时间缺氧可使血清谷丙转氨酶、谷草转氨酶和乳酸脱氢酶增高，甚至出现肝细胞变性坏死。

(五)高原低氧对泌尿系统的影响

泌尿系统由肾、输尿管、膀胱和尿道组成。机体在新陈代谢过程中所产生的废物及过剩的水分，需要不断地经血液循环送到排泄器官排出体外。其中，经过肾排出的废物数量大、种类多。由于高原低氧环境因素刺激机体代偿性地产生一系列变化，出现以内脏血流减少为主的血液再分配，随着海拔的增高，血液中红细胞、血红蛋白和红细胞比容增高，血液黏度增大，微循环受损，引起肾小球毛细血管阻力增加，肾小球内压升高，血流灌注不足，肾缺氧、重吸收、排泄功能变化加剧，致肾组织细胞、肾间质细胞功能等损伤，尿生化异常；随着机体长期对低氧的耐受性增强，逐渐习服于高原低氧环境，可恢复正常生理平衡状态。故高原低氧对肾脏的损害是随着海拔高度的增高而增强，随着居住时间的延长而减弱。

此外，由于低氧引起肾小球上皮细胞对蛋白的重吸收功能降低，肾小球毛细血管通透性增强使蛋白滤出增加，最终发生蛋白尿。高原健康居民尿蛋白排出量随着海拔升高和移居时间延长而增多。

(六)高原低氧对血液系统的影响

人体进入高原一定海拔高度后，很快就会出现以血红蛋白(Hb)和红细胞(RBC)增多为主的血液系统反应。血红蛋白和红细胞随海拔升高而增高，并且与在高原生活的时间也有关系。血红蛋白和红细胞在进入高原后1周即开始升高，一般至8周左右达到高峰，12周后趋于稳定。在高原，当血红蛋白增高至≥210g/L(女性≥190g/L)国内诊断为高原红细胞增多症。研究认为海拔越高，高原红细胞增多症的发病率越高，体力劳动者发病率高于脑力劳动者。但其还受到其他因素，如个体和种族差异、性别、年龄、寒冷和运动、吸烟等的影响。

(七)高原低氧对内分泌系统的影响

高原对人体各系统均有明显影响，机体在神经内分泌系统的调节下，维持内、外环境的平衡，内分泌系统在机体对高原的适应或习服中起着重要作用。

(八)高原低氧对生殖系统的影响

高原低氧可影响机体的生殖功能，这种影响是多方面的。高原引起性机能的改变，如男女性成熟期及第二性征表现推迟、性欲改变、男子阳痿、早泄，女子月经紊乱等早已为学者所注意。

高原低氧环境对男性生殖功能的影响主要是对睾丸结构及生精作用发生变化，进入高原后，睾丸缺乏生发上皮，精原细胞为赛氏细胞所代替，间质细胞数明显增加。高原低氧对睾丸有两方面的影响，一是睾丸在形态学上的改变和精子生成受阻，二是影响精子向附睾移动。然而，高原低氧对生殖系统结构和功能的影响是多方面的，许多问题尚有待进一步的研究和澄清。

(九)高原低氧对能量代谢的影响

高原低氧对糖代谢产生种种影响，人在高原长期居住，肝糖原和血糖也都降低。急性低氧时，甲状腺素、糖皮质激素、肾上腺素和去甲肾上腺素均有升高，促进糖的代谢；慢性低氧时，甲状腺素、去甲肾上腺素仍然升高，组织对胰岛素和高血糖素敏感，加速肝糖原的转化和糖酵解作用。在低氧环境，糖的有氧代谢通路受阻，无氧代谢增强，血中乳酸和丙酮酸含量升高,乳酸/丙酮酸比值增大。这些改变是与组织中的氧分压有明显的关系。

(十)高原低氧对免疫系统的影响

多数研究者的报道认为从平原进入高原后,血中免疫球蛋白倾向于升高。苏联学者观察到健康人从海拔 760m 上升到 3200m 和 3800m 的最初 6 天,IgA、IgM 和 IgG 下降,此后除 IgG 外均明显增加,因此被认为是初入高原急性期免疫功能受抑制。

人体对高原的适应潜能是十分强大的,对个体来说这种潜能存在着较大的差异。处于同一海拔、相同自然条件的高原环境下,由于低氧反应的基本机制,将对机体引起一些共同的效应,但效应的强弱程度明显不同。总之,低氧对人体各系统的影响与效应是多方面的、复杂的,其生理和病理生理的改变机制尚不清楚,有待进一步研究。

三、高原官兵主要系统疾病谱

经过 2012—2016 年调查分析,高原人员消化系统疾病前 5 位病种依次为结肠炎、胃溃疡、慢性结肠炎、急性结肠炎和急性肠炎,占消化系统疾病总数的 55.08%;肌肉骨骼系统和结缔组织疾病前 5 位病种依次为腰椎间盘突出、颈椎病、腰肌劳损、右膝关节半月板损伤和强直性脊柱炎,占其系统疾病总数的 72.06%,仅椎间盘突出构成比为 47.79%;呼吸系统疾病前 5 位病种依次为上呼吸道感染、肺部感染、鼻窦炎、急性支气管炎和鼻中隔偏曲,占呼吸系统疾病总数的 71.11%,其中上呼吸道感染所占构成比为 37.78%;损伤和中毒前三位疾病依次为高原适应不全,烧伤和左股骨骨折,其构成比占本系统疾病的 26.55%;泌尿生殖系统疾病前 3 位依次是肾绞痛、输尿管结石和肾结石,其构成比占本系统疾病的 63.40%,见表6-5-1。

表 6-5-1　高原官兵主要系统疾病病种构成

系统疾病	顺位	疾病名称	构成比(%)
消化系统疾病	1	结肠炎	24.22
	2	胃溃疡	14.06
	3	慢性结肠炎	7.42
	4	急性胃肠炎	5.08
	5	急性肠炎	4.30
肌肉骨骼系统和结缔组织疾病	1	椎间盘突出	47.79
	2	颈椎病	9.56
	3	腰肌劳损	9.56
	4	右膝关节半月板损伤	2.94
	5	强直性脊柱炎	2.21
呼吸系统疾病	1	上呼吸道感染	37.78
	2	肺部感染	12.59
	3	鼻窦炎	10.37
	4	急性支气管炎	6.67
	5	鼻中隔偏曲	3.70
损伤和中毒	1	高原适应不全	10.62
	2	烧伤	8.85
	3	左股骨骨折	7.08
泌尿生殖系统疾病	1	肾绞痛	24.11
	2	输尿管结石	21.43
	3	肾结石	17.86

朱永红等人在对非高原部队医院疾病谱的研究中发现:排名前 3 位的系统疾病主要为呼吸系统疾病、消化系统疾病和泌尿生殖系统疾病,而本文高原部队疾病谱前 3 位依次为消化系统疾病、肌肉骨骼和结缔组织疾病、呼吸系统疾病,结果有所不同,突出表现在肌肉骨骼和结缔组织疾病排序上,本文排名第 2 位,而其他文献报道肌肉骨骼和结缔组织疾病多在第 5 位以后,分析原因,可能与高原军事训练和工作有关,特别是腰椎间盘突出。同时,本文调查对象以 18～40 岁官兵为主,占本次调查总人数的 98.73%,属于中青年官兵,各项军事训练强度大、执勤任务重,易导致肌肉骨骼系统疾病,提示高原部队应更加关注官兵肌肉骨骼系统健康。

综上所述,由于高原特殊的地理位置、环境气候导致高原官兵疾病特点有别于非高原官兵,相关卫勤保障部门应根据高原环境、训练任务等特点制定更加具有针对性的疾病防治措施,建议一是加强卫生人员高原医学培训,深入高原官兵一线普及高原卫生防护知识;二是提高消化系统、呼吸系统和骨骼肌肉系统等高原官兵常见疾病和高发疾病的诊治水平,处理好腰腿痛和外伤等疾病的防治工作;三是加强高原官兵自我防护意识;四是进一步改善高原官兵食宿条件,配备必要的卫生设备和净水设备等,以减少相关疾病的发生。

(徐　莉　张　珺)

第二节　急性轻型高原病的康复

急性轻型高原病是指机体由平原进入到高原地区(2500m 以上)或久居高原进入到更高的海拔地区,在数小时内发病;出现头痛、头晕、心悸、胸闷、气短、乏力、纳差、睡眠障碍,重者出现恶心、呕吐、发绀、尿少等症状,一般无特殊重要体征,常见有心率加快、呼吸深快、血压轻度异常、颜面或(和)四肢水肿,经过在高原短期适应,或经过对症治疗,症状及体征显著减轻或消失。当机体快速进入高原后,即出现心慌、气促等症状,这是机体对缺氧刺激的生理反应,应同我们所指的急性轻型高原病症候群相区别。急性轻型高原病通常发生于进入高原后 6 个小时以后,在 12 ~ 96h,其发病率达到高峰,其发生是缺氧时,机体的液体潴留及体液重新分配的结果。

一、病因

进入高原海拔高度越高,急性高原病的发病率越高,临床症状也越严重;冬季进入高原,其发病率明显高于夏季,这可能是由于冬季高原的严寒气候是患者易患高原病的原因之一;此外还有其他的诱发因素,如进入高原前过度疲劳、患有上

呼吸道感染等因素均会使急性轻型高原病发病率明显增加。

影响发病的因素除了高原低氧是急性高原病发病的根本原因外,高海拔、过度的体力劳动、精神情绪过度紧张、过冷、上呼吸道感染、饮酒、过饱、水盐摄入不当,以及劳动与休息制度的破坏等是急性高原病发病的诱发因素。

一般上升海拔的高度越高,速度越快,则发病率也随之上升,病情也越重,西藏军区总医院曾观察了 2291 名新兵急性高原病发病诱因,其急性高原病的罹患率随着海拔高度的高度不同,其急性高原病的严重程度(发病类型)亦不同。此外急性高原病患者的恢复情况,是随着海拔高度的下降,恢复速度也愈快。上呼吸道感染,感冒发烧,影响氧的摄取,代谢率加快、增加氧耗、加重机体缺氧状态。体力活动增强,增加氧耗,使机体缺氧更为严重。气候恶劣,如严寒使机体产热增加,增加氧耗,加重缺氧。另外,神经衰弱、既往的重要器官疾病、外伤出血以及先天性对缺氧敏感等都会促进和加重急性高原病的发生。

二、诊断依据

1. 病史　进入高原或由高原进入更高地区发生的一系列症状及体征,经过在高原短期适应或经过对症治疗,其症状及体征显著减轻或消失。

2. 临床表现

(1)症状　急性轻型高原病的症状(按症状出现频率由高到低排列)依次为头昏、头痛、心慌、气促、食欲减退、倦怠、乏力、恶心、呕吐、腹胀、腹泻、胸闷痛、失眠、眼花、嗜睡、眩晕、鼻衄、手足发麻、抽搐等。体征常表现为心率加快、呼吸深快、血压轻度异常、颜面或(和)四肢水肿,口唇发绀等。

(2)体征　急性轻型高原病患者一般无特殊重要体征,常见的体征是心率加快、呼吸深快、血压轻度异常,颜面或(和)四肢水肿、发绀等。对急性高原反应的主要症状,即头痛和呕吐,按其严重

程度,是否影响活动能力,对一般药物治疗反应等进行分度和评分。将头痛分为四度,即基本无头痛(±)轻度(+)中度(++)和重度(+++),分别记为1、2、4和7分;将呕吐分为三度,即轻度(+)中度(++)和重度(+++),分别记为2、4和7分;其余症状各记1分。在各症状平分基础上,以头痛或呕吐的严重程度或总评分高低,将急性高原反应区分为基本无反应(±)轻度(+)中度(++)和重度(+++),即评分在1~7分之间,其他症状各记1分,总分≤4分为基本无反应,5~10、11~15和16分以上分别为轻、中、重度。

3. 辅助检查

(1)心电图改变 对急性轻型高原病患者的心电图改变资料报道不多,西藏军区总医院曾于1997年12月,跟踪观察了196名战士从平原地区乘飞机进入高原地区(3658m)的心电活动,196名受试者,到高原地区后有48名患者有急性轻型高原病,现将患者心电图改变报道如下:

①心率:患者的心率显著快于进藏前($P < 0.01$);

②P波:各组未见异型P波。Ptf—$V_1 < 0.03$mm;

③心电轴、QRS振幅、各导联R+S值:患者同进藏前各项指标相比无统计学意义;

④T波及T/R比值:进藏后T波低平发生在基组中3例,轻组9例,中组5例,主要发生在Ⅱ、Ⅲ、aVF导联上,经统计患者同进藏前比较,变化明显。T/R比值亦发生了显著变化,($P < 0.001$),主要在Ⅱ、Ⅳ、aVF导联上。

⑤ST段:患者中有4例ST段下移≥0.05 mV,其轻组ST无变化,表明病情越重,改变越明显。

⑥心律:患者中,患窦性心律不齐3例,不完右传导阻滞3例。

(2)血气改变 急性轻型高原病患者治疗前后的血气变化。见表6-5-2。

表6-5-2 急性轻型高原病患者
治疗前后血气检查结果($X \pm SD$)

	急性轻型高原病		
	治疗前	治疗后	P值
PH	7.45 ± 0.04	7.40 ± 0.02	> 0.05
PaO_2(mmHg)	45.67 ± 2.40	53.02 ± 2.93	< 0.01
SaO_2(%)	82.70 ± 2.67	87.48 ± 2.11	< 0.05
$PaCO_2$(mmHg)	26.00 ± 4.30	26.46 ± 2.00	> 0.05

(3)肺功能:轻型高原病患者20名,及同海拔高度健康人20名作为对照进行了肺功能测定,观察结果如表6-5-3。

表6-5-3 急性高原反应患者肺功能的变化(m/p%,$X \pm S$)

指标	同海拔健康人	HAAR
肺活量(VC)	90.71 ± 9.40	83.90 ± 10.10
功能残气量(FRC)	118.40 ± 35.70	206.00 ± 60.90 **
残气容积(RV)	235.70 ± 78.40	518.30 ± 114.62 **
肺总量(TLC)	178.30 ± 30.90	201.30 ± 19.32 *
RV/TLC	168.20 ± 39.51	216.50 ± 27.50 *
一秒钟用力呼气容积(FEV1)	138.20 ± 12.16	83.71 ± 14.10 **
大呼气中段流量(MMEF)	135.30 ± 12.10	96.90 ± 20.12 *
最大通气量(MBC)	164.60 ± 16.41	86.12 ± 25.10 **
75%肺活量时的最大呼气流量(V25)	153.30 ± 40.10	118.50 ± 19.90 *
50%肺活量时的最大呼气流量(V50)	138.11 ± 18.34	112.10 ± 20.20 *
25%肺活量时的最大呼气流量(V75)	132.60 ± 16.70	100.90 ± 24.30 **

注:* 为 $P < 0.05$;** 为 $P < 0.01$;m = 实测值;P = 预计值;

由上表可知,高原健康人在高原低氧环境下,肺容积相应扩大,通过流速加快和弥散功能增强,摄氧量明显提高,而急性轻型高原病患者肺功能多数指标仍保持平原正常值水平,即对高原低压、低氧环境的刺激反应迟钝,少量肺容积扩大,主要表现为残气量显著增加,通气和流速降低。

4. 临床诊断:急性轻型高原病的临床诊断主要依据病史和临床表现综合诊断,其诊断标准为:进入高原或由高原进入更高地区发生的一系列症状及体征,经过在高原短期适应或经过对症治疗,其症状及体征显著减轻或消失。急性轻型高原病的症状(按症状出现频率由高到低排列)依次为头昏、头痛、心慌、气促、食欲减退、倦怠、乏力、恶心、呕吐、腹胀、腹泻、胸闷痛、失眠、眼花、嗜睡、眩晕、鼻衄、手足发麻、抽搐等。体征常表现为心率加快、呼吸深快、血压轻度异常、颜面或(和)四肢水肿,口唇紫绀等。

5. 症状评分诊断:急性轻型高原病的临床诊断,虽然有患者可充分阐述症状且便于医生全面了解病情的优点,但因患者的表达能力不同和医生对该病认识上的差异,因此临床上对该症的诊断常难一致。为弥补临床诊断方法的不足,目前许多国家,像日本、印度等已采用了症状评分法评价急性高原病。Hacket 等人的评分标准是:头痛、恶心、食欲不振及失眠各占 1 分;呕吐、头痛用阿司匹林 0.6g 加可待因 30 mg 不能使其减轻者为 2 分;安静时明显的呼吸困难,卧床不起及共济失调各 3 分。总分≥2 分即可诊断为急性高原反应;美军制订的“环境症状调查表”中列有 60 多个项目,每个项目分为 5 个等级,除了几乎包括了所有缺氧症状外,还含有部分疲劳症状。现场应用证实,环境症状调查表可将受试者的症状分为 9 个症状组,分别反映其对环境的不同适应情况。其中,两组反映急性高原病(AMS),有脑缺氧的称为 AMS – C;有呼吸抑制的称为 AMS – R。患者 AMS – C > 0.7 分或 AMS – R > 0.6 分,被认为有 AMS。结果表明,环境症状调查表与临床诊断符

合率高,便于统一。但所列项目太多,耗时长,难以推广应用。国内尹昭云等人在总结了 30 多年的防治急性轻型高原病研究工作的基础上,参考国外文献,对急性高原反应的主要症状,即头痛和呕吐,按其严重程度,是否影响活动能力,对一般药物治疗反应等进行分度和评分。将头痛分为四度,即基本无头痛(±)轻度(−)中度(＋＋)和重度(＋＋＋),分别记为 1、2、4 和 7 分;将呕吐分为三度,即轻度(＋)中度(＋＋)和重度(＋＋＋),分别记为 2、4 和 7 分;其余症状各记 1 分。在各症状评分基础上,以头痛或呕吐的严重程度或总评分高低,将急性高原反应区分为基本无反应(±)轻度(＋)中度(＋＋)和重度(＋＋＋),即评分在 1～7 分之间,其他症状各记 1 分,总分≤4 分为基本无反应,5～10、11～15 和 16 分以上分别为轻、中、重度。

三、康复治疗

1. 护理　病情稳定者,按心脏病常规三级疗养护理,如出现病情变化,应及时更改护理等级。外出活动应备硝酸甘油等急救药品。

2. 饮食　一般选用清淡易消化的普通饮食,避免高糖、高脂肪、高钠盐,多吃富含维生素 K 的蔬菜和水果。忌暴饮暴食,禁烟酒。

3. 自然因子疗法　离开高原地区后,应充分利用空气清新,氧含量丰富,空气负离子多,风景秀丽等自然因子,促进身体康复。如进行氡泉或硫化氢泉浴、日光及空气浴、森林浴等。

4. 物理疗法　直流电离子导入疗法、紫外线疗法、空气离子吸入疗法、音乐疗法。

5. 心理疗法

(1)心理疏导　医护人员应对患者因高原而产生的恐惧心态,进行有针对性的疏导,使其消除疑虑,正确对待,树立与疾病做斗争的信心。

(2)行为训练　语言治疗,鼓励经常进行户外活动,改善呼吸功能,增强抗病能力。

6. 体育疗法

(1)呼吸操　其目的系通过加强膈肌活动,增

大通气量,达到改善肺功能的目的。常用方法有两种。

①卧位法:身体仰卧(头部稍垫高)双手自然放于腹部,作腹式深呼吸。鼻吸气,口呼气,呼气与吸气时间比为(2~3):1 每次 10~15min,1~2 次/天,长期坚持锻炼。

②立式法:双足分开与肩同宽,双臂自然下垂。深吸气时,两手压迫胸廓两侧或上腹部,吸气时头向后微仰,双臂下垂,尽量挺腹。每次持续 10~15 分钟,2 次/天。根据患者耐受情况,可逐步延长时间和增加次数。

(2)健身锻炼 耐力性需氧运动如步行、跑步、蹬车、体操、太极拳、太极剑、游泳等,掌握好运动量。

7. 药物疗法

(1)降低肺动脉压 常用的药物有氨茶碱、酚妥拉明、前列腺素 E、硝苯地平等。急性轻型高原病回到低海拔地区后

(2)乙酰唑胺 口服乙酰唑胺,对急性高原病有良效。其用法为:口服,每次 250mg,每日 3 次。其作用机理不仅使机体排尿量增加,减轻机体的钠水潴留,而且是由于乙酰唑胺通过抑制碳酸酐酶,使肾脏排出重碳酸盐增多,从而引起代谢性酸中毒,以代偿高原呼吸性碱中毒,同时也有人发现,乙酰唑胺可增高脑脊液 H^+ 浓度,以代偿急速进入高原时因过度通气引起的脑脊液 H^+ 浓度的降低,使过度通气更大些,但是,在应用乙酰唑胺的同时应注意其可以引起过敏反应等副作用。

(3)安体舒通 口服,每次 20mg,每日 3 次。安体舒通用于治疗急性高原病的作用机理在于该药是醛固酮的拮抗剂,对醛固酮的保钠排钾等作用有拮抗作用。安体舒通也可以保存钾,不至于机体过多地排泄 K 离子,多数学者认为钾丧失可能是引起急性高原病症状的一个重要因素,Watetlow 等人曾观察到一组登山队员,服乳糖后,血清钾较低,但并无体钾丧失较多的证据,但这些队员均有钠潴留的趋势,且急性高原病症状更重,时间更长。因此,认为急速进入高原的人应保证钾摄取

量高,同时适当限制钠的摄取以免水钠潴留。

④对症治疗 对于急性高原病患者出现头昏、头痛时可服复方阿司匹林、索密痛等药,或针刺合谷、太阳、上星、百会等穴位,一般留针十分钟左右;对于恶心、呕吐可用消呕宁 5~20mg/次,每日 2~3 次,亦可作预防用,预防效果占 90% 以上;也可口服冬眠灵 25mg,每日 1~2 次;对于顽固性呕吐的病人可用维生素 B 650mg、维生素 C 500mg 及乙酰普吗嗪 20mg 加入 25% 葡萄糖液 40ml,静脉内缓慢注入,效果较好。对于失眠及睡眠障碍者,作者建议选用口服扑尔敏,这是因为扑尔敏是组胺受体拮抗剂,它不仅可以治疗失眠,同时也可以对抗缺氧引起的肺动脉高压。

8. 中医疗法

①复方及中成药如复方丹参片、滴丸和注射液,冠心苏合丸,救心丹,活血丹,地奥心血康等。

②针灸疗法 体针、耳针、艾灸疗法等。

9. 氧气疗法 一般以鼻导管或鼻塞给氧,低流量(2L/min)间断使用,有条件时可用高压氧舱治疗。如果条件允许,吸入氧气是有益的。宜采用持续性,低流量给氧,氧气流量以每分钟 1~2 L 比较合适;间断性的给氧方式是禁止的,这是因为间断性的吸氧常常使机体适应高原环境的时间延迟。吸氧可以缓解患者恐惧高原的心理,使病人的情绪尽快地稳定下来;此外,吸氧可以改善及减轻急性高原病患者的某些症状,如头痛、特别是夜间的头痛,改善患者的睡眠状况及纠正患者的呼吸暂停征。同时,可防止病情的进一步发展。

(崔建华　徐　莉)

第三节　高原肺水肿恢复期的康复

1962 年中印边境之战大量的高原肺水肿病人涌现,之后印度军方逐渐对急性高原病引起重视,先后于 1963—1965 年在西方医学期刊发表了不少

关于高原肺水肿研究的文章,同时随着高山旅游、探险业的发展,欧美国家也对高原病引起了重视。

一、病因

高原肺水肿与一般急性肺水肿(心源性)相似,临床表现有:呼吸困难、咳嗽、咳大量白色或粉红色泡沫痰,听诊示两肺布满湿啰音。医学界最早报道高原肺水肿病例始于1898年,早期学者将其描述为肺炎或充血性心力衰竭,对其探讨多限于临床现象的描述,治疗上也没有确切的措施和方法,死亡率高达20%～30%。发病因素与发病诱因。

1. 海拔高度 Grover等人认为多数病例发生在3000～4000m之间,我们的经验是本病多发生在3000～5000m地区,在此高度范围内原则上海拔愈高发病率愈高。发生高原肺水肿的最低海拔高度各地区报告资料有所不同,例如在喜马拉雅山为3350m,在安第斯山为3660m,在北美落矶山为2509m。在我国青藏高原发病率最低高度为2757m。我们认为人类患高原肺水肿者只要急速上到3000m左右以上,无论在任何地区均可患病,只不过因时、地、人的各方面条件不同而有不同发病高度和不同发病率而已。

2. 种族差异 有资料提出秘鲁高原世居印第安人与移居白种人发病率无明显差异。但有人认为尼泊尔境内谢尔巴人患本病者少于秘鲁印第安人,他们提出印第安人在安第斯山定居不过一万年左右,而谢尔巴人来自西藏高原,在高原上生活已数十万年,因而谢尔巴人适应高原的能力强于印第安人,学者还认为谢尔巴人患高原病少是由于他们的血红蛋白氧离曲线左移。西藏高原世居藏族患本病者可能比移居汉族少见。西藏军区总医院曾报道该院10年间,收治的923例高原肺水肿中,藏族仅占1例,西藏自治区人民医院收治的100例高原肺水肿中也只有4人是藏族,而拉萨市人民医院收治的60例高原肺水肿中无1例藏族。藏族发病确属少见。

3. 初入或重返高原与患病的关系 无论初入或重返高原,本病多在进入高原1～7天内发病,但有短至3小时,长达10天以上者。也有个别久住高原因劳累等诱因而发病者。乘飞机进入高原多在3天内发病。秘鲁、美国等国资料多认为高原肺水肿系长住高原人去平原停留1～3周后返回高原后而发病。重返高原确实是一个重要致病因素。高原上进入更高地区亦可患高原肺水肿。

4. 进入高原的方式 无论步行、乘车或乘飞机进入高原均可患高原肺水肿。近年来由于乘飞机进入西藏高原的人数大为增加,故乘机者患病人数显著增高。西藏军区总医院从1981～1984年收治171名患者中乘飞机进藏患病者140人,其余则为乘汽车进入高原者。

5. 职业、劳动强度及过度疲劳 进入高原不管担任任何种工作任务均可患高原肺水肿,但以从事重体力劳动者发病率高。例如在青藏公路上驾驶员患高原肺水肿的发病率较高,占乘车进藏患病人员的30%,这显然与他们沿途劳累有关。在藏北高原行军或施工中多系负重大,劳动重者患病,这符合多数人认为初到高原劳动强度愈大肺水肿发病率愈高的看法。

6. 发病季节和气候变化 任何季节、任何月份均可患病,但一般来说冬、春季发病较多。国内早年的统计是以11月到第二年3月发病数多,但近年的资料4—10月发病数也不少,这主要是由于这些年来在这段时期内来往高原和参加高原各项劳动的人数大为增多的缘故。此外,这段时间亦是青藏高原气候最恶劣、最寒冷的季节。本病与寒冷确实关系密切,国内外均早有人提到寒冷是高原肺水肿发病的主要诱因。高原肺水肿特别容易发生在新入高原或由高原进入更高地区,且正好遇上天气突然降温或暴风雪来临时。

7. 上呼吸道感染与高原肺水肿的关系 上呼吸道感染也可诱发高原肺水肿,西藏军区总医院在拉萨收治的865例高原肺水肿中,病前患上感者占30%。南疆的资料高原肺水肿239例中,上呼吸道感染作为诱因者占29%。

8.个体易感性和家族易感性 国外资料曾提及有二次以上重患本病者,最多为4次。西藏军区总医院曾收治的923例高原肺水肿患者当中,2次以上重患者为129例,约占重返高原发病人数的27%,其中有2例患高原肺水肿达7次之多。作者在临床上曾遇到某汽车队工人曾先后患高原肺水肿8次。值得一提的是,有的患过高原肺水肿人员从内地休假返回高原后,即使采取卧床休息、吸氧、服药等各种措施,也未能避免发生高原肺水肿。

总之,一般认为寒冷、过度疲劳及剧烈运动、上呼吸道感染是高原肺水肿发病的主要诱因。这些因素主要是增加机体的氧消耗,降低机体对高原缺氧的适应能力。但这些条件仅仅是相对的。如一些报告强调寒冷及大雪后高原肺水肿发病增多,但也有夏季发病的报道;登山及从事繁重体力劳动容易发病。

二、诊断依据

1.病史 近期抵达高原(海拔2500m以上),出现静息时呼吸困难、胸闷压塞感、咳嗽、咳白色或粉红色泡沫状痰,患者感全身乏力或活动能力减低;或近期由高原到更高海拔的高原。

2.临床表现 高原肺水肿与一般急性肺水肿相似,临床表现有,呼吸困难、发绀、咳嗽、咳大量白色或粉红色泡沫状痰,两肺布满湿啰音。

(1)症状 所有患者均有不同程度的咳嗽,开始多为干咳或伴有少量黏痰,随后即咳出粉红色、黄色、白色或血性泡沫痰。大多数患者也有头痛、头昏、心慌、胸闷、气促、较重者常表现为呼吸急促及惊慌不安。

(2)体征 高原肺水肿患者,体温37℃~39℃,脉搏81~121次/分,呼吸20~40次/分,血压多在正常范围内。高原肺水肿突出的表现是肺部湿啰音,重者双肺满布湿啰音,伴以痰鸣音、心音常被遮盖,轻者双肺或一侧肺底可闻及细湿啰音。患者唇、耳垂、指四及颜面出现不同程度的发绀,肺动脉瓣区第二音亢进或分裂,部分患者心尖区、肺动脉瓣听诊区有Ⅰ~Ⅲ级吹风样收缩期杂音,极少数重症患者有颈静脉怒张、肝大及双下肢水肿等表现。

3.辅助检查

(1)X线表现 高原肺水肿X线检查有以下特征。

①多数高原肺水肿患者两肺有片状、絮状模糊阴影,亦可呈斑点状或结节状阴影。

②分布区域以肺门旁最为明显,向外呈扇形伸展,肺尖及肺底则可不受累,分布形状如"蝙蝠翼"或"蝶形"。

③高原肺水肿早期可只有肺纹理增粗表现,重症病例常伴有胸腔积液。

④肺动脉圆锥常凸出,心影可向两侧扩大,恢复后示心脏比例缩小而复原。

(2)CT 早期纹理增粗,毛玻璃样改变。CT典型改变为单肺或双肺点片状影。

(3)心电图 高原肺水肿患者的心电图常有以下改变:患者常出现窦性心动过速、心电轴右偏、右束支传导阻滞、肺性P波、或P波尖高、T波倒置及ST段下降等改变。

高原肺水肿的心电图改变是多种多样的,但出现这些变化,其本质是由于患者肺动脉压过高及心肌直接受到缺氧损害的结果,肺动脉高压,引起右心室急剧扩张,心电图示心电轴右偏、肺性P波及P波高尖等改变。此外,肺动脉高压引起的右心室急剧扩张使心排血量骤减,冠状动脉供血减少,使心肌出现缺血缺氧改变,再加上低氧血症直接对心肌的损害,使心电图表现出T波改变及ST段下降。同时,临床上亦经常可以看到,随着高原肺水肿的临床好转及治愈,患者出现的心电图改变也随之恢复,这就进一步证实了高原肺水肿患者的心电图改变是由于肺动脉高压及心肌缺血的结果。

4.诊断 高原肺水肿的诊断标准如下:

(1)近期抵达高原(海拔2500m以上),出现静息时呼吸困难、胸闷压塞感、咳嗽、咳白色或粉红色泡沫状痰,患者感全身乏力或活动能力减低或近期由高原到更高海拔的高原。

(2)一侧或双侧肺野出现湿啰音或喘鸣,中央性发绀,呼吸过速,心动过速。

(3)胸部 X 线照片可见以肺门为中心向单侧或两侧肺野呈点片状或云絮状浸润阴影,常呈弥漫性、不规则性分布,亦可融合成大片状阴影。心影多正常,但亦可见肺动脉高压及右心增大征象;或胸部 CT:毛玻璃样改变,单肺或双肺点片状影。

(4)经临床及心电图等检查排除心肌梗死、心力衰竭等其他心肺疾患,并排除肺炎。

(5)经卧床休息、吸氧等治疗或低转,症状迅速好转,X 线征象可于短期内消失。

三、康复治疗

1.护理 病情稳定者,按心脏病常规三级疗养护理,避免受凉感冒,密切观察肺部病变情况等,如出现病情变化,应及时更改护理等级。

2.饮食 一般选用清淡易消化的普通饮食,避免高糖、高脂肪、高钠盐,多吃富含维生素 K 的蔬菜和水果。忌暴饮暴食,禁烟酒。

3.自然因子疗法

(1)空气离子疗法:每次 20 ~ 30min,1/d,20 ~ 30 次为一疗程,充分利用疗养区空气清新、氧含量丰富、空气负离子多、风景秀丽等自然因子,促进身体康复。

(2)氡泉或硫化氢泉浴、日光及空气浴、森林浴、海水浴等。

4.物理疗法 直流电离子导入疗法、紫外线疗法、空气离子吸入疗法、音乐疗法。

5.心理疗法

(1)心理疏导 医护人员应对患者因高原而产生的恐惧心态,进行有针对性的疏导,使其消除疑虑,正确对待,树立与疾病做斗争的信心。

(2)行为训练 语言治疗,鼓励患者经常进行户外活动,改善呼吸功能,增强抗病能力。

(3)保持心情舒畅 充分了解高原的气候特点、环境地理等知识,了解有关高原病的知识,正确对待高原缺氧引起的高原病,消除对高原环境的恐惧心理。

6.体育疗法

(1)呼吸操 其目的系通过加强膈肌活动,增大通气量,达到改善肺功能的目的。常用方法有二。

①卧位法:身体仰卧(头部稍垫高)双手自然放于腹部,作腹式深呼吸。鼻吸气,口呼气,呼气与吸气时间比为(2 ~ 3):1,每次 10 ~ 15 分钟,1 ~ 2 次/天,长期坚持锻炼。

②立式法:双足分开与肩同宽,双臂自然下垂。深吸气时,两手压迫胸廓两侧或上腹部,吸气时头向后微仰,双臂下垂,尽量挺腹。每次持续 10 ~ 15 分钟,2 次/天。根据患者耐受情况,可逐步延长时间和增加次数。

(2)健身锻炼 耐力性需氧运动如步行、跑步、蹬车、体操、太极拳、太极剑、游泳等,掌握好运动量。

(3)加强低氧耐受性训练,避免急速进入高原地区。急进高原的上升速度很重要,尤其对登山者而言,有人建议,开始时每天上升 300m 高度,以后每两天再增加 300m 高度是较为安全的。但即使如此仍有发生高原肺水肿的可能,尤其高原人在重返平原后再返高原时更应注意。

7.药物疗法

(1)一氧化氮 吸入 NO 治疗低氧性肺动脉高压,不同的作者在不同的实验中所用的剂量不一样。整体动物实验中 NO 的剂量大致在 5 ~ 80PPm 之间,且不同 NO 浓度的降低肺部血压效果相似,不存在剂量效应。NO 副作用较大,高原肺水肿患者 NO 的治疗剂量应偏小,剂量多在 10PPm。

(2)氨茶碱 0.25g 稀释于 10% ~ 50% 葡萄糖液 20ml 中,10 ~ 15 分钟内匀速注入静脉,或者 0.25g 加入 5% 葡萄糖液 100ML 中缓慢静滴,8 ~ 12 小时后可重复使用,一般病例每日 2 次,严重病例可每日使用 3 次,使用次数根据病情程度而定。

(3)地塞米松 地塞米松注射液 10 分钟稀释于 10% ~50% 葡萄糖 20 毫升,10 分钟内匀速地注入静脉,一般病例每日 1 ~2 次,疗程不超过 3 天。如患者有癫痫、消化性溃疡、高血压、糖尿病等病症应慎用或禁用地塞米松。

(4)利尿剂

1)速尿:临床上多采用给速尿 20 mg 静推,每日 2 ~3 次,根据尿量调整剂量和频次。

2)乙酰唑胺:用法为口服。每次 250 mg,每日 3 次。但在使用乙酰唑胺治疗高原肺水肿必须注意以下两点:①由于高原肺水肿发病急,病情重,而口服乙酰唑胺往往起效慢,时间长,因此口服乙酰唑胺在治疗高原肺水肿时仅仅只能作为一种辅助治疗药物。②在应用乙酰唑胺时应注意下列不良反应:困倦、面部及四肢麻木,久用可引起代谢性酸中毒和低血钾症,更严重的不良反应是粒细胞缺乏等过敏反应。

(5)降低肺动脉高压的药物 在应用扩血管药治疗高原肺水肿研究中,研究者曾使用过酚妥拉明、硝普钠、肼苯哒嗪、硝苯吡啶等药物,所有作者均报道扩血管药可使高原肺水肿的增高的肺动脉压降至正常,同时也观察到患者临床症状、体征也有明显改善,对高原肺水肿的治疗有较满意的疗效。由于扩血管药除了可降低肺动脉压力外,也常常影响机体的体循环状态,使血压下降,因此对于高原肺水肿同时伴有脱水或血压下降的病人使用扩血管药要慎重。在以上扩血管药中,用于治疗高原肺水肿,多数学者推崇硝苯吡啶,这是由于硝苯吡啶降低肺动脉压缓慢而平稳,同其他扩血管药相比,硝苯吡啶对体循环影响也要小一些。

硝苯吡啶使肺动脉压力降低的机理主要是阻滞了钙离子的慢通道,并抑制交感神经末梢释放儿茶酚胺,从而使肺动脉压降低,右心功能改善,表现为右心房压的回降和心排出量的增加,达到治疗高原肺水肿的作用。具体用法为:硝苯吡啶片,口服 10 ~20mg/天;或硝苯吡啶 10 ~20mg 舌下含服。

8.中医疗法

(1)复方及中成药如复方丹参片、滴丸和注射液,冠心苏合丸,救心丹,活血丹,地奥心血康等。

(2)针灸疗法 体针、耳针、艾灸疗法等。

9.氧气疗法 吸氧一般采用持续高流量吸氧(4 ~8 升/分);对确实缺氧严重者可给予特高流量持续吸氧(10 升/分),但高流量吸氧时间不宜过长,一般不超过 24 小时,以免发生氧中毒;对泡沫痰较多者可在氧气湿化瓶中加入适量酒精,可以有效消除呼吸道及肺中痰泡沫。

(崔建华 徐 莉)

第四节 高原脑水肿恢复期的康复

高原脑水肿(HACE)是人体急速进入高原或从高原迅速进入更高海拔地区时以及久居高原者在某些因素(如过劳、上感、剧烈运动、精神剧变等)的诱发下导致机体对高原低压性缺氧不适应,由于脑缺氧而引起的严重脑功能障碍、出现严重的神经精神症状、甚至昏迷或(和)共济失调的一种高原特发病,属最严重的急性高原病之一。

一、病因

高原缺氧无疑是发生高原脑水肿的根本原因,但下列因素也会诱发高原脑水肿。

1.感染 特别是上呼吸道及肺部感染,可增加机体耗氧量,加重缺氧而诱发高原脑水肿,上感诱发 HACE 者占 16.6% ~40.8%。

2.过劳、剧烈运动 使机体氧耗量增加、加重缺氧,这两者占 HACE 诱因的 17% ~31.3%。

3.情绪异常 精神过度紧张、恐惧、悲愤、极怒等使代谢增加,耗氧量增加,同时交感神经紧张性增强,都易发生 HACE。

4.气候恶劣、寒冷、以及大量饮酒、发热等均可加重缺氧而诱发此病。

二、诊断依据

1.病史 近期抵高原(海拔≥2500m以上)后发病或近期由高原到更高海拔的高原。

2.临床表现 高原脑水肿的临床突出表现是意识丧失(昏迷),患者在发生昏迷前,常常有一些先兆症状和体征,随着病情的进一步加重和发展而进入昏迷,现分别叙述如下:①前驱期症状、体征:患者在发生昏迷前数小时至1～2天内都有前驱症状的表现,如头痛(较剧烈,且呈进行性加重)、恶心呕吐(多为喷射性频繁呕吐)、发绀、气促、不思饮食、嗜睡、意识蒙胧、精神萎靡、神志恍惚、语无伦次、定向障碍,少数病人可出现小便失禁、精神行为异常、随地大小便等,患者神经生理反射多正常,一般无病理反射。②昏迷期症状及体征:突出的有意识丧失,对周围一切事物无反应,呼之不应,问之不答。绝大多数为轻度昏迷,昏迷时间较短,意识丧失多在数小时至48小时以内恢复,昏迷7天以上者较少见,但也有昏迷24天以上的。昏迷的深度和时间与海拔高度呈正相关,在海拔4000m以上地区昏迷时间越长、程度越深,则病情越重,预后也越差。

除上述神经系统的表现外,多数患者呼吸浅快,若伴有合并症或并发症时则更快。约50%的患者表现为心率增快,40%患者心率可正常,少数病人心率减慢。血压多在正常范围内,部分患者血压增高,脉压差增大,也有少数患者血压下降,甚至发生休克。心尖区或心前区、肺动脉瓣听诊区可闻及Ⅱ～Ⅲ级吹风样收缩期杂音,肺动脉瓣区第二音亢进或分裂。若病人合并高原肺水肿、急性左心衰或肺部感染等疾病时,则出现相应的症状和体征。

3.辅助检查

(1)血液常规检查 大多数患者白细胞及嗜中性粒细胞数增高,随着脑水肿的好转而很快恢复正常,如合并细菌感染时则白细胞数及嗜中性粒细胞增高明显,常达20.0×10^9/L和85%以上;血红蛋白、红细胞数及压积绝大多数正常,如有明显的脱水表现或合并高原红细胞增多症时则增高。

(2)尿常规检查 若肾脏未受损,则尿液检查一般均正常,少部分患者可见少量蛋白;若肾脏发生点状出血或肾小球血管发生缺氧性损害,则可出现蛋白尿,镜下可见血尿和少许管型。

(3)脑脊液检查 高原脑水肿患者脑脊液压力常从轻度到中度增高,增高范围1.76～5.88kPa(18～60cmH$_2$O)脑脊液蛋白可轻度增高,而糖、氯化物及细胞数均正常。

(4)眼底检查 高原脑水肿患者常见视网膜水肿及视盘水肿,中心静脉瘀滞,部分患者可见视网膜出血,出血多为点片状或火焰状。

(5)头颅CT检查 高原脑水肿患者,头颅CT扫描可发现大脑呈弥漫性密度减低,脑室脑池变小,脑沟消失提示有脑水肿存在。

(6)脑电图检查 患者脑电图检查,均呈异常表现,其主要表现为枕区波的急剧减少或消失,并呈弥漫性异常分布。昏迷病人不同时期的脑电图,其意识障碍的轻重及转归均能在脑电活动上反映出来,即波的数值与意识障碍的程度一般成反比,而与波的数值呈正比。

三、康复治疗

(一)护理

二级疗养护理,如出现病情变化,应及时更改护理等级。

(二)饮食

一般选用清淡易消化的普通饮食,低盐、低脂、低胆固醇饮食,忌烟、酒、浓茶、咖啡及刺激性食物,多吃富含维生素K的蔬菜和水果。忌暴饮暴食,禁烟酒。

(三)自然因子疗法

1.矿泉浴 碘泉、硫酸盐泉或重碳酸盐泉浸浴,水温38℃～40℃,1次/天,每次15～20分钟,

20 次为一疗程。伴高血压者水温不宜过高,浸浴时间不宜过长。

2. 日光浴及空气浴 在湖畔或海滨散步,2 次/天,每次 30 分钟。

3. 森林浴 应充分利用疗养区空气清新,氧含量丰富,空气负离子多,风景秀丽等自然因子,促进身体康复。

(四)物理疗法

1. 超声波疗法 脉冲超声波,病灶侧头部相当于皮质运动区及皮质感觉区部位。剂量 0.75 ~ 1.25W/cm²,2 次/天,每次 10 ~ 20 分钟,15 次为一疗程。

2. 等幅中频正弦电疗法 两电极分别置于瘫痪上肢的腕部及肩胛间区或瘫痪下的踝部及腰骶部,耐受量,1 次/天,每次 10 ~ 20 分钟,12 次为一疗程。

3. 低频脉脊髓通电疗法 应用方波或其他波型,电流量 3 ~ 6mA,每周 2 ~ 3 次,每次 30 ~ 60 分钟,10 次为一疗程。

4. 直流电离子导入法 10% 碘化钾溶液眼 - 枕法经阴极导入,电流强度 3 ~ 5mA,1 次/天,每次 10 ~ 20 分钟,10 ~ 20 次为一疗程。

5. 磁疗法 应用敷磁法、电磁法或旋磁法瘫痪肢体穴位治疗,取穴方法见针灸疗法。

(五)心理疗法

1. 开展心理疏导。调动患者和陪护者的主观能动性,帮助患者树立战胜疾病的信心。

2. 加强行为指导。耐心说服患者坚持自我功能锻炼。

3. 劳逸结合,生活规律,避免情绪波动及身心过度疲劳。

(六)语言疗法

(七)体育疗法

1. 医疗体操 主要练习伸展活动及动作的精确性,可在 38℃ ~40℃ 的温水中进行,1 次/天,每次 15 ~ 20 分钟。

2. 根据残疾和功能障碍程度做器械操或动作

协调性及实用性活动练习。

3. 气功疗法 内养功或养气功等。

4. 需氧运动 步行、蹬车、体操、太极拳、太极剑等掌握好运动量。

(八)药物疗法

1. 昏迷前期治疗

(1)安静卧床休息。

(2)严密观察意识状态的变化。

(3)给予氧气吸入:以低流量吸入为主。

(4)给予脱水治疗一次。

(5)兴奋、烦躁的患者可给冬眠灵 50mg,口服或肌注一次。

2. 昏迷期治疗

(1)保持气道通畅,保证足够的氧气吸入:应立即检查口腔、喉部和气管有无梗阻,并用吸引器吸出分泌物。

①鼻导管或面罩给氧:低流量持续吸氧,以 2 ~ 4 升/分为宜,重症病人在给予持续低流量吸氧化的基础上,可以间断地将氧流量增加至 4 ~ 6 升/分。避免持续高浓度给氧。

②高压氧疗法:高压氧的压力一般应保持在 1 ~ 3 个绝对大气压之间,每日 1 ~ 2 次,每次 1 ~ 2 小时,5 ~ 15 次为一个疗程,其疗程的多少应由病情轻重而定,一般主张治疗至脑电图恢复正常为止。吸入的气体分 2 种,纯氧和 60% 以上的高浓度氧。有人试验,发现临床上应用 98% 的氧加入 2% 的二氧化碳混合气体比用纯氧改善动、静脉氧分压及脑脊液中的氧分压的效果更好。也有学者认为吸入 3% ~ 5% 的二氧化碳,虽可改善高原脑水肿的精神错乱、缓解头痛、恢复视力,但吸入二氧化碳并不能减轻颅内高压或脑水肿。因此,吸入二氧化碳的治疗方法,虽然有缓解高原脑水肿的临床案例,但具体疗效目前尚有争论。

高压氧疗法的副作用为:使用高压氧疗法必须注意氧气浓度及氧舱压力的调节,用纯氧压力过大时,反而会引起中枢神经系统的损害,如在两个大气压下吸入纯氧 3 ~ 6 小时,即可使患者出现恶心、呕吐、躁动、惊厥甚至昏迷加深等。因此，使用高压氧治疗高原脑水肿，无须使用过高压力，一个大气压已足够。使用高压氧舱治疗，最好在血气监测下调节压力，使舱内压力能维持在健康人的血氧水平即可。出仓时，减压速度不宜过快，以防反跳而加重，使治疗失败。

高压氧疗法的禁忌证：严重的上呼吸道感染，急性副鼻窦炎，中耳炎，青光眼，高血压，严重肺气肿，气胸，有出血倾向者及妊娠妇女等均不宜行高压氧治疗。

（2）脱水利尿，降低颅内压。

①地塞米松：地塞米松治疗高原脑水肿用得越早越好，剂量要大，具体用法为：地塞米松针静推，10mg/次，2次/天，共用8~10天。

②20%甘露醇：20%甘露醇的用法为成人一般用首次20%甘露醇250毫升，15分钟内快速加压静推完毕，以后每日2~4次，病情平稳后逐渐减少用量和频次；儿童平均剂量为1.5g/kg。

③速尿：速尿的用法为：速尿20~40mg，静脉推注，每日2~3次。

（3）补液　在治疗高原脑水肿时，临床医生一般均要面对这样一种左右为难的局面，即由于高原脑水肿患者昏迷后大多不能进食，大多数病人均血容量不足，必须通过静脉给予一定量的液体以维持基本的生命需要；另外为防止输液加重脑水肿又不得不大量的应用脱水剂。因此，给予高原脑水肿患者补液时应注意以下几点。

①高原脑水肿患者，补液应慎重，尤其对于高原脑水肿合并有肺水肿、心衰者，更应严格控制液体的入量和补液速度。有不少资料显示，单纯的高原脑水肿患者常常因补液过多过快，而使病情加重，甚至诱发急性肺水肿和心衰。

②补液量的确定：病人的液体入量是按出量来计算的，在治疗高原脑水肿时，要求在开始脱水的1~2日内，出入量处于适当的负平衡状态，而3~4日起应尽可能维持平衡状态。补液量的粗略计算公式为：每日总入量 = 前一日尿量 + 500ml。

总量不宜超过3000ml。

③补液种类：补液时，一般选择10%或5%的葡萄糖液，必要时可用5%的糖盐水，绝对慎用生理盐水，以免加重脑水肿。

④注意输入速度，对能进食者，原则上不宜补液，除非脱水明显或合并有高红症血液浓缩时。

（4）促进脑细胞代谢及改善脑循环的药物：

①能量合剂：能量合剂用法为辅酶A 50u，ATP 20mg，氯化钾1.0g，维生素C 1.0g，维生素B 650mg，胰岛素10U，以上药物加入10%葡萄糖液250~500ml，静脉缓慢滴入。

②肌苷及细胞色素C：肌苷200~600mg，加入10%葡萄糖液250~500ml，静脉滴入；细胞色素C 15~30mg，加10%葡萄糖液500ml静脉滴入。

③克脑迷：对于重症病例，昏迷时间较久者，克脑迷不但有苏醒作用，而且能促进脑细胞代谢，恢复脑功能。用法：克脑迷，1.0g，1次/天，加入10%葡萄糖250ml，以每分钟40滴的速度滴入。使用过程中，如出现发烧、皮疹等副作用，应立即停药。

（5）纠正水、电解质紊乱及酸碱失衡　对于高原脑水肿而昏迷的患者，由于无法进食及应用脱水利尿药，一般均存在着低钾及酸中毒，因此应常规补钾及纠正代谢性酸中毒，具体用法为：10%氯化钾1.5g加入5%葡萄糖500ml静脉点滴，每日可给予3~5g，静脉点滴时，每小时不超过1g氯化钾；5%碳酸氢钠250ml静脉滴注，对于高原脑水肿的患者纠正代谢性酸中毒时，一般不应用乳酸钠，这主要是因为乳酸钠须在有氧条件下，经肝脏乳酸脱氢酶作用转化为丙酮酸，再经三羧循环生成CO_2并转为HCO^{3-}，才能发挥它的纠正酸中毒作用。

（6）预防和控制感染　高原脑水肿患者昏迷时间较长者，极易发生肺部和泌尿系统的继发性感染，故可选用抗生素加以预防，造成肺部感染的病原菌，以肺炎链球菌为最常见，预防仍首选青霉素类药物,此外,定时给患者翻身拍背,使痰易咳出,也是预防肺炎的极好措施。造成泌尿系感染的病原菌,多为革兰氏阴性杆菌,故多用庆大霉素或喹诺酮类药物进行预防。如有明显的上感诱因者或感染业已发生者,则应针对病原菌及其药敏试验,积极选用有效的抗生素进行治疗。

(7)低温疗法 低温疗法仅适用于重症高原脑水肿病例,特别是高原脑水肿合并感染伴发热者。轻症高原脑水肿患者,经一般的给氧、脱水、利尿及应用激素治疗后可很快好转或痊愈无需用降温疗法。在一般情况下,体温每降低1℃,脑组织的耗氧量及脑血流量可降低6.7%,颅内压平均下降5.5%,若体温降至32℃时,脑组织的代谢率可降低50%左右,颅内压下降约27%。因此,低温对减少脑血流量,减少脑组织耗氧量,促进受损细胞恢复,消除脑水肿是十分有利的。

(8)胃肠外营养 对于高原脑水肿患者伴有昏迷时间较久的患者,由于长时间不能进食,营养势必不够,如有条件,给使用胃肠外营养技术。

胃肠外营养也简称为人工胃肠,是指从静脉供应病人所需要的"全部"营养要素。包括丰富的热量,必需氨基酸和非必需氨基酸、维生素、电解质及微量营养元素,使病人在不进食的状况下仍然可以维持良好的营养状况。

(9)中医疗法

1.辨证论治

(1)肝阳上亢型 治宜平肝潜阳、息风通络;方药天麻钩藤饮加减。

(2)气虚血淤型 治宜益气活血通络;方药补阳还五汤加减。

(3)肝肾亏虚型 治宜滋补肝肾;方药地黄饮子加减。

2.针灸疗法

(1)体针 上肢瘫痪取肩髃、曲池、外关、合谷等穴;下肢瘫痪取环跳、风市、阳陵泉、太冲等穴;口角歪斜加配地仓、牵正,每次上下肢各选2~3穴,1次/天或1次/2天;15次为一疗程。

(2)头针 健侧头相当于运动区部位,面瘫及言语不清取下2/5,上肢瘫取中2/5,下肢瘫取上2/5并加对侧感觉区,1次/天,15次为一疗程。

(3)耳针 取皮质下、脑干、神门、肝肾、心、脾、三焦或瘫痪相应部位,每次3~5穴,中度刺激,1次/天或1次/2天。

3.推拿疗法 先依照体针取穴行点,用按法及揉法,每穴1~2分钟,然后循四肢经络行滚法或擦法,最后对关节施以屈伸、摇法按摩,1~2次/天。

(崔建华 徐 莉)

第五节 高原红细胞增多症的康复

长期生活工作在海拔3000m以上的人群,逐渐造成的心、脑血管系统慢性病态,统称为慢性高原病(chronic high altitude disease,CHAD)。慢性高原病主要有高原红细胞增多症、高原衰退症、高原血压异常和高原心脏病等。高亮等人研究海拔5000m以上习服人群高原病与血液门冬氨基酸转氨酶(AST)、直接胆红素(D.BIL)和尿素氮(BUN)发病风险呈正相关,所以,对慢性高原病为采取相应康复措施提供依据。

高原红细胞增多症(high altitude polycthemia,HAPC,简称"高红症")是由于高原低氧引起的红细胞过度代偿性增生的一种慢性高原病。临床特征有皮肤黏膜红紫、杵状指、反甲,肝大,心血管系统、呼吸系统及神经系统等多系统的症状。血液学特征是红细胞过度增生,其总数≥6.5×10^{12}/L,血红蛋白≥200g/L,红细胞比容≥65%,全血容量绝对增加,低氧血症,血黏度增高,血流阻力加大,血流缓慢,白细胞和血小板计数正常。

一、病因

1.海拔高度 高红症的发病率随海拔升高而

上升,在海拔 3000m 以下地区仅有少数易患者罹患,发病率为 0.8%;海拔 3000m 以上地区发病明显增多,发病率为 2.43%;海拔 4000m 以上地区发病率上升至 4.27%。这是因为海拔愈高,空气愈稀薄,大气中氧分压亦愈低,从而导致机体缺氧加重,发病率升高。

2. 性别 高红症患者以男性多见。冉云德等对西藏军区总医院 1961—1990 年收治的 1240 例高红症病例进行统计分析发现,男性:女性为 58:1。其原因可能与下列因素有关:雄性激素可以促进促红细胞生成素(EPO)分泌并与其协同共同促进红细胞生成,而雌性激素则可抑制 EPO 的作用,减少红细胞的生成;女性周期性月经相当于放血治疗;男性劳动强度比女性大,且吸烟、饮酒者普遍。

3. 心肺功能异常 长期反复的上呼吸道感染、慢性支气管疾病,肺结核及肺纤维化等均可引起呼吸道和肺组织的损害,影响肺的通气和换气功能,进而加重机体低氧,慢性心脏疾病如先心病、风心病、高心病等均可导致肺循环和体循环障碍,影响肺功能和组织供氧,促进和诱发高红症的发生。这也从反面提示,在高原地区积极防治慢性呼吸系统和慢性心脏疾病,对预防高红症等高原病的发生具有重要意义。

4. 吸烟 吸烟有害身体健康已被世人公认,吸烟与高红症的发病亦有关系。高红症患者中吸烟比例大,有的学者统计达 80%。人群调查亦表明,吸烟组的高红症患病率及平均血红蛋白含量均明显高于不吸烟组。

5. 其他因素 移居高原的时间与 HAPC 发病无确定关系,多数病例在移居高原数月后(高于 4500m 以上地区多见)或数年后发病,也有部分是在移居高原 10 年甚至 20 年之后发病。体力劳动者,特别是劳动强度较大的人群,HAPC 的患病率较高。长期大量饮酒的人群,HAPC 患病率亦较高。西藏地区 80 年代以来,HAPC 住院病例急剧下降,这可能与生活水平提高,劳动强度大大降低有关。

二、诊断依据

1. 病史 长期居住在海拔 2500m 以上高原发病;病程呈慢性经过。

2. 临床表现

全身性缺氧性疾病,由于不同的脏器对缺氧的耐受性不同,其病理损害程度亦不同,相应的临床症状也轻重不一。各系统的临床症状如下:

(1)神经系统症状 大脑耗氧量大,能量储备少,对缺氧耐受性较差,因此本系统的症状出现的较早,且全部病例均有神经系统症状。常见的症状为头痛、头昏记忆力减退、失眠或嗜睡等,部分病人有乏力、肢体麻木等。少数重症病例由于脑水肿、颅内高压,头痛剧烈,发生恶心、呕吐,有一定的意识障碍如思维能力下降、淡漠、对周围事物不感兴趣、易激动。约半数病人耳鸣。极少数病例并发脑出血或脑血栓形成等,可出现意识丧失、失语、肢体瘫痪、病理反射等。

(2)心血管系统症状 半数以上病例出现心悸、气短等,部分病程较长,心脏受累明显的病例,可出现左、右心功能不全,以右心功能不全为主,心悸、气短更明显,常发生心前区疼痛,下肢或全身浮肿,尿少等症状。

(3)呼吸系统症状 部分患者有轻微咳嗽,咳少量痰,偶有痰中带血丝,半数病人有胸闷或伴胸痛,夜间睡眠周期性呼吸或呼吸暂停常见。

(4)消化系统症状 由于消化道血管充血,血液淤滞,使消化道蠕动功能减弱,多数病例有腹胀、食欲不振、消化不良等症状。部分病例可因急性胃黏膜出血或胃、十二指肠溃疡出血而出现相应的症状。腹腔脏器发生血栓形成时,发生剧烈腹痛及急腹症的临床表现。

(5)其他方面的症状 少数病人出现视力模糊或视力减退,这种症状的发生与眼底血管改变、微循环障碍或视网膜病变、眼底出血等有关。个别病例发生突发性耳聋。部分病例发生鼻衄、牙龈出血等,这与高红症患者凝血和纤溶功能异常、毛细血管通透性和脆性增高等有关。

3.实验室检查

（1）血液学检查 末梢血液检查：高红症患者末梢血液以红系改变最为突出，RBC 计数在 $6.5 \times 10^{12}/L$ 以上，Hb 常 $\geq 200g/L$，Hct $\geq 65\%$，少数患者 RBC 计数可超过 $10.0 \times 10^{12}/L$，Hct 大于 90%，超过 $300g/L$。由于高原居民（尤其移居者）RBC 值生理范围波动较大，且 RBC 大小不一，又易受技术因素影响，而 Hct 测定数值最为可靠，且 Hct 的变化与血液黏滞度有明显的相关系，测定较为简单，因此，Hct 是诊断高红症的主要指标，Hb 次之，RBC 计数再次之。末梢血中血小板计数和白细胞计数、分类一般在正常范围。凝血和纤溶功能检查：部分凝血溶酶与纤溶酶原的比值明显增高。

（2）肾素－血管紧张素－醛固酮系统（RAAS）的改变 高红症患者肾素－血管紧张素（AⅡ）水平明显低于同海拔健康人，醛固酮（AID）水平也低于同海拔健康人。RAAS 水平处于显著降低状态，有利于稳定内环境，阻止高红症患者血容量进一步增加。

（3）胆红素测定 高红症患者的总胆红素为 $(18.126 \pm 15.219)\mu mol/L$，一分钟胆红素为 $(4.959 \pm 3.762)\mu mol/L$，均明显高于高原健康人的含量。高红症患者红细胞脆性明显增加和血液黏度增加，促进血管内溶血，肝脏不能处理血液内高水平的血清胆红素，可能是高红症患者高胆红素发生的重要原因。

（4）血氧饱和度测定 高红症患者血氧饱和度和血氧分压均明显低于同海拔高度的健康人，拉萨地区检查结果：健康居民血氧饱和度在 $85\% \sim 93\%$ 之间，而本症患者多在 $64.8\% \sim 84.6\%$ 之间，个别病例低至 60%，平均为 76.7%。

（5）毛细血管脆性试验（束臂法） 根据西藏自治区人民医院和青海两组报告，毛细血管脆性试验阳性率分别为 87.5%、76.7%。

（6）X 线检查 胸部 X 线检查可见双肺野充血。两肺下野呈斑片状的颗粒，直径约 2 毫米。

未合并高原心脏病和高血压者，心影可正常。合并高原心脏病和高血压时，首先出现肺动脉圆锥突出，并伴有肺动脉主干增宽且以右下肺动脉最明显，继而出现右心室扩大或双侧心室扩大。

（7）心电图检查 高红症由于低氧血症引起肺小动脉痉挛，血液黏度增加及血流阻力增大，导致肺动脉高压，右心室负荷加重和心肌缺氧缺血，从而对心脏电生理活动产生影响，引起一系列的心电图改变。本症常见的心电图改变为电轴右偏右室肥厚或高电压，右束支不完全性传导阻滞，或左前分支阻滞，ST－T 改变常见于 Ⅱ、Ⅲ、aVF 导联。高红症患者心电图改变以右心改变为主若兼有左心室改变者多与合并高血压有关。H.超声心动图检查高红症患者超声心动图检查常见双室扩大，以右心室更明显，右心室和室间隔肥厚，肺动脉内径增大，射血分数（EF），每搏心输出量（SV）及每分钟心排出量（CO）明显下降。

（8）眼底检查 高红症患者有视觉功能改变的占 69.5%，眼底改变的占 81.5%。其中以视网膜静脉发生改变者最多，占眼底改变的 78.5%，表现为视网膜静脉扩张，弯曲或呈腊肠样，着色变深或紫色，个别病例见视网膜静脉血栓形成，视盘可见充血，极少数病例视盘水肿。部分病例视网膜动脉扩张或痉挛、硬化。$5\% \sim 9\%$ 出现视网膜小点状、片状或火焰状出血。

三、康复治疗

1.护理 保持室内空气清新，经常用盐水或复方硼砂溶液漱口，保持口腔清洁。

2.饮食 普通饮食。戒烟酒，忌咖啡、茶及其他刺激性食物。

3.自然因子疗法 利用空气清新、氧含量丰富、空气负离子多，风景秀丽等自然因子，促进身体康复。如进行日光浴、空气浴、森林浴等。

4.心理疗法

（1）向患者说明本病的病因、机制、检查结果及疗养安排,进行心理疏导。

(2)让患者充分了解本病能通过自身生理调节而恢复的机制,并嘱其认真执行疗养措施。

5. 体育疗法

(1)医疗步行 每天早、晚各 15~20 分钟。

(2)太极拳 习练时务求精力集中,达到"行动于外,心静于内"。

(3)气功 一般病情可选择养气功的六字诀健身法、"洗髓金经"等;体壮者,可选太极功。

6. 药物疗法

(1)一般无须药物治疗,移居平原后常可使症状迅速缓解。

(2)可给予右旋糖酐 40,每日 500ml 静滴,连用一周可缓解症状。

(3)口服阿司匹林、路丁等。

7. 中药疗法 选用清热泻火的药物或方剂如龙胆泻肝汤等。

8. 放血疗法 对血红蛋白特别高、普通治疗无效者可以进行放血治。放血稀释疗法的方法:放血 300~500ml 后,再以等量的胶体液、晶体液回输。成分放血也是常采用的方法:就是抽血后将 RBC 分离出去,将血浆及其他有形成分再回输。其效果比放血稀释疗法好,且能保留血浆有效成分,是目前放血治疗的主要方法。

9. 吸氧 由于回到低海拔后,红细胞在数月内逐渐下降,这期间血液黏滞度仍很高,组织缺氧仍可能明显,低氧症状较重时,给以间断吸氧或低流量持续给氧。

10. 高压氧治疗 无禁忌证患者可进行高压氧治疗。高压氧可提高肺泡和血氧分压及血氧饱和度,使血液中物理氧溶解度较常压下提高 5~20 倍。因此回到低海拔后进行高压氧治疗仍很有必要。治疗压力为 0.25~0.28mPa,吸纯氧 40~60 分钟,中间休息 10 分钟,每天一次,10 次为一疗程,一般治疗 2~4 疗程,每两疗程间休息 5 天。

(崔建华　徐莉)

第六节　高原心脏病的康复

高原心脏病是慢性高原病的一种。高原心脏病是机体长期处于高原低氧环境,发生慢性缺氧,使肺循环阻力增加,产生肺动脉高压,导致右心肥大和心力衰竭;缺氧也可直接使心肌和心内传导系统受损。

一、病因

病变多先累及右心,严重者可累及左心,心脏外观体积多有增大,重量增加,右心和(或)左心肥大扩张,房室壁增厚;心肌病变以小灶性坏死为主,多为散在性分布,但近心内膜的心肌和乳头肌的病变较其他部位严重,镜下见左右室乳头肌、室壁和个别心房有不同程度的肌溶性、凝固性、出血性坏死,坏死灶中除见间质细胞增生和少量单核细胞浸润外,几乎见不到多形核的细胞浸润;心肌上可见到疤痕形成或伴钙盐沉积;间质疏松水肿及少量间质细胞增生;心壁内的细动脉和毛细血管前动脉内皮细胞增生肿胀,管壁因水肿和肌细胞增生而增厚,管腔狭窄,但这种血管的病变是局限性的;肺动脉病变:肺动脉圆锥膨隆,主干扩张,肌型肺小动脉肌层显示不同程度的增厚,直径小于 $100\mu m$ 的肺小动脉出现异常的肥厚肌层,以致管腔狭窄。弹力层增生或断裂。内膜增厚,纤维增生,有的肺小动脉内皮细胞增生肿胀,突向管腔,闭塞血管。少数并见肺动脉弥散性轻度扩大。部分肺动脉内有广泛血栓形成,甚至形成多发性肺梗死。

二、诊断依据

1. 病史 长期居住高原(海拔 2500 米以上)。移居者易患,世居者亦可罹患;

2. 临床表现

(1)症状:主要表现为劳力性呼吸困难、心悸、胸闷、头昏、疲乏等症状,有时咳嗽,少数咳血,声音嘶哑,最终发生右心衰竭,有学者亦报告患者时有头痛、头涨、兴奋、失眠或嗜睡、昏睡等症状。

高原心脏病症状表现极不一致,这与病情轻重、病程长短、其他系统器官受损情况,以及个体耐受性差异有关。高原心脏病是以心脏改变为主的全身性疾病,因此神经、循环、呼吸、消化、泌尿等系统都有不同程度的损害。具有重要意义的初发症状有头昏、头痛、惊慌、心悸、气促、失眠、乏力、水肿等。从各系统来看,以胸闷、惊慌、食欲减退、尿少和手足发麻等症状为多见。活动后多有呼吸困难及心前区疼痛,疼痛性质如针刺样或为隐痛,偶有类似绞痛发作,但程度较轻,而持续时间较长。有些患者表现为夜间突发性心前区压迫感而被迫坐起。部分病人平时无明显症状,只是在劳累、感染、精神紧张、重返高原或进入更高海拔地区时才出现症状。心力衰竭时上述症状加重,常伴咳嗽、血性痰、腹胀及全身浮肿。

3.体征 高原心脏病患者,常呈呼吸迫促,发绀明显,发绀发生率约为5%,表现在口唇、甲床、耳垂、舌尖等部位,约25%的患者可发生面部、下肢及全身浮肿。心尖搏动弥散,心界向两侧扩大。部分患者心率增快或缓慢,可发现期前收缩等心律不齐,肺动脉音亢进或/和分裂。心前区、胸骨左缘或剑突下常闻及Ⅰ~Ⅳ级收缩期杂音,以Ⅱ~Ⅲ级多见,此种杂音变化较大,常在一天之内或一夜之间因休息或转向低地而明显减轻或消失,可能与缺氧所致乳头肌功能不全有关,具有同其他心脏病鉴别意义。偶有舒张期杂音或奔马律,特别是重症患者或心衰者。肺部在有干、湿啰音,多与感染有关。当出现右心衰竭时有颈静脉怒张、肝大、肝颈静脉反流征阳性、腹水及水肿等。

4.辅助检查

(1)X线表现 高原心脏病患者X线检查以右室增大或以右室为主的双室增大为多见,也有以左室增大为主的。部分患者有右房大,少见左房大者。多数患者肺动脉段及圆锥隆突,肺动脉干扩张,右肺下动脉第一分支增宽,上腔静脉增宽。肺门纹理增粗紊乱,个别病例可见肺门舞蹈现象,肺纹理相对纤细。

(2)心电图、超声心动图变化:分析571例高原心脏病的心电图资料发现,高原心脏病患者的心电图主要有三种改变,即:①肥厚、劳损或缺血改变(394例占68.99%);②心律失常(112例占19.61%);③传导障碍(102例占17.86%)。三者中以前者最多,心律失常其次,传导障碍最少。可见本病可以累及整个心脏而以心肌受累多见,在心肌受累中又以右心受累多于左心。右心肥大或肥厚的心电图表现为尖峰型或肺型P波,这种改变可因病情变化而消失或重复出现。心律失常多见各类期前收缩及室上性心动过速,个别患者亦有房颤改变。传导阻滞中,不完全右束支传导阻滞和完全性右束支传导阻滞最为多见,左前半分支阻滞、左后半分支阻滞、双束支传导阻滞、Ⅰ~Ⅱ度房室传导阻滞及干扰性房室脱节亦可见到。心肌缺血的心电图改变主要在Ⅱ、Ⅲ、aVF导联中,ST-T段抬高,T波倒置。

(3)超声心动图改变中,90%左右的患者有右室扩张,内径多在29~41mm之间;部分患者右室流出道增宽;约60%的患者右室肥厚,厚度可达10mm左右;约50%患者室间隔增厚,多在13~19mm之间,而且室间隔显得平直或收缩期限向左室膨出;左室增大者约占10%,以肥厚为主,扩张较少,多与右室增大同时存在;少数病例可见左房和右房扩大,三尖瓣逆流,肺动脉瓣相对关闭不全,肺动脉高压普遍存在。超声心动图心功能评价中,以右室功能受损较为显著,右室射血前期延长,射血时间缩短,右室射血前期/右室射血时间比值增大,右室等容舒张期限延长,肺动脉后瓣X波振幅减小;左房排空指数减小,二尖瓣前叶EF斜率减小,说明左室舒张功能障碍;高原心脏病患者心搏量、心搏指数、射血分数均明显低于平原人,左室长径收缩末期缩短幅度也明显低于平原人,说明左室心肌收缩力下降。

(4)肺功能的改变 肺容积:成人高原心脏病患者,一部分仍保持平原正常值范围内,一部分肺容积则明显增高。肺通气:高原心脏病患者无论肺容积扩大与否,mmEF、V50、V25 明显降低。肺换气:高原心脏病患者摄氧量明显降低。基础代谢:高原心脏病患者耗氧量、产热量明显增高。

三、康复治疗

1. 护理　病情稳定者,按心脏病常规三级疗养护理,如出现病情变化,应及时更改护理等级。外出活动应备硝酸甘油等急救药品。

2. 饮食　一般选用清淡易消化的普通饮食,避免高糖、高脂肪、高钠盐,多吃富含维生素 K 的蔬菜和水果。忌暴饮暴食,禁烟酒。

3. 自然因子疗法　离开高原地区后,应充分利用疗养区空气清新,氧含量丰富,空气负离子多,风景秀丽等自然因子,促进身体康复。

(1)氡泉浴:浸泡半身或全身,水温 37℃ ~ 38℃,每次 10 ~ 15 分钟,1 次/天,15 次为一疗程。

(2)硫化氢泉浴:水温 37℃ ~ 38℃,每次 10 ~ 15 分钟,1 次/天,15 次为一疗程。

(3)日光及空气浴:时间以夏季上午 9 ~ 11 时和下午 3 ~ 5 时为宜,春、秋季以中午 11 ~ 13 时为宜。1 次/天或 1 次/2 天,每次照射的时间,根据日光照射强度和气候变化而定。

(4)森林浴:以散步、爬山、练太极拳、健身操等方式进行,1 ~ 2 次/天,每次 30 ~ 60 分钟。

4. 物理疗法

(1)直流电离子导入疗法:根据病情选用 1.5%硫酸镁溶液,10% 复方丹参溶液,0.25% ~ 0.5%烟酸溶液,0.8% ~ 3% 川芎嗪溶液,10% 碘化钾溶液等。将作电极置于心前区,非作用电极置于肩胛间或左前臂,电流量一般为 5 ~ 16mA 每次 15 分钟,1 次/天,15 次为一疗程。

(2)紫外线疗法:采用红斑量的紫外线,分胸前、胸侧及胸背三区照射,每区照射面积为 8cm × 10cm,每日照射一区,每区照射 5 次。此法更适合心绞痛病人。

(3)空气离子吸入疗法:浓度为 10 000 ~ 20 000/ml,1 次/天,每次 15 分钟,20 次为一疗程。

(4)音乐疗法:选用节奏缓慢、风格典雅的乐曲,每次 20 ~ 30 分钟,1 次/天,15 ~ 20 次为一疗程。

5. 心理疗法

(1)心理疏导:提供优质服务和优美环境,产生良好的心理效应,有利于心身健康。

(2)语言治疗:通过个别或集体咨询,解答有关高原心病的病因、症状和预防保健,消除其顾虑,纠正某些不良习惯,达到心理平衡。

6. 体育疗法

(1)耐力性需氧运动:根据病情和条件,可选用下肢等张运动,如步行、跑步、蹬车等,也可选用上肢等张运动,如划船等,或上下肢联合运动,如体操、太极拳、太极剑、游泳等。运动强度,按活动控制法,冠心病人在运动时摄氧量达最大摄氧量的 57% ~ 78% 时比较理想;按反应(即心率)控制法,运动时心率达最高运动心率的 70% ~ 80% 为宜,体质稍差者可选择 60% ~ 70% 的最高心率,也可根据净增心率法判断,即运动时最高心率减运动前安静时心率,每分钟不超过 20 ~ 40 次为宜。运动的持续时间,每次一般为 30 分钟。运动频度,每周 3 ~ 5 次。出现下列情况应中止运动:心绞痛,心律失常,心率反应过快过慢,运动中步态不稳、面色苍白、肢体疼痛,运动后长时间疲劳、失眠,体液潴留引起的体重增加,精神错乱,心电图出现明显异常等。

(2)气功疗法:以放松功和内养功为主,采用卧式或坐式,每次 30 分钟,2 次/天。

7. 药物疗法

(1)隐匿型冠心病治疗

①控制易患因素,消除诱因,积极治疗并发病,如高血压、糖尿病、高脂蛋白血症等。

②选用防治动脉粥样硬化的药物,如降血脂和扩张血管的中西药物。

③抗血小板聚集药,如肠溶阿司匹林 50mg,1 次/天,或噻氯匹定(力抗栓)250mg,1 次/天,或双嘧达莫(潘生丁)25mg,3 次/天,均为口服。

（2）心绞痛治疗

①制止发作：停止活动，立即休息，给氧，选用下列药物：舌下含服硝酸甘油0.3～0.6mg或亚硝酸异戊酯0.2ml，压碎安瓿后吸入，或硝酸甘油气雾剂喷入口腔；硝苯地平（心痛定）5～10mg含服；硝酸异山梨酯（消心痛）5～10mg舌下含服，或硝酸异山梨酯气雾剂喷入口腔；地尔硫䓬（硫氮䓬酮）30mg，3次/天，口服。

②预防发作：硝酸酯类：硝酸异山梨酯10～20mg，2～3次/天，口服；硝酸戊四醇酯（长效硝酸甘油）10mg，3次/天，餐前服；单硝酸异山梨醇酯20～40mg，1～2次/天，口服；硝酸甘油膜（Nitroderm TTS），贴在皮肤上，1次/天，每次1剂，每剂含硝酸甘油25mg（或50mg），24小时时释放量5mg（或10mg）；长效硝酸甘油膏（心泰膏），贴于前胸部，1次/天，可预防卧位性心绞痛发作。

β-受体阻滞剂：不宜用于有心力衰竭、疾病窦综合征、房室传导阻滞（AVB）Ⅱ度以上及低血压的心绞痛患者。可选用普萘洛尔10～20mg，3次/天，美托洛尔50～100mg，3次/天；阿替洛尔25～100mg，3次/天。均为口服。

钙离子拮抗剂：硝苯地平10～20mg，3/天，口服；维拉帕米40～80mg，3次/天，口服；地尔硫䓬30～90mg，3次/天，口服。

联合用药：钙拮抗剂与硝酸酯类合用能提高疗效，但可使血压下降，需密切观察；β阻滞剂与钙拮抗剂合用，最适宜心绞痛阈值稳定的劳力型心绞痛和合并快速心律失常者。

手术治疗：Ⅲ、Ⅳ级心绞痛经药物治疗无效，可采用经皮腔内冠状动脉成形术（PTCA），冠状动脉内激光成形术，冠状动脉旁路移植术等。

8. 中医疗法

（1）辨证论治

①胸阳痹阻：治以通阳宣痹，方用栝楼薤白半夏汤加减。

②气滞血瘀：治以疏肝理气，活血化瘀，方用丹参饮加减。

③气阴两虚：治以益气养阴，方用炙甘草汤加减。

④阳气虚损：治以助阳益气，方用理中丸或金匮肾气丸加减。

（2）草药单方、复方及中成药

①单味人参、丹参、田七炖服，或制成散剂冲服。

②中成药：复方丹参片、滴丸和注射液，冠心苏合丸，救心丹，活血丹，地奥心血康，健心丸等。

（3）针灸疗法

①体针：主穴取心俞、阴郄、膻中、内关，配穴取足三里、间使、厥阴俞、公孙等。

②耳针：主穴取心、皮质下、神门、交感，配穴取小肠、内分泌、肾、肺、脾等。

③艾灸疗法：取内关、心俞、膻中、郄门为主穴，配厥阴俞、足三里、关元、神厥等。每次取2～4穴，每次每穴间接灸10～15分钟，1次/天，15次为一疗程。

9. 氧气疗法　一般以鼻导管或鼻塞给氧，低流量（2L/min）间断使用，有条件时可用高压氧舱治疗。高压氧疗法适应于心绞痛恢复期1次/天，每次时间根据病情而定，10次为一疗程。

10. 体外反搏疗法　适应心绞痛、病窦综合征及缺血性心律失常。取平卧位，按技术操作常规进行。1次/天，每次40～60分钟，12次为一疗程，总治疗次数根据病情而定。

（崔建华）

第七节　高原衰退症的康复

高原衰退症过去我国学者习称"慢性高原反应""持续性高原反应"。西藏军区体检队于1976年报道，在高原环境生活的"健康人"中，有75%以上的人有头昏、头晕、失眠疲倦、记忆减弱等不适应症状；约有50%以上的人有心界扩大、肺动脉音亢进或分裂、心尖区Ⅰ-Ⅱ级缩鸣音、肝大等体征,而这些症状和体征并不集中在某个人身上,尚难构成慢性高原病某型的诊断。

一、病因

当机体暴露于高原缺氧环境时,同样也要发生应激反应。机体对缺氧刺激的反应速度差别也很大,有的在长时期内甚至一生中看不出明显的反应,有的在受到刺激后一段时间才出现反应,有的反应非常迅速而强烈。当机体暴露于高原缺氧环境后,机体即通过神经体液的调节,使其内环境保持相对稳定,内环境的相对稳定状态使机体摆脱了外界环境的约束而自由生活,这部分人在临床上可无任何症状和体征,属于习服良好型;相反,对于高原缺氧环境,机体通过长时期不间断地调节过程,机体内环境始终不能保持相对稳定状态,而表现出一系列的功能失调和病理形态上的改变,即发生高原衰退。高原衰退症体现了自进入高原开始,机体就试图通过神经体液调节来保持内环境的相对恒定,但始终不能达到平衡,而呈现的一些临床表现。对于高原衰退症的诊断,在临床上必须注意以下两点:首先原"慢性高原反应"的诊断条件过宽,对短时或轻度症状者亦常予列入。众所周知,在高原,因心理因素、情绪变化或劳累等均易一时出现头疼、心悸、疲乏、失眠等症状,但激发因素一旦消除,症状亦告消失,故不宜将此类现象亦列入本型的诊断。其次,高原衰退症的临床症状、体征与其他各型慢性高原病的症状、体征并无特殊不同,因而在高原衰退症的诊断时,应持审慎态度,以免掩盖其他型诊断而延误处置时机。

二、诊断依据

1. 病史 发生于久居海拔 2500 m 以上的移居者及世居者。

2. 临床表现

症状(1)脑力衰退症状 表现为头痛、头晕、失眠、记忆力减退、注意力不集中、思维判断能力

降低、情绪不稳和精神淡漠等。记忆力减退,注意力不集中,其程度差别很大。记忆力减退主要表现为近记忆力减退,即患者对过去几周、几天经历的事常常难以记起,对几周内未见面的朋友有时难呼其名,常闹出一些啼笑皆非的笑话。注意力不集中多表现在阅读时很难集中精力一次读完一篇文章。失眠、高原衰退症患者大多表现为失眠,即入睡困难,有时表现为睡眠较浅,极易唤醒,有时表现为早醒,再次入睡相当困难。昏厥:在高原上剧烈运动,精神高度紧张或过度悲伤可诱发昏厥,有时患者亦可无任何诱因而突然昏厥神志不清。大小便失禁,发作后除全身无力,精神紧张外无其他不适,临床检查也无任何阳性发现。

(2)体力衰退症状 表现为食欲减退、体重减轻、疲乏无力、劳动及工作能力降低、性功能减退、月经失调等。

体征:主要表现为血压降低、脱发、牙齿脱落、指甲凹陷、间歇性浮肿及肝大等。病程迁延,呈波动性,但逐渐加重,出现持续进行性衰退,但转至海拔低处或海平地区,症状逐渐减轻消失。

3. 辅助检查 不伴有红细胞增多和显著肺动脉高压。

三、康复治疗

1. 护理 病情稳定者,常规三级疗养护理,病情不稳时应及时更改护理等级。夜间起床或直立小便时,应加强护理。

2. 饮食 可适当高钠饮食,每日摄钠 >150mmol。

3. 自然因子疗法 利用空气清新、氧含量丰富、空气负离子多、风景秀丽等自然因子,促进身体康复。如进行矿泉浴(氡泉或碳酸泉浴)、日光浴、空气浴、饮泉疗法(氯化钠泉)。

4. 物理疗法

(1)使用弹力长袜或长裤、紧身腰带、抗重力衣服以增加静脉回流。

(2)床头抬高 20~30cm,可促进肾素的释放

和增加有效循环量。

（3）直流电离子导入疗法。

（4）肾区直流电疗法。

5. 心理疗法

（1）心理疏导 提供优质服务和优美环境，产生良好的心理效应，有利于身心健康。

（2）移情易性 通过个别或集体咨询，解答有关高原心病的病因、症状和预防保健，消除顾虑，纠正某些不良习惯，达到心理平衡。

6. 体育疗法

（1）医疗步行 每天早、晚 15～20min。

（2）太极拳 习练时务求精力集中，达到"行动于外，心静于内"。

（3）气功 一般病情可选择养气功的六字诀健身法、"洗髓金经"等；体壮者，气功如内养功、强壮功、太极内功等。

7. 药物疗法 高原衰退症患者的症状可用药物治疗，如头痛可给予止痛药，失眠较重者适当服用安眠药。

8. 中医疗法

（1）辨证论治。

（2）针灸疗法，包括体针、耳针、水针、艾灸疗法等。

（3）按摩疗法。

（4）按中医辨证论治，可将本症分为三型。即：肺气虚型：精神倦怠、呼吸短促、形寒怕冷、多汗舌淡苔白、脉细数。亦可兼见食欲不振、浮肿、头昏、心悸。治疗宜补肺益气，用党参、黄芪、白术、茯苓、山药、蛤蚧、炙甘草。兼有脾虚气陷者可用补中益气汤、气虚卫表不固者用玉屏风散；肺阴虚型：干咳少痰，或带血丝，或鼻，口干舌燥，烦躁失眠舌红少津而干，少苔，脉细数。药用生地、沙参、麦冬、玉竹、百合、桑叶、扁豆、花粉。亦可用百合固金汤等；气阴两虚型：体倦、气短、懒言、口渴、多汗、咽干、舌燥、脉虚弱。药用党参、麦冬、五味子、山药、玄参、百合、甘草等。

（崔建华）

第八节 高原高血压的康复

平原人移居高原后的体循环血压改变可以表现为血压增高或降低，多数表现为血压增高。随着对高原低氧环境的适应，血压可恢复至原来水平。在严重低氧时血压可明显下降。若此种血压异常状态持续存在或缓解后再度出现并持续下去产生继发性损害，即转变为高原高血压症或高原低血压症。高原血压变化的特点是脉压差缩小，这反映了心排血量降低。高原高血压与高原低血压不同于高原高血压症及高原低血压症，前者是人体对高原低氧的一种病理生理反应，且多为暂时性的；后者多为持续性并也产生由此引起的器质性损害，而成为高原独立疾病。

一、病因

1. 在高原环境下，长时间缺氧可使大脑皮层功能紊乱，皮层下中枢调节作用减弱，交感神经兴奋性提高，肾上腺髓质活性增加，血液内儿茶酚胺含量增多。造成血管痉挛，血管外周阻力增加，血压上升。

2. 机体缺氧，动脉血氧饱和度下降，刺激颈动脉窦和主动脉体化学感受器，通过传入神经到达血管运动中枢产生交感神经反应，致周围血管阻力增加和心率加速，血压上升。

3. 久居高原，慢性缺氧，机体出现代偿性红细胞增多，红细胞比容提高，从而引起血液黏度增加。血液黏度上升与血压有关，舒张压与红细胞比容呈正相关。血液黏度的上升可使外周血管阻力增高从而引起血压升高。

三、诊断依据

1. 病史 一般系长期居住在海拔 2500m 以上地区的移居者，发病年龄多较轻，移居高原前无高血压史。

2. 临床表现

（1）症状 症状为头痛、头晕、心悸、胸闷、气短、乏力、耳鸣、口干、易怒、多梦、失眠等，可伴有面部及肢体麻木,消化道症状如恶心、呕吐、食欲减退也常见。有文献报道219例高原高血压患者的症状频率,虽然所有患者均有不同种类的症状,但以头昏、头痛、心悸、气短、胸闷、失眠、多梦等表现占比例大。此外尚有以下特点:首先,高原高血压症患者的症状突出,但与血压升高程度不相称,分析多数仍属于高原反应的症状。其次,高原高血压临床上虽见到过有脑血管意外的报道,但心、肾、脑的损害较少,其并发症明显少于原发性高血压。

(2)体征 高原高血压的主要体征是血压增高,超出正常标准。收缩压≥140mmHg,舒张压≥90mmHg。少有收缩压单纯增高的,多是舒张压增高,收缩压仅轻度、中度增高,脉压差缩小。高原高血压症患者根据临床表现和发展过程,表现为二型:单纯型:仅表现血压升高,可由急性期的血压持续升高发展而来,也可在移居高原后较长时间才发病;混合型:大多数高原高血压症和高原红细胞增多症、高原心脏病并存,形成慢性高山病,此型多发生于久居高原后来又脱适应的居民,如高原红细胞增多症中约55%患者有高血压症。鉴于临床上的以上表现,我们这里所指的高原高血压症主要是指单纯型。约57.53%的高原高血压症患者有心脏体征。左右心室均有不同程度增大。肺动脉第二音亢进或和分裂(这一体征多属高原缺氧因素所致),主动脉第二音增强,心尖部可闻及Ⅰ~Ⅱ级收缩期杂音。

3.辅助检查

(1)胸部X线片 约72%的患者有心脏及大血管异常。44.5%表现为左室轻中度增大,7.6%表现为右室轻中度增大,6.2%的患者有双侧心室增大。约有一半的患者有主动脉增宽。原发性高血压患者的心脏改变主要在左心,高原高血压者的右心改变主要为高原缺氧所致。

(2)心电图 有一组资料表明,约44.7%的患者的心电图有不同项目的改变,如部分患者有左右束支传导阻滞,心电图QRS平均电轴左偏及左室高电压,少数患者有右室肥厚或双侧心室肥厚。

(3)眼底改变 约35%的患者有眼底改变,主要表现为Ⅰ、Ⅱ期高血压性眼底改变。还有表现为静脉怒张、发绀及眼底出血。眼底改变程度与血压的高度并不成比例。

(4)化验检查 实验室检查可见外围血象中红细胞及血红蛋白增高。尿常规可见少数患者有蛋白尿、颗粒管型等改变。尿糖定型为阴性,血尿素氮正常。

三、康复治疗

1.护理 缓进型Ⅰ、Ⅱ期高血压患者,在药物或非药物治疗下血压稳定在正常或轻度高血压范围内者,给予三级疗养护理,血压波动不稳或有心、脑、肾靶器官明显损害者,应及时更改护理等级。

2.饮食 富含钾、钙和优质蛋白、脂肪适量的低盐饮食。每日钠盐的摄入量应限制在5g左右。戒烟、限制饮酒,少吃辛辣刺激食物,多吃蔬菜水果。

3.自然因子疗法 充分利用空气清新,氧含量丰富,空气负离子多,风景秀丽等自然因子,促进身体康复。

(1)空气浴 清晨在疗区附近空气清新处散步、做操、练气功,吐故纳新,每天1次,每次15~45分钟。

(2)日光浴 采用间歇性全身照射法,每照射6分钟,回到阴凉处休息5~10分钟,每天3~4次为宜。

(3)海水浴 选择7—9月份,可酌情做全身浸泡、海水拍体或浅海游泳。

(4)矿泉浴

①氡泉浴:水温37℃~38℃,每天1次,每次15分钟,15~20次为1个疗程。此外还可选碘泉浴、硫化泉浴等,方法同上。

②二氧化碳泉浴:水温初为35℃~36℃,疗程后期水温可降至33℃~32℃,每天1次,每次7~12分钟,15~20次为1个疗程。高血压患者在中

午或晚间(例如:晚8时)进行矿泉浴疗较在早晨(例如:早8时)浴疗的效果显著。

③碳酸气水浴:水温34℃～36℃,每天1次,每次10～15分钟,12次为1个疗程。

4.物理疗法 直流电离子导入疗法、脉冲超短波及短波疗法、中波疗法、激光疗法、电睡眠疗法、磁疗法、水疗法等。

(1)直流电离子导入疗法 阳极可选用20%硫酸镁溶液、10%勾藤液、10%杜仲液、0.36%罗芙木碱溶液;阴极可选用10%溴化钠液、10%碘化钾溶液、10%五味子溶液。用领区离子导入法,每天1次,每次10～15分钟,12～15次为1个疗程。

(2)脉冲超短波及短波疗法 应用无热剂量的脉冲超高频电场,作用于患者太阳神经丛区、双足区、颈交感神经节区,每天1次,每次10～15分钟,12～15次为1个疗程。亦可行超短波微热量肾区治疗。

(3)中波疗法 应用肾区透热法,电流强度1～1.5A,每次20分钟,每天1次,15～20次为1个疗程。

(4)激光疗法:采用氦-氖激光照射,取穴位人迎、大椎、太冲、颈交感神经节等处,每穴2～3分钟,每次照2～4个穴,每天1次,10～12次为1个疗程。

(5)电睡眠疗法:眼部用阴极、枕部(或乳突部)用阳极,波宽0.2～0.3ms,频率5～20Hz,电流强度6～8mA,每次20～40分钟,每天1次或2天1次,15～20次为1个疗程。

(6)磁疗法

①贴穴法:可用0.05～0.15T的磁片,贴敷曲池、百会、内关、足三里、大椎等穴,每次选配2～3个穴,1个月为1个疗程。

②磁带法:佩戴在任何一侧内关处,磁场强度0.05T,每日佩戴2～12小时,1～3个月为1个疗程。

③旋磁法:磁头置百会穴,磁场强度0.08～0.12T,每次5～10分钟,15次为1个疗程。

(7)水疗法

①松脂浴:水温36℃～38℃,1次/天,每次10～15分钟,12次为1个疗程。

②电矿泉浴:用下行电流,电流强度15～25mA,每天1次,每次10～20分钟,12～18次为1个疗程。

③全身电水浴:每次15～30分钟,每天1次,10～15次为1个疗程。

5.心理疗法

(1)心理疏导 通过医疗和心理咨询向患者讲清高血压与人格特征、生活应激事件及生活环境的关系。鼓励患者注意消除焦虑、紧张、易激动的情绪,保持心理平衡。

(2)移情易性 避开喧闹嘈杂、节奏紧张的都市环境,参加垂钓、旅游、观光、音乐、舞蹈等活动,陶冶性情,提高生活质量。

(3)松静疗法 在幽雅的环境中聆听轻松、悠扬的民族乐曲或古典音乐,并随之入静,彻底放松心绪。

(4)生物反馈疗法 通过训练患者接受生物反馈仪输出的人体生物信息来放松肌肉,学会有意识地控制自己的心理、生理活动。

6.运动疗法

(1)医疗步行 可在清晨和黄昏进行,要求速度适中,四肢放松自然摆动,行走一般从短距离和慢速(60～80步/分)开始,以后可逐渐延长距离并加至中速(80～100步/分),一般不宜快速(>100步/分),每天1～2次,每次15～30分钟,以后增至40～60分钟。

(2)降压体操 降压操的动作幅度宜大,肌肉放松,中等偏慢速度或有节律活动,动作常呈弧形而不是直线,要和腹式呼吸结合进行。做操时应按节次循序进行,不宜做头低于心脏水平的动作,不宜跳跃、快速旋转,不做负重性活动,以免引起憋气等,防止反射性血压升高。

(3)太极拳 可选简化太极拳,每天1～2次,每次30分钟。可以打全套,也可以打半套或几式,如云手、野马分鬃等。

(4)气功 放松功,每天 2～3 次,每次 20～30 分钟;松静功、内养功、强壮功等均可选用,注意调意、调身、调息;也可自行练站桩功,意守双脚涌泉穴。

(5)慢跑 开始与步行交替进行,逐渐延长距离加快速度,随血压下降而运动量增大,对血压不稳者活动量要小,并循序渐进,待血压稳定后再按心率快慢确定运动量。

(6)爬山 无合并症的早期高血压患者,可以进行运动量不大的爬山运动。

(7)游泳 可在天气暖和时作缓慢而放松的游泳。每天 1 次,每次 20～30 分钟,15～30 天为 1 个疗程。

(8)游戏 选择运动量小、情绪不易激动的游戏,如克郎球、台球等,单独练习或穿插在医疗体操之间进行。每天 1～2 次,每次 15～30 分钟。

(9)自行车、滑雪等其他耐力性运动或有氧运动 可根据患者具体情况选择,运动强度一般为 50%～90% 的运动选择,每周 3 次,每次 30～60 分钟,1～8 个月为 1 个疗程。

(10)拍打法 用铁丝裹布作成宽约 14cm,长约 60cm 的拍子,按照背部、下肢、胸部、腹部、上肢的顺序拍打。每天 1 次,每次 10～15 分钟,12～15 次为 1 个疗程。

7.药物疗法 从以下五大类药物中按个体化阶梯方案或根据肾素活性水平选用治疗方案,降压药类别。

(1)利尿剂

①噻类利尿剂:氢氯噻嗪 25～50mg,每天 1～2 次,口服;环戊噻嗪 0.25mg,每天 1～2 次,口服;氯噻酮 25～50mg,每天 1 次,口服。

②保钾利尿剂:螺内酯(安体舒通)40～120mg,每日分 3 次口服;氨苯蝶啶 50～100mg,每天 3 次,口服。

③袢利尿剂:呋塞米(速尿)20mg,每天 1～2 次,口服。

(2)β受体阻滞剂 β受体阻滞剂因有使心肌收缩力受抑制,房室传导时间延长、心率过缓、支气管痉挛、肢冷、低血糖等副作用,有心衰、房室传导阻滞、阻塞性肺气肿病变者不宜用。用药时宜从小剂量开始,视情增加;停药前先递减,不宜骤停。

①普萘洛尔:5～25mg,3 次/天,口服。

②阿替洛尔(atenolol)50～200mg,每天 1～2 次,口服。

③美托洛尔(metoprolol 倍他乐克)100～200mg,每天 1～2 次,口服。

④纳多洛尔(nadolol)80～160mg,每天 1～2 次,口服。

(3)钙离子拮抗剂(CCB)

①硝苯地平(nifedipine)5～20mg,每天 1～3 次,口服。

②维拉帕米(verapami)30～90mg,每天 3～4 次,口服。

③地尔硫䓬(diltiazem)20～60mg,每天 3～4 次,口服。

(4)血管紧张素转换酶抑制剂(ACEI)

①卡托普利(captopril)12.5～25mg,每天 2～3 次,口服。

②依那普利(enalapril)2.5～10mg,每天 2 次,口服;亦可用 20mg,每天 1 次,口服。

③得拉普利(delapril)30～60mg,每日分 2 次口服。

(5)血管扩张剂

①中枢作用药:可乐定(clonidine)0.15～0.4mg,每天 2 次,口服;甲基多巴(methyldopa)125～1000mg,每天 2 次,口服。

②α_1 受体拮抗剂:哌唑嗪(prazosin)0.5～2mg,每天 3～4 次,口服。

(6)合理使用方法

①个体化阶梯方案:1988 年美国高血压发现、评价和治疗联合委员会(JNC)将钙离子拮抗剂、转换酶抑制剂与利尿剂、β受体阻滞剂并列,作为阶

梯治疗的第一线药物,推荐了可随不同病情灵活选药的新阶梯用药程序,即个体化阶梯治疗(individulized stepcaretheropy ISCT)。具体方案为:

第一阶段(S1):可根据病情选用以上四类药中的任何一种;

第二阶段(S2):2药联用,即首选药加第一阶段的另一种药,或增加首选药剂量;

第三阶段(S3):3药联用,即将原两药之一换用另两种药;

第四阶段(S4):重新诊断和(或)转院会诊,或三药或四药联合。

控制好血压后可试行退回上一阶梯治疗。

②根据血浆肾素活性(PRA)水平分型治疗:用抽血查血浆肾素活性水平的方法直接分型;如无实验室条件,可先使用普萘洛尔口服,服用后血压下降,表示为高肾素型或正肾素型,服用后血压不降,多提示为低肾素型。高肾素型,多见于40岁以下患者及高动力心脏综合征患者,应选用能降低肾素活性的β受体阻滞剂;低肾素型,如血钾正常多属于容量依赖型高血压,常选用钙拮抗剂和利尿剂治疗,若血钾低(< 3.5mmol/L)应考虑原发性醛固酮增多症的可能而采取外科治疗;正肾素型,单用抗肾素制剂或抗容量制剂常不能有效控制血压,因为有多种因素参与高血压形成,治疗上应联合采用抗肾素制剂和抗容量制剂。

(7)中医疗法

1)辨证论治

①肝阳上亢:治宜平肝潜阳,方用天麻勾藤饮加减。

②肝阳化风:治宜镇肝熄风,方用镇肝熄风汤加减。

③肝肾阴虚:治宜滋补肝肾,方用六味地黄汤加减。

④心肾不交:治宜滋阴降火,交通心肾,方用六味地黄丸合交泰丸加减。

⑤肾阳亏虚:治宜补肾温阳,方用济生肾气丸加减。

⑥心气虚弱:治宜补益心气,方用养心汤加减。

⑦中风:治宜祛风通络或开窍,方用羚羊角汤加减。

2)针灸疗法

①头皮针:取书写、呼循、思维、听觉、伏象、头部为基本穴,进针达骨膜,留针30分钟,每天1次,10次为1个疗程,共3疗程。

②体针:取风池、太冲、曲池、足三里、三阴交,头痛剧、目赤胀者加太阳穴,用捻法进针,中强度刺激,留针20分钟,每天1次,7～10次为1个疗程。

③耳针:以耳穴心区、肝区、脑点、降压点为主,失眠加神门,多梦加胆,心悸加心脏点,四肢麻木加耳郭上四肢相应穴,严重头晕加耳尖,两天1次,10次为1个疗程。

④水针:用利血平、异丙嗪或5%龙胆草注射液,取穴3～4个注射,每天1次,7～10次为1个疗程。穴位同体针。

⑤梅花针:点刺背、腰骶区、腘窝、踝关节周围皮肤,2天1次,7～10次为1个疗程。

⑥艾灸:用艾柱直接灸患者足三里、绝骨,每周2次,每次取1个穴(双侧),10次为1个疗程。

(3)按摩疗法　取揉、推、分筋和理筋法,于前额、枕后、侧颞、头顶顺督脉和脊旁揉推,局部触及条索状物且压痛明显者,取弹拨和静压手法。

(4)药物敷脐法　可用脐压散。方药为吴茱萸(胆汁制)、龙胆草(醇提物)、白矾(醋溶液)、硫黄、朱砂、环戊氯噻嗪等混合研末制成。每次200mg置于脐中,外用软纸敷盖加胶布固定,每周更换1次,用药3周。

(5)药枕疗法　用野菊花、竹叶、冬桑叶、生石膏、白芍、川芎、磁石、蔓荆子、藿木香、蚕沙等制成药枕,每昼夜使用不小于6小时。

(6)中药浴足法　钩藤20g,剪碎,布包冰片少许,加温水,每日晨起、睡前浴足,每次30分钟,10天为1个疗程。

(崔建华　徐　莉)

第七篇

伤病残康复管理

　　我军加快全面建设现代后勤战略部署,军队医院、疗养院紧紧围绕保障"能打仗,打胜仗"的总要求,借鉴外军在信息化条件下战时伤病员的康复保障方法,总结我军历次作战伤病员的康复保障经验,按照战时伤病员战略后方保障需求,研究了医疗机构承担伤病员战略后方康复保障任务,以缩短战时伤病员康复周期,提高战时伤病员机能恢复。

　　伤残军人康复后按照《中华人民共和国宪法》对保障伤残军人生活有关规定,明确对伤病残军人评定伤病残等级并给予抚恤待遇,给予生活保障,这是党和国家对伤病残军人在政治上关怀、生活上照顾的具体体现,事关广大伤病残军人的切身利益,关系社会安定、部队稳定。伤残军人退伍后的管理和安置机制逐渐完善,关乎伤残军人待遇,对现役军人也有激励和抚慰作用,对解除军人后顾之忧,加强部队建设,激励广大官兵勇于献身的革命精神具有重要的意义。

第一章 >>>

战时医疗机构伤病康复管理

根据战时康复机构卫勤保障需求,对康复的机制、制度、技术、人才和设施设备建设等保障方面分析研究,探讨适合战时医院、疗养康复机构在战略后方的"疗医结合、军民融合、双向转诊"康复保障模式,研究新时期信息战、生态战及心理战后,官兵在康复机构的疗养康复保障情况。

第一节 战时康复医院概况

一、抗美援朝战争时期的康复医院

我国的康复医院是在抗美援朝战争期间,各省收治中国人民志愿军需长期治疗,且治愈后不能在部队服役的伤病员而建立的,它最初称为休养院,1953年改称康复医院。

1.康复医院的建立 抗美援朝战争期间全国共成立66所康复医院,1951年开设床位17 000张,1953年开设床位21 000张,前后共接收两批志愿军慢性伤病员。第一批伤员在1951年6—11月间由从东北转出,共10 666名,分别由11个省

53个康复医院接收。第二批是1953年1—3月间由从东北转出的16 493名慢性伤病员,分别由25个所医院收容。根据四川、福建、山东、江苏、江西等11个省的统计,各康复医院实际收容远超过此数以上数量,自1951年6月至1954年4月共收容志愿军和解放军慢性伤病员64 477名。其他伤员的来源,有些康复医院前身是军队医院,医院集体转业组成康复医院时即有不少相当数量的中国人民解放军慢性伤病员;还有当时本省荣军康复医院送去的慢性伤病员,及就地收容的其他伤病员。同时由于康复医院及时收容大批从东北转去的慢性伤病员,保证东北区后方医院床位的顺利周转,这对抗美援朝战争也是有力的支援。

2.康复医院的组成和存在的问题 在抗美援朝战争期间国内康复医院都是1951年仓促组建的,组成来源有以下几种类型:中国人民解放军的陆军医院集体转业组成的;由教会医院改组的;各地一些疗养所合并组成的;以县卫生院为基础,招聘一些开业医务人员临时扩大组成的。在四种类型中以后二者为多且条件差,由于当时任务紧急、组成快,在组建工作中存在不足。从中央到地方

经过多方面的努力,采取各种有力措施,才使康复医院逐渐走上轨道,到 1954 年 62.3% 的伤病员康复出院,在当时的环境下取得了很大的成绩。

3. 康复医院工作采取的措施　一是配备骨干,充实医院领导。从 1951 年开始,有的省就着手配备医院的领导骨干。1952 年以后,各省都从各级卫生机关和其他部门抽调一些骨干,配备到医院。由于医院不断增加大批骨干,各项工作逐渐开展起来,为以后康复医院的整顿和改进工作打下了基础。二是配备医务力量,开办训练班培养人才,各省均请省立医院或医学院代办短期训练班,抽调一批医务人员参加专业训练,动员医务人员到康复医院工作。三是组织巡回医疗队,解决疑难问题,帮助医院提高医疗质量。湖南、湖北、陕西等省推广中医治疗,使许多慢性病患者得到治愈。四是组织各院开展业务学习,纠正唯药物治疗观点,开展综合治疗,树立治好慢性病的信心。五是建立、健全各种规章制度,保障康复医疗工作顺利实施。通过这些措施,康复医院的治疗效率大为提高,其集中表现是治愈率上升与死亡率降低。1953—1954 年所有康复医院的出院率都有提高,病死率全部下降(见图 7-1-1)。

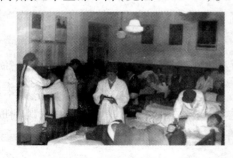

图 7-1-1　抗美援朝战争期间的康复医院

4. 康复管理机构　各省成立康复医院管理局,统一领导。一是调整房舍,整顿组织,1953 年 7 月 14 日中央人民政府《关于改进康复医院工作的指示》和中央人民政府卫生部《为贯彻中央关于改进康复医院工作的指示的通知》下达后,经各省卫生厅研究,组成康复医院管理局(局内设政治

处),直接负责康复医院的行政、业务和财经工作,当地党委和医院管理局共同领导政治工作。由于新建和调整了不少房舍,大部分医院搬到城市,集中起来。二是统一供给标准,1951 年各省康复医院接收伤病员之初,在供给待遇上,对慢性病员是参照中国人民解放军陆军供给标准供给,对伤员则是按志愿军标准供给,高于前者。三是合理解决出院问题康复医院伤病员的出院程序,一般是在动员成熟的基础上办好各种手续,然后送到军队的训练团统一处理。由于康复医院的伤病员已转给地方,处理复转时又要送回军队,再到各省复员建设委员会,反复转送,费时费事。如果在将慢性伤病员移交给康复医院的同时,能够明确是要做退役处理的(实际这些伤病员都是不能归队的),待伤病员治愈恢复工作能力后,由地方直接安置,这样既省时,又省事。但由于当时条件所限未能全部做到。

5. 康复医院工作的特点

(1)战时康复医院是不可缺少的,应在战争开始前组建好。军队的任务就是作战,必须保持坚强的战斗力量,军队的任何成员都必须具有直接作战或提供各种勤务保障的能力,久治不愈的慢性伤病员事实上已经失去了这种能力。军队医院担负由战场上下来的伤病员的连续收治能力,床位有限,不可能留治大批不能继续服役的慢性伤病员,而且战争时间愈长,慢性病员愈多,军队医院就更难留治。因此,在战争伊始,就应着手组建康复医院,并从人员、物质各方面做好准备。

(2)康复医院的性质、任务和方针明确。当时康复医院在平时是一般县卫生院、市立医院或疗养院,战时将这些医疗机构扩大收容为康复医院;战争结束后,军队的慢性伤病员治疗完毕,可再缩小编制,因此它是地方战时勤务性质的医院。

(3)临时组建的康复医院的领导关系不明确,收容任务有混乱现象。同时对伤病员的管理也有许多困难,在收容任务上,出现混收各科患者,有结核、精神病和其他系统疾病同住一科的现象，又缺少专科康复医生。

在这样的基础上，从中央到地方经过多方面的努力，采取各种有力措施，才使康复医院逐渐走上轨道。也为今后我国康复医院在平战时建立奠定了基础。

二、对越自卫反击作战时期的康复工作

对越自卫反击作战时期，伤病残人员较抗美援朝时期少，在战略后方没有单独组建康复医院，致使大批已不需特殊治疗的伤残人员长期积压在医院，影响了医院的床位周转和伤残人员的及时安置。有的伤残人员甚至常年住在所在部队，也给部队增加了很大的负担。因此，战时在战略后方区单独组建一些康复医院是十分必要的。对前线大批的伤病员转入医院救治后，康复工作是战伤救治工作的终结后的一个重要环节，通过康复治疗、训练和心理咨询，使伤残者、慢性伤病患者得到最大限度的恢复，使身体残留部分的功能得到充分的发挥，以最大可能恢复其劳动力和工作能力。

三、荣军康复医院（疗养院）的建立

我军的康复工作由解放初期正式建立，由部队医院集体转业成立荣军康复医院，收住解放战争一级至四级残疾军人集中供养，是我军残疾军人退出现役后依据国家民政部相关规定实施的一种安置供养方式。

荣军疗养院系对有残疾的退伍军人的康复机构，又称荣军康复医院。荣军疗养院设有康复诊断与康复治疗科室，编配有康复医师、康复护士及生活服务人员，康复器具较一般康复医院齐全，服务病种多为肢体伤残、截肢、脑外伤、烧伤、脊髓损伤等。患者可无限期的住院治疗。

具备下列条件之一，并经省级人民政府民政部门批准，可以集中供养：①因残疾原因需要经常医疗处置的；②日常生活需要护理，不便于分散安置照顾的；③独身一人不便分散安置的。集中供养的主要方式是：一级至四级残疾军人进入安置省、自治区、直辖市荣誉军人康复医院等优抚医院进行休养、康复和医疗。安置地无荣誉军人康复医院的，按照有关规定，由邻近省荣誉军人康复医院接收。荣军康复医院经过50多年的发展壮大，为残疾军人的集中供养、安抚做出了重要贡献。

四、疗养机构开展康复工作

疗养机构早在苏维埃时期，在延安就有部队自己的伤病休养所，当时条件艰苦，新中国成立后正式成立疗养康复机构。尤其近年来在军委、总部和各级党委的正确领导下，面对21世纪疗养院根据新形势下面临的新任务新问题，积极发挥疗养机构的康复作用。各疗养机构利用疗养地康复工作优势，在平时和特殊环境下的卫勤保障中逐渐发挥了重要作用。建立了全军、军区的康复专科中心，大胆研究探索康复理论与技术的应用，从而发挥疗养院机构由平时的"保健康"扩展到战时"保打赢"的职能作用。2012年8月召开的"全军疗养院建设工作会议"，已将"康复治疗"作为疗养院的一项重要功能，"十二五"末要建成15个疗养康复技术中心。2012年9月总后卫生部已经专门下发了《关于进一步加强军队康复疗养工作的通知》，全军对康复医学发展有一个整体规划和顶层设计，根据不同地域、环境、任务特点建立专科专病康复疗养中心，力争在新概念武器伤、心理应激创伤、特殊军事作业环境伤等康复技术上取得突破，制定康复机构、人员、装备、建筑和床位经费标准，为部队平战时提供康复场所。

五、战时康复医疗机构的作用

我军抗美援朝战争期间，首次将康复医院收容志愿军的慢性伤病员，但康复医院由于仓促成

立,在成立后一个相当长的时期中,因领导关系、领导干部、医疗力量、房舍条件、供给标准和政治思想教育等未能及时解决,使康复工作遇到不少困难。目前,无论是管理层还是基层官兵,包括卫生系统自身,对康复医学作用和地位的认识还比较模糊,甚至一些患者对接受康复治疗心存疑虑,认为康复就是健身、理疗、推拿、按摩,加之我军尚无完善的康复体系,一些术后、伤残、慢性病需要康复治疗的官兵,没有及时接受康复服务,或者是错过了最佳康复时机,给官兵健康和部队建设带来了一定的影响。疗养院在未来战时作为战略后方医院,是战士伤病员医疗后送的较好阶梯。它具有远离前方、驻地安全稳定、医疗设备齐全、专业技术力强、收治能力大的特点,是战士对伤病员实施专科治疗和最终治疗的理想场所。尤其对战伤晚期治疗复杂,残废伤员康复治疗及善后处理工作较医院有优势。因此,疗养康复机构在战时搞好战略后方伤病员的康复治疗,对提高伤病员的救治质量、康复水平,维护部队战斗力具有重要意义。

六、战时康复医学的发展

科学技术在军事领域的飞速发展与应用,使传统的战争模式发生了根本性的变化。现代战争具有多维、宽正面、大纵深、全方位的立体作战特点,部队频繁机动,伤员呈全方位和时空不规律分布,加之特种核生化武器、新概念武器、超常武器、高能武器、高技术常规武器的出现,其形态结构、作用性能、杀伤效应等不同于传统武器,它通过新的作用机制,造成新的伤情伤类。损伤由体表、脏器损伤向细胞分子水平损伤发展,"硬杀伤"与"软杀伤"相互作用,可能出现杀伤强度大、损伤范围广、作用时间长、各种并发症增多、伤情复杂,以致出现"三高"(即减员率高、休克率高、手术率高)以及"三多"(即重伤员多、多发伤多、烧冲复合伤多)现象。现代化的卫勤保障、立体救护使得大量伤病员得以快速后送,大批量"三高""三多"的后送,

势必造成野战医院、后方医院医疗压力增大。在战时充分发挥联勤体制编制调整后,将疗养院作为军队卫勤力量的重要组成部分,按照军队疗养院保障任务特点,积极研究疗养院做好战争军事行动卫勤保障的措施办法,有备应对可能赋予的卫勤保障任务。利用疗养院收治野战医院、后方医院术后治疗、康复伤员,即能减轻野战医院、后方医院医疗压力,提高床位周转率,更能保障伤病员得到专业的康复治疗,以提升战时疗养院康复保障职能,不断提高康复保障的实证性、实用性和实效性,为平时战备训练、人才培养、物资储备提供依据,随时做好战时疗养院"能救治、促康复、保打赢"的准备,促进战时伤病员早日康复,重复岗位,为提高部队战斗力服务。

近年来,李卫东、梁永刚等发表了军队疗养院应急卫勤保障面临的主要问题及对策论文,针对目前军队疗养院卫勤保障工作现状,分析了战时军队疗养院卫勤保障存在的主要问题,提出了强化战斗精神教育,提高战备规范化建设水平,加强机动卫勤分队建设,配套完善野战卫生装备等主要对策。原成都军区峨眉疗养院廖忠友、龙驰等人围绕军队非战争军事行动卫勤保障特点,结合疗养院实际,探讨疗养院做好非战争军事行动卫勤保障的措施办法,有备应对可能赋予的卫勤保障任务。原沈阳军区大连疗养院赵永光院长就军队疗养院战时基本职能及保障方法进行了研究,分析全军疗养院各系统战时的卫勤准备,绝大多数停留在"应急卫勤小分队"水平。尽管成立了组织,有的还曾经组织过演练,但由于疗养院技术专长和工作性质等原因的限制,疗养院的"小分队"作用十分尴尬,按战伤救治规则要求,它既没能力实施现场急救和紧急救治,也不能实施早期治疗或专科治疗,更不具备康复功能,这样"小分队"不能充分发挥疗养院的特长,以至于每逢急难险重的任务,未来战争将会产生大量的伤残人员,相对军队治疗医院来说,军队

疗养院在战伤康复方面有一定的特长和经验，最大限度地发挥这些特长，把疗养机构的工作重点放在康复职能上。按照战时的需要，对疗养院保障方式进行了心理康复、功能恢复、训练医用矫形器等战时康复技术研究，同时为更好地履行疗养机构战时职能，做到保障有力，培训与任务相当的康复技术人才，摸索了战伤康复经验。为我们即将开展的研究奠定了基础。

（徐　莉　张献志　王国瑧）

第二节　战时康复医疗机构职能任务

一、战时康复医院的任务

1. 根据战争规模大小确定任务范围。战争规模大，任务范围就广；规模小，任务范围也窄；因此在某种情况下，既可收治慢性病员治疗，又可收治功能障碍慢性伤员康复治疗。

2. 由于功能障碍慢性病员较慢性伤员治愈时间更长，更适于康复医院收治（康复医院缺乏战伤治疗经验），一般应确定康复医院尽量先收容需长期治疗的慢性病员。

二、康复医院的工作职责

1. 康复医院的政治工作，在抗美援朝战争期间是由地方党委领导，但伤病员是志愿军的军人，军队也要过问，实际上地方和军队两方面都同时管理。

2. 规范康复医院的供给标准和物资保障标准。首先医院必须集中管理，在房舍调整上按照康复医院性质的建筑。各种标准要原则上一致，各地区可结合当地实际情况执行，但在本地区中必须统一，保证按标准执行。

3. 加强伤病员的康复管理。对伤病员的管理，要积极组织他们自己管理自己，树立战胜疾病的信心。在管理中要配合康复治疗，遵守院规。

4. 训练业务干部，提高技术水平。医疗工作是康复医院的主要工作，积极提高在职医务人员的技术水平和医疗服务质量是十分重要的。经验证明，有两个可以采用的办法：一是开办训练班，进行专业短期训练；二是组织巡回医疗组，到各院帮助工作。医疗上必要的设备应予保证，尽可能组成专科康复医院，可节省技术力量。

三、康复医院在战时的重要作用

1. 康复医院在战时的重要性。战时建立康复医院促进伤病残康复起到非常好的作用。例如：我国抗美援朝战争期间，国内各大区共有66所康复医院收容志愿军的慢性伤病员，连同关内驻军的慢性伤病员共有6万余名，治愈率达62.3%。康复医院的工作，既保证东北区医院腾出床位，接收前方的志愿军伤病员，同时治愈了大批军队骨干（表7-1-1~7-1-3）。

2. 康复医院的建设不断加快。抗美援朝战争期间的康复医院由于成立仓促，在成立后相当长的时期内，领导关系、领导干部、医疗力量、房舍、供给标准和政治思想教育等未得到及时解决，工作中遇到不少困难。因此，康复医院建在平时，建立规范的康复治疗机制和顺畅的保障模式，可减少伤病残发病率，促进伤病员重返战场。

表7-1-1　抗美援朝战争期间11个省的康复医院数

省	四川	陕西	福建	江苏	湖北	浙江	江西	安徽	山东	湖南	河南	合计
医院数	6	5	6	9	6	5	5	5	12	2	5	66

表7-1-2　11个省的康复医院收容、
出院统计(1951.1—1954.4)

省	收容总人数(人)	出院总人数(人)	出院总人数占收容总人数的百分比(%)
四川	2,836	1,205	42.5
陕西	2,825	2,080	73.6
福建	8,959	6,884	76.8
江苏	7,801	4,680	60.0
湖北	3,951	2,862	72.4
浙江	7,660	5,349	69.8
江西	2,036	878	43.1
安徽	5,932	3,414	57.6
山东	15,998	8,699	54.4
湖南	2,373	1,416	59.7
河南	4,016	2,715	66.1
合计	64,477	40,182	62.3

表7-1-3　8个省康复医院的病死率

省	收容总人数(人)	病死人数(人)	病死率(%)
陕西	2825	19	0.67
福建	8959	365	4.07
湖北	3951	123	3.11
浙江	7660	264	3.45
安徽	5932	110	1.85
山东	15 998	532	3.33
湖南	2373	112	4.72
河南	4016	84	2.05
合计	64 477	1609	3.10

四、战时康复医疗机构

经过多年的研究和借鉴国外先进经验,对应战场及战斗员伤情特点,可分段分时发挥其职能。按机构开设地点及时效性分类,可分为临时康复医疗机构和长期康复医疗机构两类。其中,临时医疗机构包括战现场急救小组、师、旅、团级野战救护所,战役后方医院;长期康复医疗机构包括战略后方医院,军队康复疗养中心,荣军医院及地方社区康复机构。按照发挥职能特点分类,可分为救治机构和康复机构两类,前者包括战现场急救小组,师、旅、团级野战救护所,战役后方医院,战略后方医院;后者包括军队康复疗养中心,荣军医院及地方社区康复机构。

从战场战斗员因伤出现功能障碍起,战时康复医疗机构即开始运转,投入工作。战伤初期,进行战现场急救,包括止血、包扎、固定、通气、搬运及心肺复苏,此任务由以营连配属卫生人员为主的战现场急救小组完成。伤员搬运至师、旅、团级野战救护所后进行伤情分类,留治1周内可以治愈的轻伤员,其余伤员通过公路、铁路或空运等方式送往至战役后方医院进行紧急救治,超出战役后方医院救治能力的伤员,以及经紧急手术伤情基本稳定,但仍需要继续巩固治疗的伤员,均送往战略后方医院。经战略后方医院治疗,伤情完全稳定,生命体征平稳的伤员,可转至军队康复疗养中心,进行康复治疗。康复疗程结束,经伤残鉴定后,可转至荣军医院或社区康复机构进行后续康复训练。

五、康复对象的医疗管理流程

康复对象因各种原因造成的功能障碍或残疾的康复治疗在不同时期、不同阶段要经历不同的治疗环境,采取不同的治疗方式。康复对象在不同时期的医疗管理不同。

1. 急性期　患者在急性期需要在综合医院的相关临床科室、康复专科医院、康复中心等机构进行急性期康复。

2. 恢复早期、中、后期和后遗症期　患者的康复治疗场所主要是疗养机构和家庭。

3. 后期和后遗症期　一级至四级残疾军人的集中供养,集中供养的主要方式是进入安置地省、自治区、直辖市荣誉军人康复医院等优抚医院进行休养、康复和医疗保障。

(徐　莉　裴志刚)

第三节　战时疗养康复机构伤病康复保障

近年来,美国提出"全生命周期保障"和"全谱卫勤"的观念作为"2010 年联合构想"的卫生勤务子构想,同时提出了部队健康全面保护构想,力图改变以往重"战救勤务"、轻"强健促进和伤病预防"的状况,实现"强健促进、伤病预防、战救勤务"并重,全面保护、再生和提高部队战斗力从维护战斗力跃升到提高战斗力,这将更加倚重强健促进的能力和效果,是适应 21 世纪美国军事战略的卫勤系统建设的路线图。构想中还蕴涵着"全生命周期保障"和"全谱卫勤"两个重要观念,这两个重要观念及"强健促进、伤病预防、战救勤务"并重的思想对于"全维卫勤"概念的形成是重要的启示。我军面对 21 世纪疗养机构根据新形势下面临的新任务新问题,积极发挥疗养机构康复疗养中心的作用。

一、战时疗养机构伤病员康复保障的意义

疗养机构战时的需求,在康复的机制、制度、技术、人才和设施设备建设等保障方面分析研究,探讨适合战时疗养院战略后方的"疗医结合、军民融合"康复保障模式,研究新时期信息战、生态战及心理战后官兵在疗养院康复保障方案及康复技术应用标准,采用信息化技术手段在战时疗养院康复保障方式的应用,以提升战时疗养机构康复保障职能,研究探索战时疗养机构与医院、野战医院伤病员后送中的康复保障规律,不断提高康复保障的实证性、实用性和实效性,为平时战备训练、人才培养、物资储备提供依据,随时做好战时疗养院"能救治、促康复、保打赢"的准备,促进战时伤病员早日康复,重返岗位,为提高部队战斗力服务。

战时疗养机构伤病员战略后方康复保障模式研究是军队疗养机构战时职能及保障方法研究的一部分,不单纯是为了适应当前和今后的形势,同时也是我们义不容辞的责任,研究战伤康复及相关的康复保障模式,疗养机构具有得天独厚的条件,能真正做到平战结合,具有重要意义。

1. 符合新时期军事斗争战略方针,提升军事斗争准备和疗养院全面建设水平。

2. 为军队疗养机构建设发展方向提供正确思路。

3. 明确了培养、选拔疗养机构特有人才的方向和目标。

4. 为建设疗养机构重点学科提供重要依据和努力方向。

二、战时疗养机构伤病员康复保障的模式

根据伤病员发生特点,科学预计保障任务,结合疗养机构卫勤保障能力现状,合理筹划康复治疗的对象筛选、伤病员转接流程。

(一)保障任务

康复工作是贯穿战伤救治工作的各个环节,通过康复治疗、训练和心理咨询,使伤残者、慢性伤病患者得到最大限度的恢复,使身体残留部分的功能得到充分的发挥,以最大可能恢复其劳动力和工作能力。

战时伤病员在前方医院治疗终结后,伤残病员病情在医院救治稳定后转入疗养机构所属康复医院或康复中心进行专业、全面康复,它是战时对伤病员康复的重要环节。

1. **疗养机构主要任务**　对慢性伤病员和虽已临床治愈,但功能恢复欠佳,不能继续留队服役者进行功能恢复的各种康复治疗,消除或减轻其功能上的缺陷,最大限度地恢复其生活和劳动能力;对伤残者进行矫治、物理、体育等晚期康复治疗,并协同有关部门及时妥善安置。

2. **疗养机构战时任务转换**　疗养机构战时将疗养机构工作模式和保障任务转换,对老干部保

健疗养计划安排减少或暂停,根据自身保障范围或方向,主要接收医院转送批量伤病员康复疗养,快速形成以康复治疗为主的工作模式。

(二)保障对象

康复疗养收治对象为伤病员在临床治疗终结后,需要进行功能恢复或重建的官兵。

1.康复疗养适应证 疗养机构战时收治在医院治疗终结后,一部分病情稳定后转入康复的伤病员,如:慢性高原病、战伤初级救治后的康复、心理应激创伤、新概念武器伤、毒剂伤合并有外伤或放射损伤、特殊军事作业环境伤的康复等。

2.康复疗养期限 康复疗养期限一般是30天,原则上不超过60天,因战负伤功能障碍的官兵确需延长期限的,由疗养机构上报至所在大单位卫生部门批准,并由批准单位通知疗养机构,康复疗养期限,按战时保障条例或有关规定执行。

(三)保障流程

按照疗养机构战时的任务需求,在康复的机制、制度、技术、人才和设施设备建设等保障方面分析研究,吸收"强健促进、伤病康复、机动首出"并重的思想,结合"全生命周期保障"和"全谱卫勤"的观念,按照疗养机构建设发展的战略思想,研究适合战时的"疗医结合、军民融合"康复保障模式,采用信息化技术手段在战时疗养机构康复保障方式的应用,全面提升战时疗养机构康复保障水平。

1.战前准备阶段

(1)加强康复组织机构建设。疗养机构根据地域、环境、任务特点加强专科专病康复科、康复中心、康复医院建设,制定康复机构、人员、装备、建筑和床位经费标准。与野战医院、驻地部队医院建立科学的转诊机制,保证战时军队医院神经外科、创伤科、野战内科等伤病员在术后及生命体征平稳后,转入疗养机构接受系统康复治疗,保证伤病员能及时得到专业化的康复治疗,也减轻了医院战时救治的压力。

(2)建立全军标准化的战时康复机构(康复医

疗分队、康复科)人员编制、建立设备、药品、耗材储备标准和基数,充分配备康复保障物资。应了解战时伤员分布以及部队对设备、药材、人员的需要情况,按战时需求储备物资,做到及时合理地组织、配备、调整和使用。健全药品器材供应保障体制,严格供应标准,做到标准合理,供应及时,保证急需,发挥药材最佳效益。加强康复病人运力保障,以满足康复伤病员需要。

(3)建立疗养机构康复技术人员的培训、考核标准,建立康复技术人才的引入、淘汰机制,按照标准加强技术建设。按照全军统一康复学科建设标准,在各专业的康复人员配置、理疗设备、康复训练器材、康复治疗及康复训练技术的开展等方面实现标准化;推进康复医疗服务的规范化、康复程序标准化建设。建设中注重实证和操作性,采用康复临床规范、临床指南标准评估患者功能障碍情况,设计有针对性的康复程序。在新概念武器伤、心理应激创伤、特殊军事作业环境伤等方面研究和开展具有我军特色的康复新技术。

(4)按战时康复学科常见的创伤、疾病需求配备设备,同时,区分各疗养机构不同保障方向伤病情特点,平时针对性加强建设投入和训练。配置设备要满足高原、沙漠、高寒、丛林、远海官兵在特殊环境条件的战创伤、高技术战争条件伤、负荷训练下心理紧张状态调节的需求;康复设施规模及人员配备比例科学合理。建造高压氧舱、引进康复机器人、评估测评等先进康复设备,建立满足战时战伤疾病的康复设施建设标准。

(5)充分发挥疗养机构的自然环境优势,将疗养医学的学科优势与康复治疗技术相结合,突出中西医结合康复新模式,创建具有我军特色的战时康复环境。不断改善环境设施。以先进康复理念为指导,充分体现现代康复医学的要求,改造或新建适合需要的康复用房,将各种专业化的治疗室、训练室、评估室与病房融为一体,成为功能配套,方便使用。公共空间、病房空间人性化、家庭化,发挥我军疗养机构在各种自然疗养因子的有利条件,打造一流的康复环境。

2.战时伤病员康复阶段

(1)伤病员康复后送方式与要求 根据不同作战方向,研究确定相应后送保障方式。以未来中印作战为例,根据作战规模,作战高寒缺氧地区特殊环境的特点,按海拔高度分梯次后送,在森林、滨海城市等温暖、富氧、高气压的地区实施康复,可取得较好康复效果。大批伤病员后送方式:疗养机构在战时处于战略后方区救治机构,主要通过战术后方区、战役后方区转送伤病员,实施专科治疗和康复治疗。转送中要求,结合中印边界作战伤治疗情况分类,结合作战规模、地区、对象等具体情况,在林芝、成都、西宁建立康复后送中转站,实施早期康复治疗,对危重伤员如昏迷的高原脑水肿患者、伤口有严重的厌氧菌感染或脑外伤伤员,采取快速后送工具,战时实施越级或指定性后送,以提高康复救治效率和质量。

(2)在医院治疗阶段早期康复介入 疗养机构抽组康复医疗队5~7人,心理康复医疗队4~5人,在战役时期,主动进入野战医院、中心医院,积极参与医疗救治中,按照康复治疗适应证,开展早期的康复介入、康复治疗,协调组织需要到疗养机构康复的病人转入,以提高康复治疗效果。

(3)疗养机构康复治疗管理。伤病员到疗养机构后,将伤残病人进行分类分组收治,按伤残情况分组等,收住不同的康复疗养区、科室,形成分类保障、综合管理的模式,按照定期评估效果、康复返队形式周转。康复治疗中由临床医师、理疗医师、作业疗法医师、语言治疗医师、护士、政治和心理工作者等康复综合治疗小组,通过采集完整的病史,全面体验和对各种功能测定进行分析,确定伤病残程度,制订综合治疗计划。康复技术上,注重中西医结合、康复与临床结合、康复治疗与康复工程结合,方法上发挥疗养机构自然疗养因子的优势作用,做到因病施治,综合治疗。

3.伤病员康复转出阶段 疗养机构经过系统康复治疗、评估后,功能基本恢复重返工作岗位;对于有致残危险的伤病员,要尽量降低残废的风险,恢复其正常生理功能,保证他们今后的正常生活不受或少受影响;对于有功能残缺的伤病员,制作支具、假肢;如少数病人因病情变化或疑有新的疾病发生,则转回驻军医院,给予及时临床治疗。对于功能障碍康复人员需按计划指导回归社会、家庭生活训练,2~3个月返回疗养机构康复中心进行功能评估,指导康复治疗。

战役后方各医疗机构,在看重抢救伤病员生命的同时,为伤病员的康复积极创造有利条件。对于没有致残危险的伤病员,主要是尽量提高治疗质量,尽快恢复健全的身体功能。对于有致残危险的伤病员,要尽量降低残废的风险,恢复其正常生理功能,保证他们今后的正常生活不受或少受影响。根据战役情况和本级康复治疗水平,决定这一部分伤病员的留治或后送。对于已经致残的伤病员,要尽量保留较多的残留功能,降低伤残等级,提高他们今后生活自理能力。对这一部分伤病员,在完成基本治疗之后,根据有关规定,尽量移交专门的康复机构进行康复治疗。

三、军队医院、疗养机构双向转诊程序

1.依据《双向转诊康复疗养适应证》,医院对符合康复疗养指征、需进一步康复治疗的伤病员,由其所在科室提出转诊申请,填写《军队医院、疗养机构双向转诊审批表》。

2.转诊医院、疗养机构专家通过现场会诊或远程会诊方式,共同完成会诊并得出会诊意见,确定是否符合转诊标准。

3.确定符合转诊标准,由转诊医院医务部(处)负责向医院主管副院长报告,同时电话通知疗养机构医疗机关,登记备案。电话通知内容包括:伤病员姓名、性别、年龄、单位、职别、诊断、目前情况、需康复治疗期限。

4. 疗养机构机关接到转诊电话通知后，及时登记备案，并通知疗养科室做好收治准备。

5. 转诊医院机关督促科室办理出院手续，将病例摘要录入军人保障卡（包括入院诊断、出院诊断、入院情况、检查体征、治疗情况、出院时恢复情况等），由转诊医院负责转送伤病员至疗养机构。

6. 医院、疗养机构医生完成当面交接，疗养机构接诊科到科室为转诊伤病员办理持军人保障卡疗养的入院手续。

7. 转诊伤病员的日常治疗、护理工作由疗养机构承担，根据病情需要，经患者主管医生申请，医院每周可派专家到疗养机构查房 1 ~ 2 次。转诊伤病员病情发生变化，不适合继续康复治疗时，由医院、疗养机构专家共同会诊，得出会诊意见，及时转回医院进行治疗。

8. 伤病员需转回医院治疗时，由所在科室填写"军队医院、疗养机构双向转诊审批表"（表 7 - 1 - 4），向疗养机构医疗机关报告转诊意见，由机关负责向疗养机构主管领导报告，同时电话通知转诊医院机关，登记备案。电话通知内容包括：伤病员姓名、性别、年龄、单位、职别、诊断、目前情况、专家转诊意见。督促科室办理出院手续、书写病例摘要，并开具转诊介绍信，由疗养机构负责送伤病员至医院病房，并完成当面交接。

表 7 - 1 - 4　军队医院、疗养机构双向转诊审批表

姓　名		性别		年龄		病案号	
部职别						职　级	
出生日期						证件号	
所在科室				入院时间			
转往科室				转院时间			
病历摘要及转诊理由： 　　　　　　　科室领导　　　　　　经治医生 　　　　　　　年　月　日　　　　年　月　日							
医　院、 疗养机构 机关意见	专家组会诊意见： 　　　　　　　　　转出医院(疗养机构) 　　　　　　　　　医务部(处)(公章) 　　　　　　　　　年　月　日						
医　院、 疗　养　院 主管领导意见	医院领导 年　月　日			疗养机构领导 年　月　日			

注：1. 此表作为医院、疗养机构转诊的凭据，随患者病历保存
　　2. 医院和疗养机构双向转诊时，均需填写此表

（裴志刚　徐莉　唐迪）

第二章 >>>

我军伤病残鉴定

《中华人民共和国宪法》对保障伤残军人生活有明确规定，对伤病残军人评定伤病残等级并给予抚恤待遇，是党和国家对伤病残军人在政治上关怀、生活上照顾的具体体现，事关广大伤病残军人的切身利益，关系社会安定、部队稳定，政策性、专业性很强。做好此项工作对于解除军人后顾之忧，加强部队建设，激励广大官兵勇于献身的革命精神具有重要的意义。

第一节 我军伤病残评定的发展

1950年12月，经中央人民政府政务院批准，中央人民政府内务部公布《革命残废军人优待抚恤暂行条例》和《革命工作人员伤亡褒恤条例》，其中，《革命残废军人优待抚恤暂行条例》第三条"革命残废军人，依其残废轻重和失去工作能力之大小，确定残废等级。"依据45条残疾情形，共分为特等、一等、二等甲、二等乙、三等甲、三等乙六个残废等级。

1988年7月，国务院根据形势和工作需要，颁布了我国第一部《军人抚恤优待条例》，正式将"军人"与其他"国家革命工作人员"分别制定了抚恤优待政策。1989年，国家和军队依据《军人抚恤优待条例》相继颁发了《革命军人评定伤残等级的条件》和《革命伤残军人评定病残的条件》及《军队评残管理办法》。此次政策调整最突出的一个特点是把"残废军人"改称"残疾军人"，这是为了体现对残疾军人的尊重，同时也体现了残疾军人残而不废的精神。

2004年8月1日，国务院、中央军委批准公布新修订的《军人抚恤优待条例》，自2004年10月1日起施行。2004年11月，民政部、劳动和社会保障部、卫生部与总后勤部发布了《军人残疾等级评定标准（试行）》，将致残等级评定标准由重至轻分为一至十级，与原残疾等级对应关系为：特级套改一级，一等套改三级，二等甲级套改五级，二级乙等套改六级，三等甲级套改七级，三等乙级套改八级。2005年1月，解放军总参谋部、总政治部、总后勤部发布《军人残疾等级评定管理办法》，形成了一套完善的军人残疾等级评定工作体系。

2011 年 7 月国务院、中央军委公布《关于修改〈军人抚恤优待条例〉的决定》，自 2011 年 8 月 1 日起施行。2011 年 12 月，民政部、人力资源和社会保障部、卫生部、总后勤部发布了关于印发《军人残疾等级评定标准》的通知，重新修订的《军人残疾等级评定标准（试行）》自 2012 年 1 月起执行。2011 年 12 月，解放军总参谋部、总政治部、总后勤部发布命令，《军人因病基本丧失工作能力医学鉴定和因战因公因病致残等级评定管理办法》自 2012 年 1 月 1 日起施行。

（敬建军）

第二节　伤病残评定政策依据适用范围和性质认定

一、伤病残评定的政策依据

军人评定伤病残等级，现行主要政策依据是 2011 年 7 月国务院、中央军委公布的《关于修改〈军人抚恤优待条例〉的决定》，2011 年 12 月，民政部、人力资源和社会保障部、卫生部、总后勤部发布的重新修订的《军人残疾等级评定标准（试行）》，2011 年 12 月解放军总参谋部、总政治部、总后勤部发布的《军人因病基本丧失工作能力医学鉴定和因战因公因病致残等级评定管理办法》。

二、残疾等级评定适用人员范围

现役军官、文职干部、士官、义务兵、学员、军队管理的退休未移交军官、文职干部、士官因战、因公致残，义务兵和初级士官因病（含精神病）致残。

退出现役且已移交地方的人员，不参加军队组织的评残鉴定，符合条件的可以向地方民政部门申请补评。

三、伤病残性质及认定

（一）因战致残性质认定

根据国务院、中央军委第 602 号令《修改〈军人抚恤优待条例〉的决定》，符合下列情形之一的可以评定为因战致残：

1. 对敌作战负伤致残，医疗终结；

2. 因执行任务遭敌人或者犯罪分子折磨致残，或者被俘、被捕后不屈，遭敌人折磨致残；

3. 为抢救和保护国家财产、人民生命财产或者执行反恐怖任务和处置突发事件致残的；

4. 因执行军事演习、战备航行飞行、空降和导弹发射训练、试航试飞任务以及参加武器装备科研试验致残的；

5. 在执行外交任务或者国家派遣的对外援助、维持国际和平任务中致残的。

（二）因公致残性质认定

根据国务院、中央军委第 602 号令《修改〈军人抚恤优待条例〉的决定》精神，符合下列情形之一的可以评定为因公致残：

1. 在执行任务中或者在上下班途中，由于意外事件致残的；

2. 因患职业病致残的；

3. 在执行任务中或者在工作岗位上因病猝然致残，或者因医疗事故致残的；

4. 其他因公致残的。

因公致残情形的几点说明：

1. "从事军事训练、施工、生产等任务中"统称为"执行任务中"。上下班途中，一般是指在上下班的规定时间内、上下班的必经路途中。意外事件致残是指遭到非本人责任和无法抗拒的意外致残。

2."在执行任务中或者在工作岗位上因病猝然致残",在执行任务中或者工作岗位上是致残的客观环境,因病是致残的直接原因,同时强调残疾状态的猝然出现,以上三方面缺一不可。如在工作岗位上突发脑出血摔倒致骨折,脑出血是病,不能认定为因公而评定残疾等级,而骨折是在工作岗位上突发脑出血摔倒所致,可以认定为因公而评定残疾等级。

3.职业病范围、职业病患者处理办法以及职业病名单,参照《中华人民共和国职业病防治法》和原国家卫生部《第一批国家职业病处理卫生标准》(卫通〔2002〕8号)执行。

4.医疗事故是指列入军队致编制的医疗机构及其医务人员在医疗活动中,违反国家和军队医疗卫生管理规定和医疗护理技术操作常规,过失造成伤病员人身损害的行为。军队有关卫生部门接到所属医疗机构的重大医疗过失行为报告或者医疗事故争议当事人要求处理医疗事故争议的申请后,应当进行审查,对需要进行医疗事故技术鉴定的,军队伤病员应当交由军队医学会组织,地方伤病员应当根据当事人申请,交由军队医学会或地方医学会组织鉴定。军队伤病员在地方医疗机构发生的医疗事故争议,需进行医疗事故技术鉴定的,按《医疗事故处理条例》的有关规定执行,发生医疗事故的赔偿由当事医疗机构给予伤病员一次性经济赔偿。

5.因战因公交通事故致残的,还应当提供公安交通管理部门的交通事故认定书和其他相关证明材料。

6.其他因公致残不包括因犯罪致残、醉酒致残、自残情形。

(三)因病致残性质认定

"因病致残"是指义务兵(列兵、上等兵)和初级士官(下士、中士)在服役期间患病(含精神病)导致致残的,可认定为因病致残。即除了因职业病致残、在执行任务或者工作岗位上因病致残、医疗事故致残外的其他疾病导致的残疾,义务兵和初级士官非因公外伤致残也可按因病致残处理。

(四)人员身份和致残性质认定的部门

身份认定,由军务(兵员文职)和干部部门审核。致残性质认定,义务兵和初级士官的残疾,由军级以上单位军务(兵员文职)、组织、卫生部门认定;现役军官、文职干部和中级以上士官的残疾,由军队战区级以上单位组织、干部、卫生部门认定;退出现役的军人和移交政府安置的军队离休、退休干部残疾性质由省级人民政府民政部门认定。

(敬建军)

第三节　残疾等级评定权限与
补办和等级调整

一、残疾等级评定权限

战区级单位后勤机关卫生部门负责本级机关军人和所属单位现役军官、文职干部、中高级士官的残疾等级评定;军级单位负责本单位初级士官、义务兵残疾等级评定;军委机关京外直附属单位、战区机关、各军区善后办、省军区(不含新疆军区、西藏军区、北京卫戍区)不负责评残工作,所属人员参加联勤保障中心(新疆军区、西藏军区)组织的评残鉴定。省级人民政府民政部门负责退出现役的军人和移交政府安置的军队离休、退休干部残疾等级评定。

二、补办评定残疾等级

现役军人因战、因公致残,未及时评定残疾等级,退出现役后或者医疗终结满 3 年后,本人(精神病患者由其利害关系人)申请补办评定残疾等级,有档案记载或者有原始医疗证明的,可以评定残疾等级。

"档案记载"是指军人正式档案中由其所在部队作出的法定有效的涉及本人负伤原始情况、治疗情况及善后处理情况等书面记载。职业病致残需提供有直接从事该职业病相关工作经历的记载。医疗事故致残需提供军队后勤卫生部门出具的医疗事故技术鉴定结论。

"原始医疗证明"是指下列医疗证明:一是军人退出现役后补办评残的,指军人服役期间由其所在部队军以上单位指定的军队医院的能说明其致残原因的"诊断证明""出院小结"或正式病历、辅助检查、实验分析记录等。二是军人服现役期间医疗期满 3 年以上补办评残的,指医疗期满 3 年以内由所在部队军以上单位指定的军队医院出具的"诊断证明""出院小结"或正式病历、辅助检查、实验分析记录等。

评定病残只存在新评,而不存在补评,军人退役后不补办病残评定。

三、调整残疾等级

现役军人被评定残疾等级后,在服现役期间或者退出现役后残疾情况发生严重恶化,原定残疾等级与残疾情况明显不符,本人(精神病患者由其利害关系人)申请调整残疾等级的,可以重新评定残疾等级。

军队单位和地方民政部门既可以对因战因公的残疾军人调整残疾等级,也可以对评定为病残

的残疾军人调整残疾等级,但残疾军人本人必须有申请调整残疾等级的意愿。残疾人员患病丧失劳动能力和残疾人员生活困难的情形不在调整之列。

(敬建军)

第四节 伤病残医学鉴定及管理

一、伤病残医学鉴定申报及要求

(一)残疾等级评定的申报

现役军官、文职干部、士官、义务兵、学员、军队管理的退休未移交军官、文职干部、士官因战、因公致残以及义务兵和初级士官因病(含精神病)致残,医疗期满后符合评定残疾等级条件的,以及已评定但残疾情况发生严重恶化,原定残疾等级与残疾情况明显不符的,本人(精神病患者由其利害关系人)向所在团级以上单位后勤(联勤)机关卫生部门申请。

退出现役的军人和移交政府安置的军队离休、退休干部向所在地省级人民政府民政部门申请补评或调整残疾等级。

2004 年 9 月 30 日以前因战因公致残的军人(含军队管理的离退休人员),未评定残疾等级的,所在单位初审后认为受伤时残情达到六级以上且手续齐全的,可以按规定申报。

军人申请评残医学鉴定必须有两名旁证人员予以证明并填写《军人申请病退评残医学鉴定审查表》;所在团级以上单位后勤机关卫生部门应当协调经治医院复印病历,经审查后符合评残医学鉴定条件的,经身份、致残性质认定后公示无异议的,经所在单位团级以上单位党委研究通过后上报。

（二）申报需提供的材料

1. 军人申请病退评残医学鉴定审查表。

2. 军人残疾等级评定表。

3. 本人近期正面半身免冠小二寸彩色照片6张。

4. 加盖经治医院病案室和医务部（处）公章的病案首页、入院记录、手术记录、出院小结、相关检查及后续治疗病历（近半年内）等材料复印件。

5. 因医疗事故致残的，还应当提交军队或地方负责医疗事故鉴定工作的医学会出具的医疗事故技术鉴定结论；因交通事故致残的，还应当提供公安交通管理部门的交通事故认定书和其他相关证明材料；2010年1月1日后致残申请评定的，还应当提供所在单位后勤机关财务部门提供的《军人伤（病）残保险备案登记表》复印件。

（三）伤病残医学鉴定的组织实施

军级以上单位后勤机关卫生部门应当于医学鉴定工作开始前，会同同级机关军务（兵员文职）、组织、干部、财务部门，对申报材料进行审查。对材料不齐全、填写不规范的，应当将申报材料退回本人所在单位补充完善后重新申报；对内容不真实或者明显不符合评残医学鉴定标准的，取消其参加医学鉴定资格。

军级以上单位后勤机关卫生部门，根据初审人员伤病种类，从已建立的专家库中随机抽组专家组，采取集中方式，在指定医院实施评残医学鉴定工作；指定医院应当根据鉴定要求做好辅助检查，出具客观真实的检查结果，并为评残医学鉴定工作提供必要的场所与医学鉴定相关的其他条件。

军人评残医学鉴定采取集中组织辅助检查、专家现场体检、集体研究决定、现场出具意见的办法实施。鉴定结论必须由3名以上鉴定专家签名

确认。

军人所在单位应当组织申请鉴定人员按照要求参加鉴定。军人伤病情严重，确实不能到达鉴定现场的，所在团级以上单位党委出具证明，并指定人员代为陈述情况；其他不参加现场鉴定的，视为自动放弃医学鉴定。

特殊疾病残情医学鉴定：精神病专科医院承担精神病的残情医学鉴定；尘肺病的残情医学鉴定由总医院承担，无资质的，可申请地方有资质的医疗机构承担；放射病残情医学鉴定由第307医院承担；航空病残情医学鉴定由空军总医院承担；减压病残情医学鉴定由海军总医院、第401医院承担；推进剂中毒残情医学鉴定由火箭军总医院、第306医院承担；其他职业病由战区级以上卫生部门指定医院进行鉴定。

（四）伤病残医学鉴定审批

军以上单位后勤机关卫生部门应当组织对通过医学鉴定人员的有关情况，在军人所在团级以上单位进行公示，时间不少于5个工作日。对公示有异议的，卫生部门应会同同级军务（兵员文职）、干部、纪检部门，组织有关人员和专家进行调查核实并复议。对残疾等级与实际情况不符，或者弄虚作假的，必须调整或取消残疾等级。被鉴定人对结论有异议的，应当于收到医学鉴定结论后的15个工作日内，向本人所在团级以上单位机关卫生部门提出复议申请，经审查确需复议的，逐级上报至审批卫生部门。

军以上单位后勤机关卫生部门应当在收到复议申请后的15个工作日内组织专家复议，并将复议结果书面答复申请人员。对复议结果仍有异议的，可向军委后勤保障部卫生局申请再次鉴定，再次鉴定结论为最终结论。

对公示无异议的，军级单位后勤机关卫生部

门应当审核评残医学鉴定结论和相关材料,确认无误后,审批残疾等级,并发放"中华人民共和国残疾军人证"。

"中华人民共和国残疾军人证"全军统一编号,只限本人使用,不得转借或者转让他人,不得涂改。损坏或无法辨认的,由持证人向所在团级以上单位后勤机关卫生部门申请,并由其将证件和"军人残疾等级评定表",以及其他有关材料复印件,逐级上报至军以上单位后勤机关卫生部门换领。

"中华人民共和国残疾军人证"遗失的,持证人应当及时向所在团以上单位后勤机关卫生部门报告,并在当地报纸刊登作废声明。登报作废声明6个月后,由本人所在团级以上单位后勤机关卫生部门,将"军人残疾等级评定表",以及其他有关材料复印件,逐级上报至军以上单位后勤机关卫生部门申请补发。

(五)伤病残医学鉴定档案管理

团级以上单位后勤机关卫生部门建立评残医学鉴定档案管理制度,指定专人保管。"军人残疾等级评定表"分别由评定人所在单位卫生部门、具有军人保险金审批权限的财务部门、个人档案和审批机关各留存1份。

(敬建军)

第三章 >>>

伤残人员的管理与安置

伤残军人管理和安置问题已经逐渐成为重要的社会问题，并引起了各国的关注。伤残军人退伍后的管理和安置机制逐渐完善，管理部门职责分工逐渐明确，依据的法律逐渐健全，他关乎伤残军人待遇，以及对现役军人的激励和抚慰作用，现将其有关情况介绍如下。

第一节　战时军人伤亡保险

如何建立健全战时军人伤亡保险制度，维护军人合法权益，充分发挥军人保险在战争中的激励和抚慰作用，是一个值得深入研究的问题。

一、战时军人伤亡保险工作的特点

1. 战争的突发性强，战前准备时间短，基金筹措急。未来高技术条件下信息化战争的突出特点就是出其不意、克敌制胜、速战速决。所以许多突发性战争难以准确预测，导致战前准备时间较以往战争将大大缩减，作战节奏也较之更为快捷。这就要求财务部门必须在较短的时间里筹措充足的资金，来满足战时急剧增加的伤亡保险金的需要。由于我军伤亡保险起步晚，基金储备量还处于偏低阶段，加之我军的保险基金由总部集中管理，使得各级部队，尤其是师团以下部队在基金申请的时间上显得更加紧张。

2. 现代高技术战争对军人的伤害性不断增大，使得伤亡保险给付量大。未来战争是信息化战争，由于大量高技术武器，比如激光武器、高能微波武器、次声波武器以及现代核、生、化武器等的投入使用，极易造成短时间内大量的人员伤亡，使得军人保险给付相对集中。所以财务、政治、卫生部门必须在较短时间内，及时、准确地完成诸如对伤亡保险军人死亡性质的认定或伤残等级评定，以及申报、审批、给付保险基金等一系列工作，任务十分繁重。

二、战时军人伤亡保险金的筹措主体和保障对象

现在军人伤亡保险金是国家和个人共同承担，我们建议战时军人伤亡保险金全部由国家补助，军人个人不再缴纳保险金。一方面是因为国防安全属于纯公共产品，其成本理应由全体人民共同承担，因作战导致的伤病和伤亡风险，不能由

个人自己承担。而从战后转轨而言,短暂的战争最终会回归和平,和平时期军人伤亡保险又基本上回归平时军人伤亡保险的筹措模式中去。另一方面,对于参战军人而言,战时他们可以像平时一样享受军人伤亡保险待遇,这也是社会保障的组成部分,也体现出国家是责任支付主体和保障主体。而且从保险金的保障形式上来说,是国家以资金的形式对军人保险待遇的一种补偿和兑付,也是对国民收入的再分配的体现。由此可见,无论是从战时军人伤亡保险的对象还是从其经费的支付上,我们强调国家作为保障主体的地位与作用,其意义就在于这种明确的责任归属有利于划分国家、军队以及军人个体的职、责、权,有利于保障军人的合法权益和确保战时伤亡保险待遇。

另外,建议扩大伤亡保险保障的对象范围,把军人家属纳入受保范围。这主要考虑到,参战军官和士官服役年限较长,大多数是中青年,且大多是上有老,下有小,家庭负担较重。义务兵服役年限短,年龄小,父母处于中年,具备劳动能力。但是,我国已逐渐进入独生子女时代,家庭成员的构成发生了很大的变化。因此,将军人家属(主要是无固定收入来源的父母、配偶及未成年子女)纳入伤亡保险对象,在一定程度上可以解除参战军人的后顾之忧,全身心投入战斗,奋勇杀敌。发放标准可按照本人基本工资的一定比例发放,如配偶每月35%,其他亲属平均每人每月25%,孤寡老人或孤儿可在上述标准的基础上酌情增加。

三、战时军人伤亡保险审批

与给付战时军人伤亡保险的审批程序应按照"急事急办、特事特办"的原则,由伤亡军人所在参战部队的政治部门根据死亡原因判明死亡性质,由卫生部门依据相关规定办理伤残等级评定,单位财务部门根据残情评定或死亡性质,认真填写军人伤亡保险申请表,加盖财务专用章,团级单位经上一级财务部门批准后,可视情越级直接上报军区财务部审批,师级单位也可直接上报军区审

批,尽量打破平时建制逐级申报的常规方法,缩短保险金的下拨周期。对于急需办理的,可将相关资料转交后方留守处,由留守处派专人专程办理伤亡保险审批手续。军区财务部应抓紧协调政治、卫生部门对相关资料的真实性、合法性和完备性进行核实。对情况属实的应及时办理批复手续;对于与实际有出入的地方,应及时就有关问题向相关部门进行咨询、核实,摸准实情,严格标准审批办理。做到该发的一个不少,不该发的一个不发。

军人伤亡保险审批文件经上级批准后,可由军区财务部门以电话或传真等形式先通知伤亡军人所在单位财务部门,依据批准的保险给付金额填写军人伤亡保险金发放表,及时办理支付手续。一旦伤亡人数频繁增加,在本单位预算的伤亡保险基金不足的情况下,就需要积极协调上级财务部门及时下拨批准的伤亡保险经费,确保伤亡保险金及时发放给伤亡军人或其亲属。在发放时,对于伤残军人,应及时通知当事人,并将保险金直接发放给本人;对于死亡牺牲的军人,应按《继承法》中确定的顺序发放,出于战乱原因或其他原因不能来队直接领取的,要通过邮局或银行汇款的方式,及时将保险金发放到当事人手中,也可以通过汇款至地方人武部门,由其代理发放。

四、战时军人伤亡保险金的支付标准

在平时,军人伤亡保险待遇与地方工伤保险待遇相比就比较低,而且又低于军人工资水平增长幅度,更何况在战时,军人职业的奉献性和危险性使得现有的伤亡保险标准远远满足不了军人应得到的补偿。因此,应该大幅度提高军人伤亡保险金的给付标准。对后方非参战军人,可参照平时军人伤亡保险标准,在此基础上,考虑到战时环境给军人带来的职业风险和各种压力,可适当把给付标准提高到2000元左右,并增加相应的给付月数至100个月和70个月(因公牺牲的为100个月,因公病伤或死亡的为70个月),使非参战军人的伤亡保险金在战时平均达到18万元左右,战后

再立即执行平时的伤亡保险金标准；对于支前参战军人来说，又要分两种情况考虑：首先，因战致病的军人（尤其是病情不稳定的），可采取给军人免费医疗的同时，提高伤亡保险金的给付标准，可由平时的1200元提高至3000元，增加相应的给付月数至100个月，使这些军人的伤亡保险金达到30万元左右，并对病情不稳定的可考虑给他们发放一定的护理费、残疾辅助器材等补助费；烈士的给付标准可由平时的1200元提高到3500元左右，同时增加相应的给付月数至120个月，使烈士的伤亡保险金达到42万元左右。作为战时伤亡保险的主管人员，应熟知各类标准制度，审批程序，发放要求，切实做好战时军人伤亡保险给付工作。

（敬建军　汪　英　杨敏清）

第二节　伤残人员退伍管理

一、国外军[以下有俄军]队伤残管理部门及法律

（一）美国伤残管理

1.退伍军人事务部负责管理和安置　该部门成立于1989年，其前身是退伍军人管理局。退伍军人事务部在美国的50个州中设有58个办事处，各办事处主任均由退伍军人事务部部长任命。作为派出执行机构，各办事处负责其所在辖区的退伍军人服务工作。退伍军人事务部的全部经费支出，包括退伍军人的各项福利等，均来源于联邦政府的财政预算。这些经费通过立法来得以保证。

2.法律基础相对完备　美国退伍军人相关法律制度建设较早，目前已经形成了比较完备的法律体系。美国退伍军人的法律制度框架，从军人入伍开始，并伴随军人终生。美国对伤残军人进行补偿的政策也比较成熟。早在第1次世界大战时期，美国就制定了《伤残退伍军人资助法》（1918年）；1919年又出台了《1919年优待法》；1944年6

月颁布的《退伍军人权利法案》，成为保障美国退伍军人权益的基本依据；1956年颁布了《退伍士兵与遗属福利法》。1983年颁布的《退役军人紧急职业训练法》和1984年颁布的《蒙哥马利法案》，为保障军人顺利专业到地方工作起了巨大作用，自退役军人事务部成立后，美国国会先后通过了《国防授予权法案》《退役军人优先权法》《双重补偿法》《退役军人就业和再就业权利法》等法案，对退役军人的生活、住房、医疗、安置和养老等问题予以妥善解决。

（二）伤残保障具体规定

1.发放伤残补偿及退休金

（1）伤残军人退休金　伤残退伍军人的退休金通常是按照伤残程度确定的。伤残程度按照每10个百分点为一个递增等级，共划分为10个伤残等级，如伤残等级为10%、20%等。伤残退伍军人的退休金以伤残退伍时的基本月薪乘以伤残退伍等级。永久性伤残退休金最高为基本月薪的75%，最低为30%。

（2）赔偿金　因公致残的退伍军人，按照其伤残程度支付赔偿金。因公致残是指服现役期间发生的伤残，若伤残是由军人自身蓄谋、故意行为引起的，则不能获得赔偿金。伤残程度超过30%的退伍军人，将会领取到额外的赔偿金。

（3）非因公致残抚慰金　非因公致残抚慰金，只对那些在战争期间服过兵役的退伍军人发放，抚慰金的数额与该退伍军人及其家属的年收入额成反比。

（4）安葬及丧葬费　对于服役期间因生病或受伤而死亡的退伍军人，或因服役使以前的病情或伤势恶化而死亡的退伍军人，允许其在国家公墓安葬。对服役期间死亡或因公死亡的军队人员，可发放丧葬费。

2.家属享受优厚待遇

（1）抚恤金　对在服役期间因公死亡的人员、因公致残以及退伍后死亡的退伍军人，由退伍军人事务部每月向其家属支付抚恤金。

（2）补偿金　《美国政府少年供给法案》和1964年的《战争孤儿教育支援法案》规定，向在战时致死、致残或在平时因从事极度危险工作而致病、致残军人的子女提供补偿金。这些子女可望连续45个月领取到每月376美元的补偿金。

（3）教育资助　1944年开始，在战争中死亡、因伤残失去劳动能力的退伍军人的子女，可在26岁之前享受教育资助；配偶可在军人死亡或伤残8年以内享受教育资助。

（4）医疗保健　凡在服现役期间患病或病情加重的退伍军人，均可享受由退伍军人事务部所属医院，或与其具有合同关系的其他医疗机构提供的医疗保健服务。目前，美国共有退伍军人专门医院163家、康复中心206所、福利院43所、疗养机构137所。这些机构中的工作人员近18万人，每年接待近500万人次就诊。退伍军人中的伤残人员可以终生免费到退伍军人专门医院就诊。非伤残的退伍军人也可在这些医院就诊和体检，但要自付20%的医疗费。战争中死亡人员的子女，在26岁以前可免费在这些医院就诊。

（5）再就业帮助　退伍军人事务部为退伍军人提供职业训练和再就业帮助。1998—2004年，共有10 286名伤残退伍军人通过培训实现了自食其力或生活自理。此外，美国的《退伍军人优先权法》规定，退伍军人及其符合条件的配偶和遗属，有在政府部门工作的优先权。对于伤残程度达到30%的退伍军人，不经过竞争考试就可以优先录用，担任政府文官职务。

（6）住房贷款制度　这项制度适用于所有的退伍军人。每位军人退伍后，都可以向政府申请住房贷款，国家可为每人提供6万美元的住房贷款担保，担保金额为24万美元，这笔钱可以保证该退伍军人买到普通中等住房。退伍军人事务部优先向伤残退伍军人、因公死亡人员的未婚配偶提供用于购买、建造或维修住房的贷款。如果是在战争中伤残的人员，政府还额外支付其4.8万美元，用于修建残疾人专用设施。

（7）优惠保险　美国目前为退伍军人设立的保险分为两大类：一是专为战争中伤残的退伍军人建立的保险，由退伍军人事务部管理，保险金额根据伤残的程度而定。二是为现役军人建立的人身保险，军人退伍后，可将这笔保险费用转入由政府选定的商业保险公司，并由该保险公司负责经营。退伍军人事务部负责评估、监督和审查该保险公司的操作。

（三）俄军伤残管理

1993年2月12日俄罗斯联邦（国家杜马）通过的《富国一和在内务机关服过务的人员及其家属退休（抚恤）金保障法》、1994年12月6日通过的《老战士法》和1998年3月6日通过的《军人地位法》，是专门解决伤残老兵和退役军人在待遇、安置及社会地位等方面问题的法律，维护了他们的切身利益。

由《老战士法》规定产生的国家老战士事务局已成为俄罗斯安置管理退役军人的主要工作机构，其编成、结构及其建立和活动的程序，由总统按照俄罗斯联邦政府的报告确定，并受俄罗斯联邦执行权力机关、俄罗斯联邦有关主体权力机关及地方自治机关领导。

二、国内伤病残军人退役安置和供养

残疾军人的集中供养是我军残疾军人退出现役后依据国家民政部相关规定实施的一种安置供养方式。具备下列条件之一，并经省级人民政府民政部门批准，可以集中供养：①因残疾原因需要经常医疗处置的；②日常生活需要护理，不便于分散安置照顾的；③独身一人不便分散安置的。

集中供养的主要方式是：一级至四级残疾军人进入安置地省、自治区、直辖市荣誉军人康复医院等优抚医院进行休养、康复和医疗。安置地无荣誉军人康复医院的，按照有关规定，由邻近省荣誉军人康复医院接收。

（一）残疾军人集中供养的相关规定

1. 服务对象范围

（1）在服役期间因战因公致残（一级至四级）

退出现役的军人:

①对敌作战负伤,导致残疾的军人。

②在执行任务中或者在上下班途中,由于意外事件导致残疾的军人。

(2)在服役期间因病评定了残疾(一级至四级)等级退出现役的残疾军人。

(3)《伤残抚恤管理办法》适用的其他人员。

2. 残疾的等级及评定

(1)根据劳动功能障碍程度和生活自理障碍程度确定,由重到轻分为一级至十级。

(2)现役军人的残疾等级评定:义务兵和初级士官由军队军级以上单位卫生部门认定和评定;现役军官、文职干部和中级以上士官由军队军区级以上单位卫生部门认定和评定。

(3)退出现役的军人需要认定残疾性质和评定残疾等级的,由省级人民政府民政部门认定和评定。

(4)残疾军人评定残疾等级后残疾情况发生严重恶化,原定残疾等级与残疾情况明显不符的,本人(精神病患者由其利害关系人)申请调整残疾等级的,可以重新评定残疾等级,参照《伤残抚恤管理办法》第二章执行。

(5)评定残疾等级,应当依据医疗卫生专家小组出具的残疾等级医学鉴定意见。

3. 集中供养

(1)优抚关系转移

①残疾军人必须自军队办理了移交手续后60日内,向户籍迁入地的民政部门申请转入抚恤关系。迁入地民政部门必须进行审查、登记、备案。审查的材料有:《户口簿》《残疾军人证》、解放军原总后勤部卫生部(或者武警后勤部卫生部、武警边防部队后勤部、武警部队消防局、武警部队警卫局)监制的《军人残疾等级评定表》或者《换领〈中华人民共和国残疾军人证〉申报审批表》、退役证件或者移交政府安置的相关证明。

②迁入地民政部门应当对残疾军人残疾情况及有关材料进行审查,必要时可以复查鉴定残疾情况。认为符合条件的,将《残疾军人证》及有关材料逐级报送省级人民政府民政部门。省级人民政府民政部门审查无误的,在《残疾军人证》变更栏内填写新的户籍地、重新编号,并加盖印章,将《残疾军人证》逐级通过迁入地民政部门发还申请人。

③《军人残疾等级评定表》或者《换领〈中华人民共和国残疾军人证〉申报审批表》记载的残疾情况与残疾等级明显不符的,迁入地民政部门应当暂缓登记,逐级上报省级人民政府民政部门通知原审批机关更正。复查鉴定的残疾情况与《军人残疾等级评定表》或者《换领〈中华人民共和国残疾军人证〉申报审批表》记载的残疾情况明显不符的,按复查鉴定的残疾情况重新评定残疾等级。

(2)抚恤金 残疾军人的抚恤金标准应当参照全国职工平均工资水平确定。残疾抚恤金的标准以及一级至十级残疾军人享受残疾抚恤金的具体办法,由国务院民政部门会同国务院财政部门规定。残疾军人抚恤关系转移的,其当年的抚恤金由部队或者迁出地的民政部门负责发给,从第二年起由迁入地民政部门按相关国家标准发给。抚恤优待对象被判处有期徒刑、剥夺政治权利或者被通缉期间,中止其抚恤优待;被判处死刑、无期徒刑的,取消其抚恤优待资格。

(3)医疗费、辅助器械 在省属优抚医院住院的残疾军人发生的医疗费,由省财政按实际支出拨付优抚医院。残疾军人需要配制假肢、代步三轮车等辅助器械,由省级人民政府民政部门负责解决。

(4)供养生活的组织 大部分省级行政区设置专门机构,一般名称为荣誉军人康复医院,也有名称残疾军人休养院的公益事业单位,专业开展集中供养业务。机构设置荣军休养所(科),及配套服务的医疗、行政后勤服务部门。根据残疾军人实际情况提供吃穿住行日常生活服务、医疗护理服务、开展相关文化娱乐活动。

(5)安葬 残疾军人死亡的,参照《军人优待抚恤条例》第二十八条执行,依照规定注销残疾军人相关证件。

(二)残疾军人的分散安置

1.服务对象范围 分散安置是残疾军人退出现役后依据国家民政部相关规定实施的一种安置供养方式。适用对象是一级至四级残疾军人中个人自愿选择分散安置人员和五级至六级残疾军人。

2.护理费

(1)按现行政策规定,下列两类残疾军人可以享受护理费

①除国家集中供养外的一级至四级残疾军人。

②因病瘫痪、双目失明而生活不能自理、饮食起居需要人扶助的军队退休干部,经医院证明和组织批准,发给护理费。

(2)对分散安置的一级至四级残疾军人发给护理费,护理费的标准:

①因战、因公一级和二级残疾的,为当地职工月平均工资的50%。

②因战、因公三级和四级残疾的,为当地职工月平均工资的40%。

③因病一级至四级残疾的,为当地职工月平均工资的30%。

3.安置

(1)因战致残被评定为5级至6级残疾等级的退役士兵,由人民政府安排工作。对安排工作的残疾退役士兵,所在单位不得因其残疾与其解除劳动关系或者人事关系。安排工作的因战、因公致残退役士兵享受与所在单位工伤人员同等的生活福利和医疗待遇。

(2)中级以上士官符合下列条件之一的,作退休安置:

①因战、因公致残被评定为一级至六级残疾等级的。

②经军队医院证明和军级以上单位卫生部门审核确认因病基本丧失工作能力的。中级以上士

官因战致残被评定为五级至六级残疾等级,本人自愿放弃退休安置可选择由人民政府安排工作。因战、因公致残被评定为一级至四级残疾等级的中级以上士官,本人自愿放弃退休安置的,可以选择由国家供养。

4.住房 分散供养的残疾退役士兵购(建)房所需经费的标准,按照安置地县(市)经济适用住房平均价格和60平方米的建筑面积确定;没有经济适用住房的地区按照普通商品住房价格确定。购(建)房所需经费由中央财政专项安排,不足部分由地方财政解决。购(建)房屋产权归分散供养的残疾退役士兵所有。分散供养的残疾退役士兵自行解决住房的,按照上述标准将购(建)房费用发给本人。

5.抚恤金、医疗费、辅助器械及安葬等事宜参照集中供养残疾军人标准执行。

2009年7月15日由原总政治部干部部颁发,《伤病残军人退役安置规定》(以下简称《规定》),《规定》共八章二十六条,是国家和军队首次以军事行政规章的形式,对伤病残军人的退役方式、安置办法、住房和医疗保障等问题做出全面系统的规范,是军地各级做好伤病残军人退役安置工作的基本遵循和依据。

(敬建军 陈继强)

第三节 国内外残疾军人康复立法

根据第二次全国残疾人抽样调查数据,我国有8300多万残疾人,涉及2.6亿家庭人口,其中,近5000万残疾人有康复需求。通过立法促进残疾人康复事业的发展,使残疾人实现康复权利,提高生活质量,是世界各国重视和普遍采取的形式。目前,国外残疾人康复法律保障体系日趋完善,在残疾人康复立法方面有着丰富的可以借鉴的经验。

一、国外残疾人康复立法

（一）发展历程

1. 起步阶段（20世纪初至20世纪70年代）
20世纪初以前，国外对残疾的认识是残疾人属于对社会没有作用和需要被供养的无能人，只能作为人道主义和慈善援助的对象。残疾人权利意识的觉醒源于第一、二次世界大战。战争中参战各国出于为战场大量补充兵员的目的，"使用受过再培训但身体残疾的人来取代留在后方并在关键的战争产业部门当工人的健全人"；此外战争也造成了大量的参战人员伤残，需要国家采取积极的措施弥补他们由于战争所造成的损伤，并为他们提供相应的职业培训和岗位。比利时、法国、英国、德国、加拿大等国都对本国的伤残军人采取了类似的措施。美国国会也于1918年颁布了《士兵康复法案》。这是世界上第一个有关残疾人康复的立法，也由此成为残疾人权利运动开始的标志。

二战结束后，残疾人的职业康复、就业和伤残军人的福利待遇问题再次浮现，各国纷纷立法保障残疾人的权益，联合国及有关国际会议其后通过了一系列纲领性文件，如1948年联合国公布的《世界人权宣言》、1971年《智障者权利宣言》、1975年《残疾人权利宣言》、1977年《盲聋者权利宣言》《关于残疾人恢复职业技能的建议书》《残疾预防及残疾人康复的决议》《开发残疾人资源的国际行动纲领》等，都从法律上规定了残疾人的康复权利。

2. 发展阶段（20世纪70年代至20世纪末）
20世纪70年代，以联合国为代表的国际社会逐步把残疾人和人权联系在一起，从争取弱势群体的平等地位入手，将残疾人权利运动与妇女权利运动、有色人种权利运动相结合，进行联合斗争，获得了广泛的社会支持和政治话语权，并对各国的法律和政策产生了实质性的影响。许多国家开始了关于残疾人权利的单行立法，如1973年《美国康复法》、1981年《巴基斯坦残疾人（就业和康复）法令》、1982年《西班牙残疾人社会融合法》等。此阶段联合国也公布了一些国际文件，如1982年《关于残疾人的世界行动纲领》、1983年《残疾人职业康复和就业公约》、1991年《保护精神病患者和改善精神保健的原则》、1993年《残疾人机会均等标准规则》、1994年联合国的国际劳工组织（LIO）、联合国教科文组织（UNESCO）、世界卫生组织（WHO）联合发表了《关于社区康复的联合意见书》。

3. 深入阶段（2000年以来）进入21世纪以后，残疾人、残疾人家庭和残疾人代表组织进一步推动了各国残疾人权利运动的深入。国际残疾人权利运动的焦点最终集中在制定一个专门的残疾人权利国际公约上。联合国大会在2001年12月19日通过56/168号决议，决定设立一个特设委员会，审议关于促进和保护残疾人权利和尊严的全面和综合国际公约。2006年12月13日，第61届联合国大会在纽约联合国总部以协商一致的方式通过了《残疾人权利公约》，并于2007年3月30日起供各国签署。2007年3月31日，牙买加第一个批准了《残疾人权利公约》，随着厄瓜多尔在2008年4月3日成为第20个批准国，《残疾人权利公约》于2008年5月3日正式生效。截至2009年9月，已经有142个国家和欧盟（作为区域一体化组织）签署了《残疾人权利公约》，其中66个国家批准了该公约。这是进入21世纪以来国际社会的第一个人权公约，也是促使世界各国采取行动的纲领性文件，对各缔约国都具有法律效力。2005年5月，第58届世界卫生大会审议通过《残疾，包括预防、管理和康复》的决议。世界卫生组织还制定了《残疾与康复行动计划》（2006—2011年）。2010年，世界卫生组织、联合国教科文组织、国际劳工组织和国际残疾人发展机构正式颁布《社区康复指南》，该指南贯彻联合国《残疾人权利公约》有关残疾康复的精神，运用包容性发展的理论与方法，全面构建了新的社区康复体系。

（二）国外残疾人康复法律的基本框架

国外关于残疾人康复的立法主要包括综合性

立法和残疾人康复的专门法律两种形式,在此将对以代表综合性立法的联合国《残疾人权利公约》的基本框架和内容进行重点介绍,并选取以代表残疾人康复的专门法律《美国康复法》及世界部分国家残疾人康复立法的内容进行介绍。

1. 残疾人权利及保障方法

(1)《残疾人权利公约》由序言和58条正文所组成,此外还有一份《任择议定书》。序言由25款所组成,阐释了订立此公约的理由和目的。正文50条涵盖了残疾人权利保护的方方面面,公约中关于康复的相关内容主要是第二十、二十五、二十六等条款。第二十条:个人行动能力;规定了为残疾人提供各种辅助技术,确保其更好地融入社会。个人行动能力条款中明确要求:"缔约国应当采取有效措施,确保残疾人尽可能独立地享有个人行动能力,包括:①便利残疾人按自己选择的方式和时间,以低廉费用享有个人行动能力。②便利残疾人获得优质的助行器具、用品、辅助技术以及各种形式的现场协助和中介,包括以低廉费用提供这些服务。

(2)向残疾人和专门协助残疾人的工作人员提供行动技能培训。

(3)鼓励生产助行器具、用品和辅助技术的实体考虑残疾人行动能力的各个方面。"这充分体现了公约对为残疾人提供辅助技术、使残疾人尽可能独立地享有个人行动能力、以便于残疾人更好地融入社会的重视。第二十五条:健康;公约规定了残疾人有权享有可达到的最高健康标准,不受基于残疾的歧视。缔约国应当采取一切适当措施,确保残疾人获得考虑到性别因素的医疗卫生服务,包括与健康有关的康复服务。公约要求缔约国尤其应当:①向残疾人提供其他人享有的,在范围、质量和标准方面相同的免费或费用低廉的医疗保健服务和方案。包括在性健康和生殖健康及全民公共卫生方案方面。②向残疾人提供残疾特需医疗卫生服务,包括酌情提供早期诊断和干预,并提供旨在尽量减轻残疾和预防残疾恶化的

服务,包括向儿童和老年人提供这些服务。③尽量就近在残疾人所在社区,包括在农村地区,提供这些医疗卫生服务。④要求医护人员,包括在征得残疾人自由表示的知情同意基础上,向残疾人提供在质量上与其他人所得相同的护理,特别是通过提供培训和颁布公共和私营医疗保健服务职业道德标准,提高对残疾人人权、尊严、自主和需要的认识。

(4)在提供医疗保险和国家法律允许的人寿保险方面禁止歧视残疾人,这些保险应当以公平合理的方式提供。

(5)防止基于残疾而歧视性地拒绝提供医疗保健或医疗卫生服务,或拒绝提供食物和药物。

2. 适应训练和康复 主要规定了残疾人适应训练和康复的实施。公约要求各缔约国应当:

(1)采取有效和适当的措施,包括通过残疾人相互支持,使残疾人能够实现和保持最大程度的自立,充分发挥和维持体能、智能、社会和职业能力,充分融入和参与生活的各个方面。为此目的,缔约国应当组织、加强和推广综合性适应训练和康复服务和方案,尤其是在医疗卫生、就业、教育和社会服务方面。

(2)缔约国应当促进为从事适应训练和康复服务的专业人员和工作人员制订基础培训和进修培训计划。

(3)在适应训练和康复方面,缔约国应当促进提供为残疾人设计的辅助用具和技术以及对这些用具和技术的了解和使用。但从国际社会的实施情况来看,各国在保护残疾人享有的适应性训练和康复权利方面做得远远不够,在2007年世界上就有大约40个国家根本没有采取任何措施为残疾人提供治疗护理或康复服务,这表明《残疾人权利公约》发布和实施以后,这一权利实现的形势仍不乐观,仍需要国际社会的进一步的努力。

3. 美国康复法 1973年颁布的《美国康复法》是关于残疾人康复的专门法律,由8个部分组成:导言:调查结果、目的、政策,第一章职业康复,

第二章研究和培训,第三章专业人员的发展、专门项目和示范、第四章国家残疾人理事会,第五章权利与维权,第六章残疾人的就业机会,第七章独立生活服务和独立生活中心。其中导言:调查结果、目的、政策部分提出残疾人的权利、立法的目标和原则;第一章提出了职业康复的内容、要求和管理;第二章说明希望通过职业康复的研究来保障该项工作的品质,并给出相应的安排和要求;第三章对培养专业人员的要求和各种专业人员培训方式给出了示范项目和要求;第四章说明了由总统任命的、权威的国家残疾人理事会在该法执行中的作用;第五章说明了在政府资助的机构中就业的残疾人的权利;第六章说明了在处于市场竞争中的私人机构中就业的残险和相关社会福利之中,为残疾人康复提供有力的制度性保障,确保残疾人可以享受到基本的康复服务。融入管理机制的立法方式,科学地保障了该法的执行。

(三)部分国家残疾人康复立法的相关内容

1. 意大利 1992年2月,意大利颁布了《意大利残疾人帮助,社会融合和权利综合法律》。该法律共包括44条内容,全面具体地规定了国家和地方政府对残疾人的权利、残疾预防和早期诊断、治疗及康复、融入社会生活、教育、培训、就业等各个方面的义务。其中第4条残疾查核、第六条残疾预防和早期诊断、第七条治疗及功能恢复、第八条纳入社会生活和社会融合、第九条个人帮助服务则对残疾预防、治疗、康复和融入社会做了更细致具体的规定。如第七条对残疾人治疗及功能恢复进行了规定:"应该按计划治疗残疾人,使其恢复各项功能;提供残疾人早期治疗和康复措施,提供和修理各种治疗残疾必需的器具,设备,义、假体及技术工具。"

2. 挪威 挪威是社会保障措施非常完善的国家,2008年1月,挪威《社会福利方案》规定:挪威的居民中,年龄在18~67岁之间参与保险的人都有权获得康复补助。康复补助也发放给那些没有医保现金福利,但失去工作能力已达一年的人。

康复补助包括技术援助费用和购买汽车的费用。对于残疾人日常生活能力或职业能力有提高的资助,诸如辅助器具、认知理解服务、导盲犬等,也在补助范围之内。技术资助运行费用和交通费用则包括在基本福利之中。

3. 日本 2004年日本颁布的《残疾人雇用促进法》第二章为"对职业康复的推进",第8条规定了职业康复的原则:"1.职业康复措施应当根据残疾人的残疾种类和程度以及愿望、职业适应性、职业经验等条件,综合性且富有效果地实施。2.职业康复的措施要根据需要,在医学康复及社会康复措施相互协作之下予以实施。"第二十六条规定了职业康复措施的免费实施:"残疾人职业中心所开展的涉及职业康复的各项措施应当免费进行。"

4. 西班牙 西班牙颁布的《残疾人社会融合法》中第六章为康复专章,第18条对康复的定义、康复的过程及国家建立康复制度,加强各部门的协调等内容进行了规定。第19~21条对医疗功能康复的康复时间、康复的过程、辅助器具的提供、康复机构的建设、职业培训等相关内容进行了规定:"第19条:1.为了给生理、心理、知觉残疾的残疾人提供康复的必要条件,应当在检查和诊断残疾缺陷后立即开始医疗功能康复,直至残疾人达到最大程度的功能恢复时结束。2.根据上述规定,如果残疾人的生理或者心理状况已经妨碍其正常的教育、社会和工作,所有被本法承认的功能性残疾人应当有权享受医疗康复过程,以改善和改变生理或者心理状况。3.康复过程应当与供给、调整、维护、假肢和矫形器的更换以及车辆和其他有关残疾人的辅助设备相辅而行。"第20条为"继续康复,所有进行的康复治疗的机构应当与康复中心共同合作;如果有必要,应当依靠多种专业流动组继续开展家庭治疗"。第21条为"帮助城市和农村地区的残疾人获得最大程度社会融合,国家应当加强必须康复设施和机构的建立、配置和运行。同时,国家应当鼓励职业培训、研究以及假肢和矫形器的生产和使用"。

（四）国外残疾人康复立法的特点与发展趋势

近年来，随着人们对残疾人康复权利认识的逐步深化，世界各国和国际社会对残疾人康复权利的保护更加全面、规范和精确，也表明了世界性残疾人权利运动正在取得实际的成效。纵观国际上最新的残疾人康复立法的特点和发展趋势，一是更多地强调残疾人个人为权利主体；二是强调国家在满足残疾人康复需求方面承担主要责任；三是对残疾人给予特别扶助和保护；四是注重完善残疾人的社会保障措施。具体体现在以下方面。

1. 建立完备的残疾人法律体系，康复法和相关法律对康复做出比较详细的规定，法律的约束使得政府和社会能够把较多的资源投入到康复领域。

2. 将残疾人康复纳入社会保障特别是医疗保险和相关社会福利之中，为残疾人康复提供有力的制度性保障，确保残疾人可以享受到基本的康复服务。

3. 康复工作以人为本，围绕残疾人个体展开，以增强残疾人自主生活能力和促进就业为中心，目标是使残疾人回归社会，实现自身价值。

4. 实现康复的医疗模式向社会模式转化，大力推进社区康复。

5. 倡导和实施社区化、家庭化的康复服务，注重发挥家庭在残疾人康复中的作用。

6. 康复服务可由非政府组织承担，政府应给予相应的政策引导和资金支持。

二、我国残疾人相关法律法规

改革开放以来，随着经济社会发展，我国残疾人事业取得了举世瞩目的成就，《残疾人保障法》不仅引领了我国社会保障立法的前行，而且开启了我国社会保障制度化法律化之先河。我国已经形成以宪法为依据，以刑事、民事、行政等法律为基础，以残疾人保障法为主导，以残疾人教育条例、就业条例等行政法规为辅助，以优惠和扶助残疾人的地方法规为补充，全面保障残疾人权利和促进残疾人事业发展的法律体系。直接涉及残疾人权利保护的法律，已经达到50多部。

《残疾人教育条例》《残疾人就业条例》和《无障碍环境建设条例》的实施、《残疾预防和残疾人康复条例》的制定，对残疾人在社会保障中的教育、就业、康复和无障碍权利做了更为明确和具体的规定。

1. 军人抚恤优待条例　2011年7月29日《中华人民共和国国务院令》《中华人民共和国中央军事委员会令》第602号，公布《国务院、中央军事委员会关于修改〈军人抚恤优待条例〉的决定》，自2011年8月1日起施行。该条例共6章54条，是为了保障国家对军人的抚恤优待，激励军人保卫祖国、建设祖国的献身精神，加强国防和军队建设制定，中国人民解放军现役军人、服现役或者退出现役的残疾军人以及复员军人、退伍军人、烈士遗属、因公牺牲军人遗属、病故军人遗属、现役军人家属，是本条例规定的抚恤优待对象，依照本条例的规定享受抚恤优待。保障抚恤优待对象的生活不低于当地的平均生活水平。军人抚恤优待所需经费由国务院和地方各级人民政府分级负担。中央和地方财政安排的军人抚恤优待经费，专款专用，并接受财政、审计部门的监督。

2. 军人伤亡保险规定　自2010年1月1日原总参谋部、原总政治部、原总后勤部印发《中国人民解放军军人伤亡保险规定》，为了规范军人伤亡保险工作，维护军人合法权益，根据《中华人民共和国国防法》和军队的有关规定，制定本规定。中国人民解放军依照本规定设立军人伤亡保险基金，对因战、因公死亡或者致残的军人，以及因病致残的初级士官和义务兵给予经济补偿。

3. 中华人民共和国军人保险法　2012年7月1日为了规范军人保险关系，维护军人合法权益，促进国防和军队建设，制定《中华人民共和国军人保险法》。国家建立军人伤亡保险、退役养老保险、退役医疗保险和随军未就业的军人配偶保险的建立、缴费和转移接续等军人保险制度。体现军人职业特点，与社会保险制度相衔接，与经济社会发展水平相适应。军人依法参加军人保险并享受相应的保险待遇。使军人有权查询、核对个人缴费记录和个人权益记录，要求军队后勤（联勤）机关财务部门和地方社会保险经办机构依法办理养老、医疗等保险关系转移接续手续，提供军人保险和社会保险咨询等相关服务。

（敬建军）

第四节　我国残疾人社会保障

2010年，中华人民共和国国务院办公厅转发中国残联等部门和单位关于加快推进残疾人社会保障体系和服务体系建设指导意见的通知，在全国范围内开展了残疾人社会保障体系和服务体系建设的工作，对加速残疾人事业的发展起到了推动作用。

一、残疾人社会保障

残疾人社会保障（Disabled Social Security）是指国家和社会根据立法，对有残疾的公民，在年老、疾病、缺乏劳动能力及退休、失业、失学等情况下给予一定的物质帮助，对残疾军人同样是保证其依法赋予的基本生活权利，维护好会稳定的社会安全制度，它是社会保障的一个重要项目。残疾人社会保障分为五个方面就业保障、生活与福利保障、教育保障、医疗保障、服务保障。这五个方面有机结合起来，共同构成了残疾人社会保障体系。

二、我国残疾人社会保障体系

残疾人社会保障的工作体系应是以政府为主导的工作体系。政府起主导作用，还需要动员社会各界力量，各尽其力，走社会化之路。这个体系应处理好残联与民政部门及其他部门之间的关系。同时还应建立网络体系，特别要加强包括基层残联在内的网点建设，把保障工作落到实处。

我国为了改善残疾人的生存和发展状况，制定和实施了保障残疾人权益的有关政策，初步建立了残疾人社会保障体系，尚需进一步推进和完善。其原因有理论体系未健全。残疾人社会保障系统是二个极其复杂的系统，需要有一个比较健全的理论体系，才能够顺利完成各项工作。回残疾人社会保障体系未具独立性，目前的情况是残疾人社会保障只有少量项目是独立开展的，大部分是与普通社会保障项目混合的，普通社会保障体系难以满足残疾人的特殊需求。因残疾人社会保障项目缺乏层次性，残疾人社会保障资金来源渠道少，资金运行机制不完善，未能建立起有效的监督体系，难以应付日益增长的资金需求。

三、残疾人社会保障的主要内容

残疾人社会保障的主要内容包括以下几个方面。

1. 社会保险　社会保险是指国家通过法律强制实施，为工薪劳动者在年老、疾病、生育、失业以及遭受职业伤害的情况下，提供必要的物质帮助的制度。社会保险是社会保社会保险具有强制性、特定性和差别性的特点。强制性是指社会保险是国家通过法律来强制实施的。特定性是指针对特定的对象和特定的风险实施的。差别性指社会保险的待遇不是实行平均的标准，只是针对劳动者所受风险的程度和状况给予基本的生活保障。社会保险包括养老保险、失业保险、医疗保险等。

2. 社会救济　社会救济是政府对生活在社会基本生活水平以下的贫困地区或贫困居民所给予的基本生活保障。实施社会救济的主体是人民政府。实行社会救济的依据是基本生活水平线以下。对残疾人的救济形式有以下几种。

（1）对残疾儿童家庭给予补贴。在对所有儿童均提供补贴的国家，对残疾儿童的补贴一般要比健全儿童高,对重残儿童需要家长护理的,还向家长支付护理补贴。此项补贴对于防止家长遗弃残疾儿童发挥了重要作用。

(2)对成年无业残疾人提供相当于工资性收入的救助 成年残疾人应当独立生活,不应当依靠家庭其他成员。不管其家庭情况如何,均应对成年残疾人提供个性化的就业培训。对于经过培训仍找不到工作的,国家给予相当于工资性收入的救助。对于那些不愿接受就业培训或不愿工作的,则只给予最低生活保障。有些国家和地区不论是否就业,也不论家庭状况如何,根据残疾程度向所有残疾人发放不同的残疾补贴。

(3)向残疾人提供辅助器具或相应的补贴。通过这种方式帮助残疾人融入社会。有的国家免费或优惠给肢残人安装假肢、提供轮椅或机动交通工具,为聋人提供助听器,为盲人提供盲杖等实物。有的国家则根据残疾人的不同情况提供不同的交通补贴和辅助器具补贴。可以乘坐公共交通工具的,提供公共交通补贴;对于不能乘坐公共交通工具的,则提供出租汽车补贴;对于需要改装汽车的,提供改装补贴。

(4)向残疾人或其家庭提供护理补贴,对生活不能自理需要他人护理的残疾人,提供护理补贴。有的提供给残疾人本人,用于残疾人雇用护理人员;有的提供给护理残疾人的人,包括残疾人的家属;还有的直接向残疾人提供免费护理人员。

(5)工资补贴 对不能通过竞争性劳动力市场就业,只能在庇护性机构工作的残疾人提供工资补贴。

(6)社会保险费补贴 国家财政向残疾人或残疾人所在的单位提供社会保险费补贴,鼓励残疾人就业,鼓励用人单位用残疾人。

3.社会福利 社会福利是政府为社会成员举办的各类公益性事业及为各种残疾人、生活无保障人员提供生活保障的事业。社会福利是社会保障的最高保障方式。

4.社会优抚 社会优抚是政府对军属、烈属、复员转业军人、残疾军人所进行的优待抚恤制度。它是一种特殊的社会保障方式。

5.残疾人的就业保障 对各类残疾人根据其自身特点和能力,帮助他们就业,是残疾人社会保障最重要的内容。残疾人的就业保障,是指政府和社会帮助在法定就业年龄范围内,有一定劳动能力的、有残疾的公民,为他们安排力所能及的劳动就业。实现残疾人就业不能完全放弃通过社会福利企业集中安排残疾人就业这一重要途径。社会福利企业是指国家和社会举办的以集中安排有一定劳动能力的残疾人就业为目的的、带有社会福利性质的特殊企业。对伤病残军人社会优抚它是一种特殊的社会保障方式,是政府对军属、烈属、复员转业军人、残疾军人所进行的优待抚恤制度,为广大残疾军人提供很好的保障,也解除了残疾军人后顾之忧,为他们重返家庭、社会,以及重返军队起到非常好的作用。

(敬建军 杨敏清)

参考文献

［1］李建军.中国康复医学发展的回顾与展望［J］.中国康复理论与实践,2011,17(1):1-4.

［2］李建军.康复机构组织建设［J］.中国医院,2012,16(6):1.

［3］罗克品,孙晓娟,杨明,等.军队综合医院康复医学学科建设实践［J］.解放军医院管理杂志,2015,22(2):134-135.

［4］吴世彩.构建中国特色康复医学体系的研究［J］.社区医学杂志,2014,12(21):5-7.

［5］高萍,李浴峰,曹春霞,等.关于部队官兵健康素养现状的思考及展望［J］.中国社会医学杂志,2010,27(5):304-306.

［6］李进,周传华.某部120名官兵评残情况调查［J］.解放军预防医学杂志,2003,21(3):196-197.

［7］李进军,王全金.某部2001—2006年评残情况分析［J］.中华临床医学研究杂志,2007:282-283.

［8］燕颖军,刘天鹏,贾庆军,等.卫生士官《军队健康教育》课程建设的实践［J］.医学理论与实践,2013,26(5):690-692.

［9］马成龙,马丽,范锐,等.西北边疆战士卫生服务需求与利用量现状调查［J］.实用医药杂志,2014,31(3):249-250.

［10］张迪,赵雁丰,武小梅.国外军队健康教育特点及对我军健康教育的启示［J］.中国健康教育,2013,28(12):1055-1058.

［11］王真真,陈友丽,杨俊.联勤部队官兵健康维护意识和健康行为研究［J］.华南国防医学杂志,2012,26(1):54-56.

［12］陈景藻.康复医学［M］.北京:高等教育出版社,2001.

［13］燕铁斌.康复医学前沿［M］.北京:人民军医出版社,2014.

［14］胡佩诚.心理治疗［M］.北京:人民卫生出版社,2007.

［15］张理义,袁国桢,肖海,等.心理医生手册［M］.北京:人民军医出版社,2004.

［16］曾文星,徐静.心理治疗:原则与方法［M］.北京:北京医科大学出版社,2000.

［17］乔志恒,范维铭.物理治疗全书［M］.北京:科学技术文献出版社,2001.

［18］施琪嘉.心理治疗理论与实践［M］.北京:中国医药科技出版社,2006.

［19］Dobson KS.认知行为治疗手册［M］.北京:人民卫生出版社,2015.

［20］江荣华.行为治疗的原理及临床实务应用［J］.社会工作,2005(08):44-45.

［21］范春玲,唐登华,赵德明,等.集体心理治疗对青少年抑郁障碍的干预效果［J］.中国学校卫生,2010,31(04):434-435.

［22］邹海蓉,刘辉.罗杰斯"以人为中心"治疗理论的述评［J］.湖北社会科学,2005(12):123-124.

［23］刘冠英.浅谈森田疗法［J］.才智,2014(19):357.

［24］李艳清,张维平,刘聪聪,等.森田疗法对大学生心理健康影响探究［J］.卫生职业教育,2011,29(01):144-145.

［25］田代信维,施旺红.森田疗法理论及其进展［J］.神经疾病与精神卫生,2001,1(01):49-51.

［26］冯冬梅,梁颂游,代娟,等.综合医院心理科集体心理治疗模式实践与研究［J］.实用医学杂志,2012,28(23):3975-3977.

［27］燕铁斌.物理治疗学［M］.北京:人民卫生出版社,2008.

［28］张田,傅安球.创伤后应激障碍的生物学影响因素及相关药物治疗的研究进展［J］.东南大学学报(医学版),2011,30(04):649-652.

［29］李璐寰,童辉杰.创伤后应激障碍研究进展［J］.社会心理科学,2008,23(01):100-108.

［30］张东卫,甘景梨.创伤后应激障碍药物治疗进展［J］.临床精神医学杂志,2010,20(01):66-67.

［31］翟金国,赵靖平.创伤后应激障碍药物治疗进展［J］.中国医院药学杂志,2005,25(10):962-964.

[32] 翟金国,赵靖平.创伤后应激障碍药物治疗新进展及临床评价[J].中国医院用药评价与分析,2005,5(02):85-88.

[33] 杨志兵,杨海.战时官兵的心理危机干预[J].政工导刊,2016(04):49.

[34] 李建明,晏丽娟.国外心理危机干预研究[J].中国健康心理学杂志,2011,19(02):244-247.

[35] 杜建政,夏冰丽.急性应激障碍(ASD)研究述评[J].心理科学进展,2009,17(03):482-488.

[36] 李权超.军人心理干预研究进展[J].人民军医,2006,49(06):311-312.

[37] 李权超,王应立.军人心理应激反应与心理危机干预[J].临床心身疾病杂志,2006,12(02):136-138.

[38] 赵名娟,张金涛.军事应激下军人心理应激反应研究进展[J].中国康复理论与实践,2011,17(03):255-257.

[39] 王璐,赵静,徐艳斐.心理危机干预的研究综述[J].吉林省教育学院学报,2011,27(09):139-141.

[40] 郭丽.心理危机干预技术[J].世界最新医学信息文摘,2015,15(58):87-88.

[41] 赵国秋.心理危机干预技术[J].中国全科医学,2008,11(01):45-47.

[42] 潘光花.灾后心理危机干预技术研究[J].实用预防医学,2013,20(07):875,896-897.

[43] 王学义,李凌江.创伤后应激障碍[M].北京:北京大学医学出版社,2012.

[44] 张桂青.心理创伤与心理危机干预[M].北京:中国劳动社会保障出版社,2015.

[45] 王庆松,谭庆荣.创伤后应激障碍[M].北京:人民卫生出版社,2015.

[46] 栾明翰,李薇,李建明.创伤后应激障碍的研究进展[J].中国健康心理学杂志,2014,22(01):142-144.

[47] Arieh YS. Posttraumatic stress disorder(PTSD)and stress related disorders[J]. Psychiatr Clin North Am,2009,32(3):687-704. 48. American Psychiatric Association. Diagnostic and Statistical Manual of Mental Disorders[M]. 4th ed. Washington: American Psychiatric Association,1994.

[49] Jones E, Hodgins-Vermaas R, McCartney H, et al. Post-combat syndromes from the Boer war to the Gulf War: a cluster analysis of their nature and attribution[J]. BMJ,2002,324(7333):321-327.

[50] Hales RE. The Gulf War and Mental Health:A Comprehensive Guide[J]. Am J Psychiatry,1998:155-301.

[51] Hoge CW, Auchterlonie JL, Milliken CS. Metal health problems, use of mental health services, and attrition from military service after returning from deployment to Iraq or Afghanistan[J]. JAMA,2006,295(9):1023-1032.

[52] Milliken CS, Auchterlonie JL, Hoge CW. Longitudinal assessment of mental health problems among active and reserve component soldiers returning from the Iraq war[J]. JAMA,2007,298(18):2141-2148.

[53] Hoge CW, Terhakopian A, Castro CA, et al. Association of posttraumatic stress disorder with somatic symptoms, health care visits, and absenteeism among Iraq war veterans[J]. Am J Psychiatry,2007,164(1):150-153.

[54] 闫雪.创伤后应激障碍与睡眠障碍的相关性分析[J].世界睡眠医学杂志,2016,3(06):326-329.

[55] 张志鸿.创伤后应激障碍的表现与干预治疗[J].世界最新医学信息文摘,2016,16(71):377-378.

[56] 王成义.创伤后应激障碍的表现与干预治疗[J].实用医药杂志,2012,29(02):163-164.

[57] 刘屏.精神创伤后应激障碍及其防治研究进展[J].中国药物应用与监测,2017,14(01):1-5,18.

[58] Pan American Health Organization. Mental health and psychosocial support in disaster situations in the Caribbean[M]. Washington,DC:PAHO,2012.

[59] Susskind O, Ruzek JI, Friedman MJ. The VA/DOD Clinical Practice Guideline for Management of Post-Traumatic Stress (update 2010):development and methodology[J]. J Rehabil Res Dev,2012,49(5):xvii-xxviii.

[60] 李建明,晏丽娟.国外心理危机干预研究[J].中国健康心理学杂志,2011,19(02):244-247.

［61］倪春林,桑志芹.严重事故应激汇报的效果[J].中国心理卫生杂志,2011,25(4):289-294.

［62］de Jongh A,Holmshaw M,Carswell W,et al. Usefulness of a trauma-focused treatment approach for travel phobia[J]. Clin Psy-cholPsychother,2011,18(2):124-137.

［63］姜帆,安媛媛,伍新春.面向儿童青少年的创伤聚焦的认知行为治疗:干预模型与实践启示[J].中国临床心理学杂志,2014,22(4):756-760.

［64］Bryant RA,Sackville T,Dang ST,et al. Treating acute stress disorder:an evaluation of cognitive behavior therapy and supportive counseling techniques[J]. Am J Psychiatry,1999,156(11):1780-1786.

［65］Bryant RA,Moulds ML,Nixon RV. Cognitive behaviour therapy of acute stress disorder:a four-year follow-up[J]. Behav Res Ther,2003,41(4):489-494.

［66］刘兴华.创伤后应激障碍(PTSD)暴露疗法[J].中国临床心理学杂志,2009,17(4):518-520.

［68］杨清风,崔红.眼动脱敏与再加工心理疗法研究述评[J].医学综述,2015,21(8):1362-1364.

［69］Menon SB,Jayan C. Eye movement desensitization and reprocessing:a conceptual framework[J]. Indian J Psychol Med,2010,32(2):136-140.

［70］张兴利,李晓燕,柳铭心,施建农,刘正奎.灾后孤儿创伤后应激障碍的发生发展及其认知神经机制[J].心理科学进展,2015,23(02):168-174.

［71］安献丽,郑希耕.创伤后应激障碍的动物模型及其神经生物学机制[J].心理科学进展,2008,(03):371-377.

［72］付予欣,王非一凡,程英,等.创伤后应激障碍机制的研究进展[J].现代生物医学进展,2014,14(11):2173-2175,2186.

［73］刘渝,张瑞国,王文,等.创伤后应激障碍及其药物治疗[J].解放军药学学报,2009,25(05):428-431.

［74］楼铁柱.美军"部队全面强健"理念介绍[J].人民军医,2012(4):302-303.

［75］熊波,刘俊松.军人心理应激源研究进展[J].中国疗养医学,2008,17(11):702-704.

［76］胡东原,张小燕.论四维方法在提高军校大学生心理素质中的探索与运用[J].南京理工大学学报:社会科学版,2007,20(3):72-75.

［77］仁青东主,华青措,仁增多杰.冥想科学研究现状与展望[J].医学与哲学:人文社会医学版,2013,34(02):17-19.

［78］杨启辉,吴效明.经颅刺激对脑电波的增强效应[J].中国医学物理学杂志,2001,28(6):3025-3027.

［79］Schroeder MJ,Barr RE. Quantitative analysis of the electroenciphalohram during cranial electrotherapy stimulation[J]. Clin Neurophysiol,2001,112(11):2075-2083.

［80］Ferdjallah M,Bostick FX Jr,Barr RE. Potential and current density distributions of cranial electrotherapy stimulation(CES)in a four-concentric-spheres model[J]. IEEE Trans Biomed Eng,1996,43(9):939-943.

［81］Reato D,Rahman A,Bikson M,et al. Low-intensity electrical stimulation affects network dynamics by modulating population rate and spike timing[J]. The Journal of Neuroscience,2010,30(45):15067-15079.

［82］Byzsáki G,Anastassiou CA,Kouch C. The origin of extracellutra fields and currents--EEG,ECoG,LFP and spikes[J]. Nature Reviews Neuroscience,2012,13(6):407-420.

［83］曹雪斌,唐发宽,李俊峡,等.作训人员应激性器官损伤防治手册[M].北京:人民军医出版社,2015.

［84］但果,李志坚,丁惠君,等.经颅微电流刺激技术及临床研究现状[J].中国康复医学杂志,2014,29(5):483-488.

［85］王春梅,王培培,王静,等.较大电流的经颅微电流刺激对疼痛以及情感的调控[J].中国疼痛医学杂志,2016,22

(2):109-113.

[86] 马继东,潘赞,田洪伟,等.低频重复经颅刺激联合药物干预对精神分裂症患者顽固性幻听和认知功能的影响效果探析[J].齐齐哈尔医学院学报,2015,36(30):4599-4600.

[87] 张丽,周建松,李凌江.精神创伤急性期危机干预方法评价[J].中国心理卫生杂志,2016,30(8):561-567.

[88] 魏英.经颅微电流刺激疗法的研究进展[J].神经损伤与功能重建,2014(5):421-422.

[89] 邓明昱.急性应激障碍的临床研究新进展(DSM-5新标准)[J].中国健康心理学杂志,2016,24(12):1761-1769.

90.钟衔江,伊琦忠.急性应激障碍研究进展[J].国际精神病学杂志,2014,41(2):106-108.

[91] 郝伟,于欣.精神病学.北京:人民卫生出版社,2013.

[92] 李静,黎建飞.我国残疾人权益保障的现状与发展[J].河南财经政法大学学报,2017,32(1),83-90.

[93] 朱少军.中外退役军人安置工作的历史、现状及思考[J].军事历史,2011(4),43-47.

[94] 王磊.美军伤残人员退伍后的管理与安置[J].人民军医,2010,53(8),555-556.

[95] Andicochea CT,Fulkerson J,Taylor BM,et al. Manual Therapy for Chronic Low Back Pain in an F-5 Pilot[J]. Military medicine,2015,180(10):e1132-1135.

[96] Truszczyńska A,Lewkowicz R,Truszczyński O,et al. Back pain and its consequences among Polish Air Force pilots flying high performance aircraft[J]. International journal of occupational medicine and environmental health,2014,27(2):243-251.

[97] Murray M,Lange B,N? rnberg BR,et al. Specific exercise training for reducing neck and shoulder pain among military helicopter pilots and crew members:a randomized controlled trial protocol[J]. BMC Musculoskeletal Disorders,2015,16:198.

[98] Ang BO,Monnier A,Harms-Ringdahl K,et al. Neck/shoulder exercise for neck pain in air force helicopter pilots:a randomized controlled trial[J]. Spine,2009,34(16):E544-551.

[99] Alagha B. Conservative Management of Mechanical Neck Pain in a Helicopter Pilot[J]. Aerospace medicine and human performance,2015,86(10):907-910.

[100] Brandt Y,Currier L,Plante TW,et al. A Randomized Controlled Trial of Core Strengthening Exercises in Helicopter Crewmembers with Low Back Pain[J]. Aerospace medicine and human performance,2015,86(10):889-894.

[101] Murray M,Lange B,N? rnberg BR,et al. Self-administered physical exercise training as treatment of neck and shoulder pain among military helicopter pilots and crew:a randomized controlled trial[J]. BMC Musculoskeletal Disorders,2017,18(1):147.

[102] Harrison MF,Coffey B,Albert WJ,et al. Night vision goggle-induced neck pain in military helicopter aircrew:a literature review[J]. Aerospace medicine and human performance,2015,86(1):46-55.

[103] Miloshevskiy AV,Myznikov IL,et al. [Comorbidity profile of the Russian Northern fleet flying personnel disqualified for health reasons][J]. Aviakosmicheskaia i ekologicheskaia meditsina = Aerospace and environmental medicine,2014,48(1):54-58.

[104] 张凌,王广云,邹志康,等.美国空军飞行人员主要疾病特许飞行统计分析[J].空军医学杂志,2016,32(01):41-47,51.

[105] 李旵,温新光,程旭东,等.等高性能战斗机飞行员健康状况调查[J].人民军医,2016,59(09):878-879.

[106] 秦静,纪红,蒋一平,等.某疗养机构陆航飞行员疾病谱调查与分析[J].人民军医,2016,59(09):894-895.

[107] 刘康.战斗机飞行员头痛发病率影响因素调查分析[J].实用医药杂志,2016,33(9):769-770,774.

[108] 沈江洁,戴玉娜.318 名高性能战斗机飞行员腹部 B 超检查结果分析[J].中国疗养医学,2015,24(05):551 – 553.

[109] 苏文娜,李哲,刁天喜.美军军事作业医学研究进展[J].人民军医,2016,59(4):340 – 341.

[110] 宋光,王蕾,杨晓蕾.新时期军队特勤疗养机构疗养特点与发展趋势[J].实用医药杂志,2016,33(10):955 – 958.

[111] 李立新,王新全,莫东平,等.涉核官兵疗养保障模式的实践与探索[J].人民军医,2017,60(5):525 – 528.

[112] 纪红.核潜艇艇员心电图分析[J].实用医药杂志,2016,33(5):389 – 390.

[113] 孙海文,马贵喜,李靖,等.核潜艇长航对艇员外周血淋巴细胞的影响[J].中国辐射卫生,2012,21(4):401 – 402.

[114] 吴力克,梁冰,易仁元,等.水面舰艇及核潜艇长航对艇员细胞免疫功能的影响[J].解放军预防医学杂志,2000,18(6):423 – 425.

[115] 吴力克,杨朋,梁冰,等.水面舰艇及核潜艇长航对艇员内分泌功能的影响[J].解放军预防医学杂志,2002,20(6):422 – 424.

[116] 郭凯琳,刘玉龙.电离辐射对男性生殖及内分泌功能的影响[J].辐射防护通讯,2016,36(5):6 – 9.

[117] 牛静萍,唐焕文.环境卫生学[M].北京:科学出版社,2016.

[118] 张雁灵.美军军队卫勤保障[M].北京:军事医学科学出版社,2010.

[119] 肖华军,邓昌磊,臧斌,等.航空生理训练与气压损伤性航空病[J].空军医学杂志,2009,25(3):103.

[120] 王伟莉,方伟玲,麻滨瑞,等.部队特勤人员住院疾病谱分析[J].中华保健医学杂志,2011,13(3):257 – 258.

[121] 王颖,陈淑琴,薛娟.军队特勤人员住院疾病谱调查及预防对策[J].解放军护理杂志,2013,30(11):9 – 12.

[122] 张凌,王广云,邹志康,等.美国空军飞行人员主要疾病特许飞行统计分析[J].空军医学杂志,2016,32(1):41 – 47.

[123] 侯方高,王伟,薛蓓蕾.军队特勤人员疗养期间健康教育方式创新与实践[J].海军医学杂志,2017,38(1):7 – 9.

[124] 姬悠然,魏立,杨凌辉,等.海军战略转型条件下特勤人员卫勤保障特点与要求[J].海军医学杂志,2012,33(3):195 – 197.

[125] 颜晗,满晓静,闫春草.涉核疗养团服务保障工作实践思考[J].实用医药杂志,2015,32(9):864 – 865.

[126] 张卫兵.特勤疗养质量管理特点及举措[J].解放军医院管理杂志,2011,18(10):951 – 953.

[127] 郑凌.合理情绪疗法对特勤疗养员焦虑、抑郁情绪及睡眠质量的影响[J].中国疗养医学,2017,26(9):918 – 920.

[128] 高秋平,陈鹏,李金桥,等.正念减压训练对战斗机飞行员知觉压力及负性情绪的影响[J].中国疗养医学,2017,26(5):451 – 453.

[129] 张雁灵.俄罗斯军队卫勤保障[M].北京:军事医学科学出版社,2010.

[130] 李小玲,张雷,王洪涛,等.军队医院特勤医疗保障探讨[J].解放军医院管理杂志,2014,21(1):15 – 17.

[131] 王立宏,吴俊生.联勤体制下特勤人员医疗保障的研究[J].海军医学杂志,2007,28(4):289 – 291.

[132] 王军红,张鸿蹈,吴蓉.外军健康管理实施策略与借鉴[J].实用医药杂志,2014,31(12):1132 – 1134.

[133] 邓光辉,刘伟志.美军战场心理救治及其进展[J].解放军医院管理杂志,2007,14(8):592 – 593.

[134] 付波,刁天喜.美军战时卫勤保障转型发展趋势[J].实用医药杂志,2017,34(8):673 – 675.

[135] 宁义,翟新海,吴豪,等.军队远程医学支援保障模式研究[J].解放军医院管理杂志,2010,17(7):613 – 615.

[136] 苗丹民.军事心理学研究[J].心理科学进展,2006,14(2):161 – 163.

[137] 苗丹民.军事心理学研究[M].西安:第四军医大学出版社,2003.

[138] 张雁灵.世界军队卫勤保障[M].北京:军事医学科学出版社,2010.

[139] 刁天喜,王磊,蒋铭敏,等.2010 年世界军事医学发展概览[J].军事医学,2011,35(1):6 – 11.

[140] 张卫兵,徐建华.论高技术战争条件下的特勤疗养技术建设[J].解放军医院管理杂志,2008,15(9):859-861.

[141] 张卫兵.特勤疗养学[M].北京:人民军医出版社,2009.

[142] 吴乐山,孙建中.现代军事医学战略研究[M].北京:军事医学科学出版社,2004.

[143] 陈文亮.未来作战需要强化的几个现代卫勤观念[J].解放军卫勤杂志,2001,3(2):107-109.

[144] 季红光.睡眠不足对部队战斗力的影响[J].解放军预防医学杂志,1989(4):426-430.

[145] 全国卫生专业技术资格考试专家委员会.心理治疗学[M].北京:人民卫生出版社,2009.

[146] 何艳茹.心理卫生与心理辅导[M].沈阳:辽宁大学出版社,1999.

[147] 陈景藻.康复医学[M].北京:高等教育出版社,2001.

[148] 王蕾.行为治疗法及其最新进展和评论[J].渝西学院学报:社会科学版,2003,2(04):103-105.

[149] 刘军.精神分析治疗中重要工具之一:移情与反移情[J].德国医学,2000,17(04):192-194.

[150] 彭何芬.心理咨询中认知疗法与认知教育的联合应用[J].吉首大学学报:社会科学版,2008,29(06):155-159.

[151] 燕铁斌,尹安春.康复护理学[M].北京:人民卫生出版社,2012.

[152] 杨艳杰,曹枫林.护理心理学[M].4版.北京:人民卫生出版社,2017.

[153] 孔禄生,王庆林.战伤护理[M].北京:中国人民解放军战士出版社,1983.

[154] 王仙园.野战护理学[M].2版.北京:人民卫生出版社,2017.

[155] 章稼,王晓臣.运动治疗技术[M].北京:人民卫生出版社,2014.

[156] 于兑生,恽晓平.运动疗法与作业疗法[M].北京:华夏出版社,2002.

[157] Cifu DX.物理医学与康复医学[M].励建安,毕胜,黄晓琳译..北京:科学出版社,2018.

[158] 崔寿昌,赵辉三,赵利,等.对截肢者康复问题的探讨[J].中国康复理论与实践,2002,8(3):169-171.

[159] 赵辉三.假肢与矫形器学[M].2版.北京:华夏出版社,2013.160.全国卫生专业技术资格考试用书编写专家委员会.2018全国卫生专业技术资格考试指导:康复医学与治疗技术[M].北京:人民卫生出版社,2017.

[161] 王玉龙.康复功能评定学[M].北京:人民卫生出版社,2013.

[162] 王素娟,李惠,杨红,等.Peabody运动发育量表[J].中国康复理论与实践,2006,12(2):181-182.

[163] 中华人民共和国卫生部医政司.中国康复医学诊疗规范:下册[M].北京:华夏出版社,1999.

[164] 泽村诚志.假肢学[M].孙国凤译.北京:中国社会出版社,1992.165.崔寿昌,赵辉三,赵利,等.要重视截肢理论和技术水平的提高[J].中华骨科杂志,1997,17(3):183-186.

[166] 王冰水,易南,李玲.穿戴临时假肢训练[J].中国临床康复,2002,6(24):3640-3641.

[167] 徐莉,张珺,刘振勇.驻高原部队训练伤防治调查研究[J].西南军医,2016,18(2):121-123.

[168] 徐莉,王阳,张超等.高原任务部队官兵返回平原短期内血液指标水平调查[J].西南军医,2015,17(5):121-123.

[169] 徐莉,岳增文,张昆龙.不同海拔地域对高原官兵作业疲劳状态影响的调查研究[J].西南军医,2016,18(6):507-511.

[170] 徐莉,岳增文,史润泽.西北区域不同海拔对高原官兵康奈尔量表调查分析[J].西北国防医学杂志,2015,36(11):734-736.

[171] 徐莉,岳增文,史润泽.不同海拔地域对高原官兵睡眠质量影响的调查研究[J].西南军医,2016,18(1):29-33.

[172] 徐莉,魏焕成,史润泽.不同海拔高度及任务对官兵心理健康状况的调查[J].西南军医,2014,16(6):627-628.

[173] 徐莉,敬建军,王晶晶.西北地区高原某医院住院官兵病例调查分析[J].解放军预防医学杂志,2018,36(11):1469-1571.

［174］王晶晶,徐莉,鱼敏.部队官兵住院疾病谱调查分析及预防措施进展［J］.中国疗养医学杂志,2015,24(6):573 – 576.

［175］邢文荣,徐莉,张珺,等.不同海拔区域对高原官兵心理健康状况影响的调查研究［J］.西北国防医学杂志,2016,37(12):777 – 779.

［176］王晶晶、敬建军,徐莉.某战区团以下干部住院疾病谱分析研究［J］.西北国防,2016,37(1):47 – 49.

［177］敬建军,张珺,徐莉.部队官兵伤病残原因分析与防治康复措施［J］.解放军预防医学杂志,2014,32(6):573 – 574.

［178］张晨彬,徐莉,韩麒智,等.高原驻训官兵作业疲劳状态调查及脱习服措施的研究［J］.解放军预防医学杂志,2017,35(5):442 – 444.

［179］张珺,敬建军,鱼敏,等.2013年度某部伤病残人员情况分析［J］.华南国防医药杂志,2015,29(1):42 – 44.

［180］张珺,徐莉.驻高原部队患病及防治调查研究［J］.中国疗养医学,2015,5(24):449 – 451

［181］陈继强,陈希,徐莉,等.荣军医院重度伤残荣誉军人抑郁情绪调查分析［J］.中国疗养医学,2015,24(8):889 – 890.

［182］毋琳,徐莉,张君.青藏高原官兵心理健康调查分析及对策研究［J］.中国疗养医学,2017,26(3):225 – 228.

［183］韩麒智,徐莉.高原驻训部队健康状况分析及疾病防治［J］.西南军医,2016,18(4):323 – 325.